Praktikum der Pharmakognosie

Von

Dr. Robert Fischer

o. Professor und Vorstand des Instituts für Pharmakognosie
der Universität Graz

Unter Mitarbeit von

tit. a. o. Prof. Dr. W. Hauser

Graz

Vierte, neubearbeitete und vermehrte Auflage

Mit 404 Abbildungen

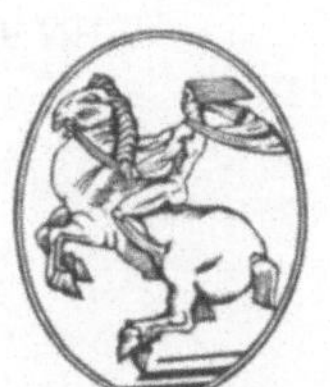

Springer-Verlag Wien GmbH
1968

Library of Congress Catalog Card Number 67-26669

ISBN 978-3-7091-2319-5   ISBN 978-3-7091-2318-8 (eBook)
DOI 10.1007/978-3-7091-2318-8

Titel-Nr. 8206

Vorwort zur ersten Auflage

Der moderne Pharmakognosie-Unterricht zerfällt in zwei Teile: in den in der Vorlesung behandelten theoretischen Teil und in den den Übungen vorbehaltenen praktischen Teil. Bringen nun die vorhandenen Lehrbücher entweder den gesamten Stoff der Pharmakognosie, also Vorlesungen und Übungen, oder nur den theoretischen Teil, bzw. die allgemeine Pharmakognosie, so soll dieses Praktikum der Pharmakognosie die Lücke ausfüllen und den Studenten der Pharmakognosie mit der makro- und mikroskopischen Untersuchung und außerdem mit dem Nachweis und der Bestimmung der Drogeninhaltsstoffe vertraut machen und damit den Führer in den pharmakognostischen Übungen bilden. Auch in der Apotheke wird das Buch bei der Untersuchung und Beurteilung der Drogen von Wert sein.

Der Hauptteil des vorliegenden Buches beschäftigt sich mit den einzelnen Drogen, wobei an der üblichen Reihenfolge, beginnend mit den leichten, pulverförmigen Drogen, endend mit den schwierigen Kräutern, festgehalten wurde. Jeder dieser Drogengruppen ist eine für das Verständnis wichtige, morphologisch-anatomische Einleitung vorausgeschickt. Die Auswahl der besprochenen Drogen erfolgte unter Berücksichtigung des Deutschen Arzneibuches und dessen Ergänzungsbandes, sie wurden ergänzt durch die neuen, in der letzten Zeit häufiger verwendeten Drogen. Bei den einzelnen Drogen wurden, außer der makro- und mikroskopischen Beschreibung der Drogen, der Pulver und Schnittdrogen noch mikrochemische Nachweismethoden und die Wertbestimmungen gebracht. Hier sind die Arzneibuchvorschriften erklärt und soweit neue Methoden vorliegen, auch diese behandelt.

Ein Anhang enthält eine kurze Übersicht über die Morphologie und Anatomie der wichtigsten Pflanzenfamilien und eine Anleitung zur Teeanalyse.

Im Abschnitt „Mikrochemie" werden zuerst allgemeine mikrochemische Methoden und dann die Reaktionen der einzelnen Inhaltsstoffe besprochen.

Im Abschnitt „Wertbestimmung" sind die physikalischen, chemischen und biologischen Methoden beschrieben, die im Laboratorium praktisch durchführbar sind.

Da ich bestrebt war, den Umfang des Buches nicht zu stark anwachsen zu lassen, wurde bei der Drogenbeschreibung der Text zugunsten der Abbildungen nach Möglichkeit beschränkt und im Abschnitt „Wertbestimmung" bewußt auf Methoden verzichtet, die in den pharmakognostischen Übungen (Drogenwertbestimmung) nicht durchgeführt werden.

Ein Teil der Abbildungen wurde, da deren Darstellung kaum wesentlich verbessert werden kann, aus einschlägigen Werken, so aus GILG-

BRANDT-SCHÜRHOFF, Lehrbuch der Pharmakognosie und MOELLER-GRIEBEL, Mikroskopie der Nahrungs- und Genußmittel entnommen. Einige Bilder wurden neu angefertigt. Dem Verlag Wepf & Co. in Basel sei für die Überlassung einiger Druckstöcke aus dem Pharmakognostischen Atlas der Pharmakopoea Helvetica bestens gedankt.

Herr Dozent Dr. W. HAUSER hat die Bearbeitung der Früchte und Samen übernommen und mich bei der Überprüfung der neu aufgenommenen Methoden in dankenswerter Weise unterstützt.

Graz, im September 1942   R. Fischer

Vorwort zur zweiten Auflage

Da die erste Auflage des Buches bereits wenige Monate nach dem Erscheinen vergriffen war und ich danach annehmen kann, daß das Praktikum bei den Studierenden und Fachgenossen Anklang gefunden hat, kam ich der Aufforderung des Verlages gerne nach, eine Neuauflage zu besorgen. Abgesehen von Ergänzungen bei den Wertbestimmungsmethoden und einigen hinzugefügten Drogen erfuhren die für ein Praktikum so wichtigen Abbildungen eine Vermehrung. Im übrigen wurden auf Grund freundlicher Anregungen von Fachgenossen einige Zusätze angebracht.

Graz, im Januar 1944   R. Fischer

Vorwort zur dritten Auflage

Sieben Jahre, nachdem die zweite Auflage des Buches vergriffen war, erscheint dank der unausgesetzten Bemühungen des Verlages nunmehr die dritte Auflage. Es wurden wiederum mehrere Abbildungen durch neue ersetzt, das Kapitel Wertbestimmung erweitert und einige verbesserte Methoden zur chemischen Drogenanalyse aufgenommen. Dem Springer-Verlag sei für das immer wieder bewiesene Entgegenkommen gedankt.

Graz, im Januar 1952   R. Fischer

Vorwort zur vierten Auflage

Für die vorliegende vierte Auflage wurde der Text durchgesehen; wo es notwendig erschien, sind Änderungen vorgenommen worden. Im Kapitel „Wertbestimmung" wurden überholte Methoden durch neuere ersetzt. Um den Preis möglichst niedrig halten zu können, erfolgte der Neudruck auf photomechanischem Wege.

Graz, im Dezember 1967   R. Fischer

Inhaltsverzeichnis

1. Die makro- und mikroskopische Untersuchung der Drogen.

Allgemeine Gesichtspunkte.

Die Untersuchung der Drogen erfolgt in der Weise, daß man zunächst mit unbewehrten Sinnen oder mit Hilfe einer Lupe Identität und Reinheit festzustellen sucht und dann das Mikroskop zur Hand nimmt, um die Anatomie der Ganzdroge und die Merkmale des Pulvers kennenzulernen. Von diesen Methoden soll vorerst die Rede sein. Mikrochemische Methoden sind auf S. 328 angeführt, die Wertbestimmungen von Drogen auf S. 372.

Bei der Untersuchung mit unbewehrten Sinnen kommt meist nur Ganzdroge oder Schnittdroge, seltener Pulverdroge in Frage. Die Ganzdroge ist in vielen Fällen schon so charakteristisch, daß sie durch Betrachtung der Form und des Äußeren allein identifiziert werden kann. Bei der Betrachtung liefert auch eine abweichende Farbe Anhaltspunkte für Alter der Droge und den Zustand der Inhaltsstoffe. Z. B. deutet eine am Bruche braune Farnwurzel auf eine alte Droge minderwertiger Qualität hin.

Die Konsistenz und Struktur der Droge ist ein weiteres Kennzeichen. Gewebe aus lockerem Parenchym, z. B. Aerenchym bei Calamus, ist leicht eindrückbar. Eine Anzahl von Samen besitzen hartes, im trockenen Zustand kaum schneidbares Endosperm (Strychnos). Der Bruch von Drogen, z. B. Rinden kann glatt (ohne Fasern bei Granatum) oder faserig und körnig sein (Cordurango, Quebracho, Quercus).

Von anderen Sinneswahrnehmungen ist der Geruch zu nennen, der bei einigen Drogen für die Erkennung gute Dienste leistet. In diesem Buche werden nur solche Gerüche zu Unterscheidungen herangezogen, die auch für den Mindergeübten zu erkennen sind. Es lassen sich z. B. Folia Menthae piperitae, Menthae crispae und Melissae, abgesehen von den morphologischen Eigenschaften, leicht am Geruch unterscheiden. Besonders bei der Beurteilung ätherischer Öle ist man mangels objektiver chemischer Methoden oft weitgehend auf den Geruch angewiesen. Zu dessen Prüfung tropft man Öl auf Filtrierpapier und beurteilt den Geruch, wobei man das Papier sanft vor der Nase hin- und herbewegt. Das Auftreten charakteristischer Gerüche weist auch zuweilen auf verdorbene Drogen hin, wie ammoniakalischer Geruch bei Canthariden und Secale.

Auch zur Erkennung von Pulvern ist der Geruch zur Orientierung verwendbar, jedoch ist Vorsicht nötig, da zuweilen verschiedene Drogen, z. B. Nelken und Piment ähnlichen Geruch besitzen.

Auch der Geschmack kann zur Erkennung von Drogen herangezogen werden. Von den verschiedenen Geschmacksqualitäten ist bei den Drogen als wichtigste die bittere zu erwähnen. Zuweilen findet man Geschmacksqualitäten, die sich während des Kauens ändern, z. B. zuerst süß, dann bitter. Geschmacks- und Geruchsempfindungen überschneiden sich zuweilen und werden miteinander verwechselt: der bittere Geschmack von Myrrha ist auch beim Riechen bemerkbar, da feine Staubteilchen der Droge in den Rachen gelangen, es „riecht" bitter. Galbanum hingegen riecht stark aromatisch, man hat aber auch den Eindruck eines bitteren Geschmacks.

Die Beobachtung von Drogen mit der Lupe erfolgt bei auffallendem Licht, es ist hierbei auf intensive Beleuchtung, am besten von der Seite, Wert zu legen. Gewöhnlich verwendet man 10fache, zuweilen auch 20fache Lupen. Sehr praktisch sind die sog. Leuchtlupen, bei denen das nötige Licht in gleichmäßiger Stärke durch eine kleine elektrische Birne geliefert wird. Zu erwähnen sind noch die Meßlupen mit korrigierten Linsenkombinationen, bei denen der Maßstab in 10tel Millimeter eingeteilt ist. Zur Untersuchung von Teegemischen eignen sich auch Präpariermikroskope, bei denen die Lupe mit Zahn und Trieb gesenkt und gehoben werden kann, oder Stativlupen, die meist zweiteilig, mit Gelenken ausgestattet sind, die allseitige Bewegungen in der Horizontalebene gestatten. Schließlich sei noch auf die binocularen Lupen und Mikroskope hingewiesen, die ein plastisches Sehen ermöglichen und beim Arbeiten Ermüdungserscheinungen verhindern. Anwendung findet die Lupenbetrachtung bei der Teeanalyse zur Untersuchung von Blattfragmenten, wobei größere Hautdrüsen, Haare und Emergenzen, Erhebungen auf der Blattoberfläche und in der Durchsicht auch Ölräume deutlich erkannt werden. Ferner dient die Lupe zur Besichtigung von Wurzel- und Rindenquerschnitten, die vorher geglättet und evtl. mit Wasser befeuchtet wurden, um Einzelheiten besser hervortreten zu lassen. Gut erkannt werden auf diese Weise Steinzellennester und Libriformbündel, Balsamgänge, Markstrahlen und Holzstrahlen mit den darin enthaltenen Gefäßen. Beim Vergleich der mit der Lupe erhaltenen Bilder mit den im Mikroskop gewonnenen ist zu berücksichtigen, daß die Lupe mit Auflicht arbeitet und nicht aufgehellte Präparate vorliegen, während beim Mikroskop aufgehellte Präparate im Durchlicht beobachtet werden (s. Rhizoma Tormentillae).

Der Gebrauch des Mikroskops.

Zum Studium der Anatomie der Ganzdroge und der Bestandteile von Drogenpulvern dient das Mikroskop (Abb. 1). Ein solches soll ausgestattet sein mit Zahn-, Trieb- und Mikrometerschraube, zweifachem Revolver (mit je einem Objektiv von 10- und 40—60facher Eigenvergrößerung), etwa achtfachem Ocular und Beleuchtungsapparat, zu mindesten aber mit Irisblende. Für den Anfänger ist es von Vorteil, nur *ein* Ocular zu verwenden, da auf diese Weise von allen vorkommenden Objekten nur zwei Vergrößerungen eingeprägt werden müssen. Sehr zweckmäßig ist es, das Ocular mit einem Zeiger zu versehen, der an die Blende zwischen den beiden Linsen in Form eines steifen Haares nachträglich eingeklebt werden kann. Bei der Aufstellung des Mikroskopes am Arbeitstisch ist auf eine entsprechende Lichtquelle Gewicht zu legen. Beim Einrichten des Spiegels ist zu achten, daß nicht das Fensterkreuz im Gesichtsfeld erscheint. Werden Mikroskopierlampen verwendet (Opalbirnen bewähren sich sehr), dann benötigt man zur besseren Unterscheidung von Farbennuancen eine helle Blauscheibe im Beleuchtungsapparat. Mikroskopiert wird mit dem linken Auge, wobei das rechte geöffnet bleibt. Anfänger, die das vom rechten Auge entworfene Bild des Mikroskops und des Objekttisches nicht unterdrücken können, halten vorerst ein einfärbiges Blatt Papier unter das rechte Auge. Ist man daran gewöhnt, dann wird das rechte Auge zur Anfertigung von Zeichnungen benützt.

Was den Gebrauch der Objektive betrifft, so ist bei allen Objekten prinzipiell mit der schwachen Vergrößerung (Objektiv mit großer Frontlinse) zu beginnen, und erst nach Scharfeinstellung mit diesem System das stärkere Objektiv einzuschalten. Bei sofortiger Einstellung der starken Vergrößerung besteht die Gefahr der Verletzung der Frontlinse und Zertrümmerung des Deckglases. Beim Arbeiten mit schwacher Vergrößerung senkt man zuerst das Objektiv mit Hilfe des Zahntriebs bis auf eine Entfernung von etwa 2 mm vom Objektiv, sieht dann erst ins

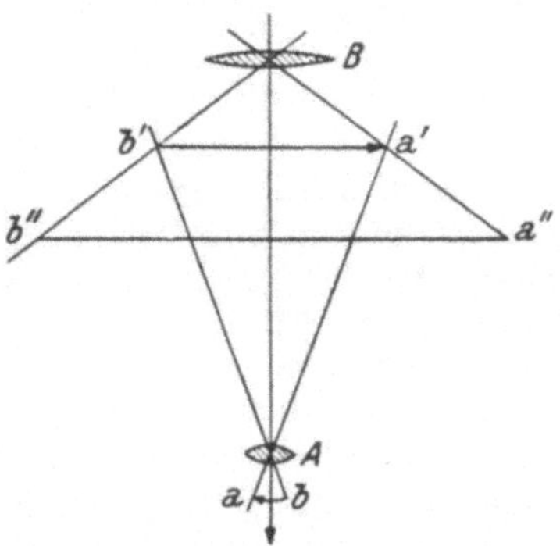

Abb. 1. Schematisches Bild des Strahlengangs im Mikroskop; Die Linse A (in Wirklichkeit ein Linsensystem), Objektiv genannt, besitzt eine kurze Brennweite und entwirft vom Objekt a—b ein umgekehrtes Bild in a'—b'. Die Linse B, das Ocular, aus 2—3 Linsen bestehend, vergrößert dieses Bild weiter, so daß es als a'—b' vom Auge wahrgenommen wird. (HAGER-TOBLER.)

Ocular und hebt den Tubus, bis das Bild erscheint. Auf diese Weise wird ein Zerdrücken des Präparates auf alle Fälle vermieden. Beim Drehen des Revolvers, bzw. Umschalten auf eine stärkere Vergrößerung darf kein Druck in der Richtung auf den Objekttisch ausgeübt werden, da sonst der Tubus gesenkt und die Frontlinse des starken Objektivs mit dem Objekt in Berührung kommen könnte. Die Länge der Objektive ist so gewählt, daß nach dem Umschalten vom schwachen zum starken Objektiv eine geringe Senkung des Tubus, d. h. eine Rechts- oder Abwärtsdrehung der Mikrometerschraube erforderlich ist, um ein scharfes Bild zu erhalten. Der Mikroskopierende soll nach erfolgter Einstellung des Objektes die Mikrometerschraube *ständig* in der Hand haben, um sie nach Bedarf betätigen zu können.

Da bekanntlich das Mikroskop nur in einer Ebene ein völlig scharfes Bild liefert, bzw. keine Schärfentiefe besitzt, ist es notwendig, bei Vorhandensein gröberer Objekte, wie es Pflanzenschnitte oder gar Pulverpräparate darstellen, die einzelnen Partikelchen abzutasten, um sich über ihre Körperlichkeit ein Urteil zu verschaffen. Dieses Abtasten erfolgt durch Heben und Senken der Mikroskopebene, d. h. durch

Betätigen der Mikrometerschraube. Der ungeübte Mikroskopiker verrät sich vor allem durch Nichtbetätigen der Mikrometerschraube während der Betrachtung des mikroskopischen Bildes.

Mikroskopische Präparation.

Die Herstellung der mikroskopischen Präparate erfolgt auf dem Objektträger. Von Deckgläsern erweisen sich quadratische (18×18), der Dicke a (0,2—0,22mm) als die zweckmäßigsten. Die Präparation pulverförmiger Objekte erfolgt durch Einbringen derselben in einen Flüssigkeitstropfen und gleichmäßiges Verteilen darin. Dann wird das Deckglas aufgelegt und, wenn nötig, die überschüssige Flüssigkeit mit dem Filtrierpapier abgesaugt. Nach einiger Übung verwendet man von vornherein eine der Korngröße des Pulvers oder der Dicke des Schnittes entsprechende Flüssigkeitsmenge, die den Zwischenraum zwischen Objektträger und Deckglas gerade ausfüllt. Das Waschen unter dem Deckglas erfolgt durch Anlegen eines Filtrierpapierstreifens an die eine Deckglaskante. An die gegenüberliegende wird ein Tropfen der Waschflüssigkeit aufgebracht. Durch die Saugwirkung des Streifens wird die gesamte Flüssigkeit durch das Präparat durchgesaugt und dieses gewaschen. Zur Herstellung von Schnitten verwendet man Rasierklingen mit zweckentsprechenden Haltern oder Rasiermesser. Für rein mikroskopische Zwecke schneidet man die Objekte meist in aufgeweichtem Zustand. Blätter legt man in warmes Wasser, harte Samen, Hölzer und Wurzeln kocht man und schneidet immer in feuchtem Zustand. Zur Aufhellung ganzer Blattfragmente kocht man diese kurze Zeit in der Eprouvette mit Alkohol, setzt dann Antiforminlösung zu und erhitzt weiter. Die Blättchen werden dadurch gelblich gefärbt und vollkommen aufgehellt, so daß man sie, ohne Schnitte herstellen zu müssen, direkt im Flächenpräparat betrachten kann. Erwärmen in wäßriger Chloralhydratlösung (2+1) erfüllt denselben Zweck. Zur Herstellung von Schnitten zarter Objekte bringt man diese zwischen Kork oder Holundermarkstückchen und faltet sie zusammen, um mit einem Schnitt mehrere Präparate zu erhalten. Kleine Samen bettet man ohne sie vorher anzufeuchten in Paraffin, indem man in die in der Flamme erweichte Oberfläche des Paraffinblocks den Samen hineindrückt.

Zur Übersicht fertigt man von Blättern gerne Quetschpräparate an, indem man kleine Stückchen mit der Lanzettnadel oder zwischen zwei Objektträgern zerdrückt und dann nach dem Kochen mit Chloralhydrat betrachtet. Zur Herstellung von Flächenschnitten spannt man das Blatt über den Zeigefinger und führt zarte, tangentiale Schnitte mit einem scharfen Messer. Die zur Herstellung von Dauerpräparaten benötigten größeren und gleichmäßigen Schnitte kann man mit einem sog. Handmikrotom anfertigen. Es muß hervorgehoben werden, daß alle Flüssigkeitspräparate mit dem Deckglas bedeckt werden müssen, um ein Beschmutzen der Frontlinse zu vermeiden.

Was die zur Herstellung der Präparate benötigten Flüssigkeiten betrifft, ist folgendes zu beachten: Stärken oder Drogenpulver, die auf Stärkekörner zu untersuchen sind, versetzt man mit Wasser und kocht nicht auf. Zur Prüfung auf Stärke stellt man das Präparat am besten mit einer stark verdünnten, hellgelben, wäßrigen Jodlösung her, die gerade eine Blaufärbung der Stärkekörner hervorruft und ihre Struktur noch erkennen läßt. Alle anderen Objekte werden mit Aufhellungsmitteln (Chloralhydrat, 66%ige Lösung in Wasser), Kalilauge (10%ige Lösung) oder Glycerin (50%ige Lösung) behandelt, wenn es sich um die Darstellung des Zellgerüstes handelt. Die Präparate werden zur Vertreibung der Luft aufgekocht, wobei man vorsichtig über dem Mikrobrenner solange erhitzt, bis die Luftblasen entfernt sind. Das Chloralhydrat ist von den Aufhellungsmitteln am meisten zu empfehlen, da es gut aufhellt, die Zellwände jedoch weniger quellen als bei Verwendung von Kalilauge, die ihrerseits nur in hartnäckigen Fällen beim Vorliegen stark sklerosierter Gewebe Verwendung finden kann. Mit Rücksicht auf die Schädigung der Frontlinse durch die Lauge ist jedoch Vorsicht am Platze. Für besondere Zwecke verwendet man Perhydrol (Canthariden) oder Antiformin (eine alkalische Natriumhypochloritlösung mit 7,5% NaOH und 5,3% Cl). Um das Auskristallisieren des Chloralhydrats und Vertrocknen des Präparats bei ein- bis mehrtägigem Aufheben zu verhindern, setzt man am Rande einen Tropfen Glycerin zu oder bringt die Präparate in eine feuchte Kammer.

Zur Herstellung der Dauerpärparate bringt man die mit Kalilauge aufgehellten und gewässerten, von Luftblasen befreiten Schnitte in einen Tropfen konz. Glycerin und entfernt dessen Überschuß nach dem Bedecken mit einem Deckglas. Besser noch bettet man die aufgehellten, zum Schluß in konz. Glycerin gebadeten Schnitte in einen erbsengroßen Klumpen Glyceringelatine (14% Gelatine, 50% Glycerin und 1% Phenol enthaltend), den man durch Erwärmen verflüssigt hatte. Nach dem Auflegen des Deckglases entfernt man die überschüssige Glyceringelatine sorgfältig und umrandet mit Asphaltlack (Maskenlack), der mit einem Pinsel aufgetragen wird. Umranden kann man auch mit einem am Wasserbade weitgehend eingedampften, fest gewordenen, venetianischen Terpentin, das mit Hilfe eines erwärmten Drahtdreiecks verflüssigt und an die Deckglasränder gebracht wird.

Messungen unter dem Mikroskop.

Zur Messung mikroskopischer Objekte dient ein Ocularmikrometer. Darin findet sich eine in 100 Teile geteilte Skala. Diese muß vorerst mit jedem am Mikroskop verwendeten Objektiv zusammen geeicht werden, indem man ein Objektmikrometer (das ist eine auf einem Objektträger eingeritzte Teilung eines Millimeters in 100 Teile), durch das Ocularmikrometer betrachtet und feststellt, wieviel μ einem Teilstrich des Ocularmikrometers bei bekanntem Objektiv und gleicher Tubuslänge entsprechen (s. Abb. 2). Man legt sich somit für jedes Objektiv ein für allemal die Zahl fest, mit der man die Anzahl der Teilstriche im Ocularmikrometer, die das Objekt scheinbar mißt, multiplizieren muß, um die wahren Maße des Objektes in μ zu erhalten.

Zur genauen Durchmusterung von Präparaten dient ferner der Kreuztisch (im Mikroskoptisch eingebaut) oder ein aufsetzbarer Objektführer

Zur Untersuchung von doppelbrechenden Objekten, z. B. Kristallen und Stärkekörnern, verwendet man zweckmäßig polarisiertes Licht. Dieses liefern Nikolsche Prismen oder die neuen Polarisationsfilter. Ein solches Filter bringt man auf den Blauglashalter des Beleuchtungsapparates (als Polarisator), das andere steckt man auf das Ocular (als Analysator). Die Kristalle leuchten in den Präparaten hell auf dunklem Untergrund.

Zur annähernd quantitativen Bestimmung der Bestandteile eines Drogenpulvers dient die Zählkammer. Diese besteht aus einem Objektträger, der ein Quadrat von 0,5 cm Seitenlänge mit Netzeinteilung trägt, so daß 100 quadratische Felder mit 0,5 mm Seitenlänge entstehen. In einigem Abstand ist ein 0,25 mm hoher Glasrahmen mit etwa 16 mm Seitenlänge aufgekittet, so daß beim Abschluß durch ein aufgelegtes Deckglas das Volumen oberhalb des gesamten Netzquadrates 6,25 mm³ beträgt. Ein einzelnes Quadrat von 0,5 mm Seitenlänge schließt daher 1/100tel des angegebenen Volumens ein. Man stellt sich nun in einer viskosen Flüssigkeit eine möglichst homogene Aufschwemmung des zu untersuchenden Pulvers mit möglichst gleicher Korngröße her, bringt einen Tropfen in die Zählkammer, bedeckt luftblasenfrei mit dem Deckglas und zählt in einigen Feldern die Anzahl der Teilchen der verschiedenen Bestandteile aus, woraus sich die Menge ungefähr berechnen läßt. Hernach wiederholt man das Auszählen an einer selbst hergestellten Mischung der Bestandteile und kontrolliert das Ergebnis. Schwierigkeiten bereitet die verschiedene Korngröße der einzelnen Bestandteile.

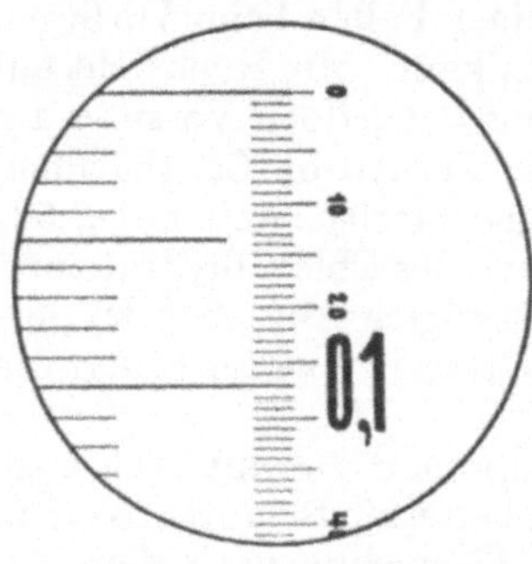

Abb. 2. Ocular- und Objektmikrometer. Ausschnitt aus dem Gesichtsfeld des Mikroskops; in der Mitte ein Teil der in 100 Striche geteilten Ocular-Skala. Links die Teilung des Objektmikrometers, wobei ein Teilstrich 1/100 mm = 10 μ mißt. 10 solche Teilstriche = 0,1 mm = 100 μ stimmen nun überein mit 27 Teilstrichen der Ocularskala. 1 Teilstrich der Ocularskala entspricht daher: 100 μ : 27 = 3,6 μ. Dies ist also der Faktor mit dem, gleiches Objektiv und gleicher Tubusauszug vorausgesetzt, die im Ocularmikrometer abgelesenen Teilstriche multipliziert werden müssen, um die Länge des Objekts in μ zu erhalten. (GILG.)

Die Vergleichsmischung soll in dieser Hinsicht mit der Probe übereinstimmen. Ermittlung von Verunreinigungen in Drogenpulvern (ebenso quantit. Gemischanalyse) nach Wallis bzw. Flück: Das gesiebte Drogenpulver (Maschenweite 0,17–0,2 mm) wird trocken mit 1% Lycopodium innigst verrieben. Davon wird wie üblich (keine Zählkammer), ein Chloralhydrat-Präparat hergestellt und vom Pulver soviel verwendet, daß pro Gesichtsfeld 3—6 Sporen (vergr. 100fach) sichtbar sind. Ein bestimmtes Meßelement (in Pulver und Verfälschung) wird ausgewählt, gezählt oder dessen Fläche in μ^2 in etwa 200 Gesichtsfeldern gemessen. Man berechnet daraus die Zahl Z oder die Fläche F pro 1 Spore, die ca 0,01γ wiegt (=1γ Pulver). Umrechnung auf 1 g Pulver: $Z \times 10^6$ in g oder $F \times 100$ in cm². Aus der für die Reindroge bekannten Kennzahl kann der Anteil an Verfälschung berechnet werden.

Die einzelnen Drogen.

Nach der Beschreibung der Ganzdroge wird der mikroskopische Bau behandelt, dann nach Bedarf die Schnittdroge.

Bei der Beschreibung der Pulver sind die im mittelfein gemahlenen Pulver auftretenden Fragmente berücksichtigt. Liegen feinste Drogenpulver vor, dann ist es möglich, daß ein Teil der angeführten Fragmente zertrümmert und daher nicht mehr auffindbar ist. Darauf muß beim Mikroskopieren Rücksicht genommen werden. Unter „Mikrochemie" sind mikrochemische Proben ausgewählt, die sich mit einfachen Mitteln durchführen lassen. Als letzter Punkt kommt die Prüfung der Droge, wobei zuerst auf etwaige Verfälschung und Verwechslung und dann auf die Wertbestimmung eingegangen wird. Es sind dabei selbstverständliche Forderungen, daß z. B. die Droge nicht von Würmern zerfressen, verschimmelt oder mißfarben sein darf, nicht bei jeder einzelnen Droge gesondert erwähnt. Bei der Wertbestimmung ist die DAB VI-Methode kurz erläutert und wenn nötig neue Verfahren im Detail beschrieben.

2. Pulverförmige Drogen.

Amyla, Stärkesorten.

Die im folgenden zu besprechenden Amyla stellen ausnahmslos Reservestärken dar. Die Bildung derselben erfolgt in den Zellen von Speicherorganen durch die Leucoplasten. Je nachdem, ob die schichtenweise Anlagerung der Stärke gleichmäßig oder ungleichmäßig erfolgt, entstehen Stärkekörner mit konzentrischer oder exzentrischer Schichtung. Die Schichtung selbst beruht auf der Bildung wasserreicherer oder wasserärmerer Zonen, die daher eine verschiedene Lichtbrechung aufweisen und bei entsprechender Beleuchtung bzw. Abblendung sichtbar sind. Das ehemalige Bildungszentrum wird Kern genannt und stellt bei einer Anzahl von Stärkekörnern einen Punkt dar, bei anderen findet sich an seiner Stelle eine Höhle oder ein Spalt, von dem noch Risse ausgehen können. Die Gestalt der Stärkekörner kann kugelig, ellipsoidisch bis linsenförmig und polyedrisch sein. Man unterscheidet einfache Körner, solche mit einem Bildungszentrum (bzw. Kern) und zusammengesetzte, die aus zwei oder vielen Körnern aufgebaut sind. Die zusammengesetzten Körner, die mehr oder weniger leicht zerfallen, können von gleicher oder ungleicher Form und Größe sein. Wenn ein oder mehrere Körner von einer gemeinsamen Stärkehülle umwachsen sind, nennt man sie halbzusammengesetzt (Kartoffelstärke). Bruchstücke zusammengesetzter Körner erkennt man an den ebenen Begrenzungsflächen. Ähnlich aussehen können auch einfache Körner, die sich dicht gedrängt entwickelt haben (Hornendosperm vom Mais).

Die Form der Stärkekörner ist bei jeder Art verschieden. Die einzelnen Sorten bestehen jedoch nicht nur aus den charakteristischen, typischen Formen, sondern es finden sich auch eine Anzahl uncharakteristischer Körner vor. Die Größe der in den Stärkedrogen vorkommenden Körner schwankt zwischen 3 und 10 μ (beim Reis) und 50 bis 110 μ (bei der Kartoffel). Das Vorkommen annähernd gleichgroßer Körner ist selten und in solchen Fällen charakteristisch (Reis, Mais).

Im polarisierten Licht (zwischen gekreuzten Nicols) leuchtet das Stärkekorn hell auf und zeigt ein schwarzes Kreuz mit dem dunklen Kern als Schnittpunkt der Balken (siehe Abb. 3). Das Stärkekorn besitzt also kristalline Struktur. Durch kaltes Wasser wird Stärke nicht verändert, ebensowenig durch Alkohol, Äther, Glycerin. Beim Erhitzen mit Wasser beginnt sie zu quellen und verkleistert schließlich bei einer bestimmten Temperatur. Die Quellungs- und Verkleisterungstemperatur ist für jede Stärkesorte charakteristisch und schwankt zwischen 65° und 80°. In Chloralhydratlösung verquillt sie bereits in der Kälte, noch schneller in Lauge. Werden stärkehaltige Drogen in Wasser gekocht, dann bleiben die verquollenenStärkekörner in den Zellen und stellen nach dem Trocknen Klumpen dar, die keine Struktur und keine Doppelbrechung mehr zeigen. Auch durch trockenes Erhitzen auf höhere Temperatur tritt Verkleisterung ein (Jalapenstärke). Lufttrockene Stärke enthält 15—20% Wasser. Das Arzneibuch schreibt für die offiziellen Stärkesorten einen maximalen Feuchtigkeitsgehalt von 15% vor. Jod färbt Stärke noch in hohen Verdünnungen blau. Völlig trockene Stärke wird nicht mehr blau. Der Abbau der Stärke über Dextrine zu Maltose bzw. Glukose erfolgt durch Fermente (Diastase) und Säuren. Im keimenden Samen findet fermentative Spaltung der Stärke und die Umwandlung in Zucker statt. Die Körner bekommen Risse und Spalten, die sich bis zum Rand fortsetzen (korrodierte Stärkekörner). Dasselbe Bild

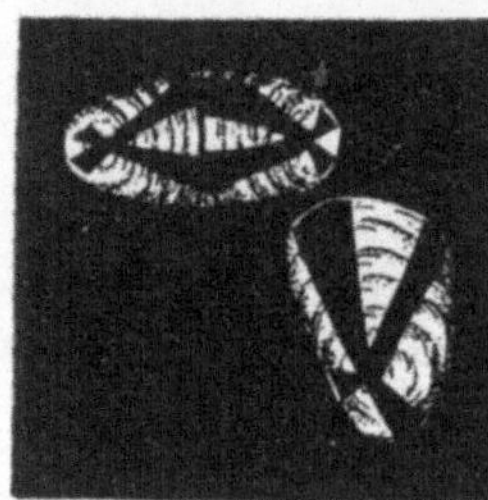

Abb. 3. Stärkekorn im polarisiertem Licht. Einfaches und zusammengesetztes Korn.

erhält man bei Behandlung von Stärke mit Speichel (bei Körpertemperatur), in dem das amylolytische Ferment Ptyalin vorkommt.

Geringe Mengen von Kleieteilchen finden sich in fast allen Stärkesorten. Einzelne tropische Stärken kommen in teilweise verkleistertem Zustand in den Handel (Manihot, Sago).

Bei der mikroskopischen Untersuchung der Stärke ist es wichtig, sich über die Form der Körner eingehend zu informieren. Bei ruhenden Stärkekörner ist dies trotz Heben und Senken der Mikroskopebene, d. h. Drehen der Mikrometerschraube nicht in ausreichendem Maße möglich. In Wirklichkeit kugelige Körner werden oft als Scheiben angesehen. Man verursacht daher während der mikroskopischen Beobachtung eine Flüssigkeitsströmung unter dem Deckglas durch Berühren desselben oder mittels Durchsaugen von Flüssigkeit durch das Präparat mit Hilfe eines Filterpapierstreifens oder durch Zusatz von Alkohol. Um zu kontrollieren, ob die bei der Betrachtung der Objekte erhaltene körperliche Vorstellung der Wirklichkeit entspricht, ist es für den Anfänger zweckmäßig, die gesehenen Objekte zu modellieren (Plastilin). Es gilt dies nicht nur für die pulverförmigen Drogen wie Stärke, Lycopodium usw., sondern auch für andere Elemente. Es werden z. B. Epidermiszellen,

Haare, Drüsen, Fasern, Tracheiden, Holzparenchymzellen usw. zu
Übungszwecken modelliert.

Da im pharmakognostischen Praktikum in der Regel mit der Besprechung der Stärke begonnen wird, sei noch auf die Luftblasen hingewiesen. Diese finden sich in verschiedenster Größe in allen Präparaten,
die ohne Aufkochen hergestellt werden, jedoch selbst nach dem Erhitzen
haften die Luftblasen zäh an gewissen Objekten. Die Luftblasen stellen
unter dem Mikroskop schwarze Ringe dar, die beim Senken des Mikroskoptubus sich verbreitern; auch bei kleinsten Blasen findet sich im
Zentrum ein heller Kreis oder Punkt. Sie finden sich, da sie in der Flüssigkeit schwimmen, an der Unterseite des Deckglases und werden beim
Senken des Tubus als erste gesehen, falls das Präparat dick ist. Die
kugelige Form gilt nur, wenn sie frei im Wasser schwimmen. Luft in
Zellen kann die merkwürdigsten Formen annehmen. Sternförmige, tief-
schwarze Gebilde in Steinzellen können durch Luft verursacht sein, die
Lumen und Porenkanäle ausfüllt. Luft in Interzellularen zeigt sich oft
als schwarzes Netz mit knotigen Verdickungen (Phytomelan kann allerdings ähnlich aussehen, siehe Arnika). Auch Haare und Fasern enthalten
häufig Luft, die sich dann als mehr oder weniger langer, schwarzer, an
den Enden schwach abgerundeter Strich zeigt. Im Gegensatz zu den
Luftblasen stellen die Fettropfen, die als Kugeln ebenso wie die Luftblasen sich an der Unterseite des Deckglases sammeln, zart konturierte
glänzende Kreise dar, die stark lichtbrechend sind. Beim Heben des
Mikroskoptubus wird der schmale dunkle Rand breiter. Nur in seltenen
Fällen, wenn besonders viel Fett vorhanden ist, finden sich statt Tropfen
Massen mit unregelmäßigem Umriß. Bei den pulverförmigen Drogen
können anorganische Stoffe als Verunreinigungen und Verfälschungen
anwesend sein. Erwähnt seien:

Calciumcarbonat, dieses stellt je nach der Art der Darstellung krüme-
lige, im durchfallenden Licht dunkle Massen oder kleine, polyedrische und
würfelförmige Körner dar. Nach Zusatz von Salzsäure entstehen Blasen
von Kohlensäure. Mit 3%iger Schwefelsäure Nadeln von Gips. Nach
Zusatz von Pikrolonsäurelösung fallen die typischen, oktaedrischen, vielflächigen Kristalle von Calciumpikrolonat (siehe Abschnitt Mikrochemie).

Gips, dieser stellt helle, schwach gelbliche Klumpen mit deutlicher
Streifung, bestehend aus feinsten Nädelchen dar. Nach Zusatz von Salzsäure erfolgt kein Aufbrausen. Mit Pikrolonsäure die typischen Kristalle
des Calciumsalzes.

Talkum, ein Magnesiumsilikat, zeigt unter dem Mikroskop schollige,
splittrige Fragmente, ziemlich klar durchsichtig, die weder durch Säuren,
noch durch Laugen verändert werden.

Bolus, *Kaolin*, *Ocker* sind Aluminiumsilikate (letzterer mit Eisen verunreinigt), die aus mehr oder weniger durchsichtigen, körnigen Massen
bestehen und in Säuren und Laugen unlöslich sind.

Quarzsand stellt große Fragmente mit meist abgeschliffenen Kanten
dar, die infolge der rauhen Oberfläche nicht klar durchsichtig sind. Sand
soll nicht mit Kristallen in Drogen verwechselt werden. Glassplitter,

meist vom Deckglas stammend, sind im Gegensatz zum Sand glasklar und mit scharfen Kanten und Spitzen ausgestattet.

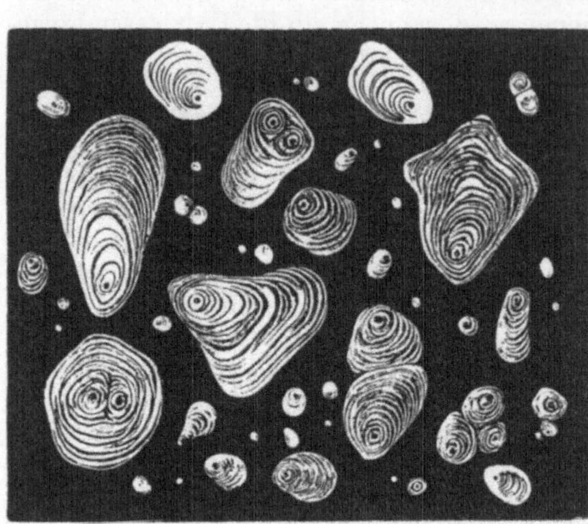

Abb. 4. Kartoffelstärke. (MOELLER.)

Schwefel, meist sublimierter Schwefel, besteht aus kleinsten, kugeligen, körnigen Aggregaten von dunkler Farbe. Einzelne Kügelchen zeigen in der Mitte einen gelb durchscheinenden Punkt. Der Schwefel läßt sich unter dem Deckglas umkristallisieren, indem man Benzol zusetzt und erwärmt. Nach dem Erkalten und Verdunsten des Benzols sind die charakteristischen rhombischen Kristalle am Rande des Deckglases auffindbar.

Amylum Solani, Kartoffelstärke (*Solanum tuberosum*), Solanaceen.

Weißes, etwas gröbliches Pulver, Stärkekörner zum Teil mit freiem Auge sichtbar. Mikroskopisch sind charakteristisch die großen und mittleren Körner, Form: länglich, eiförmig, oft unregelmäßig muschelförmig, auch dreiseitige Formen. Die Schichtung mit deutlich exzentrischem Kern im schmalen Teil des Stärkekorns gut sichtbar. In geringer Menge auch zusammengesetzte Körner, nicht selten in Teilstücke zerfallend. Daneben auch halb zusammengesetzte Körner (siehe Seite 7). Größe der Körner sehr verschieden von etwa 10—110 μ Durchmesser. Alle Übergänge vorhanden.

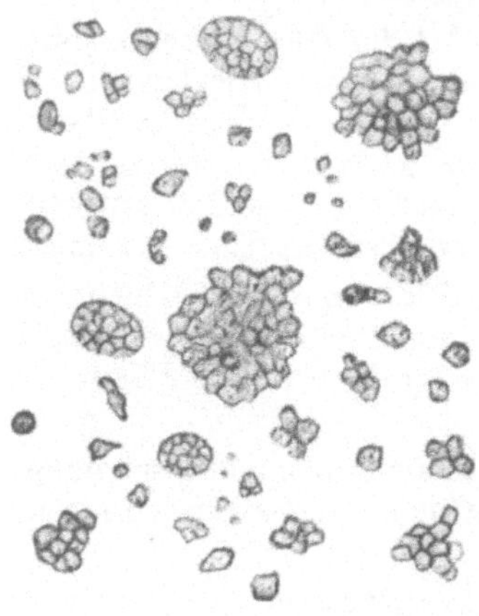

Abb. 5. Reisstärke. (SCHOLL.)

Amylum Oryzae, Reisstärke (*Oryza sativa*), Gramineen.

Das äußerst feine Pulver besteht unter dem Mikroskop aus kleinsten, durchschnittlich 4—5 μ messenden, scharfkantigen, meist polyedrischen Körnern ohne irgendeine Struktur. Kern nicht sichtbar. Die Teilkörner stammen von einem großen, rundlichen, zusammengesetzten Stärkekorn, wie es in der Zelle des Nährgewerbes ursprünglich vorhanden war. Prüfung: Von möglichen Verfälschungen zeigt Hafer- und Buchweizenstärke ähnliche Formen, doch kommen bei ersterer längliche und spindelförmige, bei letzterer große, runde Körner und stäbchenförmige Aggregate vor.

Amylum Maydis, Maisstärke (*Zea mays*), Gramineen.

Feines weißes Pulver, bestehend aus rundlichen Körnern, die aus dem Mehlendosperm und kantig-polyedrischen, die aus dem Hornendosperm stammen. Schichtung nicht sichtbar. Größe im Durchschnitt 10—15 μ. Charakteristisch ist helle Kernhöhle oder dreistrahliger Spalt (s. Abb. 6).

Amylum Tritici, Weizenstärke (*Triticum aestivum*), Gramineen.

Weißes feines Pulver, das unter dem Mikroskop zwei Sorten von Körnern erkennen läßt: 1. Großkörner, etwa 30 μ Durchmesser, von linsenförmiger Gestalt, die von der Fläche gesehen kreisrund sind (bei ruhendem Präparat liegen praktisch alle Körner auf der Fläche) mit konzentrischer, schwacher, oft schwer sichtbarer Schichtung; durch Rollen zeigen diese Körner infolge ihrer linsenförmigen Form spindelförmige Seitenansicht und einen langen Spalt. 2. Kleinkörner, 5—7 μ groß, kugelig, oder schwach kantig. Es existieren keine Übergänge zwischen Groß- und Kleinkörner. Prüfung: Verwechslung mit Roggenstärke möglich. Diese besitzt nur ähnliche Form, nur weisen die Großkörner einen deutlichen Spalt auf, der beim Weizen nicht sichtbar ist und es bestehen zwischen Groß- und Kleinkörnern alle Übergänge (s. Abb. 8). Vorkommen von Kleienbestandteilen deutet auf Zusatz von Weizenmehl.

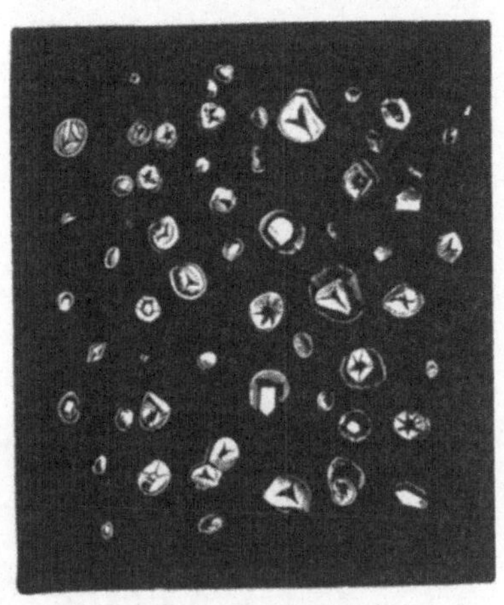

Abb. 6. Maisstärke. (MOELLER.)

Amylum Sago, Sagostärke (*Metroxylon*-Arten), Palmen.

Durch Erhitzen teilweise verkleisterte Stärke, aus dem Stamm der Pflanze. Unter dem Mikroskop: Kleisterklumpen und halbverkleisterte Stärkekörner, auch noch intakte Körner: Großkörner 60—80 μ im Durchmesser mit deutlicher exzentrischer Schichtung und unregelmäßiger Form. Sie besitzen 1—2 kappenförmige Kleinkörner, die zwar häufig abgefallen sind. Auf dem Großkorn sind dann die ebenen Bruchflächen deutlich sichtbar. Die abgefallenen Kleinkörner besitzen paukenförmige Form. Im Sagomehl finden sich außer der Stärke noch Parenchymtrümmer, Kristalle und seltener auch Steinzellen (s. Abb. 9).

Amylum Manihot, Tapiokastärke (*Manihot*-Arten), Euphorbiaceen.

Zum Teil verkleistert (in Perlform) im Handel (aus dem Wurzelknollen).

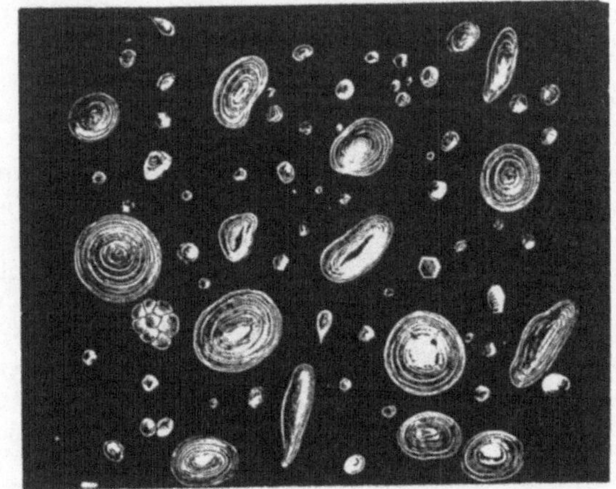

Abb. 7. Weizenstärke (MOELLER.)

Unter dem Mikroskop: Kleisterklumpen, die erhaltenen Stärkekörner sind meist Bruchstücke von Zwillings- oder Drillingskörnern, etwa 20 μ messend, kugelig und paukenförmig, seltener polyedrisch geformt. Häufig strahlige Kernspalten und eine gegen ebene Bruchfläche zirkelförmig erweiternde Kernhöhle, zuweilen konzentrische Schichtung sichtbar (s. Abb. 10).

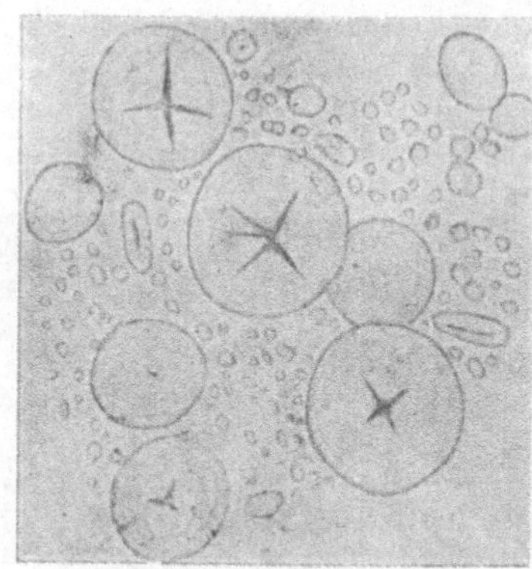

Abb. 8. Roggenstärke. (MEZ.)

Dextrinum, Dextrin.

Das Säuredextrin wird aus Stärke durch Erhitzen mit Säuren (meist Oxalsäure) hergestellt. Es ist im kalten Wasser zum Großteil löslich, die Löslichkeit hängt von der Art der Darstellung ab. In heißem Wasser ist es bis auf eine geringe Trübung völlig löslich. Mit Jodlösung weinrote Färbung. Unter dem Mikroskop (Glycerinpräparat) sind noch die Formen der aufgeblähten Stärkekörner erkennbar, so daß es sich feststellen läßt, von welcher Stärkeart das Dextrin stammt. Prüfung: Das verbotene Röstdextrin, das durch bloßes Erhitzen hergestellt wurde, zeigt in der Mitte eines jeden rundlichen bis elliptischen, verquollenen Stärkekornes eine Luftblase. Die wässerige Lösung soll neutral reagieren und frei von Oxalsäure, Calciumsalzen und Schwermetallsalzen sein.

Lycopodium, Bärlappsporen (*Lycopodium clavatum*), Lycopodiaceen.

Die Droge besteht aus den Sporen und stellt ein hellgelbes, sehr leicht bewegliches „fließendes" Pulver dar, das sich mit kaltem Wasser nicht benetzen läßt.

Unter dem Mikroskop (Chloralhydratpräparat aufgekocht) zeigen alle Sporen dieselbe Größe, etwa 30 μ, und besitzen tetraedrische Gestalt, wobei die äußere Fläche konvex gewölbt ist. Die Sporen sind bedeckt mit einem Netzwerk von Leisten, die 5- oder 6 eckige Maschen bilden (Exosporium). Die Netzleisten sind etwa 4 μ hoch und von einem feinen Häutchen überzogen, das · über den Maschen etwas eingesunken ist. Die Randkontur erscheint daher wie gezähnt. Im Inneren der Spore (Endosporium) auch Fettropfen sichtbar.

Prüfung: Es dürfen keine fremden Sporen oder Fragmente der Stammpflanze vorhanden sein. Von Pollenkörnern kommen als Verfälschung in.

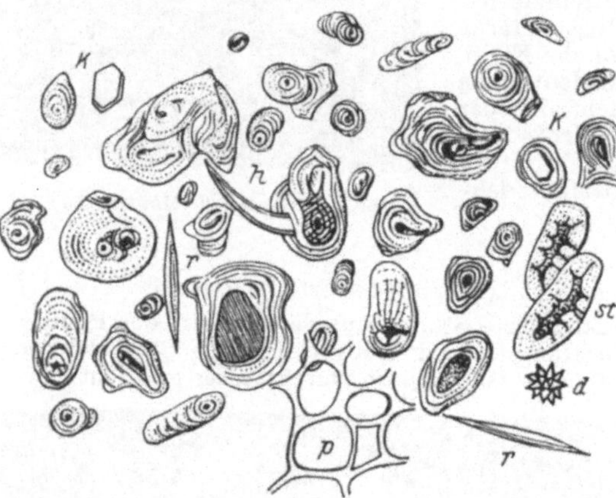

Abb. 9. Palmenstärke (Sago). (MOELLER.)

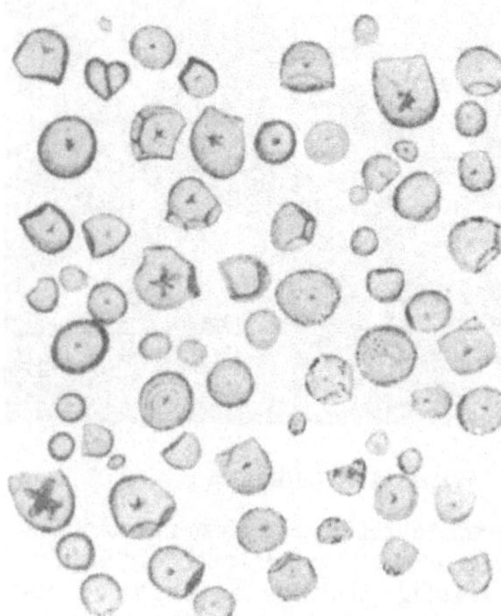

Abb. 10. Manihotstärke. (SCHOLL.)

Frage: *Haselnußpollenkörner* mit gerundet-dreiseitiger Form, mit drei Poren, die präformierte Austrittsstellen für den Pollenschlauch sind. Unterhalb der Poren ist der Inhalt ein wenig zurückgewichen. *Pollenkörner von Pinusarten* sind durch zwei blasenförmige Auftreibungen, „Luftsäcke", charakterisiert. Darin hält sich die Luft hartnäckig und kann nur durch kräftiges Aufkochen entfernt werden. Lycopodium kann ferner mit Stärke, Dextrin und anderen S. 9 u. 10 erwähnten anorganischen Körpern verfälscht sein, deren Nachweis unter dem Mikroskop nicht schwer fallen dürfte. (Fremde Pollen s. Abb. 12.)

Lupulin, Glandulae Lupuli, Hopfendrüsen (*Humulus Lupulus*), Moraceen.

Die Drüsenhaare der Hopfenschuppen, ein orangegelbes, grobes, klebriges Pulver von charakteristischen Geruch und bitterem Geschmack.

Unter dem Mikroskop bestehen die Drüsen aus einem nur eine Zellschicht dickem, schlüsselförmigen Gebilde mit einem Durchmesser bis 250 μ. Die Zellen

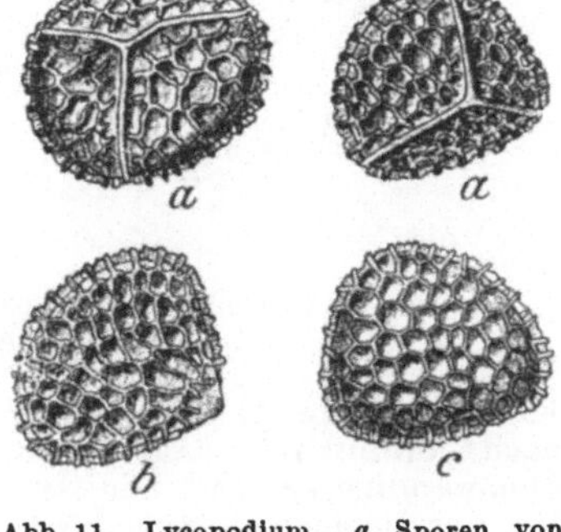

Abb. 11. Lycopodium. *a* Sporen von oben, *b* von einer flachen Seite, *c* von der konvexen Basis aus gesehen. (Vergr. 566 fach.) (MEZ.)

sezernieren auf der Innenseite ein Sekret, das die Cuticula von diesen sezernierenden Zellen abhebt. Die Cuticula ist dann blasenförmig vorgewölbt. (Sie überzieht bekanntlich alle mit Epidermis bedeckten Organe der Pflanze als homogenes Häutchen, s. S. 27 unter Folia). Die Hopfendrüse stellt auf diese Weise einen kugeligen Körper dar, der im unteren Teil aus der schlüsselförmigen Schichte von Zellen, oben aus der halbkugelig vorgewölbten Cuticula besteht, die noch eine Felderung, entsprechend den Zellen, denen sie früher auflag, erkennen läßt. Das Präparat wird durch Erhitzen mit Chloralhydrat hergestellt, um

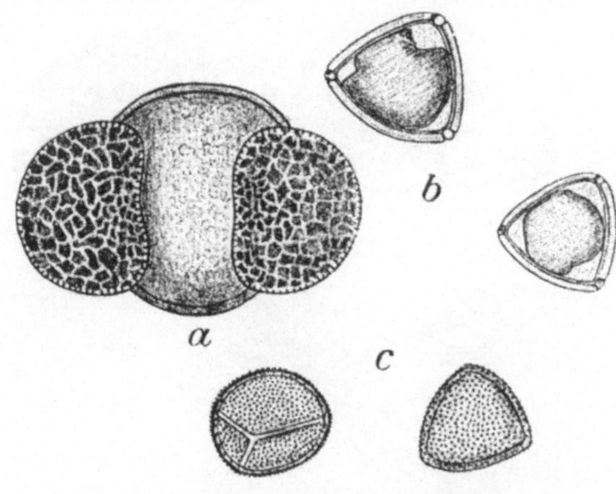

Abb. 12. Verfälschungen von Lycopodium. Pollen von *a* Pinus silvestris, *b* Corylus avellana, *c* Typhal atifolia. (Vergr. 566 fach.) (MEZ.)

die Harzsubstanzen zu entfernen. Anorganische Beimengungen gelten als Verfälschung. Unangenehmer Geruch läßt verdorbene Drogen erkennen.

Kamala (*Rottlera tinctoria* = *Mallotus philippinensis*), Euphorbiaceen.

Die Droge stellt die von den Früchten abgeklopften Drüsen und Haare dar. Diese sind wie die Lupulindrüsen von einer Cuticula überzogen. Das Pulver ist braunrot, ziemlich grob, mit einzelnen helleren Partikelchen. Im erhitzten Chloralhydratpräparat erkennt man *unter dem Mikroskop* zweierlei Gebilde: 1. Drüsen,

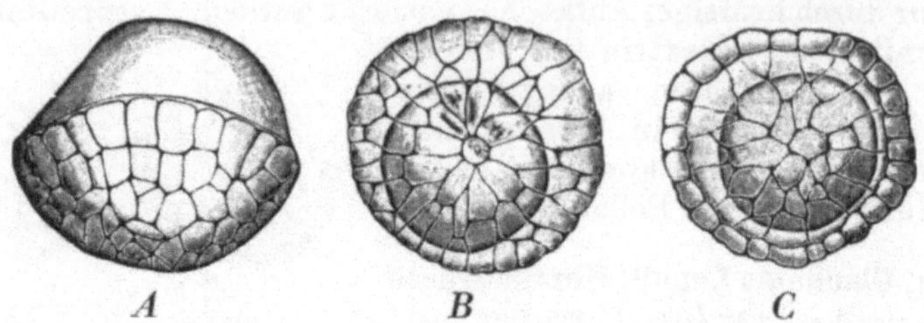

Abb. 13. Glandulae Lupuli, 300 fach vergrößert. *A* von der Seite, *B* von unten, *C* von oben gesehen. (GILG.)

kugelige, höckerige Gebilde, vor dem Kochen mit Chloral eine rote Harzmasse, nach Cloralhydratbehandlung in der Hitze eine blasig aufgetriebene Cuticula und dünnwandige, keulenförmige, strahlig angeordnete, leere Zellen im Inneren zeigend. Diese erreichen eine Länge bis zu 50 μ. 2. Haarbüschel, bestehend aus einzelligen Haaren, an der Basis dicklich, gegen das Ende zu verjüngt und zugespitzt. Länge bis zu 200 μ, meist darunter. Die *Prüfung* erstreckt sich auf fremde Beimengungen pflanzlicher Herkunft, die leicht unter dem Mikroskop erkannt werden, z. B. Carthamusblüten, Zimtrindenpulver, Sandelholzpulver und die Drüsenhaare einer Leguminose, die zwar ähnlich aussehen, jedoch zahlreiche kleine Zellen ent-

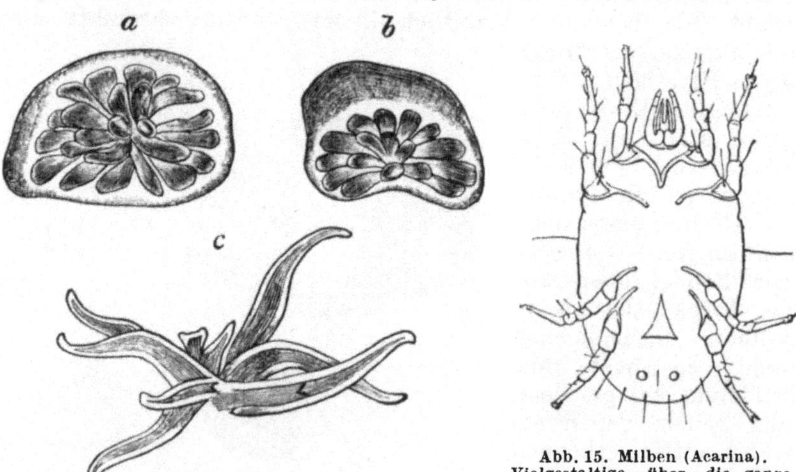

Abb. 14. Kamala; 200 fach vergrößert. Drüsenhaar *a* von oben, *b* von der Seite gesehen, *c* Büschelhaar. (GILG.)

Abb. 15. Milben (Acarina). Vielgestaltige, über die ganze Erde verbreitete Spinnentiere. Man findet sie zuweilen in Drogenpulvern. (HAGER-TOBLER.)

halten. Sand und Ocker werden am Achsengehalt erkannt. Die Wertbestimmung kann ebenso wie bei Filix mas erfolgen. Man ermittelt den Roh-Kamalingehalt, indem man den ätherischen Auszug aus der Droge mit Barytwasser schüttelt, dann einen aliquoten Teil des angesäuerten Barytwassers ausäthert und den Rückstand des Ätherextraktes bei 100° trocknet und wägt.

3. Haare und Fasern.

Gossypium depuratum, Verbandwatte (*Gossypiumarten*) Malvaceen.

Verbandwatte besteht aus den durch mechanische und chemische Reinigung fettfrei und weiß erhaltenen, einzelligen Baumwollsamenhaaren. Diese sind, wie alle Epidermisanhangsorgane, in ihrer ganzen Länge von einer dünnen Cuticula überzogen, flachgedrückt, bandförmig,

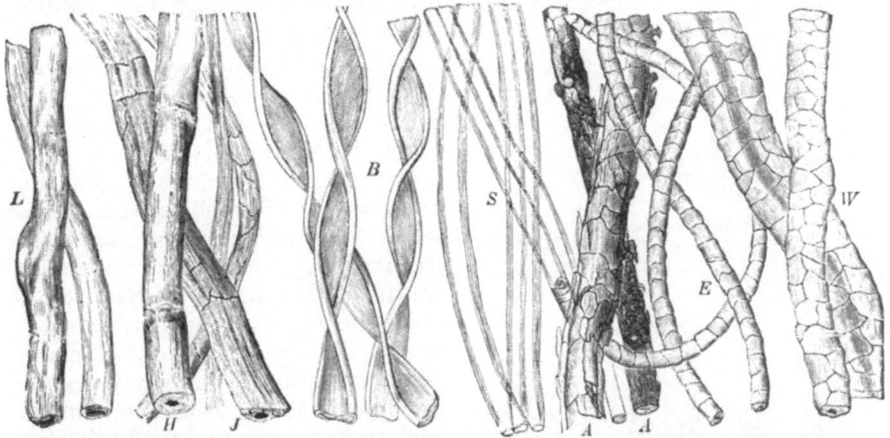

Abb. 16. Eine Anzahl der wichtigsten technisch verwendeten Fasern. Der Unterschied zwischen Baumwolle(*B*) und den übrigen Fasern tritt sehr deutlich hervor; *L* Leinfaser, *H* Hanffaser, *J* Jutefaser, *S* Seide, *A* Alpaccawolle, *E* Elektoralwolle, *W* Schafwolle. (FLÜCKIGER und TSCHIRCH.)

relativ dickwandig, schraubig gedreht. Querschnitt sichelförmig bis wurstförmig. Lumen strichförmig. An den Enden sind die Zellen stumpf, nicht zugespitzt. Die glatte Cuticula ist ohne besondere Behandlung meist unsichtbar. Die Hauptmasse des Haares besteht aus reiner Cellulose, die in Kupferoxydammoniak (Cuoxam) löslich ist. Beim Einlegen in eine solche nicht zu frische (nicht zu stark wirkende) Lösung sieht man, daß nach dem Einreißen der Cuticula an vielen Stellen die Membran zu quellen beginnt, jedoch ungleichmäßig, so daß blasig aufgetriebene Stellen mit schmalen, nicht verbreiterten abwechseln. Dort sind die Cuticularreste manschettenartig zusammengeschoben und schützten die Cellu-

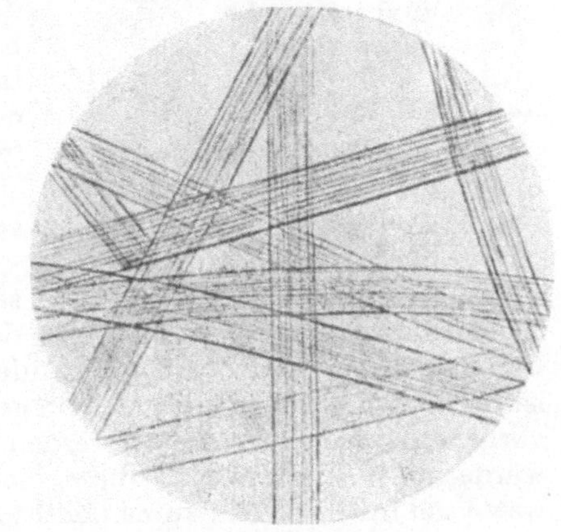

Abb. 17. Viskoseseide von KÜTTNER. (Nach HERZOG.)

lose eine Zeitlang vor der Auflösung. In der Mitte verbleibt als dünner Streifen der Protoplasmarest. Das beschriebene Bild ist nicht immer in dieser Form zu erhalten und ist nur von kurzer Dauer, da bald völlige Lösung eintritt. Die Cuticula bleibt selbstverständlich ungelöst und man erkennt, daß lediglich die aus Cellulose bestehende Zellwand aufgelöst wurde (s. Abb. 18 f).

Bei Behandlung mit Chlorzinkjodlösung färbt sich die Baumwolle violett (Cellulosereaktion). Die Holzreaktion mit Phloroglucin-Salzsäure fällt natürlich negativ aus. Baumwolle ist doppeltbrechend.

Als Paralleldroge sei die *Vistra*, Zellwolle, erwähnt, die einen gut brauchbaren Ersatz der Baumwolle zu Verbandzwecken darstellt. Die beim Naßspinnverfahren erhaltenen und dann auf Stapellänge geschnittenen Viskosefäden sind an sich strukturlos, zeigen jedoch äußerlich deutliche Rinnen, die als Schrumpfungserscheinungen zu deuten sind (s. Abb. 17). Der Querschnitt ist eben nicht kreisrund, sondern unregelmäßig gebuchtet. Zellwolle kommt auch in Form von an der Oberfläche punktierten Fäden, zuweilen sogar als bandartige Fäden (wie die Baumwolle) vor. Vistra ist ebenso wie die Baumwolle in Couxam löslich, zeigt jedoch nicht die durch das Vorhandensein der Cuticula bedingten, oben beschriebenen Erscheinungen. Acetatseide, die sich morphologisch von der Vistra kaum unterscheidet, ist im Gegensatz zu dieser in Eisessig löslich. Jod oder Salpetersäure färben Kunstseide nicht gelb.

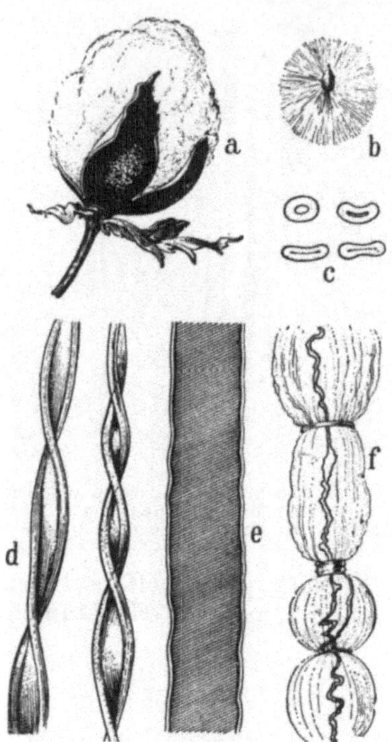

Abb. 18. Baumwolle. *a* Aufgesprungene Kapsel von Gossypium herbaceum; *b* Baumwollsamen; *c* Querschnitt durch das Baumwollhaar; *d* Baumwollhaar in der Längsansicht; *e* tote Baumwolle; *f* Baumwolle in Cuoxam. (GISTL.)

Prüfung: Abgesehen von der selbstverständlichen Reinheit und weißen Farbe hat sich die Prüfung der Watte, stammt sie nun von der Baumwolle oder Vistra, auf genügende Saugfähigkeit zu erstrecken. Diese ist bei Vistra meist von vornherein gegeben, die Baumwolle muß jedoch vorher entsprechend entfettet werden. Ungenügend entfettete Baumwolle würde, auf Wasser geworfen, dieses nicht rasch genug aufsaugen. Verbandwatte soll frei sein von Säuren (Methylrot), Alkalien, Schwefeldioxyd und Calciumsalzen. Reduzierende Stoffe im wässerigen Auszug (1:7, heiß) deuten auf nicht gereinigte Zellwolle. Erlaubt sind hier für 10 ml allerdings 6 Tropfen Kaliumpermanganatlösung ($1^0/_{00}$) (bei der Baumwolle sind es 3 Tropfen). Sterilisierte Watte (Vistra) kann nach Aussehen und Griff und nach dem Gehalt an reduzierenden Stoffen Veränderungen aufweisen. Der Permanganatverbrauch kann auf 9 Tropfen ansteigen.

Im Anschluß an die Verbandwatte seien einige Fasern besprochen, die sich zuweilen in mikroskopischen Präparaten finden können:

Leinenfaser (*Linum usitatissimum*) Linaceen.

Es handelt sich hier um Bastfasern (diese besitzen im Gegensatz zur Baumwolle keine Cuticula). Sie sind an beiden Enden zugespitzt, bis 30 mm lang und zeigen ein strichförmiges Lumen. Querschnitt fünf- bis sechseckig, $20\,\mu$ im Durchmesser. Knickstellen der Fasern, die durch die Aufbereitung entstanden sind, stellen charakteristische Knoten und Verschiebungsstellen dar. Zur Unterscheidung von Baumwolle ist zu sagen, daß die Leinenfaser absolut keine bandartige Form annehmen kann. Im Cuoxam ist sie löslich, zeigt allerdings auch unregelmäßige Quellungserscheinungen ähnlich wie die Baumwolle, jedoch ist keine Cuticula sichtbar. Alle vegetabilischen Fasern, auch die aus Cellulosederivaten bestehende Kunstseide, geben im Gegensatz zu den tierischen Haaren (Seide, Wolle) nach dem Auswaschen mit heißem Wasser mit α-Naphthol-Schwefelsäure eine violette Farbe (Molisch-Reaktion auf Kohlehydrate). Die Jodacid-Reaktion verläuft negativ (s. Seide).

Seide.

Das Spinndrüsensekret der Seidenraupe; verarbeitete Seide (diese ist vom Seidenleim befreit) stellt stielrunde, lange, strukturlose Fäden dar mit charakteristischem Geruch beim Verbrennen. Sie lösen sich in Nickeloxydammoniak (herzustellen durch Auflösen von Nickelhydroxyd in konzentriertem Ammoniak), während Baumwolle, Vistra und Leinenfaser sich darin nicht lösen. In Cuoxam ist die Seide unlöslich. Schwierigkeiten könnte nur die morphologische Unterscheidung von Seide und Vistra bieten, da beide annähernd stielrund sind, während die Baumwolle infolge ihrer bandartigen Form sich immer leicht unterscheiden läßt. Mit Jodlösung oder verdünnter Salpetersäure (Erwärmen) färbt sich die Seide im Gegensatz zur Kunstseide gelb. Beim Verbrennen entwickelt sich ein charakteristischer unangenehmer Geruch. Mit α-Naphthol-H_2SO_4 keine Violettfärbung. Mit Jodacidlösung entstehen Blasen von elementarem N. Nachweis des gebundenen Schwefels in der Seide (siehe Abschnitt Mikrochemie).

Schafwolle.

Man unterscheidet dickere Grannenhaare mit vielzelligem Mark und dünnere Wollhaare ohne Mark. An der Außenseite beider finden sich dachziegelartig sich deckende Epithelzellen, die am Rande stufenförmig vorspringen und die Rauhigkeit der Wollhaare bedingen. Darunter schwach erkennbar eine Faserschicht. Infolge ihrer Struktur ist Wolle jederzeit von anderen Fasern zu unterscheiden. Beim Verbrennen verhält sich die Wolle ähnlich wie die Seide. Reaktionen wie Seide (s. Abb. 16 *W*).

4. Pilze, Algen, Flechten.

Faex medizinalis, medizinische Hefe (*Saccharomyces cerevisiae*) Saccharomyceten.

Die Droge ist gewaschene, mit Sodalösung entbitterte, untergärige Bierhefe, die bei 40° getrocknet wurde und stellt ein hellbraunes Pulver von eigenartigem Geruch dar. Diese Hefe ist gärfähig, der Versuch im Einhornschen Gärröhrchen (s. Abb. 20) mit Zuckerlösung fällt positiv aus. Hefe enthält auch noch Hopfenbestandteile. Im Gegensatz dazu stellt die im Deutschen Arzneibuch nicht offizinelle Preßhefe obergärige Bierhefe dar. Diese ist frei von Hopfenbestandteilen; auch Preßhefe kann getrocknet werden.

Unter dem Mikroskop besteht die Bierhefe aus $8—10\,\mu$ großen ovalen

bis kugeligen Hefezellen; zuweilen Sprossung sichtbar. Daneben Zell-
trümmer, vom Pulverisieren stammend. In der Trockenhefe sind die
meisten Zellen bereits tot, ein Teil noch lebend.
Die toten färben sich mit Methylenblaulösung, die
lebenden nicht. Auch Neutralrot (1 % in Wasser)
färbt lebende Hefezellen nur schwach, der Zellkern
bleibt jedenfalls leuchtend weiß. Abgetötete Hefe
(z. B. durch Erhitzen) färbt sich jedoch gleichmäßig rot, so daß der Zellkern nicht mehr sichtbar ist. Im U-V-Licht fluoreszieren in 0,01 %
Acridin-Orange tote Hefezellen rot, lebende
grünlich.

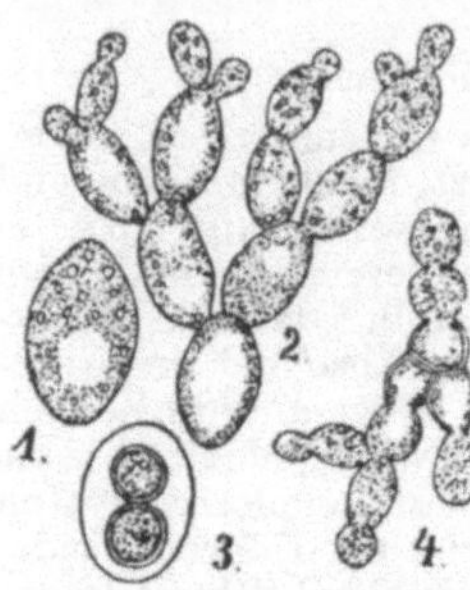

Abb. 19. Bierhefe, Saccharo-
myces cerevisiae; *1* ein einziges Individuum, *2* eine
durch Sprossung entstan-
dene Kolonie, *3* Sporenbil-
dung, *4* Keimung von drei
aneinanderliegenden Sporen
(Preßhefe ist etwas größer).
(Vergr. etwa 1000 fach).

Prüfung: Hefepulver darf nicht faulig riechen,
Schimmelpilze müssen abwesend sein, ebenso
größere Mengen Stärke oder Zucker. Die Prüfung
erfolgt durch Bestimmung der Gärfähigkeit: Eine
Aufschwemmung von 3 g Hefe in 30 ml 5%iger
Zuckerlösung mit einem Zusatz von 6 mg Natrium-
karbonat soll in einer 25 ml fassenden Eprou-
vette, die völlig gefüllt und nach Art eines Eudiometerrohres in einer
Schale aufgestellt ist, in einer Stunde 12,5 ml Kohlensäure entwickeln.

Zur Pillenbereitung dient Hefe, deren Encyme durch Erhitzen auf 100°
(durch 2 Stunden) abgetötet wurden; diese ist daher nicht mehr gärfähig.

Secale cornutum, Fungus secalis, Mutterkorn (*Claviceps purpurea*), Askomyceten.

Die Sklerotien (Dauerform des Pilzes) stellen dunkle, gerade oder
gekrümmte, im Durchschnitt 2—3 cm lange, dunkel gefärbte Gebilde
dar. Bruch glatt hornig. Im Innern weißlich mit schmaler dunkler
Randschichte. Geruch pilzartig, Geschmack süßlich, später etwas scharf.

Unter dem Mikroskop besteht der Pilz aus Scheinparenchym, mit
zylindrischen, wurstförmigen, dicht verfilzten Hyphen, deren Zellwand
aus Chitin besteht. Die Blauviolettfärbung der Randzone wird hervorgerufen durch das Sklererythrin, einen Farbstoff, der sich in Chloralhydrat in rosa Farbe löst. Viele Fettropfen als zart konturierte Kreise
sichtbar, daher zur anatomischen Untersuchung Entfetten vorteilhaft.

Pulverdroge: Hellgraue Fragmente des Scheinparenchyms wie oben
beschrieben, einige mit rotvioletter Randzone, Fettropfen.

Infolge seiner Zersetzlichkeit muß das Pulver jedesmal frisch bereitet
und darf nicht vorrätig gehalten werden.

Prüfung: Ranziger oder ammoniakalischer Geruch deutet auf alte
Droge. Die Wertbestimmung der Alkaloide, bei der allerdings nur die
unlöslichen Basen erfaßt werden, kann nach der Methode des Deutschen
Arzneibuches erfolgen. Man klärt den aus der Droge (mit Magnesiumoxyd alkalisiert) erhaltenen Ätherextrakt mit Traganth und entzieht
ihm durch Schütteln mit salzsaurem Wasser die Alkaloide. In dem
wässerigen sauren Auszug werden die Alkaloide mit Soda gefällt, gewaschen und titriert. Es sollen 0,05% Alkaloide gefunden werden.

Eine Bestimmung der unlöslichen (Ergotoxin, Ergotamin) und der löslichen Basen (Ergometrin) erlaubt folgende kolorimetrische Methode, die die Blaufärbung mißt, welche nach Zusatz von p-Dimethylamidobenzaldehyd (gelöst in Schwefelsäure) zur gereinigten Alkaloidlösung entsteht.

Bestimmung der wasserlöslichen und wasserunlöslichen Alkaloide im Fungus Secalis.

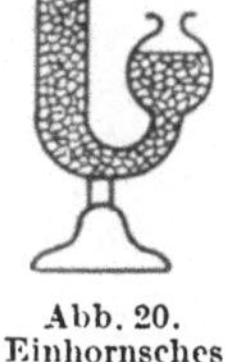

Abb. 20.
Einhornsches
Gärröhrchen.

Prinzip: In einem Teil ($^1/_7$) des NH_3-Äther-Extraktes (I) aus der pulverisierten Droge wird nach Reinigung mit Zinkacetat der Gesamtalkaloidgehalt colorimetrisch bestimmt. Der Rest des Extraktes I wird über Ammonsulfatlsg. verdunstet und dieses durch Ausschütteln mittels Benzol von den unlöslichen Basen befreit. In der wäßrigen $(NH_4)_2SO_4$-Lösung wird das Ergometrin direkt colorimetrisch bestimmt. Der Gehalt an unlöslichen Basen ergibt sich aus der Differenz: Gesamtalkaloide-lösliche Basen.

Methodik: 3,0 g der gepulverten Droge (Siebmaschenweite 0,35) werden in einer kleinen Medizinflasche (50 ml) mit 37,5 ml Narkoseäther übergossen, 3 ml 10%iger Ammoniak zugegeben, gut verschlossen und 2 Std. geschüttelt. Nach Absetzen der Droge wird der überstehende Äther vorsichtig abgegossen und gut verschlossen aufbewahrt (Alkaloidstammlösung). 2,5 ml dieser Stammlösung (entsprechend 0,2 g Droge) werden in ein Zentrifugierglas von 15 ml Fassungsraum einpipettiert und der Äther vorsichtig abgedunstet (nicht über 40°). Den Rückstand versetzt man mit genau 3 ml methylalkoholischer Weinsäure (4 g Weinsäure in 50 ml H_2O lösen, dann 50 ml Methylalkohol dazugeben) und genau 3 ml Zinkacetatlösung (10% Zinkacetat in Wasser), schüttelt durch und stellt das Zentrifugierglas bis zum Flockigwerden des Niederschlages in Wasser von 40°. Man zentrifugiert (Handzentrifuge) und gießt die überstehende Flüssigkeit vorsichtig ab. 4 ml dieser Lösung werden mit 8 ml des Secale-Reagenz versetzt und nach 20 Min. colorimetriert. Der auf der Ergotamin-Eichkurve abgelesene Wert $A_{Et} \times 30$ ergibt den *vorläufigen* Gehalt V an Gesamtalkaloiden, bezogen auf Ergotamin. % $V = A_{Et} \cdot 30$.

Zur Bestimmung der wasserlöslichen Alkaloide werden 15 ml der Stammlösung (= 1,2 g Droge) in ein 25 ml-Becherglas abpipettiert und der Äther auf 3—5 ml abgedampft. Der Rückstand wird in ein Zentrifugenglas übergeführt, sodann das Becherglas 3 × mit 1—2 ml Äther quantitativ nachgewaschen. Nach dem Verdunsten des Äthers auf ca. 1 ml wird zum Rückstand 6 ml Ammonsulfatlösung zugegeben und der restliche Äther weggedampft. Hierauf wird 2 × mit je 2 ml und 3 × mit je 1 ml Benzol 2 Min. durchgeschüttelt, zentrifugiert und das Benzol mit einer Kapillare abgesaugt. Trübe Lösungen werden gegebenenfalls ein- bis zweimal mit 1 ml Petroläther geschüttelt und der Petroläther wie das Benzol abgesaugt. 4 ml der verbleibenden Lösung werden mit 8 ml Secale-Reagenz versetzt und nach 20 Min. kolorimetriert. Der auf der Ergometrin-Eichkurve abgelesene Wert A_{Em} mit 5 multipliziert ergibt den Gehalt der Droge an wasserlöslichen Alkaloiden = $W\% =$

$= A_{Em} \times 5$. (Steht nur eine Ergotamin-Eichkurve zur Verfügung, so wird der abgelesene Wert durch 1,79 dividiert.) Zur Berechnung der wasserunlöslichen Alkaloide U wird der Prozentgehalt an wasserlöslichen Alkaloiden mit 1,79 multipliziert und von den oben gefundenen Wert V des vorläufigen Gesamtkaloidgehaltes abgezogen. Die Differenz ergibt den Gehalt an wasserunlöslichen Alkaloiden, berechnet als Ergotamin.

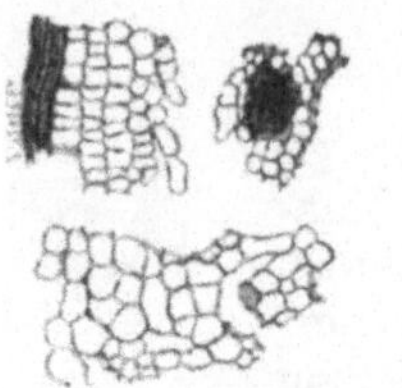
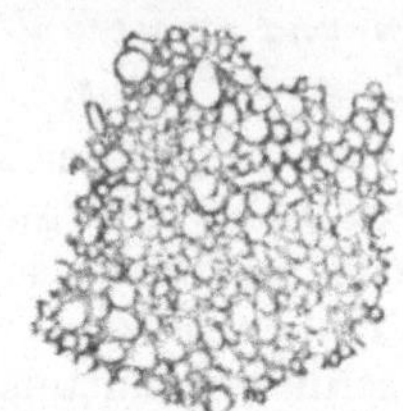

Abb. 21. Secale cornutum. Querschnitt durch das Scheinparenchym (entfettet); links oben die dunkel gefärbte Randschicht sichtbar. (Vergr. etwa 200 fach.) (MOELLER).

$$U = V - (W . 1{,}79)$$

Die kolorimetrische Messung erfolgt durch Vermischen von 1 Teil Alkaloidlösung mit 2 Teilen Reagens. Herstellung desselben: Lösen von 0,2 g p-Dimethylamidobenzaldehyd in einem Gemisch von 120 g Schwefelsäure (konz.) und 35 g Wasser und Zusatz von 0,1 ml einer 5%igen Eisenchloridlösung. Die kolorimetrische Auswertung erfolgt durch Vergleich mit Lösungen von Ergotamin (Ergotoxin) und Ergometrin von bekanntem Gehalt in einem visuellen Kolorimeter oder in einem Photometer unter Zugrundelegung einer Eichkurve.

Agaricum, Fungus Laricis, Lärchenschwamm (*Polyporus officinalis*), Basidiomyceten.

Die Droge besteht ursprünglich aus walzenförmigen, kugeligen bis kopfgroßen Körpern von rissigem, graubraunem Äußeren. Die äußere Schicht wird entfernt und es besteht die Apothekerdroge daher aus gelbweißlichen, faserigen, leicht zerreiblichen Klumpen, die schwierig zu pulvern sind. Geschmack süßlich, später bitter.

Unter dem Mikroskop findet man im grob zerkleinerten Material Schichten, die, wie makroskopisch sichtbar, aus Röhren bestehen; die Wand derselben ist aus parallelen Hyphen aufgebaut, das Lumen ist erfüllt von unregelmäßig durcheinander gewachsenen Hyphen. Das aus der Droge hergestellte Pulver erkennt man im Präparat mit 10%igem Ammoniak an den farblosen, geschlängelten oder geraden Hyphen von 3 bis 5 μ Dicke. Die Zellwand aller Hyphen besteht aus Chitin! Außer den von der Randpartie stammenden dünnen Hyphen finden sich noch andere Formen, die vor allem breiter sind und häufig achterförmige bis s-förmige Gestalt besitzen: Die Harzhyphen. Es sind das metamorphosierte Hyphen, die für die Harzbildung verantwortlich zu machen sind. Durch Behandeln mit Ammoniak wird sämtliches Harz, das zu etwa 50% vorhanden ist, gelöst. Außer den Hyphen bleiben nur einige Oxalateinzelkristalle, die sich in der Wand der Röhren finden, übrig. In Wasserpräparaten, die infolge der großen Menge Harzes, das an den Hyphen klebt, wenig übersichtlich sind, erkennt man noch Kristalle aus harzsaurem Magnesium oder Calcium, die würfelförmig oder drusenförmig sind oder in Form von Sphäriten oder braunen rundlichen Gebilden vorkommen.

In mit Chloralhydrat aufgekochten, noch warmen Präparaten sind die Hyphen ebenso deutlich zu sehen als im Ammoniakpräparat. Nach dem Erkalten ist das Präparat jedoch übersät von fiederigen oder zu rundlichen Aggregaten vereinigten Kristallen der Agaricinsäure, die im kalten Chloral schwer löslich ist, während sie sich vorher beim Erhitzen gelöst hatte. Auf diese Weise dient das Chloral-Präparat dem Nachweis von Agaricinsäure. Diese ist auch an ihrer hämolytischen Wirkung, besonders in alkalischer Blutgelatine, zu erkennen. Man erhält bei $p_H = 9 \cdot 5$ in $\frac{1}{3} - \frac{1}{2}$ Minute einen hämolytischen Hof.

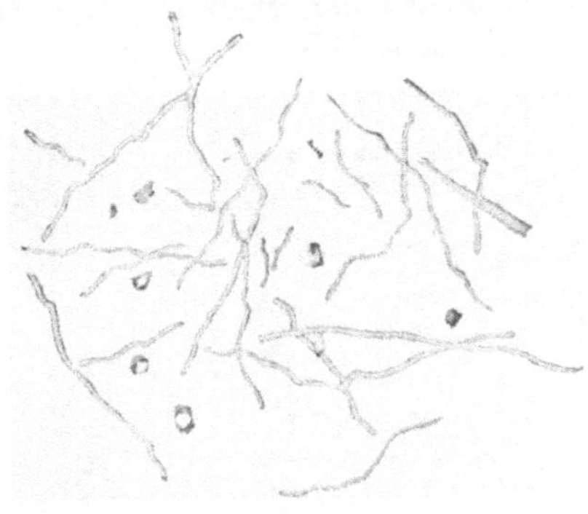

Abb. 22. Agaricum. Hyphen mit Oxalatkristallen. (Vergr. etwa 100fach.) (MOELLER.)

Prüfung: Verzweigte Hyphen deuten auf Verfälschung mit anderen Polyporusarten, die keine Agaricinsäure enthalten. Der alkoholische Extrakt (der Harzgehalt) beträgt etwa 50%. Agaricinsäure wirkt sehr stark hämolytisch.

Fucus vesiculosus, Blasentang *(Phaeophyten)*.

Gegen 1 m langer, olivbrauner, reich verzweigter Thallus mit linealen 1—2 cm breiten Ästen und paarig angeordneten, innen behaarten, ovalen Blasen seitlich der Mittellinie. Thallusende keilförmig mit warzigen Verdickungen. In Teegemischen harte, brüchige, braunschwarze, flache Stückchen und Schwimmblasenfragmente von schleimig-salzigem Geschmack. Unter dem Mikroskop Rindenschicht zu äußerst aus epidermisartigen, prismatischen, von der Fläche polygonalen Zellen mit braunem Inhalt. Anschließend Rindenzellen mit braunem Inhalt und verschleimter Wand. Markschicht: heller, aus zylindrischen Zellfäden mit dicken verschleimten Wänden und schmalem Lumen bestehend. Im Pulver das Flächenbild des Rindengewebes und Bruchstücke der Markfäden.

Mikrochemie: Nachweis von Jod in organischer Bindung durch Veraschen des Pulvers mit Pottasche und Zusatz von Salzsäure, Superoxyd (3%) und Stärke: diese färbt sich blau. Jodgehalt 0,003%.

Prüfung: Fucus serratus hat gesägten Thallusrand, jedoch keine Blasen. Ascophyllum nodosum: Blasen zentral gestielt durch den verschmälerten Thallus. Jodgehalt 0,009%.

Laminaria, Stipites Laminariae *(Laminaria cloustoni)* Phaeophyten.

Die Droge besteht aus den graubraunen, runzeligen, hornigharten Stielteilen. Am Querschnitt eine Rindenzone mit Schleimzellen und eine Mittelschicht, im Mark stark quellende Zellen. Nur diese Schichte kommt für die Herstellung der Quellstifte in Frage. Nachweis von Jod (dieses liegt z. T. in anorganischer Form vor) mit Wasserstoffsuperoxyd und Stärke. Letztere färbt sich hierbei blau.

Carrageen, Irländisches Moos *(Chondrus crispus, Gigartina mamillosa)*, Rhodophyten.

Der knorpelige, gelblich durchscheinende Thallus ist in gabelige, lineale Lappen geteilt. Bei Chondrus crispus sind sie flach mit warzenförmigen Cystokarpien, bei Gigartina mamillosa rinnenförmig mit zitzenförmig gestielten Cystokarpien. Diese sind die Behälter der geschlechtlichen Sporen. In Wasser wird die Droge schlüpfrig weich. Geschmack fade.

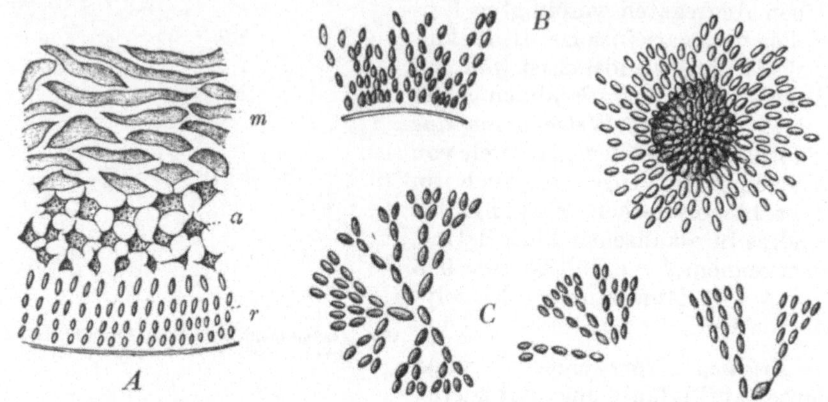

Abb. 23. Carrageengallerte. *A* einem Längsschnitt entsprechendes Thallusbruchstück. *r* Rindenschicht, *a* Zellen mit unregelmäßigem, oft amöbenförmigem Lumen an der Grenze von Rinden- und Markschicht. *m* Markschicht, *B* Teilchen der Rindenschicht, *C* baumartige Zellverzweigungen aus der Rindenschicht. Vergr. 200 fach. (C. GRIEBEL.)

Unter dem Mikroskop: Geschnitten wird die in Alkohol eingeweichte Droge. Man legt sie dann in eine etwa 3%ige Kochsalzlösung (in destilliertem Wasser würden die Schnitte zu stark aufquellen). Der Thallus besteht aus dicht verwachsenen Zellfäden. Unter der Cuticula die Rindenschicht, aus sehr kleinen Zellen bestehend. Im Innern das Mark aus größeren Zellen mit deutlichen Lücken. Die Mittellamelle dieser Zellen quillt in Wasser stark (Schleim), es färben sich darin einige Körner mit Jod blauviolett (Florideenstärke). Der Schleim selbst bleibt ungefärbt. In Teegemischen erkennt man die Droge sofort an den charakteristischen gelblich-weißen, durchscheinenden Fragmenten.

Pulverdroge: Stark quellende Fragmente des Markgewebes, auch solche mit anhaftendem Rindengewebe. Diese sind infolge der einseitigen Quellung der Markschicht stark konkav nach einwärts gekrümmt, in der Flächenansicht erscheinen die äußeren Zellen infolge ihrer Kleinheit fast punktiert. Die Randschicht ist ferner charakterisiert durch die in radialen Reihen angeordneten, englumigen Zellen, wobei man oft baumartig verzweigte Zeichnungen erhält.

Prüfung: Schwefelige Säure deutet auf unzulässige Bleichung; nach dem Arzneibuch soll nach dem Kochen mit 300 Teilen Wasser ein gallertiger Schleim entstehen.

Agar-Agar (hergestellt aus Gelidium Amansii und anderen Gelidiumarten).

Die Droge besteht nicht aus der Alge selbst, sondern aus dem getrockneten Schleim, der durch Ausfrieren eines wässerigen Auszuges aus der Alge erhalten wurde. Dieser Schleim kommt in Form von Stäben oder Streifen von häutigblättrigem Gefüge in den Handel, ist grau bis gelbweiß und geruch- und geschmacklos. Unter dem Mikroskop findet man in den in Wasser aufquellenden Schleimmassen Reste von Algen und Pilzhyphen, die wahrscheinlich von Pilzen stammen, die während des Trocknens den Schleim befielen. Ferner Meeresdiatomeen und Spongillennadeln. Zwecks leichterer Auffindung dieser Gebilde kocht man mit 5%iger Schwefelsäure eine Stunde lang und untersucht das beim Zentrifugieren abgeschiedene Sediment in Chloralhydrat. Prüfung: Eine 2%ige Lösung des Schleimes in kochendem Wasser wird nach dem sofortigen Abkühlen mit Jodlösung blau. Nach langsamen Abkühlen und einstündigem Stehen gibt der Schleim mit Jodlösung keine Blaufärbung, falls keine fremde Stärke vorhanden war. Lakmus darf nicht verändert werden.

Lichen islandicus, Isländisches Moos (*Cetraria islandica*), Lichenes.

Die Droge besteht aus dem Thallus, der knorpelig, brüchig und ziemlich dünn ist. Am Rande der blattartig verzweigten Gebilde mit breiteren, gebogenen oder gekrausten Lappen finden sich kurze, wimperähnliche, steife Fransen (Spermogonien). Helle Flecke stellen Atemöffnungen dar. Die schüsselförmigen Apothecien, die dunkelbraune Flecke darstellen, sind selten in der Droge anzutreffen. Geschmack bitter schleimig.

Unter dem Mikroskop sieht man am Querschnitt des Thallus beiderseits eine Randschicht, aus kurzen, derben, stark verflochtenen Hyphen bestehend (eine Art Scheinparenchym). In der Mitte finden sich lockere Hyphen, die Markschichte, in der die Algenzellen (Gonidien, Chlorophyll enthaltend) eingebettet sind. Es handelt sich hier um eine heteromere Flechte. (Bei der homöomeren Flechte sind die Gonidien

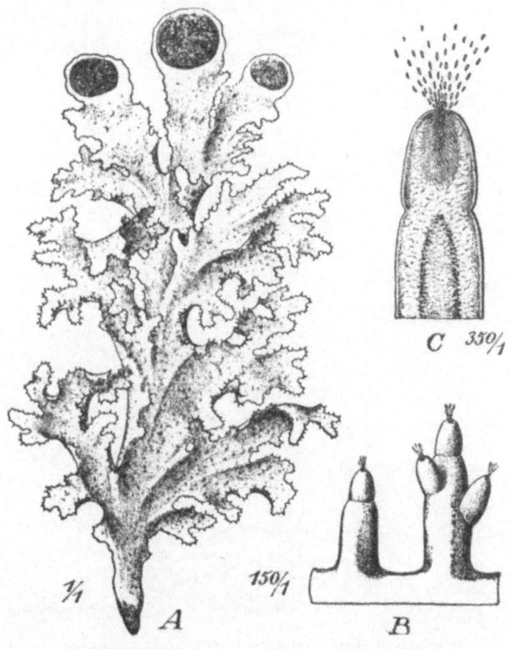

Abb. 24. Lichen islandicus. *A* Pflanze mit drei Apothecien an der Spitze (¹/₁), *B* Stückchen von dem Lappenrand mit Spermogonien (150 fach), *C* ein einzelnes Spermogonium im Längsschnitt mit austretenden Spermatien. Vergr. 350 fach. (GILG.)

gleichmäßig im Thallus verstreut.) Die wimperförmigen Spermogonien tragen am Scheitel eine Höhlung mit stabförmigen Spermatien; dieselten anzutreffenden schlüsselförmigen Apothecien enthalten Asci (Abb. 26 *asc*) mit acht rundlichen Ascosporen, dem Pilze zugehörig. Sie gehen hervor aus dem durch die Spermatien befruchteten Carpogon.

Die Schnittdroge ist kenntlich an den steifen, brüchigen, bewimperten Thallusfragmenten. Verwechslung kaum möglich.

Pulverdroge: Bruchstücke des aus Hyphen bestehenden Scheinparenchyms der Randschicht, ferner lockeres Hyphengewebe mit Algenzellen aus der Markschicht. Spermogonien kommen oft als ganze vor und sind am sehr kleinzelligen Gewebe erkennbar. Jodlösung färbt die Hyphen blau.

Mikrochemie: Die Mikrosublimation liefert bei etwa 200° ein Sublimat von Fumarsäure (nicht Lichesterinsäure). Die Kristalle schmelzen bei 223°, verschwinden jedoch häufig vorher infolge ihrer starken Flüchtigkeit. In alkalischer Blutgelatine ($p_H = 9 \cdot 5$) entsteht nach 20 Minuten ein hämolytischer Hof. Die zu etwa $5^0/_{00}$ enthaltene Lichesterinsäure wirkt in alkalischem Milieu (Löslichkeit!) stark hämolytisch.

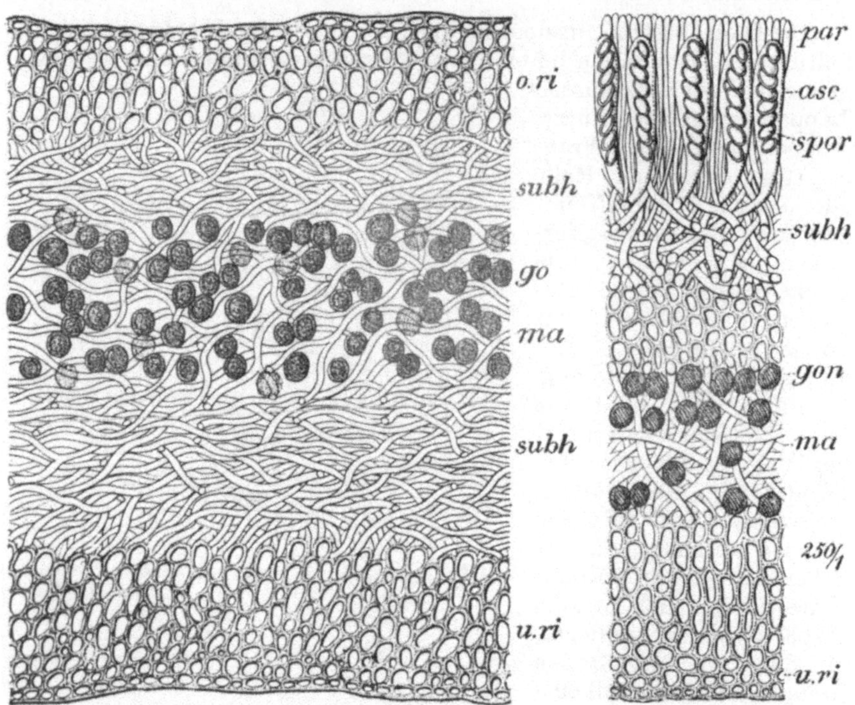

Abb. 25. Cetraria islandica, Thallusquerschnitt. *o.ri* und *u.ri* = obere und untere pseudoparenchymatische Rindenschicht, *subh* = aus locker verflochtenen Hyphen gebildete, algenlose Rindenschichten, *ma* = Markschicht mit Algenzellen (Gonidien), *go*. Vergr. etwa 500 fach. (GILG.)

Abb. 26. Lichen islandicus. Längsschnitt durch ein reifes Apothecium. *par* Paraphysen, Saftfäden, *asc* Asci mit Sporen *spor*; *subh* Subhymenialschicht. *gon* Gonidien, *ma* Markschicht *u.ri* Untere Rindenpartie. Verg. etwa 500 fach (GILG.)

5. Folia, Blattdrogen.
Morphologie und Anatomie der Blätter.

Bei den Blättern, die wir in unseren Drogen finden, handelt es sich um Laubblätter. Sie zeigen je nach dem ihnen im frischen Zustand eigenen Äußeren verschiedenes Aussehen. Große dünne Blätter sind in der Droge stark zerknittert, kleine und steifledrige sind oft wenig verändert.

Über die *Insertion* der Blätter läßt sich folgendes sagen: Blätter können gestielt oder sitzend sein. IhreAnordnung am Stengel ist wechselständig, wenn sie, in ungleicher Höhe gegenüberstehend, einzeln in die Achse eingeführt sind, gegenständig, wenn je zwei Blätter in der gleichen Höhe sich gegenüberstehen. Quirlständig, wenn mehr als zwei Blätter in gleicher Höhe entspringen.

Der *Blattstiel* kann verschiedenes Aussehen besitzen: stielrund, kantig, flach, rinnig und geflügelt (Aurantium). Am Blattstiel können flügelartige Nebenblätter (Rosa, Viola, oder ein Gelenk (Aurantium) vorhanden sein.

Die *Scheide* der Laubblätter entspringt an der Stelle, wo der Blattstiel oder der Blattgrund mit dem Stengel verwachsen ist. Dort bilden sich zuweilen Nebenblätter, die zu einer tutenförmigen Umhüllung, der Ochrea, verwachsen sein können. Diese stellt häufig ein häutig zerschlitztes Gebilde dar (Polygonum aviculare).

Bei der Beschreibung des Blattes selbst ist abgesehen von der Behaarung, die bei der Untersuchung von Teedrogen ein wichtiges Merkmal darstellt, die Form, der Blattrand und die Nervatur zu berücksichtigen.

Blattformen: Dem Umfang nach bezeichnet man ein Blatt als 1. lineal (Rosmarinus officinalis), 2. lanzettlich (Plantago lanceolata), 3. keilförmig (Fiederblatt von Adiantum Capillus veneris), 4. spatelförmig (Arctostaphylos uva ursi), 5. elliptisch (Erythroxylon Coca), 6. eiförmig (Origanum vulgare), 7. verkehrt eiförmig (Barosma betulina) und 8. nierenförmig (Asarum europaeum). Dem *Blattgrund* nach bezeichnet man ein Blatt als abgerundet (Majorana hortensis), gestutzt (Melissa officinalis), herzförmig (Nepeta cataria), in den Blattstiel keilförmig verschmälert (Digitalis purpurea) und geöhrt (Salvia officinalis).

Die *Blattspitze* kann spitz (Mentha piperita), stachelspitzig (Senna) stumpf (Menyanthes trifoliata), abgerundet (Digitalis purpurea) und ausgerandet (Pilocarpus pennatifolius) sein.

Asymmetrisch sind Blätter mit ungleicher Blattspreite (Hamamelis virginica), ungleicher Blattgrund ist häufig anzutreffen bei Fiederblättchen (Senna).

Der *Blattrand:* Ist dieser ohne Einschnitte, so bezeichnen wir das Blatt als ganzrandig (Senna). Einschnitte und Unregelmäßigkeiten werden folgendermaßen bezeichnet: Gesägt (Mentha piperita), gezähnt (Melilotus officinalis), gekerbt (Glechoma hederacea), gelappt (Quercus sessiliflora), schrotsägeförmig (Taraxacum), fiederspaltig (Hyoscyamus niger) und fiederschnittig (Artemisia Absinthium). Mit dem fiederschnittigen Blatt erreichen wir den Übergang zum gefiederten Blatt, das ein zusammengesetztes Blatt darstellt — bisher war von einfachen Blättern die Rede — und bei dem der Mittelnerv an den Einschnitten völlig frei von Blattspreite ist. Auf diese Weise sind die einzelnen Fiederblättchen isoliert. Ein gefiedertes Blatt kann paarig gefiedert (Senna) oder unpaarig ge-

fiedert (Juglans regia) sein. Jedes Paar der Fiederblättchen wird als
Joch bezeichnet. Weitere Typen zusammengesetzter Blätter sind finger-
förmige (Cannabis sativa) und dreizählige (Menyanthes trifoliata).

Nervatur: In der Spreite der Blätter verlaufen Gefäßbündel (Nerven),
die sich meist auf der Unterseite abheben und dort vorspringen. Man
unterscheidet folgende Typen der Nervatur:

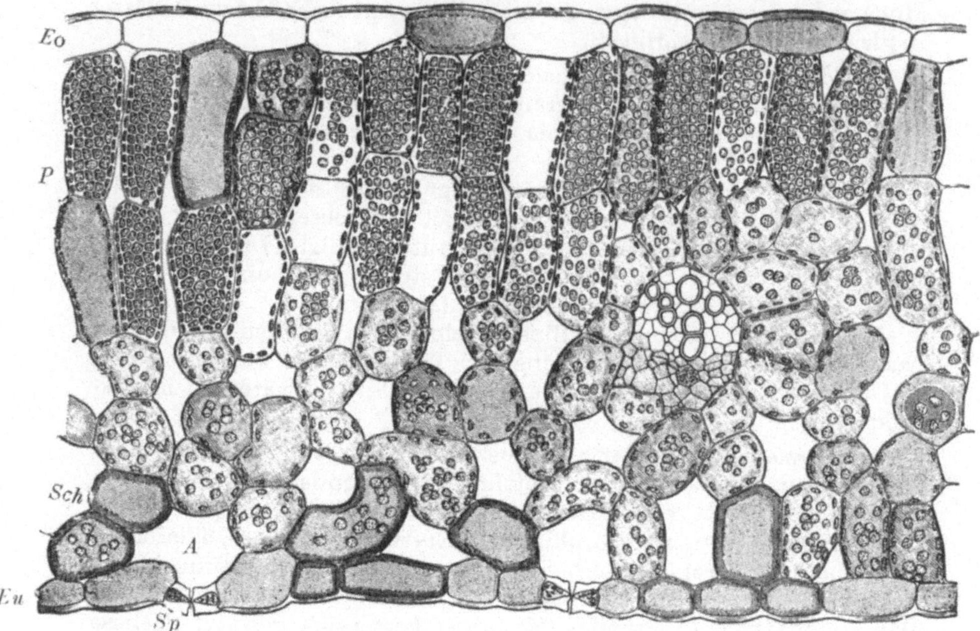

Abb. 27. Querschnitt eines frischen Rübenblattes. (Nach TSCHIRCH.)
Eo obere, *Eu* untere Epidermis, *P* Palisaden, *Sch* Schwammgewebe, *Sp* Spaltöffnung, *A* Atemhöhle.

Parallele (Iris florentina), sie findet sich hauptsächlich bei den
monokotylen Pflanzen. Bogenläufige (Gentiana lutea, Plantago major),
fiedernervige oder verzweigtnervige (Pilocarpus pennatifolius, Betula
alba, Digitalis purpurea). Die sekundären Nerven verzweigen sich hierbei, anastomosieren und bilden ein für die einzelnen Blätter charakteristisches Geflecht oder Netzwerk.

Zum Schluß sei noch betont, daß die für die Blattmorphologie angegebenen Bezeichnungen nur Typen darstellen und in der Praxis wieder
kombiniert werden müssen, wie z. B. kerbig-gezähnt oder fiederig-
sägelappig.

Um sich über den mikroskopischen Aufbau zu orientieren, müssen
Querschnitte und Flächenpräparate bzw. Flächenschnitte von der Ober-
und Unterseite des Blattes angefertigt werden, um später bei der Untersuchung des Pulvers die einzelnen Zellgruppen erkennen zu können.

Der Blattquerschnitt liefert eine Übersicht über den Blattbau (siehe
Abb. 27). Ein Schnitt durch ein dorsiventrales Blatt läßt drei Schichten
erkennen: Die obere und untere Epidermis und das dazwischenliegende,

Chlorophyll führende Mesophyll. Die Epidermis besteht aus einer einzigen Lage von Zellen, die lückenlos aneinander schließen. Im Querschnitt quadratisch bis rechteckig, z. T. mit nach innen, seltener nach außen vorgewölbten Wänden. Diese Zellen weisen im Flächenpräparat polygonalen oder welligbuchtigen Umriß auf (mit allen Übergängen). An langgestreckten Organen, Stengeln oder linealen Blättern sind die Epidermiszellen mehr oder weniger gestreckt. Sie sind es auch überall dort, wo im Mesophyll stärkere Blattnerven verlaufen, auch wenn die Epidermiszellen auf der übrigen Blattspreite polygonal oder wellig sind.

Die Epidermiszellen der Blätter enthalten kein Chlorophyll mit Ausnahme der Schließzellen der Spaltöffnungen. Letztere dienen dem Gasaustausch der Gewebe im Blattinnern, besitzen die Fähigkeit sich zu erweitern oder zu schließen. Die etwa halbmondförmigen Schließzellen sind an den Enden miteinander verwachsen und lassen das Stoma frei, das je nach dem Turgor der Zellen spaltförmig oder oval sein kann. Form und Anordnung der Nebenzellen ist für eine Anzahl von Familien charakteristisch (Labiaten, Rubiaceen, Crassulaceen). Die Spaltöffnungen finden sich bei Blättern hauptsächlich auf der Unterseite, oberseits fehlen sie oft gänzlich oder sind zumindest spärlicher als unten. Bei Sumpfpflanzen treten sie beiderseits reichlich auf (Trifolium fibrinum). Jede Spaltöffnung führt in eine Atemhöhle, einen großen Interzellularraum, der mit den anderen Hohlräumen des Mesophylls in Verbindung steht.

Als Hydathoden oder Wasserspalten werden Öffnungen in der Epidermis bezeichnet, die im Gegensatz zu den Spaltöffnungen nicht die Fähigkeit haben, sich zu schließen, meist ziemlich groß sind und in der Regel sich an der Spitze der Blattzähne finden. Sie dienen der Ausscheidung flüssigen Wassers und stehen mit einer Höhlung in Verbindung, in die Gefäße münden, die den Wassertransport besorgen.

Um zu unterscheiden, ob die in einem Präparat vorhandene Epidermis von der Ober- oder Unterseite stammt, darf man nicht auf den Umriß der Zellen, ob polygonal oder wellig, Bedacht nehmen, sondern muß die an der Epidermis noch haftenden Mesophyllteile berücksichtigen: Auf die obere Epidermis folgen die Palisaden, die in der Fläche als (grüne) Kreise erscheinen, die ganz dicht beisammen liegen. Die untere Epidermis hingegen grenzt an Schwammgewebe, das aus unregelmäßig geformten Zellen mit großen Interzellularen besteht. Auf der Epidermis finden sich zuweilen, besonders bei Früchten (Juniperus), aber auch bei Stengeln und Blättern Wachsüberzüge, die von der Epidermis ausgeschieden werden.

Die Cuticula bedeckt als feine, strukturlose Membran die Epidermiszellen, deren Ausscheidungsprodukt sie darstellt. Sie überzieht als homogenes Häutchen alle oberirdischen krautigen Teile der Pflanze, alle Haare und Drüsen und Anhangsorgane und schmiegt sich allen Unebenheiten an. Für sich allein bekommt man die Cuticula nur selten zu Gesicht, z. B. bei manchen Drüsen, bei denen sie durch das Sekret von der Epidermiszelle abgehoben erscheint. Auch bei der Präparation wird sie manchmal von der Epidermiszelle getrennt. Im Querschnitt ist die Cuticula schwer von der Epidermiszelle abzugrenzen, besonders wenn jene dünn ist.

Die Oberfläche der Cuticula ist in der Regel glatt, bisweilen zeigt sie jedoch feine Streifen, die entweder gleichmäßig über die Oberfläche verteilt sind oder gegen die Spaltöffnung gerichtet verlaufen. Diese Streifen auf der Cuticula bestehen aus feinen, erhabenen Leisten oder Falten, wovon man sich am Querschnitt überzeugen kann: Der Rand der Cuticula erscheint dann außen deutlich gezähnt, falls quer zum Verlauf der Streifen geschnitten wurde. Auch warziger Cuticula (cuticularen Warzen) begegnet man zuweilen, besonders auf Haaren. Auf Flächenpräparaten tritt die Cuticula nicht oder nur selten in Erscheinung, und zwar nur dann, wenn es sich um eine besonders dicke handelt, die evtl. oberseits Risse zeigt. Fertigt man jedoch Flächenschnitte an, dann greift die Cuticula als unregelmäßiger, zarter Saum über die Zellgrenze der Epidermis hinaus, da die Schneide des Messers zuerst nur die Cuticula trifft und dann erst die Zellen, bzw. die Zellwände der Epidermiszellen (s. Abb. 28 und 29).

Die Anhangsorgane der Epidermis sind zahlreich und von verschiedener Form. Betont sei nochmals, daß alle von der Cuticula überzogen sind. Papillen stellen die einfachste Form der Haare dar und entstehen durch Ausstülpung von Epidermiszellen (Unterseite des Cocablattes); sehr häufig kommen diese bei Blumenblättern und auf Narben vor. Auf Laubblättern finden wir kegelförmige oder eckzahnförmige Haare, ferner lange, einzellige Borstenhaare. Diese sind für viele Pflanzen und einzelne Familien charak-

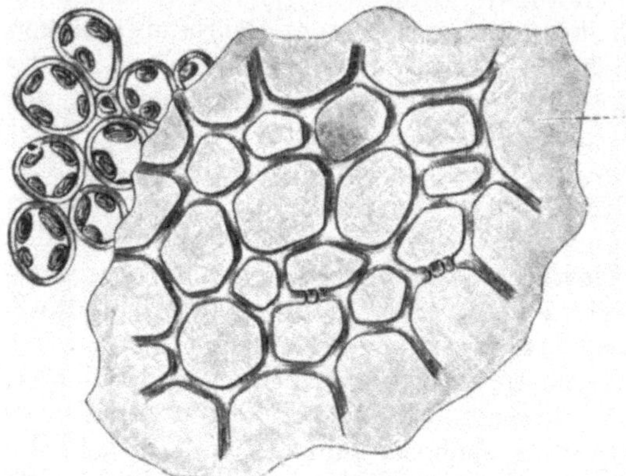

Abb. 28. Flächenschnitt einer Epidermis mit dicker Cuticula; Der Cuticularrand *t* greift über, links oben einige darunter liegende Palisaden im Querschnitt (Folia Uvae ursi). (MOELLER).

teristisch. Einzellige Haare können an der Basis zusammentreten, bzw. verwachsen sein. Man nennt sie Büschelhaare. Mehrzellige Haare stellen Reihen gleichartiger Zellen dar und werden als Gliederhaare bezeichnet. Infolge der Zartheit der Zellwände kollabieren sie manchmal (Digitalishaare). Drüsenhaare scheiden Harz und ätherisches Öl ab und sind als Etagen- oder als Köpfchenhaare gebaut. Auf ein- bis zweizelligem Stiel finden sich die sezernierenden Zellen in verschiedener Anordnung je nach Zugehörigkeit zu einer Familie (wir unterscheiden Labiatendrüsen und Kompositendrüsen, ferner Lupulindrüsen). Das von den Zellen ausgeschiedene Sekret hebt die Cuticula blasenförmig ab und in dem entstandenen Hohlraum sammelt sich das Sekret an.

Emergenzen sind meist vielzellige, breite Gebilde, an deren Entstehung auch tiefliegende Gewebeteile beteiligt sind. Man sieht sie bereits makroskopisch als Haare (Taraxacum), als Stacheln (Rosa) und als Tentakeln (Drosera).

Im Mesophyll erkennen wir zwei Zellgruppen, die Palisaden und das Schwammgewebe. Erstere liegen unter der oberen Epidermis und stellen zylindrische, gestreckte, Chlorophyll führende Zellen dar, die dicht nebeneinander liegen. Sie können in ein, zwei oder drei Reihen angeordnet sein. Von der Fläche gesehen stellen die Palisaden eng aneinanderliegende Kreise dar, in denen je nach der Präparation noch Chlorophyllkörner zu sehen sind. Hervorgehoben sei, daß die Palisaden bei den dorsiventralen Blättern immer an der Oberseite liegen, das Schwammparenchym an der Unterseite (s. Abb. 27).

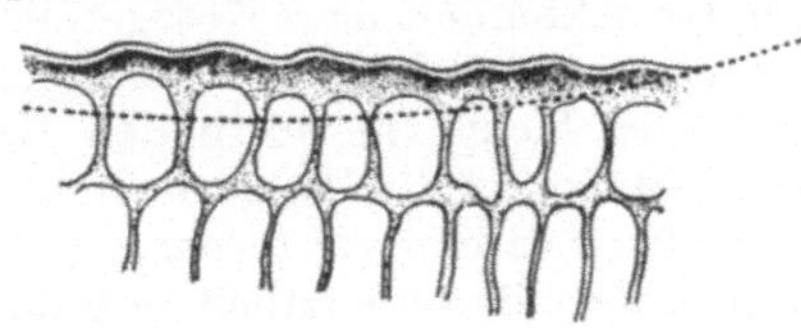

Abb. 29. Schnittführung durch die Oberhaut eines derben Blattes. Die punktierte Linie zeigt, wie beim Ein- oder Austritt des Messers nicht die Zellen der Oberhaut, sondern nur die Außenwand getroffen wird, welche in der Flächenansicht als strukturloser Saum erscheint, s. Abb. 28. (MOELLER.)

Die zweite Zellgruppe im Mesophyll ist das Schwammparenchym, das zwischen den Palisaden und der unteren Epidermis liegt. Es stellt ein lockeres Gewebe mit vielen Interzellularen dar. Die Zellen selbst sind unregelmäßig, länglich, eiförmig, flacharmig (in einer Ebene verzweigt wie bei Coca, Belladonna, Trifolium und anderen Blättern) oder sternförmig mit Fortsätzen nach allen Richtungen des Raumes (Sternparenchym) (Juglans, Koso.) Als Sammelzellen werden endlich die unmittelbar an die Palisaden anschließenden Zellen bezeichnet, sie sammeln die Assimilate und führen sie den Gefäßbündeln zu. In der Aufsicht zeigt sich das Schwammgewebe, das mit der unteren Epidermis im Zusammenhang steht, als unregelmäßig und lückig gebautes Gewebe, aus ovalen bis länglichen und zuweilen verzweigten Zellen bestehend. Zwischen Palisaden und oberer Epidermis kann sich noch ein Hypoderm einschieben, das aus ein oder mehreren Zellschichten besteht (Boldo, Nerium). Auch Fasern kommen als Hypoderm vor (Sabina). Im Mesophyll können sich ferner finden: Ölzellen (charakteristisch für die Lauraceen), Schleimzellen, Zellen mit Calciumoxalatdrusen, Ölräume (häufig bei Rutaceen vorkommend); diese lassen sich schon bei makroskopischer Betrachtung gegen eine Lichtquelle als helle Punkte im Blatt erkennen. Zuweilen findet man im Blattmesophyll kleine, schwach grünlich gefärbte Kügelchen mit starker Lichtbrechung. Es sind das Fettropfen, die sich mit dem im Blatt vorhandenen Chlorophyll grün angefärbt haben (Chloral-Präparat).

Als charakteristische Gebilde treffen wir im Mesophyll die Gefäßbündel. Bei entsprechender Größe sind sie von chlorophyllfreiem, mechanischen Gewebe umgeben, verdrängen auf diese Weise das Mesophyll und berühren beide Epidermen. Die Gefäßbündel selbst sind meist kollateral, selten bikollateral (bei Solanaceen). Am Querschnitt liegt hierbei der Holzteil, bestehend aus Gefäßen, Holzfasern und Holzparenchym dem Siebteil gegenüber, der aus Siebröhren, Siebparenchym und Bastfasern zusammengesetzt ist. Als Geleitzellen werden längsgestreckte,

die Siebröhren begleitende, dünnwandige Zellen bezeichnet, die so wie die
Siebröhren als solche in der Drogenmikroskopie eine geringe Rolle spielen.
Zusammen mit dem Bastparenchym bilden sie ein zartes Gewebe. In
einem Gefäßbündel ist am auffälligsten der Holzteil mit seinen Gefäßen,
die zumeist Spiral- oder Ringverdickungen aufweisen. Bei einzelnen
Blättern kommen auch Netzgefäße vor (Nicotiana). An den beiden Polen
oder nur am Siebteil des Gefäßbündels befinden sich Bastfasern, die in
größerer Menge meist in den Hauptnerven der Blätter vorkommen.
Seltener folgen die Fasern auch in die feinsten Nervverzweigungen. Sehr
charakteristisch sind ferner die die Faserbündel begleitenden Kristallzellreihen, die jene außen umgeben und die aus reihenförmig angeordneten, rechteckigen oder quadratischen Zellen bestehen, in denen sich je
ein Calciumoxalatkristall (oder auch eine Druse) befindet. Die feinsten
Nervverzweigungen bestehen meist nur noch aus Spiralgefäßen. Was
das Verhältnis der Nerven zur Blattspreite betrifft, so ist zu sagen, daß
größere Nerven an der Blattunterseite hervortreten, die Oberseite ist an
dieser Stelle teils eingesenkt, teils findet sich eine schmale vorspringende
Leiste. Für die Orientierung ist es beim Vorliegen von Querschnitten
wichtig zu merken, daß der Holzteil des Gefäßbündels, der an seinen
Gefäßen im Gegensatz zum zartzelligen Siebteil immer klar erkennbar
ist, gegen die Oberseite, der Siebteil jedoch gegen die Unterseite des
Blattes zu liegt. Man kann sich das leicht klar machen, wenn man be-
denkt, wie die Blattspurstränge aus der Sproßachse ausbiegen. Das im
Innern befindliche Holz gelangt auf diese Weise an die Oberseite des
Blattes.

Bisher war von dorsiventralen (bifazialen) Blättern die Rede. Einige
wenige (Senna) sind jedoch isolateral oder zentrisch gebaut. Sie besitzen
beiderseits(sowohl anschließend an die obere und auch an die untere Epidermis) Palisaden und in der Mitte, also zwischen den Palisaden das
meist schmale Schwammgewebe. Der bei den dorsiventralen Blättern
zu erkennende Unterschied der beiden Seiten fällt hier weg.

Folia Althaeae, Eibischblätter (*Althaea officinalis*), Malvaceen.

Drei- bis fünflappiges Blatt mit vorgezogenem, spitzen Endlappen.
Umrisse rundlich oder breitherzförmig bis eiförmig, handförmige(drei bis
fünf) Nervatur. Kerbzähne am Rand, Behaarung beiderseits samtig,
Spreite brüchig. Geschmack schleimig.

Unter dem Mikroskop: Wellig gebogene, über dem Nerven gestreckte
Epidermiszellen, beiderseits mit zahlreichen Spaltöffnungen, mit drei
Nebenzellen. Viele Epidermiszellen zu Schleimzellen umgewandelt, mit
vorgewölbter Innenwand. Gesamte Blattspreite gleichmäßig bedeckt
mit zwei- bis achtteiligen, an der Basis zu Büscheln verwachsenen Sternhaaren, deren Basis steinzellenartig verdickt und getüpfelt, deren Schaft
glatt, mäßig verdickt ist. Etagenhaare (Drüsenhaare) mit kurzem Stiel
und mehrzelligen Köpfchen. Palisadenschicht ein- bis zweireihig. Im
Schwammgewebe Oxalatdrusen und Schleimzellen. Im Haarfilz große,
rötlich bis gelbe, grobstachelige Pollenkörner, von den Blüten stammend.

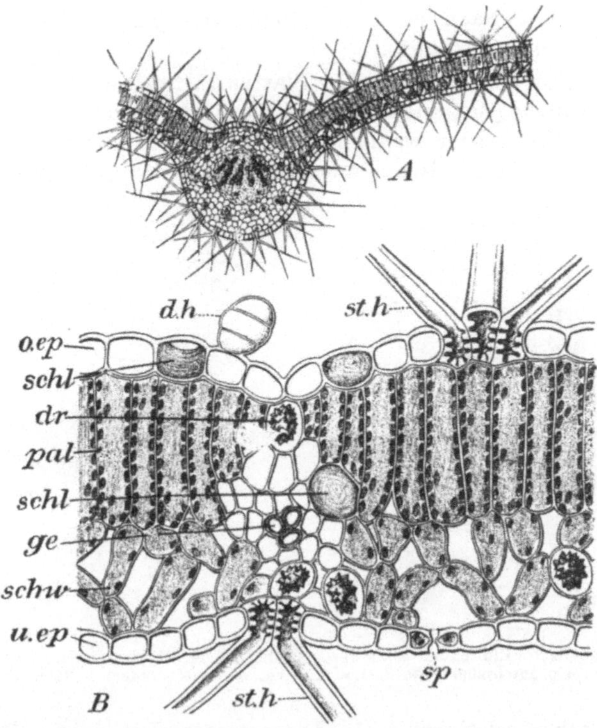

Abb. 30. Folia Althaeae, Querschnitte durch das Blatt. *A* Vergr. (25fach). *B* Vergr. 175 fach. *st.h* Büschelhaare mit verholzten und getüpfelten Basalteilen, *d.h* Drüsenhaar, *o.ep* obere Epidermis mit Schleimzellen (*schl*), *dr* Oxalatdrusen, *pal* Palisadengewebe, *schl* Schleimzellen im Mesophyll, *ge* Gefäße eines kleinen Blattgefäßbündels (Rippe), *schw* Schwammparenchym, *u.ep* untere Epidermis, *sp* Spaltöffnung. (GILG.)

Schnittdroge: Beiderseits samtartig, graugrün bis weißlich behaarte Blattstückchen mit deutlich hervortretendem Hauptnerv, zuweilen handförmige Nervatur erkennbar. Die spröden Fragmente sind mehrschichtig gefaltet und hängen durch die dichte Behaarung zusammen. In geringerer Menge filzig behaarte Blütenknospen und selten typische Früchtchen (wie bei Malva).

Pulverdroge; Im grünen Pulver viele Bruchstücke der Büschelhaare, Teile des Haarschafts und die getüpfelte, verdickte Haarbasis. Mesophyll- und Epidermisfragmente, Oxalatdrusen, selten Etagenhaare, langgestreckte Zellen aus der Umgebung der Nerven. Schleimklumpen infolge der leichten Löslichkeit des Schleims schwer sichtbar. Pollenkörner charakteristisch (s. Abb. 110 F). Fast immer zu finden sind wenige gelbbraune, zweizellige, länglich ellipsoidische Pilzsporen (Teleutosporen) mit kleinem Stiel von Puccinia malvacearum (s. Abb. 31).

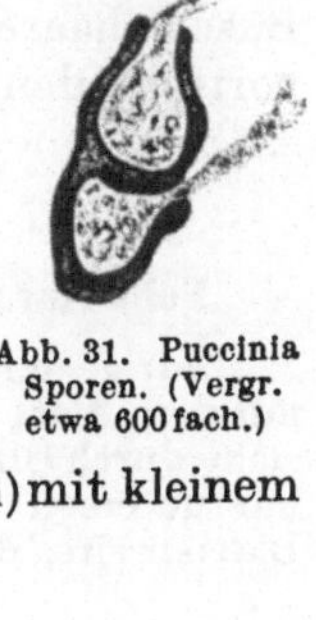

Abb. 31. Puccinia Sporen. (Vergr. etwa 600 fach.)

Mikrochemie: Nachweis von Schleim mit Tusche-Aufschwemmung oder mit Thionin (Färbung).

Prüfung: Auf der Oberfläche des Blattes dürfen braune, makroskopisch sichtbare Punkte (Sporenhaufen von Puccinia) in größerer Menge nicht vorhanden sein. Ebensowenig im Pulver die gelbbraunen, zweizelligen Teleutosporen dieses Pilzes. Beimengungen von Malvenblättern verraten

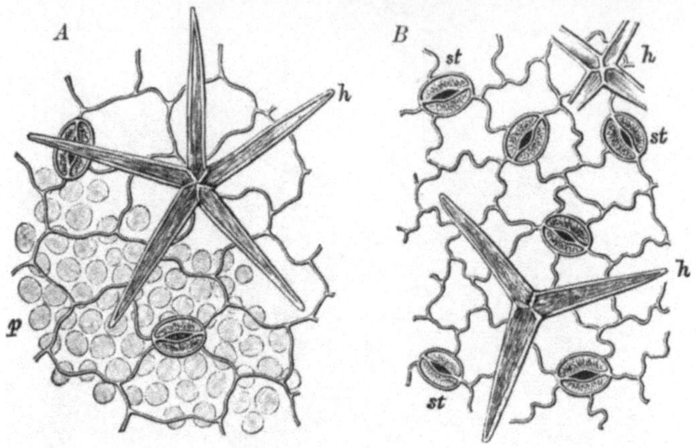

Abb. 32. Epidermis des Eibischblattes. *A* der Blattober-, *B* der Blattunterseite. *h* Büschel-(Stern-)-Haare, *p* durchscheinende Palisadenzellen, *st* Spaltöffnungen. (Nach VOGL.)

sich makroskopisch durch fehlende samtartige Behaarung. Die vorhandenen Haare ähneln denen von Althaea. Büschelhaare sehr spärlich, häufig einzelne Borstenhaare mit wenig getüpfelter Basis. Erkennung einer Verunreinigung des Pulvers mit Malva schwierig. Zu achten ist ferner auf Beimengung von anderen Fragmenten (Endothecien aus Blüten, Gefäßen, aus Stengeln) und Bestandteilen von Früchten. Letztere sind charakterisiert durch Büschelhaare, die wesentlich kürzer und gedrungener sind als die der Blätter, ferner durch mäßig verdickte isodiametrische, getüpfelte Zellen und eine Faserschichte aus stark verdickten Sklerenchymfasern mit kleinen Tüpfeln. Die Samenschale enthält palisadenartige, außen leistenförmig verdickte Zellen (Aufsicht charakteristisch!) und anschließend eine Schichte verdickter Zellen mit braunem Pigment. Als Beimengung beobachtet: Lavatera thuringica, sehr ähnlich, Büschelhaare auf halbkugelig vorgewölbtem Polster besonders auf den vortretenden Nerven. Viel Schleim: Viscosität: ZZ = 1,5 während Althaea eine ZZ von nur etwa 1,25 ergibt.

Folia Aurantii, Bitterorangenblätter (*Citrus Aurantium*), Rutaceen.

Ledrige, eiförmige, elliptische Blätter mit beiderseits herzförmig geflügeltem, mit dem Blatt gelenkig verbundenem Blattstiel. Blattspreite kahl, in der Durchsicht durch Ölräume punktiert, ganzrandig oder schwach-kerbig gezähnt. Nerven nur unterseits stark hervortretend. Beim Abbiegen der Blätter zerbricht die Blattspreite, die Nerven hängen jedoch infolge der zähen Fasern zusammen.

Geschmack aromatisch bitter. Unter dem Mikroskop eine dicke Cuticula auf beiden, aus polygonalen Zellen bestehenden Epidermen. Spaltöffnungen groß, rund, nur unterseits. Zwei- bis dreireihige Palisaden, darin große Oxalateinzel-

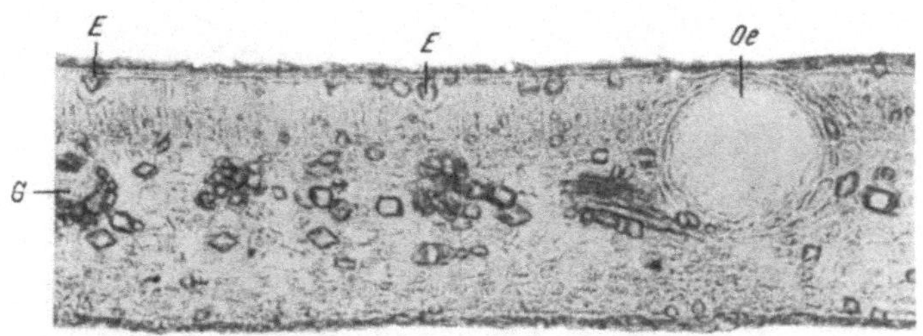

Abb. 33. Fol. Aurantii. *E* Einzelkristalle, *Oe* Ölraum, G Gefäßbündel.

kristalle. Im Mesophyll, besonders unter der oberen Epidermis, häufig Hesperidin in Nadelbüscheln und Sphäriten, im anschließenden Mesophyll große lysigene Ölräume. Im Nerven Kristallzellreihen mit Einzelkristallen und kräftige Bastfasern. Schnittdroge: Ledrige, steife, kahle Blattfragmente, hellgrün, in der Durchsicht punktiert. Beim Zerreißen eines Blattstückchens fällt die Zähigkeit der die Nerven begleitenden Fasern auf. Zuweilen der geflügelte Blattstiel mit Gelenk auffindbar. Prüfung: Beimengung von Blättern anderer Citrusarten werden am Fehlen der Blattflügel oder am Vorhandensein kleinerer erkannt. Auch ist der Geruch abweichend und der Geschmack weniger bitter. Bestimmung des ätherischen Öls möglich. Gehalt um 0,2%.

Folia Belladonnae, Tollkirschenblätter (*Atropa Belladonna*), Solanaceen.

Elliptische oder eiförmige, zugespitzte Blätter, ganzrandig, kahl mit dünner Spreite, in den Blattstiel verschmälert. Sekundäre Nerven, bogenförmig am Rand verlaufend. Oberseite dunkel, Unterseite hellgrün. Unter der Lupe weiße Punkte auf der Unterseite erkennbar (Kristallsandzellen). Geschmack bitter, etwas scharf.

Unter dem Mikroskop: Epidermiszellen wellig-buchtig, oberseits deutliche cuticulare Streifung, s. Abb. 35. Spaltöffnungen mit drei Nebenzellen beiderseits. Gliederhaare dünnwandig, nicht kollabierend. Haare mit mehrzelligem Stiel und einzelligem, kugeligen Köpfchen. Ferner solche mit einzelligem Stiel und verkehrt eiförmigem Köpfchen. Etagenhaare (Drüsenhaare) mit mehrzelligem Köpfchen. Palisadenschicht kurz, regelmäßig. Darunter im Schwammgewebe (Sternparenchym) eingebettet große Kristallsandzellen mit Calciumoxalattetraedern. Im aufgehellten Quetschpräparat fallen besonders diese grauschwarzen, über das Blatt gleichmäßig verteilten Kristallsandzellen auf (s. Abb. 36).

Schnittdroge: Grüne zarte Blattfragmente. Auf einer Seite heller als auf der anderen. Blattnerven, bis auf die unterseits hervortretenden primären und sekundären Nerven dünn, nicht auffallend. Mit der Lupe auf der unteren (helleren) Seite weiße Punkte erkennbar. Identifizierung am sichersten durch das Mikroskop: Kristallsandzellen im aufgehellten Flächenpräparat.

Pulverdroge: Blattbruchstücke mit Mesophyll, Kristallsandzellen und viele Oxalattetraeder. Epidermen wellig, buchtig, z. T. mit gestreifter

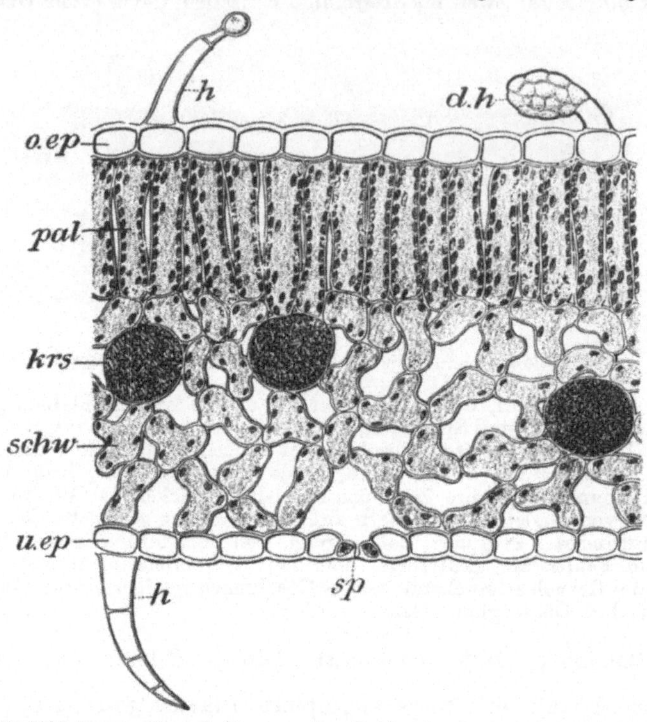

Abb. 34. Folia Belladonnae, Querschnitt. *o.ep* obere Epidermis mit einem ziemlich langgestielten Drüsenhaar mit kleinem Köpfchen (*h*) und einem sehr kurzgestielten Drüsenhaar mit großem, vielzelligem Kopf (*d.h*), *pal* Palisadengewebe, *krs* Kristallsandzellen, *schw* Schwammparenchym, *u.ep* untere Epidermis mit Spaltöffnung (*sp*) und einfachem, mehrzelligen Haar (*h*). (Vergr. 175 fach.) (GILG.)

Cuticula. Wenig häufig Bruchstücke der Gliederhaare. Drüsenhaare selten. Gefäßfragmente mit Spiral- und Ringverdickung.

Mikrochemie: Nachweis von Hyoscyamin oder Atropin im Schnitt durch Einlegen in Jodwasserstoffsäure ($d = 1{,}7$), es bilden sich schwarzbraune bis violette Kristalle mit dreieckigem Umriß. Hauptmenge der Alkaloide im Schwammparenchym. Das Pulver wird zum Nachweis der Alkaloide auf dem Objektträger mit ammoniakalischem Chloroform extrahiert. Der Verdunstungsrückstand gibt, mit Wasickys Reagens am Sublimationsblock auf 110—120° erhitzt, eine am Rande des Tropfens beginnende Rötung. Im Rückstand des Chloroformextraktes lassen sich die Alkaloide auch wie oben mit Jodwasserstoffsäure nachweisen. Es entstehen sanduhrförmige oder mit den Spitzen verwachsene Rhomben von rötlicher bis schwarzer Farbe; mit KJ und H_2O_2 entstehen braune Kristalle.

Die *Prüfung* erstreckt sich auf unzulässigen Gehalt an verholzten Fasern, Blüten, Früchten und Samen. Letztere sind erkennbar an der verdickten Epidermis der Samenschale, die bei einer Anzahl von Solanaceen (Hyoscyamus, Stramonium) ähnliche Gestalt besitzt. Es sind das stark an den Innen- und Seitenwänden verdickte Zellen mit geschichteter Wandverdickung. Blätter fremder Pflanzen führen u. a. Raphiden (Phytolacca decandra) oder Drüsen und Haare (Ailanthus glandulosa). Scopolia carniolica — sehr ähnlich — enthält dieselben Alkaloide. Lonicera xylosteum enthält keinen Kristallsand. Die ähnlichen Blätter von Physalis Alkekengi sind mikroskopisch von Belladonna an den Drusen und Einzelkristallen zu erkennen, siehe S. 61 unter Folia Stramonii.

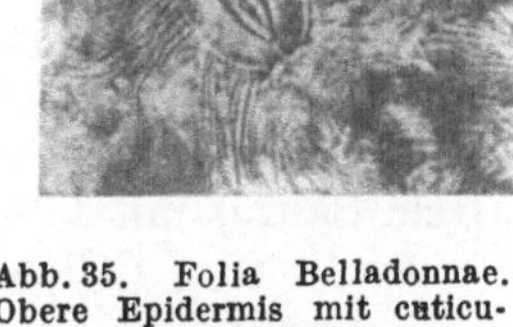

Bestimmung der Alkaloide.

Prinzip: Das Pulver wird getrocknet, um die schwerlöslichen Hydrate, in denen die Alkaloide vorliegen, zu spalten und dadurch in Äther löslich zu machen. Extraktion mit Äther unter Zusatz von Ammoniak. Ein aliquoter Teil des Ätherextraktes wird verdunstet.

Abb. 35. Folia Belladonnae. Obere Epidermis mit cuticularer Streifung. (Vergr. 300 fach.) (Flück.)

Reinigung: Aufnahme des Rückstandes in tert. Natriumphosphatlösung und Aloxid und anschließende Säulenchromatographie mit Chloroform. Nach völligem Verdunsten des Chloroform-Durchlaufes (und der Amine) im kochenden Wasserbad Titration mit 0,01 n HCl gegen Methylrot.

Methodik: 5,00 g der feingepulverten, vor der Einwaage bei 100° getrockneten Tollkirschenblätter übergießt man in einem Arzneiglas von 100 ml Inhalt mit 50 g dest. Äther, sowie nach kräftigem Umschütteln mit 3 ml conc. NH_3 und läßt das Gemisch unter häufigem Umschütteln 1 Std. lang stehen. Anschließend werden noch 5 ml H_2O zugesetzt, kurz geschüttelt und filtriert. Zweckmäßig verwendet man hiezu eine Tulpe (mit Asbestpfropf), die die Gesamtmenge des Äthers faßt und gut verschlossen (zugedeckt)

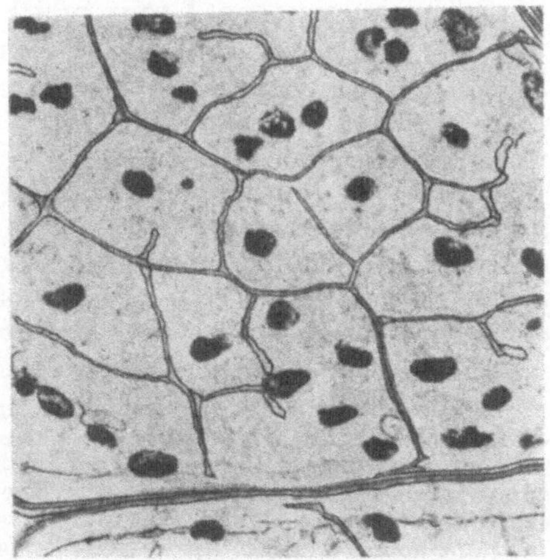

Abb. 36. Folia Belladonnae. Flächenpräparat mit den Kristallsandzellen. (Vergr. 60 fach.)

wird, und eine tarierte, enghalsige Medizinflasche. Aus dieser werden dann 20 g des Ätherfiltrates in einer Porzellanschale von ca. 10 cm Durchmesser vom Äther befreit und mit 1,5 ml Trinatriumphosphat lösung fein angerieben. Unmittelbar danach werden 4 Portionen insgesamt 12—14 g aktivitätsvermindertes Aluminiumoxid, Akt.-Stufe IV—V, zugesetzt und die Masse mit dem Pistill gleichmäßig verrieben. Die jetzt frei fließende Verreibung wird in ein Allihnsches Rohr (15 cm lang, 2 cm weit, Fritte G 3) überführt. Das Rohr wird während des

Füllens zur Verdichtung der Säule einige Male aufgestoßen und dann an einem Stativ befestigt. Zum Aufnehmen des Eluats wird ein Erlenmeyerkolben (150—200 ml), der mit einer Marke bei 100 ml versehen ist, so untergestellt, daß der Auslauf des Rohres sich im Hals des Kolbens befindet. Porzellanschale und Pistill werden dreimal mit je 5 ml Chloroform gespült und die Spülflüssigkeit nacheinander auf die Säule gegossen, wenn jeweils die vorhergehende Menge eben eingesickert ist. Danach wird die Säule solange mit Chloroform eluiert, bis insgesamt 100 ml Eluat vorliegen. Aus diesem wird das Chloroform ohne Verwendung von Siedesteinen im siedenden Wasserbad am absteigenden Kühler vollständig abdestilliert (nicht abgedunstet). Der Rückstand wird in 5 ml Äthanol gelöst, die Lösung mit Wasser auf etwa 50 ml verdünnt und nach Zusatz von 0,3 ml Methylrotlösung (0,2% alkoholisch nach DAB 6 (freie Säure) mit 0,01 n Salzsäure titriert (Feinbürette).

1 ml 0,01 n HCl entspricht 2,892 mg Tropaalkaloiden, berechnet als Hyoscyamin.

Berechnungsformel:

$$\% \text{ Hyoscyamin} = \frac{\text{ml } 0{,}01 \text{ n HCl} \times 0{,}2892}{\text{Einwaage } 2 \text{ g}} = \text{ml } 0{,}01 \text{ n HCl} \times 0{,}1446$$

Trinatriumphosphatlösung: Eine unter mäßigem Erwärmen hergestellte und vor der Verwendung unter fließendem Wasser abgekühlte Lösung von 40 g $Na_3PO_4 \cdot 12\ H_2O$ zu 100 ml in Wasser (oder ersatzweise von 36 g $Na_2HPO_4 \cdot 12\ H_2O$ und 4 g NaOH zu 100 ml in Wasser). Ein Aluminiumoxid (WOELM, Aktivitätsstufe IV), das den beschriebenen Anforderungen genügt, wird unter Umschütteln mit 10 Gewichtsprozent Wasser (in mehreren Anteilen) versetzt und mindestens 24 Std. verschlossen stehen gelassen.

Prinzip der Bestimmung nach dem DAB 7: Der in üblicher Weise nach Ammoniakzusatz erhaltene Ätherextrakt aus der Droge wird über die salzsaure, wäßrige Lösung gereinigt (über Talcum filtriert) und nach dem Alkalisieren mit Chloroform ausgeschüttelt — der Verdunstungsrückstand wird mit Salzsäure titriert.

Folia Betulae Birkenblatt (*Betula verrucosa-pendula, B. pubescens*) Betulaceen.

Langgestielte kahleBlätter, mit dreieckig bis rhombischemUmriß und langer Spitze, oberseits dunkel, unterseits hellgrün. Rand doppelt gesägt, Nervatur mit netzigen Anastomosen charakteristisch. Sekundäre Nerven münden in die Blattzähne. Drüsenschuppen als braune Punkte und mit der Lupe erkennbar. Geschmack bitterlich.

Unter dem Mikroskop: Epidermiszellen beiderseits polygonal, in der Nähe der Nerven die innere Wand stark verschleimt und vorgewölbt. Spaltöffnungen unterseits mit mehreren Nebenzellen. Drüsenschuppen mit unterseits in mehreren Lagen strahlig angeordneten, braunen, verkorkten Zellen, bedeckt von hohen, dünnwandigen, zarten Zellen, die eine Art Schild bilden. Palisaden ein- bis zweireihig, Oxalatdrusen. Einzelkristalle im Nerven.

Schnittdroge: Tiefgrüne, oberseits dunklere, unterseits hellere spröde Blattfragmente mit Sägezähnen. Netziges Nervengeflecht, drüsige Punktierung. Wenig Blattstiele oder gefleckte Zweigstückchen, selten Blütenkränzchen mit zweiflügeligen Fruchtschuppen und gelbbraunen Nüßchen.

Mikrochemie: Nachweis von Saponin. Hämolysewirkung bei pH 6,1 erkennbar nach etwa einer Stunde. Im Gegensatz zur Rinde, aus der bei etwa 240° sich das Betulin (Triterpenderivat) in schönen Kristallen sublimieren läßt, erhält man beim Blatt *kein* Betulin-Mikrosublimat.

Folia Boldo, Boldoblätter (*Peumus boldus molinus*), Monimiaceen.

Kurzgestielte, steife, elliptisch eiförmige, ganzrandige, brüchige Blätter, häufig nach unten eingerollt. Konsistenz ledrig dicklich. Unterseits stark hervortretende primäre und sekundäre Nerven. Oberseits helle Höckerchen sichtbar. Stark würziger Geruch. Unter dem Mikroskop: Obere Epidermis dickwandig, polygonal. getüpfelt, untere schwach wellig mit Spaltöffnungen. Beiderseits sternförmige Haarbüschel aus einzelligen, dicken, glatten, an der Basis abgebogenen und der Epidermis anliegenden Haaren. Oberseits ein Hypoderm, das an der Stelle der Haarbüschel bis zu sechs Lagen dick ist und dort die makroskopisch sichtbaren Höckerchen verursacht. Palisaden zweireihig, darin und im lockeren Schwammgewebe zahlreiche Sekretzellen mit verkorkter Wand. Im Mesophyll, besonders in der Nähe der Nerven finden sich *zuweilen* bis 10 μ lange Nadeln und Prismen aus Calziumoxalat, und zwar vorwiegend bei stark mit Höckern versehenen Blättern. Nerven mit kräftigen Faserbündeln. Im Blattrand Fasern. Schnittdroge: Graugrüne, ganzrandige, ledrige und brüchige Fragmente mit einzelnen stark hervortretenden Nerven und den Höckerchen. Selten Stiele mit Lentizellen und kleine, harte Samen. Gehalt an ätherischem Öl 2%.

Folia Bucco, Buccoblätter (*Barosma betulinum, B. crenulatum, B. serratifolium*), Rutaceen.

Barosma betulinum: Fast sitzende, verkehrt eiförmige oder elliptische Blätter mit kleingesägtem oder gekerbtem Rand. Blattspreite steif glänzend, ledrig, oberseits schwach gerunzelt. Nervatur unterseits wenig hervortretend. Deutlich durchscheinend punktiert (Ölräume). Geruch und Geschmack aromisch bitter.

Unter dem Mikroskop: Epidermiszellen beiderseits polygonal, unterseits kleiner, dicke, glatte Cuticula. Nadelbüschel und Sphärokristalle von Diosmin (einem Glykosid) in der Epidermis und den benachbarten Mesophyllzellen. Die innere Wand der oberen Epidermiszellen enthält starke Schleimverdickungsschichten, so daß im Chloralhydratpräparat zwischen Epidermis und Palisaden eine dicke gequollene Schleimschichte (eine Art Hypoderm) sichtbar wird. Palisaden einreihig, Schwammgewebe breit mit Oxalatdrusen. Große lysigene Ölräume. In dem Gefäßbündel kräftige Fasern. Zur Herstellung von Schnitten weicht man nicht in Wasser ein, um die Ablösung der Epidermis infolge der Quellung des Schleimes zu vermeiden, sondern legt in verdünnten Alkohol oder in Glycerin. Die Diosminkristalle sind jedoch im Chloralhyratpräparat besser sichtbar, lösen sich nur in Alkalien und konzentrierter Schwefelsäure (hier mit gelber Farbe) und sind unlöslich in organischen Lösungsmitteln.

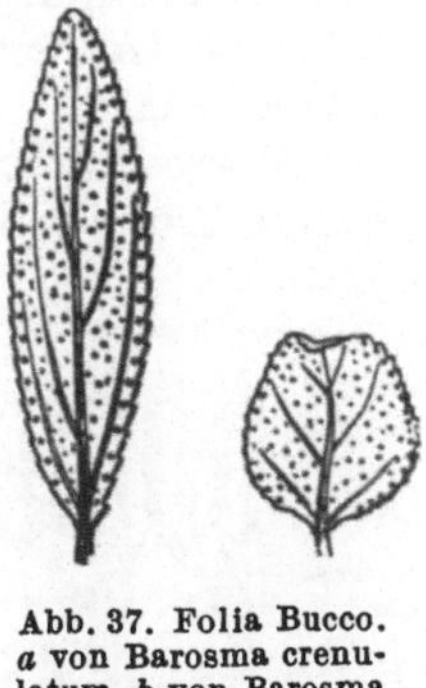

Schnittdroge: gelblichgrüne, steife, ledrige, glänzende Fragmente mit feingesägtem Rand, deutlich durchscheinend punktiert und oberseits feinhöckerig.

Abb. 37. Folia Bucco. *a* von Barosma crenulatum, *b* von Barosma betulinum. (GILG.)

Pulverdroge: Im gelbgrünen Pulver Mesophyllfragmente mit Ölräumen, polygonale Epidermiszellen mit Diosminkristallen und Spaltöffnungen. Schleimklumpen von der Epidermis stammend. Oxalatdrusen, Querschnittsbilder der verschleimten Epidermis.

Prüfung: Stengel, Blüten oder Früchte dürfen in der Droge nicht vorhanden sein. Bestimmung des ätherischen Öls, Gehalt 0,8%.

Folia Coca, Cocablätter (*Erythroxylon Coca*), Erythroxylaceen.

Lanzettlich elliptisches Blatt, ledrig, biegsam, kahl, ganzrandig, netzadrig mit Stachelspitzchen. Hauptnerv unterseits hervortretend, er wird von zwei parallelen, bogenläufigen, für Coca charakteristischen Linien begleitet. Diese sind jedoch keine Nerven, sondern kollenchymatische

Verdickungen der Blattunterseite. Sie werden auf eine Faltung in der Knospe zurückgeführt.

Unter dem Mikroskop: Epidermis beiderseits niedrige polygonale Zellen. Spaltöffnungen nur unterseits, wo alle Epidermiszellen mit Ausnahme der zwei Nebenzellen der Spaltöffnungen eine Vorwölbung (Papille) besitzen. Von der Fläche sind die Papillen als doppeltkonturierte Kreise sichtbar, die je nach der Höhe der Einstellung verschiedenen Durchmesser zeigen. Haare fehlen. Einreihige Palisadenschichte, darin häufig Oxalatkristalle. Gefäßbündel mit Fasern und Kristallzellreihen mit Oxalateinzelkristallen. Schwammgewebe als flacharmiges Sternparenchym. Auch die feinen Nervenendigungen von Fasern begleitet. Die beiden parallel zum Nerven unterseits verlaufenden Linien stellen im Querschnitt zum Teil kollenchymatisch verdickte Hypodermzellen dar.

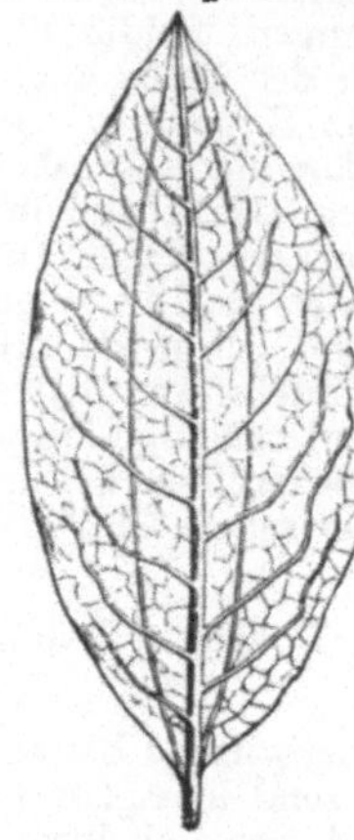

Abb. 38. Fol. Coca.

Schnittdroge: Ganzrandige, steif ledrige, olivgrüne, glänzende Fragmente. Die parallel zum Nerven verlaufende Linie an manchen Stückchen sichtbar. Nervennetz unterseits deutlich. Geschmack bitterlich.

Pulverdroge: Im grünlichen Pulver Kristallzellreihen und Bastbelag der Nerven. Epidermiszellen polygonal z. T. mit Papillen. Einzelkristalle in den Palisaden, Querschnittsfragmente, Sternparenchym. Keine Haare.

Mikrochemie: Nachweis des Cocains im Gewebe mit Goldchloridkaliumbromid: Rotbraune Fällung, hauptsächlich im Mesophyll. Mikro-

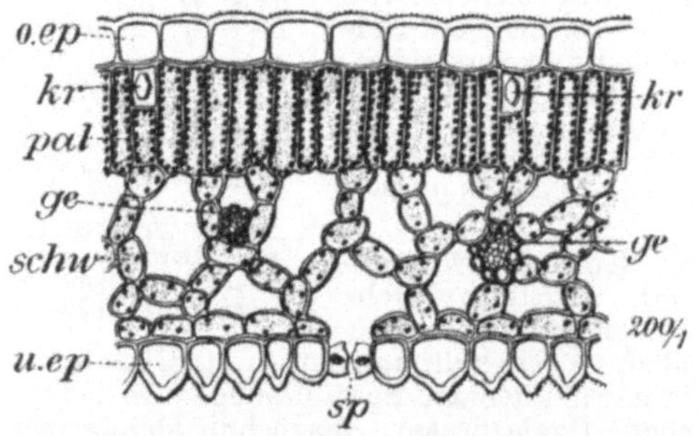

Abb. 39. Querschnitt durch das Cocablatt. *o.ep* obere Epidermis, *pal* Palisaden, *kr* Einzelkristalle, *schw* Schwammgewebe mit *ge* Gefäßbündeln, *u.ep* untere Epidermis mit Papillen und *sp* Spaltöffnung. (Vergr. etwa 160 fach.) (GILG.)

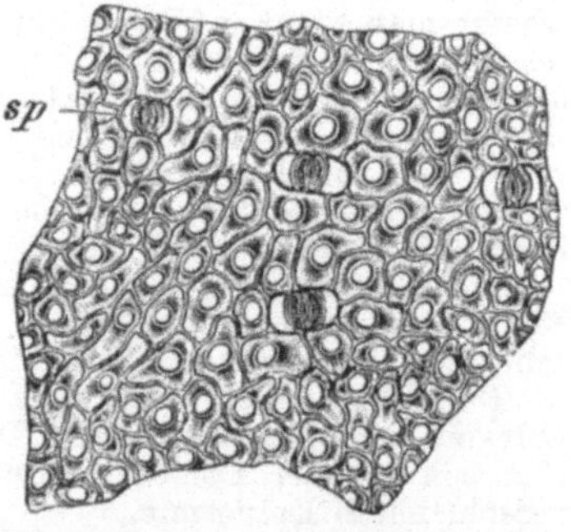

Abb. 40. Folia Coca. Oberhaut der Blattunterseite mit den Papillen und Spaltöffnungen in der Oberflächenansicht. (Vergr. 160 fach.) (MOELLER.)

sublimation des Pulvers bei 150—160°: Man erhält bei einwandfreier Droge Cocain als weißen amorphen Beschlag, der mit Goldchloridkaliumbromid vorerst amorphe Fällung, dann kurze X-förmige Kristalle ergibt. Mit Trinitroresorcinlösung erhält man feinste gelbe Nadeln, die nach dem Umkristallisieren aus 20%igem heißen Alkohol (auf dem Objektträger) einen Mikro-Fp. um 180° zeigen. Durch Mikrosublimation (s. S. 334) kann auch die nach Zusatz von konz. H_2SO_4 zum Blattpulver aus dem Cocain abgespaltene Benzoesäure nachgewiesen werden.

Prüfung: Bei der Bestimmung der Alkaloide (ätherlöslichen Ekgoninester) erfolgt die Extraktion der Basen unter Ammoniakzusatz (auch Na_2CO_3 oder $(NH_4)_2CO_3$ kann verwendet werden) mit Aether. Diesem werden mit verd. HCl (0,1n) die Basen entzogen und die wässerige Lösung nach *schwacher* Alkalisierung wieder mit Äther gründlich extrahiert. (Aus stark alkalischem Medium gehen auch andere basische Stoffe über!) Der Verdunstungsrückstand wird dann direkt mit 0,1n Salzsäure titriert.

Methodik: 6 g Kokablattpulver werden in einer Arzneiflasche von 150 ml Inhalt mit 60 g Narkoseäther, 3 ml verd. Ammoniak (etwa 2n) und 3 ml Wasser während einer halben Stunde häufig und kräftig geschüttelt. Dann läßt man absetzen, gießt 40 g (= 4 g Droge) der ätherischen Lösung durch etwas Watte in einen Erlenmeyerkolben ab und bringt die Lösung unter Nachspülen mit kleinen Mengen Narkoseäther in einen Scheidetrichter von 200 ml Inhalt. Die Ätherlösung wird während einer Minute mit 20 ml 0,1n Salzsäure geschüttelt. Nach der Trennung läßt man die wässerige Schichte durch Watte in einen 2. Scheidetrichter laufen. Das Ausschütteln wird mit 15 und 10 ml 0,1n HCl wiederholt. Die vereinigten salzsauren Auszüge werden mit 5,5 ml 0,1n Sodalösung versetzt und die Alkaloidbasen nacheinander mit 30, 20 und sooft mit je 10 ml Narkoseäther ausgeschüttelt, bis einige Tropfen der letzten Ausschüttelung nach dem Verdunsten und Aufnehmen mit einigen gtt. verd. HCl durch Mayers Reagens nicht mehr getrübt werden. Die ätherischen Auszüge gießt man nacheinander durch etwas Watte in einen Erlenmeyer von 200 ml Inhalt und destilliert den Äther auf dem Wasserbade ab. Man setzt noch 2×5 ml Narkoseäther zu und verdampft jedesmal am Wasserbad vollständig. Rückstand in 5 ml methylrotneutralem Alkohol lösen, 25 ml frisch ausgekochtes erkaltetes Wasser und 10 gtt Methylrot zusetzen und mit 0,1n Salzsäure bis zur Rotfärbung titrieren. 1 ml 0,1n HCl = 0,0303 g ätherlösliche Ekgoninester ber. auf Kokain. % = ml 0,1n HCl × 0,7575. Zu fordern sind 0,5% Alkaloide.*)

Folia Digitalis purpureae, Roter Fingerhut (*Digitalis purpurea*),
Scrophulariaceen.

Grundständige Blätter bis 50 cm lang, länglich eiförmig, in den Stiel verschmälert, die stengelständigen kürzer, meist sitzend. Rand ungleich doppeltkerbig gezähnt. Spreite oberseits fein buckelig, matt, weich behaart; unterseits fein grubig, dicht behaart bis filzig. Hauptnerv kräftig, mit bogenförmig zum Rand laufenden Sekundärnerven. Die Nerven höherer Ordnung bilden ein grobes, mit freiem Auge sichtbares und auch ein feinmaschiges (mit der Lupe erkennbares) Netz auf der Unterseite. Geschmack bitter.

Unter dem Mikroskop finden wir oberseits wellig bis welligpolygonale, glatte, höchstens über den Nerven schwach getüpfelte, unterseits buchtige Epidermiszellen. Spaltöffnungen beiderseits, klein, oval. Cuticula glatt, nur an der Haarbasis und über den Nerven gefaltet. Haare unter-

---

*) Folia Coca dürfen in der Apotheke nicht mehr geführt werden!

seits: zwei bis sechszellige Gliederhaare, dünnwandig, auch solche mit
geteilter Basalzelle und stumpfer Endzelle. Cuticulare Warzung. Einzelne Zellen der Gliederhaare in der Droge infolge ihrer Dünnwandigkeit

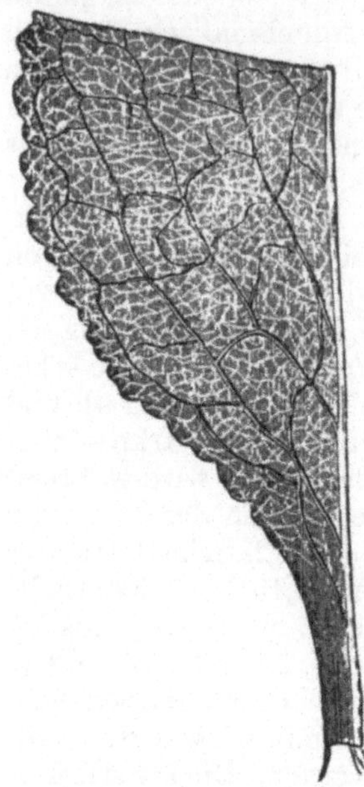

Abb. 41. Ein Stück des Digitalisblattes, schwach vergrößert. Rand doppelt kerbig gezähnt, netzadrige Nervatur. (GILG.)

kollabiert. Köpfchenhaare, charakteristisch
für Digitalis, mit einzelligem kurzen Stiel
und zweizelligem kugeligen Köpfchen. Auch
Haare mit einzelligem Köpfchen kommen
vor. Wasserspalten an den Kerbzähnen.
Palisaden meist einreihig, kurz. Kristalle
fehlen vollständig. Ebenso stärkere Fasern
oder Sklerenchymzellen.

Schnittdroge: Leicht erkennbare, oberseits
dunkelgrüne, unterseits etwas hellere, dichtbehaarte Blattfragmente mit deutlich hervortretendem, netzadrigem Nervengeflecht.
Mittelnerv bräunlich, etwas rinnig.

Pulverdroge: Außer den Mesophyllfragmenten eine große Menge von Gliederhaaren
und deren Bruchstücken. Die Zellen derselben häufig kollabiert, z. T. mit gewarzter
Cuticula. Das Aussehen der Haare variiert
daher ziemlich, da ganze, kollabierte und gewarzte Zellen in verschiedener Reihenfolge
das Haar zusammensetzen können. Charakteristisch sind vor allem die Köpfchenhaare
mit einzelligem Stiel und zweizelligem
Köpfchen, die allerdings nicht sehr häufig
sind. Epidermisfragmente mit wellig polygonalen Zellen und Haarspuren, auch von Haaren
mit geteilter Basalzelle, von Cuticularfalten umgeben. Ferner Spaltöffnungen und zweizellige Köpfchenhaare in der Aufsicht. (Letztere
werden gerne mit Spaltöffnungen oder mit den genannten Haarspuren
verwechselt.) Keine Kristalle und Fasern.

Mikrochemie: Nachweis der Glykoside: Einlegen eines trockenen
Blattstückchens in eine frisch bereitete, konzentrierte wässerige Lösung
von Tannin, kurzes Erwärmen: Nach dem Erkalten entstehen rings um
den Schnitt bogenförmige Niederschlagsmembranen und schließlich eine
sehr feinkörnige Fällung der Glykosid-Tannin-Verbindung. (Braunsche
Bewegung sichtbar.) Makroskopisch ist diese Fällung als weißer Hof zu
erkennen. Im Mesophyll wesentlich mehr Glykoside als in der Epidermis.
Reaktion wenig spezifisch. Saponinnachweis mit Blutgelatine: Bei
offizinellen Blättern (von der zweijährigen Pflanze stammend) erhält
man bei $p_H = 6{,}1$ nach etwa 3—10 Minuten einen deutlichen hämolytischen Hof. Einjährige Blätter fast saponinfrei. Keller-Kilianische Reaktion: Befeuchten der fein gepulverten Droge auf dem Objektträger mit
2—3 Tropfen Äther-Alkohol. Nach dem Verdunsten Zusatz eines Tropfens konzentrierter Essigsäure. Nach Auflegen eines Deckglases und Zugabe eines Tropfens konzentrierter Schwefelsäure, die eine Spur Eisen-

chlorid enthält, entsteht eine blaue bis braune Zone an der Berührungsstelle der beiden Flüssigkeiten. In Schnitten färben sich auch die
Zellinhalte blau (Digitoxose).

Folia Digitalis pulvis der Apotheke wird in besonderen Anstalten
biologisch eingestellt und kommt in
Ampullen zu 2 g und in verkorkten
Gläsern bis zu 100 g in den Handel.
Ein bei Verwendung der Ampulle
etwa verbleibender Rest ist zu verwerfen. Die Gläser müssen nach Entnahme von Pulver sofort wieder verschlossen (paraffiniert) werden, da
die Droge hygroskopisch ist. Ein
Feuchtigkeitsgehalt von über 3% ist
wegen der dann bestehenden Gefahr
der Wirkungsminderung unzulässig
(Spaltung der Glykoside durch Enzyme). Eine mikroskopische Reinheitsprüfung durch die Apotheker
erübrigt sich daher.

Folia Digitalis lanatae,
Wolliger Fingerhut (*Digitalis lanata*),
Scrophulariaceen.

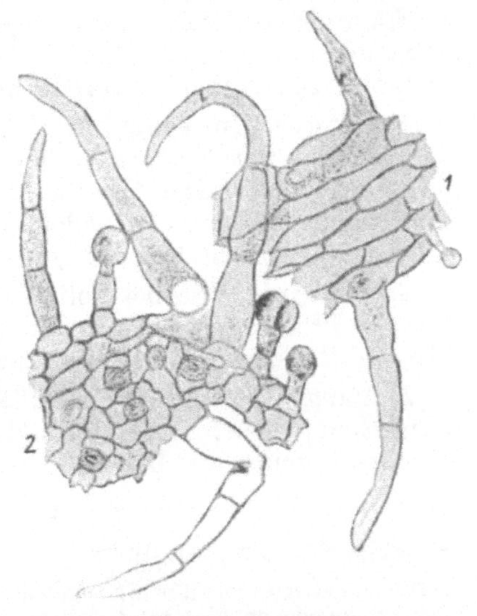

Abb. 42. Folia Digitalis purpureae.
1 Epidermis der Oberseite über dem Nerven
mit Gliederhaaren und einzelligem Köpfchenhaar. *2* Epidermis der Unterseite mit z. T.
cuticular gewarzten Gliederhaaren und einem
für Digitalis charakteristischen Haar mit
2 zelligem Köpfchen.
(Vergr. etwa 200 fach.) (MOELLER.)

Die Droge besteht aus lineallanzettlichen, 10—20 cm langen,
2—3 cm breiten, zugespitzten, in
den Blattstiel verschmälerten oder
sitzenden Blättern mit meist glattem oder gegen die Spitze schwach gezähntem Blattrand. Hauptnerv stark hervortretend. Bogenläufige Nervatur. Sehr spärlich behaart. Farbe tiefgrün. Geschmack stark bitter.

Unter dem Mikroskop:
Epidermiszellen beiderseits
schwach wellig-buchtig bis
buchtig-polygonal, über den
Nerven langgestreckt, die
Seitenwände rosenkranzartig
getüpfelt. Oberhalb und unterhalb der stärkeren Nerven
schwach kollenchymatischer
Belag. Spaltöffnungen beiderseits oval ohne Neben-
zellen. Köpfchenhaare mit
einzelligem Stiel und ein-
oder zweizelligem, typischen
Digitalisköpfchen (nicht
häufig). Gliederhaare sehr

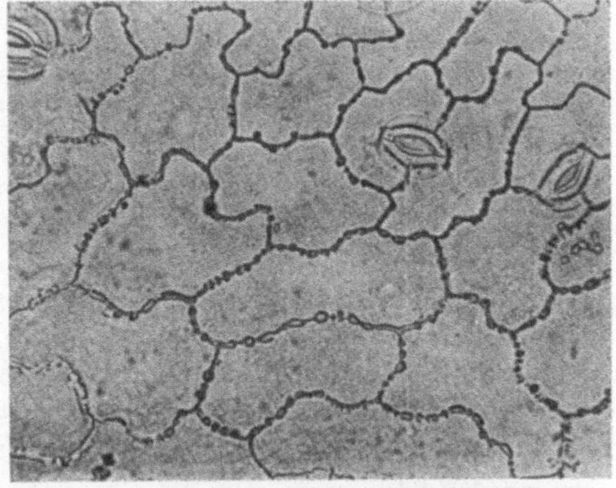

Abb. 43. Folia Digitalis lanatae. Epidermis in der
Flächenansicht mit den charakteristischen knotigen
Verdickungen. (Vergr. 60 fach.)

selten, gewöhnlich am Rande. Im Mesophyll zwei- bis dreireihige Palisadenschicht, Schwammgewebe nicht lückig aus isodiametrischen Zellen. In der Nähe der Mittelnerven keine Palisaden. Ring oder Spiralgefäße. Keine Kristalle.

Schnittdroge: Grüne, kahle, meist ganzrandige längsgefaltete Blattstückchen mit wenig deutlicher Nervatur und spärlichen runden Blattstielen. Fragmente nicht spröde, eher zäh, dicklich.

Pulverdroge: Im hellgrünen Pulver finden sich stets die getüpfelten Radialwände der Epidermiszellen, die besonders bei starker Quellung ein rosenkranzförmiges Aussehen besitzen. Köpfchenhaare selten. Mesophyllfragmente mit Palisaden und Schwammgewebe. Spiralgefäße. Sklerenchymatische Elemente, Gliederhaare und Kristalle fehlen.

Mikrochemie: Wie bei Folia Digitalis purpureae. Blätter der zweijährigen Pflanze bewirken in der Blutgelatine in 5—10 Minuten Hämolyse. Blätter der einjährigen Pflanze wirken schwächer.

Prüfung: Verwechslung mit Blättern von Plantago lanceolata: diese schmecken jedoch kaum bitter und besitzen fast parallele Nervatur. Die Wertbestimmung der Blätter erfolgt wie bei Digitalis purpurea.

Folia Eucalypti, Eucalyptusblätter (*Eucalyptus globulus*), Myrtaceen.

Dicke, ledrige, sichelförmig zugespitzte, isolaterale, kahle Blätter mit verdicktem, umgebogenen Blattrand und parallelen Randnerven. Aufgeweichtes Blatt in der Durchsicht punktiert, schizogene Ölräume im Schwammgewebe. Die auf der Oberfläche mit der Lupe sichtbaren dunklen Punkte sind Korkwärzchen. Geschmack bitter, Geruch aromatisch.

Unter dem Mikroskop: Beiderseits polygonale Epidermiszellen mit dicker Cuticula. Isolateraler Blattbau. Palisadenschicht beiderseits mehrreihig, im Schwamparenchym sehr große schizogene Ölräume. Calciumoxalat in Einzelkristallen und Drusen.

Schnittdroge: Die grünlichbraunen Blattfragmente sind steif dicklich, mit nur unterseits sichtbarer Nervatur. Oberseits braune Punkte. Durchscheinende Punktierung infolge der Ölräume. Umgebogener Blattrand mit Randnerv erkennbar.

Prüfung: Gehalt an ätherischem Öl: 1,5%. Blätter junger Bäume sind sitzend, oval und bifacial gebaut, sie dürfen in der Droge nicht vorhanden sein. Im ätherischen Öl läßt sich das Cineol mit Hilfe des Cassiakolbens mit Resorcin (s. S. 382) oder in folgender Weise auf Grund des Erstarrungspunktes seiner Verbindung mit o-Kresol bestimmen. Man mischt 3 g des zu untersuchenden Öls mit 2,1 g o-Kresol. Aus dem gefundenen Erstarrungspunkt läßt sich aus der Tabelle der Cineolgehalt ablesen. Es ist jedoch zu beachten, daß das Öl vorher mit Chlorcalcium getrocknet und das o-Kresol frisch destilliert wurde.

Erstarrungs-punkt	25°	27°	29°	31°	33°	35°	37°	39°	41°
% Cineol	46,9	49,5	52,1	54,7	57,3	59,9	62,5	65,2	68,6
Erstarrungs-punkt	43°	45°	47°	49°	51°	53°	55°	55,2°	
% Cineol	72,3	76,1	80,0	84,2	88,8	93,8	99,3	100	

Folia Farfarae, Huflattichblätter (*Tussilago farfara*), Compositen.

Die langgestielten, im Umriß kreisrunden, herzförmigen, großbuchtig gezähnten Blätter besitzen handförmige Nervatur. Oberseite tief grün, kahl, Unterseite mit dichtem Haarfilz. Blattrand blauviolett angelaufen.

Unter dem Mikroskop: Oberseite polygonale, unterseits welligbuchtige Epidermiszellen mit feiner Cuticularstreifung. Oberseits einzelne Haarspuren mit Strahlenkranz aus Cuticularstreifen, unterseits dichter Haarfilz, bestehend aus Haaren mit ein bis vier kurzen, dünnwandigen Stielzellen und langer peitschenförmiger Endzelle; diese ist an ihrem untersten Teil etwas aufgetrieben, und besitzt eine schiefe, netzförmig verdickte Scheidewand. Palisaden zwei- bis vierreihig. Schwammgewebe mit großen Luftkammern, die der unteren Epidermis anliegen. Inulin in Klumpen und Sphärokristallen im Mesophyll.

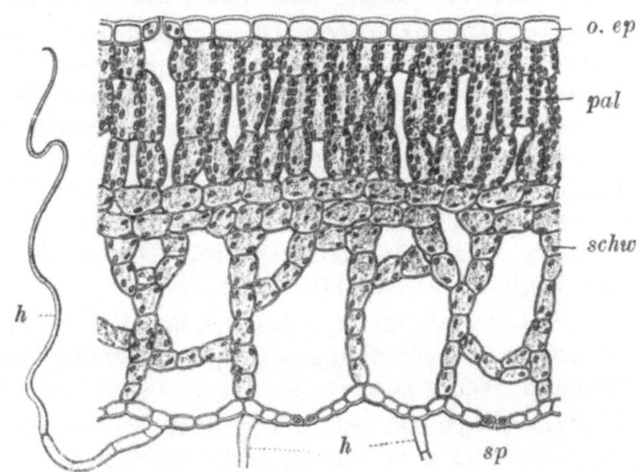

Abb. 44. Folia Farfarae, Querschnitt durch das Blatt. *o.ep* obere Epidermis, *pal* Palisadengewebe, *schw* Schwammparenchym mit mächtigen Intercellularen, *sp* Spaltöffnung in der unteren Epidermis, *h* die eigenartigen, peitschenschnurförmigen Haare der Droge. (Vergr. 130 fach.) (GILG.)

Schnittdroge: Stark zerdrückte, weiche, mehrfach ineinander gefaltete Fragmente, auf der einen Seite glatt, lederartig genarbt, (von der schwach eingesenkten Nervatur) mit schwach blauvioletter Färbung. Auf der anderen Seite weißfilzig, wenig Stengelteile. Gelegentlich rotbraune Flecke (Pilzbefall).

Mikrochemie: Inulinnachweis mit α-Naphthol-Schwefelsäure: Färbung rotviolett.

Prüfung: Beimengung von Petasites-Lappa und Eupatoriumarten sind an ein- bis zweireihigen Palisaden, dickwandigen, bis dreizelligen Haaren, Haarstümpfen und Haarspuren oberseits mit mehr als 50 μ betragendem Durchmesser ohne strahlige Cuticularfaltung erkennbar.

Folia Fraxini, Eschenblatt (*Fraxinus ornus*), Oleaceen.

Kurzgestielte oder sitzende Fiederblättchen, zugespitzt, mit länglich lanzettlichem Umriß und scharf gezähntem Rand. Oberseits tiefgrün, unterseits heller, in der Nähe des Mittelnerven behaart, mit einzelligen, langen Haaren und Drüsenhaaren (Labiatentypus), Nervenanastomosen am Rande sichtbar.

Beiderseits wellig buchtige Epidermiszellen. Spaltöffnungen nur unterseits mit ankerförmigen Cuticularfalten an den Polen. Palisaden 3 reihig, Schwammgewebe längliche Zellen, Geschmack bitter, zusammenziehend.

Schnittdroge: Tiefgrüne, spröde Blattfragmente, unterseits heller grün mit weißlichen behaarten Nerven. An einzelnen Stückchen gekrümmte Blattzähne sichtbar. Braune Stengelfragmente. (Fiederblattspindel).

Folia Hamamelidis, Hamamelisblätter (*Hamamelis virginica*),
Hamamelidaceen.

Kurzgestielte, eirund bis rhombische, asymmetrische, etwa 7 cm breite Blätter mit ungleich gekerbtem oder stumpf gezähntem Blattrand und dünner, brüchiger, braungrüner, praktisch kahler Spreite. Unter seits viele punktförmige Erhebungen von eingestreuten Idioblasten (Lupe). Nervatur fiedrig, braun, unterseits stark hervortretend mit engmaschigem Adernetz. Sekundäre Nerven sind durch parallele Tertiärnerven verbunden. Geschmack herbe, zusammenziehend.

Unter dem Mikroskop: Obere Epidermis flach wellig, untere kleinwelligbuchtig, Spaltöffnungen mit mehreren Nebenzellen. An jungen Blättern beiderseits in der Nähe der Nerven Büschelhaare, die beälteren Blättern fehlen. Haare einzellig, stark verdickt, zu 2—8 in die Epidermis eingesenkt. Palisaden einreihig. Schwammgewebe niedrig, flacharmig. Knorrige Idioblasten, langgestreckt, stark verdickt (sich oft von der oberen zur unteren Epidermis erstreckend), reichlich in älteren Blättern. Oxalateinzelkristalle und Drusen. In den Gefäßbündeln Fasern, begleitet von Kristallzellreihen.

Schnittdroge: Dünne, biegsame, braungrüne Fragmente mit unterseits punktförmigen Erhebungen (Lupe). Nervatur deutlich, rechteckig, engmaschig. Wenig Blattstiele.

Pulverdroge: Im bräunlichgrünen Pulver die typischen Idioblasten in großer Menge. Wenig einzellige, stark verdickte, gelbe Haare. Wellige Epidermiszellen mit Spaltöffnungen, Kristallzellreihen, Spiralgefäße. Querschnittsbruchstücke mit einreihigen Palisaden. Im Pulver aus jüngeren Blättern überwiegen die Haare, die Idioblasten treten zurück.

Mikrochemie: Gerbstoffnachweis mit verdünnter Eisenschloridlösung. Erwärmen mit Kalilauge färbt den Schnitt violett bis blaugrün.

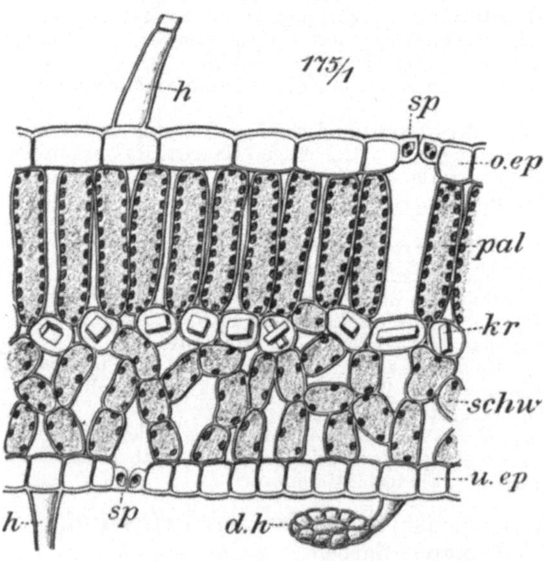

Abb. 45. Folia Hyoscyami. Querschnitt durch das Blatt. *h* Gliederhaare, *d.h* Drüsenhaar, *sp* Spaltöffnungen, *o.ep* obere Epidermis, *u.ep* untere Epidermis, *pal* Palisadenzellen, *schw* Schwammparenchym, *kr* Kristalle. (Vergr. 175 fach.) (GILG.)

Folia Hyoscyami, Bilsenkrautblätter (*Hyoscyamus niger*), Solanaceen.

Gestielte, grundständige und stengelumfassende, stengelständige Blätter, 15—40 cm lang, länglich-eiförmig, Rand buchtig gezähnt oder fiedrig sägelappig. Hauptnerv flach, deutlich weiß behaart, Blattspreite dünn, stark geschrumpft. Geschmack salzig, bitter.

Unter dem Mikroskop: Welligbuchtige Epidermiszellen beiderseits. Spaltöffnungen mit drei verschieden großen Nebenzellen. Gliederhaare mehrzellig, bandartig, glattwandig mit stumpfer Endzelle oder eiförmigem, mehrzelligen oder einzelligen Drüsenköpfchen. Palisaden einreihig, knapp darunter eine Schicht von Calciumoxalatkristallen, meist Einzelkristalle, jedoch auch Durchwachsungskristalle und Zwillinge, selten Drusen. In Flächen-

präparaten sind diese Kristalle wegen ihrer gleichmäßigen Verteilung in einer Ebene zwischen den Nervenverzweigungen charakteristisch. Besonders deutlich sichtbar sind sie im polarisierten Licht. Neben den Kristallen finden sich auch Sphärite, kugelige Gebilde mit konzentrischer Schichtung, die zuweilen an einen Kristall angewachsen sind und ebenfalls aus Calciumoxalat bestehen (s. Abb. 46).

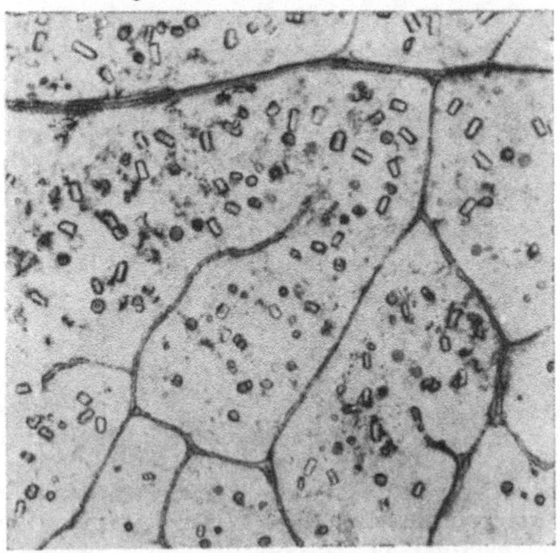

Abb. 46. Folia Hyoscyami. Flächenpräparat mit Oxalatkristallen und Sphäriten. (Vergr. 60 fach.)

Schnittdroge: Blattfragmente stark geschrumpft, beiderseits trübgrün mit einzelnen Stückchen des Hauptnerven. Dieser weißlich behaart, breit und flach, längsrunzelig. Zuweilen Blüten und Früchte. (Selten Fragmente der Deckelkapsel und kleine, graue, grubig-netzige Samen.) Beste Identifizierung durch die Kristalle im Flächenpräparat.

Pulverdroge: Stückchen des Mesophylls von der Fläche mit gleichmäßig verteilten Einzelkristallen oder Zwillingen. Besonders deutlich im polarisierten Licht. Auch die erwähnten Sphärite bieten gute Anhaltspunkte. Querschnittsbruchstücke mit charakteristischer Anordnung der Kristalle in einer Reihe unter den Palisaden. Epidermis welligbuchtig, dünne, bandartige Haare mit Köpfchen in geringerer Menge.

Mikrochemie: Nachweis des Hyoscyamins wie in Folia Belladonnae. Die Alkaloide finden sich in den Epidermiszellen und in der Umgebung des Nerven in größerer Menge,

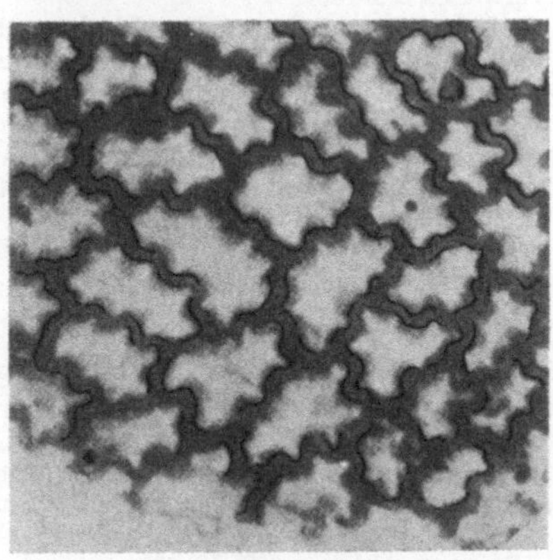

Abb. 47. Oberhaut des Bilsenkrautsamens in der Flächenansicht. (Vergr. 140 fach.) (GRIEBEL.)

jedoch auch in allen Parenchymzellen und Köpfchen der Drüsenhaare.

Prüfung: In der Schnittdroge dürfen Stengel, Blüten und Früchte, sowie die nierenförmigen, netzig-grubigen Samen nicht in größerer Menge vorhanden sein. Im Pulver würden sich solche Beimengungen durch

Gegenwart von Fasern, groben Gefäßen und kleinzelligem Gewebe von Blütenteilen verraten. Die Samenschalenepidermis besteht aus in der Aufsicht wellig verbogenen, stark verdickten Zellen mit geschichteter Wand. Am Querschnitt sind die Zellen rechteckig, an den Innen- und Seitenwänden stärker verdickt, s. Abb. 47. Die Wertbestimmung erfolgt wie bei Folia Belladonnae, wobei jedoch zu beachten ist, daß man an Stelle von 100 g Äther, mit der die 20 g Droge extrahiert werden, 125 g verwenden soll, da man sonst beim Filtrieren die geforderten 50 g Äther nicht erhält (im voluminösen Drogenpulver bleibt viel Äther zurück). Natürlich muß man bei der Berechnung statt von 10 g von 8 g Bilsenkrautblätter ausgehen, da 50 g Äther nunmehr 8 g entsprechen. Im übrigen sind auch die bei Folia Belladonnae erwähnten Änderungen der Methodik zu berücksichtigen (s. S. 35).

Folia Jaborandi, Jaborandiblätter (*Pilocarpus mikrophyllus, P. Jaborandi, P. pennatifolius*) Rutaceen.

Blätter von P. mikrophyllus sind ungestielte, lanzettliche, ovale, bis 5 cm lange Fiederblättchen mit stumpfer oder ausgerandeter Spitze. Spreite ledrig, durchscheinend punktiert durch Ölräume. Sekundäre Nerven mit bogenförmigen Anastomosen am Rande, unterseits hervortretend, Seitenblättchen am Grunde ungleichhälftig. Die Blätter von P. pennatifolius und P. Jaborandi sind zwei bis dreimal größer und kommen seltener vor. Beim Zerreiben Geruch aromatisch, Geschmack bitter, etwas scharf.

Unter dem Mikroskop: Beiderseits polygonale Epidermiszellen mit dicker, zartgestreifter Cuticula. Kleine Spaltöffnungen. Hesperidin in Sphärokristallen. Haare spärlich, einzellig, lang, verdickt, warzig. Drüsenhaare sehr spärlich. Haarspuren auf der Epidermis. Palisaden einreihig, kurz. Im Mesophyll große, lysigene Ölräume. Oxalatdrusen im lückigen Schwammgewebe, Gefäßbündel mit stark verdickten Fasern.

Schnittdroge: Graugrüne bis bräunlichgelbe, dicke, leicht zerbrechliche Fragmente mit unterseits deutlicher Nervatur und durchscheinender Punktierung. An einzelnen Stückchen die ausgerandete Blattspitze erkennbar. Wenig Blattstiele.

Pulverdroge: Epidermisfragmente mit Cuticula und Haarspuren. Haare sehr selten. Mesophyllfragmente mit Ölräumen. Querschnittsbruchstücke mit einreihigen Palisaden. Oxalatdrusen, Gefäßbündel mit Faserbelag.

Prüfung: Andere Pilocarpusarten verraten sich durch zahlreiche Haare. Zweireihige Palisaden und Einzelkristalle deuten auf Caesalpiniaceenblätter. Der Gehalt an ätherischen Ölen beträgt 0,2—1%.

Folia Juglandis, Walnußblätter (*Juglans regia*), Juglandaceen.

Die grünen, ledrigen, fast kahlen Fiederblättchen des unpaar gefiederten Blattes sind länglich, eiförmig, ganzrandig, schwach asymmetrisch. Fiederige Nervatur, unterseits stark hervortretend. Parallele Tertiärnerven. Geruch schwach aromatisch, Geschmack zusammenziehend.

Unter dem Mikroskop: Polygonale oder schwach wellige Epidermiszellen, unterseits etwas kleiner. Spaltöffnungen mit vier Nebenzellen. Drüsenschuppen vom Labiaten-Typus in die Blattfläche eingesenkt. Köpfchenhaare mit ein- bis zweizelligem Stiel und zwei- bis vierzelligem Köpfchen. Ferner einzellige, dickwandige Deckhaare in Büscheln in den Nervenwinkeln. Palisaden zwei- bis dreireihig. Schwammgewebe typisches Sternparenchym. Oxalatdrusen, Gefäßbündel mit Faserbelag. Kollenchymatische Zellen in der Nähe des Nerven reichen nach oben häufig bis zur Epidermis.

Schnittdroge: Dunkelgrüne bis braungrüne, steife, kahle, brüchige Blattfragmente mit unterseits brauner, netzadriger Nervatur und parallelen Tertiärnerven. Büschelhaare in den Nervenwinkeln (Lupe). Wenig Blattstiele.

Pulverdroge: Mesophyllfragmente mit Palisaden und großen Oxalatdrusen. Gefäßbündelstücke hell mit Fasern und Kollenchym. Polygonale oder schwach wellige Epidermis, selten Deckhaare und Drüsenhaare.

Mikrochemie: Aus dem Ätherextrakt des *frischen* Blattes läßt sich Juglon in gelblichen Kristallen sublimieren. Aus den getrockneten, mehr als acht Tage alten Blättern läßt sich weder durch direkte Sublimation, noch nach vorhergehender Extraktion mit Äther ein kristallisiertes Sublimat von Juglon erhalten.

Folia Malvae, Malvenblätter (*Malva silvestris, M. neglecta*), Malvaceen.

Grüne, langgestielte, im Umriß rundliche, fünf- bis siebenlappige, ungleich kerbig gesägte, beiderseits schwach behaarte Blätter mit hand-

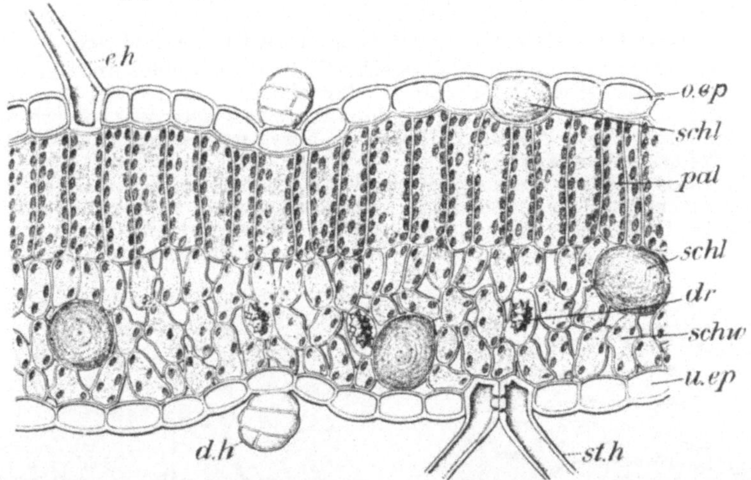

Abb. 48. Folia Malvae, Querschnitt durch das Blatt. *e.h* Einzelhaar, *st.h* Büschelhaar, beide Haarformen mit verholzter Basis, *d.h* Drüsenhaare, *o.ep* obere Epidermis mit Schleimzellen (*schl*), *pa* Palisadenparenchym, *schl* Schleimzellen des Mesophylls, *dr* Oxalatdrusen, *schw.* Schwammparenchym, *l u.ep* untere Epidermis. (Vergr. 175 fach.) (GILG.)

förmiger Nervatur. M. neglecta im Umriß mehr kreisrund, bis 5 cm breit, M. silvestris im Umriß nierenförmig, tiefer gelappt, bis 10 cm breit. Geschmack schleimig.

Unter dem Mikroskop: Beiderseits wellige Epidermiszellen mit eingelagerten Schleimzellen. Spaltöffnungen mit 3—4 Nebenzellen. Spärlich Büschelhaare, zwei bis sechsstrahlig (ähnlich den Althaeahaaren) bei Malva silvestris. M. neglacta besitzt einzelstehende Haare mit rundlicher, verdickter, getüpfelter, in die Epidermis eingesenkter Basis. Drüsenhaare kurz gestielt, keulenförmig. Zweireihige Palisaden, Oxalatdrusen und Schleimzellen im Schwammgewebe wie bei Althaea.

Schnittdroge: Dünne, hellgrüne, mehr oder weniger geschrumpfte, stark ineinandergefaltete und zusammengepreßte Stückchen, wenig behaart, weich, nicht zerbrechlich. An einzelnen, von der Basis herrührenden Stückchen infolge Einrollens zur Oberseite handförmige Verzweigung der Nerven deutlich erkennbar. Einzelne Blattstielfragmente, Blütenteile und Früchte (Käsepappel).

Pulverdroge: Ähnlich dem Pulver von Althaea, jedoch viel weniger Büschelhaare und Bruchstücke der Zellen, Querschnittsfragmente von

Palisaden und in die Epidermis eingesenkten Einzelhaare mit rundlicher, verdickter Basis. Calciumoxalatdrusen im Mesophyll und in Gefäßbündelfragmenten. Einzelne Pucciniasporen wie bei Althaea.

Mikrochemie: Nachweis des Schleims mit Tuschaufschwemmung oder durch Färbung mit Thionin.

Prüfung: Pucciniasporen dürfen in größerer Menge nicht vorhanden sein, ebensowenig mehrzellige Haare (Xanthium strumarium). Malva moschata verrät sich durch ihren eigentümlichen Geruch. Althaea rosea, makroskopisch sehr ähnlich, ist erkennbar an einzelnen oder zu zweit stehenden einzelligen, über 500 µ langen Borstenhaaren.

Folia Mate, Mateblätter (*Ilex paraguariensis*), Aquifoliaceen.

Länglich eiförmige, in den Stiel verschmälerte, am stumpfen Ende manchma ausgerandete Blätter mit steifer, ledriger, dunkelbraungrüner, kahler Spreite und umgerolltem, entfernt kerbig gesägten Rand. Mittelnerv unterseits hervortretend, selten punktförmige Korkwarzen. Netzadrige Nervatur. Geruch aromatisch, Geschmack herb, etwas rauchig.

Unter dem Mikroskop: Stumpfpolygonale Epidermiszellen mit stark verdickter Außenwand und cuticularer Streifung. Spaltöffnungen mit mehreren Nebenzellen unterseits. Palisaden zweireihig, nicht deutlich differenziert. Im Schwammparenchym vereinzelt Oxalatdrusen, starker Faserbelag im Hauptnerven.

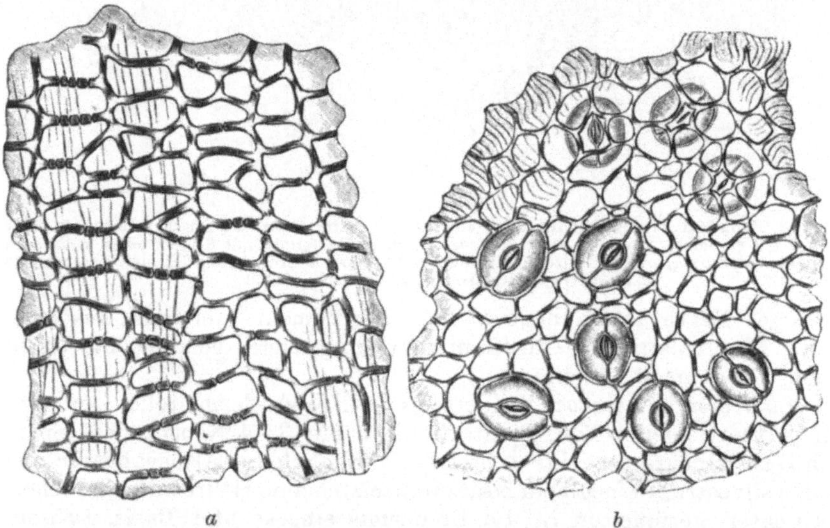

Abb. 49. Folia Mate. *a* Epidermis der Oberseite, *b* Epidermis der Unterseite. (MOELLER).

Schnittdroge: Meist grob zertrümmerte Blätter, oft ein grünlichgelbes, grobes, Pulver mit Stengel und Zweigstückchen. Größere Blattfragmente derb ledrig, netzadrig mit umgerolltem Blattrand, der entfernt kerbig gesägt ist.

Pulverdroge: Epidermisfragmente aus polygonalen Zellen mit cuticularer Streifung, Oxalatdrusen und Sklerenchymfragmente aus dem Nerven.

Mikrochemie: Das Coffein läßt sich mit Goldchlorid-Natriumbromid (5% Goldchlorid in gesättigter Natriumbromidlösung) im Schnitt nachweisen: man erwärmt mit dem Reagens: im Zellinnern oder an den Membranen entstehen feinste braungelbe Nadelbüschel der komplexen Bromauratcoffeinverbindung. Nachweis des Coffeins durch Mikrosublimation: bei 140—150° entsteht ein Sublimat von feinsten Nadeln, die mit Goldchloridnatriumbromid die oben erwähnten Kristalle bilden. Die Bestimmung der Coffeins kann in derselben Weise erfolgen wie bei Folia Theae.

Folia Melissae, Melissenblätter (*Melissa officinalis*), Labiaten.

Langgestielte, breit eiförmige, grobkerbig gesägte Blätter, oberseits weich behaart, runzelig, tiefgrün, unterseits heller grün, fast kahl mit

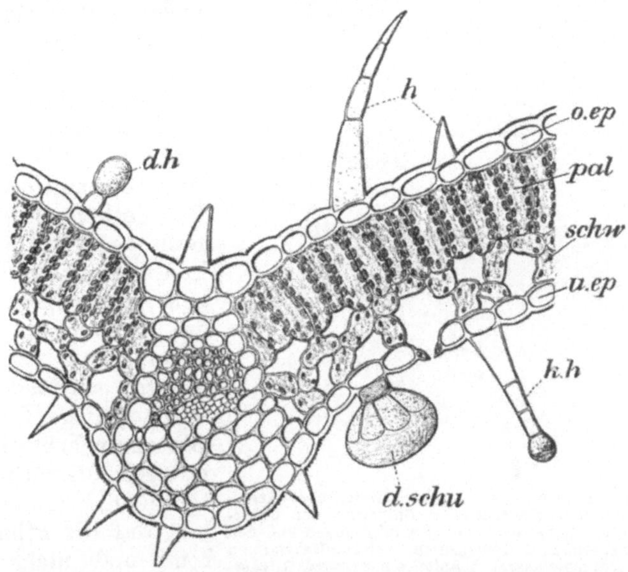

Abb. 50. Folia Melissae, Querschnitt durch das Blatt *d.h.* kurzgestieltes Drüsenhaar, *d.schu* Labiatendrüse, *k.h* langgestieltes Drüsenhaar, *h* kurze, seltener etwas verlängerte, einfache, kegelförmige oder eckzahnförmige Haare, *pal* Palisadenparenchym, *schw* Schwammparenchym, *o.ep* .obere Epidermis, *u.ep* untere Epidermis. (Vergr. 125 fach.) (GILG.)

stark hervortretenden, fiederigen, grobnetzadrigen Nerven, und drüsiger Punktierung (Lupe). Beim Zerreiben Geruch nach Citronen, wenn die Droge vor der Blüte gesammelt wurde.

Unter dem Mikroskop: Beiderseits wellig buchtige Epidermiszellen. Spaltöffnungen mit zwei Nebenzellen, die deren Pole umfassen. (Diese Anordnung ist typisch für die Labiaten.) Deckhaare, mehrzellig derbwandig, an den Querwänden schwach verdickt mit strichförmiger, cuticularer Warzung. Sie erreichen eine Länge bis zu 1 mm. Ferner kleine spitze, eckzahnförmige, ein bis zweizellige Haare, häufig am Blattrand und auf den Nerven. Dort auch kegelförmige Papillen. Labiatendrüsen mit meist acht Sekretionszellen, in die Epidermis eingesenkt. Drüsenhaare mit ein- bis dreizelligem Stiel und ein- bis zweizelligem Köpfchen. Keine Oxalatkristalle. Palisaden einreihig.

Schnittdroge: Dünne, leicht zerbrechliche, runzelige, durch Einrollen mehrschichtig gefaltete, behaarte Blattfragmente mit welligem Nervenverlauf. Oberseits tiefgrün, unterseits hellgraugrün. Schwach drüsig punktiert. Wenig Blattstiele. Verwechslung möglich mit Mentha crispa, die jedoch durch Geruch nach Carvon charakterisiert ist, Mentha piperita, die nach Menthol riecht und Malva, die an den Haaren erkannt werden kann.

Pulverdroge: Epidermisfragmente mit wellig buchtigen Zellen und Spaltöffnungen mit charakteristisch angeordneten Nebenzellen, viele eckzahnförmige, einzellige Haare, Labiatendrüsen, Querschnittsfragmente des Mesophylls, seltener Bruchstücke von Gliederhaaren und Drüsenhaaren.

Prüfung: Die Blätter anderer Labiaten werden leicht am mikroskopischen Bau erkannt, wie z. B. Ballota nigra, die schwarze Taubnessel, und die weichbehaarte Nepeta cataria, die Katzenminze. Stengel sollen nicht in größerer Menge vorhanden sein. Wanzenartiger Geruch und Blüten (mehrblütige Quirle mit gelb bis rötlichen Blütenteilen) deuten darauf hin, daß die Pflanze während und nicht vor der Blüte gesammelt wurde, was vorschriftswidrig ist.

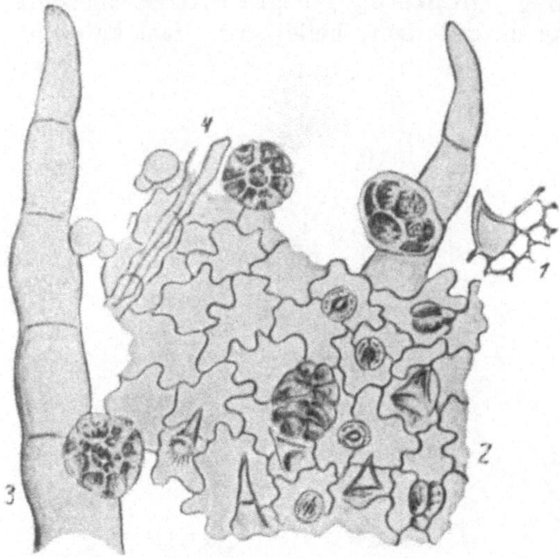

Abb. 51. Folia Melissae. *1.* Ein charakteristisches Kegelhaar in die Oberhaut eingesenkt. *2.* Epidermis der Unterseite in der Flächenansicht mit Spaltöffnungen und den ihre Pole umgebenden 2 Nebenzellen, vielerlei Haarformen (Eckzahn u. Köpfchenhaare). *3.* Spitze eines langen Gliederhaares, dabei eine Labiatendrüse. *4.* Gefäßbündelchen mit Labiatendrüse. (Vergr. 200fach.) (MOELLER.)

Bestimmung des ätherischen Öls (Gehalt etwa 0,01%) ist möglich.

Folia Menthae piperitae, Pfefferminzblätter (*Mentha piperita*), Labiaten.

Gestielte, eiförmige bis lanzettliche Blätter, am Grunde in den Stiel verschmälert und häufig rötlich angelaufen. Nerven unterseits deutlich vorspringend, Spreite oberseits dunkelgrün, unterseits heller grün, fast kahl mit zarter drüsiger Punktierung. Rand gesägt. Beim Zerreiben der Droge starker Mentholgeruch, Geschmack gewürzhaft, nachträglich kühl.

Unter dem Mikroskop: Epidermiszellen wellig-buchtig, zuweilen Hesperidin in Sphärokristallen und Nadelbüschel. Spaltöffnungen mit Nebenzellen nach dem Labiatentypus (s. Melissa). Beiderseits große Labiatendrüsen mit meist acht Sekretionszellen, Wasserspalten an den Blattzähnen. Spärlich mehrzellige (bis achtzellige), derbe, bis zu 500 μ lange Gliederhaare mit strichförmig gewarzter Cuticula und spitzer Endzelle an den Nerven unterseits. Dort und am Blattrand sehr vereinzelt kegelförmige Haare und einzellige Köpfchenhaare; stärkere Fasern nur im Hauptnerv, Palisadenschicht einreihig. Schwammparenchym aus kurzarmigen Zellen, keine Oxalatkristalle.

Schnittdroge: Grüne, leicht zerbrechliche, kahle, nach der Oberseite eingerollte, gewölbte bis gerunzelte Blattfragmente. Unterseits hellgrün mit deutlicher Nervatur. Hauptnerv zuweilen blauviolett angelaufen, Stücke mit scharfen Sägezähnen, drüsig punktiert von Labiatendrüsen.

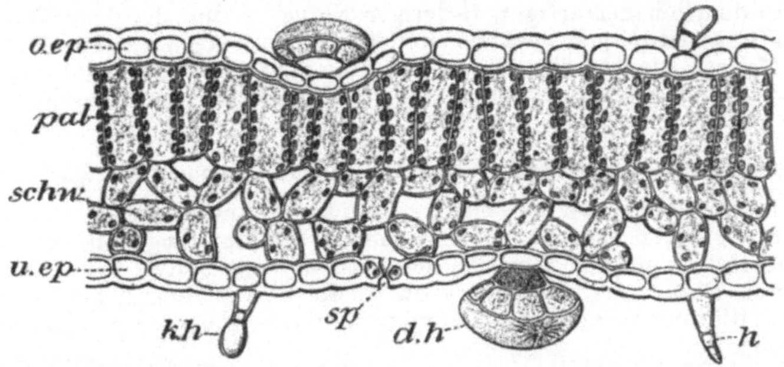

Abb. 52. Folia Menthae, Querschnitt durch das Blatt. *o.ep* obere Epidermis, *pal* Palisadengewebe, *schw* Schwammparenchym, *u.ep* untere Epidermis, *k.h* kleine Köpfchenhaare, *d.h* Labiatendrüse manchmal mit Mentholkristallen im Sekret, *h* einfaches Haar, *sp* Spaltöffnung. (Vergr. 125 fach). (GILG).

Pulverdroge: Im grünen Pulver wellig-buchtige Epidermiszellen mit Spaltöffnungen und Nebenzellen. Stücke einzelner strichförmig gewarzter Gliederhaare, Köpfchenhaare und Labiatendrüsen, sehr selten eckzahnförmige Haare, Gefäßbündelfragmente meist ohne Fasern, Querschnittsbruchstücke, darin langgestreckte Palisaden, keine Kristalle.

Mikrochemie: Nachweis des Menthols: Das Pulver wird der Mikrodestillation unterworfen und das Destillat im Mikrobecher mit Chromschwefelsäure behandelt. Das zu Menthon oxydierte Menthol läßt sich mit einer gesättigten Lösung von Semicarbacid im Hängetropfen nachweisen: Nadeln vom Mikroschmelzpunkt 184° (Menthonsemicarbazon).

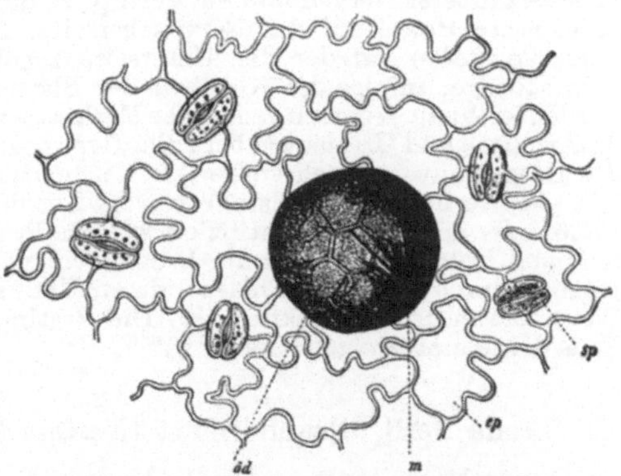

Abb. 53. Flächenansicht der Epidermis eines Blattes von Mentha piperita. *ep* Epidermiszellen mit gewellter Wand, *sp* Spaltöffnungen und Nebenzellen vom Labiatentypus, *öd* Drüsenschuppe, von oben gesehen, mit Mentholkristallen (*m*). (Vergr. 150 fach.) (TSCHIRCH.)

Prüfung: Menthaarten mit abweichendem Geruch und Geschmack und starker Behaarung (Mentha viridis, aquatica, silvestris) und Stengelteile in größerer Menge dürfen nicht vorhanden sein. Die Bestimmung des ätherischen Öls soll mindestens 0,7% ergeben. Oft findet man 1,5%. Gute Droge riecht stark erst nach dem Zerreiben — viele intakte Öldrüsen!

Folia Menthae crispae, Krauseminzblätter (*Mentha spicata, var. crispa*), Labiaten.

Bastarde der Gattung Mentha mit krausen Blättern und stärkeren morphologischen Unterschieden. Blattform herzförmig bis breiteiförmig, verschieden behaart, Rand gezähnt, Nerven unterseits stark hervortretend, Spreite blasig, vorgewölbt, runzelig, gekraust, drüsige Punktierung. Unter dem Mikroskop der Mentha sehr ähnlich. Nach dem Zerreiben eigenartiger Geruch, an Carvon erinnernd. Geschmack gewürzhaft, zum Unterschied von Mentha piperita nicht kühlend. *Schnittdroge:* Zerbrechliche, stark runzelige, gekrauste Blattstückchen mit unterseits deutlich netzartiger, fiederiger Nervatur und drüsiger Punktierung. Blattrandfragmente spitz gezähnt, wellenförmig verbogen. Verwechslung möglich mit Melissa, Mentha piperita, und Mentha aquatica. *Prüfung:* Stengel dürfen in größerer Menge nicht vorhanden sein, Gehalt an ätherischem Öl mindestens 1%.

Folia Menthae aquaticae, Wasserminze (*Mentha aquatica*), Labiaten.

Länglich eiförmig bis elliptische, am Rande gezähnte, gestielte Blätter, unterseits dicht weißgrün behaart, oberseits unbehaart (nur junge Blätter auch oberseits behaart). Typischer Minzengeruch. *Schnittdroge:* Spröde Stückchen mit der angeführten Behaarung, Mittelnerv unterseits hervortretend, große Zähne am Blattrand. Blüten vereinzelt von blauvioletter Farbe und vierkantige, blauviolette Stengelteile.

Folia Myrtilli, Heidelbeerblätter (*Vaccinium myrtillus*), Ericaceen.

Kleine, hell bis dunkelgrüne, eiförmige Blättchen, am Grunde abgerundet, kurzgestielt oder fast sitzend, je nach dem Alter häutig dünn bis derb und steif. Rand klein gesägt, am Ende jedes Sägezahnes eine gestielte Drüse (Lupe). Nervatur unterseits zart netzadrig. Droge geruchlos, Geschmack bitter, zusammenziehend. Unter dem Mikroskop: Epidermiszellen wellig-buchtig. Spaltöffnungen mit zwei, gewöhnlich zur Längsrichtung des Spaltes parallelen Nebenzellen, hauptsächlich unterseits. Große, mehrzellige, keulenförmige Drüsenhaare auf der Unterseite größerer Nerven und auf der Spitze der Blattzähne. Einzellige, warzige, zugespitzte Haare auf der Nervenoberseite. Bastfasern und Kristallzellreihen (Einzelkristalle) auf der der Unterseite zugekehrten Seite des Hauptnerven. Schnittdroge: Infolge der Kleinheit der Blätter sind diese zum Teil intakt und werden leicht an den oben genannten Merkmalen erkannt. Mikrochemie: Nachweis des Arbutins und Ursons wie bei Folia Uvae ursi. Auch durch direkte Sublimation des Drogenpulvers (nach vorheriger Befeuchtung mit verdünnter Salzsäure) bei 120—140° erhält man Kristalle von Hydrochinon, die durch den Mikro-Fp von 172,5° oder mit Chinon identifiziert werden. Prüfung: Derbe, vierkantige Stengelteile und Früchte dürfen in der Droge nicht vorhanden sein. Verunreinigung ist möglich durch Folia Vitis idaeae, deren Unterseite jedoch in charakteristischer Weise braun drüsig punktiert ist. Die Bestimmung des Arbutins kann wie bei Folia Uvae ursi erfolgen (Gehalt ½%).

Folia Nerii, Oleanderblatt (*Nerium Oleander*), Apocynaceen.

Gegen 10 cm lange, schmale, kurzgestielte, lanzettliche, zerbrechliche Blätter. Am Rande etwas eingerollt, glatt, ledrig, steif. Nervennetz oberseits zart mit zahlreichen, parallelen Sekundärnerven. Unterseits nur der Hauptnerv stark hervortretend, außerdem feine Runzeln und Punkte sichtbar (Hohlräume). Geschmack schwach bitter. *Unter dem Mikroskop:* Beiderseits polygonale Epidermiszellen, selten einzellige Haare. Hypoderm beiderseits, bestehend aus zwei bis drei Lagen farbloser, polygonaler bis rechteckiger Zellen. Palisadenschicht dreireihig. Unterseits finden sich nach innen oft kugelförmig erweiterte Hohlräume, deren Wände dicht mit einzelligen, gekrümmten, glatten Haaren besetzt sind. Spaltöffnungen nur in den Hohlräumen. Calciumoxalatdrusen im Mesophyll. *Schnittdroge:* Tiefgrüne, dicke, ledrige, leicht zerbrechliche, oberseits glänzende Blattfragmente mit enggereihten, parallelen, sekundären Nerven. Feine Runzeln und Punkte sichtbar (Hohlräume). *Mikrochemie:* Nachweis der Herzglykoside mit Gerbstoff wie bei Digitalis.

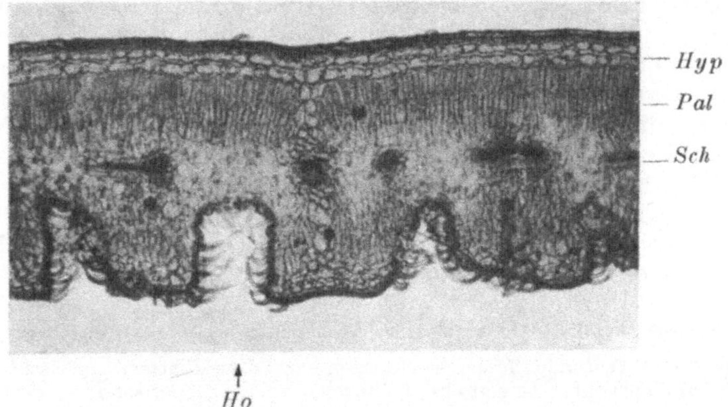

Abb. 54. Folia Nerii. *Hyp* Hypoderm, *Pal* Palisaden. *Sch* Schwammgewebe mit Gefäßbündeln, *Ho* Hohlräume mit Haaren. (Vergr. 65 fach.)

Folia Orthosiphonis, indischer Nierentee (*Orthosiphon stammineus*), Labiaten.

7 cm lange, schmale, eilanzettliche, zugespitzte Blätter mit gezähntem Rand. Unterseits deutlich blauviolett angelaufene Nerven mit spitzwinkeliger Verzweigung der Sekundärnerven. Vierkantige Stengel. Unter dem Mikroskop: Einreihige Palisaden und breites Schwammgewebe. Welligbuchtige Epidermis, kegelförmige Papillen und zweizellige Haare mit cuticularer Streifung, ferner mehrzellige Gliederhaare bis 400 μ Länge. Labiatendrüsen mit vier bis sechs Sekretzellen. Schnittdroge: Spröde, dünne, leicht zerbrechliche Stückchen mit charakteristischen, blauvioletten Nerven. Randpartien mit Zähnen, zuweilen auch blauviolett angelaufen. Beiderseits drüsige Punktierung (Labiatendrüsen), vierkantige Stengelteile sollen nicht in größerer Menge vorhanden sein. Selten Blütenknospen und Scheinähren. Verwechslung möglich mit Folia Menthae. Ätherisches Öl bestimmbar.

Folia Plantaginis, Spitzwegerichblätter (*Plantago lanzeolata*), Breitwegerichblatt (*Plantago major*), Plantaginaceen.

P. lanzeolata besitzt lineal-lanzettliche Blätter, zugespitzt und in den langen Blattstiel allmählich verschmälert. P. major mit breit eiförmigen, sich plötzlich in den Blattstiel verschmälernden Blättern, Spreite wenig behaart, meist ganzrandig. Die spitzläufigen, fast parallelen Nerven weißlich, unterseits deutlich vorspringend. Geschmack salzig, säuerlich. Unter dem Mikroskop: Blattbau isolateral bei P. lanzeolata. Epidermis oberseits polygonal, unterseits wellig verbogen. Spaltöffnungen mit zwei Nebenzellen, senkrecht zur Spaltrichtung orientiert. Gelenkhaare vierzellig mit kugeliger Basalzelle, kurzer Halszelle und gelenkartig oder klauenartig aufgesetzter, verdickter Endzelle. Auch Haare mit zwei Gelenken. Köpfchen-Haare mit vielzelligem Köpfchen. Palisaden oberseits zwei- bis dreireihig, unterseits ein- bis zweireihig. Bastfasern im Nerven, keine Kristalle. P. major: bifaziales Blatt mit Gliederhaaren aus dünnwandigen kollabierten Zellen. Schnittdroge: Hellgrüne, meist kahle, mehrfach ineinandergefaltete, spröde Blattfragmente mit fast parallelen Nerven. Blattstiele längsrinnig, bräunlich, flach. Ferner Teile der braunen, zylindrischen Blütenähren.

Folia Ribes nigri, schwarze Johannisbeerblätter (*Ribes nigrum*), Saxifragaceen.

Fünflappige, doppelt gesägte, gefaltete, nach oben eingerollte, fast kahle Blätter mit netziger, behaarter Nervatur und Punktierung unterseits (Lupe!). Epidermis wellig bis wellig-buchtig, Spaltöffnungen nur unterseits; dort zahlreiche, vielzellige, flache Drüsenschuppen (bis 200 μ groß) in Vertiefungen der Blattfläche. Ferner Deckhaare mit warziger Cuticula, einzellig, schwach verdickt. Einreihige Palisaden. Oxalatdrusen im Mesophyll. Schnittdroge: Runzelige, oft in mehreren Schichten aneinander haftende Blattstückchen mit behaarten Nerven unterseits und deutlichem Adernetz. Blattrandfragmente grobgesägt. Drüsige Punktierung besonders unterseits, oberseits kleine, rundliche Höcker (Lupe), grüne, rinnige Blattstiele.

Folia Rosmarini, Rosmarinblätter (*Rosmarinus officinalis*), Labiaten.

Ungestielte, fast nadelförmige, steife, ganzrandige Blätter, am Rande stark nach unten eingerollt. Oberseits kahl, runzelig, hellgrün, glänzend, unterseits der stark vorspringende Mittelnerv als schmaler, weißer bis graufilziger Streifen sichtbar. Geschmack scharf bitterlich, Geruch aromatisch.

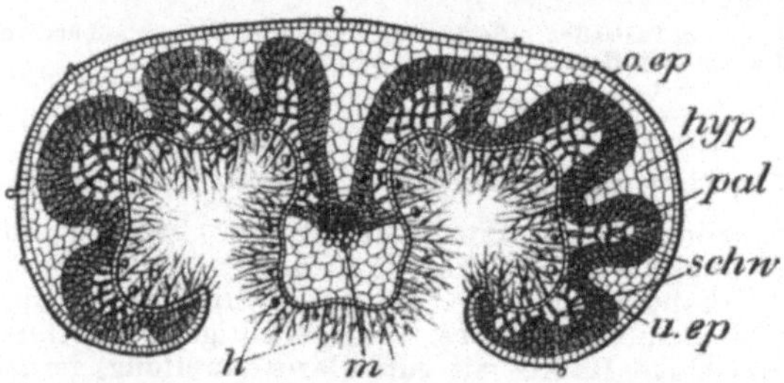

Unter dem Mikroskop: Oberseits polygonale, unterseits schwachbuchtige Epidermiszellen, getüpfelt, mit glatter Cuticula. Haare strauchförmig verästelt (Etagensternhaare), vielzellig, dünnwandig mit spitzen Endzellen, nur unterseits. Köpfchenhaare zwei- bis vierzellig und Labiatendrüsen mit acht Sekretzellen. Oberseits ein- bis dreireihiges Hypoderm aus farblosen Zellen, das sich über dem Nerven trichterförmig verbreitert. Palisaden zwei- bis dreireihig. Schwammgewebe als Sternparenchym.

Abb. 55. Rosmarinus officinalis, Querschnitt durch das Blatt. *o.ep* obere Epidermis, *hyp* Hypodermis, *pal* Palisadenparenchym, *schw* Schwammparenchym, *u.ep* Epidermis der Blattunterseite, *m* Mittelrippe, *h* Haare. (Vergr. 40 fach.) (GILG.)

Schnittdroge: Die Droge kommt meist nur wenig zerschnitten in den Handel und ist an ihrer charakteristischen Form jederzeit leicht zu erkennen.

Pulverdroge: Dickwandige getüpfelte Epidermis und die nicht zu häufigen verästelten, teilweise kollabierten Gliederhaare (Etagensternhaare) und die Labiatendrüsen. Querschnittsbruchstücke mit Hypoderm, Palisaden, und Sternparenchym, wenig Fasern.

Prüfung: Die ähnlich geformten Blätter von Ledum palustre sind auf der Oberseite mehr tiefgrün und besitzen unterseits einen rostbraunen Haarfilz, daran sofort zu unterscheiden. Blättchen von Andromeda polifolia sind stachelspitzig und unterseits von einem Wachsüberzug weißlich, nicht behaart. Teucrium montanum hat weniger eingerollte Blätter und unverzweigte Haare. Gehalt an ätherischem Öl 1%.

Folia Rubi fruticosi, Brombeerblatt (*verschiedene Rubus-Arten*), Rosaceen.

3—5 zählige Blätter. Einzelblatt eiförmig, oberseits dunkelgrün, wenig behaart, unterseits hellgrün, dichtbehaart. Blattrand gesägt, Nervatur fiederig, zahlreiche zurückgebogene Stacheln an den Blattstielen und Mittelnerven unterseits. Geschmack zusammenziehend.

Unter dem Mikroskop: Epidermiszellen wellig. Beiderseits einzellige, lange, verdickte Borstenhaare mit getüpfelter, erweiterter Basis. Unterseits Haarbüschel, zwei bis siebenteilig, aus einzelligen, stark verdickten Haaren, wenig Drüsenhaare mit mehrzelligem Stiel. Oxalatdrusen in der einreihigen Palisadenschichte, Stacheln aus faserartigen, sklerenchymatischen Zellen.

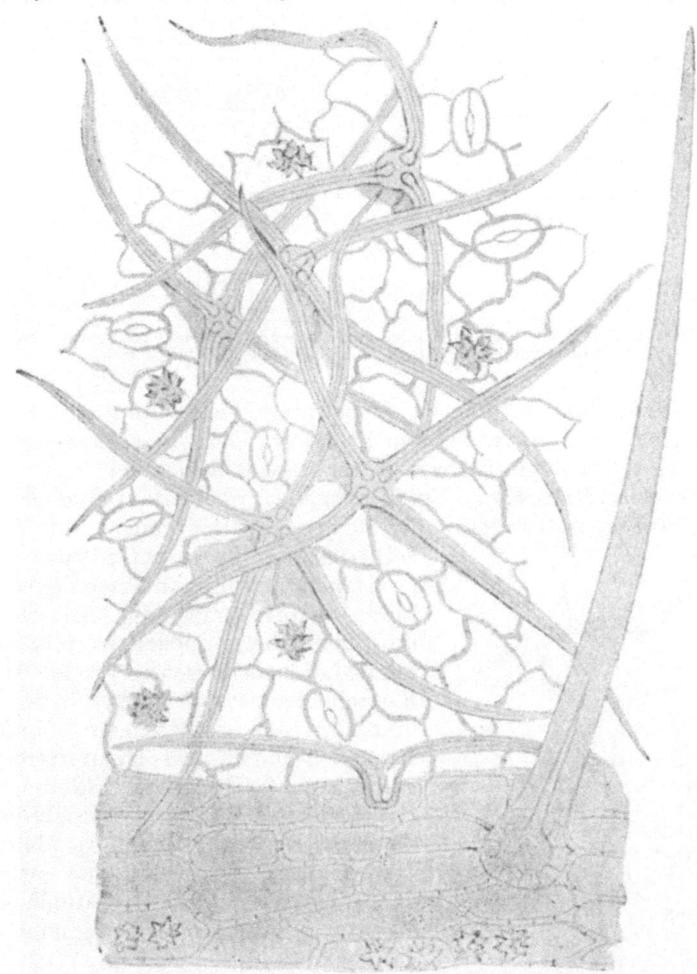

Abb. 56. Blattunterseite einer sternhaarigen Rubus-Art. Nerv mit Borstenhaar und zweiarmigem Haar. (Vergr. 360 fach.) (GRIEBEL.)

Schnittdroge: Weiche Blattstückchen, 4eckig, oberseits wenig behaart, tiefgrün, unterseits hellgrün mit Haarfilz. Charakteristisch die feinen Stacheln an den Hauptnerven. Blattstiel mit groben Stacheln.

Prüfung: Blätter von Rubus idaeus,, der Himbeere, besitzen einen weißen Haarfilz bestehend aus einzelligen, peitschenförmig verflochtenen Haaren auf der Unterseite und haften in der Schnittdroge in Klumpen zusammen. Oberseits schwache Behaarung.

Folia Salviae, Salbeiblätter (*Salvia officinalis*), Labiaten.

Verschieden lange, mehr oder weniger gestielte, länglich-eiförmige oder lanzettliche Blätter mit fein gekerbtem Rand. Am Grunde oft geöhrt, Spreite buckelig, runzelig vom tief eingesenkten Nervengeflecht,

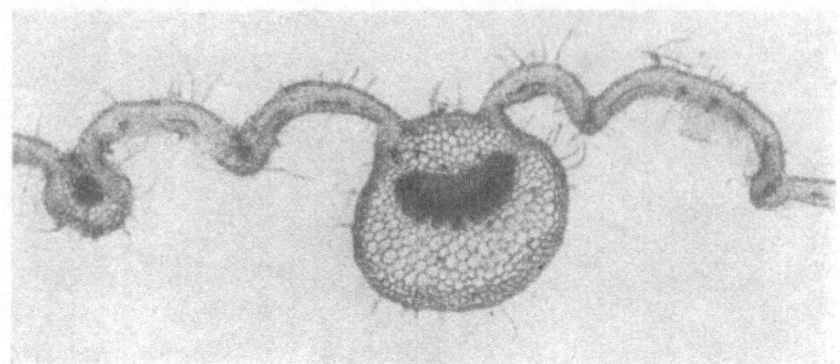

Abb. 57. Folia Salviae. Welliges Lupenbild des Querschnitts. Die Facetten der Blattspreite nach oben vorgewölbt, die Nerven eingesenkt. (Vergr. 16 fach.)

das unterseits stark hervortritt. Behaarung beiderseits dicht weiß- bis graufilzig, wechselt je nach dem Standort. Geruch stark aromatisch, Geschmack schwach gewürzhaft, bitter zusammenziehend.

Unter dem Mikroskop: Epidermiszellen oberseits polygonal oder schwach wellig, unterseits wellig-buchtig. Spaltöffnungen mit Nebenzellen nach dem Labiatentypus. Haare zwei- bis fünfzellig, unterste Zellen dick, kurz, obere dünnwandig, peitschenförmig gewunden, Endzellen spitz zulaufend. Labiatendrüsen in großer Menge. Köpfchenhaare mit mehrzelligem Stiel und ein- bis zweizelligem Köpfchen. Palisadenschicht zwei- bis dreireihig. In vielen Mesophyllzellen sehr kleine, wetzsteinförmige Calciumoxalatkristalle oder kleinste Drusen. Das Lupenbild des Querschnittes ist wellig, da zwischen dem eingesenkten Adernetz die Facetten der Blattspreite bogenförmig nach oben vorgewölbt sind (siehe Abb. 57).

Schnittdroge: Beiderseits weiß- bis grünfilzige, verschieden dicht behaarte und häufig in Klumpen aneinanderhaftende Blattfragmente mit engmaschigem Adernetz unterseits. Oberseits buckelig, runzelig, blasig, entsprechend dem eingesenkten Adernetz. Rand fein gekerbt.

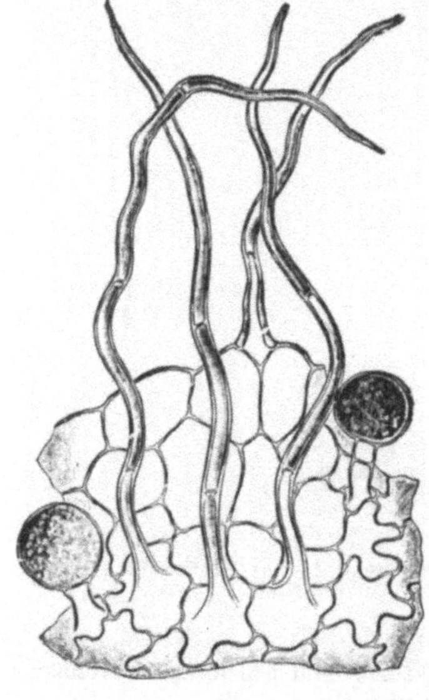

Abb. 58. Glieder und Köpfchenhaare des Salbeiblattes. (Vergr. etwa 100 fach.) (MOELLER.)

Pulverdroge: Im grünen Pulver zahlreiche Bruchstücke der Gliederhaare, Epidermisfragmente polygonal bis schwach wellig, Labiatendrüsen und Köpfchenhaare. Teile des Mesophylls mit den kleinen Kristallen, Gefäßbündelfragmente, selten Köpfchenhaare und Drüsen.

Prüfung: Stengelteile dürfen in größerer Menge nicht vorhanden sein. Blätter anderer Salbeiarten besitzen abweichenden Geruch und mikroskopisch breite, kegelförmige, einzellige Haare oder Sternhaare. Das Blatt von Salvia pratensis wenig behaart, am Grund herzförmig mit kegelförmigen Haaren ähnlich wie Melissa. Salvia silvestris mit oberseits kahlen, unterseits graufilzigen Blättern mit doppeltgekerbtem Rand. Die Bestimmung des ätherischen Öls soll 1,5 % ergeben.

Folia Sennae, Sennesblätter (*Cassia angustifolia*, Tinnevelly-Senna. *Cassia acutifolia*, Alexandrina-Senna), Caesalpinioideen.

Die Fiederblättchen von C. angustifolia kurz gestielt, asymmetrisch, lanzettlich, oben spitz zulaufend mit Stachelspitzchen. Die größte Breite besitzen sie in der Mitte oder eher in der oberen Hälfte. Fiederblättchen von C. acutifolia etwas kleiner von eilanzettlichem Umriß. Die größte Breite zeigen diese Blättchen mehr gegen den Blattgrund zu. Blattspreite bei beiden Sorten starr, zerbrechlich, fast kahl und graugrün mit unterseits bogenläufiger Nervatur. Geschmack süßlich, dann bitter.

Unter dem Mikroskop: Isolateraler Blattbau, beiderseits polygonale Epidermiszellen,

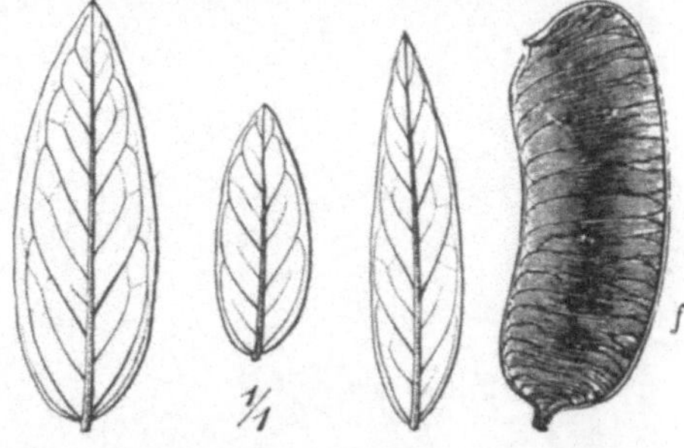

Abb. 59. Folia Sennae Tinnevelly von Cassia angustifolia. *f* Frucht. (GILG.)

viele nach innen vorgewölbt mit starker Verschleimung der inneren Membran, am Querschnitt besonders deutlich. Beiderseits Haare: einzellig, dickwandig, schwach gebogen, spitz, mit cuticularer Warzung, Basis keilförmig in der Epidermis steckend. Die Zellwände der an die

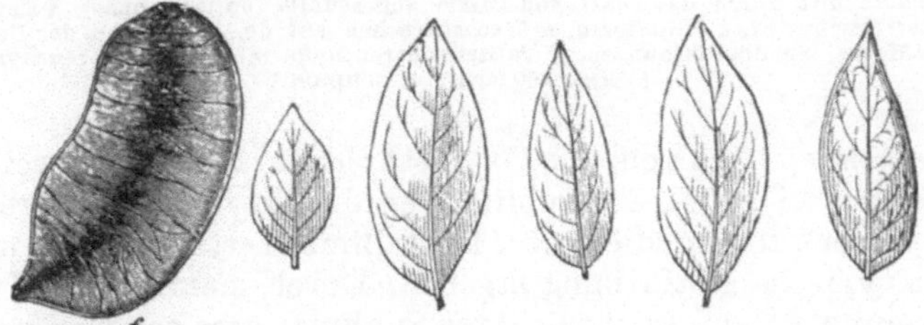

Abb. 60. Folia Sennae Alexandrinae von Cassia acutifolia. *f* Frucht. (GILG).

Haarspuren angrenzenden Epidermiszellen sind rosettenförmig angeordnet. Palisaden zylindrisch. Im Schwammparenchym einzelne Oxalatdrusen. In den Gefäßbündeln reichlich Kristallzellreihen mit Einzelkristallen.

Schnittdroge: Graugrüne, kahle, steife, ganzrandige Blattfragmente ohne Stiele mit fiederiger Nervatur. Beim Durchbrechen das Vorhandensein starker Fasern bemerkbar.

Pulverdroge: Im grünen Pulver deutlich die einzelligen, gewarzten Haare und Fragmente von Kristallzellreihen mit Einzelkristallen, ferner Epidermis mit Haaren und Haarspuren und rosettenförmiger Anordnung der angrenzenden Zellen. Spaltöffnungen. Querschnittsfragmente mit verschleimten, vorgewölbten Epidermiszellen und langen Palisaden. Letztere auch sonst im Pulver verstreut. Oxalatdrusen.

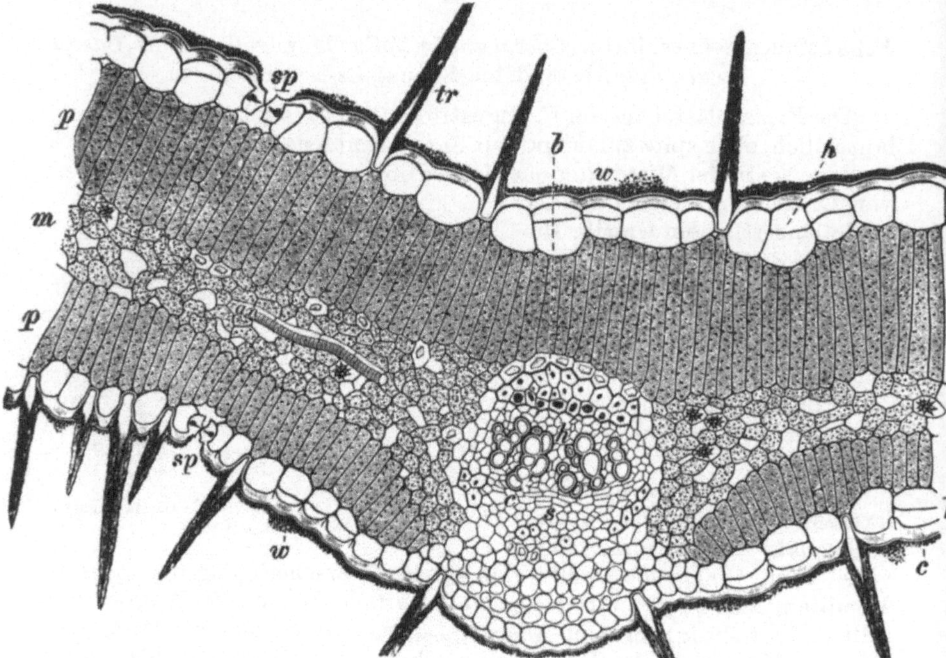

Abb. 61. Querschnitt durch das Blatt von Cassia angustifolia (Folia Sennae). *h* Epidermis mit verschleimter Innenwand, *b* Holzfasern, *w* Wachskörnchen auf der Oberfläche der Curticula (*c*), *tr* Haare, *sp* Spaltöffnungen, *p* Palisadenparenchym, *m* Schwammparenchym. (Vergr. 180 fach.) (TSCHIRCH.)

Mikrochemie: Nachweis der Oxymethylanthrachinone durch Mikrosublimation: bei 160—180° sublimieren die Oxymethylanthrachinone in Form gelber Tropfen, die später kristallinisch erstarren und mit Kalilauge die typische Rotfärbung ergeben. Durch mehrmaliges Umsublimieren kann u. U. ein kristallisiertes Sublimat erhalten werden.

Prüfung: Von anderen Sennasorten kommt Cassia obovata in Betracht, das verkehrt eiförmige Blättchen besitzt, mikroskopisch jedoch nicht unterschieden werden kann. Cassia holosericea hingegen ist äußerlich ähnlich, besitzt jedoch zahlreiche gerade, nicht gebogene Haare. Mit 80%iger Schwefelsäure befeuchtet sollen die Blattstückchen und Pulver grün bleiben und keine Rotfärbung zeigen. Eine solche würde auf Beimengung der anthrachinonfreien Blätter von C. auriculata (Senna Palthé) hindeuten. Der Umriß dieser Blättchen ist elliptisch, sie zeigen bifacialen Blattbau. Im Pulver sollen dick- oder dünnwandige, mehrzellige Haare mit braunem Inhalt und braune Sekretklumpen (Arghelblätter), Epidermiszellen papillös oder mit welligen Seitenwänden (Tephrosia, Colutea) mit deutlicher cuticularer Streifung oder Kräuselung (Ailantus glandulosa und Coriaria myrtifolia), nicht vorhanden sein. Besonderen Wert besitzen diese Vorschriften jedoch nicht, da einzelne Verfälschungen nur vereinzelt zur Beobachtung gelangt sind.

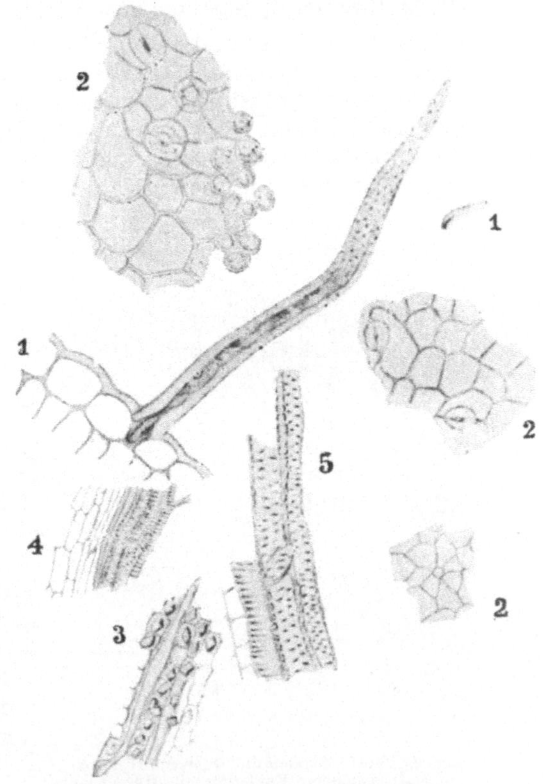

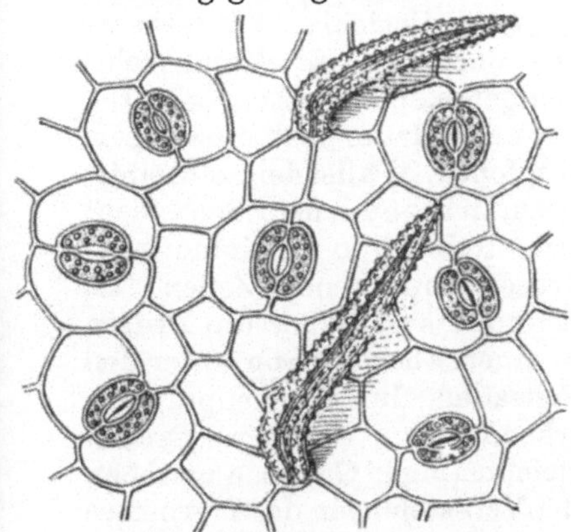

Abb. 62. Folia Sennae. Oberflächenansicht der Epidermis mit Spaltöffnungen und Haaren. (Vergr. 225 fach.) (GILG.)

Abb. 63. Folia Sennae. Elemente des Pulvers. *1.* Epidmeris im Querschnitt mit einem langen Haar, daneben ein kleines Haar. *2.* Epidermis in der Flächenansicht mit Spaltöffnungen und Haarspuren, rechts unten eine Gruppe von Palisaden in der Aufsicht. *3.* Fasern mit Kristallzellreihen. *4.* Fragmente eines Blattnerven. *5.* größere Gefäße aus dem Blattstiel. (Vergr. 250 fach.) (MOELLER.)

Bestimmung der Sennoside: Die gepulverte Droge wird mit Eisessig — HCl heiß extrahiert und die nach Hydrolyse erhaltenen Anthranole mit H_2O_2 oxydiert. Man setzt Äther zu und dann H_2O (wodurch sich die Phasen trennen) und schüttelt öfters mit Wasser aus, um die Essigsäure und HCl zu entfernen. Der getrocknete Äther wird über eine mit $MgSO_4$ und Kieselgur gefüllte Reinigungssäule gegossen, an die eine zweite, Natriumbikarbonat enthaltende Adsorptionssäule angeschlossen ist. Die in letzterer zurückgehaltenen Sennidine werden in 5% NaOH und 2% NH_3 gelöst und die entstehende Rotfärbung colorimetriert. Analog hiezu wird im Ätherdurchlauf der Gehalt an Emodinen bestimmt. (Anstelle des festen Bicarbonats kann mit einer wäßrigen Lösung ausgeschüttelt werden.) Man photometriert bei 560 nm und bezieht auf Sennosid oder Emodin bzw. Isticin mit Umrechnungsfaktor. Bornträgersche Reaktien s. S. 248.

Folia Stramonii, Stechapfelblätter (*Datura Stramonium*), Solanaceen.

Bis 15 cm lange und halb so breite Blätter, gestielt, eiförmig, buchtig gezähnt. Spreite glatt, fast kahl, dunkelgrün, in der Droge geschrumpft und zerknittert. Stark hervortretende Nervatur, Hauptnerv mehr oder weniger stielrund, gelbbraun, kahl. Sekundäre Nerven in der Nähe des Blattrandes gegabelt, ein Ast zieht in den Blattzahn, der andere anastomosiert mit dem nächsten Nerven. Geschmack bitter, salzig.

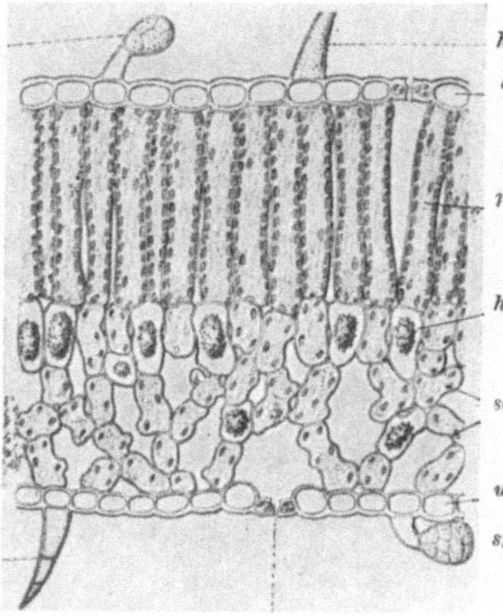

Unter dem Mikroskop: Epidermiszellen beiderseits wellig, Spaltöffnungen mit drei Nebenzellen. Drei- bis fünfzellige, steife Gliederhaare mit breiter Basalzelle und stumpfer Endzelle, warzige Cuticula. Sekrethaare mit einzelligem Stiel und mehrzelligem Köpfchen (Etagenhaare). Seltener Haare mit einzelligem Köpfchen. Palisaden einreihig, hoch, in der Sammelzellenschicht eine Reihe von Calciumoxalatdrusen enthaltende Zellen. Es befinden sich daher die Drusen in einer Ebene knapp unter den Palisaden. Im Flächenpräparat erkennt man, daß diese Drusen gleichmäßig in Gruppen zwischen den Verästelungen des Adernetzes angeordnet sind. Kollenchym im Nerven. Schwammgewebe aus schwach sternförmigen Zellen.

Abb. 64. Folia Stramonii, Querschnitt durch das Blatt. *o.ep* obere Epidermis mit Drüsenhaar *d.h* und einfachem Haar *h, pal* Palisadenparenchym, *schw* Schwammparenchym mit Calciumoxalatdrusen *dr, u.ep* untere Epidermis mit Spaltöffnung, *sp* Drüsenhaar und einfachem Haar. (Vergr. 140 fach.) (GILG.)

Schnittdroge: Bräunlichgrüne oder tiefgrüne, geschrumpfte, leicht zerbrechliche, fast kahle Fragmente mit gelben bis braungelben, stielrunden Nerven. Mittelnerv besonders deutlich. Identifizierung durch das Flächenpräparat: Kristalldrusen in charakteristischer Anordnung. Abb. 65, 66.

Pulverdroge: Im grünlichen Pulver Mesophyll- bzw. Blattfragmente in Flächenansicht mit der zusammenhängenden Schicht von Calciumoxalatdrusen. Die Größe der Drusen in den einzelnen Fragmenten schwankt ziemlich stark (verschiedenes Alter der verwendeten Blätter). Epidermis wellig, mit Spaltöffnungen auf beiden Seiten. Derbwandige Gliederhaare mit warziger Cuticula nicht sehr häufig. Querschnittsbruchstücke mit Palisaden und der Drusenschichte. Kollenchym aus den Nerven stellt in Flächenansicht gestreckte, farblose Zellen dar.

Mikrochemie: Nachweis von Hyoscyamin wie bei Belladonna, Alkaloide häufig in der oberen Epidermis, ferner in der Umgebung und im Innern der Gefäßbündel.

Prüfung: Beigemengte Stengel sind unter dem Mikroskop an den weiten Gefäßen erkennbar. Die schwärzlichen, nierenförmigen, netzigen

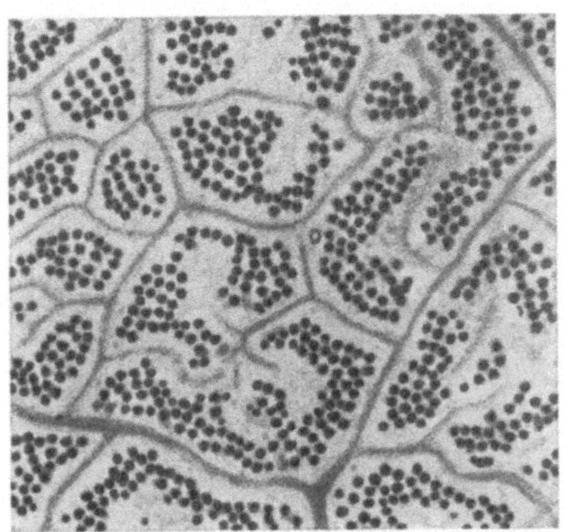

Abb. 65. Stechapfelblatt gebleicht; im Mesophyll zahlreiche Oxalatdrusen in den durch das Nervengeflecht gebildeten Maschen. (Vergr. 60 fach.) (GRIEBEL.)

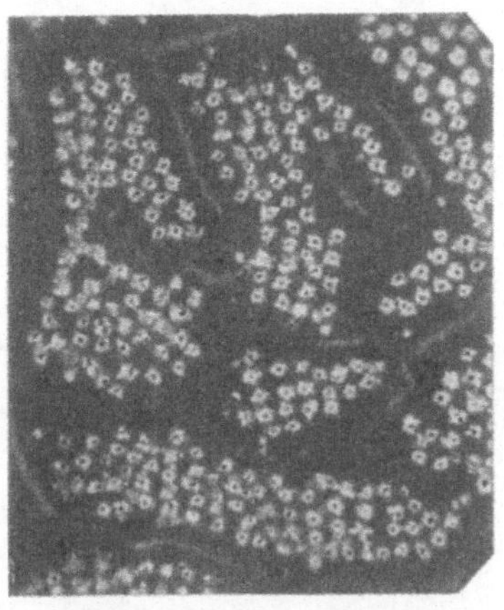

Abb. 66. Stechapfelblatt wie Abb. 65, jedoch im polarisiertem Licht. (Vergr. 80 fach.) (GRIEBEL.)

Samen besitzen ähnlich wie Capsicum stark verdickte, wellige Zellen mit geschichteter und gefalteter Innen- und Seitenwand, wobei von letzterer hohle Zapfen in das Innere und nach oben zur verschleimten Außenwand vorspringen. Verwechslungsmöglichkeit besteht mit den Blättern von Solanum nigrum, die kristallfrei sind und mit Lactuca (Compositen); Chenopodium hybridum besitzt im Mesophyll große, nicht nur auf die Sammelzellenschicht des Mesophylls beschränkte Oxalatdrusen.

Die Blätter von Physalis Alkekengi, die äußerlich den Belladonnablättern ähnlich sehen, lassen sich mikroskopisch nur schwer unterscheiden: Man findet Drusen und ziemlich viele Einzelkristalle über die ganze Fläche des Blattes verstreut und nicht, wie bei Stramonium, zwischen den Gefäßverzweigungen in Gruppen angeordnet. Außerdem ist glatte Cuticula vorhanden.

Die Bestimmung des Hyoscyamins und Atropins kann wie bei Belladonna erfolgen. Alkaloidgehalt etwa 0,35—0,5%.

Folia Taraxaci, Löwenzahnblätter, (*Taraxacum officinale*), Compositen.

Grundständige Blätter mit spatelförmigem, ganzrandigen Endlappen, sie sind schrotsägeförmig gelappt mit spitzen Seitenlappen, die nach dem Blattgrund zu an Größe abnehmen, Blattstiel breit, violett gefärbt. Mittelnerv stark hervortretend, Spreite schwach zottig, unterseits behaart. Geschmack bitter. Unter dem Mikroskop: Gliederhaare mit spatelförmiger Endzelle, aus breiten Zellen aufgebaut, Zottenhaare (Emergenzen), an der Basis mehrere Zellen breit, nach oben verjüngt. In den Nerven zarte, netzförmig anastomosierende Milchsaftschläuche; besonders deutlich sind diese im Wasserpräparat des Längsschnitts an ihrem graubraunen, krümeligen Inhalt erkennbar. Schnittdroge: Dünne, stark geschrumpfte Blattfragmente mit vielen Bruchstücken des breiten, runzeligen, oft rötlich überlaufenen Nerven. Inulin läßt sich mit α-Naphthol-Schwefelsäure nachweisen: Rotviolettfärbung. Prüfung auf Beimengung von Cichoriumblättern: Diese sind rauhhaarig mit langem Endlappen. Bestimmung der Bitterkeit möglich.

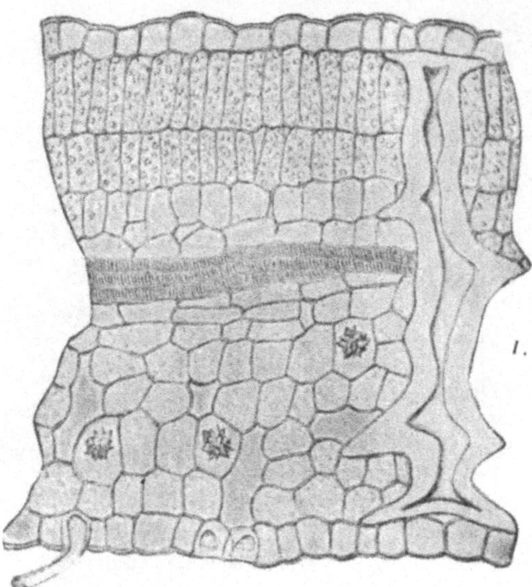

Abb. 67. Querschnitt durch das Teeblatt. *I* Idioblast. (Vergr. 250 fach.) (HAGER-TOBLER.)

Folia Theae, Teeblätter (*Thea sinensis*), Theaceen.

Der schwarze Tee kommt in fermentierten und gerolltem Zustand in den Handel. Nach dem Aufweichen in Wasser erhält man meist die ganzen unzerschnittenen Blätter. Diese sind lanzettlich bis elliptisch, ledrig, kahl mit feingezähntem Rand und unterseits stark hervortretendem Hauptnerv. Je nach der Sorte des Tees finden sich größere oder kleinere Mengen junger, silbrig behaarter Blätter mit je einer Drüse an einem Blattzahn (Lupe). Geruch eigenartig aromatisch.

Unter dem Mikroskop sind beide Epidermen derbwandig, schwach wellig. Die Spaltöffnungen unterseits umgeben von drei bis vier wurstförmigen Nebenzellen. Einzellige, dickwandige, bis 1 mm lange Haare, an der Basis scharf abgebogen (Tschibukhaare), diese fehlen unter Umständen an älteren Blättern ganz oder sind nur spärlich vorhanden. Im Mesophyll große, unregelmäßig gegabelte oder verzweigte, getüpfelte Idioblasten, auch Astrosklereiden genannt, die oft von einer Epidermis zur anderen reichen (Abb. 67 *I*), und sich recht häufig im Gewebe um den Hauptnerven finden. Im Quetschpräparat sind sie leicht erkennbar. Ältere Blätter haben stark verdickte Idioblasten, junge schwach verdickte, daher oft kaum sichtbare, dafür jedoch mehr Haare.

Mikrochmie: Nachweis des Coffeins im Schnitt mit Goldchloridnatriumbromid wie bei Mate. Lokalisation im Palisaden- und Schwammgewebe, im Mittelnerv und im subepidermalen Kollenchym. Durch Mikrosublimation erhält man bei 130—150° feinste Kristalle, Nadeln und Sechsecke, das sind aufgestellte Nadeln, die wie Körner aus

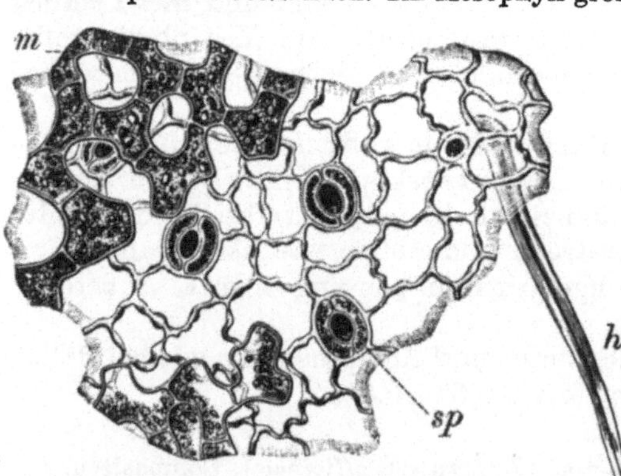

Abb. 68. Epidermis der Unterseite des Teeblattes mit Spaltöffnungen *sp*, einem Haare *h* und einigen sternparenchymartigen Schwammgewebszellen *m*. (Vergr. etwa 200 fach.) (MOELLER.)

sehen, und die mit Goldchloridnatriumbromid wie bei Guarana und Mate identifiziert werden. Nachweis von Saponin: In Blutgelatine beobachtet man erst nach mehreren Stunden Hämolyse; geringer Saponingehalt.

Prüfung: Die Coffeinbestimmung erfolgt wie bei Guarana, wobei zur Reinigung der Chloroformauszug nach dem Versetzen mit 10% Äthanol über eine Säule von 4—5 g Aluminiumoxyd Merck und 0,1—0,2 g Carbo activatus Merck gegossen wird und man das Filtrat nach dem Waschen mit 3×10 ml Lösungsmittelgemisch wie bei Pasta Guarana S. 129 weiter verarbeitet. Auch Semen Coffeae tost. läßt sich so analysieren.

Der Wert des Tees wird in erster Linie durch den Geschmack und das Aroma des Aufgusses bestimmt. Die Bestimmung des Coffeins erlaubt nicht immer einen Rückschluß auf die Güte des Tees — der Coffeingehalt schwankt zwischen 1,1 und 4,6% — da selbst gute Sorten oft geringere Coffeinwerte aufweisen und im extrahierten Tee

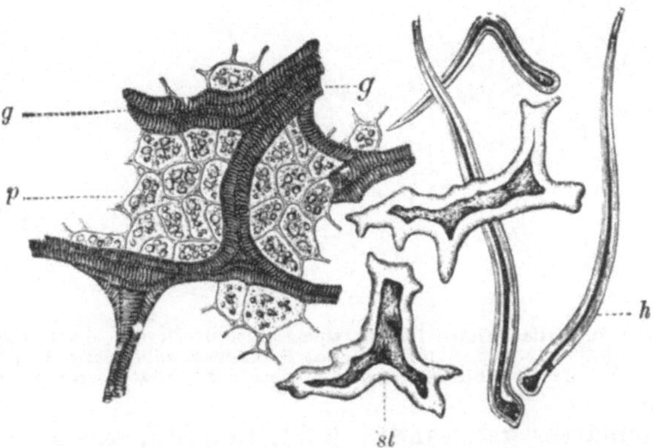

Abb. 69. Gewebe des Teeblattes, l n Kalilauge erwärmt und mit dem Deckglase zerquetscht. *g* Endigungen der Blattnerven, *p* Chlorophyllparenchym, *st* Steinzellen (Idioblasten), *h* Haare. (Vergr. etwa 200 fach.) (MOELLER.)

noch bedeutende Coffeinmengen gefunden werden können. Extrahierte Blätter sind weniger eingerollt. Die Verfälschungen des schwarzen Tees sind jetzt relativ selten. Der charakteristische, mikroskopische Bau erlaubt jedenfalls die Feststellung, daß der Tee unverfälscht ist. Einige Pflanzen, die als Haustee (Deutscher Tee, Familientee) in getrocknetem Zustand Verwendung finden — heute nur mehr noch in geringem Ausmaße — sind im folgenden angeführt:

Apfelschalen (Pirus malus, Rosaceen).
Bohnenschalen (Phaseolus multiflorus, Papilionaten).
Brombeerblätter (Rubus fruticosus, Rosaceen).
Ebereschenblätter (Sorbus aucuparia, Rosaceen).
Ehrenpreis (Veronica officinalis, Scrophulariaceen).
Erdbeerblätter (Fragaria vesca, Rosaceen).
Eschenblätter (Fraxinus excelsior, Oleaceen).
Haferstroh (Avena sativa, Gramineen).
Hagebutten (Rosa canina, Rosaceen).
Heidekraut (Calluna vulgaris, Ericacee).
Himbeerblätter (Rubus idaeus, Rosaceen).
Schwarze Johannisbeerblätter (Ribes nigrum, Saxifragaceen).
Lindenblätter (Tilia cordata, Tiliaceen).

Pfefferminzblätter (Mentha piperita, Labiaten).
Queckenwurzel (Triticum repens, L. Gramineen).
Quendelkraut (Thymus Serpyllum, Labiaten).
Sanikelwurzel (Dentaria enneaphyllos, Cruciferen).
Sauerkirschenstiele (Prunus cerasus, Rosaceen).
Schlehenblätter (Prunus spinosa, Rosaceen).
Steinsamenblätter (Lithospermum officinale, Borraginaceen).
Waldmeister (Asperula odorata, Rubiaceen).
Weidenröschenblätter (Epilobium angustifolium, Oenagraceen).
Weißdornblätter (Crataegus oxyacantha, Rosaceen).

Folia Trifolii fibrini, Fieber(bitter)kleeblätter (*Menyanthes trifoliata*), (*Fol. Menyanthidis*), Gentianaceen.

Dreizählige, mit langem, dicken, runden Stiel versehene Blätter. Blattstiel im getrockneten Zustand stark geschrumpft, längsfaltig. Ein-

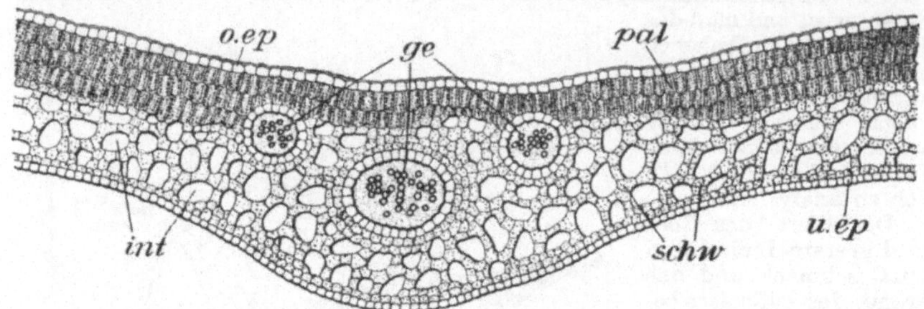

Abb. 70 Folia Trifolii fibrini, Querschnitt durch das Blatt. *o.ep* Epidermis der Blattoberseite *ge* Blattgefäßbündel (Nerven), *pal* Palisadengewebe, *schw* Schwammparenchym, *int* die großen Intercellularräume, *u.ep* Epidermis der Blattunterseite. (Vergr. 50 fach.) (GILG.)

zelblätter ganzrandig, kahl, tiefgrün, weiche Konsistenz. Hauptnerv breit, im trockenen Zustand zusammengefallen, längsfaltig. Geschmack stark bitter.

Unter dem Mikroskop zeigt der Blattstiel im Querschnitt sechs bis zwölf in einem Kreis gelagerte Gefäßbündel mit wenig faserigen Elementen, Parenchym lückig (Aërenchym). Epidermiszellen des Blattes oberseits polygonal, unterseits wellig, dünne Cuticula. Spaltöffnungen mit mehreren Nebenzellen beiderseits. Auf diesen strahlenförmige, gegen die Spaltöffnung hinziehende, cuticulare Längsstreifung, so daß die Spaltöffnungen wie von einem Strahlenkranz umgeben sind. Epidermis über dem Nerven mit cuticularer Streifung. Palisaden wenig differenziert. Lückiges Schwammgewebe in der Fläche deutlich sternförmige Zellen. Einzelne kleine Oxalatkriställchen in den Mesophyllzellen; größere Kristalle oder Drusen fehlen.

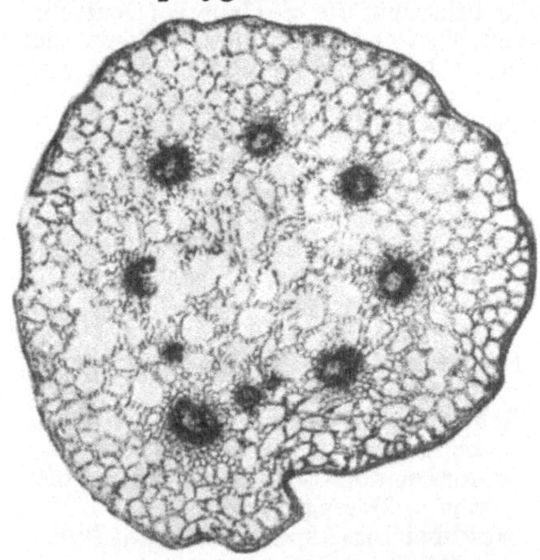

Abb. 71. Folia Trifolii fibrini, Querschnitt durch den Blattstiel mit typischem Aërenchym. Collaterale Gefäßbündel im Kreise angeordnet. (Vergr. etwa 15 fach.) (MOELLER.)

Schnittdroge: Kahle, hellgrüne Blattfragmente, weich, ineinandergefaltet, Hauptnerven breit, weißlich, längsrunzelig. Bruch nicht faserig, Stielreste längsrinnig, zuweilen den Ursprung des dreizähligen Blattes zeigend.

Pulverdroge: Im lebhaft grün gefärbten Pulver, das frei von Haaren ist, finden sich Mesophyllfragmente mit kleinen Oxalatkriställchen.

Sternparenchym. Bruchstücke der Nerven ohne Fasern. Epidermis mit Spaltöffnungen, diese mit einem Strahlenkranz umgeben.

Mikrochemie: Nachweis von Saponin. In Blutgelatine von $p_H=$ 6,1 und 7,4 erhält man im Durchschnitt nach 10—30 Minuten einen hämolytischen Hof.

Prüfung: Bestimmung der Bitterkeit möglich.

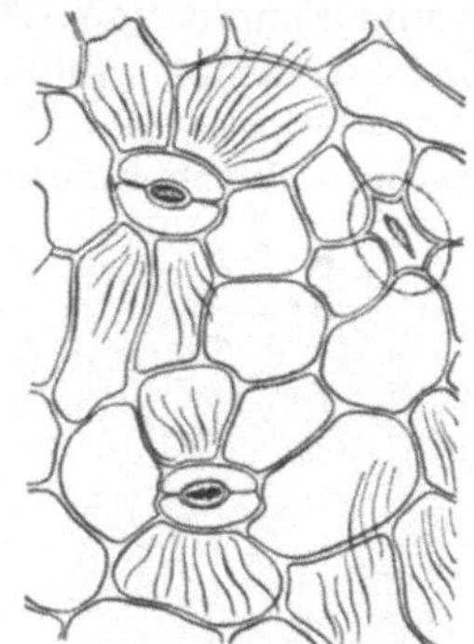

Abb. 72. Epidermis der Oberseite des Bitterklees mit cuticularen Streifen. (Vergr. 300 fach.) (MOELLER.)

Folia Uvae ursi, Bärentraubenblätter (*Arctostaphylos Uva ursi*), Ericaceen.

Kurzgestielte, kleine dunkelgrüne, spatelförmige, ganzrandige, steife, ledrige, brüchige Blättchen mit knorpelig zurückgebogenem Rand und glänzender Oberfläche. Oberseits die feinmaschige Nervatur eingesenkt, diese unterseits schwach hervortretend. Länge 12—15 mm. Geschmack schwach bitter zusammenziehend, später etwas süßlich. Spanische Droge mit größeren Blättern.

Unter dem Mikroskop: Epidermiszellen beiderseits polygonal mit dicker Cuticula (Flächenschnitt s. Abb. 28), Spaltöffnungen unterseits, gruppenweise zusammenliegend, Haare selten, einzellig, dickwandig, spitzig. Palisaden dreireihig, Schwammgewebe locker, kurzarmig; chlorophyllfreie kollenchymatische Parenchymzellen mit Einzelkristallen füllen den Raum zwischen den beiden Epidermen, wenn größere Nerven durchlaufen. Kollenchym auch im Blattrand. Die Gefäßbündel begleitet von starken Sklerenchymfasern. (s. Abb. 74)

In der Schnittdroge sind die Blätter wenig zerkleinert und leicht zu erkennen, sie sollen grün und nicht braun verfärbt sein. Verwechslungsmöglichkeit besteht mit den Blättern von Vaccinium vitis idaea, der Preiselbeere (siehe S. 67), und Vaccinium myrtillus (siehe S. 52).

Pulverdroge: Im grünen Pulver Epidermisfragmente mit polygonalen Zellen, bedeckt von einer dicken, rissigen Cuticula. Mesophyllfragmente mit Palisaden und auch Stücke aus dem Nerven mit Kristallen, Gefäßbündel mit Fasern, Sklerechymzellen. Farblose Parenchymzellen. Kollenchym aus dem Nerven mit Einzelkristallen.

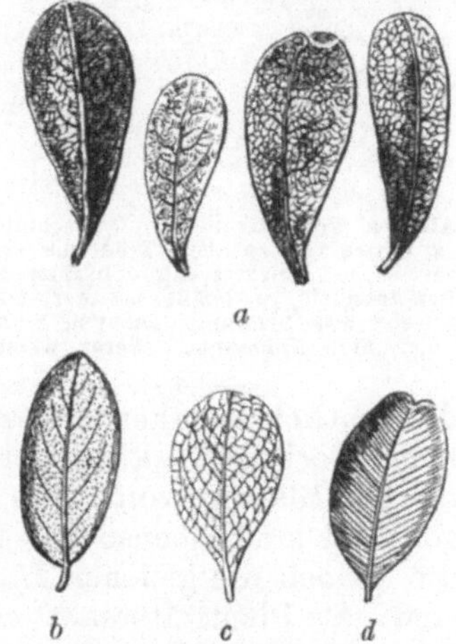

Abb. 73. Folia Uvae ursi. *a* und ihre Verwechslungen: *b* Vaccinium vitis idaea, *c* Vaccinium uliginosum, *d* Buxus sempervirens.

Mikrochemie: Arbutin und Ursolsäure lassen sich folgendermaßen gleichzeitig nachweisen: Das Pulver wird zur Spaltung des Arbutins mit Salzsäure erhitzt und das Ganze mit Äther extrahiert. Der Äther enthält nun das bei der Spaltung entstandene Hydrochinon und auch die

Ursolsäure. Der Rückstand des Ätherextraktes wird bei 120—130° der Sublimation unterworfen. Es sublimiert Hydrochinon, das mit dem Mikroschmelzpunkt von 169° oder als Chinchydron (dichroitische, meist rote Dendriten und rhombische Tafeln) nach Zusatz wässeriger Chinonlösung identifiziert wird. Nach dem quantitativen Absublimieren des Hydrochinons durch Erhitzen auf über 200° erhält man dann bei 240° Kristalle der Ursolsäure in feinen Nadeln, die zwecks weiterer Identifizierung in Äther gelöst und mit einem Tröpfchen Kalilauge zusammengebracht werden: an der Berührungsstelle der beiden Flüssigkeiten entstehen feinste Nadeln von Ursolsäurekalium. Das Hydrochinon kann auch direkt aus der Droge sublimiert werden, indem man das Pulver mit Salzsäure befeuchtet und im Sublimationsblock bei 100—120° erhitzt bis das Wasser vertrieben ist. Dann sublimiert bei 120 bis 130° das Hydrochinon.

Prüfung: Mißfarbige Blätter deuten auf Zersetzung der Inhaltsstoffe infolge unzweckmäßiger Lagerung oder zu hohen Alters. Als Verfälschung gelten Blätter von Vaccinum uliginosum, die am Rande eingerollt, graugrün und nicht steif-ledrig sind, von Vaccinium Myrtillus,

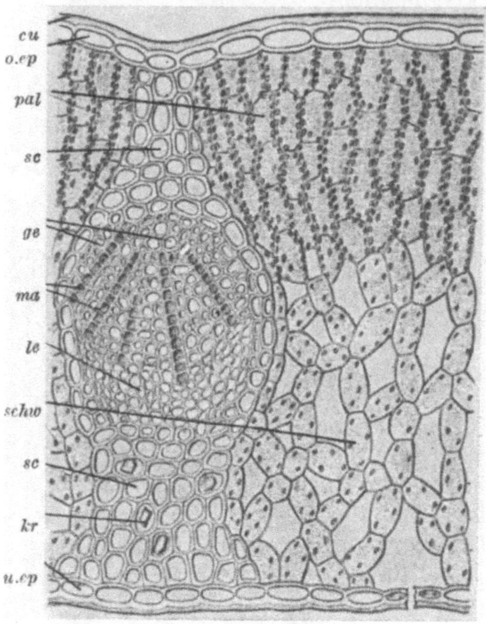

Abb. 74. Folia Uvae ursi, Querschnitt des Blattes. *cut* Cuticula, *o.ep* obere Epidermis, *pal* Palisadengewebe, *sc* verdicktes, chlorophylloses Parenchym des Gefäßbündels, *ge* Gefäße, *ma* Markstrahlen, *le* Siebgewebe, *schw* Schwamparenchym, *kr* Einzelkristalle, *u.ep* untere Epidermis. (Vergr. 64 fach.) (GILG.)

die deutlich kleinkerbig gesägt sind (mit Drüsen an den Zähnen), und keine Gerbstoffreaktion geben. Eine Verwechslung ist ferner möglich mit den Blättern von Buxus sempervirens, die an der Spitze deutlich ausgerandet sind, ebenso mit Folia vitis idaeae, den Preiselbeerblättern, die jedoch die gleichen Inhaltsstoffe besitzen und S. 67 abgehandelt sind. Als Identitätsreaktion auf Bärentraubenblätter läßt das Arzneibuch im wässerigen Auszug mit Eisensalzen auf Gerbstoff prüfen. Zweckmäßiger als diese Probe ist jedoch die Bestimmung des Arbutins: 5 g der feingepulverten, bei 90° getrockneten Droge werden drei Stunden lang im Wasserbad mit über Calciumoxyd destilliertem, völlig trockenen Aceton ausgezogen; auf diese Weise wird das Arbutin extrahiert[1] Zweckmäßig erfolgt die Extraktion in dem Extraktionsapparat (Schott

---

[1] Trockenes Aceton löst die im Blatt vorhandenen Zucker n i c h t (Drehung!).

und Gen., Jena) Abb. 394. Nach Beendigung der Extraktion wird das Aceton abgedampft, die letzten Spuren im Luftstrom entfernt und der Rückstand nach dem Erkalten mit 25 ml Wasser und 0,5 g Bleiacetat versetzt und austariert. Nun wird durch 10 Minuten im siedenden Wasserbad, mit einem Uhrglas bedeckt, erhitzt. Hierbei löst sich das Arbutin und die Verunreinigungen werden durch das Bleiacetat gefällt. Nach dem Erkalten wird auf das frühere Gewicht aufgefüllt und filtriert. In dieser Lösung befindet sich nunmehr als einzige drehende Substanz das Arbutin. Die Lösung polarisiert man in einem etwa 13 ml fassenden 22 cm langem Rohr bei 20° C. Aus der abgelesenen Drehung α berechnet sich der %-Gehalt an Arbutin in der Droge folgendermaßen:

$$\% = \frac{\alpha° \cdot 100 \cdot V}{L \cdot \left[\alpha\right]_D^{20°} \cdot E} = \frac{\alpha \cdot 100 \cdot 25}{2,2 \cdot 64,4 \cdot 5} = \alpha° \cdot 3,529 \,,$$

wobei $V =$ Volumen der Arbutinlösung, $L =$ Länge des Polarimeterrohrs in dm, $E =$ die Einwaage des Drogenpulvers und $\left[\alpha\right]_D^{20°}$ die spezifische Drehung des wasserfreien Arbutins in wässeriger Lösung ($= 64,4°$) darstellt. Der Arbutingehalt der Droge beträgt etwa 7—10%.

Folia Vitis Idaeae, Preiselbeerblätter (*Vaccinium vitis idaea*), Ericaceen.

Kleine, eiförmige, ledrige Blättchen mit glänzender Oberseite, die stark eingesenkten Mittelnerv und schlingenläufige Secundärnerven besitzen Unterseite drüsig punktiert. Der schwach zurückgerollte Rand zeigt kleine, kaum sichtbare Zähnchen. Blattspitze ausgerandet. In der Schnittdroge sind alle erwähnten Kennzeichen deutlich zu sehen, besonders charakteristisch ist die Punktierung unterseits (Unterschied von Folia Uvae ursi, die eine solche nicht besitzt). Geschmack adstringierend, bitter.

Unter dem Mikroskop: Getüpfelte Epidermis, oberseits polygonal, unterseits wellig, Cuticula stark entwickelt, oft ebenso dick wie das Lumen der Epidermiszellen, Spaltöffnungen hauptsächlich unterseits, umgeben von zwei meist gleich gerichteten Nebenzellen. Am Nerven

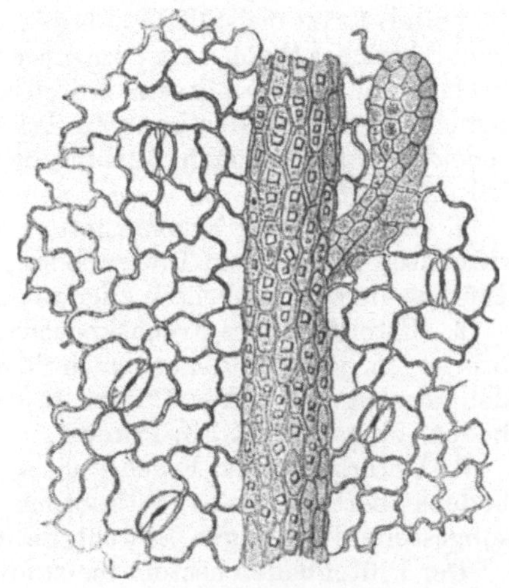

Abb. 75. Untere Epidermis des Preiselbeerblattes. Drüsenzotte auf dem Nerven. Dieser von vielen Einzelkristallen bedeckt. (Vergr. 100 fach.) (GRIEBEL.)

einzelne stark verdickte, gewarzte Borstenhaare. Unterseits Drüsenzotten, keulenförmig mit zweizellreihigem Stiel z. T. mit braunem Inhaltsstoff (alte Blätter), diese bereits mit der Lupe sichtbar. Palisadenschichten mehrreihig, Schwammgewebe locker. Einzelkristalle im Meso-

phyll, in größerer Menge auf der Unterseite der Nerven. Kristallzellreihen. Oxalatdrusen selten. Gefäßbündel von stark verdickten Fasern
umgeben, besonders an der Unterseite. In der Nähe größerer Nerven
reichen kollenchymatische Zellen bis an die obere und untere Epidermis;
stark verdickte Fasern im Blattrand.

Pulverdroge: Reichlich Fasern, stark verdickt; die großen, bräunlichen Drüsenzotten haften oft an Epidermisstückchen, Mesophyllfragmente, Oxalateinzelkristalle und einzelne Borstenhaare, Gefäßbündelfragmente. Nachweis von Ursolsäure wie bei Folia Uvae ursi.

Prüfung: Verwechslungen wie bei Folia Uvae ursi. Die Bestimmung
des Arbutins (wie bei Folia Uvae ursi) ergibt etwa 6%. Daher ist die
Droge, die dazu noch viel weniger (nur $\frac{1}{3}$—$\frac{1}{4}$) Gerbstoff enthält als die
Bärentraubenblätter, als deren Ersatz gut brauchbar. Mikrochemischer
Arbutinnachweis wie bei Folia Uvae ursi S. 65.

6. Flores, Blütendrogen.
Morphologie und Anatomie der Blüten.

In den Drogen finden sich Blütenstände, Einzelblüten und auch Teile
von Einzelblüten angiospermer Pflanzen.

A. *Einzelblüten:* Eine vollkommene Blüte besteht aus dem Blütenboden, ferner aus Kelch-, Blumen-, Staub- und Fruchtblättern. Der
Blütenboden ist der vergrößerte Achsenteil, in den die Blütenteile eingefügt sind. Er ist meist dicker als der Blütenstiel und erweitert sich durch
nachträgliches Wachstum zum Receptaculum. Er kann scheibenförmig,
becher oder krugförmig sein. Durch sein Wachstum wird die Stellung des
Fruchtknotens zu den anderen Teilen der Blüte geändert. Man unterscheidet daher je nach Ausbildung des Receptaculums drei Möglichkeiten, s. Abb. 76:

1. Oberständiger Fruchtknoten: der Fruchtknoten steht auf der ge-
stauchten Achse, dem Blütenboden, er steht am höchsten, die übrigen
Blütenteile sind unterhalb angewachsen (Sinapis, Papaver, Helleborus).

2. Mittelständiger Fruchtknoten: im scheiben- bis becherförmig verbreiterten, jedoch offenen, noch nicht verwachsenen Blütenboden sitzt
der Fruchtknoten. Die übrigen Blütenteile sind am Rande des Blütenbodens eingefügt (Koso, Prunus).

3. Unterständiger Fruchtknoten; durch Verwachsung des Blütenbodens oberhalb des Fruchtknotens liegt dieser unterhalb der Anwachsungsstelle der übrigen Blütenteile (Caryophylli, Chamomilla).

Der Blütenboden besteht meist aus parenchymatischem Gewebe verschiedener Konsistenz und enthält Gefäßbündel und oft Oxalate.

Außerdem können eine Reihe anderer Zellformen, wie sklerenchymatische Elemente und Sekretgänge vorhanden sein.

Der Diskus ist ein Auswuchs des Blütenbodens, häufig ein scheiben-
förmiges Gebilde, das sich zwischen dem Androeceum und dem
Gynoeceum befindet (Caryophylli). Er scheidet häufig Nektar aus.

Die Blütenhülle besteht aus Kelch und Korolle; sind diese gleich
oder ist nur einer der beiden entwickelt, so spricht man von Perigon.

Kelchblätter sind meist grün gefärbt, krautig und dienen zum Schutz der Knospe. Bei einigen Pflanzen haben sie jedoch die Funktion der Korolle als Schauapparat übernommen (Koso). Bei den Compositen ist der Kelch in einen Kranz von Haaren (Pappus) umgewandelt, der als Flugapparat dient. Die Kelchblätter können frei oder verwachsen sein. Im letzteren Fall können die frei gebliebenen Spitzen gezähnt oder stachelig sein (Galeopsis), oder es kommt ein ein- oder mehrlippiger Kelch zustande (Lavandula). Anatomisch sind die Kelchblätter ähnlich den Laubblättern gebaut.

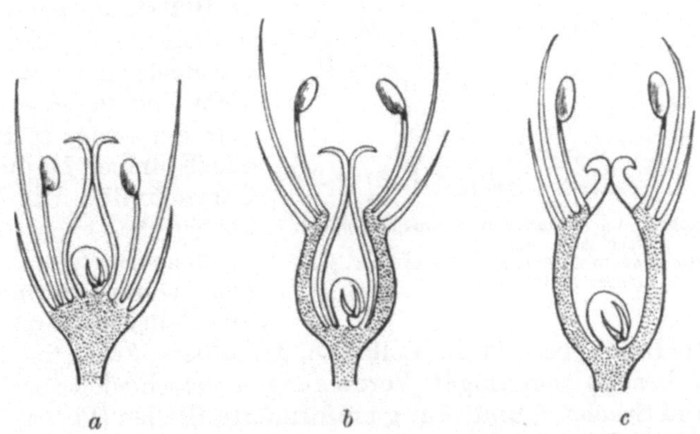

Abb. 76. Stellung des Fruchtknotens zu den übrigen Organen der Blüte.
a oberständig, *b* mittelständig, *c* unterständig. (GILG.)

Die Korolle ist durch ihre auffallende Färbung zum Schauapparat ausgebildet. Choripetale Blüten haben getrennte, sympetale verwachsene Korollblätter. Nektarien sind umgewandelte Korollblätter, die Honig absondern. Im Gewebe der Korollblätter ist eine Trennung von Palisaden und Schwammgewebe meist nicht erkennbar. Das Mesophyll besteht aus lockerem Parenchym. Farbstoffe sind entweder im Zellsaft gelöst oder liegen als Farbstoffkörper in der sonst farblosen Zelle. Die Epidermis trägt häufig Papillen und besitzt cuticulare Streifung.

Die Staubblätter bestehen aus einem fadenförmigen Träger, dem Filament und dem Staubbeutel selbst, der Anthere. Die Filamente können frei (Rosa) oder untereinander zu Bündeln (Hypericum, Fumaria) oder zu einer Röhre verwachsen sein (Malva). Unter dem Mikroskop bestehen sie aus zartem Gewebe mit einem in der Mitte verlaufendem Gefäßbündel. Die Antheren bestehen aus zwei Hälften, die durch den oberen Teil des Filaments, das Konnektiv, verbunden sind. Die Konnektivzipfel stellen bei einigen Drogen charakteristische mikroskopische Merkmale dar. In jedem Antherenfach befinden sich zwei Pollensäcke, die die Pollen beinhalten. Auch die Staubbeutel können untereinander zu einer Röhre verwachsen sein (bei vielen Compositen). Die Pollensäcke besitzen unter der Epidermis eine Faserzellenschichte, das Endothecium, dem eine mechanische Funktion bei der Entleerung des Pollenstaubes zukommt. Die Endotheciumzellen besitzen netzige Verdickungen an den Wänden und sehen von der Fläche manchmal aus wie Netzgefäße oder ein gestricktes Gewebe. Jedenfalls sind diese Zellen für Blüten, die Staubgefäße enthalten, charakteristisch. Die Antheren einzelner Pflanzen besitzen zuweilen einen bestimmten Öffnungsmechanismus. Sie können z. B. mit Löchern (Solanum) oder mit Klappen aufspringen (Lauraceen) oder sich korkzieherartig zusammendrehen (Erythraea Centaurium). In Blütenknospen sind die Pollenkörner in den Antheren noch miteinander verklebt und fallen beim Pulvern der Droge in Paketen oderKlumpen heraus(Cina, Caryophylli). Die Pollenkörner bestehen bei den Angiospermen aus zwei, bei den Gymnospermen aus vier Zellen. Die innere Pol-

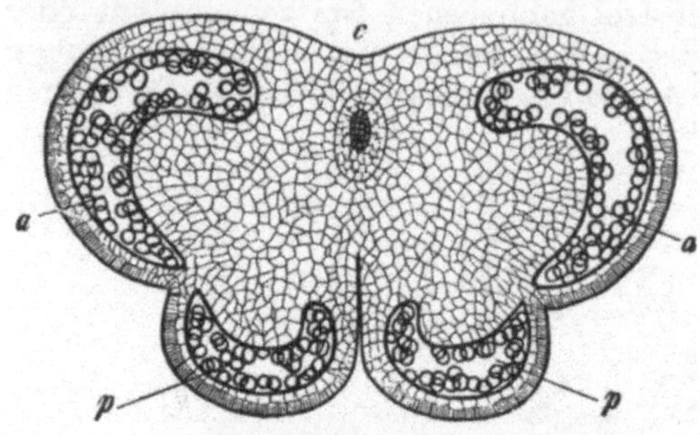

Abb. 77. Querschnitt der Anthere von *Datura Stramonium*. (Nach A. B. FRANK.) *c* das Konnektiv mit dem Leitbündel, *a* die äußeren, *p* die inneren Pollensäcke.

lenhaut, die Intine, besteht aus Cellulose, die äußere, die Exine, enthält Cutin und besitzt zentrifugale Verdickungen verschiedenster Formen (Warzen und Stacheln) und häufig präformierte Stellen (Poren) für den Austritt des Pollenschlauches. Form und Oberfläche der Pollen ist für viele Familien charakteristisch.

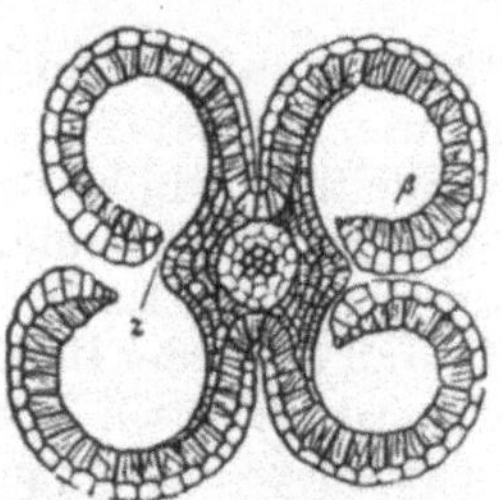

Abb. 78. Querschnitt einer aufgesprungenen Anthere von *Butomus*; die Klappen β haben sich von dem Konnektiv bei *z* abgelöst. (Nach SACHS.)

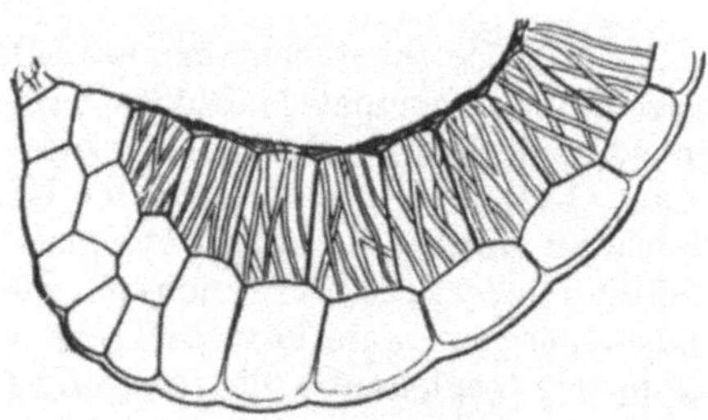

Abb. 79. Querschnitt einer Antherenklappe bei stärkerer Vergrößerung, um die Oberhaut und das Endothecium derselben zu zeigen. (Nach SACHS.)

Die Fruchtblätter (Karpelle) stellen immer den innersten Kreis der Blüte dar und befinden sich am Gipfel der Blütenachse. Sie sind in der Regel zum Fruchtknoten (Stempel oder Gynoeceum) verwachsen. Dieser heißt dann synkarp und enthält im Innern zwei oder mehrere Höhlungen, worin sich die Samenanlagen befinden. Sind die Fruchtblätter, was weniger oft vorkommt, frei, d. h. bildet jedes einzelne Karpell durch Verwachsen an seinen Rändern einen Fruchtknoten, dann heißen diese apocarp (Ranunculaceen). Unter dem Mikroskop zeigen die Fruchtblätter im wesentlichen den Bau eines Laubblattes. Beiderseits Epidermen und dazwischen ein von Gefäßbündeln durchzogenes Parenchym

Die Samenanlagen bestehen aus zarten, meist wenig charakteristischen
Zellen. Der meist vorhandene Griffel, der oberseits die Narbe trägt,
stellt eine Verlängerung des Fruchtknotens dar, er kann auch fehlen
(Papaver). Es sitzen dann die Narben direkt auf dem Fruchtknoten auf.
Die Zahl der Fruchtblätter bestimmt die Zahl der Narben und Griffel.
Die Griffel können verwachsen oder frei sein, oder sich nach oben in
mehrere Teile teilen, diese nennt man Narbenschenkel. Die Narben
sind mikroskopisch charakterisiert durch Epidermiszellen, die zu Papillen (oft handschuhfingerförmig) oder zu Haaren ausgewachsen sind
und eine klebrige Flüssigkeit abscheiden.

Zwitterblüten oder zweigeschlechtige Blüten enthalten sowohl Staubgefäße als auch Fruchtknoten (Röhrenblüte der Compositen). Dikline
oder eingeschlechtige Blüten enthalten entweder nur Staubgefäße
(männliche Blüten) oder nur Fruchtblätter (weibliche Blüten). Kommen beide Blütenarten auf ein- und derselben Pflanze vor, bezeichnet
man sie als einhäusig (monözisch). Kommen die beiden Blüten auf
verschiedenen Exemplaren derselben Pflanze vor, dann bezeichnet man
sie als zweihäusig (diözisch). Eingeschlechtige Blüten beherbergen
häufig Organe des anderen Geschlechtes als Rudimente. Rudimentäre
Antheren werden Staminodien genannt.

Regelmäßige Blüten nennt man actinomorph (Rosa, Primula).
Unregelmäßige, die jedoch symmetrisch, sind zygomorph (Labiaten),
ebenso wie die Orchideenblüten.

Ein Blütendiagramm stellt einen Grundriß der Blüte dar, wobei die
Insertionsstellen und das gegenseitige Verhältnis sämtlicher Blütenteile
auf eine Ebene projiziert sind.

In der Nähe der Blüte finden sich noch Laubblätter, die häufig
charakteristische Merkmale darstellen. Bei Hauptsprossen: Hochblätter,
als Vorblätter an den Stielen der Einzelblüten, ferner die Deckblätter,
auch Tragblätter genannt. Aus der Achsel letzterer entspringen
häufig die Blütensprosse und deshalb finden sich diese Blätter in un-
mittelbarer Nähe der Blüten (Deckblatt bei Majorana, Hochblatt bei
Tilia, zwei Vorblätter bei Koso). Die Blütenscheide (Spatha), bei
Arum und Calamus, ist ein Hochblatt. Ebenso besteht der Hüllkelch
der Compositen aus Hochblättern. Vorblätter sind unterhalb der
eigentlichen Blüte am Blütenstiel stehende Hochblätter, z. B. bei
Tilia, bei der das Hochblatt mit der Achse des Blütenstandes verwachsen ist.

B. *Blütenstände:* Diese bestehen aus mehreren Blüten, wobei die Art
und Weise der Verzweigung der einzelnen Blütenstiele die Grundlage
für die Zweiteilung der Blütenstände in racemöse und cymöse bietet
(s. Abb. 80 und 81).

1. *Racemöse oder traubige Blütenstände.* Die stärker wachsende Hauptachse dominiert, so daß die an der Spitze oder in der Mitte befindlichen
Blüten später, die unten oder seitlich am Rande befindlichen früher
blühen (centripetale oder acropetale Aufblühfolge). Wir unterscheiden
folgende Typen:

I. *Traube* (Racema). Die Hauptachse ist stärker verlängert als die Nebenachse (Convallaria). Eine zusammengesetzte Traube wird als Rispe bezeichnet (Weintraube, Flores Koso).

II. *Ähre* (Spica). Hauptachse ist verlängert, Nebenachse verkürzt, Blüten daher sitzend (Gramineen). Kolben sind Ähren mit fleischig verdickter Achse (Calamus), Kätzchen solche mit herabhängender Achse (Corylus).

III. *Dolde* (Umbella). Hauptachse verkürzt, Nebenachse verlängert. Diese entspringen alle an einem Punkt (Primula). Aufblühfolge ist zentripetal, im Gegensatz zu dem unten erwähnten Pleiochasium, das ähnlich aussieht. Bei der Doppeldolde (zusammengesetzte Dolde) sind die einzelnen Nebenachsen abermals wie eine Dolde verzweigt (Umbelliferen). Hülle (Involucrum) und Hüllchen (Involucellum) sind Tragblätter der einzelnen Blütenstiele und finden sich an der primären bzw. sekundären Verzweigung.

IV. *Köpfchen* (Capitulum). Haupt- und Nebenachse verkürzt und zu einem Blütenboden (Receptaculum) entwickelt. Dieser kann bewimpert sein mit Spreublättern, es sind das Deckblätter der Einzelblüten, die im Blütenboden angeheftet sind. Der Blütenboden ist im unteren Teil von ein bis zwei Kreisen von Hüllkelchblättern umgeben (Compositen).

2. *Trugdoldige oder cymöse Blütenstände.* Die Nebenachsen dominieren, sind verlängert, entwickeln sich kräftiger und blühen daher später auf als der Hauptsproß, der sein Längenwachstum bald einstellt. Aufblühfolge ist zentrifugal oder acrofugal.

I. *Eingabelige Trugdolde* (Monochasium). Jede Hauptachse und jeder Seitensproß mit nur einem Zweig, bei Drogen selten. Häufig erzusammengesetzte Formen wie:

II. *Wickel.* Jeder Seitensproß entwickelt abwechselnd rechts und links Nebensprosse (Myosotis).

III. *Schraubel.* Jeder Seitensproß entwickelt Nebensprosse nur nach einer Richtung (Hemerocallis).

IV. *Mehrgabelige Trugdolden;* Dichasium ist die zweigabelige, Pleiochasium die vielgabelige Trugdolde. Die Seitenachsen des cymösen Blütenstandes verzweigen sich weiter, so daß die Blüten ungefähr in einer Ebene liegen. Es ist daher eine vielgabelige Trugdolde (Sambucus) äußerlich einer echten Dolde ähnlich, unterscheidet sich jedoch von ihr durch die Aufblühfolge, die bei der Trugdolde zentrifugal, bei der Dolde zentripetal ist.

Bei den Blütenständen finden sich auch Zwischenformen, die aus racemösen und cymös gebauten Teilen zusammengesetzt sind.

Die wichtigsten Blütenstände. Schematische Zeichnung.

Die Größe der Kreise, die die Einzelblüten darstellen, deutet die Aufblühfolge an, die großen Kreise stellen zuerst aufblühende Blüten dar, s. Abb. 80 und 81 auf S. 73.

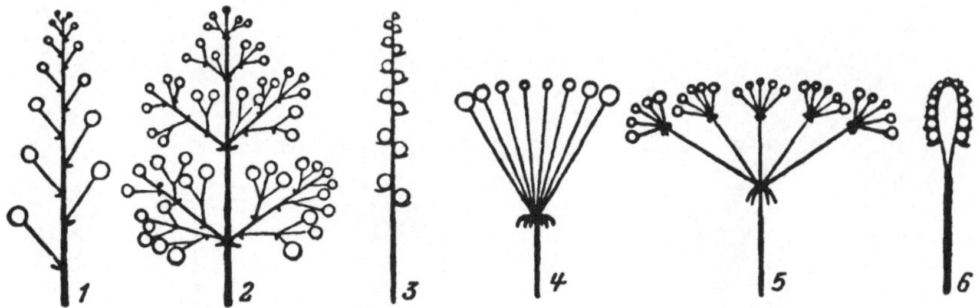

Abb. 80. Racemöse Blütenstände.
1 Traube. *2* Rispe. *3* Ähre. *4* Dolde. *5* Doppeldolde. *6* Köpfchen.

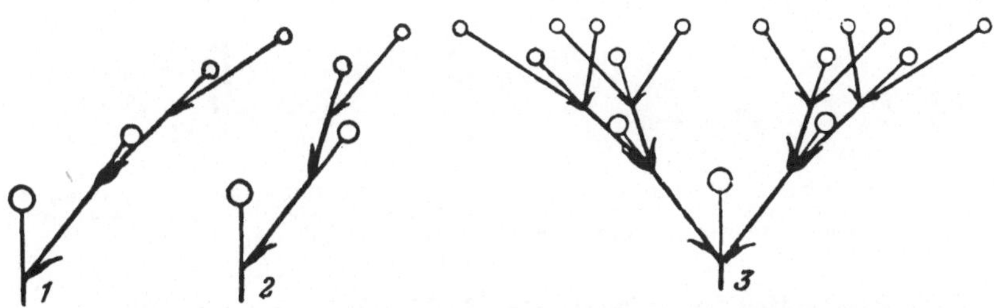

Abb. 81. Cymöse Blütenstände.
1 Schraubel. *2* Wickel. *3* Trugdolde (Dichasium). (SCHMEIL-SEYBOLD.)

Flores Arnicae, Arnicablüten (*Arnica montana*), Compositen.

Die Zungen- und Röhrenblüten ohne den flachgewölbten, mit kurzen, weißen Haaren bewimperten Blütenboden, (Receptaculum). Die Zungenblüten (Randblüten) zygomorph, mit Staminodien und dreizähniger, orangegelber Zunge. Röhrenblüten (Scheibenblüten) actinomorph, zwitterig, mit orangegelber, röhriger Blumenkrone, die fünf Zipfel oberseits trägt. Antheren zu einer Röhre verwachsen. Bei beiden Blüten ist der Fruchtknoten länglich, mit einreihigem, gelben Pappus versehen und trägt den Griffel, eine zweilappige Narbe (Abb. 82). Geruch und Geschmack aromatisch.

Unter dem Mikroskop: Auf dem Fruchtknoten Zwillingshaare (Doppelhaare) mit zwei längsverwachsenen Zellen und getüpfelten Wänden und Compositendrüsen (Abb. 83). Im Inneren häufig über die ganze Fläche verteilt schwarze, verästelte Gebilde von charakteristischem Aussehen: Intercellularen, erfüllt mit Phytomelan (Abb. 85), nach innen folgen dann einige Schichten schwach verdickter Fasern und dann die zartzellige Samenanlage. An der Basis des Fruchtknotens ein fünf Zellen hoher Kranz von Steinzellen (Abb. 84). Corollblätter mit papillöser Epidermis auf der Innenseite und Compositendrüsen, ferner drei- bis siebenzellige Gliederhaare, glatt, bis 1 mm lang. Antheren mit Endothecium, Pollenkörner grobstachelig, kugelig, gegen 40 μ groß. Pappushaare sind besetzt mit Borstenhaaren, die mit ihren Spitzen seitlich herausragen (s. Abb. 82 *E*). Keine Kristalle.

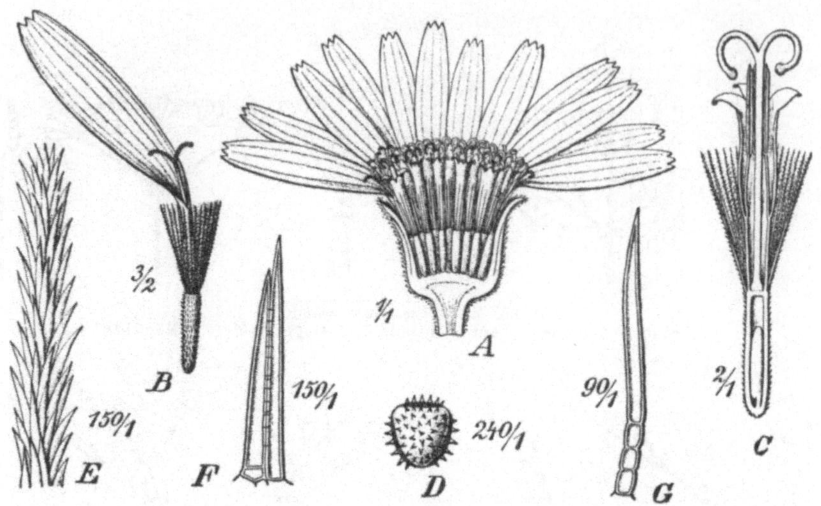

Abb. 82. Flores Arnicae. *A* Blüte im Längsschnitt ($^1/_1$), *B* Randblüte (3 fach), *C* Scheibenblüte (2 fach), *D* Pollenkorn (200 fach), *E* Spitze eines Pappushaares (150 fach), *F* Doppelhaar vom Fruchtknoten (150 fach), *G* Haar von der Blumenkrone (90 fach). (GILG.)

Pulverdroge: Man findet Fragmente des Fruchtknotens, Zwillingshaare, Compositendrüsen, Teile des charakteristischen Pappus und Pollenkörner.

Prüfung: Auf das Vorhandensein eines Receptaculums: Sternparenchym des Blütenbodens mit zwei- bis fünfzelligen

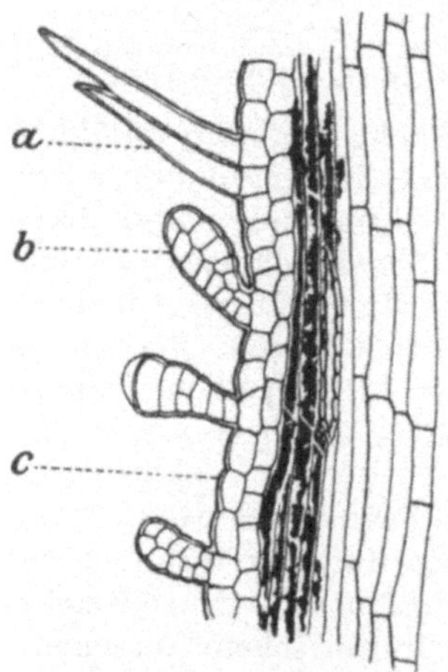

Abb. 83. Flores Arnicae.
Fruchtknotenwand im Längsschnitt.
a Zwillingshaare, *b* Compositendrüsen,
c Epidermis, darunter deutlich die
schwarze Phytomelanschichte.
(Vergr. etwa 150 fach.) (GILG.)

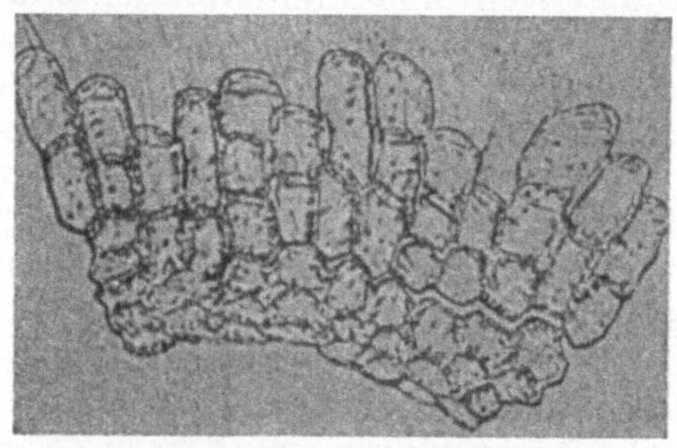

Abb. 84. Flores Arnicae. Steinzellenkranz an der Fruchtknotenbasis. (Vergr. 300 fach.) (FLÜCK.)

Gliederhaaren, Hüllkelchblätter mit Drüsenzotten und kugeligen Etagenhaaren. Andere Compositenblüten unterscheiden sich meist äußerlich, sie besitzen große Achaenen (Scorzonera humilis) oder besonders kleine Achaenen (Inula britannica) oder kleinen Pappus (Anthemis tinctoria). Taraxacum und Calendula sind leicht zu erkennen; in der Schnittdroge ist Arnica kenntlich an den leuchtend gelben, meist stark geschrumpften Zungenblüten und dem Pappus.

Flores Aurantii, Orangenblüten (*Citrus Aurantium*), Rutaceen.

Die Droge aus den getrockneten, 1—2 cm langen Blütenknospen. Die 5 geschlossenen Korollblätter bilden mit dem 5 zähnigen Kelch ein längliches, zylindrisches Gebilde. Korollblätter und Kelch sind kahl und außen braun punktiert (Ölräume). Staubgefäße zahlreich, rotbraun in Bündeln verwachsen; kugeliger Fruchtknoten, kopfige Narbe. Geruch und Geschmack aromatisch, schwach bitter. Unter dem Mikroskop besitzt der Kelch polygonale Epidermiszellen, einzellige schwach verdickte Haare und große Oxalateinzelkristalle im Mesophyll. Korollepidermis polygonal, teilweise mit Papillen und cuticularer Streifung. Sphärite von Hesperidin im Gewebe, große Ölräume in Kelch und Korolle schon äußerlich als Punkte sichtbar. Charakteristisch ist das Endothecium der Antheren, Pollenkörner kugelig, zart punktiert mit 4—5 Poren. In der Schnittdroge bräunliche steife, gewölbte Korollblattstückchen außen mit deutlicher Punktierung. Vereinzelt Fruchtknoten, Reste des napfförmigen Kelches und die langen Antheren.

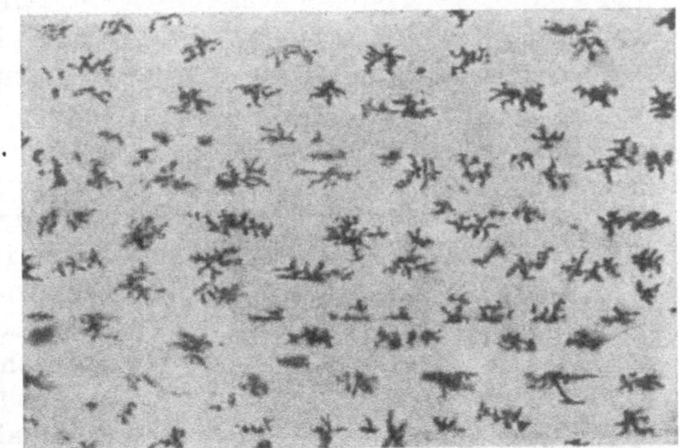

Abb. 85. Flores Arnicae. Phytomelan im Fruchtknoten (Flächenansicht). (Vergr. 70 fach.) (FLÜCK.)

Flores Caryophylli, Gewürznelken (*Eugenia caryophyllata*), Myrtaceen.

Die Droge besteht meist nur aus den getrockneten Zungenblüten (Randblüten). Diese sind gegen 25 mm lang, zungenförmig, an der Spitze dreizähnig, mit einem Fruchtknoten und in zwei Narben gegabelten Griffel. Am Grund der Zunge charakteristische Gliederhaare bis 1 mm lang und zwei Zellen breit. Die Cuticula der Zungenepidermis fein gestreift. In den Zellen Tropfen von fettem Öl. Pollenkörner dreiseitig gerundet mit stacheliger Exine. In Teegemischen ist die Droge leicht zu erkennen an den goldgelben, zwei- bis dreizähnigen Zungenblüten. Die Droge wird häufig in gefärbtem und beschwertem Zustand als Verfälschung von Crocus verwendet. Das enthaltene Saponin läßt sich mit Blutgelatine nachweisen, nach kurzer Zeit entsteht der hämolytische Hof. (Die Zungenblüte ist in angeschnittenem Zustand in Blutgelatine einzulegen, da das Saponin durch die unverletzte Zellwand nicht diffundiert, s. S. 363 Abb. 382.)

Flores Caryophylli, Gewürznelken (*Jambosa caryophyllus, Caryophyllus aromaticus*), Myrtaceen.

Die getrockneten Blütenknospen besitzen einen undeutlich vierkantigen, länglichen, braunen, unterständigen Fruchtknoten (Unterkelch), der sich im oberen Teil in vier derbe, dreieckige, abstehende Kelchzipfel verbreitert. Diese umgeben eine kugelige Knospe, bestehend aus vier gelbbraunen, gekrümmten, sich dachziegelförmig deckenden Korollblättern; innerhalb dieser zahlreiche Staubgefäße, ein spitzer Griffel und ein scheibenförmiger Diskus. Die Samenanlagen finden sich im oberen Drittel des Unterkelchs in zwei sehr kleinen Fächern. Geruch und Geschmack stark aromatisch, gewürzhaft, brennend.

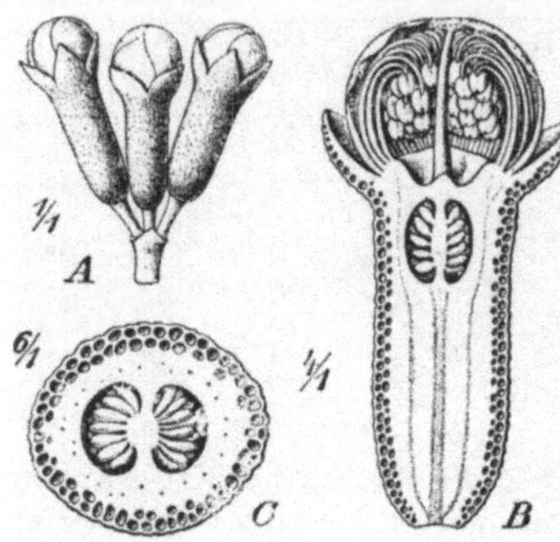

Abb. 86.   Flores Caryophylli. *A* Spitze eines Blütenzweiges mit drei Knospen, *B* eine Knospe im Längsschnitt, *C* Querschnitt durch den Fruchtknoten in dessen oberem Drittel. Die Samenanlage sichtbar. (MOELLER.)

Unter dem Mikroskop zeigt ein Querschnitt im unteren Drittel des Fruchtknotens eine polygonale Epidermis (s. Abb. 90) mit stark ausgebildeter, hellglänzender Cuticula, die so dick ist wie die Epidermiszellen selbst. Nach innen folgen, in braunes, dünnwandiges Parenchym gebettet, große (gegen 200 μ), ovale, mit ätherischem Öl erfüllte schizogene Ölräume (in Abb. 88 sind diese als schizolysigen gezeichnet!) dann folgt ein kollenchymatisch verdicktes Parenchym mit einzelnen Drusen und darin eine Anzahl von im Kreise angeordneten Gefäßbündeln, die einzelne verdickte Fasern, Spiralgefäße und Drusen in Kristallkammern führen (Abb. 89). Innerhalb dieses Gefäßbündelkreises lückiges Parenchym mit vielen Intercellu-

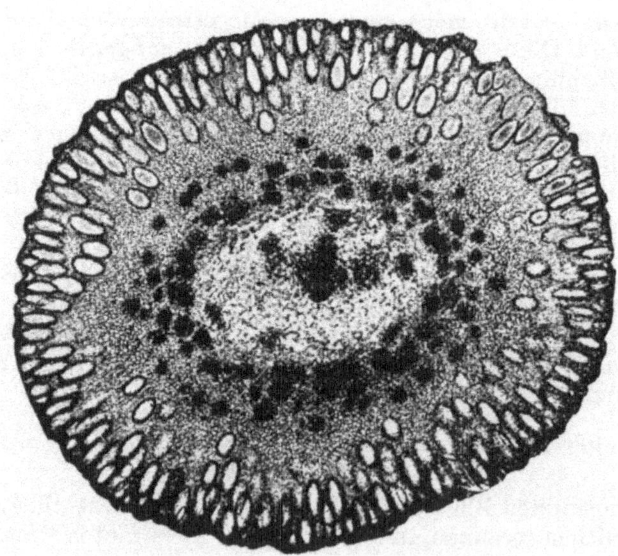

Abb. 87. Fruchtknoten (Unterkelch) der Gewürznelke, bei schwacher Vergrößerung. (MOELLER.

laren und im Zentrum wieder eine Anzahl von Gefäßbündeln (Columella). Am Querschnitt im oberen Drittel finden sich innerhalb des äußeren Gefäßbündelkreises die beiden Fruchtknotenhöhlen, die von einer oxalatdrusenführenden Schicht umgeben sind, daneben auch die Columella.

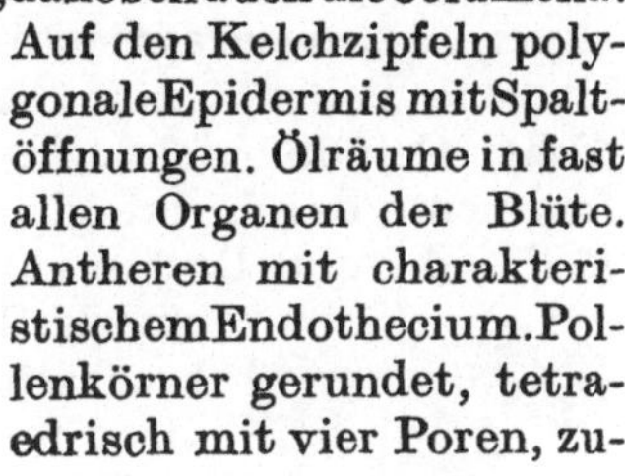

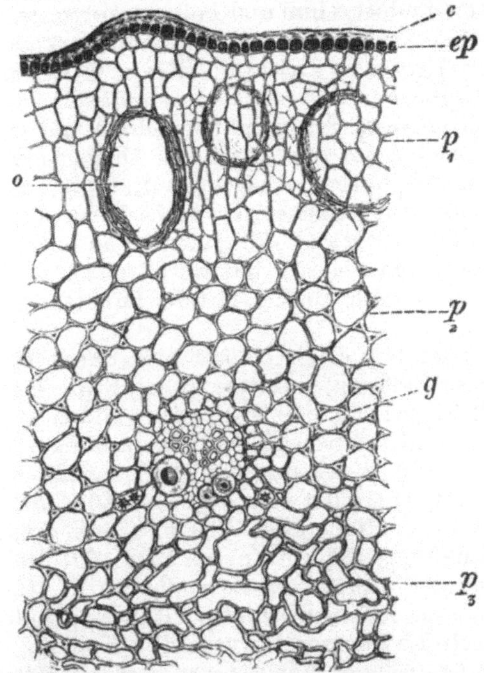

Auf den Kelchzipfeln polygonale Epidermis mit Spaltöffnungen. Ölräume in fast allen Organen der Blüte. Antheren mit charakteristischem Endothecium. Pollenkörner gerundet, tetraedrisch mit vier Poren, zu-

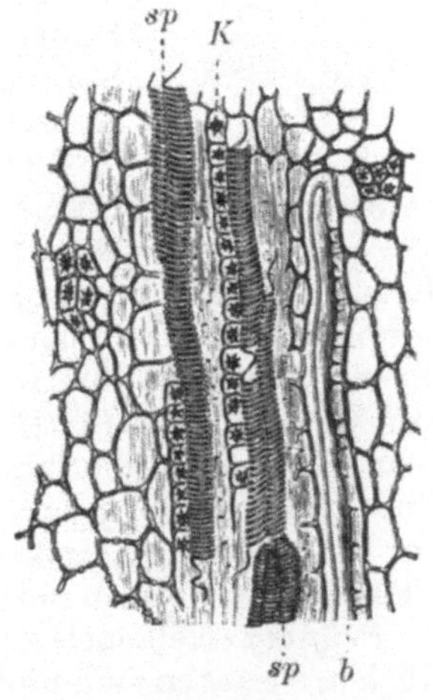

Abb. 88. Unterkelch (Fruchtknoten) der Gewürznelke im Querschnitt, *ep* Oberhaut mit der Cuticula *c.*, p_1, p_2, p_3 die drei verschiedenen, allmählich ineinander gehenden Parenchymschichten, p_2 = Kollenchym. *o* Ölräume, teilweise von Parenchym bedeckt, *g* Gefäßbündel, in dem die Querschnitte der engen Gefäße und der derbwandigen Bastfasern zu erkennen sind. (Vergr. etwa 60 fach.)
(MOELLER.)

Abb. 89. Längsschnitt durch ein Gefäßbündel. *sp* Gefäße, *b* eine relativ weitlichtige Bastfaser, *K* Kristalldrusen in Kammern.
(MOELLER.)

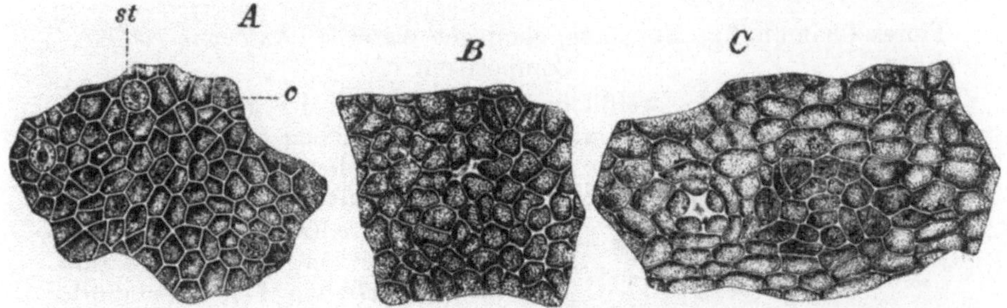

Abb. 90. Epidermen von verschiedenen Teilen der Gewürznelke. *A* vom Unterkelch (Fruchtknoten) mit dem Cuticularsaum *c* und den Spaltöffnungen *st*, *B* von der Außenseite, *C* von der Innenseite des Kronenblattes mit durchschimmernden Ölräumen und Kristalldrusen
(Vergr. etwa 100 fach.) (MOELLER.)

weilen zu Paketen verklebt. Filamente relativ dick mit einem Gefäßbündel und begleitenden Drusen. Steinzellen im Nelkenstiel.

Pulverdroge: Im braunen Pulver Fragmente der Fruchtknotenepidermis mit durchscheinenden Ölräumen. Kollenchymatisches Parenchym, Antherenfragmente samt Endothecium und Pollenpaketen, auch einzelne Pollenkörner (Abb. 91), Bastfasern hellglänzend, stark verdickt. Gefäßbündelstücke mit Drusen in Kristallkammern. Filamentfragmente durch ihre gleichbleibende Breite mit durchlaufendem Gefäßbündel und Drusen charakterisiert. Schwammparenchym und vereinzelt Steinzellen aus dem Stiel. An Querschnittsbruchstücken die glänzende Cuticula auffällig (sie darf nicht mit Faserbruchstücken verwechselt werden!).

Schnittdroge: Fruchtknotenfragmente und kugelige Knospen der Blumenblätter mit zuweilen sichtbaren Staubgefäßen. Geruch typisch. Mit der Lupe Ölräume zu erkennen.

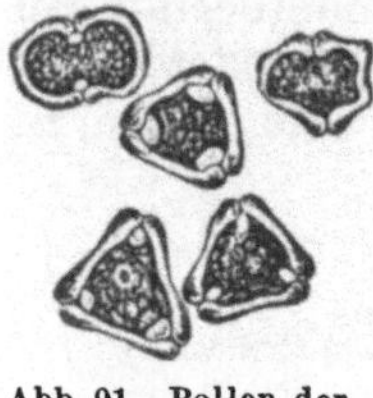

Abb. 91. Pollen der Gewürznelke. (MOELLER.)

Mikrochemie: Das Eugenol läßt sich durch Einbringen eines ölhaltigen Schnittes in gesättigte Kalilauge nachweisen: in den Öltropfen bilden sich Kristalle von Eugenolkalium. Mit Eisenchlorid Blaufärbung, die sowohl durch das Eugenol, als auch durch den Gerbstoff bedingt ist. Bei der Mikrosublimation des Pulvers erhält man bei 240—260° Nadeln von Caryophyllin (Triterpenkörper). Nach dem Umsublimieren erhält man einen noch allerdings erniedrigten Mikro-Fp von etwa 280—290°. Zur Identifizierung setzt man der Lösung von Caryophyllin in Äther ein Tröpfchen 3%iger Kalilauge zu. An der Berührungsfläche der beiden Flüssigkeiten bilden sich feinste Nadeln von Caryophyllin-Kalium.

Prüfung: Nelkenstiele, die in größerer Menge nicht vorhanden sein dürfen, verraten sich mikroskopisch — in der Ganzdroge sind sie leicht erkennbar — durch verschieden gestaltete Steinzellen, Steinkork, knorrige Bastfasern und Netz- und Treppengefäße. Mutternelken sind erkennbar an den Stärkekörnern und dem grob getüpfelten Cotyledonargewebe. Der Minimalgehalt des ätherischen Öls soll 16% betragen.

Flores Chamomillae Romanae, römische Kamille (*Anthemis nobilis*), Compositen.

Gegen 2 cm große, weißliche Blütenköpfchen der gefüllten Form; der Grund des Köpfchens ist umgeben von zahlreichen, dachziegelförmig sich deckenden Hüllkelchblättern, die einen breiten, häutigen Rand besitzen und schwach behaart sind. Blütenboden kegelförmig, markig (nicht hohl wie bei Chamomilla vulgaris), besetzt mit häutigen Spreublättern. Die Hauptmenge der Blüten sind weibliche, zygomorphe Zungenblüten mit dreizähniger Zunge, einem kurzen, gelblichen, gekrümmten Fruchtknoten und einem Griffel mit zwei Narbenschenkeln. Kelch fehlt. Röhrenblüten spärlich. Die genauere Beschreibung dieser

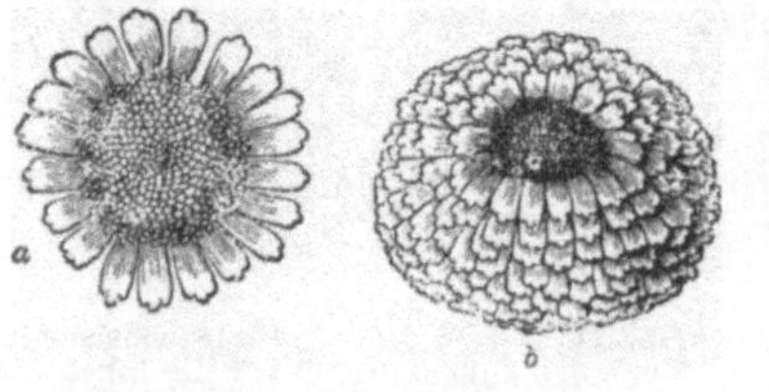

Abb. 92. Flores Chamomillae romanae. *a* Blütenköpfchen der wildwachsenden Pflanze, *b* der gefüllten Kulturform. (GILG.)

siehe Chamomilla vulgaris. Geruch aromatisch, Geschmack aromatisch bitter.

Unter dem Mikroskop sind die Hüllkelchblätter unterseits behaart mit zahlreichen Gliederhaaren, die aus mehreren, kurzen Stielzellen und einer langen, dünnwandigen, geraden Endzelle bestehen. Der häutige Rand des Hüllkelchblattes ist nur eine Zelle dick, lediglich im inneren Teile findet sich Mesohpyll, darin der von einem Sekretgang begleitete Blattnerv, in dessen Umgebung sich eine aus knorrigen Fasern und Stabzellen zusammengesetzte Sklerenchymplatte erstreckt. Spreublätter ähnlich gebaut. Der Blütenboden besteht aus großen Parenchymzellen mit kleinen Oxalatdrusen. Der gekrümmte Fruchtknoten besitzt am Grunde einen einreihigen Kranz von mäßig verdickten Steinzellen (wie bei Arnica) und an den beiden Enden Anhäufungen von Oxalatdrusen. Epidermis des Fruchtknotens teilweise zu verschleimten Zellen umgewandelt wie bei Ch. vulgaris (s. Abb. 97 A *a*) (Strickleiterzellen). Die Korollepidermis polygonal, gewellt mit oberseits kegelförmigen Papillen, die cuticulare Streifung aufweisen. Von der Fläche gesehen sind es zart gestrichelte Kreise, die ihren Durchmesser je nach der Einstellung des Mikroskopes ändern. Narben mit kleinem Balsamgang und handschuhfingerförmigen Papillen. Compositendrüsen auf beiden Blüten und auch auf den Hüllkelchblättern. Die Drüsen bestehen aus drei bis vier Etagen von in zwei Reihen angeordneten, nach oben etwas breiter werdenden, von einer blasigen Cuticula umgebenen Zellen (s. Abb. 98 *E*). Von oben gesehen sind es ovale Gebilde mit einer querdurchlaufenden, geraden Linie, die dadurch zustande kommt, daß die aneinandergrenzenden Zellwände der Zellpaare sich aufdecken (Abb. 97 A *b* und 95/2). Die Beschreibung der Röhrenblüten siehe bei Chamomilla vulgaris. Die Pollenkörner sind dreiseitig mit stacheliger Exine, darunter eine Stäbchenschicht und drei Austrittsporen (Abbildungen s. Chamomilla vulgaris).

Pulverdroge: In der Hauptsache Fragmente der Zungenblüte mit Papillen und Compositendrüsen. Hüllkelch und Spreublätter mit langen Haaren und Sklerenchymplatten. Parenchym aus dem Blütenboden und Fruchtknotenfragmente, Pollenkörner nicht zahlreich. In Teemischungen findet man zuweilen die ganzen Blütenköpfchen oder die auffallenden Zungenblüten (und wenige Röhrenblüten), die die Erkennung gewährleisten.

Prüfung: Auf Verfälschung mit Chrysanthemum Parthenium, das kleine Blüten mit nacktem Blütenboden besitzt, ist zu achten. Die Bestimmung des ätherischen Öls soll 0,8% ergeben. Darin kann das wenige Azulen wie bei Ch. vulgaris kolorimetrisch bestimmt werden.

Flores Chamomillae vulgaris, gemeine Kamillen (*Matricaria Chamomilla*), Compositen.

Die ganzen Blütenköpfchen. Hüllkelch meist dreireihig, Blütenboden kegelförmig, hohl, nackt (nicht mit Spreublättern bewachsen wie bei Chamomilla Romana). Zungenblüten nur am Rand, auf dem übrigen Blütenboden zahlreiche Röhrenblüten mit gelben, fünfzipfeligen, trich-

terförmigen Korollen, die Antheren zu einer Röhre verwachsen. Griffel
mit zwei Narbenschenkeln. Geruch aromatisch, Geschmack aromatisch
bitter.

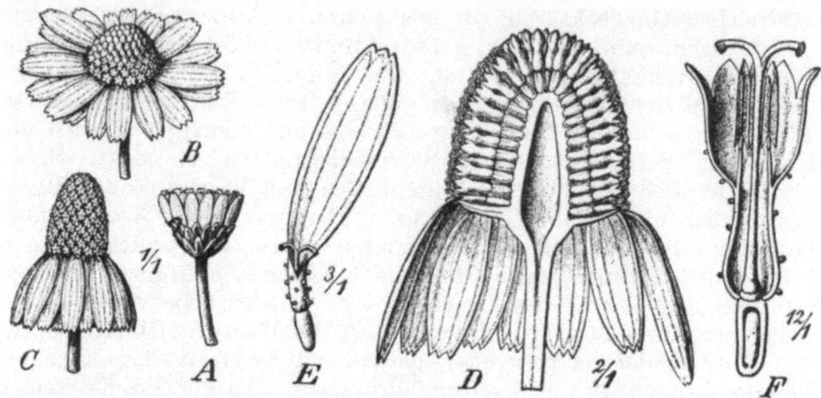

Abb. 93. Flores Chamomillae. *A* junges Blütenköpfchen, sich eben ausbreitend, *B* dasselbe etwa
älter, die Zungen der Randblüten horizontal ausgebreitet, *C* altes Blütenköpfchen, die Zungen der
Randblüten schlaff herabhängend ($^1/_1$), *D* altes Blütenköpfchen längs durchschnitten (2 fach), *E* ganze
Randblüte (3 fach), *F* Scheibenblüte im Längsschnitt (12 fach). (GILG.)

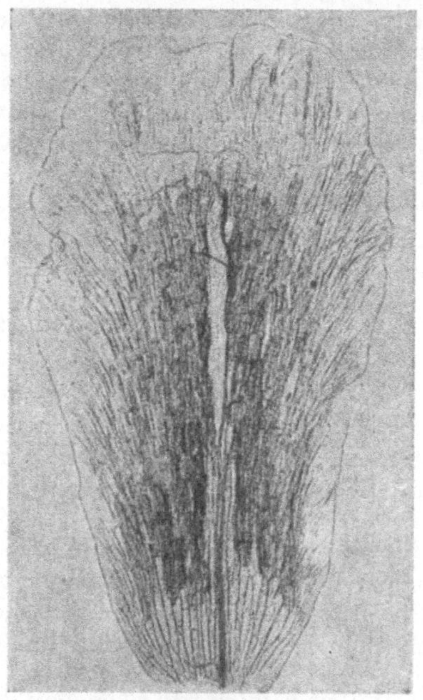

Unter dem Mikroskop: Die Zungenblüten gleich gebaut wie bei Chamomilla Romana, ebenso die Hüllkelchblätter, nur fehlen diesen die langen

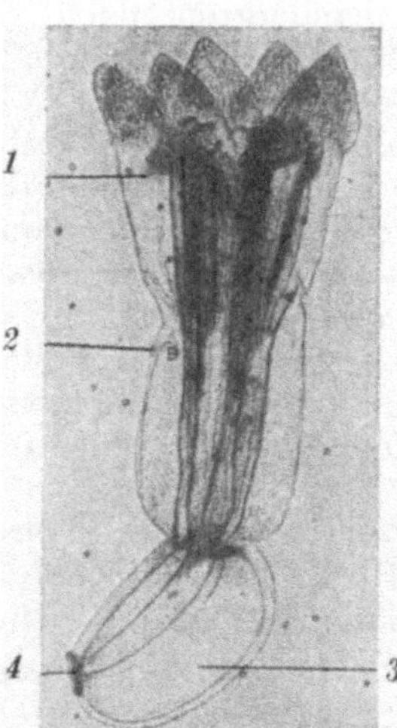

Abb. 94. Hüllkelchblatt in Chloral, Sklerenchymzellen im Mesophyll. (Vergr. 27 fach.)
(FLÜCK.)

Abb. 95. Ganze Röhrenblüte in Chloral.
1 Narbe, *2* Compositendrüse, *3* Fruchtknoten
4 Steinzellenkranz. (Vergr. 27 fach.) (FLÜCK.

Haare mit mehrzelligem Stiel. Im Blütenboden finden sich in der Nähe
der Gefäßbündel Sekreträume mit gelbbraunem Inhalt. Röhrenblüte:

Fruchtknoten wie bei den Zungenblüten mit Strickleiterzellen, Oxalatdrusen, Compositendrüsen und Steinzellenring am Grunde. Korollröhre mit wellig-buchtigen bis polygonalen Epidermiszellen, die nur an den Korollzipfeln schwach papillös sind, außen mit Compositendrüsen bewachsen. Am Grunde der Korollröhre Oxalatdrusen angereichert. In

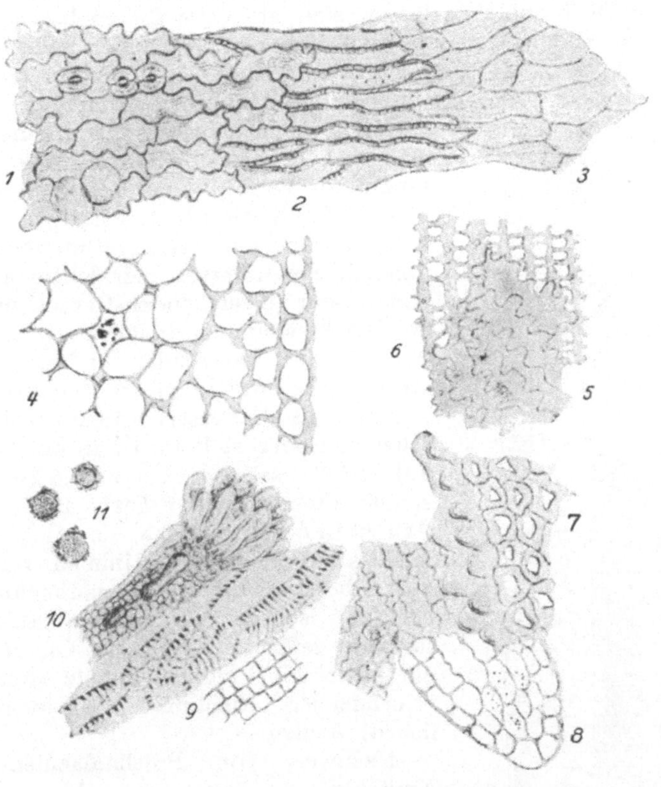

Abb. 96. Flores Chamomillae vulgaris. *1* Oberhaut des Hüllkelchblättchens. *2* Faserschicht. *3* Rand des Hüllkelches. *4* Blütenboden im Querschnitt mit einem Sekretgange. *5* Oberhaut der Zungenblüte *6*. Schwammparenchym derselben. *7* Papillöse Oberhaut der Zungenblüte. *8* Oberhaut am Zipfel einer Röhrenblüte. *9* Endothecium. *10* Narbe mit Papillen und einem zentralen Balsamgang. *11* Pollenkörner. (Vergr. 70fach). (MOELLER.)

den Antheren Endothecium mit zarten netzigen Verdickungsleisten. Charakteristisch sind ferner die Konnektivzipfel. Pollenkörner wie bei Chamomilla Romana.

Pulverdroge: Zahlreiche Pollenkörner und hauptsächlich Fragmente der Röhrenblüten mit Compositendrüsen, wobei besonders die Zipfel der Korolle infolge der gleichbleibenden Größe und ihrer charakteristischen Form ein gutes Kennzeichen abgeben. Ähnlich gebaut, auch von gleichbleibender Größe, aber wesentlich kleiner und derbwandiger die Konnektivzipfel, daneben Teile des Hülkelchblattes mit Sklerenchymplatte. Narbenschenkel und Gewebe aus dem Blütenboden. Der aus Steinzellen bestehende Ring, mit dem der Fruchtknoten auf dem Blütenboden befestigt ist, zuweilen sichtbar. Endothecium häufig. In Teegemischen sind die ganzen Köpfchen mit zurückgeschlagenen Zungenblüten und die gelben Röhrenblüten leicht zu finden. Die teilweise abgerebelten Röhrenblüten lassen sich als etwa 2 mm lange Gebilde erkennen und mit der Lupe identifizieren. Auch der nackte, kegelförmige, vom Hüllkelch umgebene hohle Blütenboden ist dann noch vorhanden.

Prüfung: Unzulässig ist Kamillengrus, das sind die vom Blütenboden abgeriebenen Röhrenblüten. Verfälschung mit verschiedenen anderen Compositenblüten sind leicht zu erkennen, wobei auf evtl. am Blütenboden vorhandene Spreublätter, markhaltigen Blütenboden oder abweichenden Geruch zu achten ist. Die Bestimmung des ätherischen Öls soll 0,6% ergeben. Das Azulen, ein blau gefärbter Kohlenwasserstoff, dem die Heilwirkung des Kamillenöls in erster Linie zuzukommen scheint, findet sich im Öl in der Regel zu 1,0—1,5%, seltener bis zu 4,5%. Infolge seiner intensiv blauen Farbe läßt sich das Azulen in der Droge bzw. im ätherischen Öl leicht kolorimetrisch bestimmen. Wenn man zur Ölbestimmung die Arzneibuchmethode benützt, isoliert man das abgeschiedene tiefblau gefärbte ätherische Öl, füllt auf ein passendes Volumen auf (2—5 ml) und colorimetriert. Eichkurve mit reinem (käuflichen) Azulen.

Nachweis von Prochamazulen: 2—3 Köpfchen + 5 ml peroxydfreien Äther extrahieren — Abdampfrückstand + 3 ml ER — Reagenz 5 Min. auf dem Wasserbad erwärmen: blaue Farbe!

Azulenfreie Droge nur grünlich-bräunlich.

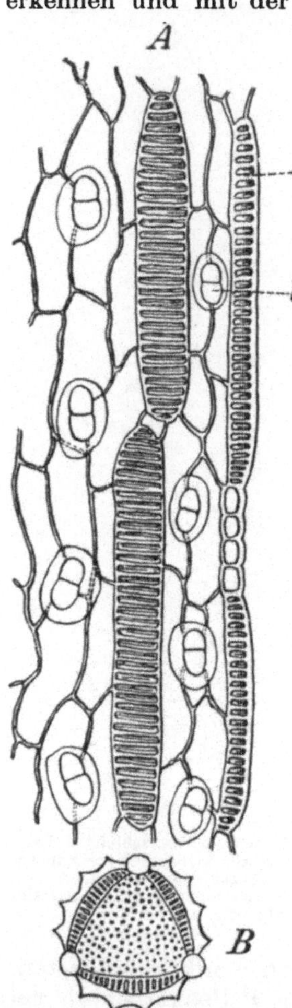

Abb. 97. Flores Chamomillae vulgaris. *A* Oberfläche des Fruchtknotens. (Vergr. etwa 350 fach.) *a* Strickleiterzellen (verschleimte Epidermis). *b* Compositen-(Etagen)-Drüsen in der Aufsicht. *B* Pollenkorn. (Vergr. etwa 1000 fach.) (GILG.)

Flores Cinae, Zitwerblüten (*Artemisia Cina*), Compositen.

Die etwa 2—4 mm langen, gelben bis braungrünen, geschlossenen Blütenköpfchen besitzen nur wenige (zwei bis sechs) charakteristische Compositenröhrenblüten in verschiedenen Entwicklungsstadien. Sie sind von dachziegelartig sich deckenden Hüllkelchblättern mit häutigem Rand und stark unterseits vorspringendem Nerven eingeschlossen. Die Blüten wurden früher wegen ihrer Form fälschlich Wurmsamen genannt. Geruch charakteristisch, Geschmack bitter, aromatisch.

Unter dem Mikroskop zeigen die Hüllkelchblätter ähnlichen Bau wie die der Kamille, der häutige Rand ist nur eine Zelle dick, nur der mittlere Teil besitzt Mesophyll. Im Gewebe um den Mittelnerv eine Sklerenchymplatte mit Bastfasern und reich getüpfelten Stabzellen. In der Nähe des stark - vorspringenden Nervs unterseits lange, bandartige, geschlängelte, z. T. T-artig gebaute Haare und zahlreiche Compositendrüsen (s. Kamille). Röhrenblüte fünfzipfelig mit stark ausgebildeten Antheren, diese enthalten die Pollenkörner noch in verklebtem Zustand, so daß sie beim Zerreiben als Pakete herausfallen. Die einzelnen Pollenkörner gerundet, dreiseitig mit drei Poren. Endothecium mit zarten Verdickungen, Compositendrüsen auf der ganzen Blüte, Oxalatdrusen im Parenchym der Hüllkelchblätter, am Grund der Korollröhre und im Fruchtknoten.

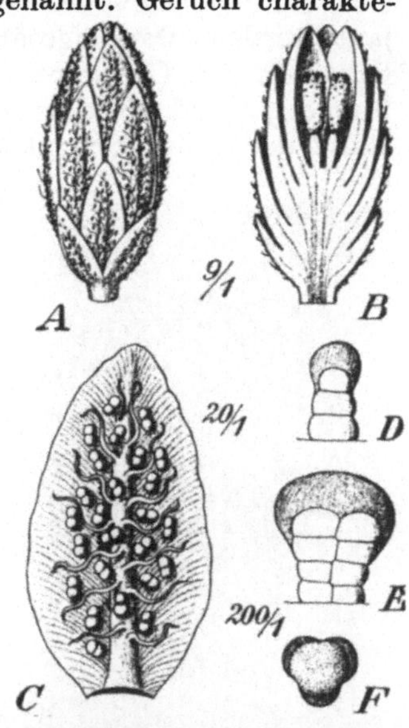

Abb. 98. Flores Cinae. *A* junges Blütenköpfchen, *B* dasselbe im Längsschnitt (9 fach), *C* Blatt des Hüllkelches von außen (20 fach), *D, E* Compositendrüsen, *F* Pollenkorn (300 fach). (GILG.)

Pulverdroge: Charakteristisch sind die Pollenpakete und auch einzeln liegende Pollenkörner, ferner Teile des Hüllkelchblattes mit Sklerenchym, Compositendrüsen und bandartige Haare, ferner kristalldrusenhaltige Fragmente aus dem Fruchtknoten und der Korolle. Antherenbruchstücke mit Endothecium.

Mikrochemie: Eine kleine Menge Droge wird mit Pentan entfettet und davon etwa 0,2 g in ein zugespitztes Röhrchen, das am unteren Ende mit einem Asbestpfropf verschlossen und dann mit wenig Kohle und Bleicherde beschickt ist, eingefüllt. Man tropft nun in Abständen je 2 ccm Methylenchlorid (insgesamt 6 ccm) auf die Droge. Das Santonin wird herausgelöst und das durch die Adsorptionsmittel gereinigte Methylenchlorid in einem Mikrobecher aufgefangen. Nach dem Einengen wird der Rückstand der Mikrosublimation bei 140—150° unterworfen. Man erhält nach dem Kratzen gut ausgebildete, reine Kristalle von Santonin. Mikro-Fp 179°.

Prüfung: Verfälschung mit sog. santoninfreier Cina, die morphologisch der echten sehr ähnlich ist, erkennt man durch Behandlung mit methylalkoholischer Natriummethylatlösung: Die Compositendrüsen der echten Cina färben sich rotviolett, die der santoninfreien Droge nur gelb. Die Bestimmung des Santonins: Das Arzneibuch läßt den Rückstand des Benzolextraktes in 15%igem Alkohol lösen, daraus nach Klären mit Ton und Filtrieren in der Kälte auskristallisieren und nach dem Lösen in Chloroform den Rückstand wägen. Komplizierter, aber besser ist folgende Bestimmung, bei der die Droge mit Kalkwasser gekocht (wobei sich santoninsaures Kalzium bildet) und flüchtige Substanzen verjagt werden. Der angesäuerten Lösung des Calciumsalzes wird das Santonin mit Chloroform entzogen, die Chloroformlösung mit Aluminiumoxyd und Merckscher Kohle gereinigt. Der Verdunstungsrückstand des Chloroformextrakts wird dann aus Wasser umkristallisiert.

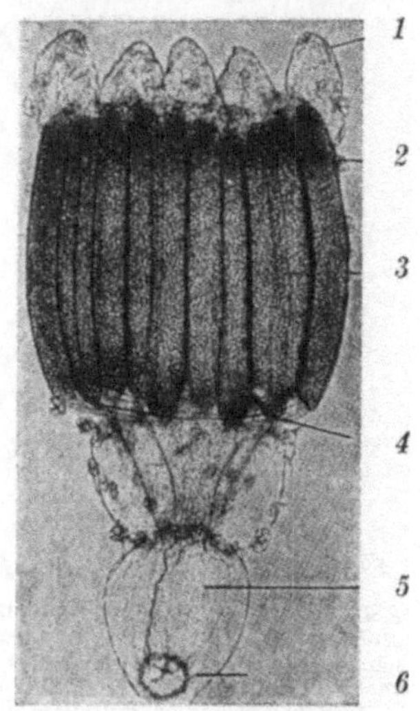

Abb. 99. Flores Cinae, Röhrenblüte bereits weiter entwickelt, in Chloral. *1* Korollzipfel, *2* Compositendrüse, *3* Antheren, *4* Antherenbasis und Filament, *5* Fruchtknoten, *6* Steinzellenkranz an der Fruchtknotenbasis. (Vergr. 30 fach.) (FLÜCK.)

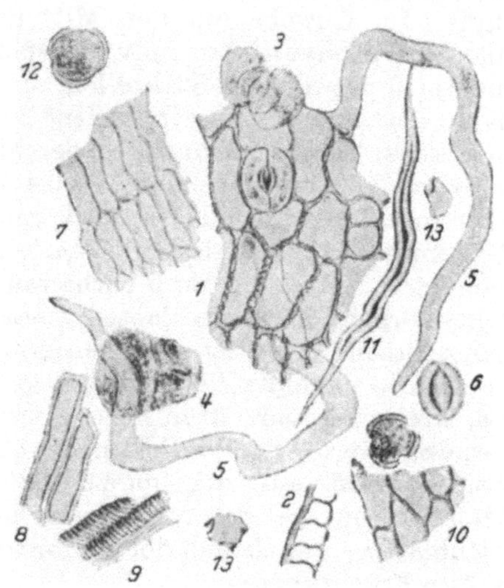

Abb. 100. Flores Cinae. *1* Epidermis des Hüllkelchblattes. *2* Dieselbe im Querschnitt. *3* Etagendrüse von oben gesehen. *4* Dieselbe in seitlicher Ansicht. *5* Haare. *6* Isoliertes Schließzellenpaar. *7* Rand des Hüllkelchblattes. *8* Sklerenchymzellen. *9* Gefäße. *10* Parenchym. *11* Faser. } aus dem Gefäßbündel. *12* Pollenkorn. *13* Kristall. (MOELLER.)

Methodik: 5,0 g Blütenköpfe, oder bei geringem Santoningehalt eine entsprechend größere Menge derselben, werden zerkleinert, in einem Mörser mit 1,0 g gelöschtem Kalk verrieben und in einem Becherglase oder Erlenmeyerkolben mit 250 ml Wasser 10 Minuten lang gekocht, dann wird sogleich durch eine Filternutsche filtriert und der Rückstand mit heißem Wasser ausgewaschen bis das Gesamtfiltrat etwa 500 ccm beträgt. Dieses kocht man 30 Min. lang auf offener Flamme in einem Becherglas (um ätherische Öle zu vertreiben). Das noch warme Filtrat wird in einen Scheidetrichter gegeben und mit 20 ml Salzsäure (d = 1,12) angesäuert. Nach dem Erkalten wird mit 50, 30, 20 und 20 ccm Chloroform jedesmal unter energischem Schütteln extrahiert. Die Chloroformauszüge werden bis auf 25—30 ml verdunstet oder abdestilliert. Die konzentrierte gelbgefärbte Lösung wird mit Calciumchlorid getrocknet und durch ein mit 5 g Aluminiumoxyd und 1—2 g Carbo activatus gefülltes Adsorptionsrohr abtropfen gelassen. Das Absorptionsrohr wird zuerst mit einer Aluminiumoxyd-Aufschwemmung gefüllt, abgesaugt und dann erst mit Kohleaufschwemmung beschickt.

Durch diese Maßnahme wird das Santonin vollkommen gereinigt. Das Adsorptionsrohr und der Kolben werden dreimal mit je 10 ml Chloroform ausgewaschen. Das vollkommen farblose Filtrat wird auf dem Wasserbade abdestilliert, der Rückstand in 1—2 ml Alkohol gelöst, 100 ml kochendes Wasser zugegeben, die Lösung auf 50—70 ml eingekocht und an einem kühlen Ort zur Kristallisation hingestellt. Nach 16—24 Stunden wird filtriert, Filter und Kolben bei 100—105° getrocknet, die Kristalle in wenig Chloroform gelöst, die Lösung in einem gewogenen Kolben abgedampft, wieder bei 100—105° getrocknet, im Exsikkator abgekühlt und gewogen. Zu dem erhaltenen Santonin wird die im Filtrat gelöst gebliebene Menge (0,0002 g pro 1 ml) hinzugezählt. Die Summe mit 20 multipliziert ergibt den Prozentgehalt an Santonin. Im Rückstand läßt sich das Santonin auch durch Laktontitration bestimmen: Zur Laktonspaltung löst man den Rückstand in 5 ml Alkohol und erhitzt nach Zugabe von 10 ml Barytwasser 15 Min. auf dem siedenden Wasserbad. Hernach ergänzen auf 30 g mit Wasser und filtriert nach dem Erkalten durch ein Faltenfilter. 27 g des Filtrats (= 4,5 g Droge) werden nach Zusatz von 2 gtt Phenolphthaleinlösung mit 0,5 n HCl bis zur Entfärbung versetzt und hernach zur genauen Neutralisation vorsichtig 0,1 n KOH bis zur 1—2 Min. bestehenden Rotfärbung zugegeben. Dann wird zwecks Ringspaltung mit 10 ml 0,1 n HCl 15 Min. im siedenden Wasserbad erhitzt und nach dem Abkühlen mit 0,1 n KOH bis zur 1—2 Min. bestehen bleibenden Rotfärbung zurücktitriert. Aus den für den Ringschluß verbrauchten ml 0,1 n HCl ergibt sich der Santoningehalt:

$$\% = \frac{\text{ml } 0,1\,\text{n HCl} \cdot 246,1 \cdot 100}{4,5 \cdot 10\,000} = \text{ml } 0,1\,\text{n HCl} \cdot 0,547$$

Flores Crataegi, Weißdornblüten (*Crataegus oxyacantha*), Rosaceen.

Die 1 cm großen, gelbbraunen, fünfzähligen, typischen Rosaceenblüten mit grünem, kurzzipfeligen Kelch, zwei Griffeln und zahlreichen Staubgefäßen. Die Schnittdroge besteht meist aus den kugeligen, z. T. abgefallenen Blütenknospen und dem Kelch, seltener finden sich ganze entfaltete Blüten. Ferner netzadrige Blattstückchen und Stielfragmente. Flores Pruni spinosi (Flores Acaciae) besitzen kleinere Blüten. Crataegus nigra: weißfilzige Blütenstiele und Blütenbecher.

Flores (Stigmata) Croci, Safran (*Crocus sativus*). Iridaceen.

Die Droge besteht nicht aus den ganzen Blüten, sondern nur aus den Narben (Stigmata). Diese sind dunkelrot, gegen den Griffel gelblich und stellen trichterförmig sich erweiternde, am oberen Rande geschlitzte und feingekerbte Röhren dar. Geruch charakteristisch, Geschmack bitter, aromatisch.

Unter dem Mikroskop trägt der Narbensaum die üblichen handschuhfingerförmigen Papillen, die bis 150 μ lang sind, daran haftend zuweilen große (100 μ), kugelige, derbhäutige Pollenkörner (diese dürfen nicht mit Fettropfen verwechselt werden!). Die übrige Narbe bedeckt von langgestreckten Epidermiszellen, von denen jede, hauptsächlich an der

Innenseite, eine charakteristische, kurze, stumpf-kegelförmige Papille besitzt. Gefäßbündel mit Spiralgefäßen im Innern des Gewebes. Farbstofftropfen tiefrot, löslich in Chloral und Wasser, unlöslich in Öl.

Pulverdroge: Diese verrät ihre Anwesenheit durch die tiefrote Farbe in Wasser und Chloralhydrat. Deutlich erkennbar ist regelmäßig die Epidermis

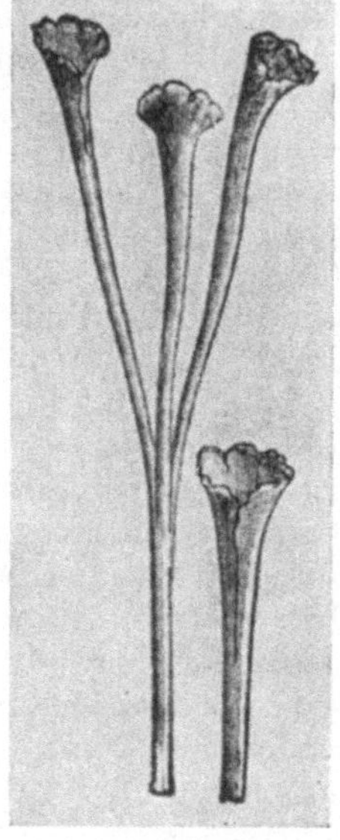

Abb. 101. Narben von *Crocus sativus,* schwach vergrößert.
(Nach PLANCHON.)

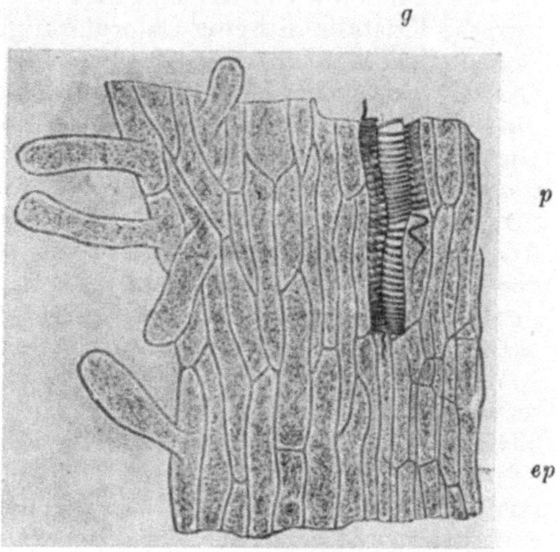

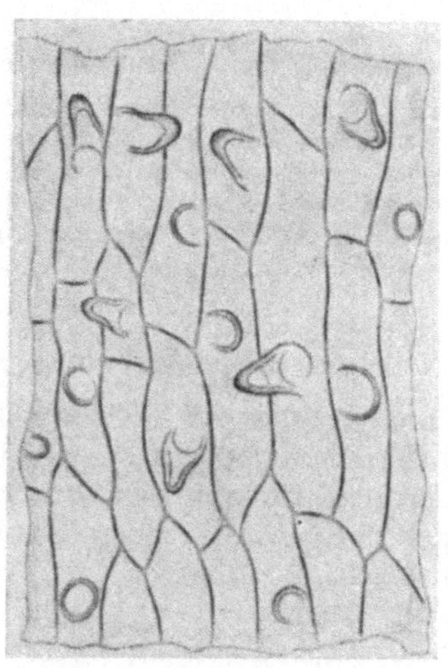

Abb. 102. Ein Stückchen der Safrannarbe (obere Partie) in der Flächenansicht.
ep die Oberhaut, *g* Spiralgefäße, *p* die Papillen.
(Vergr. etwa 150 fach.) (MOELLER.)

mit den stumpf-kegelförmigen Papillen, ferner Pollenkörner und selten Teile des Narbensaumes.

Mikrochemie: Der Safranfarbstoff ist in Wasser und Chloralhydrat in rotgelber Farbe löslich. (Paprikafarbstoff ist in diesen

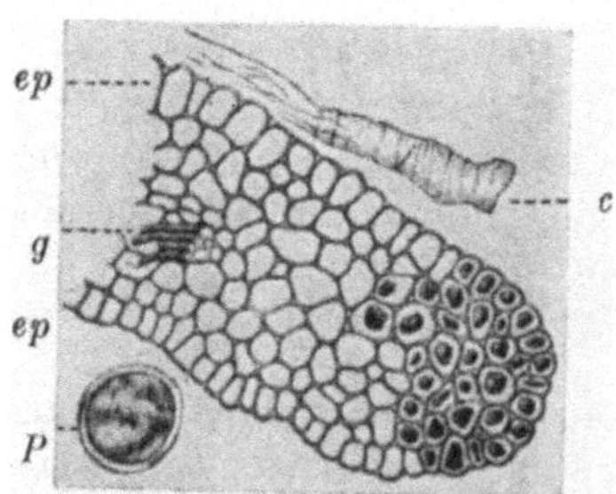

Abb. 103. Der Rand der Safrannarbe im Querschnitt. *ep* die Oberhaut beiderseits, *g* ein Gefäßbündel, *c* die abgelöste Cuticula. *P* ein Pollenkorn. (Vergr. etwa 100 fach.) (MOELLER.)

Abb. 104. Oberhaut des Safrans in der Flächenansicht. (Vergr. etwa 500 fach.)
(MOELLER.)

beiden Medien unlöslich, hingegen in Öl löslich.) Konzentrierte Schwefelsäure allein oder im Gemisch mit Phosphorsäure oder absolutem Alkohol lösen den Farbstoff mit tiefblauer Farbe, die dann rasch rötlich bis braun wird. Vanadinschwefelsäure färbt violett.

Prüfung: Fälschungen mit anderen billigen Drogen sind häufig, so mit Calendula officinalis, die mit Farbstoffen behandelt und beschwert wird. Mikroskopische Unterscheidung leicht (s. Flores Calendulae, S. 75). Auch Carthamus tinctorius, Saflor, kommt als Verfälschung vor: Man findet orangerote Zwitterblüten mit dünner Korollröhre, die oben in fünf lange Zipfel gespalten ist und deren roter Farbstoff sich im Gegensatz zum Safran in Öl und Wasser nicht löst. Die Korolle führt Gefäßbündel mit braunen Sekretschläuchen. Die Epidermiszellen sind wellig begrenzt, Pollenkörner grobwarzig, rundlich, dreiporig. Lignum Santali, Lignum Haematoxyli und Fructus Capsici werden mikroskopisch leicht, Capsicum an der Löslichkeit des Farbstoffs in Öl erkannt. Eine approximative Wertbestimmung ist mittels folgender Probe möglich: Ein 0,01%iger wässeriger Auszug aus Crocus soll die gleiche Farbe besitzen wie eine 0,05%ige wässerige Kaliumdichromatlösung.

Flores Cyani, Kornblumenblüten (*Centaurea Cyanus*), Compositen.

Die blauen, strahligen, geschlechtslosen Randblüten des Compositenköpfchens sind 3 cm lang und bestehen aus einer trichterförmig sich nach oben erweiternden Röhre mit sieben- bis achtspaltigem Saum. Geruchlos, Geschmack süßlich-salzig. Auch die kleinen Röhrenblüten mit verwachsenen Antheren und abstehenden Korollzipfeln und Pappus kommen vor. Daneben finden sich noch Hüllkelchblätter mit dreieckigen Anhängseln und die Früchte mit rostbraunem Pappus. In Teegemischen ist die Droge an der blauen Farbe leicht zu erkennen.

Flores Farfarae, Huflattichblüten (*Tussilago Farfara*), Compositen.

Auf dem hohlen nackten Blütenboden sitzen die grünlich-rotvioletten lineallanzettlichen Hüllkelchblätter, zahlreiche weibliche Blüten in mehreren Reihen mit schmaler Zunge, 2 teiliger Narbe und mehrreihigem Pappus. Die den Rest des Blütenbodens erfüllenden Röhrenblüten mit kurzem Gynaeceum, einreihigem Pappus und 5 zipfeliger Korolle. Epidermen des Hüllkelches polygonal-wellig, cuticular gestreift, an der Spitze ein Bündel einzelliger langer Haare, daneben Drüsenhaare mit mehrzelligem Stiel und ovalem, violettem Köpfchen. Korollepidermis schwach wellig, cuticular gestreift ohne Papillen, kleine Compositendrüsen! Am Grunde des Fruchtknotens fehlt der Steinzellenkranz. Konnektivzipfel aus getüpfelten Zellen.

Flores Koso, Kosoblüten (*Hagenia abyssinica*), Rosaceen.

Die im Verblühen gesammelten, von großen Blütenständen (Rispen) der zweihäusigen Pflanze stammenden, weiblichen Blüten sind rötlichbraun mit behaartem, becherförmigen Blütenboden. Die zwei netzadrigen, rundlichen Vorblätter sind häufig abgefallen. Die fünf auffälligen rötlichen Blätter sind Außenkelchblätter und besitzen eine deutliche, netzige Nervatur. Nach innen folgen fünf eingerollte Innenkelchblätter und dann die häufig in der Droge fehlenden, weißlichen, linealen, unscheinbaren fünf Korollblätter. Fruchtknoten mittelständig, oft schon zwei halbreife Früchtchen sichtbar. Staminodien vorhanden. Ferner behaarte Stengelstücke und grüne Deckblätter, Geschmack bitter, kratzend.

Unter dem Mikroskop: Die Epidermis der beiden Vorblätter und der Kelchblätter wellig bis polygonal. Haare: Deckhaare verschiedener Größe,

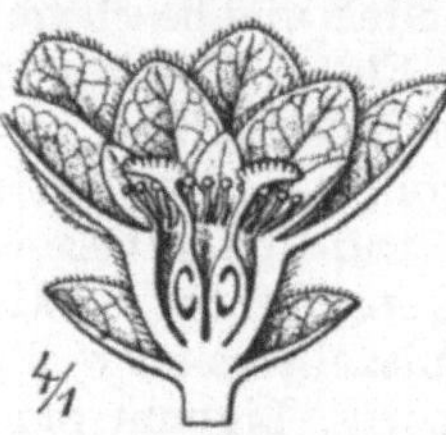

einzellig, steif, gerade oder geschlängelt mit erweiterter Basis und braunem Inhalt, besonders häufig auf der Unterseite des Außenkelchblattes und am Blütenbecher zu finden. Köpfchenhaare (Drüsenhaare) mit vier kurzen Stielzellen und kugeliger bis 80 μ großer Endzelle, besonders reichlich am Vorblatt. Einzellige Köpfchenhaare und birnenförmige, mehrzellige Köpfchenhaare mit mehrzelligem Stiel, besonders auf den beiden Kelchblättern. Das Mesophyll dieser besteht aus typischem Sternparenchym mit Oxalatdrusen, letzere auch häufig im Blütenbecher. Gefäßbündel mit

Abb. 105. Flores Koso. Weibliche Blüte im Längsschnitt mit den beiden Vorblättern (schwach vergr.). (GILG.)

Faserbelag. Im Fruchtknoten (unter dessen Epidermis) eine ununterbrochene Schichte von Oxalateinzelkristallen. Die Nerven der Kelch-

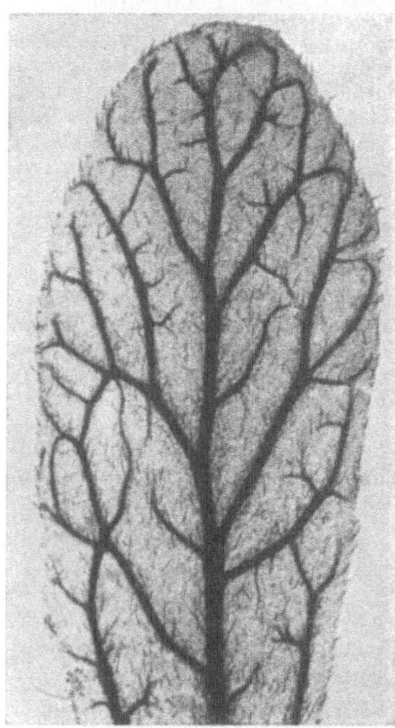

blätter zeigen charakteristische, netzige Verzweigung. Die Fruchtknotenwand der reifenden Frucht mit großzelliger Epidermis und getüpfelten Fasern, die parkettähnliche, gruppenweise wechselnde Erstreckungsrichtung zeigen. Narben zweilappig mit vielzelligen Narbenzotten, daran dreiporige, kugelige Pollenkörner. Deckblätter mit beiden Haartypen, Palisadenschicht zweireihig.

Schnittdroge: Es fallen besonders die häutigen, rötlichen, netzadrigen Außenkelchblätter auf, die z. T. noch in Verbindung mit dem stark behaarten, braunen Blütenbecher sind. Ferner rundliche, häutige Vorblätter und einzelne, braune Stengelteile.

Pulverdroge: Häufig Deckhaare verschiedener Größe und Bruchstücke derselben mit braunem Inhalt (charakteristisch!). Birnenförmige Drüsenhaare, Oxalateinzelkristalle aus dem Fruchtknoten (häufig in einer Schichte auftretend), ferner Oxalatdrusen. Gefäßbündelfragmente, braun verzweigt, mit Fasern aus der Blüte, ferner mit Fasern

Abb. 106. Flores Koso. Außenkelchblatt. (Vergr. 16 fach.)

und Stabzellen aus den Stielen. Vereinzelte Drüsenhaare mit großem, einzelligen Köpfchen, dieses häufig abgerissen, es besitzt zum Unterschied von irgendeinem Pollenkorn einen kleinen Ring als Abrißstelle der letzten Stielzelle. Faserschicht aus dem Fruchtknoten. Pollenkörner in geringer Menge regelmäßig zu finden. Vanillin-Salzsäure färbt das Pulver tiefrot infolge Vorhandenseins phloroglucinhaltiger Inhaltsstoffe.

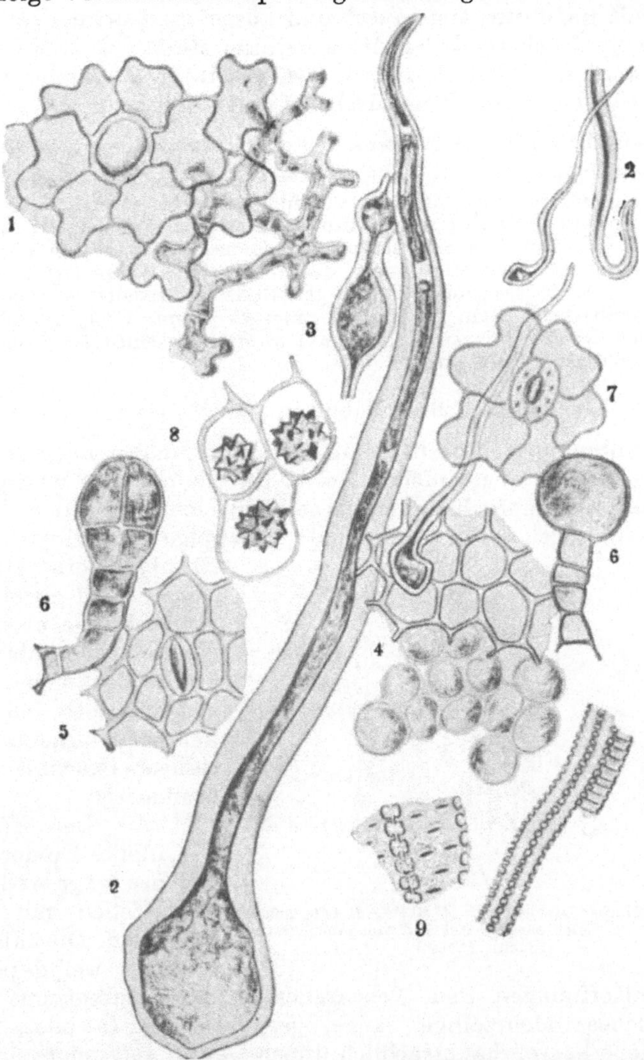

Abb. 107. Flores Koso. Bestandteile des Pulvers. *1* Epidermis der Unterseite eines Kelchblättchens, darunter Sternparenchym, *2* Blatt- und (rechts oben) Blütenhaare, *3* Bruchstück eines Haares mit erweitertem Lumen, *4* Epidermis der Oberseite eines grünen Vorblattes, darunter Palisadenparenchym, *5* Epidermis der Unterseite eines grünen Hochblattes, *6* zwei Formen von Drüsenhaaren, *7* Epidermis des Blumenblattes, *8* Kristallzellen aus dem Blattparenchym, *9* Bruchstücke von Gefäßen aus dem Stengel. (Vergr. etwa 200 fach.) (MOELLER.)

Prüfung: Männliche Blüten mit zahlreichen Staubgefäßen, grüne Deckblätter und behaarte dickere Stengelteile dürfen nicht vorhanden sein. Braune, nicht rötliche Droge ist zu verwerfen, da Braunfärbung auf Zersetzung der Inhaltsstoffe hindeutet. Die Bestimmung des Roh-Kosins erfolgt in gleicherWeise wie die Roh-Filizinbestimmung bei Filix mas, indem der ätherische Extrakt aus der Droge mit Barytwasser geschüttelt und nach dem Abtrennen ein aliquoter Teil der wässerigen Phase mit Salzsäure angesäuert und ausgeäthert wird. Der bei 100° getrocknete Rückstand des Ätherextrakts stellt das Roh-Kosin dar. Erfaßt werden hierbei die sauren, ätherlöslichen Bestandteile. Die erhaltenen Werte schwanken zwischen 4 und 4,8%.

Flores Lamii, Weiße Taubnesselblüten (*Lamium album*), Labiaten.

Die Droge besteht nur aus der Korolle mit Antheren. Typische Labiatenblüte mit stark gewölbter, helmförmiger, deutlich behaarter Oberlippe, gekrümmter Korollröhre und breitspaltiger, gefalteter Unterlippe. Von letzterer der Mittellappen breit, gezähnt, der Seitenlappen verkümmert, in lange Zähne ausgezogen. Die Antheren (ein Paar sind länger, das andere Paar kürzer) groß, bräunlich, bartig behaart. In Teegemischen z. T. ganze oder Fragmente der runzeligen, zusammengefalteten Blüten, typisch S-förmig gekrümmt. Droge geruch- und geschmacklos. Verfälschungen möglich mit Blüten verschiedener Loinzeraarten, diese zeigen rosarote Blütenteile.

Flores Lavandulae, Lavendelblüten (*Lavandula vera*), Labiaten.

Die Blütenknospen besitzen einen röhrenförmigen, nach oben etwas erweiterten, blau angelaufenen Kelch, Korolle noch als Knospe, meist stark eingeschrumpft, blaugrau bis gelblich, sie überragt den Kelch und besitzt eine zweilappige Ober- und dreilappige Unterlippe. Von den Staubblättern sind zwei länger und zwei kürzer. Fruchtknoten oberständig. Vier Nüßchen als Früchte. In Teemischungen die Droge, da in toto, leicht zu erkennen. Geruch charakteristisch, Geschmack bitter-aromatisch.

Unter dem Mikroskop: Die innere Epidermis des Kelches trägt wellig-buchtige Zellen mit Oxalatkristallen. Die äußere Epidermis wellig-polygonal

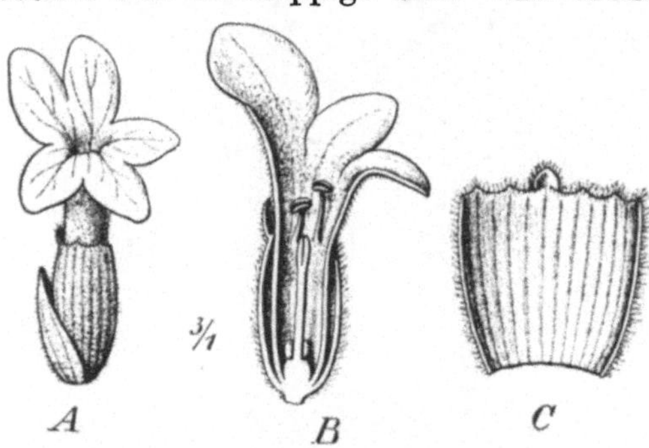

Abb. 108. Flores Lavandulae. *A* Blüte, *B* Längsschnitt durch diese, *C* Kelch ausgebreitet und von innen gesehen (3 fach). (GILG.)

mit Spaltöffnungen und Nebenzellen nach Labiatentypus. Haare des Kelches: Mehrzellige, lange, gegabelte, glatte oder feinwarzige Gliederhaare, hauptsächlich innen. Ästig verzweigte, gewarzte Gliederhaare außen. Labiatendrüsen und einzellige Köpfchenhaare, Oxalatdrusen. Gefäßbündel begleitet von Fasern. Korollblätter: Epidermis polygonal, am Rande Papillen, ferner charakteristische, buckelige, knorrige Haare mit langem Stiel und einzelligem Köpfchen, hauptsächlich innen. Außen Haare wie am Kelch. Oxalatdrusen in der Nähe der Gefäße. Antheren mit gewundenen Peitschenhaaren und netzigem Endothecium. Pollenkörner (bis 50 μ) mit sechs schlitzförmigen Poren.

Pulverdroge: An den verschiedenen Haarformen, besonders den buckeligen und ästigen Haaren, den Pollenkörnern und an der Epidermis der Kelchinnenseite leicht zu erkennen. Ferner Oxalatkristalle.

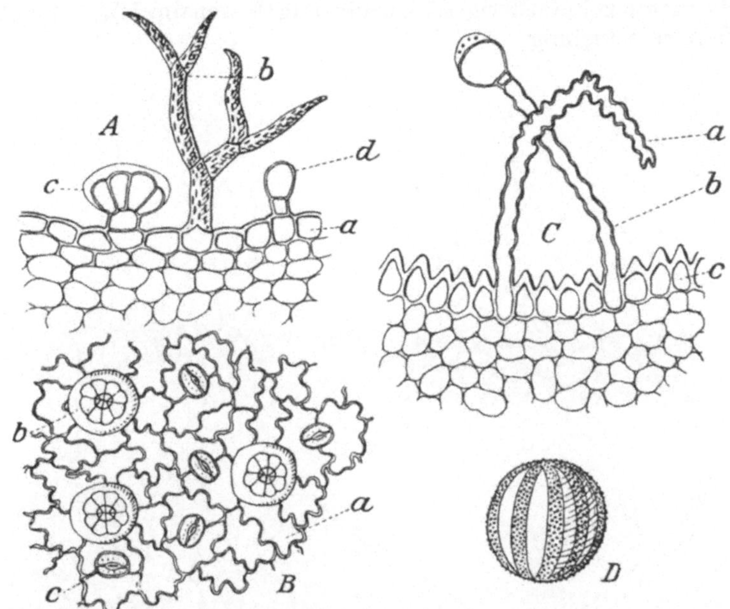

Abb. 109. Flores Lavandulae; *A* Querschnitt durch den Kelch, *a* Epidermis, *b* Verzweigtes Deckhaar, *c* Labiatendrüse, *d* Köpfchenhaar, *B* Oberflächenansicht der Außenseite des Kelches in einem Tälchen, *b* Labiatendrüse, *c* Spaltöffnung, *C* Querschnitt durch den inneren Teil der Blumenkrone mit den knorrigen Haaren (*a* und *b*), *c* Epidermis, *D* Pollenkorn. (Vergr. 300 fach.) (GILG.)

Prüfung auf Reinheit ist in der Ganzdroge leicht durchführbar. Bestimmung des ätherischen Öls. Es wird meist über 1% erhalten. Gefärbte Droge: + Methanol auf Filterpapier violett!

Flores Malvae, Malvenblüten (*Malva silvestris*), Malvaceen.

Die zur Zeit völliger Entfaltung gesammelten Blüten besitzen einen fünfspaltigen, weich behaarten Kelch mit drei borstig behaarten Außen-

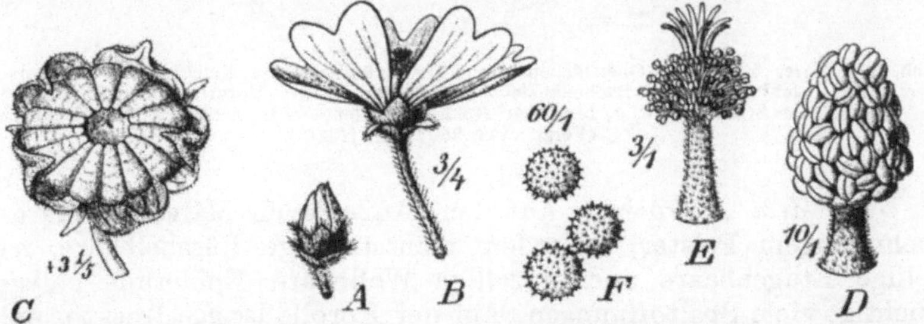

Abb. 110. Flores Malvae. *A* Knospe(¾), *B* Blüte von der Seite gesehen (¾), *C* Frucht (Käsepappel), *D* Staubgefäßröhre aus der Knospe, mit den noch fest zusammensitzenden, geschlossenen Staubbeuteln und tief darin steckender Narbe (10 fach), *E* dieselbe nach dem Verblühen mit weit herausragenden Griffeln und auseinanderspreizenden, entleerten Antheren (3 fach), *F* Pollenkörner (60 fach). (GILG.)

kelchblättern und fünf 2 cm lange, violettblaue, an der Spitze ausge-
randete, runzelige und gefaltete Korollblätter. Gedrehte Knospenlage.
Staubgefäße zu einer Röhre verwachsen. Zehn violette Narbenschenkel.
Fruchtknoten zehnfächerig, scheibenförmig (Käsepappel!) (s. Abb. 110 C).
Geschmack schleimig.

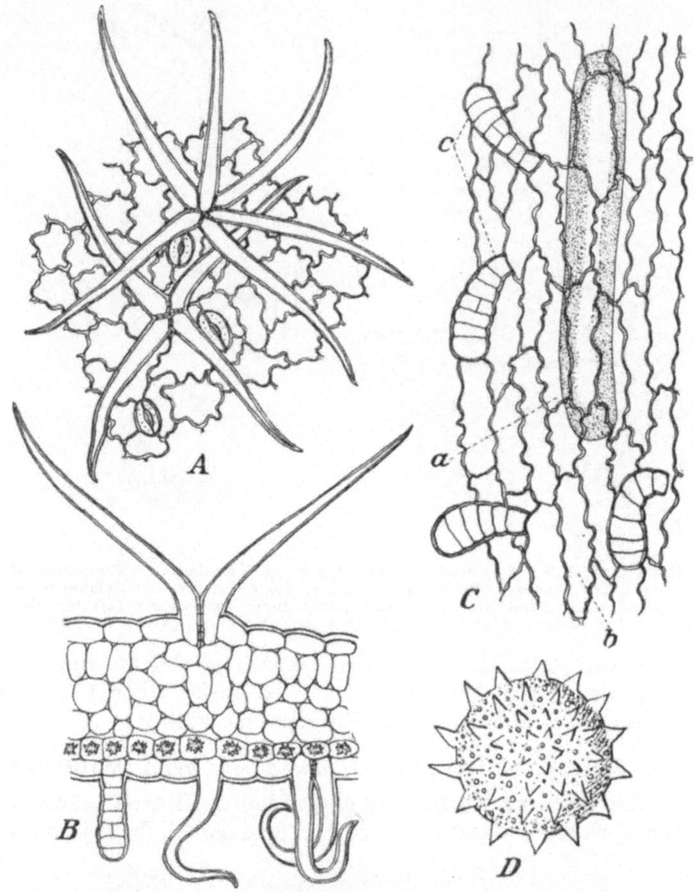

Abb. 111. Flores Malvae. *A* Oberflächenansicht der Außenseite des Kelchblattes, *B* Querschnitt
durch ein Kelchblatt, *C* Oberflächenansicht der Epidermis der Korollenunterseite mit durchscheinender Schleimzelle, *a*, *b* wellige Epidermiszellen, *c* Drüsenhaar, *D* Pollenkorn.
(Vergr. etwa 250 fach.) (GILG.)

Unter dem Mikroskop: Auf dem Außenkelch Malvaceenhaare auf
mehrzelligem Polster, außerdem mehrstrahlige Büschelhaare, mehrzellige Etagenhaare und einzellige Wollhaare. Epidermis polygonal
buchtig, viele Spaltöffnungen. Auf der Korolle langgestreckte, wellige
Epidermis mit viel einreihigen Etagenhaaren, bei Kelch und Korolle im
Mesophyll Oxalatdrusen in ziemlicher Menge und Schleimzellen. Endothecium und stachelige Pollenkörner wie bei Althaea. In Teegemischen

ist Malva erkennbar an der violettblauen, gefalteten Korolle, dem Außenkelch und an den zuweilen vorkommenden, typischen Früchtchen (s. Abb. 110 C). Eine Wertbestimmung könnte erfolgen durch Bestimmung der Viskosität eines wässerigen Auszugs.

Flores Malvae arboreae, Stockrosenblüten (*Althaea rosea*), Malvaceen.

Große Blüten mit fünf stark gefalteten, dreieckigen, gegen 4 cm langen, am Grund weiß behaarten, sonst schwarzvioletten Korollblättern. Außenkelch und Kelch graugrün behaart. Staubgefäße und Fruchtknoten nach dem Malvaceentypus. Unter dem Mikroskop die üblichen Malvaceenhaare, Schleimzellen, Schleimhöhlen und Oxalatdrusen, Geschmack schleimig. In Teegemischen leicht erkennbar an den schwarzvioletten Korollblüten, den behaarten Kelchblättern und einzelnen Antheren.

Flores Pruni spinosae (*Fl. Acaciae*) Schlehdornblüten (*Prunus spinosa*), Rosaceen.

6—8 mm große, typische Rosaceenblüten mit mittelständigem Fruchtknoten, becherförmigem Kelch und fünf abstehenden Kelchblättern, Cuticula hier beiderseits gefaltet und gekräuselt, außen stärker, hier auch mehr Spaltöffnungen, von bis 10 derbwandigen rosettenförmig angeordneten Zellen umgeben; fünf weißliche, ovale Korollblätter mit zickzackförmig begrenzten Epidermiszellen und ein einfächeriger Fruchtknoten mit kopfiger Narbe. Zahlreiche Antheren und kugelige bis dreiseitige Pollenkörner. Geschmack säuerlich, herb. In Teedrogen sind die Blüten an ihrer charakteristischen Form und Größe leicht zu erkennen. Flores Spireae und Flores Sambuci sind wesentlich kleiner.

Flores Pyrethri, Insektenblüten (*Chrysanthemum cinerariifolium*, Dalmatinische Insektenblüten; *Pyrethrum roseum*, *P. carneum*, Persische Insektenblüten), Compositen.

Die noch geschlossenen, 1 cm breiten Blütenkörbchen besitzen einen flachen, nackten Blütenboden, der von häutigen Hüllkelchblättern umgeben und mit 15 bis 20 randständigen Zungenblüten und zahlreichen Röhrenblüten besetzt ist. Fruchtknoten der Einzelblüten kantig, fünfrippig. Geruch aromatisch, Geschmack bitter.

Unter dem Mikroskop: Hüllkelchblätter mit cuticularer Streifung und charakteristischen T-Haaren mit zwei- bis vierzelligem kurzen Stiel und quer angewachsener, (im Pulver abgefallener), beiderseits spitz zulaufender Endzelle. Im Mesophyll Sklerenchymplatten, bestehend aus Fasern und reichgetüpfelten Stabzellen.

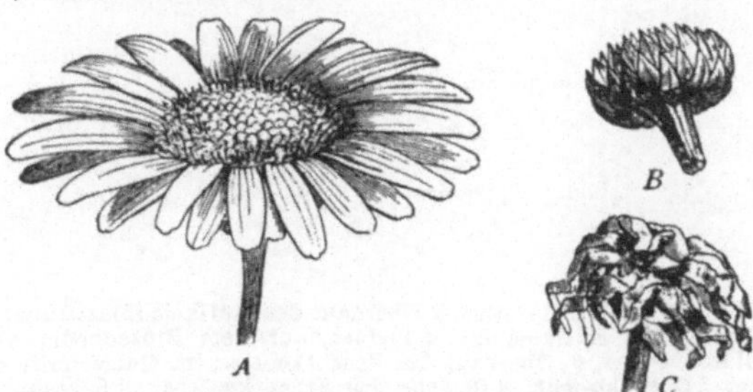

Abb. 112. Flores Pyrethri Persici. *A* Geöffnetes Blütenkörbchen, *B* Hüllkelch von unten gesehen, *C* Geöffnetes Blütenkörbchen getrocknet. (GILG.)

Korolle beider Blüten mit nicht sehr deutlichen Papillen und cuticularer Streifung. Zahlreiche typische Compositendrüsen auf Fruchtknoten und Korolle. Oxalateinzelkristalle im Fruchtknoten, weniger in der Korolle. Endothecium und kugelige, stachelige, dreiporige Pollenkörner. Konnektivzipfel mit polygonalen Epidermiszellen. Blütenboden aus derbwandigen, getüpfelten Zellen. Die Gefäßbündel darin (sowie auch im Fruchtknoten und im Hüll-kelchblatt) sind regelmäßig begleitet von Sekretgängen mit braunem Inhalt.

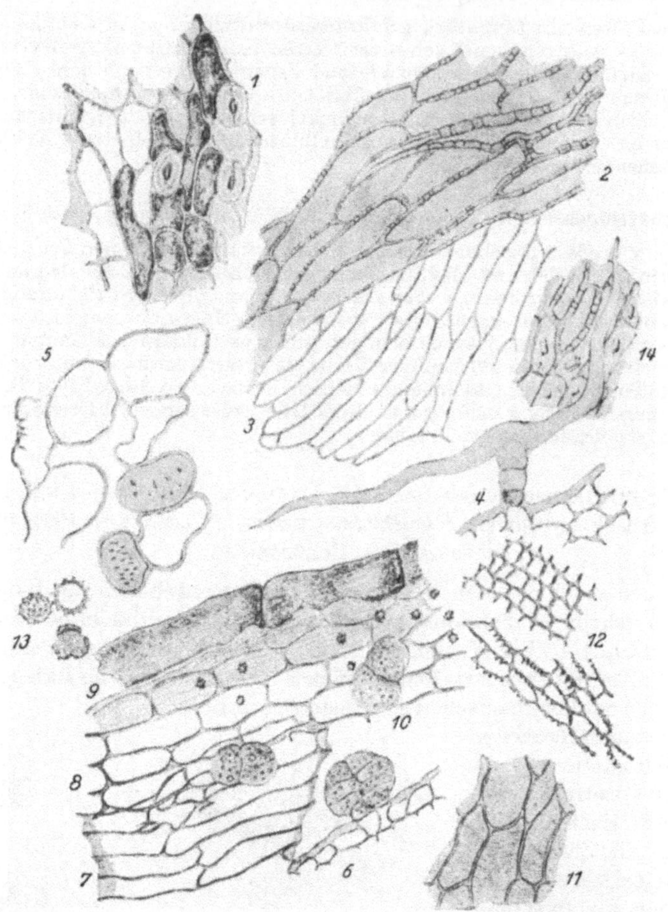

Abb. 113. Flores Pyrethri. *1* Oberhaut des Hüllkelchblättchens, *2* Faserschicht (Sklerenchymzellen) *3* Rand des Hüllkelches, *4* T-Haar, auf dem Blütenboden sitzend, *5* lückiges Parenchym des Blütenbodens, *6* Oberhaut des Fruchtknotens im Querschnitt mit Compositendrüse, *7* Dieselbe in der Flächenansicht, *8* Gewebe des Fruchtknotens, *9* Sekretgang, *10* Compositendrüse von oben, *11* Oberhaut der Blumenkrone, *12* Endothecium, *13* Pollenkörner, *14* Blütenboden. (Vergr. etwa 200 fach.) (MOELLER.)

Pulverdroge: Hüllkelchfragmente mit T-Haaren und Sklerenchym-zellen. Papillöse obere Epidermis der Zungenblüte (Korolle), Oxalat-einzelkristalle, Fruchtknotenepidermis mit Compositendrüsen, Gefäß-bündel mit Sekretgängen, Blütenboden und Fruchtknotenparenchym, Pollenkörner. Antherenfragmente, Spiralgefäße, Fasern.

Prüfung: Curcuma und Quassia sind mikroskopisch leicht nachweisbar. Die Bestimmung der Pyrethrine (I und II) kann auf Grund der reduzierenden Eigenschaften der Ketogruppe des Pyrethrolons (das in beiden Pyrethrinen enthalten ist) erfolgen. Man reinigt den Petrolätherextrakt aus der Droge mit Bleizucker (in alkoholischer Lösung), entfernt das Blei mit Soda und kocht das Filtrat mit Fehlingscher Lösung. Es scheidet sich eine den Pyrethrinen entsprechende Menge Cu_2O aus. Das in Lösung gebliebene Kupfer ($CuSO_4$) wird laut folgender Gleichung nach Zusatz von Jodkali durch Titration mit Thiosulfat bestimmt:

$$CuSO_4 + 2\,KJ = K_2SO_4 + CuJ + J; \quad 1\ \text{Mol}\ Cu = 1\ \text{Mol}\ J$$

Auf einer Tabelle liest man dann die Menge der Pyerthrine ab.

Methodik: Es werden 20 g gemahlene Insektenblüten oder reines Insektenpulver im Soxhlet-Apparat mit etwa 200 ml Petroläther (Kp.: 30—40°) etwa 3—5 Stunden erschöpfend extrahiert. Man befreit diesen Auszug, den man mit wenig Quarzsand (Siedeverzug!) versetzt, durch Destillation vom Petroläther, spült den Rückstand einige Male mit siedendem, aldehydfreien Alkohol in einen 100 ccm fassenden Meßkolben und versetzt mit heißer, basischer Bleizuckerlösung (etwa 15 ml einer 2%igen Lösung). Man fällt durch kräftiges Schütteln die wachs- und harzhaltigen Anteile größtenteils aus, füllt mit aldehydfreiem Alkohol bei Zimmertemperatur auf 100 ml auf und filtriert nach einiger Zeit. Das Filtrat wird mit 1 g entwässerter Soda versetzt und nach etwa einviertelstündigem Stehen und zeitweiligem Schütteln erneut filtriert.

Zur weiteren Durchführung der titrimetrischen Bestimmung benötigt man die Fehlingsche Lösung (s. Reagenzienverzeichnis).

Von dieser pipettiert man genau 25 ml in einen etwa 200 ml fassenden Erlenmeyerkolben und läßt 2 Minuten aufkochen.

Ein zweiter Kolben mit der gleichen Beschickung wird nach dem Aufkochen und Abkühlen mit 20 ml des alkoholischen Pyrethrumextraktes versetzt und nochmals 2 Minuten auf dem Drahtnetz erhitzt. Nach dem Abkühlen fügt man zu jedem der zwei Kolben eine Lösung von 1 g KJ, 20 ml Wasser und 10 ml verd. H_2SO_4 langsam zu, schwenkt in kreisender Bewegung um und titriert sofort das ausgeschiedene Jod mit n/10-Thiosulfatlösung zurück. Als Indikator benützt man 2 ml Stärkelösung, die erst gegen Ende der Titration zugesetzt werden.

Der Abzug der verbrauchten ml Thiosulfatlösung der zweiten pyrethrinhaltigen Bestimmung von denen der ersten Bestimmung ergibt die für die Berechnung der Pyrethrine benötigte Differenz, z. B.:

1. Verbrauch für Fehlingsche Lösung . . . . , . . 14,0 ml
2. Verbrauch für pyrethrinhaltige Fehlingsche Lösung . 12,4 ml

Differenz   1,6 ml

1 ml n/10-Thiosulfatlösung = 6,357 mg Cu. Es entsprechen 4 g Blüten demnach 1,6 : 6,357 = 10,171 mg Cu oder 1 g = 2,54 mg Cu. Es entsprechen nach der folgenden kombinierten T a b e l l e 2,54 mg Cu = 1,37 mg Dextrose = 8,97 mg Pyrethrine. In 100 g Pyrethrumblüten sind folglich 0,89 g Pyrethrine enthalten.

Tabelle nach ALLIHN-GNADINGER-CORL.

Kupfer	Dextrose	Pyrethrine	Kupfer	Dextrose	Pyrethrine
1,00	0,61	4,41	3,10	1,65	10,89
1,10	0,66	4,72	3,20	1,70	11,25
1,20	0,71	4,97	3,30	1,75	11,62
1,30	0,76	5,25	3,40	1,80	11,99
1,40	0,81	5,54	3,50	1,85	12,37
1,50	0,86	5,83	3,60	1,89	12,68
1,60	0,90	6,07	3,70	1,94	13,07
1,70	0,95	6,36	3,80	1,99	13,47
1,80	1,00	6,66	3,90	2,04	13,88
1,90	1,05	6,95	4,00	2,09	14,13
2,00	1,10	7,26	4,10	2,14	14,73
2,10	1,15	7,57	4,20	2,19	15,17
2,20	1,20	7,88	4,30	2,24	15,48
2,30	1,25	8,20	4,40	2,29	16,08
2,40	1,30	8,52	4,50	2,34	16,56
2,50	1,35	8,84	4,60	2,39	17,06
2,60	1,40	9,17	4,70	2,44	17,57
2,70	1,45	9,51	4,80	2,49	18,08
2,80	1,50	9,85	4,90	2,54	18,63
2,90	1,55	10,19	5,00	2,59	19,20
3,00	1,60	10,54	(alles in Milligrammen)		

Man findet 0,5—1,1%. Die Gesamtbestimmung der Pyrethrine ist heute nicht mehr aktuell. Pyrethrin I, das wesentlich stärker wirksam ist als Pyrethrin II, läßt sich nach ÖAB 9 bestimmen.

Flores Rhoeados, Mohnblüten (*Papaver Rhoeas*) Papaveraceen.

Die braun bis schmutzig violetten, stark zerknitterten Korollblätter (die Droge besteht nur aus solchen), sind samtartig und kommen in Teemischungen in eingerolltem Zustand vor. Am Grund der Blütenblätter befindet sich ein schwarzer Fleck, von dem fächerförmig die Nerven ausstrahlen. Epidermis wellig. Im Mesophyll Sternparenchym. Kugelige Pollenkörner zuweilen an der Korolle haftend. Geschmack schwach bitter. In Teegemischen an Farbe und Form (eingerollte Knäuel) erkennbar. Pfingstrosenblüten sind dunkelrot mit einem hellen Fleck am Grunde. Rosenblüten an ihrer Farbe leicht erkennbar.

Flores Sambuci, Hollunderblüten (*Sambucus nigra*), Caprifoliaceen.

Die 3—4 mm breiten Blüten besitzen einen fünfzipfeligen Kelch (daran drei kleine Vorblätter sichtbar) und eine fünflappige, radförmige, gelblichweiße, zu kurzer Röhre verwachsene Korolle mit an dieser angewachsenen, gelben Antheren. Fruchtknoten unterständig, dreifächerig, kurzer Griffel und dreiköpfige Narben. Geruch eigenartig. Geschmack schleimig süß, später kratzend. Unter dem Mikroskop: An der Kelchblattunterseite einzellige, cuticular gewarzte, kegelförmige Haare und seltener Drüsenhaare mit mehrzelligem Köpfchen. Epidermis mit cuticularer Streifung.

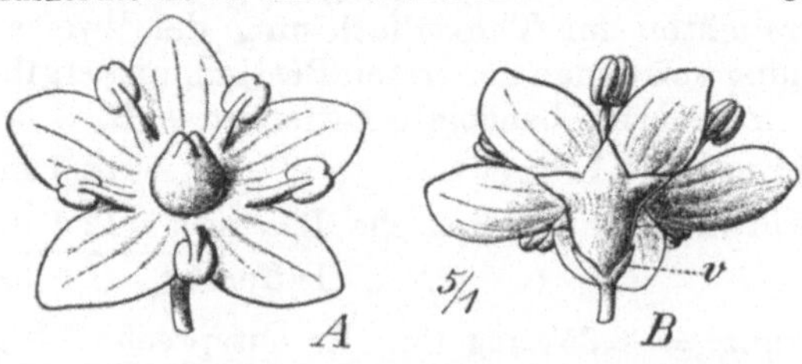

Abb. 114. Flores Sambuci. *A* Blüte von oben, *B* von unten gesehen (5fach). *v* Vorblätter unter dem Kelch. (GILG.)

Korolle mit polygonal-welligen Zellen und cuticularer Streifung. Kristallsandzellen überall im Mesophyll, Endothecium mit netzigen Verdickungen, Pollenkörner kugelig, dreikantig. In Teegemischen an dem charakteristischen Aussehen leicht zu erkennen. Korolle häufig abgefallen. Zuweilen noch gelbe Knospen vorhanden. Stengelteile und Blattstückchen selten. Prüfung auf Verwechslung mit Sambucus racemous (Traubenhollunder), dieser trägt violette Griffel und grüngelbe Korollzipfel. Sambucus ebulus (Attich) hat rote Antheren; ähnlich sehen ferner Flores Spireae: Die Korolle jedoch nicht verwachsen, fünf und mehr Fruchtknoten mit auswärts gebogenem Griffel.

Flores Spartii Scoparii (Genistae), Ginsterblüten (*Sarothamnus scoparius*), Papilionaten.

Gelbe Papilionatenblüten, in der Droge meist hellbraun mit etwa 2,5 cm langem, zweilippigen, glockenförmigen Kelch, runder Fahne und Flügeln und stumpfem, schwach gebogenem Schiffchen. Im geschnittenem Zustand sind die hellbraunen, gekrümmten Korollfragmente und die des Schiffchens deutlich erkennbar, auch geschlossene Blüten noch anzutreffen.

Flores Spireae, Spierblume (*Filipendula ulmaria*), Rosaceen.

Die Droge besteht aus den geöffneten, 5 mm breiten Blüten mit fünf Kelchzipfeln; deren Epidermis ist polygonal, trägt einzellige dickwandige, zugespitzte Haare. Im Mesophyll Oxalatdrusen. Die fünf verkehrt eiförmigen, nicht verwachsenen, gelbweißen Korollblätter tragen papillöse Epidermiszellen. Viele langstielige Antheren, kugelige Pollen mit drei meridionalen Austrittspalten. In der Wand der 5—10 Fruchtknoten, die nach außen gebogene Griffel tragen, findet sich eine Schicht sich kreuzender Zellen und viele Oxalatkristalle. In der Droge häufig die 2 mm großen, weißlichen, kugeligen Blütenknospen, Früchtchen spiralig zusammengedreht. In Teegemischen liegen die ganzen Blüten vor. Verwechslung möglich mit Sambucus, das eine am Grund verwachsene Korolle und 5 kurze Griffel besitzt. Geruch nach Methylsalizylat, Geschmack zusammenziehend, dann bitter.

Flores Stoechados (*citrini*), gelbe Katzenpfoten (*Ruhrkrautblüten,*) *Helichrysum arnarium*) Compositen.

Die vor der völligen Entfaltung gesammelten Blütenköpfchen sind etwa 5 mm groß (sie stehen in Trugdolden mit wollig behaarten Ästen) und besitzen einen Hüllkelch aus gelben, etwas abstehenden Blättchen. Der nackte Blütenboden trägt zahlreiche gelbe Röhrenblüten mit Pappus (Zwitterblüten), am Rand finden sich wenige weibliche Zungenblüten. In Teegemischen sind die gelben Blütenköpfchen, die ihre gelbe Farbe lange erhalten, neben den wollig behaarten Stengelteilchen der Trugdolde gut zu erkennen. Verwechselt könnten sie werden mit den ähnlich geformten Blütenköpfchen von Antenaria dioica, die aber rot oder weiß gefärbt sind (Flores pedis cati oder Flores Gnaphalii).

Flores Tiliae, Lindenblüten (*Tilia cordata, T. platyphyllos*), Tiliaceen.

Der Stiel des trugdoldigen Blütenstandes ist zur Hälfte verwachsen mit einem zungenförmigen, netzadrigen, gelblichen Hochblatt. Die Einzelblüte besteht aus fünf filzig behaarten Kelchblättern und fünf gelblichen, spatelförmigen, kahlen Korollblättern. Viele Antheren und ein kugeliger oberständiger, fünffächeriger, dicht behaarter Fruchtknoten mit langem Griffel. Geruch angenehm, Geschmack würzig.

Unter dem Mikroskop: Hochblattepidermis polygonal mit hesperidinähnlichen Sphäriten. Mesophyll wenig differenziert. Im Nerven Sklerenchymfasern und Kristallzellreihen. Kelchblattepidermis polygonal, auf den Rändern geschlängelte Haare, Oxalatdrusen im Mesophyll. Der filzige Fruchtknoten bedeckt mit Sternhaaren. Korollblattepidermis wellig-buchtig mit Cuticularstreifung und Papillen. In allen Geweben der Blüte Schleimzellen und Schleimlücken, letzere

besonders in den Stielen und im Fruchtknoten. Oxalatdrusen überall im Mesocarp. Endothecium mit stark netzigen Verdickungen, Pollenkörner kugelig, dreiseitig.

Schnittdroge: Die Erkennung in Teegemischen erleichtern die netzadrigen,
häutigen Fragmente des Hochblattes. Die Blüten selbst sind stark geschrumpft,
charakteristisch ist der graufilzige, kugelige Fruchtknoten.

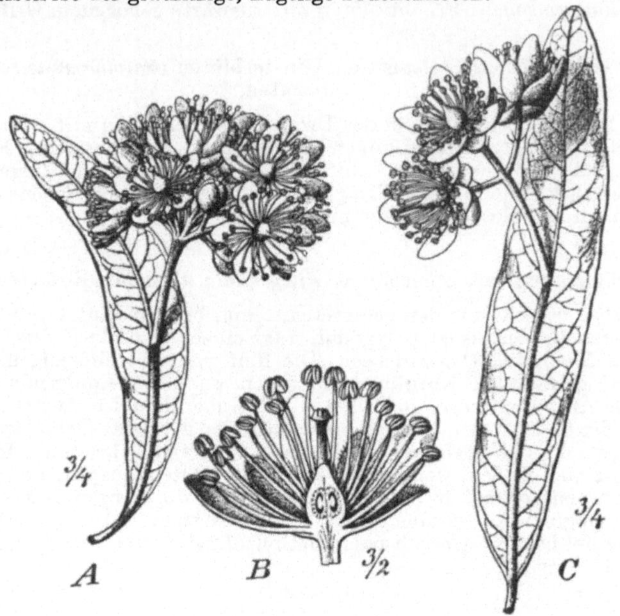

Abb. 115. Flores Tiliae; *A* Blütenstand der Winterlinde (T. cordata,), *B* Einzelblüte
im Längsschnitt, *C* Blütenstand der Sommerlinde (T. platyphyllos). (GILG.)

Prüfung: Blüten anderer Tiliaarten (Tilia tomentosa, T. americana) mit fünf
blumenblattartigen Staminodien (so daß die Corolle 10blättrig erscheint) und starker
Behaarung der Vorblätter, deren Aufguß unangenehm riecht, gelten als Verfälschung.

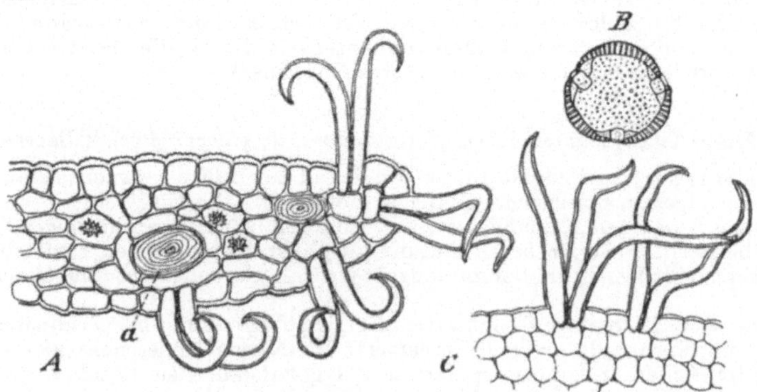

Abb. 116. Flores Tiliae; *A* Querschnitt durch den Rand des Kronblattes, *a* Schleimzelle, *B* Pollenkorn, *C* Querschnitt durch den äußeren Teil des Fruchtknotens. (Vergr. 200 fach). (GILG.)

Flores Verbasci, Wollblumen (*Verbascum phlomoides, V. thapsiforme*), Scrophulariaceen.

Die Droge besteht nur aus den Corollen mit angewachsenen Stamina. Die schmale Corollröhre geht nach oben in den breiten, goldgelben,

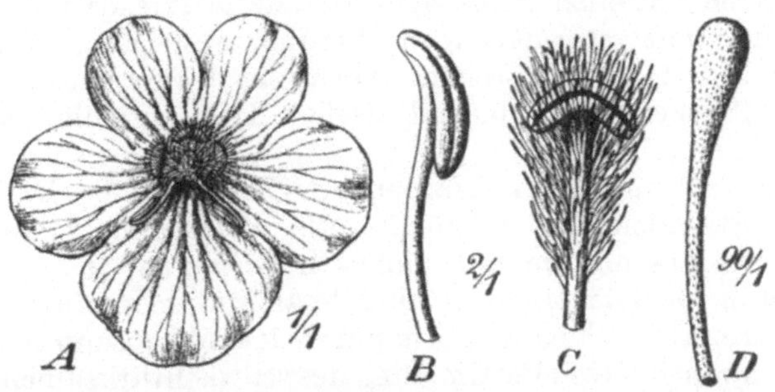

Abb. 117. Flores Verbasci; *A* Blumenkrone von oben gesehen ($^1/_1$), *B* unteres unbehaartes, *C* oberes stark behaartes Staubblatt ($^2/_1$), *D* ein Haar davon ($^{90}/_1$). (GILG.)

ungleich tief fünflappigen Corollsaum über, sie ist stark wollig behaart. Von den fünf Stamina sind zwei lang, kahl und drei behaart, letztere haben quergestellte Antheren. In Teegemischen sind auch Frag-

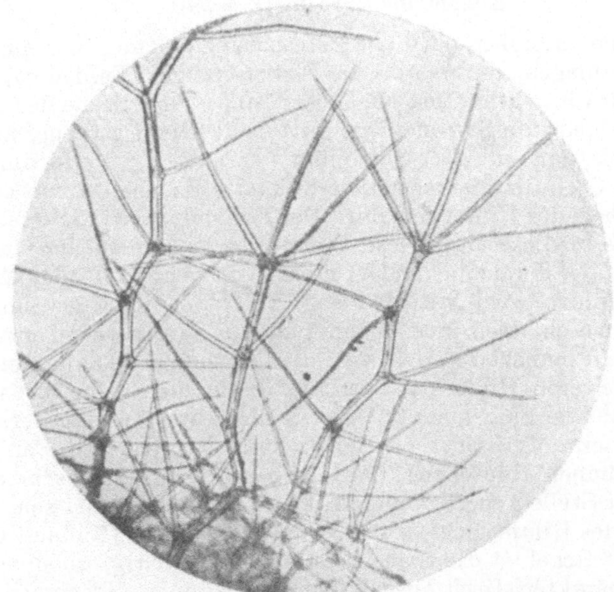

Abb. 118. Flores Verbasci. Quirlästige Haare (Etagensternhaare) der Korollenaußenseite. (Vergr. 60 fach) (MOELLER.)

mente des Blütenblattes an der gelben, häufig jedoch bräunlichen Farbe und an der Behaarung gut zu erkennen. Geschmack schleimig.

Unter dem Mikroskop: Korollepidermis wellig polygonal mit quirl-ästigen, für Verbascum charakteristischen Haaren. Ferner sind am Rande Drüsenhaare mit mehrzelligem Köpfchen zu finden. Die Antheren tragen keulenförmige, einzellige, bandartige Haare mit cuticularen Warzen. In den Haaren zuweilen gelbe Sphärokristalle (Hesperidin) sichtbar. Endothecium mit sternförmigen Verdickungsleisten, Pollenkörner rundlich mit drei Austrittstellen. Nachweis des Saponins im Korollblatt mit Blutgelatine: Haemolytischer Hof entsteht nach einer Minute.

Prüfung: Bräunliche, mißfarbene, nicht goldgelbe Droge ist zu verwerfen, Stabilisierung möglich. Als Verfälschung kommen in Frage: Verbascum nigrum mit violetten Antheren, ferner die Papilionatenblüten Genista tinctoria und Spartium scoparium, die abgesehen von ihrer abweichenden Form unter dem Mikroskop keine Haare zeigen. Zur quantitativen Bestimmung des schwachwirksamen Saponins versetzt man das Drogenpulver (2 g) mit 10% Scda und extrahiert mit der 50 fachen Menge Äthanol, verdampft den Extrakt bei 80°, nimmt der Rückstand mit nicht mehr als 50—100 ml Pufferlösung auf und bestimmt den hämolytischen Index. Man erhält Werte von etwa 500.

7. Semina, Samendrogen.

Allgemeine Vorbemerkungen.

Die Samen entstehen nach der Befruchtung aus den Samenknospen oder Samenanlagen, die mittels des Nabelstranges (Funiculus) an der Innenseite des Fruchtknotens angeheftet sind. Jene Stelle der Fruchtwand, an welcher die Samenanlage mittels des Nabelstranges aufsitzt, wird Placenta genannt. Der Same löst sich nach der Reife vom Funiculus. Diese Stelle des Samens, die sehr häufig als heller Punkt sichtbar ist, wird Nabel oder Hilum genannt. Der Funiculus tritt am Grunde der Samenanlage in diese ein. Diese Eintrittsstelle (an welcher auch das Gefäßbündel des Funiculus endet) heißt Knospengrund oder Chalaza. Die Samenanlage wird von den sog. Integumenten (gewöhnlich 2, selten 1) eingeschlossen, aus denen sich die Samenschale entwickelt (Abb. 119). In manchen Fällen wird die Samenknospe außerdem noch von einer weiteren Hülle, die aus dem Funiculus herauswächst, umgeben (Arillus oder Samenmantel). Der Arillus kann fleischig, zerschlitzt und gefärbt sein (Myristica), oder er umhüllt den Samen in Form eines farblosen, dünnen Häutchens (Cardamomen). Die Samenschale kann auch an einer Stelle hypertrophieren. Dieser Auswuchs, der sehr häufig in der Nähe des Hilums liegt, wird Karunkula genannt (Ricinus, Colchicum). In der Regel ist die Samenschale mehrschichtig, wobei einzelne Schichten charakteristisch ausgebildet sein können (Trägerzellen der Leguminosensamen). Auch können mehrere Schichten zu einer geschlossenen Steinschale sklerosieren (Myristica). Es gibt aber auch Samen, bei denen sich nur die Epidermis der Samenschale erhält, während die übrigen Zellschichten zusammenfallen und sich als mehr oder weniger breite kollabierte Schichte unter der Epidermis hinziehen.

Einzelne oder sämtliche Zellen der äußersten Schichte, welche den Charakter einer Epidermis besitzt, können zu Haaren auswachsen (Strychnos). Die Integumente lassen für den Eintritt des Pollenschlauches bei der Befruchtung eine Stelle frei, die als Mikropyle bezeichnet wird (Abb. 119). Innerhalb der Integumente befindet sich der Samenkern (Nucellus), der den länglichen Embryosack enthält.   In

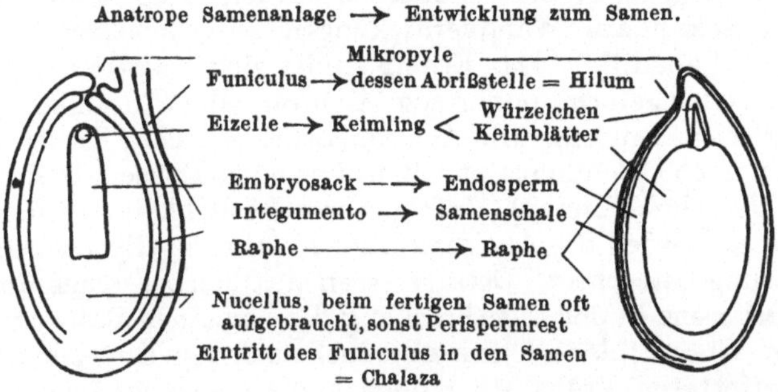

Anatrope Samenanlage ⟶ Entwicklung zum Samen.

Mikropyle
Funiculus ⟶ dessen Abrißstelle = Hilum
Eizelle ⟶ Keimling < Würzelchen / Keimblätter
Embryosack ⟶ Endosperm
Integumento ⟶ Samenschale
Raphe ⟶ Raphe
Nucellus, beim fertigen Samen oft aufgebraucht, sonst Perispermrest
Eintritt des Funiculus in den Samen = Chalaza

Abb. 119. Schematische Darstellung der Entwicklung einer anatropen Samenanlage zum reifen Samen. Vergr. der Samenanlage etwa 80fach, des Samens 8fach (Semen lini).

diesem entstehen durch Kernteilungen vor der Befruchtung die Eizelle, die Synergiden und Antipoden und zwar liegt die Eizelle an dem der Mikropyle zu gelegenem Pole des Embryosackes. Nach der Befruchtung entsteht aus der Eizelle der Embryo oder Keimling, der, so wie die Eizelle, der Mikropyle zu gelegen ist. Der Keimling besitzt ein (Monocotyledones), zwei (Dicotyledones) oder mehrere Keimblätter (Coniferae), bei denen bereits eine Differenzierung des kleinzelligen, zartwandigen Parenchyms in Epidermis und Palisaden erkennbar ist (deutlich bei Foenum graecum). Ferner unterscheidet man am Keimling das Knöspchen (Plumula) und das Würzelchen (Radicula). Der Keimling kann gerade oder gekrümmt sein, in der Regel liegt das Würzelchen der Mikropyle zu (Abb. 119).

Aus dem Embryosack entsteht nach der Befruchtung das Endosperm und aus dem übrigen Teil des Nucellus das Perisperm. Endosperm und

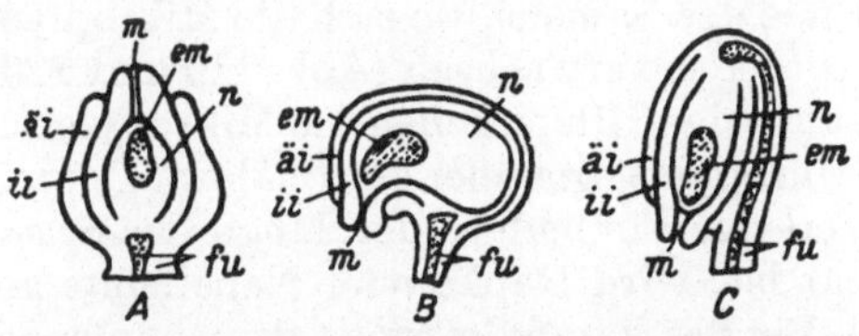

Abb. 120. Samenanlagen (schematisch). A = atrope, B = kampylotrope,   C = anatrope Samenanlage; m = Mikropyle, äi = äußeres Integument, ii — inneres Integument, em = Embryosack, fu = Funiculus mit Gefäßbündel, n = Nucellus. (WASICKY.)

Perisperm fungieren als Nährgewebe, aus denen der Keimling die für sein Wachstum notwendigen Nährstoffe bezieht. Manche Samen enthalten Endosperm und Perisperm, bei vielen ist aber eines der beiden Nährgewebe rudimentär geblieben oder wurde bei der Entwicklung des Samens aufgebraucht, so daß im reifen Samen entweder nur Perisperm, häufiger jedoch nur Endosperm zu finden ist. Auch die Keimblätter des Keimlings können die Nährstoffspeicherung übernehmen, die dann, ihrer Aufgabe entsprechend, stark und großzellig entwickelt sind (Cola, Quercus). In diesem Falle fehlen die beiden Nährgewebe oder die Überreste derselben finden sich als dünnes Häutchen in Form einer obliterierten Schichte unter der Samenschale (Sinapis, Phaseolus). Findet sich im Samen ein Endosperm, so sind dessen Zellen in der Regel größer als die des Keimlings. Die gespeicherten Nährstoffe sind hauptsächlich: Eiweiß, Fett und Kohlenhydrate. Die Kohlenhydrate können in Form von Stärke abgelagert werden oder sie werden in Form von Hemicellulosen als sekundäre Wandverdickungen aufgespeichert (Strychnos, Colchicum, Sabadilla). Das Eiweiß findet sich entweder ungeformt in den Zellen oder geformt in den sog. Aleuron- oder Proteinkörnern (Ricinus, Myristica, Linum). Die Aleuronkörner mancher Samen enthalten außerdem noch Calciumoxalat z.B. in Form von Drusen(in den Aleuronkörnern der Umbelliferen). Infolge ihrer Löslichkeit in Chloralhydrat und Wasser werden die Aleuronkörner in Öl oder Glycerin oder Rohrzuckerlösung betrachtet. Details lassen sich hierbei wegen der sehr geringen Differenz in der Lichtbrechung der einzelnen Bestandteile nicht erkennen. Gute Bilder erhält man jedoch nach dem Einlegen der (zweckmäßig entfetteten) Präparate in Jodrohrzuckerlösung: Das gelbgefärbte Kristalloid hebt sich von der Grundmasse deutlich ab, das Globoid bleibt völlig weiß, ungefärbt. (Auch Jodglycerin ist brauchbar.)

Nach der Form der Samenknospe unterscheidet man verschiedene Samentypen: 1. Bei der atropen oder orthotropen Samenanlage steht die Samenknospe aufrecht (Abb. 120*A*). Mikropyle und Eintrittsstelle des Funiculus in die Samenanlage liegen einander gegenüber, im ausgereiften Samen liegen daher die Mikropyle (d. h. die durch den Keimling bzw. das Würzelchen bedingte Vorwölbung am Samen) und das durch den Abriß des Funiculus entstandene Hilum auch einander gegenüber (Piper, Cubeba). 2. Bei der anatropen Samenanlage ist der Funiculus unter der Chalaza umgebogen und jener bis zum gegenüberliegenden Ende des Samens, wo sich die Mikroplye befindet, mit dem äußeren Integument verwachsen (Abb. 119 und 120*C*). Im fertigen Samen kommt daher das Hilum neben die Mikropyle zu liegen, also liegen Hilum und Mikropyle gegenüber der Chalaza. Der mit der Samenschale verwachsene Teil des Funiculus, der längs des Samens läuft und als Leiste sichtbar ist, wird Raphe oder Nabelleiste genannt (Linum, Strophanthus). 3. Bei der kampylotropen Samenanlage ist diese selbst in der Mitte geknickt (Abb. 120*B*) und dadurch die Anwachsungsstelle des Funiculus der Mikropyle genähert, der Funiculus jedoch nicht mit dem Integument verwachsen (Strychnos). Raphe gibt es bei diesem Samentyp keine, da sich Hilum und Chalaza praktisch an derselben Stelle befinden.

Die in der Pharmazie verwendeten Samen sind meist vollständig. Nur einige Drogen sind Bestandteile von Samen, die aber unter der Bezeichnung „Semen" geführt werden, so z. B. Semen Colae, Semen Quercus (Keimblätter der Samen), Semen Myristicae (Samenkern ohne Samenschale) und Semen Strophanthi (Samen ohne Grane und Haarschopf). Die Droge „Arillus Myristicae" oder „Macis" ist der fleischige, zerschlitzte Samenmantel, der den Samen umgibt.

Semen Amygdali dulce, süße Mandel (*Prunus Amygdalus*), Rosaceen.

Die Steinschale der Frucht umschließt einen, höchstens zwei Samen mit brauner schilferiger Schale. Die Samen sind abgeplattet, unsymmetrisch eiförmig, bis 2,25 cm lang und 1,4 cm breit. Unter der Spitze liegt das Hilum, von dem sich die Raphe als dunkle Linie an der stärker gewölbten Kante bis zur Chalaza hinzieht, die als breiter Fleck an dem abgerundeten Pole deutlich sichtbar ist. Nach Einlegen in heißes Wasser läßt sich die Samenschale mit den festhaftenden Resten der Nährgewebe leicht von den weißen, großen Cotyledonen des Keimlings abziehen (Abb. 121).

Unter dem Mikroskop: Die Zellen der Epidermis sind ungleich groß und ungleich stark verdickt. Die stark verdickten Zellen besitzen braune, verholzte Wände, die in der unteren

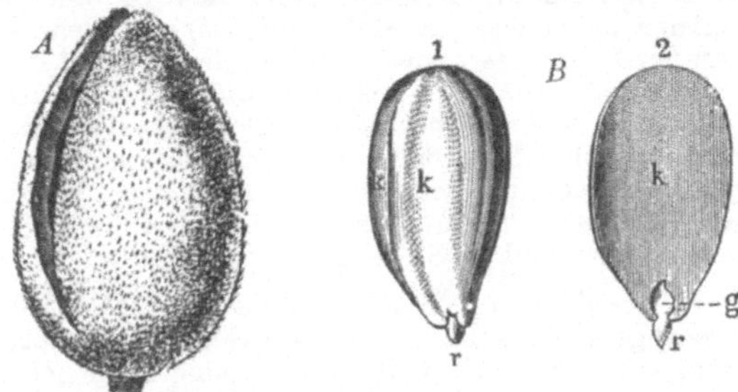

Abb. 121. Amygdalae. *A* Aufgeplatzte Mandelfrucht, *B* 1. Von der Samenschale befreite Mandel, *k* Keimblätter, *r* Radicula, 2. Dieselbe nach Entfernung des vorderen Keimblattes, *r* Radicula, *g* Knöspchen oder Plumula.

Hälfte grobgetüpfelt sind (Abb. 122). Sie können eine Höhe von 300 μ und eine Breite von 250 μ erreichen, lösen sich leicht von der Oberfläche und machen den Eindruck eines dem Samen anhaftenden braunen Pulvers. Diese Zellen bilden auch im gepulverten Preßrückstand ein leicht erkennbares Element.

Das Parenchym der übrigen Samenschale, in dem die Gefäßbündel verlaufen, ist kleinzellig, in den unteren Schichten zusammengefallen. Die Überreste des Nucellus, eine farblose Schichte kollabierter Zellen, haften fest an der Schale. Vom Endosperm haben sich nur ein bis drei Zellreihen erhalten, die Aleuronkörner beinhalten, die übrigen Zellen sind zusammengefallen. Das Cotyledonargewebe ist zartzellig, das Ölplasma enthält Aleuronkörner.

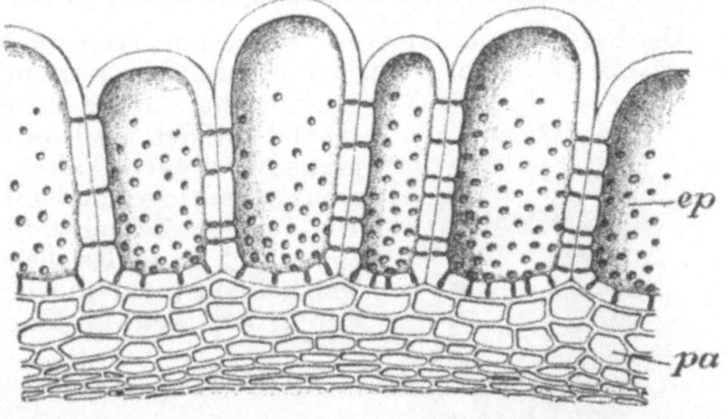

Abb. 122. Querschnitt durch den äußeren Teil der Samenschale der Mandel. *ep* Epidermis, aus tonnenförmigen Zellen bestehend *pa* dünnwandiges Parenchym. (Vergr. 100fach.) (GILG.)

Prüfung: Die Kerne anderer Rosaceen sind kleiner und verraten sich infolge ihres Gehaltes an Blausäureglykosiden beim Anreiben mit Wasser durch ihren Geruch nach Blausäure.

Semen Amygdali amarum, Bittere Mandel (*Prunus Amygdalus*), Rosaceen.

Die bitteren Mandeln sind gewöhnlich etwas kleiner als die süßen, unterscheiden sich aber anatomisch nicht von diesen. Beim Anreiben der Samen mit Wasser entwickelt sich Blausäuregeruch, Geschmack stark bitter.

Mikrochemie: Einige dickere Schnitte werden im Mikrobecher mit einem kleinen Tropfen Chloroform und einigen Tropfen Wasser versetzt. Als Endprodukt der Enzymaufspaltung entstehen neben Glukose Blausäure und Benzaldehyd. Da beide flüchtig sind, kann ihr Nachweis im Hängetropfen erfolgen, indem man einen Tropfen des Reagens auf ein Deckglas bringt und damit den Mikrobecher bedeckt. Blausäure: mit 5%iger Silbernitratlösung, die eine Spur Methylenblau enthält, fallen Nadeln von Silbercyanid aus, die durch das Methylenblau echt angefärbt und dadurch deutlich sichtbar werden. Benzaldehyd: mit einer gesättigten Lösung von p-Nitrophenylhydrazin in 15%iger Essigsäure: rote Nadeln, Mikro-$F_p = 192°$.

Bestimmung des Gesamtblausäuregehaltes: Durch Verreiben mit Wasser wird das Amygdalin durch Einwirkung des in den Zellen ebenfalls vorhandenen Emulsins in Zucker (2 Mole Glukose) und Benzaldehydcyanhydrin gespalten. Dann wird letzteres abdestilliert, in der Vorlage mit NH_3 versetzt, wodurch das Benzaldehydcyanhydrin gespalten und der gesamte Cyanwasserstoff in Ammoniumcyanid übergeführt wird. Der bei der Zugabe von 0.1n-Silbernitratlösung entstehende Niederschlag von Silbercyanid wird so lange von dem im Überschuß vorhandenen Ammoniumcyanid unter Bildung des Doppelsalzes Silbercyanid-Ammoniumcyanid gelöst, bis genau die Hälfte der ursprünglichen Menge Ammoniumcyanid an Silber gebunden ist:

$$Ag\ CN + (NH_4)\ CN = Ag\ CN.\ (NH_4)\ CN$$

der geringste Überschuß an Silber zerlegt eine entsprechende Menge dieses Doppelsalzes, was sich durch bleibende Trübung kenntlich macht:

$$Ag\ CN\ (NH_4)\ CN + Ag\ NO_3 = 2\ Ag\ CN + (NH_4)\ NO_3$$

1 Molekül $Ag\ NO_3$ zeigt daher 2 Moleküle Cyanwasserstoff an. Methodik: 20 g zerkleinerte bittere Mandeln werden mit Wasser angerührt, 12 Stunden stehen gelassen und dann mit Wasserdampf abdestilliert. Das Destillat wird in verdünntem Ammoniak aufgefangen und mit 0.1n-Silbernitratlösung bis zum Auftreten einer bleibenden Trübung titriert. 1 ml 0.1n-Silbernitrat-Lösung entspricht 0,0054 g Cyanwasserstoff.

Semen Arecae, Arekanuß, Betelnuß (*Areca Catechu*), Palmen.

Der harte Samen ist breit kegelförmig, seltener halbkugelförmig, am Grunde abgeflacht (Abb. 123). An der Grundfläche liegt neben einer kleinen Einbuchtung der halbkreisförmige Nabel. Die braune Samenschale, an der stellenweise noch Reste des silbergrauen Endocarps haften, ist von Gefäßbündeln netzaderig durchzogen und mit dem Perisperm verwachsen. Die inneren Zellschichten des braunen Perisperms ziehen sich an zahlreichen Stellen leistenförmig in das weiße Endosperm hinein (Ruminationsgewebe), wodurch der Same im Durchschnitt ein marmoriertes

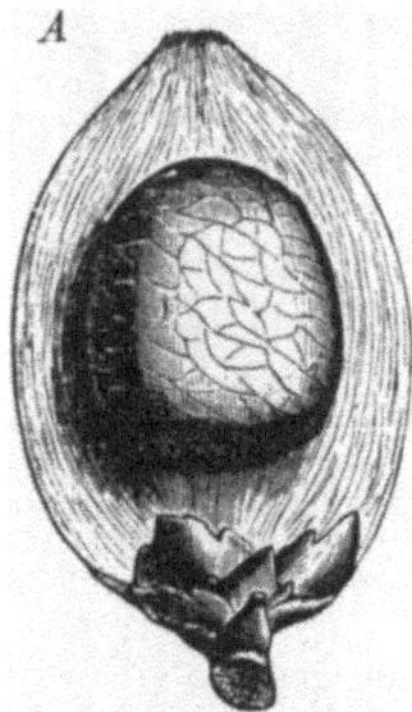

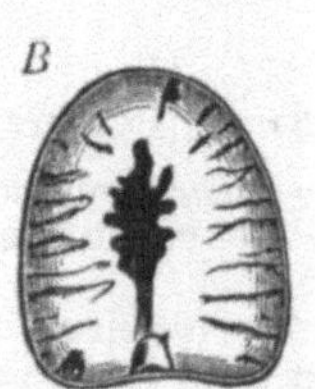

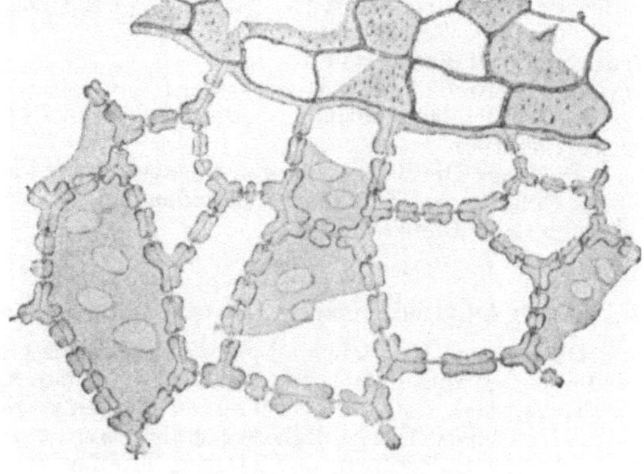

Abb. 123. Areca; *A* Beere mit zur Hälfte aufgeschnittenem, faserigen Fruchtfleisch, um den Samen zu zeigen. *B* Same im Längsschnitt. (DRUDE.)

Abb. 124. Areca; unverdicktes Parenchym (Ruminationsgewebe) in einer Endospermfalte (oben) und getüpfeltes Endosperm (unten). (Vergr. etwa 200fach.) (MOELLER.)

Aussehen erhält. Der Grundfläche genähert liegt der kleine Embryo. Das Innere des Endosperms weist eine Höhlung auf. Der Same ist geruchlos und besitzt einen schwach zusammenziehenden Geschmack.

Unter dem Mikroskop: Die Samenschale besteht aus tangential gestreckten, derbwandigen, z. T. sklerosierten Zellen, die meist von einem braunen Inhalt erfüllt sind. Darunter die langgestreckten, dünnwandigen Zellen des Perisperms und Ruminationsgewebes mit braunem Inhalt. Die Zellen des Endsoperms sind dickwandig und besitzen scharf umrandete Tüpfel mit deutlich sichtbaren Schließwänden (Abb. 124). Im Ölplasma des Endosperms Aleuronkörner.

Pulverdroge: Das rotbraune Pulver ist durch die Endospermzellen mit den großen Tüpfeln charakterisiert. Daneben finden sich braune Zellfragmente des Perisperms und Ruminationsgewebes, ferner langgestreckte, derbwandige Zellen der Samenschale. Keine Stärke.

Prüfung: Die Wertbestimmung erfolgt nach D.A.B. VI durch Bestimmung des Arecolingehaltes. Man arbeitet in üblicher Weise, wobei bei der Extraktion mit Äther die Nebenalkaloide, das Arecaidin und Guvacin, nicht in die ätherische Lösung übergehen. Der Zusatz von Natriumsulfat erfolgt, um das Wasser, in dem das Arecolin etwas löslich ist, zu binden und damit das gesamte Arecolin in die ätherische Lösung überzuführen. Die Zugabe von Talk bezweckt die Klärung von etwa vorhandenen kolloidalen Verunreinigungen, die durch den Talk adsorptiv gebunden werden. Um den in der ätherischen Lösung vorhandenen Ammoniak zu entfernen, werden dann zwei Drittel der Flüssigkeit abdestilliert. 1 ml 1/10-Normal-Salzsäure = 0,0155 g Arecolin.

Semen Coffeae, Kaffeesamen (*Coffea arabica*), Rubiaceen.

Die Kaffeebohnen sind Samenkerne und finden sich, meist zwei an der Zahl in einer kirschenähnlichen Steinfrucht. Die aus dem pergamentartigen Endocarp gelösten Samen sind von einer schülferigen, dünnen, silbergrauen Samenhaut, dem ,,Silberhäutchen", umhüllt. Das ,,Silberhäutchen" (= die Samenschale) wird beim Polieren des Kaffees entfernt und hat sich nur in der Furche erhalten, aus der nach Einlegen der Samen in Wasser noch die Reste der Samenschale entfernt werden können. Diese besitzt unregelmäßig verteilte, spindelförmige Steinzellen. Der Same besteht größtenteils aus dem harten Endosperm, welches durch Einrollung die oben erwähnte Furche bildet. Die Zellen des Endosperms besitzen knotig verdickte Zellwände, an dem einen Ende des Endosperms liegt der ungefähr millimetergroße Keimling.

Mikrochemie: Bei der Mikrosublimation erhält man lange, seidige Nadeln von Coffein. Zur Identifizierung des Mikrosublimates siehe Semen Colae.

Semen Colae, Kolasamen, Kolanuß (*Cola nitida = vera, acuminata*), Sterculiaceen.

Die holzigen Früchte enthalten in einer Reihe zwei bis sechs durch gegenseitigen Druck abgeplattete und unregelmäßig gestaltete Samen (Abb. 125). Die zähe, pergamentartige Schale verbleibt gewöhnlich bei der Entnahme der Kerne in der Frucht. Nährgewebe fehlt. Der Kern besteht aus dem Embryo mit zwei (Cola vera) oder drei bis vier (Cola acuminata) Keimblättern. An der Innenseite in einer kleinen Höhlung das Würzelchen. Im frischen Zustande ist der Embryo weiß bis rosa, fleischig, im trockenen Zustande braun und hart. Die Droge ist geruchlos, Geschmack etwas bitter und zusammenziehend.

Unter dem Mikroskop: Das Parenchym am Rande des Keimblattes
ist kleinzellig, der Mitte des Keimblattes zu großzellig und mit Stärke
erfüllt. Die Stärke ist einfach, meist kugelig, selten eiförmig.

Pulverdroge: Das Pulver ist im Wasserpräparat durch die kugelige
Stärke, in Chloralhydrat oder Lauge durch die eigentümlich gelbbraune
Färbung der Zellfragmente des Keimblattes charakterisiert.

Mikrochemie: Bei der Mikrosublimation erhält man bei 130—150°
lange, seidige Nadeln von Coffein. Bei der Identifizierung des Mikrosublimates entstehen auf Zusatz von je 1 Tropfen einer 5%igen $AuCl_3$-
und einer gesättigten Natriumbromidlösung nach leichtem Erwärmen
ohne Deckglas braungelbe Nadeln (meist grasartige Büschel) der

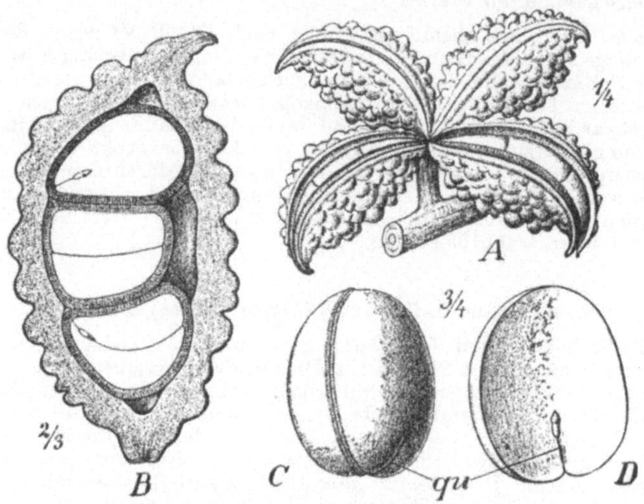

Abb. 125. Cola vera. *A* ganze Frucht (¼), *B* eine Teilfrucht, längs durchschnitten (²/₃), drei Samen
enthaltend, *C* Keimling nach Ablösung der Samenschale, die Trennungslinie der Keimblätter zeigend
(¾), *D* ein Keimblatt von innen gesehen mit der Plumula und dem Würzelchen, *qu* Querriß der
Keimblätter (¾). (GILG.)

Bromaurat-Coffeinverbindung. Nach dem Versetzen (eines Mikro-
sublimats) mit einem Tropfen 5%iger Jodkalilösung und hernach mit
einem Tropfen Wismuttrichlorid 5%ig, s. S. 372, erhält man einen orange-
farbenen Niederschlag, der sich beim Erhitzen löst und nach dem Erkalten längliche und gekreuzte Prismen liefert (Coffein, Theobromin).

Prüfung: Da das Pulver meist kugelige Stärke und nur Fragmente
der Keimblätter enthält, so sind Beimengungen anderer Pflanzenteile
an deren fremden Elementen leicht erkennbar. Die Gehaltsbestimmung
erfolgt wie bei Pasta Guarana (s. S. 130).

Semen Colchici, Herbstzeitlosensamen (*Colchicum autumnale*), Liliaceen.

Die Samen sind braun, rundlich; 2—3 mm im Durchmesser und fein-
grubig punktiert. Der Same besitzt eine kleine Karunkula, die einen
Auswuchs des Funiculus darstellt, der an dieser Stelle mit der Samen-

schale verwachsen ist. Diese umschließt ein hartes, graues Endosperm. In diesem liegt, der Karunkula gegenüber, der kleine Embryo. Der Same ist geruchlos und schmeckt bitter-kratzend.

Unter dem Mikroskop: Die äußerste Zellschichte der Samenschale besteht aus großen, flachen, in der Aufsicht polygonalen Zellen (Abb. 126). Darunter mehrere Schichten parenchymatischer Zellen, unter diesen tafelförmige Zellen mit braunem Inhalt, der sich mit Eisenchlorid schwarz färbt. Perisperm fehlt. Die Wände der Endospermzellen sind stark ver-

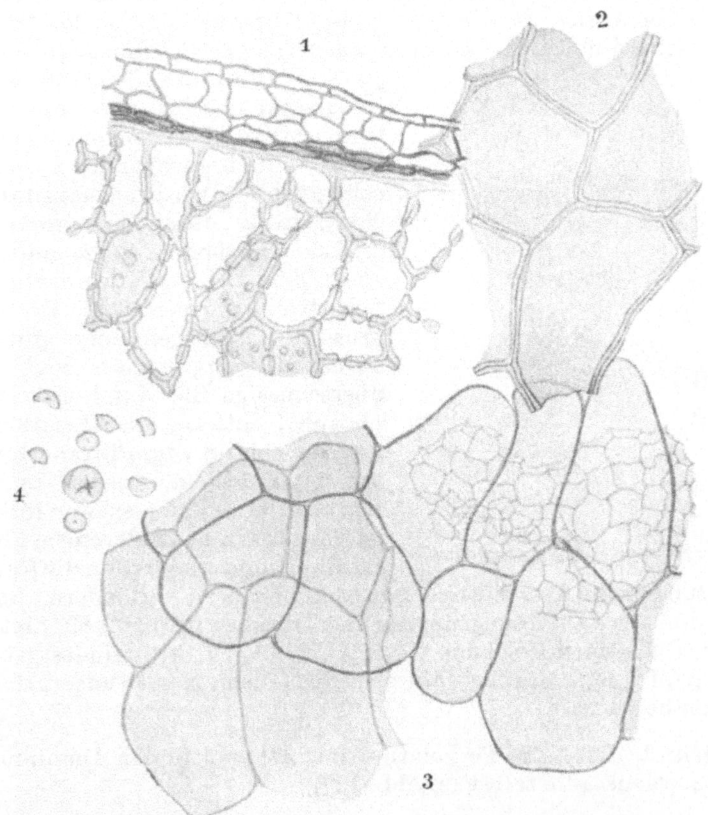

Abb. 126. Semen Colchici. Elemente des Pulvers. *1* Samenschale und Nährgewebe im Querschnitt, *2* Oberhaut der Samenschale in der Flächenansicht, *3* Parenchym der Samenschale in der Flächenansicht, *4* Stärkekörner. (Vergr. etwa 200 fach.) (MOELLER.)

dickt und besitzen scharf umrandete, in der Aufsicht kreisförmige Tüpfel, die am Querschnitt deutlich die unverdickte Zellmembran (Schließwand) erkennen lassen. Im Ölplasma der Zellen kleine, $2—12\,\mu$ große Aleuronkörner. Kleine, kugelige Stärke nur im Gewebe der Karunkula.

Pulverdroge: Im Pulver sind die Fragmente der verdickten Endospermzellen mit den großen Tüpfeln deutlich sichtbar. Daneben finden sich Fragmente der Samenschale, vor allem die großen, tafelförmigen

Zellen der Epidermis. Stärke sehr spärlich, von der Karunkula stammend.

Mikrochemie: Ammoniak färbt das Endosperm gelb bis gelblichgrün. Wird ein Schnitt durch den Samen in einen Tropfen einer 1%igen alkoholischen Vanillinlösung gelegt und anschließend ein Tropfen konz. Schwefelsäure dazugegeben, so färbt sich der Inhalt der Endospermzellen rot (Colchicin).

Prüfung: Die Wertbestimmung erfolgt durch quantitative Bestimmung des Colchicins. Da die hydrolytische Dissoziation bei den Salzen des Colchicins infolge der geringen Basizität des Colchicins zu einem p_H-Wert führt, der kleiner als 4 ist, in diesem Bereich aber für eine titrimetrische Bestimmung ein Indikator mit brauchbarem Farbumschlag fehlt, so wird die quantitative Bestimmung durch eine gravimetrische Methode vorgenommen. Nach dem D.A.B. VI wird die gepulverte Droge bei 50 bis 60° mit Wasser ausgezogen, der Auszug durch Bleiessig geklärt und das überschüssige Blei durch Natriumphosphat entfernt. Der Zusatz von Natriumchlorid zum Filtrat erfolgt, um das Colchicin, welches in der Kochsalzlösung nur schwer löslich ist, leichter in das Chloroform überzuführen, und weiters, um die Emulsionsbildung beim Ausschütteln mit Chloroform zu verhindern. Nach dem Verdunsten des Lösungsmittels und Trocknen bei 70 bis 80° hinterbleibt das Chloroform Colchicin ($C_{22}H_{25}O_6N + \frac{1}{2}\,CHCl_3$). Mindestgehalt laut DAB VI 0,4%. Bequem läßt sich das Colchicin auch adsorptionsanalytisch bestimmen:

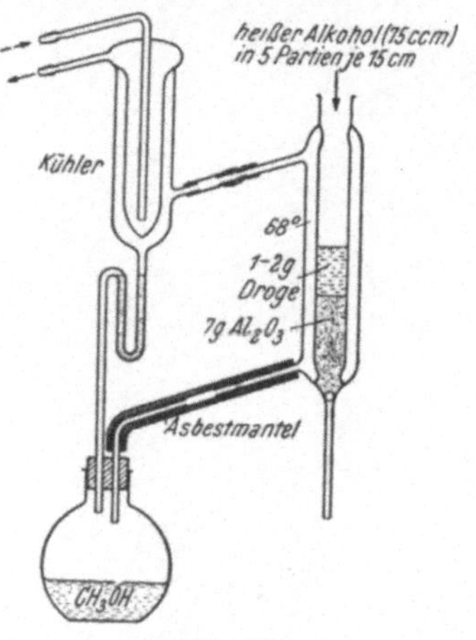

Abb. 127.

Apparat zur Heissperkolation u. Adsorption

Prinzip: 1. die heiße Perkolation mit Äthanol in der Aluminiumoxydadsorptionssäule selbst (s. Abb. 127),

2. weitere Reinigung in Chloroform über Aluminiumoxyd,

3. Entfernung des Fettes durch Aufnehmen mit heißem Wasser und Wägung des Rückstandes.

Methodik: In ein mit Methanoldampf heizbares Adsorptionsrohr s. Abb. 127 (Lumen 13—14 mm, Länge 20 cm) werden auf die übliche Weise trocken 7 g Aluminiumoxyd eingefüllt und mit einer genauen Einwaage von etwa 2—2,5 g lufttrockener, fein gepulverter Droge überschichtet. Dann wird die Heizflüssigkeit (Methanol) im Kolben zum Sieden erhitzt und nach etwa 10 Minuten die Droge in Anteilen von 15 ccm mit heißem Äthanol im Verlaufe von etwa 1½ Stunden perkoliert, wobei insgesamt 75 ml benötigt werden. (Rückflußextraktion mit 50 ml Äthanol (30 Min.), aufbringen auf die Aloxidsäule gefüllt mit 8 g und durchwaschen mit 25 ml heißem Äthanol.

Dann wird das Filtrat zur Vertreibung des Äthanols in einer Schale am Wasserbad eingedunstet. Die lackartige Masse wird nun dreimal mit je 5 ccm reinem Chloroform aufgenommen und das Ganze mit den unlöslichen Anteilen über eine trockene Säule von 0,5—1 g Aluminiumoxyd gegossen. Das Lumen des Glasrohres beträgt etwa 7—8 mm im Durchmesser. Vor dem Aufgießen wird ein ganz kleiner Wattebausch in das Rohr eingeführt, um ein Verlegen des Durchflusses durch die unlöslichen Anteile auf der Oberfläche des Aluminiumoxydes zu verhindern.

Nach dem Durchlaufen der Colchicinlösung wird zuerst die Schale und dann die Säule so lange mit Chloroform, enthaltend 2% Methanol, gewaschen (meist genügen insgesamt 20 ml), bis die hellgelbe Zone, das Colchicin, herabgewandert und durchgelaufen ist. Die bräunlichen Verunreinigungen bleiben oben oder wandern nur langsam nach unten. Diese Lösung wird nun in einer Schale auf dem Wasserbade eingeengt, dann mit 5 ccm Wasser versetzt und der Rest des Chloroforms durch Erhitzen vertrieben. Nach dem Erkalten wird die wäßrige Lösung durch ein ganz kleines Filter filtriert, die Schale samt dem Filter mit einigen Kubikzentimetern Wasser in drei Anteilen gewaschen und das Filtrat in einer gewogenen Schale zur Trockene eingedunstet. Den Rückstand trocknet man bei 80° bis zur Gewichtskonstanz. Die Auswaage ist reines Colchicin, Eutektikum mit Phenacetin soll 95—98° betragen.

Titrimetrische Bestimmung: Kaliumwismutatmethode nach POETHKE et al.

Der $CHCl_3$-Methanolextrakt wird nach dem schwachen Ansäuern mit H_2SO_4 mit Kaliumjodowismutat (20 ml einer 7%igen Wismutsubnitratlösung in 1,2% HNO_3 läßt man in 10 ml einer 12,5% KJ-Lösung laufen) gefällt. Nach sorgfältigem Waschen mit möglichst kleinen Mengen eisgekühlter 0,01 n-H_2SO_4 wird die Fällung in verdünnter HCl gelöst und nach Zusatz von 3,26% KCN in 1% Stärkelösung mit $\frac{n}{120}$ KJO_3 Lösung (1,7835 in 1 l H_2O) titriert, bis die blauschwarze Lösung wieder rein gelb erscheint. 1 ml Jodatlösung = = 1,6643 mg Colchicin. Reaktionsgleichung.

Colchicin: $H(BiJ_4) + 3 HCl \rightarrow BiCl_3 + 4 HJ + Colchicin$
$4 HJ + 6 HCN + 2 HCl + 2 KJO_3 \rightarrow 6 JCN + 2 KCl + 6 H_2O$

Semen Cydoniae, Quittensamen, (*Cydonia vulgaris*), Rosaceen.

Die durch gegenseitigen Druck abgeplatteten und kantigen, bis 1 cm langen und 1—2 mm breiten Samen sind meist zu mehreren miteinander verklebt, so wie sie im Fruchtfach gelagert sind. Die violettbraune Oberfläche der Samen ist von eingetrocknetem Schleim wie von einem Häutchen bedeckt. Die Epidermis der Samenschale besteht aus palisadenartig gestreckten, bis 150 μ hohen Schleimzellen, in denen die Schleimschichten hufeisenförmig um das kleine Lumen, welches an der Innenwand liegt, angelagert sind. Die folgende Hartschicht aus mehreren Lagen verdickter Zellen z. T. mit braunem Inhalt, anschließend einige kollabierte Zellen. Ein schmales Endosperm und die kleinzelligen Cotyledonen enthalten fettes Öl und rundliche 10—15 µ große Aleuronkörner. Die Samen sind geruchlos, der Geschmack schleimig, schwach bitter-mandelartig.

Semen Cucurbitae, Kürbiskerne (*Cucurbita pepo*) Cucurbitaceen.

Die weißen Samen sind 10—15 mm lang, breit, flachgedrückt und bis 3 mm dick, an dem einen Ende abgerundet, am anderen zugespitzt, von einem glänzenden Wulst eingesäumt. Am spitzen Ende liegt die Mikropyle, darunter der Nabel deutlich erkenntlich. Die papierartige Samenschale, unter der Lupe unregelmäßig gerauht, besitzt eine Oberhaut aus palisadenförmigen, dünnwandigen, kantigen, deformierten oder schiefliegenden Zellen über 200 µ hoch, teilweise kleine Stärkekörner beinhaltend. In den Zellen finden sich fadenförmige Verdickungsleisten, die sich nach außen pinselförmig verzweigen. Unter der Epidermis einige Lagen kleiner rundlicher Zellen, darunter eine einreihige, am Rande zweireihige Schichte starkwandiger, in der Aufsicht wellig buchtiger, wulstig verdickter Steinzellen. Anschließend mehrer Lagen eines Sternparenchyms mit netzigen Verdickungen, große Interzellularen einschließend. Die übrigen Schichten der Samenschale und das Nährgewebe zusammengefallen. Die mächtig entwickelten Keimblätter (das Würzelchen des Keimlings liegt der Mikropyle zu) enthalten in ihrem Gewebe fettes Öl und bis zu 5 µ große Aleuronkörner. Der Same ist geruchlos und schmeckt ölig-süßlich.

Semen Erucae, weißer Senf (*Sinapis alba*), Cruciferen.

Der Same ist etwa 2 mm groß, (fast doppelt so groß als der Same des schwarzen Senfs), hell rötlichgelb, mitunter schilferig. Die gelben Keimblätter sind dachartig gefaltet und umschließen in der dadurch gebildeten Rinne das Würzelchen. Der Same ist geruchlos, Geschmack zuerst ölig, dann brennend scharf.

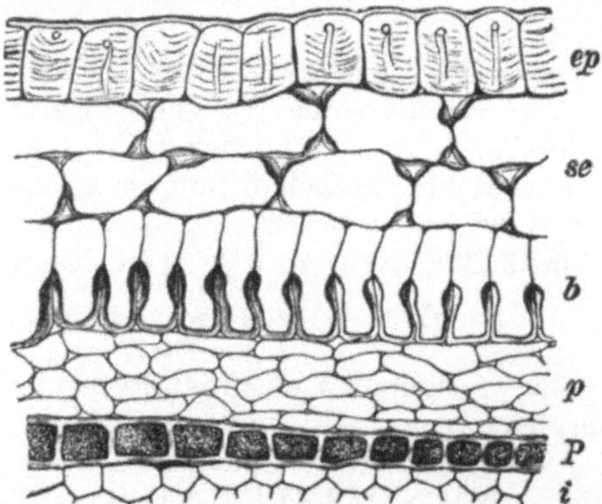

Abb. 128. Samenschale des weißen Senfs im Querschnitt. *ep* Oberhaut, *se* Großzellen, *b* Palisaden oder Becherzellen, *p* Parenchym, *P* Aleuronschicht, *i* hyaline Schicht. (J. MOELLER.)

Unter dem Mikroskop: Die Epidermiszellen, im Querschnitt fast quadratisch (Abb. 128), enthalten bis auf ein schmales Lumen eine geschichtete Schleimmasse die in Wasser quillt, nach Sprengung der Außenwand austritt und die Schlüpfrigkeit des Samens nach dem Einlegen in Wasser verursacht. Unter der Epidermis gewöhnlich zwei Reihen (selten drei) von Großzellen, an den Ecken kollenchymatisch verdickt. Die lichten Becherzellen besitzen nur geringe Höhenunterschiede, daher auch nur seichte, oft kaum wahrnehmbare Mulden bildend. Die darunter liegenden Schichten flacher Zellen ohne Pigment, anschließend die Aleuronschichte und eine Schichte kollabierter Zellen. Das Parenchym des Embryo dünnwandig mit fettem Öl und Aleuron.

Pulverdroge: Das Pulver ist durch die farblosen Becherzellen ohne polygonale Maschen (Sinapis nigra), weiters durch die Fragmente der Schleimepidermis und der Großzellen charakterisiert. Daneben zahlreiche Fragmente des dünnwandigen Keimblattparenchyms.

Mikrochemie: Mit Millons Reagens beim Erwärmen Rotfärbung der Schnitte durch den Keimling, verursacht durch das Sinalbin. Mit konzentrierter Salpetersäure gelbrote Färbung, mit KOH Orangefärbung.

Prüfung: Da die Becherzellen des weißen Senfs farblos sind, verraten sich Beimengungen anderer Cruciferensamen im Pulver durch gelblich- bis dunkelbraun gefärbte Becherzellen.

Semen Foenugraeci, Bockshornsame (*Trigonella foenum graecum*), Papilionaceen.

Die sichelförmigen Hülsen enthalten gegen 20 kleine, schief prismatische, rötlichbraune bis gelblichgraue Samen. Das Würzelchen ist gegen die Keimblätter scharf umgeknickt (Abb. 129). Unter der Lupe ist der Same feinkörnig punktiert. Ungefähr in der Mitte jener Schmalseite, an welcher das Würzelchen liegt, ist der helle, kleine Nabel in einer kleinen Vertiefung (knapp neben der sich abzeichnenden Wurzelspitze) mit der Lupe erkennbar, von welchem sich eine kurze Raphe längs der Schmalseite bis zum nahen Ende des Samens hinzieht. In einem Schleimendosperm eingebettet liegt der Keimling. Durchschneidet man den Samen parallel der Breitseite der Länge nach, so sieht man, wie es in Abb. 129, Fig. *C* dargestellt ist, daß das Würzelchen nach oben gebogen ist und der Kante der Cotyledonen anliegt.

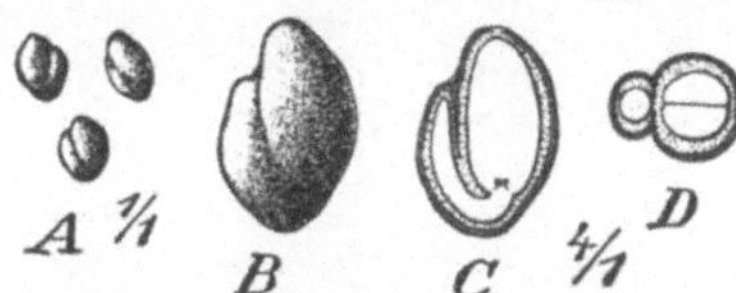

Abb. 129. Semen Foenugraeci. *A* Samen in natürl. Größe. *B* ein einzelner Samen vergrößert. *C* im Längsschnitt. *D* im Querschnitt (4 fach). (GILG.)

Führt man den Schnitt quer durch den unteren Teil des Samens, so erkennt man auf der Schnittfläche die Samenschale, das Schleimendosperm als glasige Schichte, die Cotyledonen und das Würzelchen (Abb. 129, Fig. *D*). Wenn man den Samen in Wasser aufquellen läßt, so kann man die Samenschale als gelbe, feste Haut ablösen und das Endosperm als schlüpferige, glasige Haut vom Keimling abheben, dessen Bau nun deutlich erkennbar ist.

Unter dem Mikroskop: Die Samenschale besitzt die für die Papilionaceen charakteristischen, palisadenförmigen Epidermiszellen mit einer im oberen Drittel der Zellen gelegenen Lichtlinie (Abb. 130). Die Zellen enden nach oben zapfenartig und ragen mit ihren Spitzen in eine verschleimte Schicht unter der Cuticula hinein. Einige Epidermiszellen, die in Gruppen beisammenstehen, reichen mit ihren Spitzen bis an die Cuticula und verursachen die feinpunktierte Oberfläche der Samenschale. Unter den Epidermiszellen liegt eine Schichte breiter und niedriger Zellen mit streifigen Verdickungen, die nur in ihrem unteren Teil fest aneinanderschließen, nach oben zu schmäler werden und einen kleinen Intercellularraum frei lassen (Trägerzellen). Darunter folgen mehrere Reihen von Parenchymzellen, deren innere Schichten meist zusammengefallen sind. Die äußerste Zellreihe des Endosperms besteht aus aleuronführenden Zellen, häufig mit knotig verdickten Wänden (Aleuronschichte). Die übrigen Endospermzellen sind großzellig mit deutlich sichtbarer Primärmembran und dicken, aus Schleim bestehenden, sekundären Verdickungsschichten. In den Cotyledonen ist bereits eine Differenzierung des dünnwandigen Parenchyms in Epidermis, mehr-

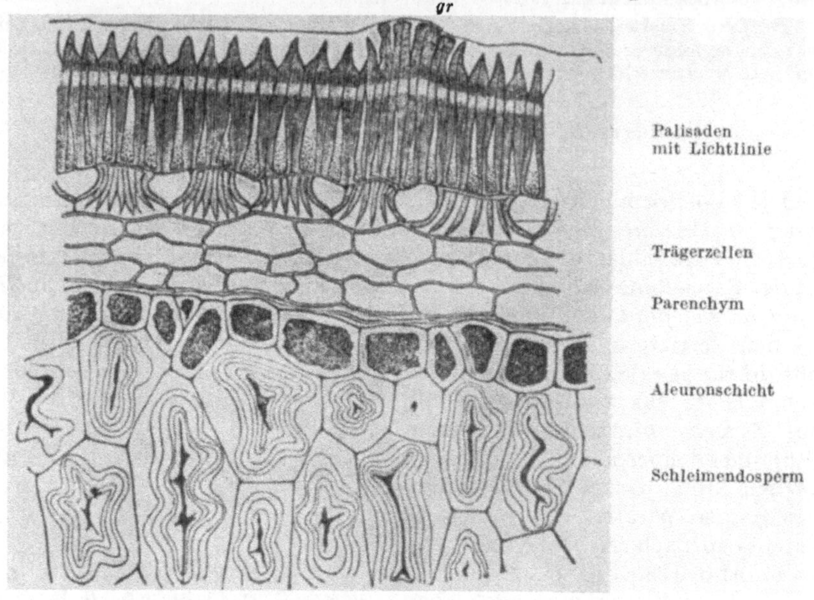

Abb. 130. Schale des Bockshornsamens im Querschnitt (nach TSCHIRCH). *gr* Palisadengruppe, die die Punktierung der Schale verursacht. (Vergr 200 fach.) (MOELLER.)

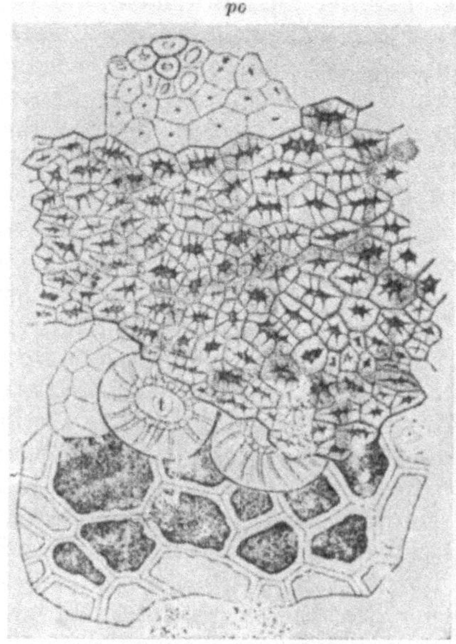

Abb. 131. Schale des Bockshornsamens in der Flächenansicht *po* Palisaden im oberen Teil, *p* diese in der Mitte getroffen, *t* Trägerzellen, *a* Aleuronschichte. (Nach TSCHIRCH.)

reihige Palisadenschichte und Schwammparenchym erkennbar. Die Zellen des Keimlings enthalten fettes Öl und Aleuron, gelegentlich bis 10μ große, rundliche, einfache Stärkekörner.

Pulverdroge: Das Pulver, das einen eigenartig würzigen Geruch und bitteren Geschmack hat, ist durch die zahlreich vorkommenden Palisaden und Trägerzellen der Samenschale charakterisiert (Abb. 131). Daneben finden sich die Zellen der Kleberschichte und des Schleimendosperms, deren sekundäre Verdickungsschichten beim Erwärmen des Präparates in Lauge oder Chloralhydrat bis zum Verschwinden des Lumens aufquellen, so daß nur die Primärmembranen der Zellen als großzellig polygonales Netz sichtbar sind. Die Zellen des

Keimlings sind dünnwandig, entweder palisadenförmig (Palisadenschichte), rundlicheckig (Schwammparenchym) oder polygonal
(Würzelchen).

Prüfung: Da die Elemente der Samenschale des Bockshornsamens
sehr charakteristisch sind, so sind Beimengungen anderer Samen leicht
erkenntlich. So deuten größere Stärkekörner, Fasern, Fragmente weitlumiger Gefäße auf Verfälschungen.

Semen Lini, Leinsamen (*Linum usitatissimum*), Linaceen.

Die braunen, glänzenden Samen sind länglich, eiförmig, flach, 4 bis
6 mm lang und 2—3 mm breit. Etwas unterhalb der Spitze ist in einer
kleinen Einbuchtung der Nabel als heller Punkt sichtbar. Vom Nabel
führt an der Kante entlang die
Raphe bis zur Chalaza, die an
dem abgerundeten Ende des
Samens liegt. Die Samenschale,
die unter der Lupe fein punktiert ist, umschließt ein schmales Endosperm, im Endosperm
eingebettet der Keimling mit
zwei fleischigen Cotyledonen
und geradem Würzelchen (Abb.
132), das in dem spitzen Ende
des Samens liegt.

Unter dem Mikroskop: Die
Epidermiszellen, von einer
starken Cuticula überzogen,
sind unregelmäßig prismatisch,
in der Aufsicht polygonal
(Abb. 133 und 134). Die sekundären Verdickungsschichten
der Außen- und Seitenwände
bestehen aus Schleim, der in
Wasser rasch aufquillt und
nach Sprengung der Cuticula
austritt. Unter der Epidermis
ein bis zwei Lagen gelblich gefärbter, von der Fläche ringför-

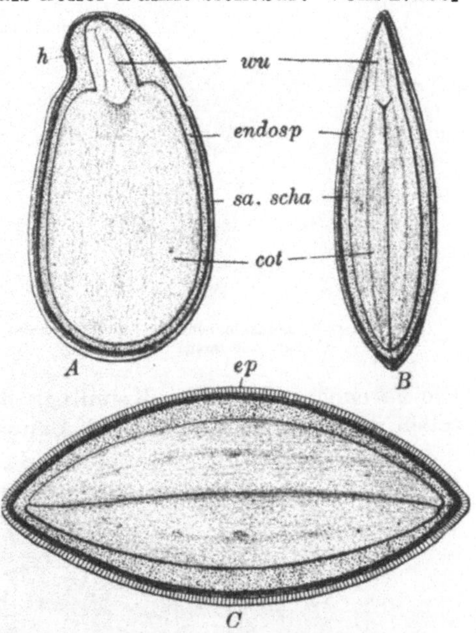

Abb. 132. Semen Lini. *A* Längsschnitt parallel der
Breitseite des Samens. *B* Längsschnitt parallel der
Schmalseite, *C* Querschnitt des Samens; *sa.· scha*
Samenschale, *ep* Epidermis dieser, *endosp* Endosperm,
cot Keimblätter und *wu* Würzelchen des Embryos.
A und *B* Vergr. 10 fach, *C* 32 fach. (GILG.)

miger, dünnwandiger Parenchymzellen (Ringzellen). Es folgt die Faserschichte, bestehend aus dickwandigen, reich getüpfelten, in der Längs-
richtung des Samens verlaufenden Fasern. Unter den Fasern liegt eine
Schichte dünnwandiger Zellen, die senkrecht zu den Fasern verlaufen
(Querzellen) und deren oberste Schicht sich am besten erhält (die übrigen
Zellen dieser Schichte meist kollabiert). Unter den Querzellen eine ein-
zellige Lage von tafelförmigen (in der Aufsicht meist rechteckigen),
derbgetüpfelten Zellen mit rotbraunem Inhalt (Pigmentzellen). Der
Inhalt dieser Zellen reagiert mit $FeCl_3$ unter Blaufärbung. Unter der
Pigmentschichte, mit welcher die Samenschale abschließt, liegt das

Endosperm, bestehend aus mehreren Lagen vieleckiger Zellen. Die Zellen des Keimlings sind dünnwandiger als die Endospermzellen und enthalten wie diese fettes Öl und Aleuronkörner. Stärke fehlt.

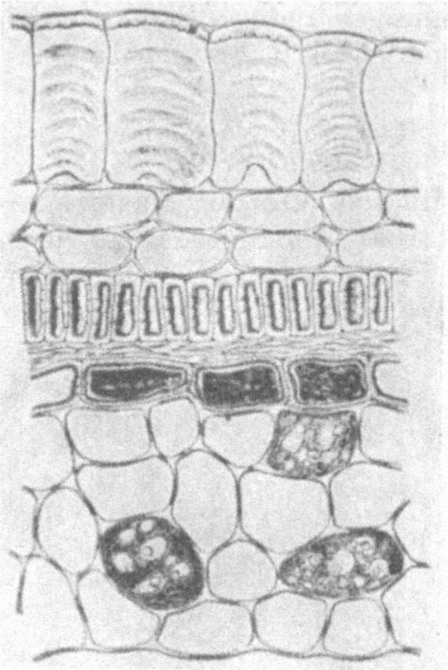

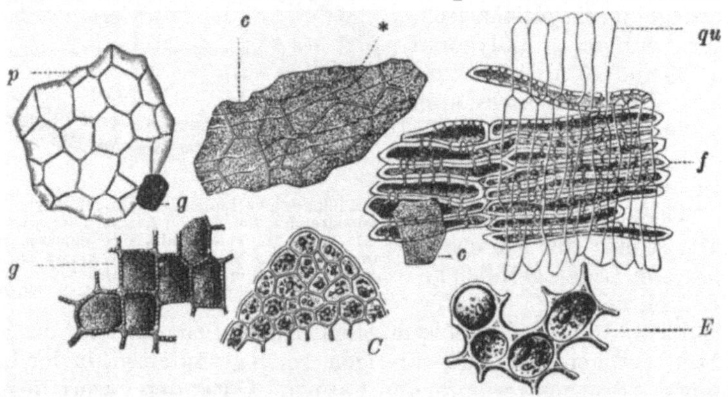

Abb. 133. Leinsamenschale im Querschnitt. (Vergr. 400 fach.) (MOELLER.)

Pulverdroge: Im Pulver sind die Fragmente der Faserschichte besonders auffallend. Leicht findet man Fragmente, an denen man die ringförmigen Parenchymzellen, die darunterliegenden Fasern und evtl. auch die Querzellen deutlich sieht. Weiters sofort auffallend die glasigen Fragmente der Schleimepidermis. Aus den Pigmentzellen ist häufig der Inhalt herausgefallen, der dann als braunes Täfelchen neben den leeren Pigmentzellen mit ihren lichten, derbgetüpfelten Wänden zu finden ist.

Die Parenchymzellen des Keimlings dünnwandiger als die Endospermzellen, erfüllt mit fetten Öl und Aleuron. Epidermis mit Cuticula.

Abb. 134. Gewebe des Leinsamens in der Flächenansicht. *p* Oberhaut, *c* Cuticula mit Rissen*, *E* ringförmige Parenchymzellen, *f* Faserschicht, *qu* Querzellen, *g* Pigmentschicht, *C* Keimblatt. (MOELLER.)

Mikrochemie: Der Schleim läßt sich mit Tuschaufschwemmung nachweisen.

Prüfung: Da auch die reinsten Sorten einige Samen von Unkräutern enthalten, so wird man auch im Pulver immer einige Fragmente fremder

Samen oder kleinkörnige Stärke finden, die aber nicht häufig vorkommen dürfen. Anorganische Verunreinigungen ergeben sich durch die Aschenbestimmung. Für die Wertbestimmung als Schleimdroge ergibt die Viskositätsbestimmung mit der einfachen Viskositätspipette gute Anhaltspunkte. Ein 1—2%iger wässeriger Auszug, der durch einstündiges Erhitzen im kochenden Wasserbad hergestellt wird, soll bei einer guten Droge eine Zähigkeitszahl (ZZ) um 20 ergeben. (Über Zähigkeitszahl siehe unter Wertbestimmung.)

Placenta Seminis Lini, Leinkuchen.

Der Leinkuchen ist der bei der Gewinnung des Öles zurückgebliebene Preßrückstand. Man findet daher im gepulverten Leinkuchen die Elemente des Samens und der Samenschale, das fette Öl jedoch nur in ganz geringer Menge.

Semen Myristicae, Muskatnuß (*Myristica fragrans*), Myristicaceen.

Die Frucht enthält einen Samen, der von einem orangeroten, fleischigen, zerschlitzten Arillus umgeben ist (Abb. 135). Die Muskatnüsse des Handels sind die vom Arillus und der Samenschale befreiten Kerne. Nach dem Auslösen aus der Samenschale werden sie meist noch

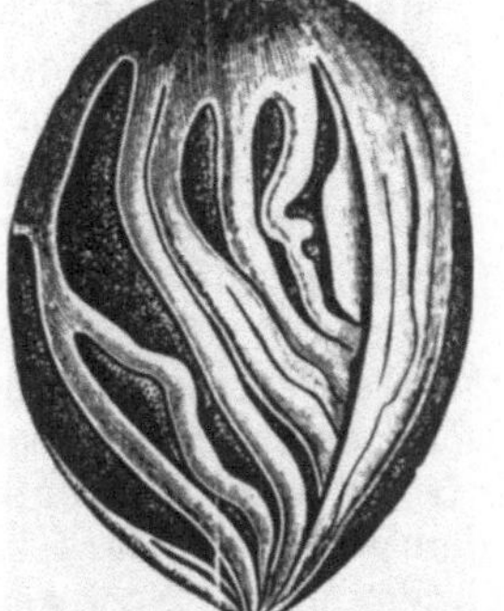

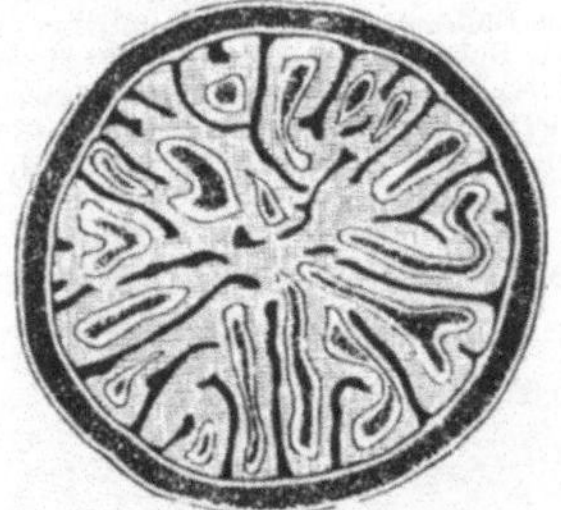

Abb. 135. Samen von Myristica fragrans, die Samenschale vom Arillus noch umschlossen. (MOELLER.)

Abb. 136. Querschnitt der Muskatnuß mit der Schale. (Nach BERG.)

mit Kalk abgerieben oder einige Minuten in Kalkmilch geworfen und dann bei gewöhnlicher Temperatur getrocknet. Die Außenseite zeigt die Abdrücke der Gefäßbündel der Samenschale. Die helle Warze an dem einen Ende des Samens zeigt die Lage des Hilums, die kleine Vertiefung am anderen Ende die Lage der Chalaza in der Samenschale an. Zwischen beiden der Abdruck der Raphe als Furche erkennbar. Das dunkelbraune Hüllperisperm, welches das ätherische Öl enthält, sendet Gewebsplatten (Ruminationsgewebe) in das gelblich-braune Endosperm hinein, wodurch der Same im Durchschnitt ein marmoriertes Aussehen erhält (Abb. 136). Der kleine Embryo liegt unter der hellen Warze.

Unter dem Mikroskop: Die Zellen des äußeren Perisperms sind peridermartig, tangential gestreckt, z.T. mit rotbraunen Phlobaphenklumpen erfüllt. Der innerste Teil des Perisperms und die Gewebsplatten enthalten

Ölzellen neben braunem Parenchym. Die Zellen des Endosperms enthalten fettes Öl, kleine rundliche oder zusammengesetzte Stärkekörner und Aleuronkörner (Abb. 137). Im Endosperm vereinzelt Zellen mit braungefärbtem, gerbstoffhaltigen Inhalt.

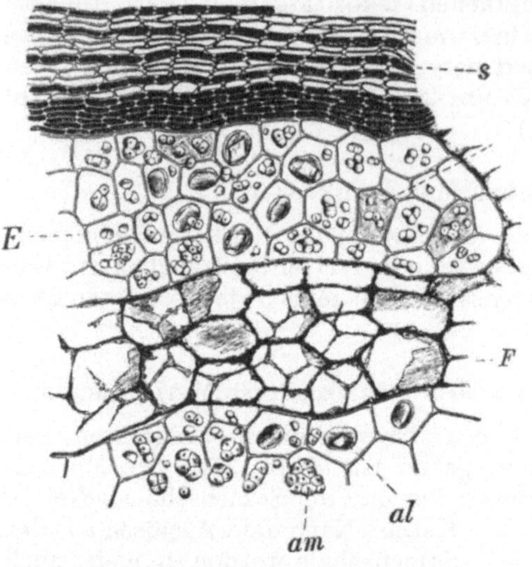

Pulverdroge: Das Pulver mit seinem charakteristischen, würzigen Geruch und Geschmack enthält neben Einzelkörnern zusammengesetzte Stärke, Aleuron, Fett und ätherisches Öl. Jodrohrzucker färbt Stärke blauschwarz und Aleuronkörner gelb. Farbloses Parenchym des Endosperms neben braunen Fragmenten des Hüllperisperms. Im Chloralhydrat-Präparat kristallisiert nach dem Erkalten das Fett in den Tropfen aus.

Prüfung: Die im Handel befindlichen Papua-Muskatnüsse von M. argentea und Bombay-Muskatnüsse von M. malabarica, die weniger aromatisch und daher weniger wertvoll sind, besitzen eine langgestreckte Form. Im Pulver sind Verfälschungen mit Samenschalen, Ölkuchenrückständen und Mehlen an den fremden Zellelementen und an den größeren Stärkekörnern erkennbar. Der Nachweis von beigemengten Samen anderer Myristica-Arten ist im Pulver kaum möglich.

Abb. 137. Semen Myristicae, Querschnitt durch die Droge. *s* Oberflächliches Perisperm (sog. Hüllperisperm), *F* Perisperm, das Endosperm faltig durchdringend (es wurden nur die großen Sekretzellen gezeichnet; die winzigen undeutlichen Zellen dazwischen sind übergangen). *E* Endospermgewebe weißlich, mit Stärkekörnern (*am*), Aleuronkörnern (*al*), (Vergr. 160 fach.) (MOELLER.)

Arillus Myristicae (Macis), Muskatblüte (*Myristica fragrans*), Myristicaceen.

Arillus Myristicae oder Macis ist der fleischige, orangerote, zerschlitzte Samenmantel der Muskatnuß (Abb. 135). Er wird sorgfältig vom Samen abgelöst und ist nach der Trocknung an der Sonne gelbrot, fettglänzend, brüchig. Geruch und Geschmack ähnlich der Muskatnuß.

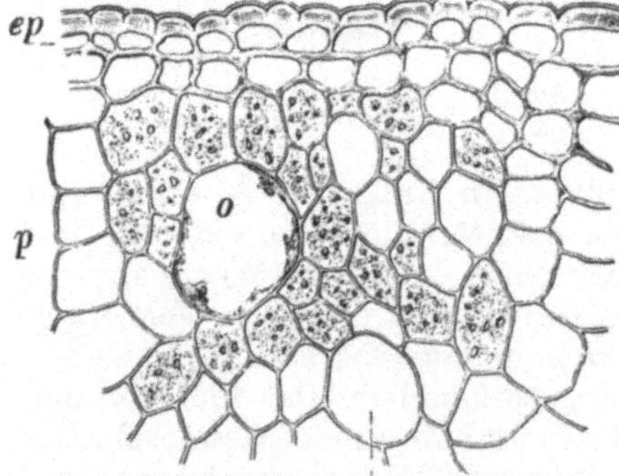

Abb. 138. Querschnitt durch Macis. *ep*-Epidermis, rechts eine sog. Verstärkungsrippe, *p* Parenchym mit körnigem Inhalt, *o* Ölzellen. (Vergr. 160 fach.) (MOELLER.)

Beiderseits eine Oberhaut aus langgestreckten, schlauchförmigen Zellen, deren Fragmente auch im Pulver sofort auffallen. Im zartzelligen, fetthaltigen Parenchym verstreut große Ölzellen (Abb. 138).

Semen Papaveris, Mohnsamen (*Papaver somniferum*), Papaveraceen.

Für medizinische Zwecke werden die weißen Samen verwendet. Diese sind gewöhnlich bis 1,5 mm lang, nierenförmig, in der Einbuchtung das gelbliche, schwach erhöhte Hilum. Unter der Lupe sieht man eine gleichmäßige, sechs-

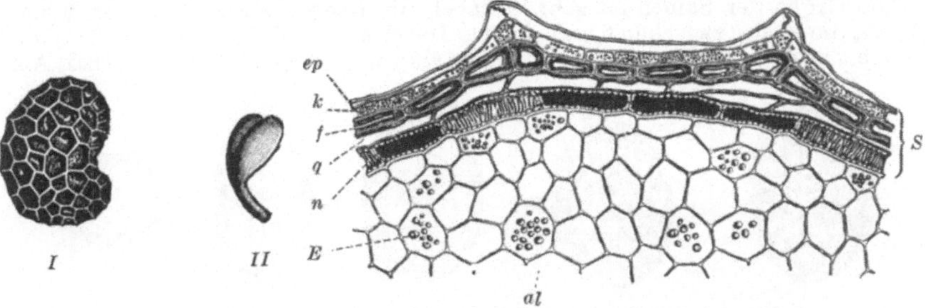

<table>
<tr><td>

Abb. 139. Mohnsamen.
I Lupenbild,   *II* Keimling.
(A. L. WINTON.)

</td><td>

Abb. 140. Querschnitt des Mohnsamens.
S Samenschale mit der Oberhaut *ep*, der Kristallschicht *k*, der Faserschicht *f*, den Querzellen *q* und den Netzzellen *n*,
E Nährgewebe mit Aleuron *al*. (A. L. WINTON.)

</td></tr>
</table>

eckige Felderung (Abb. 139), verursacht durch die weit vorspringenden Seitenwände der großen Oberhautzellen, während die Außenwände eingesenkt sind (Abb. 140). Die mehrschichtige Samenschale umschließt ein dünnwandiges Endosperm darin eingebettet der Keimling. Das Parenchym des Endosperms und des Keimlings enthält reichlich Öl. Der Same ist fast geruchlos, der Geschmack ölig.

Semen Quercus, Eichelsamen (*Quercus robur* und *Quercus petraea*), Fagaceen.

Verwendung findet der von Frucht- und Samenschale befreite Keimling, der meist in die beiden großen, plankonvexen Keimblätter zerfallen ist, die außen längsfurchig, an den ebenen Flächen glatt sind. An dem einen Ende befindet sich das Würzelchen oder die entsprechende Vertiefung. Die Cotyledonen besitzen eine Oberhaut, bestehend aus kleinen, polygonalen Zellen, darunter ein zartzelliges, mit Stärke erfülltes Parenchym. Unter den vielgestaltigen Stärkekörnern sind die gerundet dreieckigen Formen charakteristisch (Abb. 141). Mit FeCl₃ infolge des Gerbstoffgehaltes Blaufärbung des Parenchyms. Durch leichtes Rösten

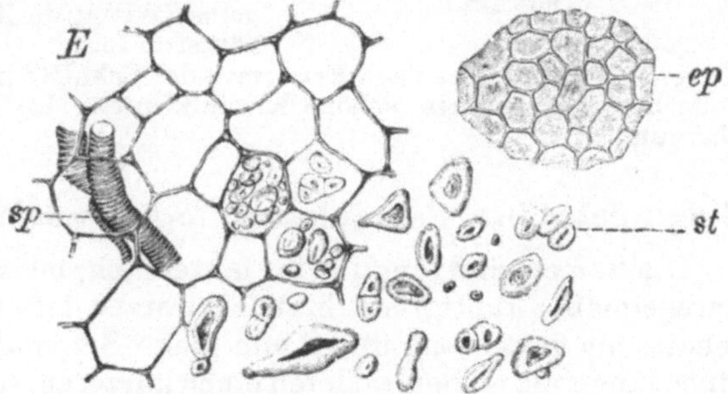

Abb. 141. Keimblattgewebe der Eichel. *E* Parenchym, *ep* Oberhaut, *st* Stärkekörner, *sp* Gefäße. (MOELLER.)

der Eicheln erhält man den sog. Eichelkaffee, Semen Quercus tostum. Durch das Rösten verkleistert die Stärke in den Randzonen und nur im Innern der Cotyledonen findet sich noch unversehrte Stärke. (Bei stark gerösteten Samen auch im Inneren verkleistert.)

Pulverdroge: Im dunkelbraun gefärbten Pulver der gerösteten Eicheln einzelne Stärkekörner mit der charakteristisch gerundet dreieckigen Form, wenn die Eicheln nicht zu stark geröstet wurden. In diesem Falle nur verkleisterte Stärke in Klumpen. Daneben braune Parenchymfragmente und zarte Spiralgefäße der Cotyledonen. Geschmack schwach zusammenziehend.

Prüfung: Da die Fruchtwand Steinzellen enthält, so lassen reichlich vorkommende Steinzellen auf mitvermahlene Fruchtschalen schließen.

Semen Ricini, Ricinussamen (*Ricinus communis*), Euphorbiaceen.

Die Größe der Samen ist sehr variabel, die Länge beträgt zwischen 9 und 22 mm, die Breite zwischen 6 und 15 mm. Die Samen sind braun gesprenkelt, abgeflacht, an der einen Flachseite die Raphe als vorspringende Leiste sichtbar. Am

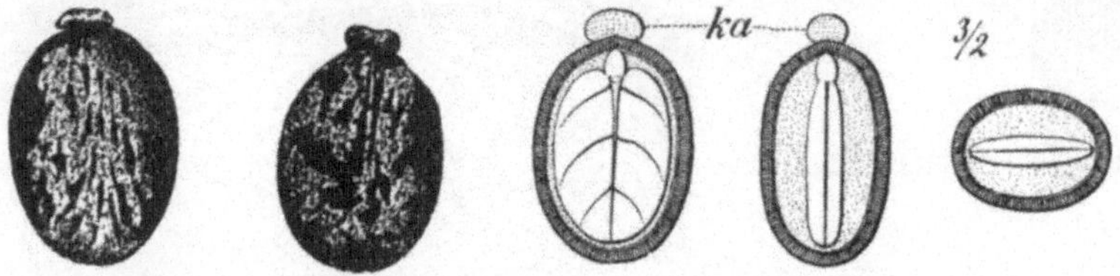

Abb. 142. Semen Ricini. *A* Samen von vorn, *B* von hinten, *C* und *D* die beiden verschiedenen Längsschnitte, *E* Querschnitt (1½fach), *ka* Karunkula. (GILG.)

Nabelende eine fleischige Karunkula (Abb. 142). Die mehrschichtige Samenschale (eine Schichte derselben besteht aus langgestreckten Palisadensklereiden)

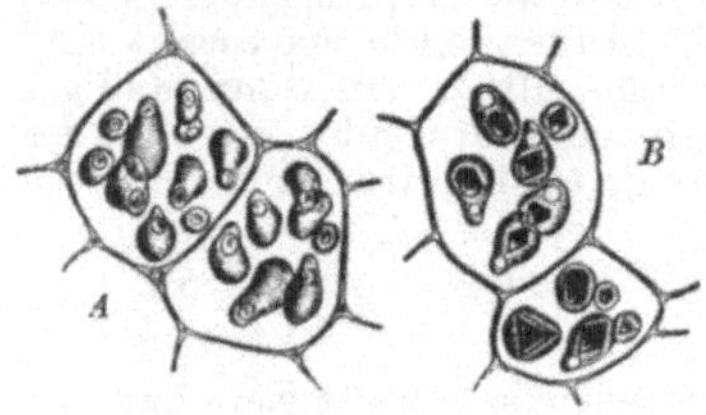

Abb. 143. Aleuronkörner des Rizinus-Samens. *A* in Öl, *B* in Jodlösung. (MOELLER.)

ist spröde und läßt sich leicht vom Samenkern entfernen. Am Samen bleibt ein weißliches Häutchen haften, bestehend aus kollabierten Zellen, die im unreifen Samen als Nährgewebe fungieren. Das dünnwandige Endospermgewebe enthält fettes Öl und Aleuronkörner, keine Stärke. Die Aleuronkörner sind rundlich oder elliptisch, bis 20 μ groß, mit großem, gut ausgebildeten Kristalloid und einem oder mehreren exzentrisch gelagerten Globoiden (Abb. 143).

Mikrochemie: Mit Jodrohrzuckerlösung gelbe Färbung des Kristalloids in den Aleuronkörnern, ferner Gelbfärbung mit Salpetersäure. Das Fett bildet nach Erwärmen der Schnitte mit gesättigter bencylalkoholischer Natronlauge schöne Kristalldrusen, bestehend aus ricinolsaurem Natrium.

Semen Sabadillae, Sabadillsamen (*Schoenocaulon officinale*), Liliaceen.

Die Samen sind länglich bis lanzettlich, meist schwach gebogen und unregelmäßig kantig, mit braunschwarzer, fein längsrunzeliger Samenschale, bis 9 mm lang und 2 mm dick. Sie tragen an dem einen Ende einen längeren, an dem anderen einen kürzeren, schnabelartigen Fortsatz (Abb. 144). Raphe vorhanden, doch selten deutlich erkennbar. Unter der Samenschale ein horniges, grau-weißes Endosperm, in dessen unterem Teil der kleine Keimling eingebettet ist. Der Same ist geruchlos, Geschmack bitter und scharf. Das Pulver wirkt nießenerregend.

Unter dem Mikroskop: Die Epidermis besteht aus hohen, braunwandigen, an der Außenseite stärker verdickten Zellen (Abb. 145), die in der

Längsrichtung des Samens gestreckt sind (Unterschied von Colchicum).
Darunter mehrere Lagen dünnwandiger, meist kollabierter Zellen. Die
Samenschale unreifer Samen enthält reichlicher, die reifen Samen selten
Oxalatraphiden (im Parenchym der Fortsätze). Das Endosperm besteht
aus derbwandigen Zellen mit knotig oder birnförmig verdickten Wänden.
Das Ölplasma dieser Zellen enthält bis 6 μ große Aleuronkörner, selten

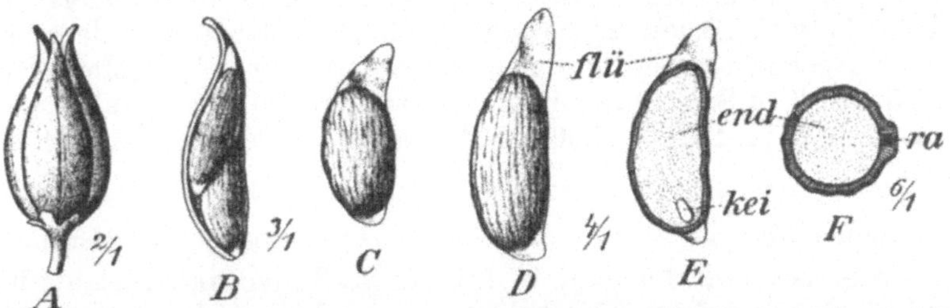

Abb. 144. Schoenocaulon officinale. *A* ganze dreiteilige Frucht (2fach), *B* ein Fruchtfach mit 2 Samen (3fach), *C* ein kurzer, *D* ein langer Same mit den schnabelartigen Fortsätzen *flü* (4fach), *E* Längs- und *F* Querschnitt durch denselben (4- u. 6fach), *end* Endosperm, *kei* Keimling, *ra* Raphe. (GILG.)

auch rundliche Stärkekörner. Im Zentrum des Endosperms sind die
Zellen verhältnismäßig dickwandig. Die Zellen des Keimlings sind klein
und sehr zartwandig.

Pulverdroge: Das Pulver ist durch die braungefärbten Fragmente der
Samenschale mit den großen, langgestreckten Epidermiszellen und durch
die Fragmente der Endo-
spermzellen mit den birn-
förmigen Wandverdickun-
gen charakterisiert. Ab
und zu Fragmente der Sa-
menschale mit Raphiden,
vereinzelt Spiralgefäße der
Raphe, selten Stärke bis
10 μ Größe.

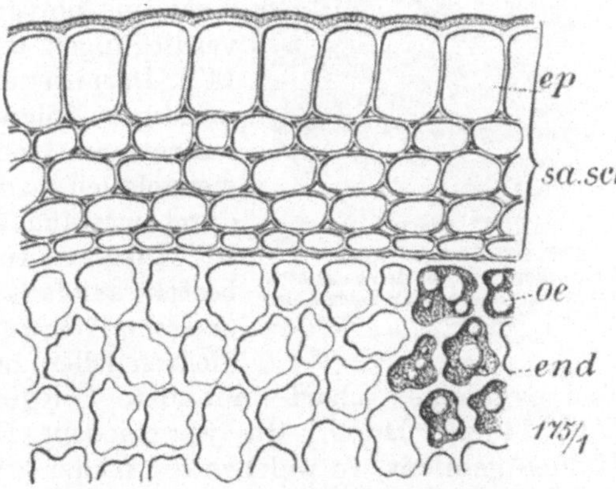

Mikrochemie: Die ge-
wöhnlichen Alkaloidrea-
genzien geben mit den
Alkaloiden, die hauptsächlich im Endosperm und
Embryo vorkommen, Fäl-
lungen. So gibt Jodjod-
kalium eine braune, Pikrinsäure eine gelbe und Mayers

Abb. 145. Semen Sabadillae. Querschnitt durch einen reifen Samen (175fach). *ep* Epidermis, *sa.sch* Samenschale, *oe* Öltropfen in den Zellen des Endosperms *end*. (GILG.)

Reagens eine weiße Fällung. Dickere Schnitte werden durch konz. Salpetersäure bei vorsichtigem Erwärmen rot gefärbt.

Prüfung: Das Pulver darf nur in geringen Mengen kleinkörnige rundliche Stärke enthalten. Bei der Gehaltsbestimmung werden 3 g Sabadille-
samen in einer Arzneiflasche von 150 ml Inhalt mit 60 g Äther und
3 ml Ammoniakflüssigkeit 10 Minuten lang kräftig geschüttelt.

Dann läßt man absetzen, gießt sorgfältig 40 g der die Alkaloide enthaltenden überstehenden ätherischen Lösung (= 2 g Droge) durch etwas Watte in einen austarierten Erlenmeyerkolben von 150 ml Inhalt mit Glasstopfen und destilliert das Lösungsmittel auf dem Wasserbad ab. Den Rückstand nimmt man zwecks Vertreibung des Ammoniaks noch zweimal mit je 5 ccm Äther auf und verdampft auch diesen jeweils vollständig. Dann löst man den Rückstand in 5 ml Weingeist, fügt, um das Fett in Lösung zu halten, 20 ml Petroläther und dann 30 ml frisch ausgekochtes und wieder erkaltetes Wasser, 10 Tropfen Methylrot, 5 ml 0,1n-Salzsäure hinzu und titriert mit 0,1n-Kalilauge zurück. 1 ml 0,1n-HCl = 0,0625 g Alkaloide. Mindestgehalt 4% Alkaloide.

Semen Sinapis, schwarzer Senf (*Brassica nigra*), Cruciferen.

Die Samen sind kugelig, 1—1,5 mm groß, der Nabel ist als helles Punktchen erkennbar. Unter der Lupe erscheinen die Samen netziggrubig, hie und da weiß schuppig, wenn sich die Epidermis der Samenschale losgelöst hat. Im Innern der gelbe Embryo ohne Nährgewebe. Die beiden Keimblätter sind dachartig gefaltet, in der so gebildeten Rinne liegt das Würzelchen (Abb. 146). Der Same ist geruchlos, Geschmack anfangs ölig, dann brennend scharf. Nach Anreiben des gepulverten Samens mit Wasser Geruch nach Senföl.

Unter dem Mikroskop: Die Epidermis besteht aus polygonalen Zellen, deren Wandverdickungen aus Schleim bestehen (Abb. 147). Darunter eine einzellige Schichte dünnwandiger inhaltsleerer Zellen (Großzellschichte, im trockenen Samen meist zusammengefallen, so daß die Epidermis in die dadurch entstandene Einbuchtung eingesunken ist. Die darunter liegende Palisadenschichte

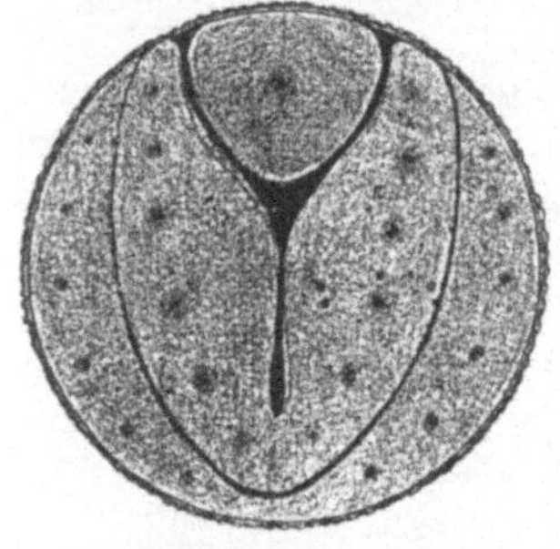

Abb. 146. Semen Sinapis. Man erkennt die beiden gefalteten, das Würzelchen einhüllenden Keimblätter. (Ca. 25 fach vergrößert.) (GILG.)

besteht aus langgestreckten, ungleich hohen und nur im unteren Teil becherartig verdickten Zellen (Becherzellen). In der Aufsicht sind es kleine, scharf umrandete Polygone mit deutlichem Lumen (Abb. 148 p). Durch die verschiedene Höhe dieser Zellen werden Mulden gebildet, in welchen die früher erwähnten Großzellen liegen. Die Begrenzung dieser Mulden (wo die Becherzellen bis zur Epidermis vorstoßen), erscheint in der Aufsicht als braungefärbtes, gerundet polygonales Netz mit unscharfen Konturen (Abb. 149). Die folgende Parenchymschichte (Pigmentschichte) wird von dünnwandigen, schmalen Zellen gebildet, deren Inhalt sich mit Eisensalzen blau färbt (Gerbstoff). Die Aleuronschicht (als Rest des Nährgewebes) besteht aus dickwandigen, farblosen Zellen, fettes Öl und Aleuronkörner beinhaltend. Die darunterliegenden Zellen (hyaline Schichte), sind kollabiert. Die Zellen des Keimlings sind dünnwandig und enthalten neben fettem Öl lappige Aleuronkörner. Im reifen Samen keine Stärke.

Mikrochemie: Nachweis von Allylsenföl im Hängetropfen (Mikrobecher) mit Phenylhydrazin Base: Pulver mit Wasser anreiben, im Mikrobecher die Dämpfe auf einen Tropfen von Phenylhydrazin einwirken lassen, nach 12 Stunden Reagenstropfen mit Alkohol versetzen und mit Deckglas bedecken. Es scheiden sich die in Alkohol unlöslichen Kristalle des Reaktionsproduktes aus.

Pulverdroge: Im gelblichen Pulver sind die Becherzellen, die man in der Aufsicht sieht, charakteristisch. Häufig finden sich größere Stücke, an denen auch die Begrenzung der Mulden als abge-

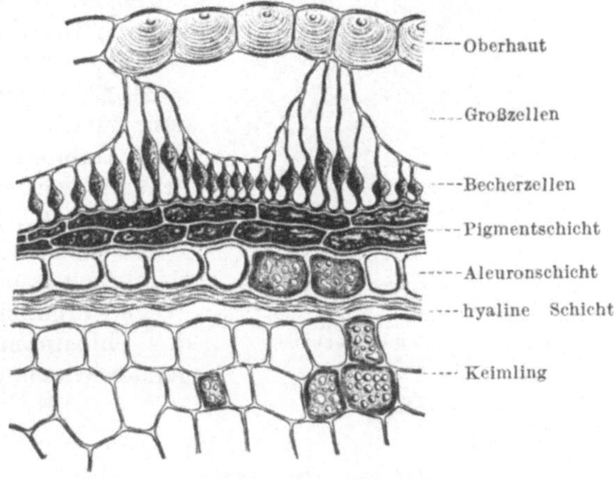

Abb. 147. Semen Sinapis, Querschnitt der Samenschale. (Vergr. 300 fach.) (MOELLER.)

rundet polygonales Netz erkennbar ist. Daneben Fragmente der Schleimepidermis und der Aleuronschichte. Die Zellen des Keimlings dünnwandig, mit Öltropfen und Aleuronkörnern.

Prüfung: Die Samen anderer Brassica-Arten (Brassica juncea, Br. rapa, Br. napus, Sinapis arvensis) sind größer als der schwarze Senf und besitzen, obwohl sonst ähnlich, Becherzellen von mehr als $12\,\mu$ Breite. Die Becherzellen von Sinapis alba (s. Seite 110) sind gelblichweiß. Verfälschungen des Pulvers mit diesen Samen können daran leicht erkannt werden. Das Pulver darf weder Stärke noch Kleisterballen enthalten. Bei der Wertbestimmung schreibt das D.A.B. VI vor, daß man 5 g Pulver mit 100 ml Wasser von 20 bis 25° übergießt und dann 2 Stunden stehen läßt, um das Senföl aus dem Sinigrin abzuspalten. Es werden 60 ml in eine Vorlage abdestilliert, welche Ammoniak enthält, durch dessen Einwirkung Thiosinamin (Allylthioharnstoff) entsteht:

$$CH_2 = CH \cdot CH_2 \cdot NCS + NH_3 = CS \begin{cases} NH \cdot CH_2 \cdot CH = CH_2 \\ \\ NH_2 \end{cases}$$

Nach Zugabe von Silbernitrat setzt sich das Thiosinamin mit diesem zu Schwefelsilber und Allylcyanamid um:

$$CS \begin{cases} NH \cdot CH_2 \cdot CH = CH_2 \\ \\ NH_2 \end{cases} + 2\,AgNO_3 + 2\,NH_3 =$$

$$= \begin{cases} NH \cdot CH_2 \cdot CH = CH_2 \\ \\ CN \end{cases} + Ag_2S + 2\,NH_4NO_3$$

Das überschüssige Silbernitrat wird nach Zugabe von Ferriammoniumsulfatlösung als Indikator mit Ammoniumrhodanidlösung zurücktitriert.

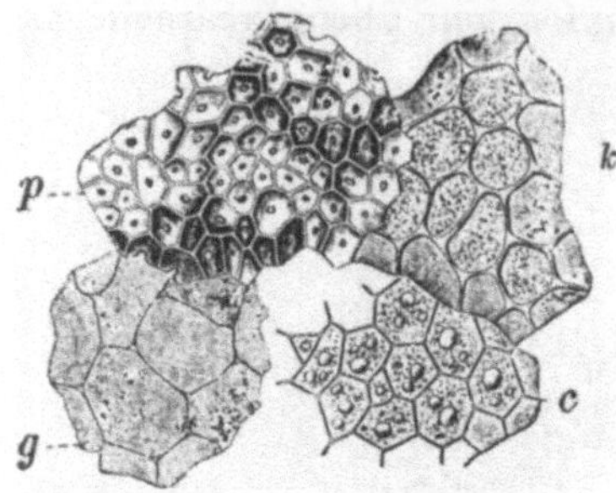

Abb. 148. Gewebe des schwarzen Senfs in der Flächenansicht. *p* Becherzellen in dem Schattennetz, *g* Pigmentschicht, *k* Aleuronschicht, *c* Keimblattgewebe. (MOELLER.)

Da 2 Mol Silbernitrat 1 Mol Senföl anzeigen, so entspricht 1 ml gebundener n/10-Silbernitratlösung 0,00496 g Senföl (Molekulargewicht des Senföles = 99,12). Nach dem Arzneibuch dürfen zum Zurücktitrieren höchstens 6,5 ml der Ammoniumrhodanidlösung verbraucht werden, was einem Mindestgehalt von 0,7 % Allylsenföl entspricht.

Nach VIEBÖCK kann die Senfölbestimmung auch auf jodometrischem Wege vorgenommen werden, da sich das Thiosinamin mit Jod nach folgender Gleichung umsetzt:

$$CS\begin{array}{l} NH_2 \\ NH\cdot CH_2\cdot CH=CH_2 \end{array} + J_2 = C\begin{array}{l} NH_2 \\ \| \\ N \end{array}\!\!-S\!\!\begin{array}{l} \\ | \\ CH\cdot CH_2 J \end{array} + HJ$$
$$ CH_2$$

Es werden somit durch 2 J ein Mol. Thiosinamin angezeigt. Man destilliert wie oben in Ammoniak + Aethanol (20 + 10 ml) (erhält Thiosinamin),

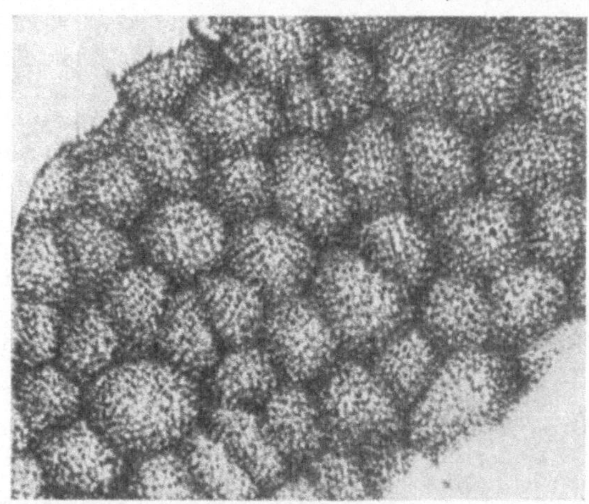

Abb. 149. Schale des schwarzen Senfs in der Flächenansicht. (Vergr. 80 fach.) (GRIEBEL.)

läßt eine Stunde verschlossen stehen und erwärmt dann 20 Min. im Wasserbad. Nach dem Abkühlen wird mit Salzsäure (3 n) gegen Methylrot neutralisiert und hierauf noch 2—3 ccm Salzsäure (3 n) dazugegeben. Nun versetzt man die saure Lösung mit 12,0—5,0 ml n/10 Jodlösung, wobei ein möglicherweise auftretender Niederschlag durch Zugabe von Weingeist wieder gelöst wird. Man läßt 20 Minuten stehen und titriert das überschüssige Jod mit n/10-Natriumthiosulfatlösung bei Anwendung von Stärkelösung als Indikator zurück. 1 ml gebundener n/10 Jodlösung entspricht 0,00496 g Senföl.

Thiosinamin kann auch durch H_2O_2 in alkalischer Lösung entschwefelt werden, wobei pro 1 Mol Senföl 2 Aequivalente Lauge verbraucht werden:

$$C_3H_5-NH-\overset{\overset{S}{\|}}{C}-NH_2 + 2OH' + 4H_2O_2 = C_3H_5-NH-\overset{\overset{O}{\|}}{C}-NH_2 + SO_4'' + 5H_2O.$$

Methodik: Das ½ Stunde am Wasserbad erhitzte Destillat (Thiosinamin) wird zur Trockene eingedampft, der Rückstand mit wenig Wasser aufgenommen und 2 ml 10% H_2O_2 und 25 ml 0,1 n KOH zugesetzt. Nach 2 stünd. verschlossenem Stehen werden 25 ml 0,1 n HCl zugesetzt und mit 0,1 n KOH und Methylorange zurücktitriert. (1 ml 0,1 n KOH = 0,00496 g Allylsenföl.)

Semen Strophanthi Kombe, behaarte (Kombe) Strophanthussamen. *(Strophanthus Kombe), Apocynaceen.*

Der vollständige Same läuft nach oben in eine Granne aus, die einen Haarschopf trägt (Abb. 150). Die Samen, die ohne Haarschopf und Granne in den Handel kommen, sind länglich, spindelförmig, flach, an dem einen Ende mehr oder weniger abgerundet, 12—18 mm lang, 3—5 mm breit und bis 2 mm dick. Sie sind glänzend behaart und von grau- bis braungrünlicher Färbung. Unter der Ansatzstelle der Granne, die an dem zugespitzten Ende des Samens liegt, befindet sich der Nabel. Vom Nabel abwärts zieht sich, deutlich an der einen, meist vorgewölbten Flachseite als vorspringende Leiste sichtbar, die

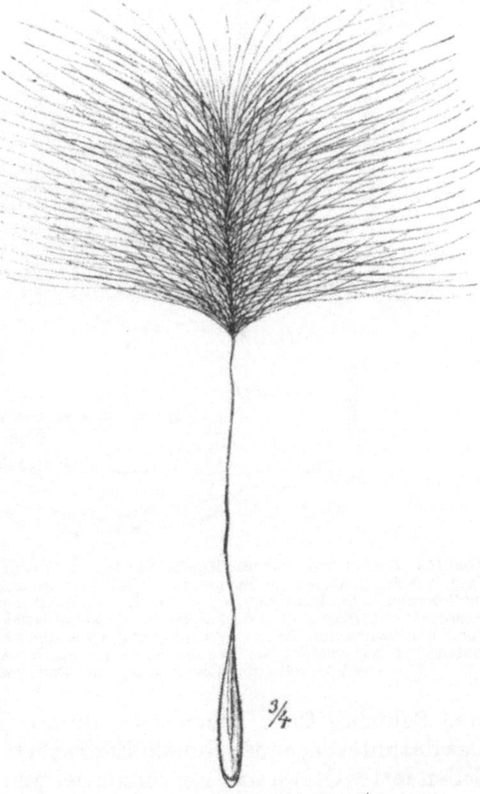

Abb. 150. Semen Strophanthi Kombe. (GILG.)

Raphe (Abb. 151c). Die Samenschale läßt sich nach Einweichen in Wasser leicht mit dem darunterliegenden Endosperm entfernen. Der

freigelegte Keimling besitzt längliche, flache Keimblätter. Der Same
riecht schwach eigenartig und schmeckt bitter.

Unter dem Mikroskop: Die Oberhautzellen sind zu einzelligen, langen
Haaren ausgewachsen, die an der Basis gegen die Spitze des Samens zu
umgebogen sind (Abb. 151). Die Epidermiszellen, die in der Längsrichtung des Samens gestreckt sind, besitzen an ihren Radialwänden
eine am Querschnitt polsterförmig erscheinende Verdickung, wodurch
diese Zellen in der Aufsicht dickwandig erscheinen. Unter der Epidermis

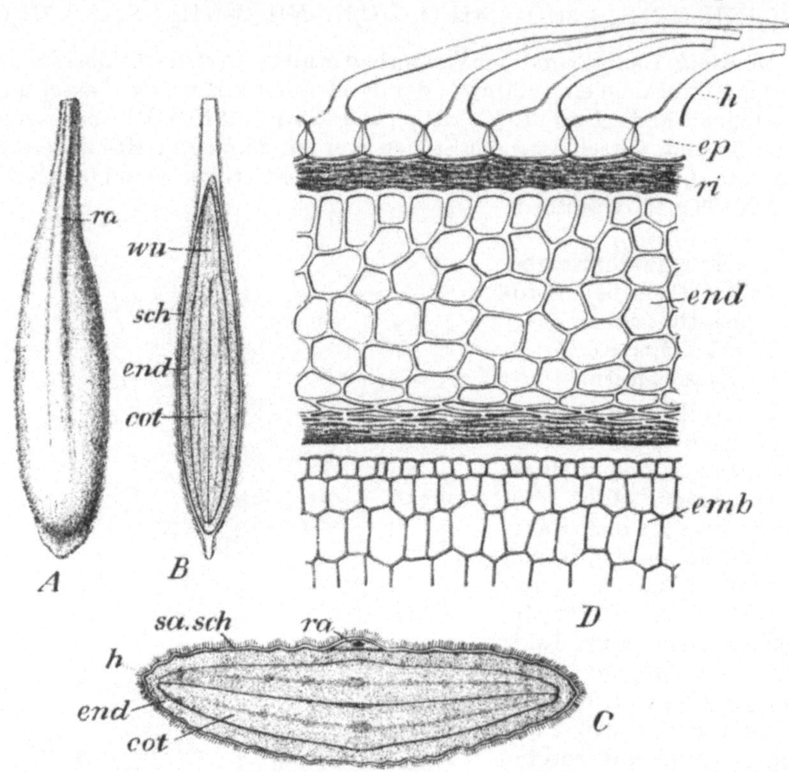

Abb. 151. Semen Strophanthi, Kombe-Samen. *A* Samen von der Bauchseite gesehen; *ra* Raphe.
Verg. 3 fach. *B* Samen im Längsschnitt; *sch* Samenschale, *end* Nährgewebe, *cot* Keimblätter und
wu Würzelchen des Embryos. (Vergr. 3 fach.)— *C* Querschnitt durch den Samen; *ra* Raphe, *sa.sch* Samenschale mit Haaren (*h*), *end* Nährgewebe, *cot* Keimblätter des Embryos. (Vergr. 15 fach.)— *D* Schnitt
durch den Samen bei stärkerer Vergrößerung; *ep* Epidermiszellen der Samenschale, in Haare (*h*) aus-
laufend, *ri* Nährschicht der Samenschale, aus obliterierten Zellen bestehend; *end* Nährgewebe,
emb Gewebe der Cotyledonen des Embryos. (Vergr. 175 fach.) (GILG.)

eine Schichte flach gedrückter, dünnwandiger Zellen (Nährschichte).
Das darunterliegende schmale Endosperm führt in seinen derbwandigen
Zellen fettes Öl, kleine Aleuronkörner und spärlich 3—8 μ große Stärke-
körner. Das Parenchym des Keimlings ist dünnwandig und enthält
Aleuronkörner.

Pulverdroge: Das Pulver ist durch die tafelförmigen, langgestreckten,
in der Aufsicht dickwandig erscheinenden Epidermiszellen, ferner durch

die Fragmente der einzelligen, dünnwandigen Haare charakterisiert. Daneben finden sich Zellen des Endosperms und die dünnwandigeren, kleineren Zellen des Keimlings.

Mikrochemie: Querschnitte des Samens färben sich mit 80%iger H_2SO_4 zuerst gelbgrün, dann smaragdgrün. Die Farbe geht dann über violett in braun über.

Prüfung: Die häufigsten Beimengungen sind die Samen von Strophanthus hispidus. Auch die Querschnitte dieser Samen geben mit 80%iger H_2SO_4 eine Grünfärbung. In der Regel sind diese Samen aber kleiner und meist von ausgesprochen brauner Farbe. Die Haare der hispidus-Samen entspringen in der nach oben gerichteten Hälfte der Oberhautzellen, die Haare der Kombe-Samen meist in der Mitte der Oberhautzellen. Ferner sind die Haare des Kombe-Samens länger und an der Basis weitlumiger, wodurch die Behaarung der Kombe-Samen dichter erscheint als bei den hispidus-Samen. Die Wertbestimmung erfolgt am besten auf biologischem Wege, da eine Reindarstellung des amorphen k-Strophanthins schwer durchführbar ist.

Semen Strophanthi grati, kahle Strophanthussamen (*Strophanthus gratus*), Apocynaceen.

Die Samen, die ebenso wie die Samen von Strophanthus Kombe ohne Haarschopf und Granne in den Handel kommen, sind zum Unterschied von den Kombe-Samen durch die Kahlheit (bei Betrachtung mit freiem Auge) und durch die gelbbraune Farbe charakterisiert. Sie sind länglich und flach (in Form und Größe gleichen sie den Kombesamen), an der einen Flachseite mit deutlich sichtbarer Raphe. In einem schmalen Endospermsack liegt der Embryo mit flachen Keimblättern.

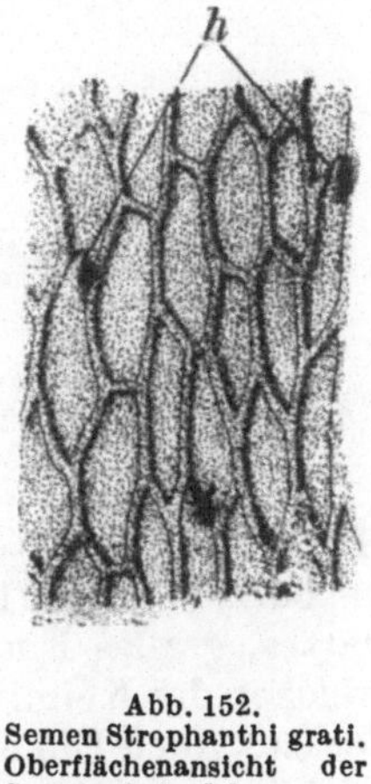

Unter dem Mikroskop: Die Epidermiszellen sind polygonal und besitzen (wie beim Kombe-Samen) an den Radialwänden eine polsterförmige Verdickung (Abb. 152), doch sind, zum Unterschied von den Kombe-Samen, nur einzelne Epidermiszellen zu eckzahnförmigen Papillen ausgewachsen. Im übrigen gleichen die Samen in ihrem anatomischen Bau den Kombe-Samen.

Abb. 152.
Semen Strophanthi grati. Oberflächenansicht der Samenschale; *h* kurze, papillenartige Haare. (Vergr. 100 fach.)

Pulverdroge: Im Pulver fallen in erster Linie die polygonalen, langgestreckten, in der Aufsicht dickwandig erscheinenden Epidermiszellen auf, vereinzelte Epidermiszellen mit den eckzahnförmigen Papillen. Daneben Fragmente des Endosperms und des Kotyledonargewebes mit Aleuronkörnern und Öltropfen.

Mikrochemie: Der trockene Schnitt wird in einen Tropfen 80%iger H_2SO_4 gelegt. Zuerst färbt sich das Endosperm, dann das Gewebe des Keimlings rötlich, nach einiger Zeit in violett übergehend.

Prüfung: Die Samen anderer Strophanthus-Arten sind meist behaart und besitzen eine grünliche oder dunklere Braunfärbung als die gelbbraun gefärbten Samen von Strophanthus gratus. Eine Grünfärbung der Schnitte oder der Pulverpartikel in 80%iger H_2SO_4 würde den Samen anderer Strophanthus-Arten anzeigen. Weiters darf das Pulver keine Fragmente langer dünnwandiger Haare enthalten. Zur Wertbestimmung (D.A.B. VI) wird die entfettete Droge mit abs. Alkohol extrahiert. Von dem Filtrat werden 1,5 g mehr genommen als 50 g, welche den 5 g Droge entsprechen würden, da sich in dem abs. Alkohol auch fettes Öl des Samens löst. Durch Zugabe des Petrolbenzins wird das Strophanthin und Saponin zur Ausfällung gebracht, während das Fett in Lösung bleibt. Die Fällung wird in Wasser gelöst, das Saponin durch Zugabe von Bleiessig, das überschüssige Blei durch Schwefelwasserstoff entfernt. Wenn im eingeengten Filtrat das g-Strophanthin auskristallisiert ist, setzt man noch 1 ml dest. Wasser zu und läßt 24 Stunden stehen. Dann wird nach D.A.B. VI weiterbehandelt. Gefordert werden 4%. Die Genauigkeit der Bestimmung ist gering.

Semen Strychni, Brechnüsse (*Strychnos nux vomica*), Loganiaceen.

Die kampylotropen Samen sind flach scheibenförmig, häufig verbogen, pfenniggroß., beiderseits radial dicht seidig behaart und von grünlich-grauer Farbe. Der Nabel ist in der Mitte des Samens als zentrales Wärzchen sichtbar und ist durch eine etwas vorstehende Leiste

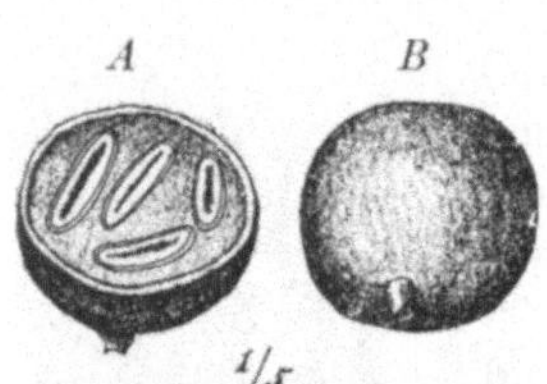

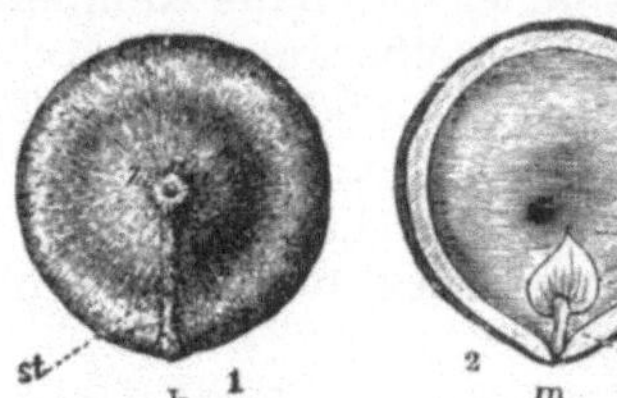

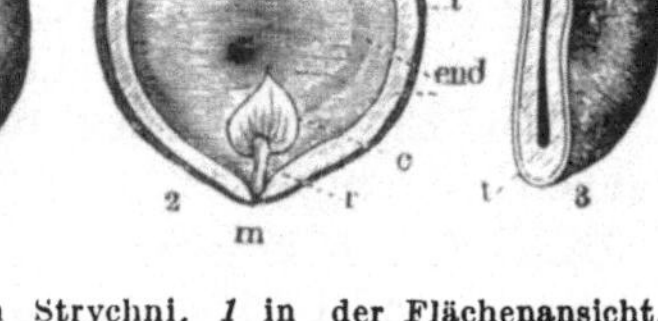

Abb. 153. Semen Strychni.
A Frucht im Querschnitt, *B* ganze Frucht. (GILG.)

Abb. 154. Semen Strychni. *1* in der Flächenansicht, *2* Längsschnitt, *3* Querschnitt, *z* Nabel, *st* Leiste *h* Mikro-, pyle, *t* Samenschale, *end* Endosperm, *c* Keimblätter, *r* Würzelchen. (GILG.)

(keine Raphe) mit einem randständigen, kleinen Höcker, der Mikropyle, verbunden (Abb. 154). Die dünne Samenschale umhüllt ein hornighartes, graues Endosperm, das von einer Spalte durchzogen wird, in welcher der Keimling liegt, dessen Würzelchen der Mikropyle zu gerichtet ist. Nach Einlegen des Samens in warmes Wasser können die Samen leicht gespalten werden. Der Same ist geruchlos und schmeckt stark bitter.

Unter dem Mikroskop: Die Epidermiszellen sind dickwandig, grob getüpfelt, sackförmig und zu langen glänzenden Haaren ausgewachsen (Abb. 155), die über der Basis umgebogen und dem Samenrande zugekehrt sind. Der Haarschaft ist an der Spitze abgerundet und besteht aus langgestreckten, oft spiraligen Verdickungsleisten, die sich an der Basis verbreitern. Die übrigen Schichten der Samenschale sind obli-

teriert und als mehrreihige Schichte brauner, dünnwandiger, zusammengefallener Zellen sichtbar. Das hornartige Endosperm besteht aus dickwandigen Zellen, die am Rande kleiner sind und der Mitte zu größer
werden. Auch die sekundären Verdickungsschichten (Hemicellulose)
sind in den Randzellen schmäler als in den größeren Zellen des inneren
Endosperms. Als Inhalt führen die Endospermzellen etwas fettes Öl
und meist rundliche oder ovale, bis 50 μ große Aleuronkörner, keine
Stärke.

Pulverdroge: Im grauen, stark bitter schmeckenden Pulver sind die
stäbchenförmigen Bruchstücke der Verdickungsleisten der Haare sehr
auffallend. Ferner Bruchstücke des Endosperms, in Lauge oder Chloral-

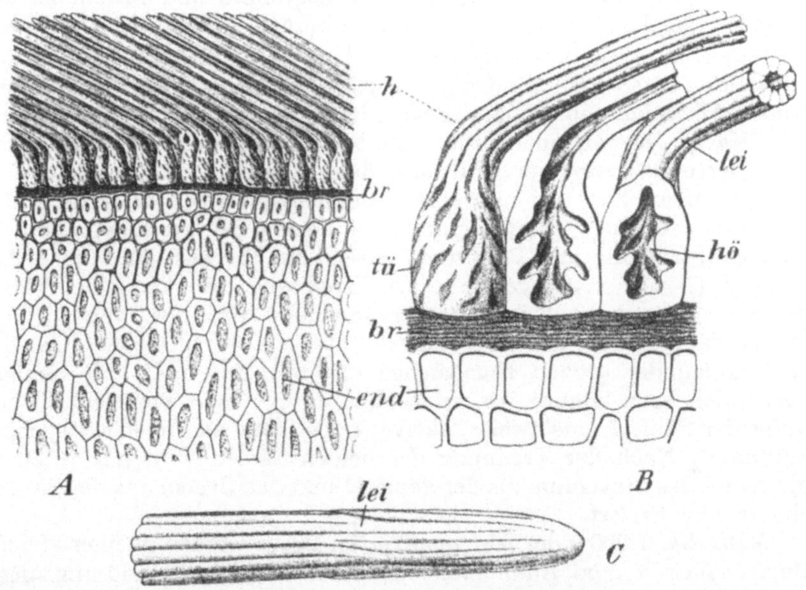

Abb. 155. Semen Strychni. *A* Querschnitt durch den äußeren Teil des Samens, *h* Epidermishaare,
br obliterierte Schichten der Samenschale (Nährschicht), braun gefärbt, *end* Nährgewebe. (Vergr.
75 fach.) — *B* Querschnitt durch die äußersten Teile des Samens, stärker vergrößert; *h* Epidermishaare
im untersten Teil stark getüpfelt (*tu*), im oberen Teil mit starken Leisten (*lei*) versehen (das Haar links
von außen gesehen, die beiden anderen ganz oder halb im Längsschnitt, das basale Lumen (*hö*) der
Haarzelle zeigend), *br* Nährschicht der Samenschale, aus braunen obliterierten Zellen bestehend,
end Nährgewebe. (Vergr. 250 fach.) — *C* Das Ende eines Haares; *le* Verdickungsleisten.
(Vergr. 300 fach.) (GILG.)

hydrat verquollene, glasige Fragmente mit deutlich sichtbaren Primärmembranen. Daneben bräunliche Fragmente der Samenschale mit den
Haarbasen.

Mikrochemie: Werden Schnitte durch das Endosperm in Vanadinschwefelsäure gelegt, so entsteht eine rotviolette Färbung (Strychnin);
bei Einlegen in rauchende Salpetersäure Orangefärbung (Brucin).
Schnitte durch den Samen (mit 5% Salzsäure befeuchtet) werden mit
5% Ferrocyankaliumlösung versetzt: Es bilden sich schneeflockenartige Kristalle und Nadeln (Strychnin).

Prüfung: Beimengungen anderer Samen (z. B. Oliven oder Dattelkerne) im Pulver werden infolge der charakteristischen Elemente des Samens leicht erkannt. Das Pulver darf keine Stärke enthalten.

Das ÖAB 9 läßt bei der Gehaltsbestimmung die Basen durch Äther-Chloroform bei Zusatz von Natriumcarbonat ausziehen, da dieses Alkalisierungsmittel das harte Endosperm rasch durchdringt. Infolge der Anwesenheit des gequollenen Endosperms ist die Zugabe eines Klärungsmittels nicht notwendig, es wird daher nach halbstündigem Stehen nur Wasser zugesetzt und geschüttelt. Der aliquote Teil des Filtrats wird bis auf ⅓ abdestilliert, um Ammoniak und Amine zu entfernen und in üblicher Weise mit 0,1nHCl ausgeschüttelt und zurücktitriert. Unter der Voraussetzung, daß Strychnin und Bruzin zu annähernd gleichen Teilen im Samen vorkommen, rechnet man mit dem mittleren Molekulargewicht, so daß 1 ml 0,1 n Salzsäure 0,03645 g Alkaloiden entspricht. Mindestgehalt 2,5% Alkaloide. Eine Bestimmung beider Alkaloide nebeneinander wird in folgender Weise durchgeführt:

Prinzip: Das mit einer Lösung von Natriumcarbonat oder Ammoniak alkalisierte Drogenpulver wird nach dem Verreiben mit Natriumsulfat sicc. in einem Extraktionsapparat über Al_2O_3 mit Chloroform + 2% Methanol extrahiert, (Vorreinigung). Die Lösung des Verdunstungsrückstandes (Strychnin und Brucin enthaltend) in Tri wird auf eine Al_2O_3-Säule I (+ 5% H_2O) gegeben. Die Trennung der Alkaloide erfolgt mit Tri + Aceton, wobei das Strychnin eluiert wird, das Brucin jedoch in der Säule bleibt; das alkaloidfreie Intervall beträgt 70 ml. Um das Abdampfen der großen Eluatmenge (250 ml), das u. U. mit Fehlern verbunden sein könnte, zu vermeiden, bringt man vor der Elution unter der Säule I eine zweite, aktive Al_2O_3-Säule an, die das Strychnin aufnimmt. Nach der Trennung der beiden Säulen wird mit je 20 ml Methanol das Strychnin aus der Säule II und das Brucin aus der Säule I eluiert und titriert.

Methodik: 1,000 g der fein gepulverten Droge werden in einer kleinen Reibschale mit 2 ml Ammoniak oder 2 ml 10%iger Sodalösung angeteigt, zugedeckt und nach ½-stündigem Stehen mit 5 g Na_2SO_4 sicc innig verrieben. Mit diesem Gemisch wird das Extraktionsrohr (indem sich bereits 5 g neutrales Al_2O_3 befinden) beschickt, mit Watte bedeckt und in den Apparat gebracht. Nun wird zwei Stunden mit $CHCl_3$, mit 2% Methanol extrahiert; der Extrakt wird vollständig eingedampft.

Man kann auch die Droge, (diesmal 1,25 g!) mit 60 ml $CHCl_3$ und 3 ml NH_3 in einer Flasche unter Schütteln extrahieren. 3 × 2 g Al_2O_3 neutral zusetzen und nach der Zugabe des Al_2O_3 jedoch kräftig schütteln, vom Filtrat 40 ml abdunsten.

Der Verdunstungsrückstand des $CHCl_3$ wird mit 0,5 ml $CHCl_3$ angefeuchtet, in 10 ml Tri gelöst und über eine mit 8 g Al_2O_3 WOELM neutral, + 5% Wassergehalt (Stufe III) (hergestellt durch Schütteln von 8 g Al_2O_3 mit 0,4 ml H_2O) gefüllten Röhre von 9 mm Durchmesser, die man vorher mit dem Lösungsmittel angefeuchtet hat, gegossen. Dieses Adsorptionsrohr wurde vorher auf einem zweitem Rohr (gefüllt mit 8 g Aloxid neutral St I) befestigt, und das Ganze auf eine

Saugflasche aufgesetzt. Der Kolben wird noch zweimal mit je 5 ml Tri nachgespült; die Auszüge werden nacheinander auf die obere Säule gebracht. Beide Alkaloide werden hierbei vom Al_2O_3 adsorbiert.

Nach dem Durchlaufen der Flüssigkeit wird aus einem Schütteltrichter das Eluatgemisch (insgesamt 250 ml Tri mit 0,5% Aceton) auf die Säule aufgetropft und vorsichtig angesaugt, so daß die Säule immer mit Flüssigkeit bedeckt ist. Nach Beendigung der Elution wird die Verbindung zwischen beiden Säulen gelöst.

Die Elution des Strychnins aus der unteren und des Brucins aus der oberen erfolgt bei beiden Säulen getrennt mit je 20 ml Methanol und diese werden jeweils auf dem Wasserbad abgedampft, wobei man für die völlige Entfernung des Tri Sorge trägt. (Vorsichtig wegen Siedeverzugs und eventueller Verluste durch Verspritzen.)

Die Alkaloide werden in 0,2 ml Äthanol gelöst; dann wird mit 5 ml 0,01 n-HCl versetzt (eine Trübung stört nicht) und die verbrauchte Säure mit 0,01 n-KOH (Feinbürette) gegen Methylrot (1 Tropfen) titriert.

1 ml 0,01 n-HCl entspricht: 3,342 mg Strychnin bzw. 3,942 mg Brucin.

Berechnung: ml 0,01 n-HCl × 100.

Pasta Guarana, Guarana (*Paullinia cupana*), Sapindaceen.

Der Same: Die Samen sind kugelig, zentimetergroß, mit dünner, glänzend dunkelbrauner Samenschale, die den stark entwickelten Embryo umschließt (kein Nährgewebe). Die Epidermis der Samenschale besteht aus palisadenförmigen Zellen (Abb. 156), die in der Aufsicht gewellte Zellwände zeigen (Abb. 157). Unter der Epidermis meist zusammengefallenes Parenchym mit rundlichen, isodiametrischen Steinzellen, vereinzelt oder in kleinen Gruppen. Das Parenchym der Keimblätter ist zartzellig und enthält eine rundliche Stärke, die größeren bis zu 10 μ groß, die kleineren häufig zusammengesetzte Körner bildend. Daneben Eiweiß und Fett.

Zur Bereitung von *Pasta Guarana* werden die Samen geschält, dann getrocknet und geröstet. Die gerösteten Samen werden zerstoßen und mit Wasser zu einem Teig angerührt, aus dem meist Stangen, bis 5 cm dick und bis 20 cm lang, geformt werden, die dann in der Sonne oder über Feuer getrocknet werden. Die Stangen sind außen glänzend, dunkelbraun, hart, mit muscheligem Bruch, geruchlos und von bitteradstringierendem Geschmack. Das braune Pulver von Pasta Guarana enthält die Stärke infolge der Hitzeeinwirkung bei der Bereituug meist verkleistert in Form von Ballen, daneben wenig rundliche, noch unversehrte Stärke, Fragmente des Keimblattparenchyms und der palisadenförmigen Epidermis des Samenschalenrestes.

Mikrochemie: Bei der Mikrosublimation Nadeln von Coffein. Reaktion mit Goldchlorid und Natriumbromid s. Semen Colae.

Prüfung: Zusatz fremder Stärke unter dem Mikroskop erkennbar. Da die Purinbasen nicht titrierbar sind, so wird die quantitative Bestimmung auf gravimetrischem Wege durchgeführt. Diese Methode benützt die Löslichkeit des Coffeins in Chloroform oder Methylenchlorid einerseits und im heißen Wasser anderseits. Methylenchlorid ist vorzuziehen, da es rascher verdampft und etwas weniger Verunreinigungen löst. Abweichend von der Methode des Ergänzungsbandes wird zur Klärung und Reinigung der schließlich erhaltenen wässerigen Lösung Aluminiumoxyd und Theorit (Asbestfiltermaterial) angewendet.

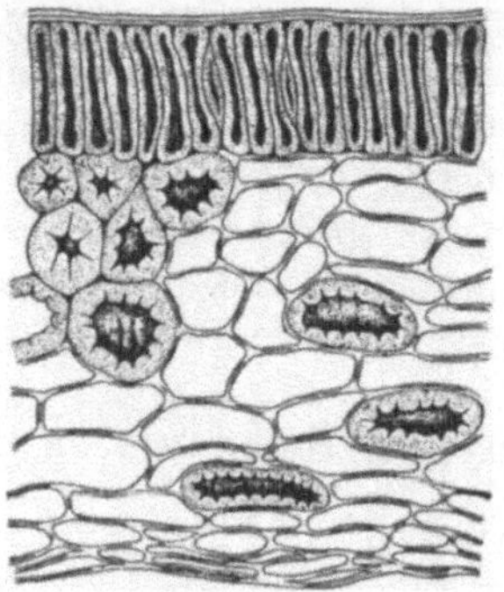

Abb. 156. Querschnitt durch die Schale des Samens von Paullinia. (Vergr. etwa 100fach.) (MOELLER.)

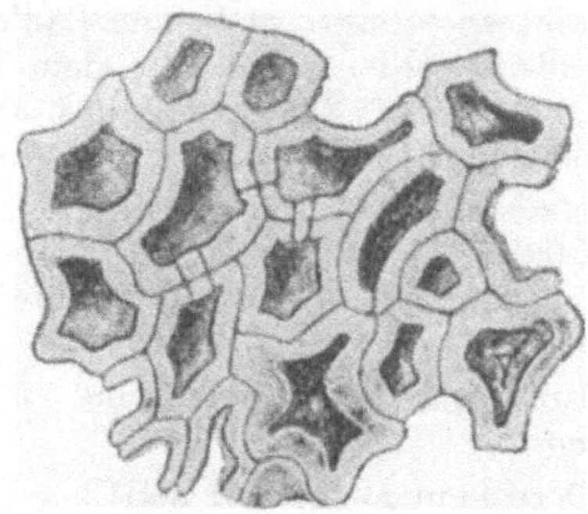

Abb. 157. Palisadenoberhaut der Guarana in der Flächenansicht. (Vergr. etwa 300 fach.) (MOELLER.)

Methodik: 5 g fein pulverisierter Droge werden mit 60 g Chloroform 10 Minuten geschüttelt. Nach Zusatz von 1 g 25%igem Ammoniak unter häufigem Umschütteln eine Stunde lang stehen lassen. 36 g des klaren Filtrats (= 3 g Droge) gießt man durch ein mit Aloxid (2 g) und Kohle (0,1 g) gefülltes Adsorptionsrohr (Allihnsches Rohr). Nachwaschen mit zweimal 15 ml Chloroform + 10% Äthanol. Die Gesamtmenge des Chloroforms wird bis auf etwa 3 ml eingeengt, mit 25 ml heißem Wasser versetzt und die Lösung etwa 5—10 Minuten bis zur Vertreibung des Chloroforms im Sieden erhalten. Nun filtriert man die heiße Lösung durch ein kleines, nasses Filter in eine gewogene Schale, wiederholt das Auskochen im Kölbchen noch zweimal mit je 10 ml Wasser und filtriert durch dasselbe Filter. Falls die Lösung ausnahmsweise nicht blank sein sollte, kocht man mit einer kleinen Menge Asbestfiltermaterial und filtriert dann. Die vereinigten wässerigen Auszüge werden verdampft, der Rückstand bei 100° getrocknet und gewogen. Gewicht × 33,3 = %-Gehalt der Droge an Coffein.

8. Fructus, Fruchtdrogen.

Allgemeine Vorbemerkungen.

Die Frucht entsteht nach der Befruchtung der Samenanlagen aus dem Fruchtknoten, der durch Verwachsung eines oder mehrerer Fruchtblätter (Carpelle) entstanden ist. Ist nur ein Fruchtblatt an der Bildung des Fruchtknotens beteiligt, so verwächst dieses an den Rändern, auf diese Weise ein Gehäuse für die Samenanlagen bildend (Abb. 158, Fig. 1). Dieser Fruchtknoten heißt monomer und ist ursprünglich stets einfächerig, doch können sich später Scheidewände (falsche Scheidewände) bilden, wodurch die Frucht mehrfächerig wird (Cassia fistula). Verwachsen zwei oder mehrere Carpelle untereinander, so entsteht der polymere Fruchtknoten. Auch dieser Fruchtknoten kann einfächerig sein und zwar dann, wenn die Fruchtblätter nur mit ihren Rändern verwachsen (Abb. 158, Fig. 2). Stülpen sich aber die Ränder der Carpelle nach innen, so entsteht ein gefächerter Fruchtknoten. Treffen sich die umgestülpten Carpellränder in der Achse der Frucht, so ist die Fächerung vollständig (Abb. 158, Fig. 3). Ragen sie dagegen frei in die Fruchtknotenhöhle hinein, so ist die Frucht unvollständig gefächert (Abb. 158, Fig. 4). Auch kann bei polymeren Fruchtknoten durch Auftreten falscher Scheidewände die Zahl der Fächer vermehrt werden.

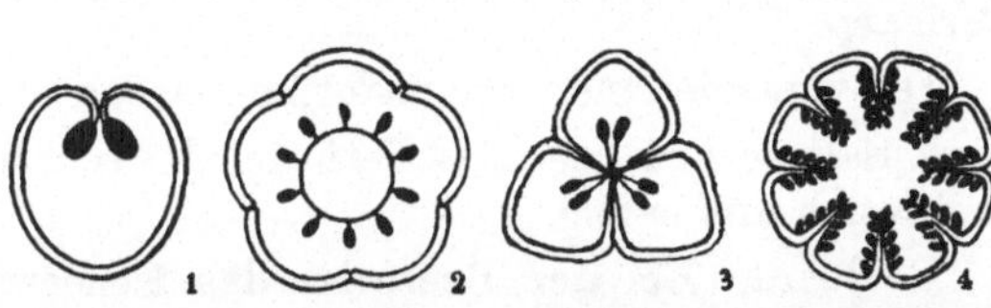

Abb. 158. Bau des Fruchtknotens (schematisch). *1* Der Fruchtknoten besteht aus einem einzigen Fruchtblatte (Erbse). *2* Er wird von 5 Fruchtblättern gebildet; die Samenanlagen sitzen an einem säulenartigen Zapfen, der vom Blütenboden aus in den Hohlraum tritt (Schlüsselblume). *3* Dreiblättriger Fruchtknoten (Tulpe), dessen Innenraum durch Scheidewände in 3 Fächer geteilt ist. *4* Vielblättriger Fruchtknoten (Mohn) mit unvollkommen gefächertem Innenraum. (SCHMEIL-SEYBOLD.)

Ist an der Bildung der Frucht der Fruchtknoten allein beteiligt, so spricht man von einer echten Frucht. Beteiligen sich aber auch Teile der Blütenachse an der Fruchtbildung, so entsteht eine Scheinfrucht (Apfel, Hagebutte, Feige, Erdbeere). Ebenfalls eine Scheinfrucht ist der Beerenzapfen von Juniperus, bei dem die nackten Samen von drei fleischig gewordenen Fruchtblättern umwachsen sind. Sind die Fruchtblätter einer Blüte nicht zu einem Fruchtknoten verwachsen, sondern entwickelt sich jedes Fruchtblatt für sich zu einer Frucht, so entsteht eine Sammelfrucht (somit aus *einer* Blüte entstanden, Ranunculaceen-Früchte, Sternanis). Die Erdbeere, Hagebutte und Himbeere sind Sammelfrüchte, die beiden ersten sind aber gleichzeitig auch Scheinfrüchte, da an ihrer Bildung die Blütenachse mitbeteiligt ist. Die Fruchtstände hingegen gehen immer aus einem ganzen Blütenstande hervor: Feige, Maulbeere und Zapfen der Erle aus Blütenkätzchen.

Da der Fruchtknoten aus Blattgebilden hervorgegangen ist, so unterscheidet man an der Fruchtwand die äußere Schichte, das Exocarp, entsprechend der unteren Blattepidermis, die durch die Verwachsung der Fruchtblätter nach außen zu liegen kommt. So wie die Blattepidermis trägt daher das Exocarp Spaltöffnungen und mitunter Haare. Die innere Schichte, das Endocarp, entsprechend der oberen Blattepidermis, bildet die innere Begrenzung der Fruchtwand und besitzt daher in seiner Anlage Oberhautcharakter. Sehr häufig sind die Endocarpzellen sklerosiert und bilden dann eine geschlossene Steinschale (Piper). Jener Teil der Frucht, der zwischen Exocarp und Endocarp liegt, wird, dem Mesophyll entsprechend, Mesocarp genannt. Das Mesocarp kann im ganzen fleischig ausgebildet sein und besitzt dann meist großzelliges

Parenchym. Die inneren Schichten sind häufig sklerosiert und bilden dann mit dem meist ebenfalls sklerosierten Endocarp eine dickwandige, geschlossene Steinschale (Prunus, Amygdalus). Auch können einzelne Parenchymzellen des Mesocarps sklerosieren oder die sklerosierten Zellen stehen in Gruppen beisammen (Piment, Myrtillus). Bei manchen Früchten sind die Zellen unter dem Exocarp kollenchymatisch verdickt, ein Hypoderm bildend (Capsicum). So wie das Mesophyll führt das Mesocarp Gefäßbündel, in manchen Fällen auch Ölzellen (Laurus) oder Ölräume (Juniperus), Gerbstoffidioblasten (Ceratonia siliqua) oder Farbstoffzellen. Exocarp, Meso- und Endocarp zusammen bilden das Pericarp.

Die verschiedenen Fruchtformen lassen sich einteilen:

I. Saftige Früchte. Das Pericarp der reifen Frucht ist ganz oder zum Teil weich und saftig.

1. Beere. Bei der Beere ist das Mesocarp fleischig, Samen meist mehrere vorhanden; weder das Endocarp noch das Mesocarp ist zu einer geschlossenen Steinschale sklerosiert, sondern ist meist zart bis ledrig. (Fructus Colocynthidis, Fr. Myrtilli, Fr. Citri). (Capsicum ist eine trockene, Myristica eine einsamige Beere).

2. Steinfrucht. Das Endocarp allein oder das Endocarp mit den anliegenden Schichten des Mesocarps sind zu einer geschlossenen Steinschale sklerosiert. Der äußere Teil der Frucht meist saftig (Prunus, Amygdalus, Juglans).

II. Trockenfrüchte. Das Pericarp der reifen Frucht ist trocken.

1. Schließfrüchte. Die Frucht bleibt geschlossen.

a) Die Nuß. Das Pericarp ist holzig, die Frucht ist einsamig, der Same liegt frei in der Frucht (Haselnuß, Erdbeerfrüchte, Hanffrucht).

b) Achäne. Das Pericarp ist mit der Samenschale verwachsen. Die Frucht ist aus einem unterständigen Fruchtknoten entstanden (Früchte der Compositen).

c) Caryopse. Das Pericarp ist mit der Samenschale verwachsen, die Frucht ist aus einem oberständigen Fruchtknoten hervorgegangen (Früchte der Gramineen).

2. Spaltfrüchte. Die Spaltfrüchte zerfallen bei der Reife in zwei oder mehrere Teilfrüchte, die dann wieder Nüsse, Achänen usw. sein können (die Doppelachänen der Umbelliferen, die in vier Nüßchen zerfallende Frucht der Labiaten (eine Bruchfrucht), die in zehn Teile zerfallende Frucht der Malvaceen).

3. Springfrüchte. Die Früchte öffnen sich in bestimmter Weise:

a) Balgfrucht. Die Frucht ist aus einem Fruchtblatt hervorgegangen, einfächerig und öffnet sich an der Verwachsungsstelle der Blattränder (Bauchnaht), (Strophanthus, Illicium).

b) Hülse. Die Frucht ist ebenfalls aus einem Fruchtblatt hervorgegangen, öffnet sich aber an der Bauch- und Rückennaht (Früchte der Leguminosen). Gliederhülse (und Gliederschote) ist eine Bruchfrucht.

c) Schote. Die Schote wird aus zwei Fruchtblättern gebildet und ist durch eine Scheidewand in zwei Fächer geteilt. Sie öffnet sich, indem

sich die beiden Fruchtblätter von den Rändern der Scheidewand
ablösen. Die Samen stehen an den Rändern der Scheidewand (Senf).

d) Kapsel. Die Kapsel wird aus zwei oder mehreren Fruchtblättern gebildet, ist ein- oder mehrfächerig und öffnet sich durch Spalten (Colchicum, Viola, Cardamomen), Poren (Papaver) oder einen Deckel (Hyoscyamus).

Als Drogen werden entweder die ganzen Früchte (Juniperus, Piper, Cubeba), oder nur Teile der Früchte verwendet. So werden bei den Coloquinthen das Exocarp und die äußersten Teile des Mesocarps durch Schälen entfernt und nur das weiche innere Mesocarp verwendet, bei Citrus und Aurantium nur die äußeren Teile des Pericarps, welche die Ölräume enthalten. Bei einigen Früchten werden vor ihrer Verwendung die Samen entfernt (Coloquinthen, Papaver, Phaseolus). Die meisten Früchte kommen im ausgereiften Zustande zur Anwendung, einige jedoch werden bereits vor der vollständigen Reife geerntet (Piper, Cubeba, Papaver).

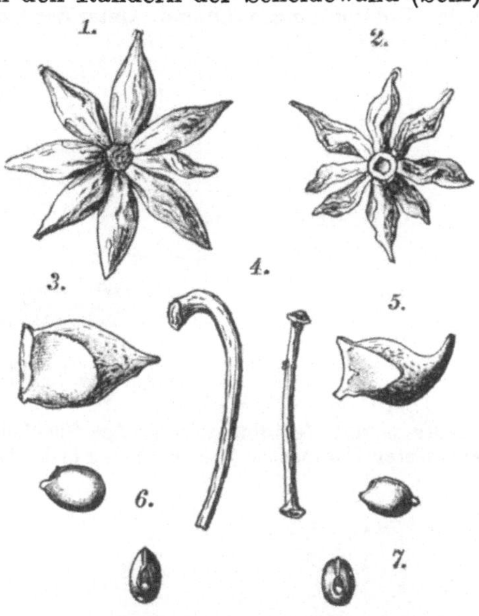

Abb. 159. Sternanis. *1, 3, 4* (links) und *6* die Sammelfrucht, Einzelfrucht, Samen und Stiel des echten, *2, 4* (rechts), *5* und *7* dieselben Teile des giftigen Sternanis. (Nach A. E. v. VOGL.)

Fructus Anisi stellati,
Sternanis, Badian (*Illicium verum*), Magnoliaceen.

Die Frucht ist eine Sammelfrucht, die aus meist acht dunkelbraunen, verholzten, 10—18 mm langen und 6—11 mm hohen Bälgen besteht, die sternförmig um eine Mittelachse (Columella) angeordnet sind (Abb. 159). Die Bälge öffnen sich an der Bauchnaht und zeigen einen glänzend braunen Samen. Geruch anisartig, Geschmack süßlich, anisartig und scharf.

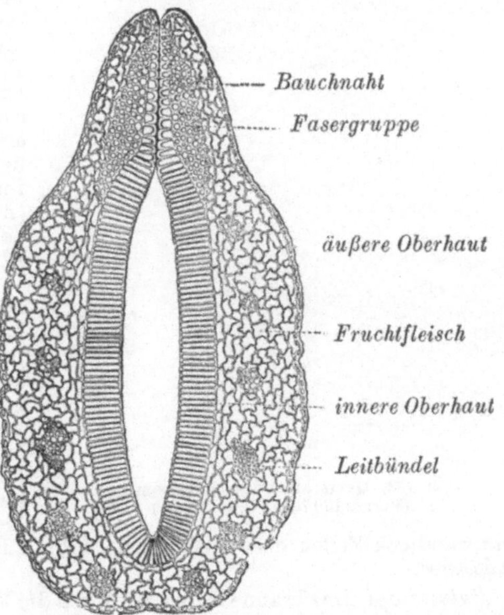

Abb. 160. Einzelfrucht des Sternanis im Durchschnitt. (Nach A. E. v. VOGL.)

Unter dem Mikroskop: Die Zellen der äußeren Oberhaut sind an der Außenseite stark verdickt, in der Aufsicht wellig-buchtig mit gestreifter Cuticula, verstreut Spaltöffnungen führend. Unter der Oberhaut das braune Parenchym des

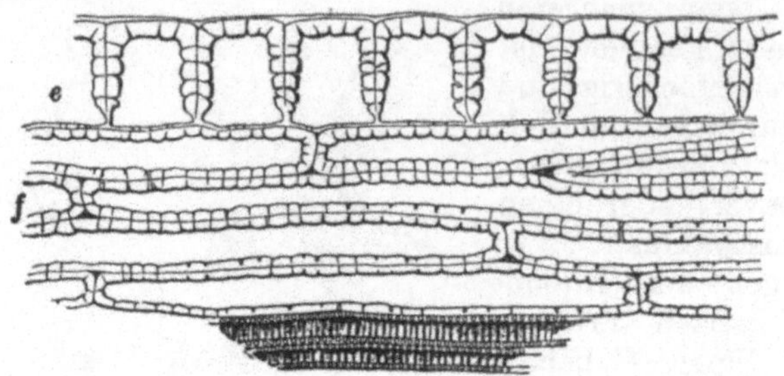

Abb. 161. Längsschnitt an der Bauchnaht der Frucht. *e* Endocarp, *f* faserartige Sklereiden. (Vergr. etwa 100 fach.) (VOGL.)

Mesocarps mit Gefäßbündeln, großen Ölzellen und mit einzelnen großen, barock gestalteten Idioblasten (die reichlicher in der Columella und im Stiel vorkommen).

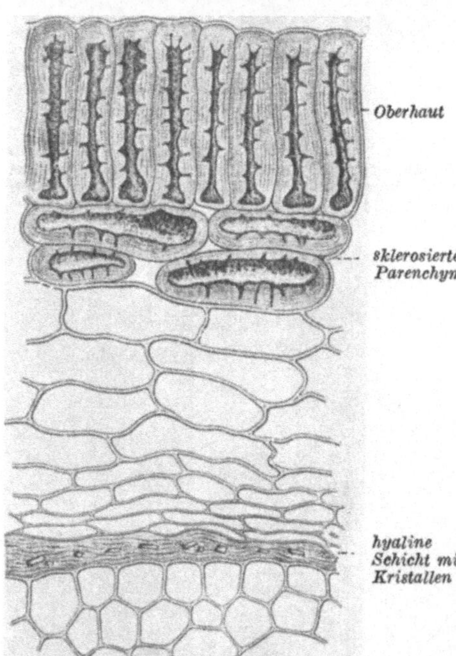

Abb. 162. Querschnitt des Badiansamens. (Vergr. 130 fach.) (MOELLER.)

Das Endocarp besteht dort, wo der Same in der Höhlung liegt, aus schwach verdickten Palisaden (bis 600 μ hoch und 60 μ breit) (Abb. 160). Nach oben, der Bauchnaht zu, an der sich die Frucht öffnet, werden die Palisaden kürzer, in der Bauchnaht sind sie quadratisch und einseitig verdickt. Unter diesen Endocarpzellen der Bauchnaht liegen große, faserartige Sklereiden, die in der Richtung der Längsachse der Frucht gestreckt sind und daher am Querschnitt durch die Frucht isodiametrisch erscheinen, jedoch an Längsschnitten, die parallel der Bauchnaht geführt werden, ihre faserartige Form zeigen (Abb. 161). In der Columella neben Gefäßbündeln Ölzellen und Idioblasten.

Der Same besitzt eine Oberhaut aus palisadenförmigen, bis 200 μ hohen Zellen mit stark verdickten und verholzten Wänden (Abb. 162). Darauf folgen eine oder zwei Lagen lose gefügter, ungleichmäßig verdickter Zellen mit dunklem Inhalt. Das folgende dünnwandige Parenchym ist großzellig, darunter obliteriertes Parenchym mit kleinen Oxalatkristallen. Die dünnwandigen Zellen des Endosperms führen Fett und bis 22 μ große Aleuronkörner.

Pulverdroge: Das braune Pulver ist durch die Fragmente der Samenepidermis, der großen Sklerenchymfasern, der palisadenförmigen Endocarpzellen und durch die Fragmente der Oberhaut mit der gestreiften Cuticula gekennzeichnet. Daneben braunes Parenchym des Mesocarps, Gefäßfragmente und dünnwandiges Parenchym des Samenendosperms. Keine Stärke.

Prüfung: Die giftigen Shikimmifrüchte von Illicium religiosum (Sieb.) riechen und schmecken nicht nach Anis, ihr Geschmack ist sofort scharf, etwas bitter und kampferartig. Die Früchte sind kleiner, schärfer hakig geschnäbelt und oberseits an der Bauchnaht stärker gekrümmt (Abb. 159). Die Stielnarbe besitzt eine korkige Absprungfläche. Die Palisaden des Endocarps sind kürzer (bis 400 μ) und die Idioblasten aus Columella und Fruchtstiel besitzen eine mehr rundliche Form, während die Idioblasten des echten Sternanis durch ihre spitz zulaufenden Formen gekennzeichnet sind. Die Früchte sollen mindestens 5% ätherisches Öl enthalten.

Fructus Anisi vulgaris, Anis (*Pimpinella Anisum*), Umbelliferen.

Die Spaltfrucht besteht aus zwei Achänen, die nur selten in die beiden Teilfrüchte zerfällt (Abb. 163). Sie ist verkehrt birnförmig, grünlich- oder bräunlichgrau, von warzigen Härchen besetzt. Die Teilfrüchte, die noch den Griffelpolster und Reste der Narbe tragen, besitzen fünf wenig vortretende Rippen. Zwischen den beiden Teilfrüchten der Fruchtträger (Carpophor) sichtbar. Geruch und Geschmack aromatisch, nach Anis.

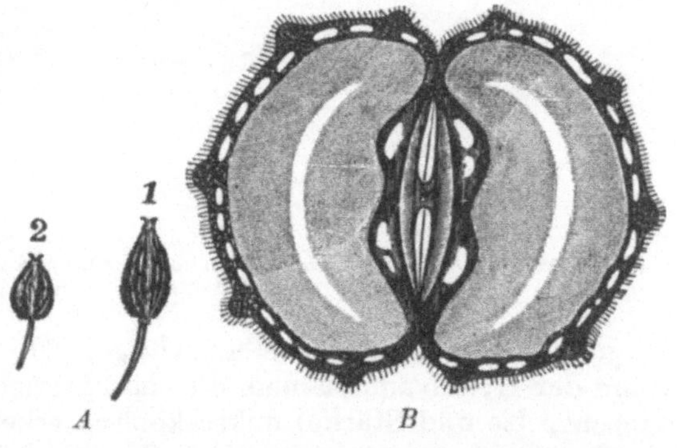

Abb. 163. Fructus Anisi. *A 1* Spanischer bzw. Italienischer, *2* Deutscher bzw. Russischer Anis. — *B* Querschnitt, vergrößert. (Abb. *B* nach MOELLER.)

Unter dem Mikroskop: Zahlreiche Epidermiszellen sind zu ein-, selten zweizelligen, oft bogenförmig gekrümmten, warzigen Härchen ausgewachsen (Abb. 164). Im Mesocarp verlaufen viele (um 20) sehr schmale, oft miteinander verbundene, schizogene Ölstriemen, an der Fugenseite je zwei breite Ölstriemen. Auf der Fugenseite in der Nähe des Fruchtträgers am Scheitel der Frucht kleine, sklerosierte Zellen, im Carpophor neben Leitbündeln stark verdickte Fasern. Das Endocarp besteht aus dünnwandigen, senkrecht zur Längsachse der Frucht gestreckten, parallel laufenden Zellen (Querzellen), die relativ breit sind. Die Samenschale ist einzellreihig (nur an der Fugenseite mehrreihig) und mit dem Endocarp verwachsen. Das Endosperm besteht aus vieleckigen, weißen, verdickten Zellen mit fettem Öl und 8—12 μ großen Aleuronkörnern, die je ein Globoid und ein oder zwei sehr kleine Oxalatrosetten enthalten.

Pulverdroge: Die zahlreichen Fragmente der in Chloralhydrat bereits gequollenen Endospermzellen mit den kleinen Oxalatrosetten lassen bereits auf eine gepulverte Umbelliferenfrucht schließen, das Vorkommen der warzigen Härchen, der Fragmente des Mesocarps mit zwei bis drei zum Teil anastomosierenden, schmalen Ölstriemen (Abb. 165) und den querverlaufenden Endocarpzellen ist für Anis charakteristisch. Die langgestreckten Fragmente stammen aus den von zahlreichen Fasern umgebenen Gefäßbündeln der Rippen und des Carpophors.

Prüfung: Beimengungen anderer Samen und Früchte (Solanaceensamen, Gramineenfrüchte) sind durch die abweichenden Formen der

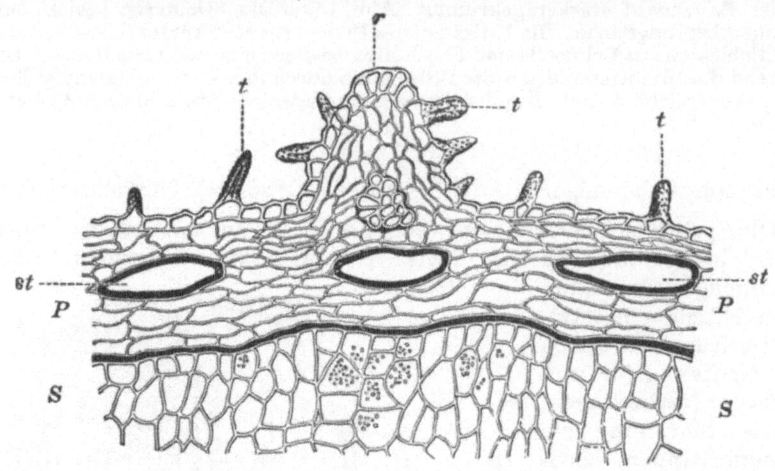

Abb. 164. Rand der Anisfrucht im Querschnitt. *r* Rippe, *t* Härchen, *P* Mesocarp mit den Ölstriemen *st*, *S* Nährgewerbe. (A. E. v. VOGL.)

Fragmente im Pulver (welligbuchtige, 80—180μ große Epidermiszellen der Hyoscyamussamen, die charakteristische Oberhaut der Gramineenspelze und Stärke) mikroskopisch erkennbar. Die Früchte von Aethusa Cynapium (Hundspetersilie) besitzen stark vortretende, scharfe Rippen. Die Früchte von Conium maculatum sind rundlich, kahl, die Rippen stärker hervortretend, wellig und gekerbt. Am Querschnitt ist das Fehlen der Ölstriemen sofort auffallend, das Endosperm zeigt an der Fugenseite eine tiefe Einbuchtung. Werden einige Früchte mit ein paar Tropfen Lauge verrieben, so entwickelt sich der widerliche Geruch nach Mäuseharn. Da der mikroskopische Nachweis von Coniumfrüchten im Anispulver schwieriger ist, so schreibt das Arzneibuch eine Prüfung vor, bei welcher zum Schluß das

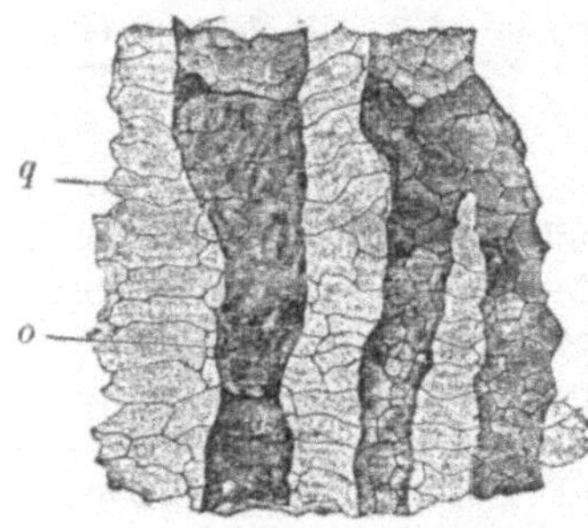

Abb. 165. Ölstriemen (*o*) des Anis, *q* Querzellen (Endocarp). (Vergr. 100 fach.) (MOELLER.)

Coniin durch eine Mikrodestillation getrennt und mit Jodlösung als Alkaloidreagens nachgewiesen wird. Der Coniinnachweis mittels Mikrobecher im Hängetropfen als Coniinpikrolonat ist bei Herba Conii beschrieben. Ausgangsmenge in diesem Falle etwa 1 g Droge, die mit Lauge durchfeuchtet und dann erwärmt wird. Das Pulver darf keine Stärke enthalten, die mineralischen Verunreinigungen ergeben sich durch den Aschengehalt. Gehalt an ätherischem Öl mindestens 1,5%.

Fructus Anethi, Dill, (*Anethum graveolens*), Umbelliferen.

Die typische, vom Rücken her zusammengedrückte, leicht in die beiden Teilfrüchte zerfallende Umbelliferenfrucht, hat infolge der flügelartigen Randrippen eine mehr flache Form. An der Spitze erkennt man den bräunlichen Griffelrest, am Grunde das dünne Stielchen. Die Rippen sind wenig ausgeprägt, Fugenseite nicht eingefallen, mit zwei Ölstriemen.

Mikroskopisch: In der Frucht Sklerenchymzellen in den flügelartigen Randrippen, an der Innenseite bei den Gefäßen netzförmig verdickte Parenchymzellen und als Endocarp gestreckte Zellen mit gekräuselten Längswänden. Samenschale mit braunen, polygonalen Zellen, Umbelliferenendosperm und Oxalatdrusen.

Das als Gewürz verwendete Kraut hat 3 bis 4 fach fiederschnittige Blätter mit fadenförmigen Zipfeln und einem Sekretkanal unter dem Gefäßbündel.

Fructus Aurantii immaturi, unreife Pomeranzen (*Citrus Aurantium*), Rutaceen.

Die unreifen, kugeligen, sehr harten Früchte sind erbsen- bis kirschgroß, von dunkelgrüner bis braungrauer, matter Farbe, durch punktförmige Vertiefungen, unter denen die eingetrockneten Ölbehälter liegen, grobkörnig oder runzelig warzig. Der Querschnitt (Abb. 166) zeigt knapp unter der Epidermis die ovalen bis kugeligen Ölräume; das Parenchym des Mesocarps, das von Gefäßbündeln durchzogen wird, ist derbwandig und führt das Glykosid Hesperidin in Schollen oder Klumpen. In den

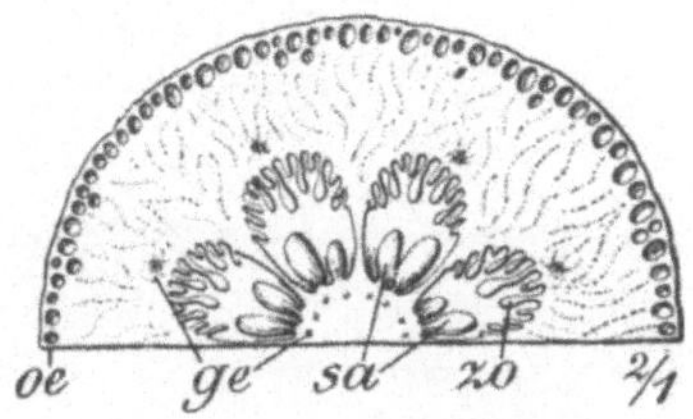

Abb. 166. Fructus Aurantii immaturi. Ein halber Fruchtknoten, der sich bereits zur Frucht entwickelt, im Querschnitt. Lupenbild (2 fach). *oe* Öldrüsen, *ge* Gefäßbündel, *sa* Samen, *zo* Zottenhaare. (GILG.)

äußeren Schichten häufig kleine Oxalatkristalle. In der Mitte 8—12 Samenfächer mit je zwei Reihen Samenknospen, die von keulenförmigen Zotten umgeben sind, die bei der Entwicklung der Frucht fleischig werden und die eßbaren Bestandteile der Frucht bilden. Der Geruch ist würzig, der Geschmack bitter.

Das Pulver enthält hauptsächlich Parenchym des Mesocarps mit Hesperidin, daneben Fragmente der Epidermis, vereinzelt Gefäßfragmente. Das in Wasser und organischen Lösungsmitteln unlösliche Hesperidin löst sich in Kalilauge mit gelbe Farbe, in konzentrierter Schwefelsäure ebenfalls mit gelber Farbe, die bei schwachen Erwärmen in rotbraun übergeht.

Die unreifen Zitronen, die mitunter der Droge beigemengt wurden, sind länglich und besitzen ebenso wie die reifen Früchte einen zitzenförmigen Fortsatz.

Fructus Capsici, Spanischer Pfeffer, Paprikafrüchte (*Capsicum annuum*), Solanaceen.

Die Früchte, die auf dem meist fünfzähnigen Kelch aufsitzen und in Größe und Farbe sehr variieren, sind kegelförmige, trockene Beeren, die im oberen Teil einfächerig und hohl, an der Basis unvollständig zwei- bis dreifächerig sind. Die Früchte enthalten zahlreiche, scheibenförmige, gelbe Samen bis zu 5 mm im Durchmesser.

Unter dem Mikroskop: Die Exocarpzellen, deren Außenwand stark verdickt ist, sind im Querschnitt schmal (Abb. 167), in der Aufsicht polygonal, ihre Seitenwände deutlich getüpfelt. Die Cuticula zeigt deutlich sichtbare Sprunglinien als Folge des Austrocknens (Abb. 168). Das darunter liegende Hypoderm besteht aus mehreren Lagen kollenchymatisch verdickter und verkorkter Zellen, die allmählich in das dünnwandige Parenchym des Mesocarps übergehen, welches die Gefäßbündel führt. Darin zahlreiche rote, rundliche oder spindelförmige Chromatophoren und gelbe bis rötliche Öltropfen. Stärke ist in der reifen Frucht nur spärlich vorhanden. Dann folgt eine Schicht großer Zellen (Riesenzellen), die innen aneinander grenzen, dem Endocarp zu am Querschnitt durch keilförmige Zellkomplexe voneinander getrennt sind. Die Zellen des Endocarps sind unter den Riesenzellen sklerosiert, gestreckt, mit deutlichen Tüpfeln, in der Fläche wellig mit perlschnurartiger Verdickung (Abb. 169), während sie unter den die Riesenzellen trennenden Zellkomplexen unverdickt bleiben. Die Scheidewände (Placenten), die in das Fruchtinnere hineinragen, besitzen rundliche Flecken, (Drüsenflecke), in denen die Capsaicinbildung erfolgt. Die Epidermiszellen sind hier dünnwandig und palisadenförmig gestreckt, die Cuticula ist abgehoben und das capsaicinhaltige Sekret wird in den subcuticularen Raum abgeschieden.

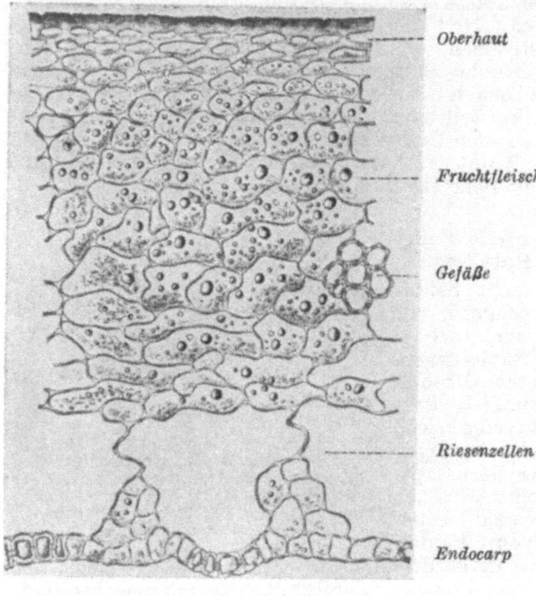

Abb. 167. Querschnitt der Paprikafrucht. (Vergr. 130 fach.) (MOELLER.)

Die Epidermiszellen der Samenschale (Abb. 170 und 171) sind in der Aufsicht wellig-buchtig. Die Außenwand bleibt unverdickt, die Seiten- und Innenwände sind dagegen unregelmäßig wulstig verdickt, mit vorspringenden Zapfen (Gekrösezellen). Die Verdickungen sind geschichtet, verholzt, mit deutlich sichtbaren Tüpfeln und von grünlichgelber Farbe. Darunter mehrreihiges Parenchym und der Rest der zusammengefallenen Nährschichte. Die Zellen des Endosperms sind weiß und derbwandig, führen Öl und bis 5 μ große Aleuron-

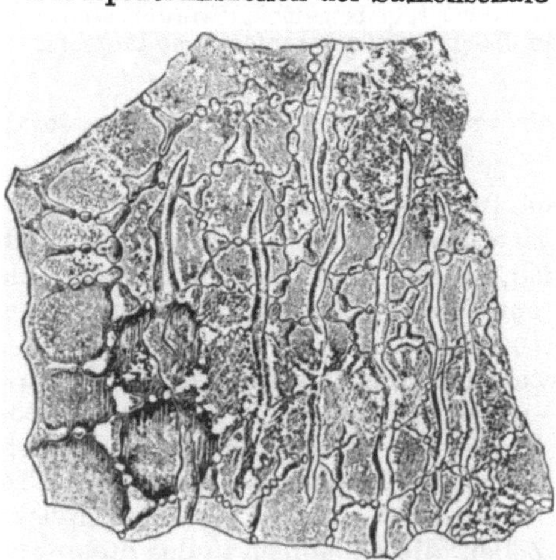

Abb. 168. Paprika-Oberhaut in der Flächenansicht. (MOELLER.)

körner, die Zellen des gekrümmten Keimlings dagegen sind dünnwandiger und beinhalten kleinere Aleuronkörner.

Pulverdroge: Das rote, brennend scharf schmeckende Pulver ist durch die Gekrösezellen, weiters durch die Zellen des Exocarps mit den Cuticularsprüngen und durch die sklerosierten, perlschnurartig verdickten Endocarpzellen (nicht allzu häufig) gekennzeichnet. Daneben Parenchym des Mesocarps mit Chromatophoren und Öltropfen, Fragmente des Endosperms, dessen Ölinhalt im Chloralhydratpräparat durch den aufgenommenen Farbstoff der Chromatophoren häufig rot gefärbt ist. Sehr kleine rundliche Stärkekörner nur in ganz geringer Menge.

Mikrochemie: Die Chromatophoren des Mesocarps werden durch Schwefelsäure blau gefärbt. Werden Schnitte durch die Plazenta in Kalilauge gelegt, so löst sich das Sekret. Aus dieser Lösung scheidet sich das Capsaicin in Täfelchen aus.

Prüfung: Beimengungen anderer Früchte, Stärkesorten, Mehle, Preßrückstände von Früchten und Samen

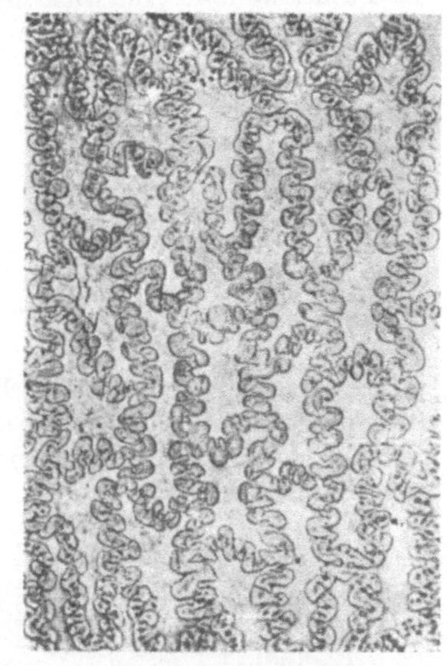

Abb. 169. Endocarp der Paprikafrucht. (Vergr. 300 fach.) (GRIEBEL).

sind an den fremdartigen Zellelementen zu erkennen. Kristallsand und Chlorophyll deuten auf Beimengung von Kelchteilen. Mineralische Beimengungen ergeben sich durch den Aschengehalt, der 8% nicht übersteigen darf. Die Wertbestimmung wird heute noch vielfach durch Geschmacksprüfung vorgenommen. In einer Verdünnung von 1:70.000 soll der Auszug noch deutlich scharf schmecken.

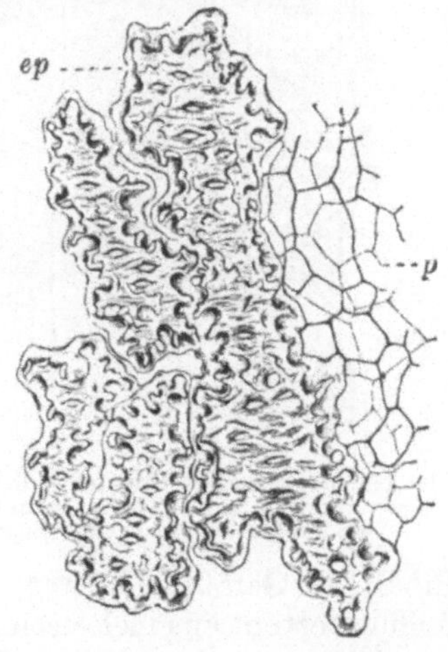

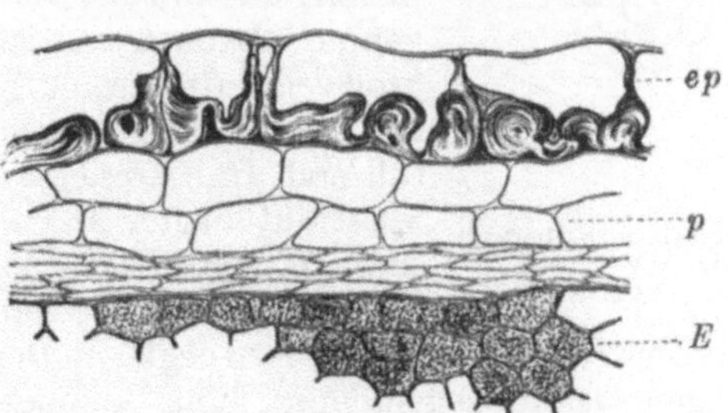

Abb. 170. Paprikasamen im Querschnitt. *ep* Oberhaut, *p* Parenchym der Samenschale, *E* Endosperm. (Vergr. 100 fach.) (MOELLER.)

Abb. 171. Schale des Paprikasamens, in der Flächenansicht. *ep* Gekrösezellen *p* Parenchym. (MOELLER.)

Fructus Cardamomi, Malabar-Cardamomen (*Elettaria Cardamomum*), Zingiberaceen.

Die hellgelblichen Kapselfrüchte sind länglich, stumpf dreikantig, 1—2 cm lang und 1 cm dick mit erhabenen, parallelen Längsstreifen, in denen die Gefäßbündel liegen. Die Frucht wird durch häutige Scheide-

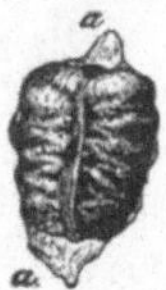
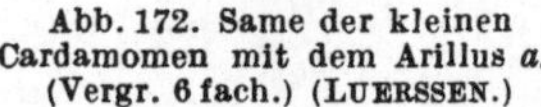
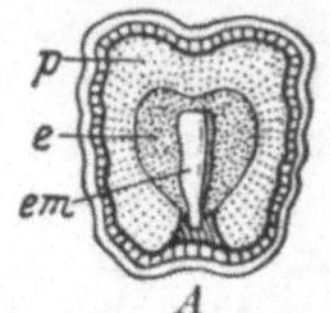
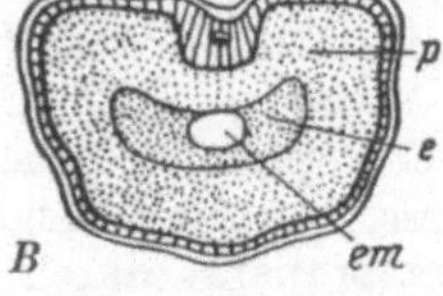

Abb. 172. Same der kleinen Cardamomen mit dem Arillus *a*. (Vergr. 6 fach.) (LUERSSEN.)

Abb. 173. Samen der kleinen Cardamomen (nach LUERSSEN). *A* Längsschnitt (8 fach vergr.), *B* Querschnitt (12 fach vergr.) *p* Perisperm, *e* Endosperm, *em* Embryo.

wände in drei Fächer geteilt. Die Samen (fünf bis acht in jedem Fache) stehen in zwei Vertikalreihen, das Fach dicht ausfüllend. Sie sind durch gegenseitigen Druck kantig, braun, mit runzeliger Oberfläche und von einem farblosen Häutchen (Arillus) überzogen (Abb. 172), das sich nach

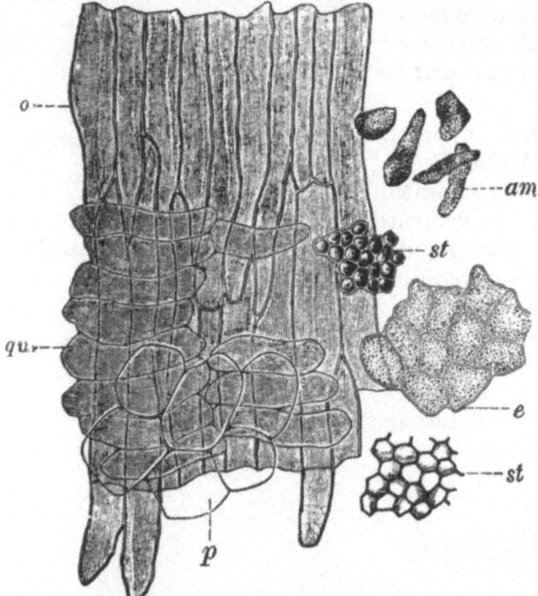

Abb. 174. Samengewebe der kleinen Cardamomen. *o* Oberhaut, *qu* Querzellen, *p* Parenchym, *st* Palisaden, *e* Perisperm, *am* Stärkeschollen. (Vergr. 180 fach.) (MOELLER.)

Einlegen der Samen in Wasser leicht abziehen läßt. Der Same besitzt eine Raphe und ein verhältnismäßig großes Perisperm, welches das Endosperm und den Embryo umschließt (Abb. 173). Der Geruch ist aromatisch, der Geschmack würzig und scharf.

Unter dem Mikroskop: Die Epidermis der Kapselwand besteht aus kleinen, tafelförmigen Zellen; das darunterliegende Parenchym ist großwellig, dünnwandig, meist Oxalatkristalle führend. Im Parenchym verstreut liegen kleine, kugelförmige Sekretbehälter mit verharztem

Inhalt, die Gefäßbündel werden von weitlumigen Bastfasern begleitet. Der Arillus besteht aus mehreren Lagen zusammengefallener, dünnwandiger, sehr langgestreckter Zellen. Die Samenschale zeigt fünf Schichten. Die Epidermis wird aus faserartigen, in der Längsrichtung des Samens gestreckten Zellen gebildet (Abb. 174), die mit ihren zugespitzten Enden ineinandergreifen, am Querschnitt dagegen isodiametrisch erscheinen (Abb. 175). Darunter eine Reihe dünnwandiger, zusammengefallener Zellen, deren Längsachse senkrecht zu den Epidermiszellen verläuft (Querzellen). Die folgende Schichte besteht aus großen Zellen mit verkorkten Wänden, welche das ätherische Öl beinhalten (Ölzellenschichte). Anschließend klein-zelliges Parenchym, darunter eine ein-schichtige Lage lückenlos aneinan-derschließender, palisadenartiger, in der Aufsicht polygonaler Steinzellen von dun-kelbrauner, auf der Raphenseite meist von gelblich-brauner Farbe. Die Innen-und Seitenwände die-ser Zellen sind stark verdickt, so daß nur ein in der äußeren Hälfte der Zelle lie-gendes kleines Lumen freibleibt, welches

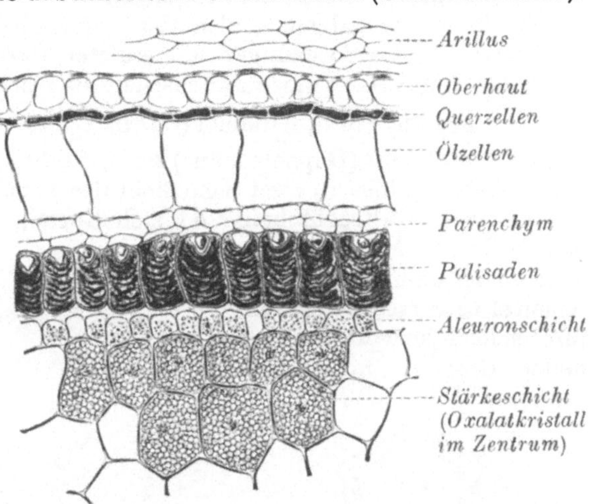

Abb. 175. Querschnitt der Kleinen Cardamomen. (Vergr. 200 fach.) (MOELLER.)

durch einen winzigen Kieselkörper fast ganz ausgefüllt wird. Das Perisperm besteht aus vieleckigen, dünnwandigen Zellen mit klein-körniger Stärke, welche innerhalb einer Zelle zu einem Ballen zusammen-gepreßt ist und beim Zerreißen der Zellen als solcher herausfällt. In diesen Stärkeballen (Stärkeschollen) finden sich häufig kleine Oxalat-kristalle. Das Parenchym des kleinen Endosperms und des Keimlings enthält fettes Öl und Aleuron.

Pulverdroge: Das Pulver wird nur von den Samen hergestellt. Das Wasserpräparat zeigt die aus den Perispermzellen herausgefallenen Stärkeballen, daneben zahlreiche kleine, bis 4 μ große Stärkekörner. In Chloralhydrat oder Lauge fallen in erster Linie die Fragmente der palisadenförmigen Steinzellen der Samenschale auf, dunkelbraun oder auch gelblich, dann gut durchsichtig und mit deutlichem Lumen, in dem dann häufig der Kieselkörper erkennbar ist. Daneben Fragmente der faserartigen Oberhautzellen und dünnwandiges Parenchym der Nähr-gewebe.

Prüfung: Da die Samen anderer Cardamomen-Arten im Aussehen den Samen der Malabar-Cardamomen sehr ähnlich sind, so schreiben die Arzneibücher die ganzen Früchte vor, obwohl die Fruchtschalen wertlos sind und vor der Vermahlung entfernt werden müssen. Die Früchte anderer Cardamomen-Arten unterscheiden sich wesentlich von den Früchten der Malabar-Cardamomen; so sind die Früchte von Elet-taria major (die langen oder Ceylon-Cardamomen) bis 4 cm lang und von

schmutzig graubrauner Farbe. Beimengungen der Fruchtschalen im
Pulver werden an der kleinzelligen Oberhaut, an den weitlumigen Parenchymzellen, braunen Sekretzellen, Gefäßen und Fasern erkannt, Verfälschungen mit Mehlen neben den fremdartigen Elementen an den
größeren Stärkekörnern. Beimengungen von Ceylon-Cardamomen sind
durch die derbwandigen Zellen der Samenoberhaut erkennbar. Der
Nachweis von Verfälschungen mit anderen Cardamomensamen ist infolge der Ähnlichkeit im anatomischen Bau schwierig.

Fructus Carvi, Kümmel (*Carum Carvi*), Umbelliferen.

Die Spaltfrucht (Doppelachäne) zerfällt sehr leicht in die beiden Teilfrüchtchen, die lose an zwei Schenkeln des Fruchtträgers hängen. Die
graubraunen Teilfrüchtchen sind sichelförmig gekrümmt, bis 5 mm
lang und in der Mitte bis 1 mm
dick, nach dem Grunde und
Scheitel zu verschmälert, mit
fünf scharf hervortretenden,
hellen Rippen. Das schmale

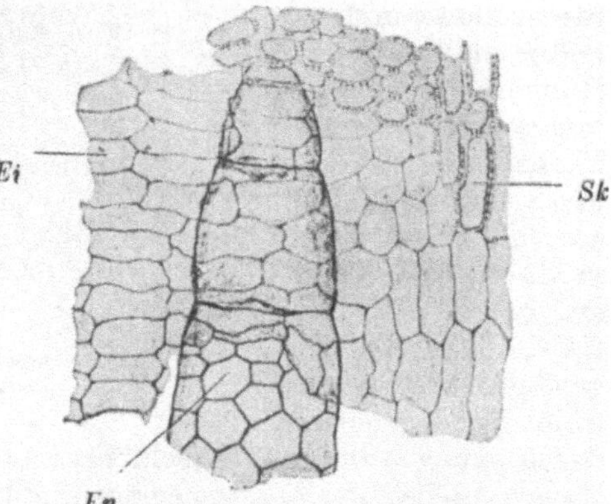

Abb. 176. Fructus Carvi, Querschnitt,
schwach vergrößert. (GILG.)

Abb. 177. Fructus Carvi. Flächenpräparat vom
Scheitel mit Ölstrieme. *Sk* sklerosiertes Parenchym,
En Endothelzellen, *Ei* Endocarp. (Vergr. 200 fach.)
(MOELLER.)

Pericarp enthält zwischen den Rippen, im sog. Tälchen, je eine
Ölstrieme (Abb. 176), an der Fugenseite je zwei. Der Same besteht zum
größten Teil aus Endosperm,
in dessen oberer Hälfte der
kleine Keimling liegt. Der Geruch und Geschmack charakteristisch würzig.

Unter dem Mikroskop: Das
Exocarp besteht aus rechteckigen bis vieleckigen Zellen
mit paralleler Cuticularstreifung. Im Mesocarp dünnwandige Parenchymzellen; die
gegen den Scheitel der Frucht
zu gelegenen Zellen sind
schwach und gleichmäßig verdickt (sklerosierte Zellen), von
zahlreichen Tüpfelkanälchen

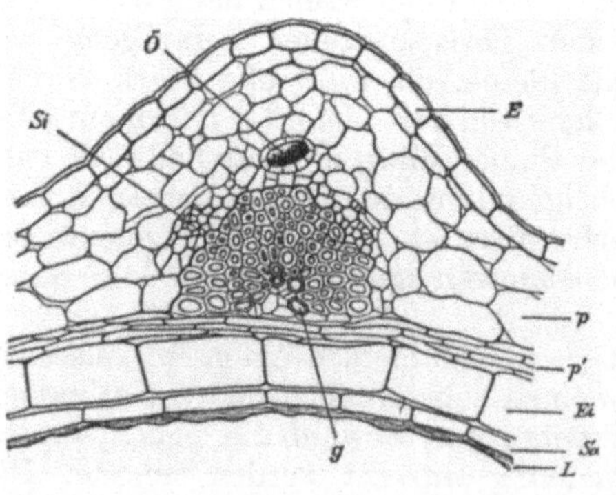

Abb. 178. Fructus Carvi. *E* Exocarp, *ö* kleiner Sekretgang
der Rippe, *Si* Siebröhrenstrang, *g* Gefäße, *p* und *p'* Parenchym, *Ei* Endocarp, *Sa* Epidermis der Samenschale,
L Reste der Samenschale. (Vergr. 300 fach.) (MEYER.)

durchzogen (Sk. in Abb. 177). Die Rippen führen die Gefäßbündel mit einem starken Belag von Sklerenchymfasern (Abb. 178), diesen vorgelagert ein kleiner Sekretgang. Die Siebröhren sind den Fasern in zwei kleinen Inseln angelagert. In den Tälchen verlaufen die elliptischen, bis 350 μ breiten und gefächerten Ölstriemen, die von den braunen, dünnwandigen und polygonalen Endothelzellen ausgekleidet sind. Die dünnwandigen Endocarpzellen, die senkrecht zur Längsachse der Frucht gestreckt sind (Querzellen), verlaufen in einer Richtung (zum Unterschied von Foeniculum und Coriander nicht parkettiert) und sind gegenüber den anderen Umbelliferenfrüchten sehr breit (12 μ). Von der Samenschale hat sich die äußerste Zellreihe erhalten, die übrigen Schichten sind obliteriert. Das Endosperm enthält in seinen vieleckigen, weißen Zellen fettes Öl und Aleuronkörner mit kleinen Oxalatrosetten.

Pulverdroge: In Chloralhydrat fallen sofort die gequollenen Fragmente des Endosperms mit den vielen kleinen Oxalatrosetten aus den Aleuronkörnern auf, daneben langgestreckte Fragmente der Rippen, ferner Fragmente der Ölstriemen mit den polygonalen Endothelzellen. Charakteristisch für Carvum sind in erster Linie die breiten, dünnwandigen, parallel verlaufenden Zellen des Endocarps, ferner die Exocarpzellen mit der gestreiften Cuticula und die sklerosierten Zellen vom Scheitel der Frucht, letztere jedoch sind nicht häufig.

Prüfung: Die Früchte von Aegopodium podagraria besitzen in den Tälchen mehrere kleinere Ölstriemen, Beimengungen im Pulver an den großen, gewellten Oberhautzellen erkennbar. Mitvermahlene Stengelteile verraten sich durch dickwandige Fasern und über 20 μ große Gefäßfragmente, Beimengungen extrahierter Kümmelfrüchte durch die Bestimmung des Gehaltes an ätherischem Öl, der nach dem D.A.B. VI mindestens 4% betragen soll.

Fructus Cassiae fistulae, Röhrenkassie (*Cassia fistula*), Caesalpiniaceen.

Die Hülsen sind stielrund, braunschwarz, meist bis 40 cm lang und bis 2 cm dick, durch pergamentartige Querwände gefächert (falsche Scheidewände). In der Fruchtwand bilden viele Lagen axial und radial gestreckter Steinzellen jene gelblichweiße, harte Schichte, die an der Bruchfläche der Fruchtwand sichtbar ist. Die Fächer enthalten in einem schwärzlichen Mus eingebettet je einen glänzend braunen, hartschaligen Samen. Das Mus besitzt wegen seines Zuckergehaltes (bis 70%) einen süßen Geschmack. Hülsen mit eingetrocknetem Mus (klappernde Hülsen) sind unbrauchbar. Das Mus anderer Cassia-Arten (Cassia bacillaris, Cassia moschata) schmeckt mehr herbe oder bitterlich herbe (Cassia brasiliana).

Fructus Ceratoniae, Johannisbrot (*Ceratonia siliqua*), Caesalpiniaceen.

Die Frucht ist eine kurzgestielte, quergefächerte, sich nicht öffnende Hülse mit wulstigen Rändern und dunkelbrauner, glatter Oberfläche. Die flachen, braunen, hartschaligen Samen (bis zu 14) liegen einzeln in jedem Fache in braunem, süßlichen Mus. Unter den polygonalen Zellen des Exocarps und den darunterliegenden gerbstoffhaltigen Parenchymzellen liegt eine äußere, mit Kristallkammern belegte Faserschichte, an die sich ein kleinzelliges Parenchym mit Gefäßbündeln und Gerbstoffzellen anschließt. Das folgende großzellige Parenchym enthält Gruppen von Gerbstoffzellen, deren Inhalt kompakte, mit Streifen versehene

Körper, (Inklusen) darstellen und sich mit 25%iger Kalilauge blau, mit Vanillin-Salzsäure rot und mit Eisenchlorid schwärzlich färbt. Die zwischen den Inklusenzellen liegenden Parenchymzellen meist kollabiert. Die Zellen der folgenden inneren Faserschichte sind quergestreckt und ebenso wie die äußere Faserschichte mit Kristallzellreihen belegt. Die Samenschale besitzt palisadenförmige Epidermiszellen mit stark verdickter, farbloser Außenwand. Die darunterliegenden Trägerzellen sind besonders in der Mitte stark verdickt. Die Zellen des mächtig entwickelten Schleimendoperms haben ein schlauchförmig gestreckes oder sternförmiges Lumen mit eiweißreichem Zellinhalt und quellen im kalten Wasser stark auf. Die Samen werden wegen ihres hohen Schleimgehaltes (etwa 40%) teils als Traganth-Ersatz (Appreturmittel) verwendet, teils als Gelierpulver für Marmeladen, obwohl hierbei nur eine Verdickung, jedoch keine Gelierung erfolgt.

Fructus Colocynthidis, Coloquinthen (*Citrullus colocynthis*), Cucurbitaceen.

Die apfelgroße Beere wird durch Schälen von der äußeren, ungefähr 1 mm dicken, gelben Fruchthülle befreit; als Droge wird das gelblich-weiße, schwammige Fruchtfleisch verwendet. Von der Achse der Frucht dringt in jedes der drei Fächer eine Placenta vor, die sich nahe der Fruchtoberfläche in zwei Schenkel teilt, wodurch die Frucht unvollständig sechsfächerig wird (Abb. 179). An den beiden Schenkeln sind die graugelben, eiförmig länglichen, harten, bis 8 mm langen Samen (200—300) befestigt. Die Droge ist geruchlos und schmeckt sehr bitter.

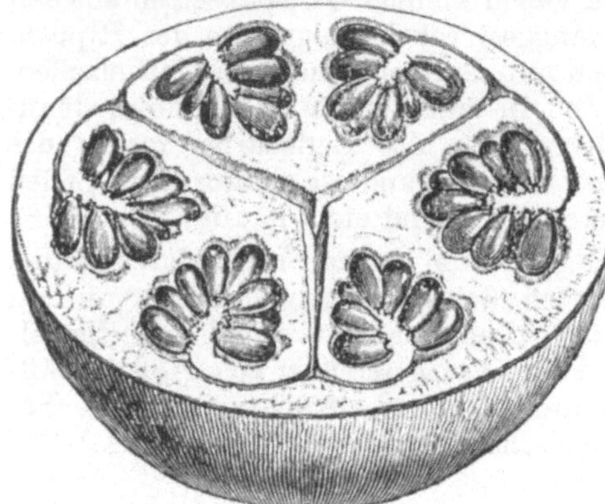

Abb. 179. Fructus Colocynthidis (mit der Fruchtschale) im Querschnitt. (GILG.)

Unter dem Mikroskop: Das Exocarp und die äußere Schichte des Mesocarps, (bestehend aus Kollenchym und einer darunterliegenden, mehrreihigen Schichte von Steinzellen, Abb. 180) wird durch Schälen entfernt. Das übrige Mesocarp mit zarten Gefäßbündeln besteht aus weitlumigen, farblosen, dünnwandigen Parenchymzellen mit zahlreichen, ungleich großen Tüpfeln, große Intercellularräume einschließend. Die Samenepidermis besteht aus palisadenartigen Zellen mit stark verdickter Außenwand. Darunter eine breite Schicht von isodiametrischen Steinzellen, unter der Epidermis kleinzellig, in den unteren Schichten großzelliger (Abb. 181), stark oder wenig verdickt, je nach der Reife der Samen. Die vom schmalen Endosperm umgebenen Cotyledonen führen fettes Öl und Aleuron.

Pulverdroge: Das gelblich-weiße, sehr bitter schmeckende Pulver, das aus der geschälten Frucht nach Entfernung der Samen hergestellt wird, enthält hauptsächlich farblose Parenchymfragmente, seltener Bruchstücke der Leitbündel. Von den immer vorhandenen Samen stammen grüngelbe Klumpen stark verdickter Steinzellen und wenig verdickte, deutlich getüpfelte Zellen, wenn der Same unreif war. Auch Querschnittfragmente dieser samt den Palisaden. Ferner vereinzelt Zellen des Exocarps (abgerundet polygonale, derbwandige Zellen) und der darunterliegenden Steinzellenschichte.

Prüfung: Das Pulver darf nicht viele Samenschalenfragmente aufweisen, ebenso verraten sich schlecht oder gar nicht geschälte Früchte durch das reichliche

Vorkommen der Exocarpzellen und der Steinzellen aus der äußeren Mesocarpschichte (diese sind meist weitlumiger als die Steinzellen der Samenschale).

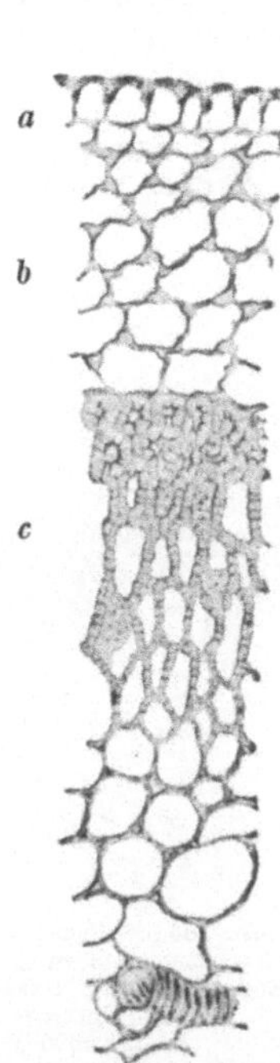

Abb. 180. Querschnitt durch den äußeren Teil der Frucht. *a* Exocarp; *b* Kollenchym, *c* Steinzellenschichte (wird beim Schälen entfernt). (Vergr. 100 fach.) (MOELLER.)

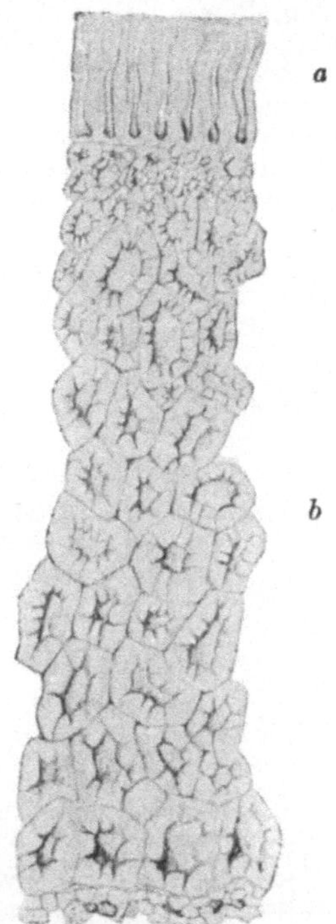

Abb. 181. Querschnitt durch den äußeren Teil der Samenschale mit der palisadenförmigen Oberhaut (*a*) und der Steinzellenschichte (*b*). (Vergr. 100 fach.) (MOELLER.)

Fructus Coriandri, Coriander (*Coriandrum sativum*), Umbelliferen.

Die Frucht (Doppelachäne) zerfällt nicht in die beiden Teilfrüchte, läßt sich aber durch Druck zerlegen. Sie ist gelblich, kugelig, bis 5 mm im Durchmesser, vom fünfzähnigen Kelch, dem Griffelpolster und Griffel gekrönt. Zwischen zehn geschlängelten Hauptrippen, welche die Gefäßbündel führen, treten zwölf geradläufige Nebenrippen, die nur aus Fasern bestehen, stärker hervor (Abb. 182 *A*). Nur an der Fugenseite je zwei Ölstriemen. Geruch in getrocknetem Zustand aromatisch, Geschmack gewürzhaft. Der Gehalt an ätherischem Öl beträgt auch bei den besten Sorten meist unter 1%.

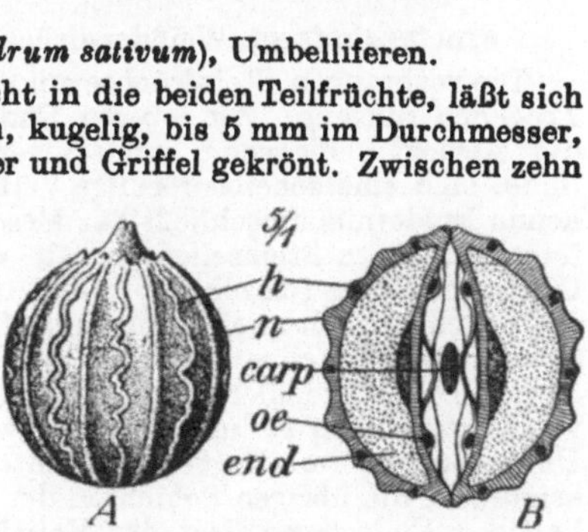

Unter dem Mikroskop: Unter der Oberhaut, deren polygonale Zellen mitunter Oxalatkristalle oder Drusen enthalten, kollenchymatisch verdicktes Parenchym, dem eine mehrreihige Zone von schichtenweise sich kreuzenden, wellig gebogenen Fasern folgt. Die Sklerenchymschichte bildet in jedem Teilfrüchtchen je eine halbe Hohlkugel, deren Ränder durch Parenchym zusammenhängen (Abb. 182 *B* und 183). Durch Druck kann an dieser Stelle die Frucht in die beiden Teilfrüchte

Abb. 182. Fructus Coriandri. *A* Ganz u. *B* im Querschnitt, *h* Hauptrippen, *n* Nebenrippen, *carp* Fruchtträger, *oe* Ölgänge, *end* Endosperm. (GILG.)

zerlegt werden. An der Fugenseite, an welcher das Mesocarp keine Fasern führt,
liegen je zwei Ölstriemen, 200—300 μ im Durchmesser. Die Zellen des Endocarps
sind lang, dünnwandig und schmal, einzelne Zellkomplexe senkrecht zueinander
laufend, jedoch nicht so regelmäßig parkettiert wie bei Foeniculum. Die einzell-
reihige, bräunliche Samenschale umschließt das Endosperm, welches in seinen
vieleckigen, derbwandigen Zellen Fett und Aleuronkörner mit relativ großen
Oxalatrosetten führt, s. Abb. 184 b.

Pulverdroge: Das Pulver ist in erster Linie durch die Fragmente der wellig-
gebogenen Faserschichten charakterisiert (Abb. 184a). Weiters finden sich Frag-

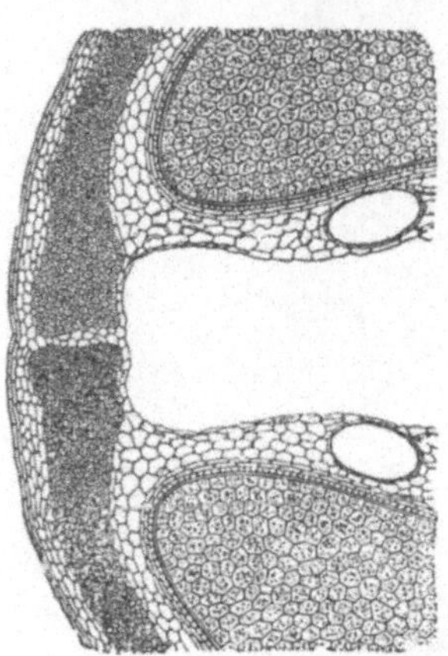 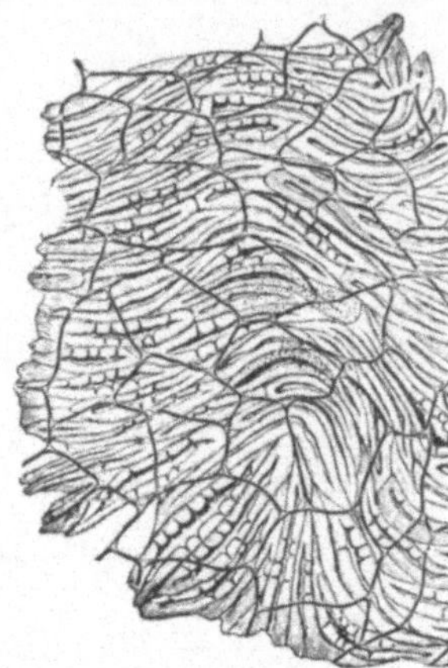 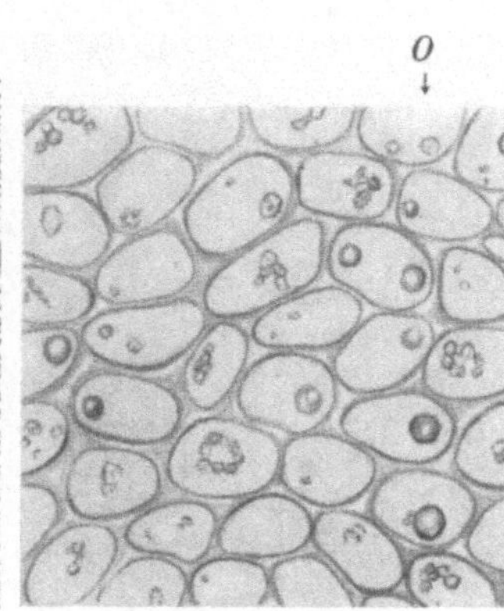

Abb. 183. Querschnitt des Korianders an der Stelle, wo die
beiden Teilfrüchte miteinander
verwachsen sind.
Vergr. 40 fach.) (A. E. v. VOGL.)

Abb. 184 a. Sklerenchym des
Korianders in der Flächen-
ansicht.
(Vergr. 150 fach.) (MOELLER.)

Abb. 184 b. Fructus Coriandri.
Charakteristisches Umbelliferen-
Endosperm mit Oxalatdrusen *O*
und Fettropfen.
(Vergr. 500 fach.)

mente des Exocarps und des dünnwandigen, parkettierten Endocarps, damit
verwachsen die braune Samenschale. Verquollene Zellen des Umbelliferenendo-
sperms mit großen Oxalatdrusen aus den Aleuronkörnern.

Fructus Crataegi, Weißdornfrüchte (*Crataegus oxyacantha*), Rosaceen.

Die rotbraunen Steinfrüchte sind bis 1 cm lang und 0,8 cm dick, durch das
Trocknen runzelig. Am oberen Ende tragen sie, in einem Kreis angeordnet,
die zurückgeschlagenen, dreieckigen Kelchblätter; innerhalb derselben befindet sich eine scheibenförmige Vertiefung. Die aus polygonalen Zellen bestehende Epidermis umschließt das Mesocarp, das die Gefäßbündel und in den tieferen Schichten Steinzellen enthält, die in kleinen Gruppen beisammen liegen.
Calciumoxalat vereinzelt in Drusen, in den unteren Schichten in Einzelkristallen.
Die Frucht enthält zwei Kerne, deren Schale aus dickwandigen, verzweigte Tüpfel
führenden Steinzellen besteht. Die Kerne enthalten je einen braunen, länglichen
Samen. Die polygonalen Epidermiszellen der Samenschale besitzen dünne Cellulose-
wände, ihr Lumen ist durch schichtenweise angelegten Membranschleim ausgefüllt.
Unter der Epidermis liegt eine Schichte rundlicher Zellen mit prismatischen Oxalat-
kristallen, die übrigen Schichten der Samenschale sind kollabiert. Im aleuron-
haltigen Endosperm liegt der Keimling, dessen zartes Gewebe fettes Öl und
Aleuron enthält. Die Droge ist geruchlos, ihr Geschmack säuerlich.

Fructus Cubebae, Kubeben (*Piper Cubeba*), Piperaceen.

Die kugeligen Früchte (4—5 mm Durchmesser) sind an der Basis
in einen 10 mm langen und 1 mm dicken stielartigen Fortsatz ausgewachsen (Abb. 185). Sie sind braunschwarz und besitzen eine gerunzelte

Oberfläche. Ein Längsschnitt durch die Frucht zeigt ein sehr schmales Pericarp (bis 0,5 mm) und einen nur an der Basis mit der Fruchtwand verwachsenen Samen, der infolge der vorzeitigen Ernte meist zusammengeschrumpft ist. Der Same besitzt ein stark entwickeltes Perisperm mit einer kleinen zentralen Höhle, am Scheitel ein kleines Endosperm, darin der kleine Embryo (Abb. 186 *B*).

Unter dem Mikroskop: Das Exocarp besteht aus kleinen, flachen Zellen mit brauenm Inhalt, darunter eine schüttere, einschichtige, selten zweischichtige Lage von kleinen, sklerosierten, reich getüpfelten Zellen (sog. Exocarpsteinzellen), stellenweise von Parenchym unterbrochen (Abb. 187). Im Mesocarp verstreut Ölzellen, weiter innen zwischen

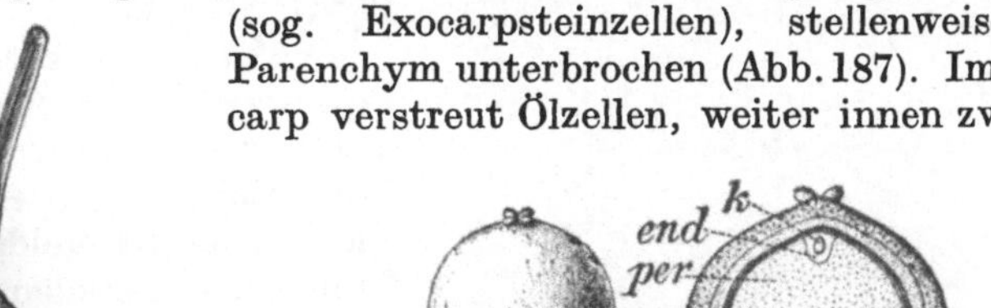

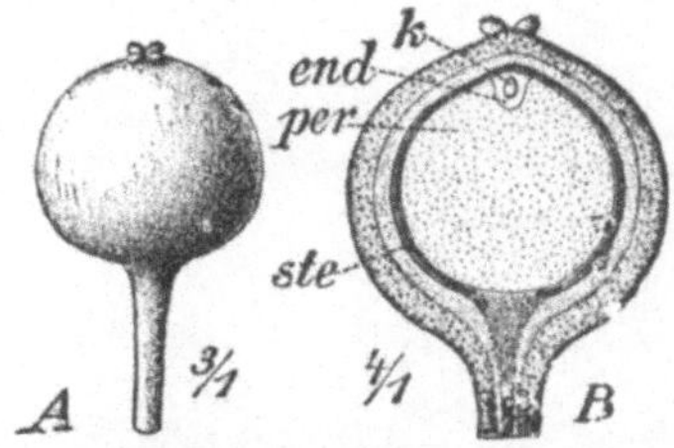

Abb. 185. Eine Kubebe.
(4 fach vergrößert). (GILG.)

Abb. 186. Fructus Cubebae. *A* ganze frische Frucht (3fach)
B dieselbe (reif) im Längsschnitt (4 fach). *ste* Steinschale,
per Perisperm. *end* Endosperm, *k* Keimling. (GILG.)

kleinzelligem, in der Droge meist kollabierten Parenchym verlaufen die Gefäßbündel. Unter der Gefäßbündelzone eine mehrreihige, auch ölzellenführende Schichte rundlicher Parenchymzellen. Es folgt eine einreihige, ab und zu zweireihige Schichte großer, radial gestreckter, gelbgrüner, stark verdickter und reich getüpfelter Steinzellen (sog. Endocarpsteinzellen). Das Endocarp selbst stellt eine Schichte kleiner obliterierter Zellen dar. Im stielartigen Fortsatz, der in der äußeren Schichte auch Ölzellen enthält, sind die Sklereiden langgestreckt, nach innen zu einen Ring bildend, in dessen Mitte das zentrale Leitbündel verläuft. Die Samenschale enthält zwei Schichten dünnwandiger, einen dunkelbraunen Inhalt führender Zellen. Der Same besteht zum größten Teil aus Perisperm, dessen Randzellen Aleuron führen. Die übrigen Zellen sind schwach radial gestreckt und dicht mit kleinkörniger, rundlicher Stärke (4—8 μ) erfüllt, die meist zu Ballen (Stärkeschollen) zusammengepackt ist. Verstreut im Perisperm Ölzellen. In der Spitze des Samens ein kleines, Fett und Aleuron führendes Endosperm, in dem der kleine Keimling eingebettet ist.

Pulverdroge: Das braune Pulver zeigt im Wasserpräparat kleinkörnige Stärke aus dem Perisperm, häufig noch in Ballen zusammengepackt. In Lauge oder Chloralhydrat fallen in erster Linie die großen, stark verdickten, länglichen, reich getüpfelten und gelbgrünen Endocarpsteinzellen auf, daneben die kleineren, isodiametrischen Exocarpsteinzellen, eingebettet in dunkle Fragmente des Pericarps. Dunkelbraune, fast strukturlose Flecke als Teile der Samenschale, ferner faserartig gestreckte, gelbe Sklerenchymzellen aus dem stielartigen Fortsatz der Frucht.

Mikrochemie: Das Gewebe der Frucht färbt sich mit 80%iger Schwefelsäure rot infolge des Gehaltes an Cubebin, das ursprünglich zwar nur in den Ölzellen vorkam, beim Trocknen der Droge aber die Gewebe infiltrierte. Auch im Pulver werden die Teilchen mit H_2SO_4 rot gefärbt.

Prüfung: Die Früchte anderer Piperaceen unterscheiden sich meist schon anatomisch von Piper Cubeba, sei es, daß eine oder beide Sklereidenschichten fehlen oder die Zellen der inneren Schichte nicht radial gestreckt, gelbgrün gefärbt oder andersartig (hufeisenförmig) verdickt sind. Piper Clusii (Kongo-Pfeffer) ist wenig kleiner, schwächer gerunzelt, Stiel oft gebogen und länger, — keine Steinzellen! Viele gelbe Secretzellen in der Frucht. Früchte, welche im anatomischen Bau ähnlich sind, besitzen dagegen kein Cubebin, färben sich daher mit 80%iger Schwefelsäure nicht rot, sondern bräunlich. Zur Prüfung muß 80%ige Schwefelsäure verwendet werden, da konzentriertere Säuren auch bei anderen Piperaceenfrüchten Rotfärbung verursachen.

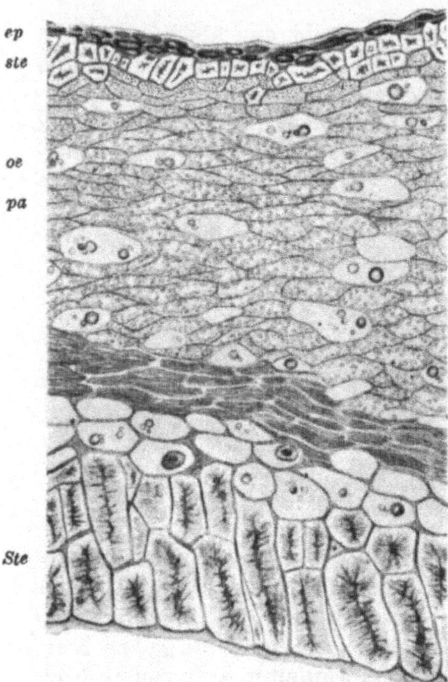

Abb. 187. Fructus Cubebae. Querschnitt. *ep* Epidermis, *ste* Steinzellschicht (subepidermal), *oe* Ölzellen, *pa* Parenchym, *Ste* Steinzellenschicht nahe dem Endocarp. Vergr. 120 fach.) (GILG.)

Verfälschungen mit Fruchtspindeln werden an dem zahlreichen Vorkommen von Bastfasern, Beimengungen anderer Früchte an deren fremden Elementen erkannt.

Fructus Cynosbati, Hagebutten (*Rosa canina, rugosa, pomifera, haematodes* u. a. Unterarten), Rosaceen.

Die Scheinfrucht besteht aus dem fleischig gewordenen, glänzend roten, krugförmig vertieften und von Haaren ausgekleideten Blütenboden, der die harten, einsamigen Nüßchen umschließt (Sammelfrucht). Die Oberhautzellen sind dickwandig und lassen zahlreiche Tochterzellen erkennen. Das rote, schmale Fruchtfleisch, welches Carotin in amorphen Körnchen enthält, wird innen von einer derbwandigen Oberhaut begrenzt, welche die starren, einzelligen, dickwandigen Haare trägt. Die Nüßchen sind gelblich, an den seitlichen Berührungsflächen abgeplattet und besitzen eine 0,3—0,4 mm dicke Steinschale. Der Embryo des Samens wird von einer hyalinen Membran, dem Perispermrest, und von einer Aleuronschichte umgeben. Der Geschmack des roten Fruchtfleisches ist säuerlich.

Der Vitamin-C-Gehalt der Früchte (ohne Samen) beträgt um 0,5%. Eine Erfassung des Vitamins C ist derzeit nur durch eine langwierige biologische Methode möglich. Die chemische Bestimmung in Pflanzenextrakten ist infolge des Gehaltes der Pflanzen an anderen reduzierenden Inhaltsstoffen unsicher, — speziell beim Trocknen bilden sich aus Zuckern Glukoreduktone, die dann bei der Analyse von Drogen stören, — anderseits führt die Reinigung von diesen störenden Stoffen wieder zu Vitaminverlusten infolge von Adsorptionserscheinungen. Zu Vergleichszwecken kann in diesem Falle folgende einfache Bestimmungsmethode mit einer n/1000-Lösung von 2,6 Dichlorphenolindophenol (TILLMANNS Reagens) herangezogen werden, die jedoch nur Näherungswerte liefert. Zur Bereitung dieser Lösung werden 0,18 g TILLMANNS Reagens in 100 ml Wasser (heiß) gelöst, nach dem Erkalten in einen 1000 ml-Kolben filtriert und auf 1000 aufgefüllt. Die Lösung wird mit reiner Askorbinsäure in saurer Lösung eingestellt. (Die wässerige Lösung der Askorbinsäure wird mit 5 Tropfen einer 10%igen Metaphosphorsäurelösung angesäuert und vorgelegt; die Farbstofflösung läßt man aus einer Bürette zufließen und titriert auf rötliche Farbe der vorgelegten Lösung, da in saurer Lösung der Umschlag von farblos auf rötlich erfolgt.) Das Molekulargewicht der Askorbinsäure beträgt 176, das Reduktionsäquivalent die Hälfte; 1 ml einer genau n/1000 Lösung des TILLMANNS Reagens würde daher 0,088 mg Askorbinsäure anzeigen, woraus sich der Faktor der Farblösung bestimmen läßt. 1 g der von den Samen befreiten und in einem Porzellanmörser möglichst zerkleinerten Droge wird in einem 100 ml-Meßkolben mit 30 ml Wasser übergossen, rasch zum Sieden erhitzt und nur ganz kurz aufgekocht. Nach dem Abkühlen wird auf 100 ml aufgefüllt, 10 ml werden herauspipettiert und mit fünf Tropfen der 10%igen Metaphosphorsäurelösung angesäuert. Die Farbstofflösung läßt man aus der Bürette zufließen und titriert auf rötlich, wobei man sich zur besseren Unterscheidung des Farbumschlages die gleiche Menge des Drogenextraktes zum Vergleich aufstellt. Ist n die Anzahl der verbrauchten ml der Farblösung, F der Faktor derselben, so ergibt sich der Gehalt der Droge an Vitamin C in mg% durch die Formel: Vitamin C mg% $= n \times F \times 0,088 \times 1000$. Jedenfalls kann man aus einem zu g e r i n g e n Verbrauch an TILLMANNS Reagens auf eine vitaminarme oder vitaminfreie Droge schließen.

Fructus Foeniculi, Fenchel (*Foeniculum vulgare*), Umbelliferen.

Die Frucht (Doppelachäne) zerfällt sehr leicht in die beiden Teilfrüchte. Diese sind 4—8 mm lang, bis 3 mm dick, grünlichbraun, mit fünf stark vortretenden Rippen (Abb. 188), dazwischen je 1 Ölstrieme, an der Fugenseite zwei. Der Same besteht zum größten Teil aus weißlichgrauem Endosperm, in dessen unterem Teil der kleine Keimling liegt. Der Geruch ist gewürzhaft, der Geschmack süßlich aromatisch.

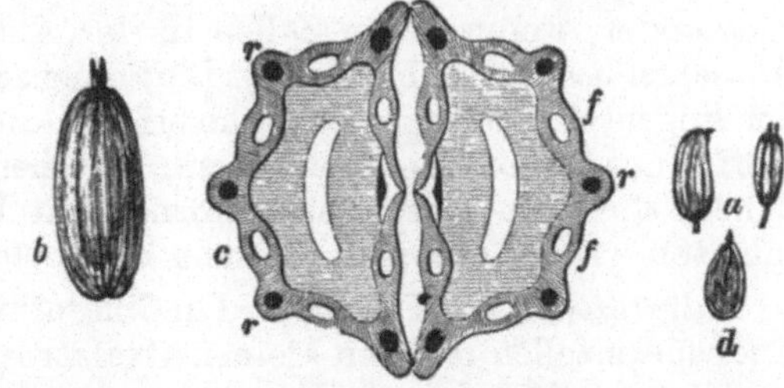

Abb. 188. Fructus Foeniculi. *a* in natürlicher Größe, *b* vergrößert, *c* Querschnitt, stark vergrößert, *d* Teilfrucht, *r* Rippen, *f* Tälchen.

Unter dem Mikroskop:

Das Exocarp besteht aus polygonalen Zellen, vereinzelt Spaltöffnungen führend. Das Parenchym des Mesocarps ist dünnwandig, um die Ölstriemen von infiltriertem Gerbstoff braun gefärbt. In den Rippen verlaufen die Gefäßbündel mit Spiral- und Ringgefäßen, von zahlreichen Fasern umgeben. Die Siebteile sind den Fasern in zwei kleinen Inseln angelagert (Abb. 189). In der Umgebung der

Rippen finden sich Parenchymzellen mit eigenartig leisten- oder netzförmigen Verdickungen und breiten Tüpfeln (Netzleistenzellen, *tü. pa* in Abb. 189, 190/2). Die Ölstriemen werden von den in der Aufsicht polygonalem braunen Endothel ausgekleidet. Die Zellen des Endocarps sind dünnwandig und schmal, sehr häufig laufen Zellkomplexe senkrecht

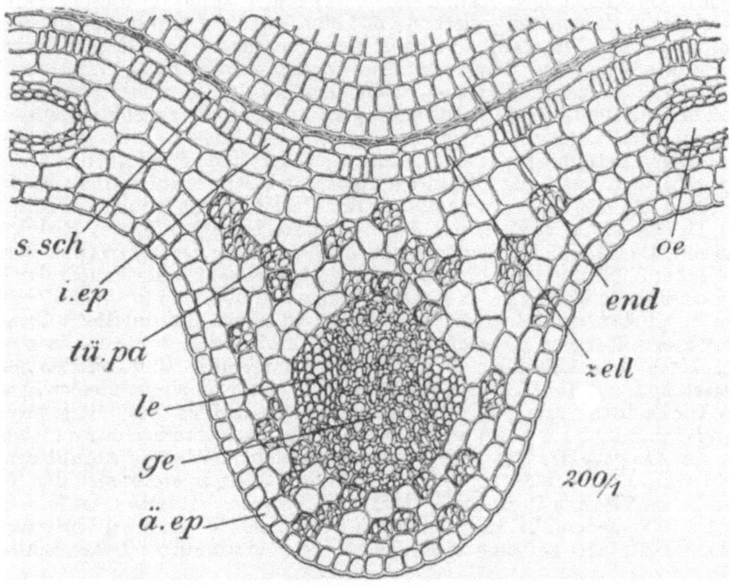

Abb. 189. Fructus Foeniculi. Stückchen eines Querschnittes durch eine Fruchthälfte mit einer Rippe. *s.sch* Samenschale, *i.ep* innere Epidermis der Fruchtwand (Endocarp), *tü.pa* Tüpfelparenchym, *le* Siebgewebe, *ge* Holzteil der Gefäßbündel, *ä.ep* äußere Epidermis, *ce* Sekretgänge, *end* Endosperm, *zell* parkettierte Zellen des Endocarps. (200 fach.) (GILG.)

zueinander, wodurch die Zellen in der Aufsicht ein parkettähnliches Aussehen besitzen (Abb. 190 /5). Die Samenschale, von der sich außer an der Fugenseite nur eine Zellreihe erhält, (die übrigen Zellen sind kollabiert) umschließt das Endosperm, bestehend aus weißen, vieleckigen Zellen, die Fett- und Aleuronkörner mit kleinen Oxalatrosetten beinhalten. Der Carpophor besteht hauptsächlich aus Fasern.

Pulverdroge: Das Pulver wird in Chloralhydrat durch die gequollenen Endospermzellen mit den kleinen Oxalatrosetten als Pulver einer Umbelliferenfrucht erkannt. Fragmente der parkettierten Endocarpzellen für Foeniculum charakteristisch, sehr häufig Fragmente des durch Gerbstoff braungefärbten Parenchyms aus der Umgebung der breiten Ölstriemen (Unterschied von Carvum). Weiters polygonale Endothelzellen und zahlreiche langgestreckte Fragmente aus den Rippen und dem Carpophor. Die netzförmig verdickten Zellen aus der Umgebung der Rippen nur im gröberen Pulver deutlich erkennbar.

Prüfung: Die Früchte anderer Umbelliferen, die als Verfälschung in Frage kommen, führen in den Tälchen zwei bis drei Ölstriemen oder besitzen keinen fenchelartigen Geschmack. Beigemischte, extrahierte Früchte ergeben bei der Ölbestimmung zu niedere Werte. (Mindestgehalt der Droge an ätherischem Öl 4,5%). Beimengungen von Dolden-

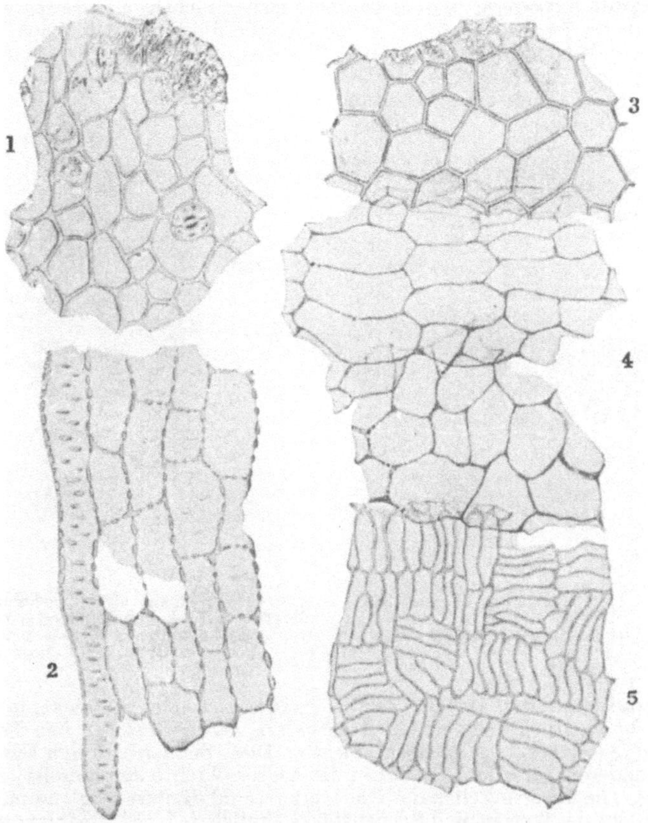

Abb. 190. Fructus Foeniculi. Elemente des Pulvers. *1* Äußere Epidermis der Fruchtschale, *2* Netzleistenzellen (aus dem Mesocarp), *3* Endothelzellen eines Sekretganges, *4* zwei unter einem Sekretgang liegende Parenchymschichten, *5* Endocarp. (Vergr. etwa 200 fach.) (MOELLER.)

strahlen im Pulver verraten sich durch weitlumigere Gefäße (über 20 μ), Unkrautsamen durch Stärke und fremde Zellelemente, erdige Bestandteile durch die Aschenbestimmung.

Fructus Hordei, Gerste (*Hordeum distichon*), Gramineen.

Die aus einem oberständigen Fruchtknoten hervorgegangene Frucht (Caryopse) ist mit Ausnahme von einigen Varietäten mit den beiden Hochblättern, den sog. Spelzen (Deck- und Vorspelze), verwachsen (Abb. 191). Das bespelzte Korn ist spindelförmig, etwas runzelig, auf der gewölbten Vorderseite, die von der Vorspelze bedeckt ist, gefurcht. Unter den Spelzen liegt die schmale Fruchtwand, die mit dem Samen verwachsen ist. Der Same besteht zum größten Teil aus hornigem, grauweißen Endosperm (Mehlendosperm), am unteren Ende liegt der kleine Keimling. Verwendung findet die von den Spelzen befreite Gerste (geschälte Gerste, Fructus Hordei decorticati).

Unter dem Mikroskop: Die Epidermis der Spelzen besteht aus den für die Gramineenblätter charakteristischen, zickzackförmig gewellten Langzellen, ferner aus rundlichen Kurzzellen häufig in kurze kegelförmige Haare ausgewachsen und aus schmalen, etwas gebogenen Zwillingskurzzellen (Abb. 192 *s*). Das darunter liegende Hypoderm besteht aus einer mehrschichtigen Lage dickwandiger' grobgetüpfelter Fasern. Es folgt ein Parenchym, die innere Oberhaut, Exocarp mit Haaren, Mittelschicht, Quer- und Schlauchzellen. Unter der Samenschale und der hyalinen Schichte (Rest des Perisperms) liegt das Endosperm. Die Rand-

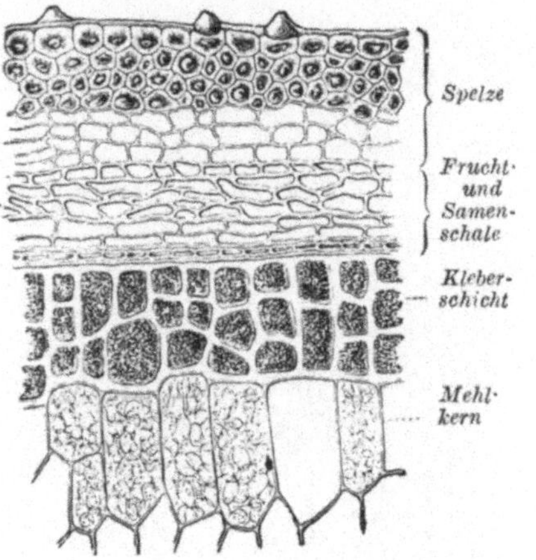

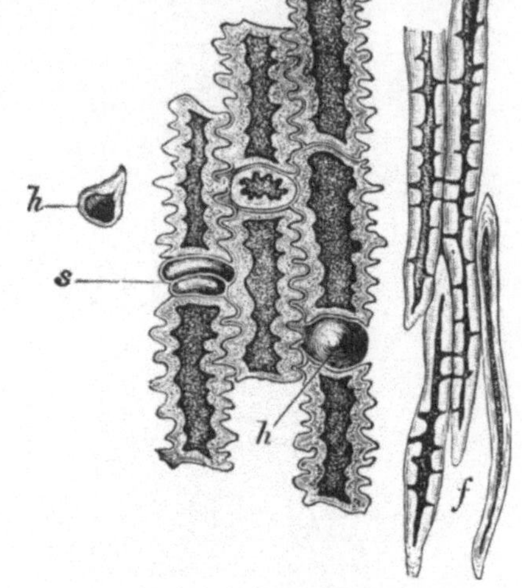

Abb. 191. Querschnitt durch die bespelzte Gerste. (Vergr. etwa 150 fach.) (MOELLER.)

Abb. 192. Oberhaut und Hypodermfasern der Gerstenspelze. *h* kegelförmiges Haar, *s* Zwillingskurzzellen, *f* Hypodermfasern. (Vergr. etwa 200 fach.) (MOELLER.)

zellen sind dickwandig am Querschnitt quadratisch oder gestreckt, in der Flächenansicht rundlich-polygonal und enthalten neben Eiweißstoffen Fett, aber keine Stärke (Kleber- oder Aleuronschichte). Diese Schichte ist zum Unterschied von den anderen Zerealien, bei denen die Kleberschichte einreihig ist, zwei- bis dreireihig. Die übrigen Zellen des Endosperms sind dünnwandig und mit Stärke erfüllt, welche der Weizen- und Roggenstärke ähnlich, jedoch kleiner ist ($20-30\mu$). Im Pulver typisch: Spelzenepidermis samt Hypoderm und mehrreihige Kleberschichte.

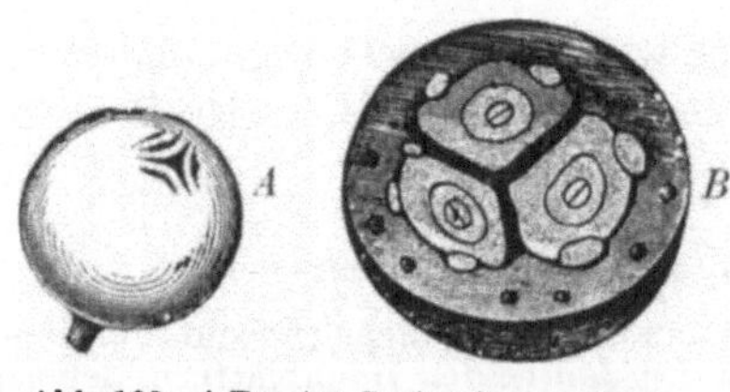

Abb. 193. *A* Fructus Juniperi, vergrößert, *B* Querschnitt. (GILG.)

Fructus Juniperi (*Bacca Juniperi*), **Wacholderbeeren** (*Juniperus communis*), Cupressaceen.

Die Früchte sind durch Verwachsung von drei Zapfenschuppen (Hochblätter) entstanden (Scheinbeeren), die 3 Nähte sind am Scheitel deutlich erkennbar (s. Abb. 193 *A*). Die Früchte, die erst im zweiten Jahre reifen, sind kugelig, 7—9 mm im Durchmesser, braunrot und blau bereift. In dem braungrünen Fruchtfleisch meist drei scharf gekielte, harte Samen (Abb. 193 *B*), an deren Schale sich mehrere blasenartig hervortretende Ölräume befinden, die sich infolge der Verharzung des

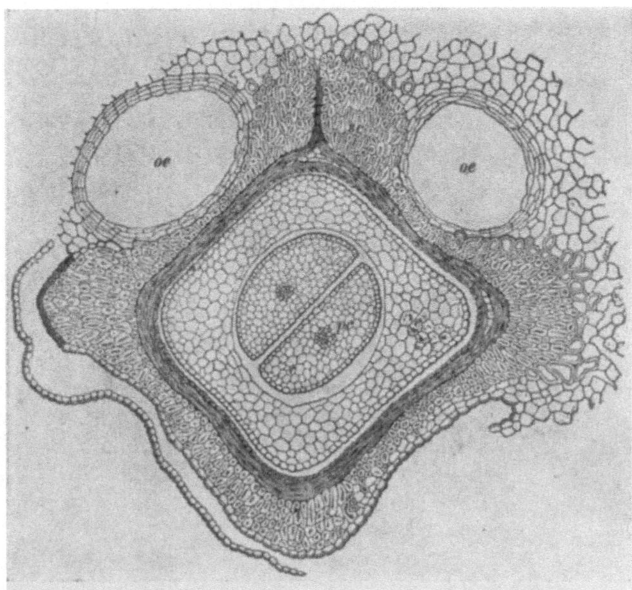

Abb. 194. Querschnitt durch einen Samen von Juniperus communis mit umgebendem Gewebe der Beere. *sc* innerste sklerenchymatische Schicht der Fruchtschuppe (Samenschale), *s* Samenhaut. Nährgewebe, *c* Cotyledonen mit jugendlichen Leitbündelanlagen (*pc*), *oe* schizogene Ölbehälter. (Vergr. 35 fach.) (TSCHIRCH.)

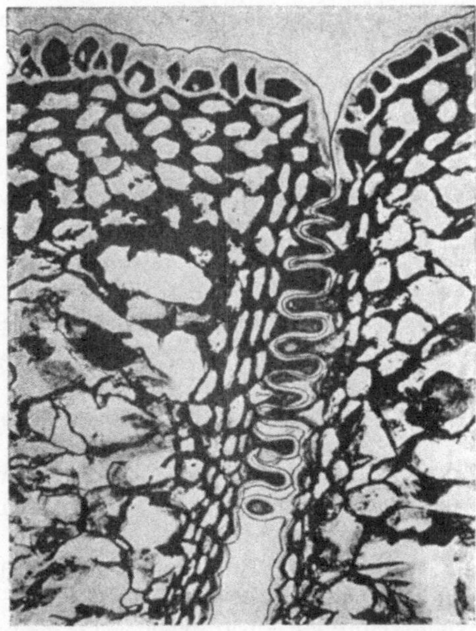

Abb. 195. Fructus Juniperi. Verzahnte Epidermis an der 3strahligen Naht am Scheitel der Frucht (Verwachsungsstelle der 3 Zapfenschuppen.) (Vergr. 140 fach.) (FLÜCK.)

Inhaltes leicht herausheben lassen. An der Samenschale ist dann die entsprechende Vertiefung erkennbar (Abb. 194). Der Geschmack ist süßlich und gewürzhaft.

Unter dem Mikroskop: Die Exocarpzellen (Abb. 196/*ep*) sind tafelförmig, polygonal, mit braunem Inhalt, am Scheitel der Frucht papillenartig ausgewachsen, an den Nähten verzahnt (s. Abb. 195). Unter dem Exocarp ein kollenchymatisch verdicktes Hypoderm, darunter, im dünnwandigen Parenchym mit vielen Interzellularen verstreut große, eiförmig-längliche Zellen, deren Wände verholzt sind (sog. Tonnenzellen). Im Mesocarp kleine Gefäßbündel und zahlreiche schizogene Sekretbehälter, mehrere davon in Einbuchtungen der Samenschale liegend. Die harte Samenschale besteht aus Steinzellen, die in ihrem Lumen einen Oxalatkristall führen, die inneren Schichten der Samenschale aus zusammengefallenen Zellen. Im dünnwandigen Parenchym des Endosperms und des Embryos Fett und Aleuronkörner.

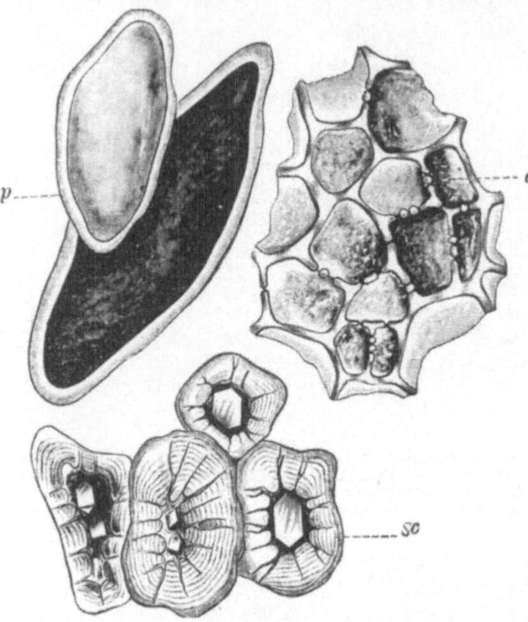

Abb. 196. Gewebe der Wacholderbeere. *ep* Oberhaut, *p* Tonnenzellen aus dem Fruchtfleische, *sc* Steinzellen der Samenschalen mit Oxalatkristallen. (MOELLER.)

Pulverdroge: Das braunrote Pulver ist durch die Fragmente des Exocarps und durch helle Klumpen kristallführender Steinzellen aus der Samenschale charakterisiert. Vereinzelt Fragmente der papillenförmigen Oberhautzellen, Tonnenzellen oder Fragmente derselben, reichlich Parenchymfragmente des Mesocarps.

Mikrochemie: Werden Schnitte durch das Fruchtfleisch in das Phenylhydrazin-Reagens gelegt, so entstehen nach dem Erhitzen (3 bis 5 Min.) und Abkühlen gelbe Nadeln des Glucosazons. Werden Schnitte in ein Gemisch von Fehling I und II gelegt, so entsteht beim Erhitzen eine gelbrote Fällung von Kupferoxydul.

Prüfung: Die Früchte anderer Juniperus-Arten sind größer und von glänzend rotbrauner Farbe (Juniperus oxycedrus, Juniperus phoenicea) oder aus vier Fruchtschuppen zusammengesetzt (Juniperus Sabina). Nach dem D.A.B. VI sollen die Früchte mindestens 1% ätherisches Öl enthalten.

Fructus Lauri, Lorbeerfrüchte (*Laurus nobilis*) Lauraceen.

Die Steinfrüchte sind eiförmig, oben etwas zugespitzt, braunschwarz und runzelig, bis 1,5 cm lang und 1 cm dick. Wird das schmale, dunkle Fruchtfleisch vorsichtig abgeschabt, so stößt man auf die dünnwandige, leicht zerbrechliche Steinschale (Endocarp), die mit der braunen, an der Innenseite glänzenden Samenschale verwachsen ist. Der durch das Trocknen geschrumpfte Embryo liegt lose in der Frucht und zerfällt leicht in die beiden großen Keimblätter, an dem einen Ende das kleine Wür-

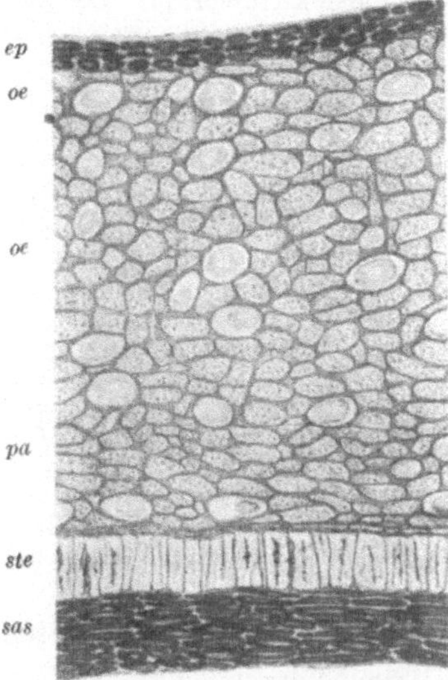

Abb. 197. Fructus Lauri. Querschnitt des Pericarps *ep* Epidermis, *oe* Ölzellen, *pa* Parenchym des Pericarps, *ste* Steinzellenschicht des Endocarps (Steinfrucht!) *sas* Samenschale. (Vergr. 120 fach.) (MOELLER.)

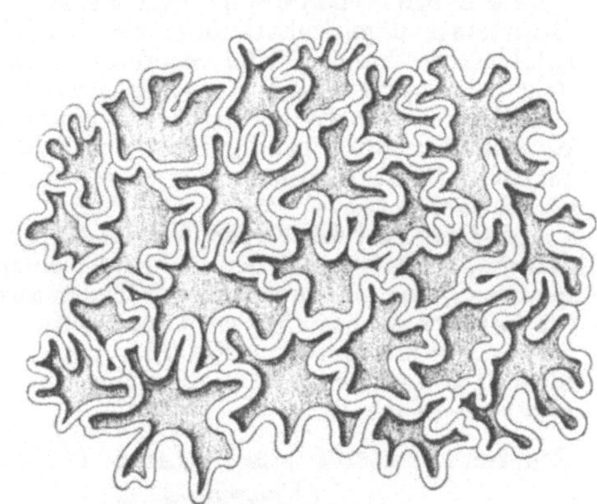

Abb. 198. Fructus Lauri. Die Steinzellschicht der Frucht in der Flächenansicht (175 fach). (GILG.)

zelchen zeigend. Der Geruch ist aromatisch, der Geschmack würzig und etwas bitter. Der Gehalt an ätherischem Öl beträgt 0,8 bis 1%.

Unter dem Mikroskop: Das Exocarp besteht aus polygonalen Zellen mit sehr dicker Außenwand, die ebenso wie die darunter liegende zwei- bis dreireihige Zellschichte einen dunklen Inhalt führen, der sich in Chloralhydrat mit roter Farbe löst. Im großzelligen, dünnwandigen Parenchym des Mesocarps verstreut liegen große Ölzellen (Abb. 197), die meist zarten Gefäßbündel verlaufen nahe der Innengrenze des Mesocarps. Das Endocarp besteht aus dickwandigen, stark verholzten in der Aufsicht wellig buchtigen Zellen (Abb. 198), die am Querschnitt durch die Frucht ein palisadenförmiges Aussehen besitzen und eine leicht zerbrechliche Steinschale bilden. Die braune Samenschale ist mit dem Endocarp verwachsen. Das Parenchym der Keimblätter, das verstreut Ölzellen enthällt, besteht aus großen, dünnwandigen Zellen mit Fettplasma und meist einfachen, rundlichen 10—15 μ großen Stärkekörnern.

Pulverdroge: Das braune Pulver zeigt im Wasserpräparat reichlich Stärke einzeln oder in Ballen, in Chloralhydrat fallen die Fragmente der gelbgefärbten, welligbuchtigen Endocarpzellen neben den vielen braungefärbten Fragmenten der Fruchtwand besonders auf.

Fructus Myrtilli, Heidelbeeren (*Vaccinium Myrtillus*) Ericaceen.

Die erbsengroßen Früchte sind durch das Eintrocknen eingeschrumpft und faltigrunzelig, blauschwarz, am Scheitel mit einem glatten Diskuspolster, der von dem übergreifenden Kelchrand eingeschlossen wird. In der Vertiefung in der Mitte ist der Griffel sichtbar. Unter einer kleinzelligen Epidermis liegt ein lockeres,

großzelliges Parenchym, mit violettem Farbstoff erfüllt, verstreut im Mesocarp
Gruppen mäßig verdickter Steinzellen. Das Endocarp ist großzellig und stellenweise sklerosiert. Die Frucht enthält in vier bis fünf Fächern viele glänzende,
braunrote, bis 1 mm große Samen, deren Epidermis aus starkwandigen, bis 240μ
langen 40—80 μ breiten und 40—60 μ hohen Zellen besteht. Die übrigen Schichten der Samenschale bestehen aus Parenchym, das innen kollabiert ist. Der fett-
und aleuronhaltige Keimling liegt in kleinzelligem Endosperm eingebettet. Die
Droge ist geruchlos und schmeckt säuerlich süß.

Fructus Papaveris immaturi, unreife Mohnkapsel, (*Papaver somniferum*)
Papaveraceen.

Als Droge dienen die unreifen Früchte, die der Länge nach halbiert werden.
Der oberständige Fruchtknoten wird durch Verwachsung von 7—15 Fruchtblättern
gebildet, der kurze Griffel verbreitert sich in eine strahlige Narbenscheibe. Die
Frucht ist ursprünglich einfächerig wird aber durch Scheidewände, welche von
den Karpellrändern her nach innen anwachsen, unvollständig gefächert. Die
Kapsel öffnet sich bei der Reife durch Löcher, welche unter der Narbenscheibe
entstehen (Kulturformen mit weißen Samen bleiben geschlossen). Der Geschmack
ist schwach bitter.

Die Oberhaut der Kapsel besteht aus polygonalen, besonders außen stark verdickten, getüpfelten Zellen mit zahlreichen Spaltöffnungen (siehe Opium!). Das
Mesocarp, das in seinen äußeren Teilen aus dickwandigem, tangential gestreckten Parenchym besteht, wird im Innern sternparenchymartig und von den Gefäßbündeln mit einzelnen Fasern in verschiedenen Richtungen durchzogen. Dem
Siebteil vorgelagert sind gegliederte Milchröhren, eingetrockneten Milchsaft mit
Alkaloiden enthaltend.

Fructus Phaseoli sine semine (*Legumina Phaseoli*), Bohnenschalen
(*Phaseolus vulgaris*), Papilionaceen.

Anwendung für pharmazeutische Zwecke finden nur die gelblich-
weißen, von den Samen befreiten und getrockneten Hülsen. Diese sind
an beiden Enden zugespitzt,
10—20 cm lang und 1—2 cm
breit, schwach gedreht und an
den Stellen, an denen sich die
Samen befanden, ausgebaucht.
Das Exocarp zeigt Haarnarben
und Spaltöffnungen, Kutikula
stark gerunzelt. Im Mesocarp
1—2 Lagen in der Richtung
der Längsachse gestreckter,
spindelförmiger Faserzellen.
Das Endocarp, aus polygonalen Zellen bestehend, läßt sich
in Form eines dünnen Häutchens leicht ablösen.

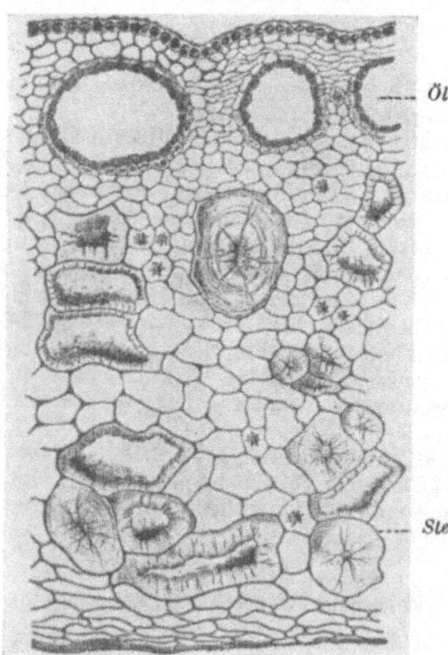

Abb. 199. Querschnitt der Pimentschale.
(Vergr. 70 fach.) (MOELLER.)

Fructus Pimentae (*Fructus Amomi*),
Nelkenpfeffer, Piment (*Pimenta
officinalis*). Myrtaceen.

Die braunen Beerenfrüchte,
die unreif, aber ausgewachsen
geerntet werden, sind erbsengroß, ungestielt, körnig rauh und
vom vierzähnigen Kelch gekrönt.

Die Frucht ist zweifächerig, in jedem Fache befindet sich ein schwarzbrauner Same ohne Nährgewebe. Geruch und Geschmack erinnert an Flores Caryophylli (daher Nelkenpfeffer).

Unter dem Mikroskop: Nahe unter der kleinzelligen Oberhaut mit spärlichen, einzelligen Härchen befindet sich eine Reihe großer Ölräume. Vereinzelt Kristalldrusen in den Parenchymzellen, Steinzellen einzeln oder in Nestern, doch keine geschlossene Steinschale bildend (Abb. 199). Vom erweichten Samen läßt sich die Samenschale leicht abziehen, deren Oberhaut aus langgestreckten Zellen besteht. Das darunter liegende Parenchym der Samenschale ist mit leuchtend rotbraunen, in Chloralhydrat unlöslichen Schollen (Inklusen) erfüllt (Abb. 200.) Der Querschnitt durch die Keimblätter zeigt nahe der Oberfläche große, schizogene Ölräume und rundliches Parenchym, erfüllt mit kleinen, kugeligen Stärkekörnern, sowie Bruchkörner von Zwillings- und Drillingskörnern. Vereinzelt im Parenchym Pigmentzellen, deren violetter Farbstoff sich nach Einlegen der trockenen Schnitte in Chloralhydrat mit rosa Farbe löst.

Pulverdroge: Das braune, nach Gewürznelken riechende Pulver zeigt viele Steinzellen und Parenchymfragmente mit Ölräumen oder Teile derselben aus dem Mesocarp und die auffällig rotbraune Samenschale, weiters (in Chloralhydrat) das Parenchym der Keimblätter, darin die mit rosa Farbe in Lösung gehenden Zellinhalte der Pigmentzellen.

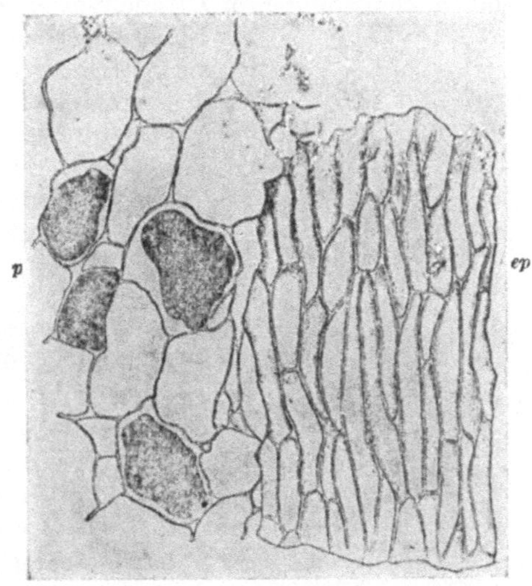

Abb. 200. Samenhaut des Pigment. *ep* Oberhaut, *p* Parenchym mit rotbraunen, unlöslichen Inklusen. (Vergr. 100 fach.) (MOELLER.)

Prüfung: Beimengungen der Pigmentstiele im Pulver sind an dem reichlichen Vorkommen größerer Gefäßfragmente, Bastfasern und Kristallreihen erkenntlich, die Verfälschungen mit Cerealien, Hülsenfrüchten, Sandelholz, Nuß- und Kakaoschalen an den fremdartigen Elementen. Mindestgehalt an ätherischem Öl 2,5%.

Fructus Piperis nigri, schwarzer Pfeffer (*Piper nigrum*), Piperaceen.

Die Früchte (Abb. 201) sind kugelig. 4—5 mm im Durchmesser, schwarzbraun, mit runzeliger Oberfläche (da unreif geerntet), ohne stielartigen Fortsatz (Unterschied von Fructus Cubebae). Die Ansatzstelle der Fruchtspindel ist meist als kleiner, heller Fleck sichtbar. Die 0,5 mm dicke Fruchtwand ist allseitig mit der Samenschale verwachsen. Der Same besteht zum größten Teil aus Perisperm mit einer zentral gelegene, Höhlung, das kleine Endosperm mit dem Keimling liegt am oberen Ende des Samens. Der Geruch würzig, Geschmack brennend scharf.

Unter dem Mikroskop: Unter den kleinzelligen, in der Aufsicht polygonalen Exocarpzellen mit braunem Inhalt liegt, wie bei Cubeba, eine ein- oder zweireihige, ziemlich dichte Schichte stark verdickter, meist radial gestreckter Steinzellen mit dunklem Inhalt (sog. Exocarpsteinzellen, Abb. 202), nur stellenweise von Parenchym unterbrochen. Das Mesocarp besteht aus dünnwandigem, öfters kleine Stärkekörner enthaltendem Parenchym, verstreut Ölzellen führend. Die Gefäßbündel verlaufen in der inneren Schichte des Mesocarps. Unter der Gefäßbündelzone in kleinzelligerem Parenchym eine Schichte größerer, rundlicher oder fast kubischer Ölzellen. Auf das Parenchym folgt als Endocarp, eine einschichtige Lage polygonaler, lückenlos aneinander schließender, einseitig verdickter und reich getüpfelter, hellgelber Zellen (Becherzellen). Die Samenschale, die mit dem Endocarp verwachsen ist, führt ein dunkelbraunes Pigment. Die äußerste Zellreihe des Perisperms ist ziemlich kleinzellig, hier Aleuron und keine Stärke führend. Die übrigen Zellen des Perisperms sind vieleckig, meist radial gestreckt und mit kleinkörnigen, nicht über 6 μ großen Stärkekörnern erfüllt, die dicht zu Ballen (Stärkeschollen) zusammengepackt sind. Verstreut im Perisperm Ölzellen mit verharztem Inhalt. Die kleinen, isodiametrischen Zellen des Endosperms sind stärkefrei und führen Fett und Aleuron.

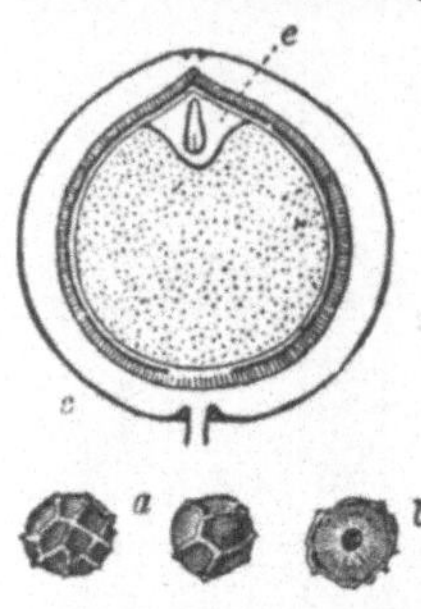

Abb. 201. Schwarzer Pfeffer. *a* von außen, *b* Querschnitt, *c* Längsschnitt durch die reife Pfefferfrucht 5 fach vergrößert, *e* Keimling, im kleinen Endosperm liegend, einseitig umhüllt von dem mächtigen (in der Figur punktierten) Perisperm. (GILG.)

Pulverdroge: Das graue, scharfschmeckende Pulver zeigt im Wasserpräparat die Stärkeballen, die infolge der Kleinheit der sie zusammensetzenden Stärkekörner wie punktiert erscheinen (Abb. 202 und 203 *am*). In Chloralhydrat oder Lauge fallen in erster Linie die sog. Exocarpsteinzellen mit ihrem braunen Inhalt auf, weiters die durch die anhaftende Samenschale braun erscheinenden Becherzellen, deren Lumen sich nach außen erweitert. Ist die Samenschale von der Becherzellenschichte abgerissen, erkennt man, daß letztere aus hellgelben Zellen besteht. Braune Fragmente des Parenchyms aus dem Mesocarp und der Samenschale.

Mikrochemie: Werden einige Tropfen eines Chloroformauszuges des Pulvers auf dem Objektträger mit konzentrierter Salzsäure versetzt und einige Kriställchen Cadmiumsulfat dazugegeben, so bilden sich gelbe Nadeln der Piperin-Cadmiumverbindung (isoliert oder in fiederförmigen Büscheln). Wird das Drogenpulver mit konzentrierter Salzsäure verrieben, und etwas Cadmiumsalz dazugegeben, so finden sich nach Erwärmen und Abkühlenlassen des Präparates am Rande der Flüssigkeit ebenfalls die Nadelbüschel der Verbindung.

Prüfung: Verfälschungen der Droge mit anderen Früchten und Samen verraten sich meist schon bei genauer Betrachtung, Körner aus Teigwaren gepreßt (Matta) zerfallen in Wasser. Beimengungen im Pulver (Preßrückstände von Ölsamen und Ölfrüchten wie Lein und Oliven, Steinschalen und Mandeln und Walnüsse, Dattelkerne, sowie die verschiedensten Früchte) sind im Mikroskop z. T. an den größeren Stärkekörnern, z. T. an den größeren Steinzellen und anderen fremdartigen

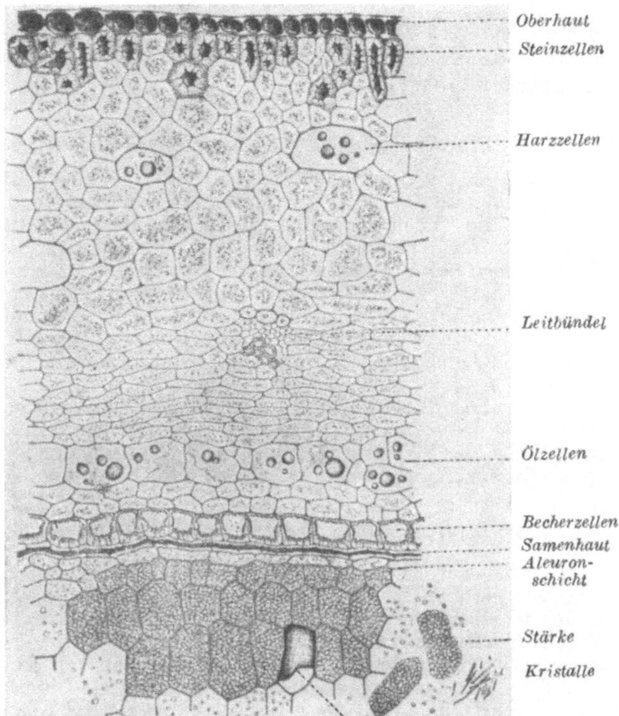

Abb. 202.
Querschnitt des schwar-
zen Pfeffers.
(Vergr. 100 fach.)
(Moeller.)

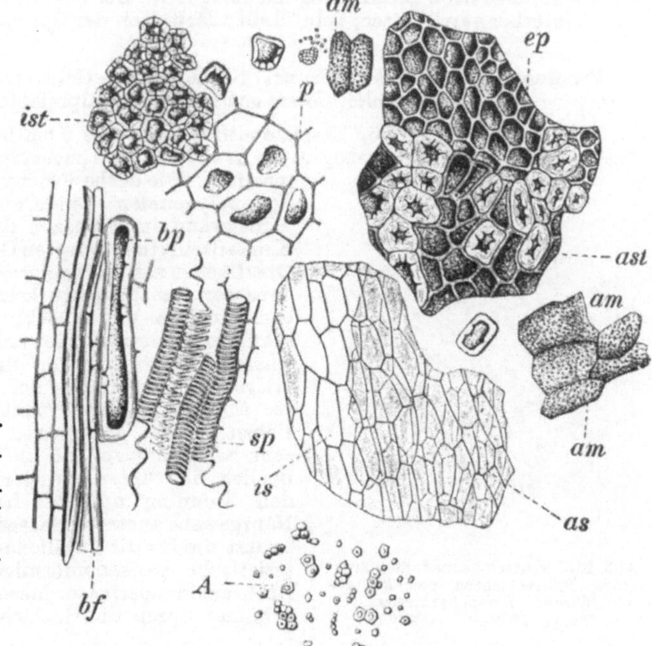

Abb. 203. Pfefferpulver.
(100fach.)
ep Oberhaut, *ast* Stein-
zellenhypoderm,
ist Becherzellen,   *p* Ölzellen, *bp, bf, sp* Leit-
bündelelemente,
is u. *as* Samenhaut,
am Stärke. *A* Stärke-
körner bei 600 facher
Vergr. (Moeller.)

Elementen erkennbar. Mineralische Beimengungen zeigt der Aschengehalt an, der 5% nicht überschreiten darf. Der Gehalt an ätherischem Öl beträgt 1—2%.

Fructus Piperis albi, weißer Pfeffer (*Piper nigrum*), Piperaceen.

Zur Bereitung des weißen Pfeffers werden die ausgereiften Früchte verwendet (zur Gewinnung des schwarzen Pfeffers dagegen werden die unreifen Früchte geerntet). Die Früchte werden durch Abreiben von den äußeren Teilen der Frucht befreit, nachdem man die Früchte zuerst einige Tage in Haufen fermentieren ließ oder im fließenden Wasser (oder Kalk- oder Meerwasser) aufgeweicht hatte, wodurch die äußeren Schichten gelockert wurden. Die auf diese Weise präparierten Früchte sind kugelig, 3—5 mm dick und von weißlicher Farbe. Gewöhnlich sind alle außerhalb der Gefäßbündelzone gelegenen Teile der Frucht entfernt. Geruch und Geschmack wie beim schwarzen Pfeffer, doch etwas feiner (milder).

Das Pulver des weißen Pfeffers ist denselben Verfälschungen ausgesetzt wie das Pulver des schwarzen, fremde anatomische Elemente zeigt wie beim schwarzen Pfeffer das Mikroskop, mineralische Beimengungen die Aschenbestimmung (nach Ergänzungsband zum D.A.B. VI nicht höher als 2,5%).

Fructus Rhamni catharticae, Kreuzdornbeeren(*Rhamnus cathartica*), Rhamnaceen.

Die im reifen Zustande schwarzen, kugeligen, erbsengroßen, durch das Trocknen stark geschrumpften Früchte tragen meist noch die Reste des Stieles, der oben in den scheibenförmigen Kelch übergeht. Zwei sich kreuzende Furchen teilen die Frucht in vier Quadranten und kennzeichnen die vier Fruchtfächer (nur an den unreifen Früchten deutlich erkennbar), in denen vier Kerne liegen, deren Hartschichten dem Pericarp angehören (Steinfrüchte). Innerhalb dieser pergamentartigen Hartschale liegt der gefurchte Same, dessen Keimling in ein Endosperm eingebettet ist. Infolge des Gehaltes an Anthrachinonderivaten färbt sich das Mikrosublimat nach Behandlung mit Lauge rot. Der Geschmack ist anfangs süßlich, hinterher stark bitter; beim Kauen färbt sich der Speichel grünlichgelb.

Fructus Sennae (*Folliculi Sennae*) Sennesfrüchte (Mutterblätter), (*Cassia angustifolia, Cassia acutifolia*), Caesalpinioideen.

Die flachen Hülsen von Cassia acutifolia sind bis 5 cm lang und bis 2,5 cm breit, etwas sichelförmig gebogen, am Grunde und am zugespitzten Scheitel asymmetrisch. Die derbe Fruchtwand enthält unter der polygonalen Epidermis mit verdickter Außenwand im Mesocarp die mit Fasern und Kristallzellreihen belegten Gefäßbündel (an der Oberfläche als verzweigte Nerven sichtbar), darunter eine Schichte kristallführender Parenchymzellen und anschließend 2—4 Lagen schmaler Fasern, die sich schichtenweise unter spitzem Winkel kreuzen und die pergamentartige Beschaffenheit der Frucht bedingen (s. Abb. 204). Die Frucht enthält fünf bis sieben flache, graugrüne, grubig-netzfaltige, sehr harte Samen, die in Wasser stark aufquellen und unter geringer Druckanwendung den Keimling und das farblose, schleimige Nährgewebe austreten lassen. Die Samenschale besitzt die für die Papilionaceensamen charakteristische palisadenförmige Epidermis. Die Anthrachinonderivate lassen sich im Mikrosublimat durch die Rotfärbung mit Kalilauge

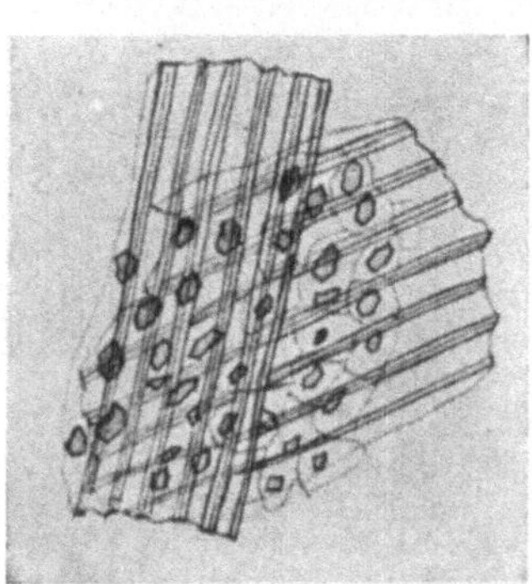

Abb. 204. Fructus Sennae. Sich kreuzende Faserschichten und kristallführende Parenchymzellen. (Vergr. 150fach.) (FLÜCK.)

nachweisen. Die Früchte von Cassia angustifolia sind schmäler (bis 1,8 cm breit) und enthalten meist sieben bis zehn Samen. In Teegemischen an Konsistenz und Farbe leicht zu erkennen. Abbildung der Droge siehe Abb. Fol. Sennae.

Pericarpium Aurantii (*Cortex Aurantii Fructus*), Pomeranzenschalen, (*Citrus Aurantium, subspecies amara*), Rutaceen.

Die von den reifen Früchten meist in spitz-elliptischer Form abgelösten Schalenstücke werden von dem weißen, weichen, inneren Teil befreit. Die Stücke sind 5—8 cm lang, 3—4 cm breit und etwa 1,5 mm dick, unregelmäßig, gebogen mit grob höckeriger, gelblich bis rötlichbrauner Außenseite. Die Innenseite ist weißlich bis hellgelb und läßt stellenweise die ovalen Ölräume erkennen. Geschnitten kommt die Droge in kleinen, quadratischen Stückchen von 4—6 mm Länge in den Handel. Der Geruch ist aromatisch, der Geschmack würzig und bitter.

Unter dem Mikroskop: Die Oberhaut besteht aus kleinen, polygonalen, Chromoplasten führenden Zellen. In dem darunterliegenden, kollenchymatisch ausgebildeten Fruchtwandparenchym liegen die großen, ovalen, lysigenen Ölbehälter, die in grubige Vertiefungen der Oberhaut einmünden. Das Parenchym, das von Gefäßbündeln mit Spiralgefäßen durchzogen wird, enthält Einzelkristalle von Calciumoxalat und kristallinische Klumpen von Hesperidin, die sich in Alkalien mit gelber, in konz. Schwefelsäure mit orangegelber Farbe lösen. Von den sternförmigen Zellen des weißen Schwammparenchyms sind nur Reste vorhanden.

Pulverdroge: Das bitter schmeckende, gelblichgraue Pulver zeigt gelbliche Fragmente der kleinzelligen Epidermis, ferner zahlreiche farblose Fragmente des Fruchtwandparenchyms, z. T. mit Gefäßbündelfragmenten und Oxalatkristallen. Das Pulver nimmt mit Alkali eine intensiv gelbe Farbe an.

Prüfung: Das Pulver darf grün oder graugrün gefärbte Anteile, die von grünschaligen Früchten auch anderer Unterarten stammen können, nicht enthalten. Da die Fruchtschale der süßen Arten der Apfelsine (Citrus Aurantium, subspecies sinensis) und der Mandarine (Citrus nobilis) wegen der Ähnlichkeit im anatomischen Bau im gepulverten Zustande schwer erkennbar sind, so wird zur Unterscheidung die Geschmackprüfung herangezogen. Während die Apfelsinenschalen einen Bitterwert von 1:50, Mandarinenschalen einen solchen von 1:200 besitzen, soll der Bitterwert der Pomeranzenschalen mindestens 1:1200 betragen.

Pericarpium Citri (*Cortex Citri Fructus*), Citronenschalen (*Citrus medica, subspecies Limonum*), Rutaceen.

Der äußere Teil der Fruchtschale wird in Spiralbändern abgeschält. Die Schale ist 2—3 mm dick mit grubig-höckeriger, bräunlichgelber Außenseite und weißlicher Innenseite. Im anatomischen Bau ist die Citronenschale der Pomeranzenschale im allgemeinen gleich. Der Geruch ist würzig, der Geschmack nach Citronen, danach schwach bitter.

Pulpa Tamarindorum cruda (*Fructus Tamarindi*), Tamarindenmus (*Tamarindus indica*), Caesalpinioceen.

Unter Pulpa Tamarindorum cruda versteht man das schwarze, zähe Mus (Mesocarp), das der zerschlagenen Frucht entnommen wird. Die braune Hülse ist schwach abgeplattet, bis 15 cm lang und bis 2 cm breit, mit brüchiger Schale. Die Frucht wird durch falsche Scheidewände, die vom Mesocarp gebildet werden, quer gekammert. In den Kammern liegen, vom pergamentartigen Endocarp umgeben, die glänzend braunen, bis 14 mm langen, abgerundet viereckigen Samen.

Das verwendete zähe, schwarze Mus, das mitunter noch Fragmente des pergamentartigen Endocarps, der Gefäßbündel und auch ganze Samen enthält, besteht aus großen, dünnwandigen Zellen mit dunklem Inhalt; viele Zellen enthalten kleinkörnige Stärke und Kristalle von

Kaliumbitartrat. Der Geschmack ist infolge des Gehaltes an Pflanzensäuren (über 10%) sauer. Das Mus, das nicht zu viele Samen und Gefäßbündelfragmente enthalten darf, soll dunkel gefärbt sein, säuerlich oder süß schmecken und darf nicht dumpfig riechen.

Werden kleine Stückchen der Droge in 10%ige Calciumacetatlösung gelegt, so bilden sich Sphärite (seltener Oktaeder) von Calciumtartrat, die in Wasser erst nach öfterem Durchsaugen löslich sind (Calciumtartrat ist in Wasser schwer löslich).

Das D.A.B.VI läßt durch Erweichen der Pulpa mit heißem Wasser, Durchschlagen durch ein Sieb und Vermengen mit mittelfein gepulvertem Zucker Pulpa Tamarindorum depurata herstellen, welche dementsprechend auch frei von oben genannten Verunreinigungen sein muß.

9. Ligna, Holzdrogen.
Morphologie und Anatomie der Hölzer.

Die in unseren Drogen vorkommenden Hölzer stammen von älteren (ausgewachsenen) Dicotylen- oder Coniferen-Stämmen. Eine ausführliche Beschreibung der Entwicklung dicotyler Stammgebilde s. S.196. Es handelt sich in allen Fällen um einen kompakten Holzkörper, der durch die überall gleichmäßige Tätigkeit des Cambiums nach innen entstanden ist und aus einem zylindrischen Gebilde besteht. Die Rinde ist das Produkt des Cambiums nach außen hin und wird S. 170 abgehandelt. Am Querschnitt durch die ganzen Holzstücke läßt sich das Mark im Innern erkennen, das sich vom Holz durch seine weiche Konsistenz und oft verschiedene Färbung unterscheidet. Vom Zentrum ziehen die Markstrahlen strahlenförmig bis an den Rand nach außen. Es sind das schmale Streifen von parenchymatischem Gewebe, die mit der Lupe leicht erkennbar sind. Das Gewebe zwischen den Markstrahlen besteht aus den sog. Holzsträngen, die hervorgegangen sind aus den weiter entwickelten und sich verbreiternden Holzteilen der Gefäßbündel. Diese Holzstränge bestehen bei den Laubhölzern aus drei verschiedenen Elementen: aus Gefäßen (Tracheen) und Tracheiden, Holzfasern (Libriform) und Holzparenchymzellen.

Die Gefäße stellen lange Röhren dar (sie sind entstanden durch die Auflösung der Querwände vieler, in der Längsachse stehender Zellen), die mit der Achse des Stammes verlaufen und an Querschnitten als Löcher erscheinen und zuweilen mit freiem Auge oder mit der Lupe erkennbar sind. Die Gefäßwände weisen verschiedenartige Verdickungen auf, man unterscheidet Spiral-, Ring-, Treppen-, Netz-, Tüpfelgefäße. Die Wandverdickungen werden am besten im Längsschnitt des Holzes beobachtet.

Die Holzfasern sind lange, an beiden Enden zugespitzte, meist mehr oder weniger stark verdickte Zellen mit spaltenförmigen Tüpfeln. Am Querschnitt polygonal oder rundlich, kommen sie einzeln oder in Bündeln vor und zeigen dann am Querschnitt verschiedene Größe und Lumen, da die einen an der breitesten Stelle, die anderen am zugespitzten Ende durchschnitten sind. Ersatzfasern besitzen ähnliche Form wie die Fasern, sind auf beiden Seiten zugespitzt, jedoch ohne stärkere Wandverdickungen und enthalten häufig Stärke. Markstrahlzellen können manchmal in Ersatzfasern umgewandelt sein.

Die Holzparenchymzellen sind in der Richtung der Stammachse gestreckt, meist dünnwandig und allseits getüpfelt. An dickeren Querschnitten sieht man häufig, an dünneren weniger häufig im Innern der Holzparenchymzelle die getüpfelte Querwand; dadurch unterscheidet sie sich von der

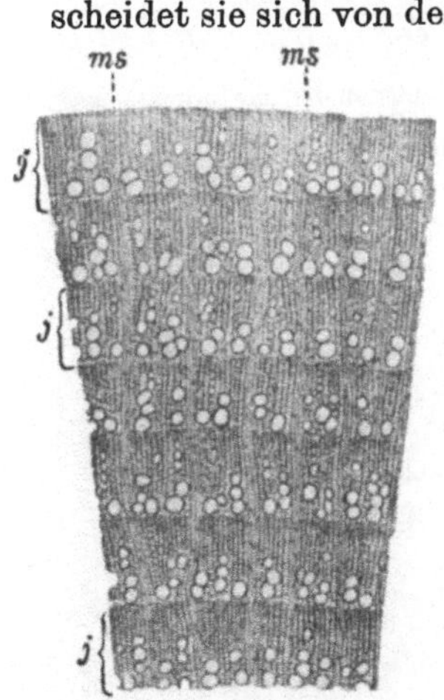
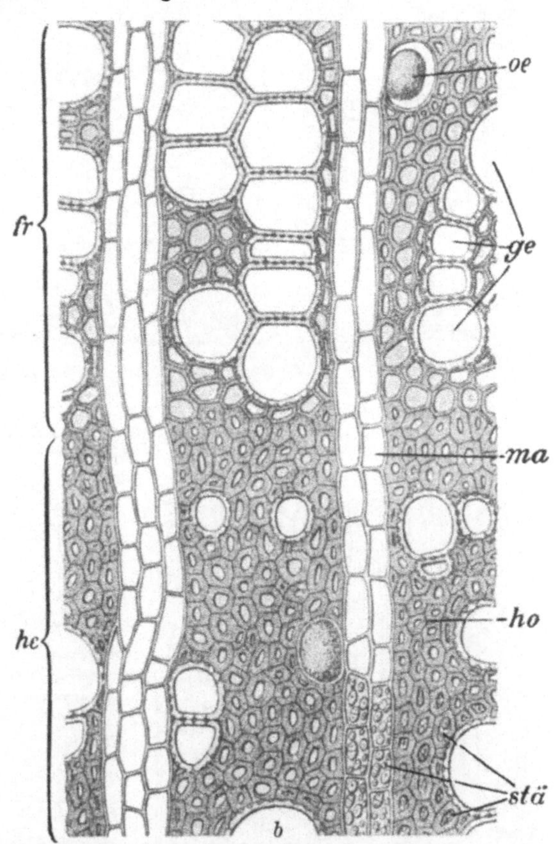

Abb. 205. Querschnitte durch ein Holz mit Jahresringen. (Lignum Sassafras.) a) 20 fach: *j* Jahresring (jährlicher Zuwachs), *ms* Markstrahl. b) 125 fach: Bild an der Grenze zwischen Herbstholz (*he*) und Frühjahrsholz (*fr*). *oe* Sekretzelle, *ge* Gefäße, *ma* Markstrahl, *ho* Holzfasern, *stä* Stärkekörner (nur in einzelnen Zellen gezeichnet.) (GILG.)

Faser, die eine solche nicht besitzt. Falls nämlich die Fasern weniger verdickt sind, können sie am Querschnitt den Holzparenchymzellen ähnlich sehen (Quassia).

Die Markstrahlen stellen Parenchymbänder dar, die vom Mark radial nach außen durch das Holz und dann noch weiter in die Rinde verlaufen. Diese Parenchymbänder bestehen aus Zellen ähnlich den Holzparenchymzellen, sie sind jedoch in der Richtung vom Mark zur Peripherie gestreckt. Ihre Erstreckungsrichtung bildet also mit der der Holzparenchymzellen einen Winkel von 90°. Die Markstrahlen besitzen im Holz eine Länge, die dem Radius des Stammes ungefähr entspricht, da sie an der Grenze zwischen Holz und Mark beginnen. Die Breite

11*

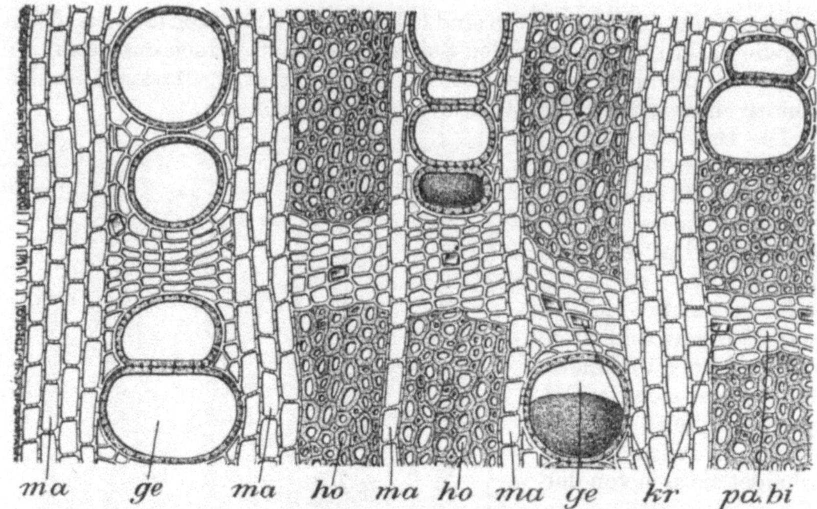

Abb. 206. Querschnitt durch ein Holz ohne Jahresringe (Jamaica-Bitterholz), *ma* primäre und sekundäre Markstrahlen, *ge* Gefäße, *ho* Libriformfasern, *kr* Kristalle, *pa.bi* Parenchymbinden. Holzparenchymzellen. (Vergr. 125 fach.) (GILG.)

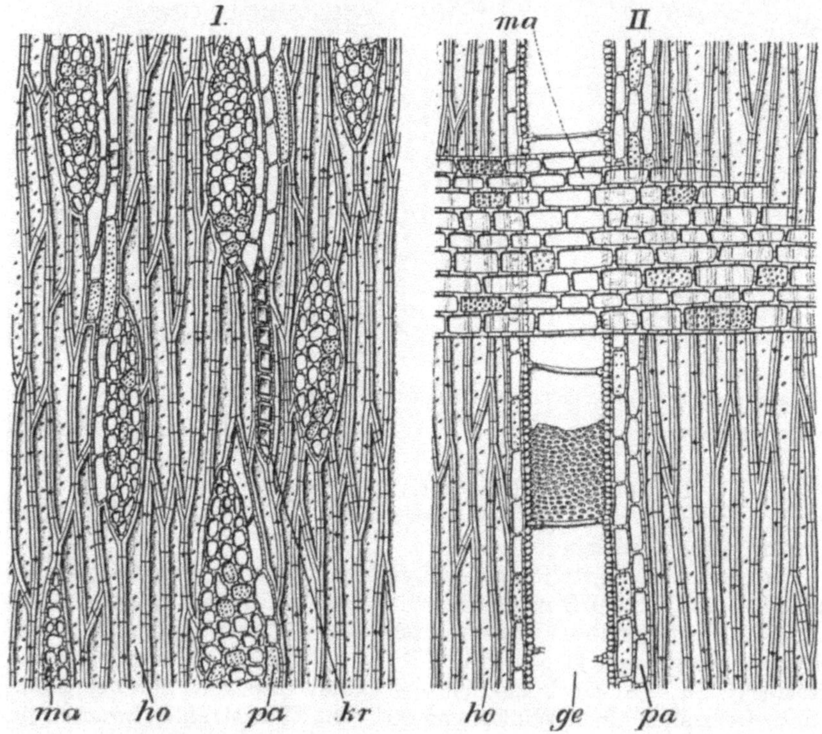

Abb. 207. Längsschnitte durch ein tropisches Holz (Jamaica-Bitterholz). *I* Tangentialer Längsschnitt. *II* Radialer Längsschnitt, *ma* Markstrahlen, *ho* Libriformfasern, *pa* Holzparenchym, *kr* Kristallzellreihen, *ge* Gefäß. (Vergr. 125 fach.) (GILG.)

variiert zwischen einer und mehreren Zellen, die Höhe etwa zwischen sechs und mehreren Zellen. An Querschnitten (s. Abb. 205 u. 206) sind sie als radial verlaufende, gerade oder schwach geschlängelte Streifen sichtbar. Wenn die betreffende Droge mehrere Zellen breite Markstrahlen besitzt, so weisen die einzelnen Markstrahlen am Querschnitt verschiedene Breiten auf, während in tangential geführten Schnitten ihre wirkliche Form (Breite und Höhe) erkennbar ist (s. Abb. 207, *I*) 208 *b:* man sieht hier bei mehrere Zellen breiten Markstrahlen spindelförmige Gebilde, in denen die Zellen des Markstrahls quer getroffen erscheinen (also wie sonst die Holzparenchymzellen im Stammquerschnitt). Handelt es sich um einreihige, d. h. eine Zelle breite Markstrahlen, dann liegen die quer getroffenen Zellen im tangentialen Längsschnitt in einer Reihe übereinander (s. Abb. 208, *b*). Am radialen Längsschnitt (wobei der Schnitt axial durch das Zentrum des Stammes geht) erscheinen die Markstrahlen als breite Bänder, die quer über den Schnitt laufen (s. Abb. 207, *II*; 211, *II*). Die Markstrahlen sind hierbei der Länge nach getroffen und manchmal unterbrochen, da sie öfter geschlängelt verlaufen und auf diese Weise die Schnittebene zuweilen verlassen. Die Markstrahlen sind bereits makroskopisch an in Würfeln geschnittenen Hölzern auf der radialen Schnittfläche als glänzende, quer verlaufende Bänder zu sehen (z. B. auch an Zündhölzern).

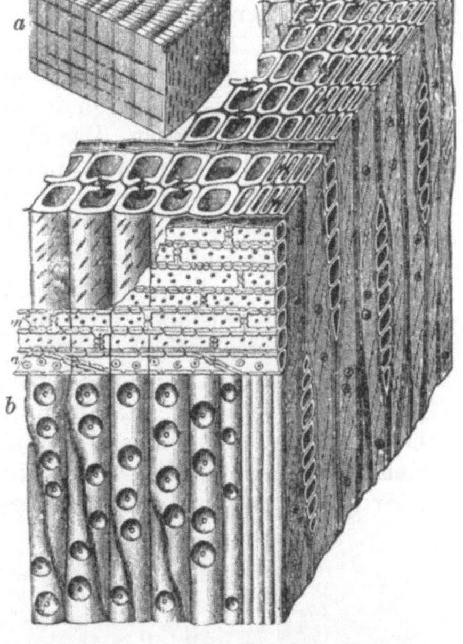

Abb. 208. Querschnitt, Radialschnitt und Tangentialschnitt durch ein Coniferenholz, *a* in natürlicher Größe mit Jahresringen, *b* ein Teil davon in 100 facher Vergrößerung. (R. HARTIG.)

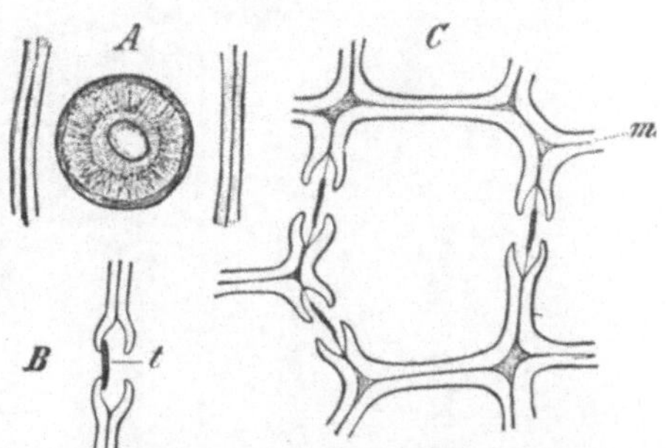

Abb. 209. Tracheiden mit Hoftüpfeln bei starker Vergrößerung. *A* Hoftüpfel, in der Aufsicht radialer Längsschnitt. *B* verschlossener Hoftüpfel im Querschnitt, *t* Torus. *C* Querschnitt durch eine Tracheide und 3 quergetroffenen Hoftüpfeln, *m* Mittellamelle. (Vergr. 540 fach.) (STRASSBURGER.)

An Längsschnitten, sowohl an tangentialen als auch radialen, bieten Gefäße, Fasern und Parenchymzellen dasselbe Bild.

Die Coniferenhölzer sind einfacher gebaut (s. Abb. 208). An Stelle der drei Bestandteile besitzen sie nur Tracheiden, das sind langgestreckte, verdickte, an den Enden kurz zugespitzte, mit Hoftüpfeln versehene

Zellen, die hier im Querschnitt vierseitig sind. Die Hoftüpfel, die hier
besonders deutlich sichtbar sind, finden sich nur an den radialen Wänden (s. Abb.208 b). Die Markstrahlen sind einreihig, aus schmalen Zellen
bestehend. (Hoftüpfel im Detail siehe Abb. 209.)

Bei manchen Hölzern unterscheidet man Kernholz, das ist der innere,
oft dunkel gefärbte, härtere und dichtere Teil des Holzes, in dem Harze,
Phlobaphene und Gummi eingelagert sind. Die Gefäße sind dort häufig
von Thyllen (Vorstülpungen der Gefäßwand) verstopft und dienen nicht
mehr der Wasserleitung. Das Splintholz ist der äußere, meist weichere
Teil, dessen Gefäße intakt sind und der Wasserleitung dienen. Kern-
und Splintholz enthalten zuweilen verschiedene Inhaltsstoffe (Guajakholz). Anatomisch sind sie jedoch identisch.

Jahresringe sind die am Querschnitt von Hölzern bereits makroskopisch sichtbaren, konzentrischen Ringe, die dadurch entstehen, daß das
englumige Herbstholz — im Winter wird das Wachstum ganz eingestellt —
an das weitlumige Frühjahrsholz anschließt. Diese echten Jahresringe
treffen wir nur bei Hölzern an, die aus gemäßigten Zonen mit Ruhe- und
Wachstumsperioden stammen (s. Abb. 205, 245). Tropische Hölzer
haben keine Jahresringe, da keine Wachstumspause eintritt, trotzdem
sieht man zuweilen konzentrische Ringe, die durch Parenchymstreifen
oder Ablagerungen irgendwelcher Substanzen hervorgerufen werden.

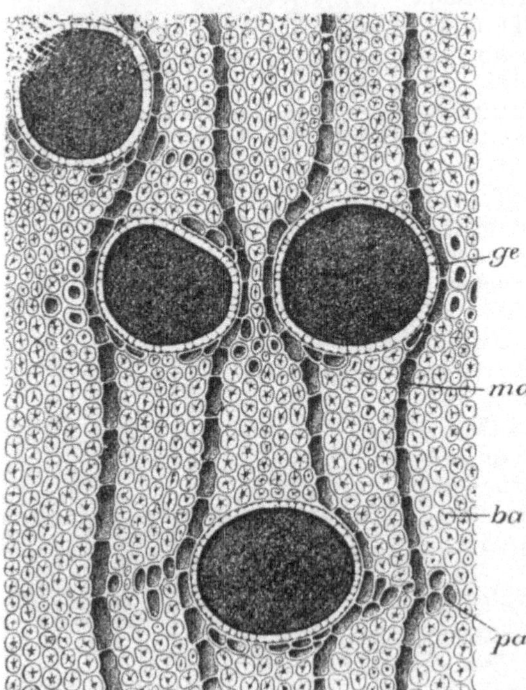

Von den hier behandelten
Hölzern haben nur Juni-
perus und Sassafras Jah-
resringe. Im Pulver der
Hölzer findet man meist
Längsbruchstücke des Ge-
webes, sehr häufig tangentiale. Die Markstrahlen
bieten dann ein charakte-
ristisches Bild, da sie die
langgestreckten Frag-
mente kreuzen, d. h. quer
darüber liegen.

Lignum Guajaci, Guajakholz
(*Guajacum officinale*), Zygophyllaceen.

Das grünbraune, harte un-
regelmäßig spaltbare Kernholz; mit der Lupe am Querschnitt Gefäße als kleine
Löcher und Markstrahlen als
feine radiale Streifen sichtbar, keine Jahresringe. Geschmack bitter, kratzend.
Splintholz hellgelblich,
Rinde, falls vorhanden, dünn,
bräunlich.

Unter dem Mikroskop: Die
Hauptmasse der am Quer-
schnitt sichtbaren Elemente

Abb. 210. Lignum Guajaci, Querschnitt. *ge* Gefäße, mit Harz
erfüllt, *ma* Markstrahlen, *ba* Libriform, *pa* Holzparenchym.
(Vergr. 150 fach.) (GILG.)

besteht aus spulenrunden, stark verdickten Fasern mit schrägen Spaltentüpfeln, die am Längsschnitt hin- und hergebogen sind und oft schräg verlaufen.
Aus diesem Grund läßt sich das Holz schwer gerade spalten. Kurzgliedrige Gefäße
mit kleinen Hopftüpfeln, ziemlich groß, meist einzeln stehend, einreihige, drei bis
sechs Zellen hohe Markstrahlen. Holzparenchym in tangentialen, ein bis zwei
Zellen breiten Streifen, darin einzeln Oxalatkristalle und wenig Stärke. Harz in
großer Menge in allen Zell-Lumina. Das Splintholz gleich gebaut ohne Harz.

Schnittdroge: Harte, grünbraune, kleine Würfel oder Späne, im Wasser unter-
sinkend. Beigemengtes Splintholz erkennbar an den hellen Fragmenten.

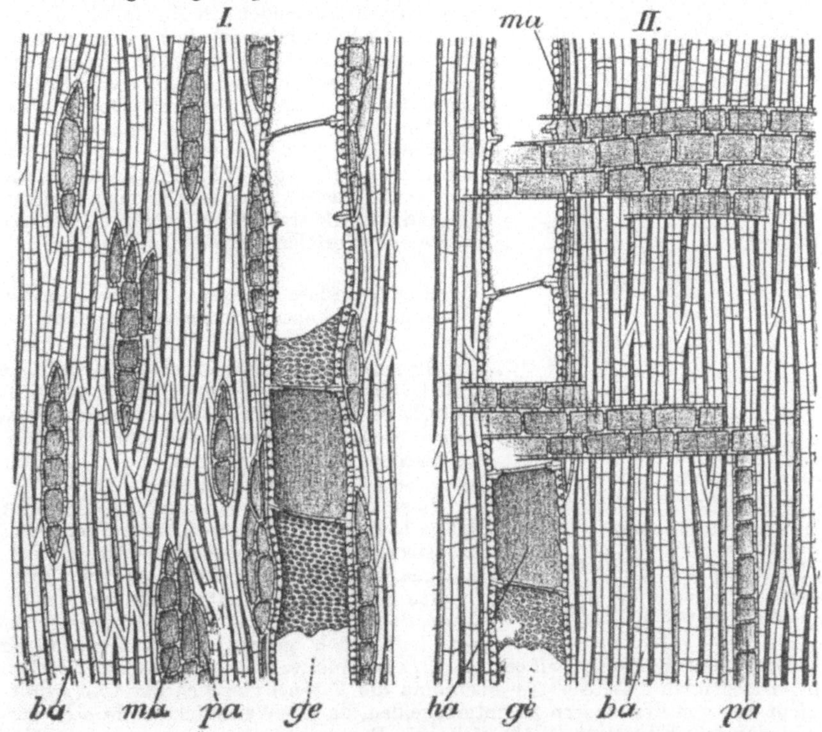

Abb. 211. Lignum Guajaci. *I* Tangentialer Längsschnitt. *II* Radialer Längsschnitt. *ba* Libriformfasern, *ma* Markstrahlen, *pa* Holzparenchym, *ge* Gefäße, einzelne Gefäßglieder mit Harz (*ha*) erfüllt.
(Vergr. 150 fach.) (GILG.)

Pulverdroge: Bruchstücke der gebogenen Fasern mit quer darüberlaufenden
Markstrahlzellen. Gefäßwandfragmente mit Hoftüpfeln und Harztropfen.

Mikrochemie: Nachweis von Saponin: Rinde und Kernholz ergeben beide in
Blutgelatine ($p_H = 6{,}1$) nach einer Stunde Hämolyse. (Die Droge enthält ziemlich viel eines sehr schwach hämolytisch wirkenden Saponins.) Das Harz wird
durch Einlegen eines Schnittes in eine 5%ige Ferrocyankaliumlösung nachgewiesen: allmähliche Blaufärbung des Harzes in den Zellen. Zusatz von 3% Wasserstoffsuperoxyd verstärkt die Färbung augenblicklich.

Prüfung: Splintholz soll nicht in erheblicher Menge vorhanden sein. Eine Ab-
trennung desselben kann durch Behandeln mit 25%iger wässeriger Kochsalzlösung erfolgen: Das Kernholz sinkt unter, das Splintholz schwimmt oben. Harzgehalt läßt sich durch Bestimmung des Alkoholextraktes ermitteln, er beträgt
etwa 15%.

Lignum Juniperi, Wacholderholz (*Juniperus communis*), Cupressaceen.

Das Ast-, Stamm- und Wurzelholz mit leicht ablösbarer Rinde und deutlichen Jahresringen, gelblichweiß, manchmal mit dunkleren Zonen. Die Schnittdroge in Würfelchen (an den radialen Schnittflächen die Markstrahlen als Bänder zu sehen) geschnitten oder geraspelt, weißlich bis gelblich, leicht spaltbar, geschmacklos im Gegensatz zum sehr ähnlichen Quassia-Holz. Unter dem Mikroskop besteht das Holz aus im Querschnitt vierseitigen Tracheiden mit Hoftüpfeln, die nur an den Radialwänden in einer einzigen Reihe angeordnet sind. Jahresringe mit englumigen Herbst- und weitlumigen Frühjahrstracheiden, Markstrahlen einreihig schmal. Ölräume nur in der Rinde. Radiale Längsschnitte zeigen die Hoftüpfel in der Aufsicht, tangential im Querschnitt (s. Abb. 212). Pulverdroge: Tracheidenfragmente, zuweilen mit quer darüberliegenden Markstrahlzellen. Gefäße und Fasern deuten auf Verfälschung mit Laubhölzern.

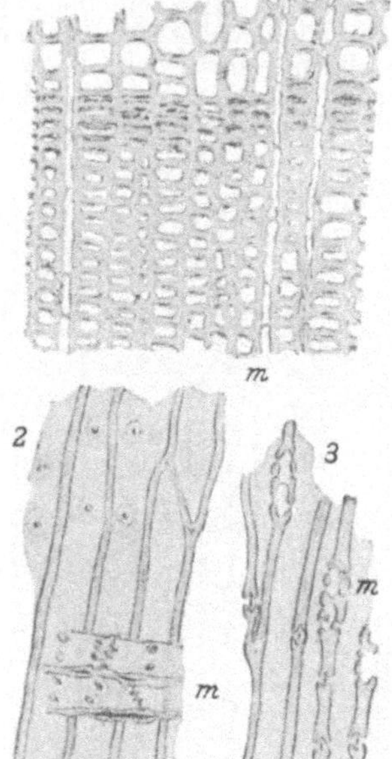

Abb. 212. Lignum Juniperi. *1* Querschnitt des Holzes an der Grenze zweier Jahresringe. *2* Holz im radialen Längsschnitt. *3* Holz im tangentialen Längsschnitt. *m* Markstrahl. (Vergr. 100 fach.) (MOELLER.)

Lignum Quassiae, Bitterholz. (*Quassia amara.* Surinambitterholz. *Picrasma excelsa,* Jamaicabitterholz). Simarubaceen.

Surinambitterholz: meist gegen 3 cm dicke Stücke mit leicht ablösbarer Rinde, gelblichweiß, leicht spaltbar, mit konzentrischen Kreislinien, die keine Jahresringe sind. Markstrahlen an Parenchymbinden schmal, meist einreihig zum Unterschied vom:

Jamaicabitterholz, das wesentlich dicker ist (etwa 15 cm im Durchmesser), undeutliche konzentrische Schichten, deutlich sichtbare, mehrzelligen Markstrahlen, mehrreihige Parenchymbinden und eine festhaftende Rinde besitzt. Unter dem Mikroskop, abgesehen von den Markstrahlen, gleich gebaut: Holzfasern, mäßig verdickt, relativ kleine Gefäße und stark getüpfelte, verdickte Parenchymzellen in tangentialen Bändern. Zuweilen sind die Parenchymzellen am Querschnitt nicht gut von den Fasern zu unterscheiden, da die Wanddicke nicht sehr verschieden ist. Einwandfrei läßt sich eine Parenchymzelle erkennen, wenn eine getüpfelte Querwand derselben im Lumen sichtbar ist, eine Faser zeigt ein solches Bild niemals. Außerdem sind violett gefärbte Pilzfäden in den Gefäßen besonders beim Surinamholz zu sehen. Oxalatkristalle im Markstrahl und Parenchym beim Jamaicaholz. Schnittdroge: gelbweiße, stark bitter schmeckende (s. Juniperus) Würfel oder Späne, leicht spaltbar, an Tangentialbruchstücken Streifen (Markstrahlen). Pulverdroge: Fasern mit Spaltentüpfeln und Holzparenchym, über die Markstrahlzellen quer darüberlaufen. Gefäßfragmente, violette Pilzhyphen und Kristalle. Prüfung: Gerbstoffhaltige Verfälschung wird durch die Eisenchloridreaktion erkannt. Beimengung von Rinde ist am Vorkommen von Steinzellennestern erkennbar. Die Bestimmung der Bitterkeit gibt einen Bitterwert von etwa 1000. (Abbildungen zu Quassia siehe Abb. 206 und 207 und Abb. 213 und 214.

Lignum Santali rubri, rotes Sandelholz (*Pterocarpus santalinus*), Papilionaceen.

Das harte, dunkelrote, in der Längsrichtung leicht schneidbare Kernholz zeigt am Querschnitt (Lupe) radiale Striche (Markstrahlen) und wellenförmige tangentiale Linien (Parenchymbänder), in denen große Löcher wahrnehmbar sind

(Gefäße). In der Droge das Holz in geraspelter Form vorliegend. Es ist an seiner roten Farbe leicht von anderen Hölzern unterscheidbar und färbt sich mit Kalilauge oder Ammoniak schwärzlich (im Gegensatz zum Blauholz und Pernambukholz, das blauviolett oder blutrot gefärbt wird). Geschmack zusammenziehend. Die Hauptmasse des Holzes aus dunkelroten Holzfasern bestehend. Markstrahlen einreihig. Die tangential verlaufenden breiten Parenchymbänder aus stark getüpfelten Zellen schließen die großen Gefäße (Durchmesser bis 300 μ) ein. Diese enthalten zuweilen rotgefärbte Thyllen. Kristallzellreihen mit Oxalateinzelkristallen. Pulver: Faser- und Parenchymfragmente, z. T. mit darüber laufenden Markstrahlzellen. Gefäßwandbruchstücke, hofgetüpfelt, relativ selten. Oxalatkristalle sehr selten.

Lignum (Radix) Sassafras, Fenchelholz (*Sassafras officinale*), Lauraceen.

Das Wurzelholz stellt bräunliche Blöcke oder Scheiben mit rotbrauner Rinde dar. Echte

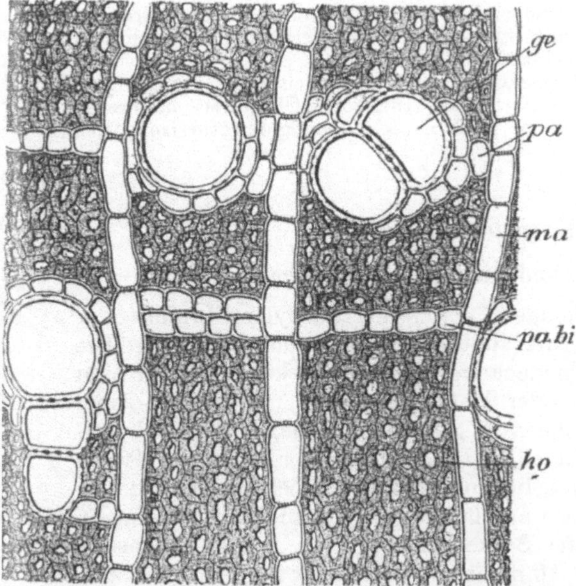

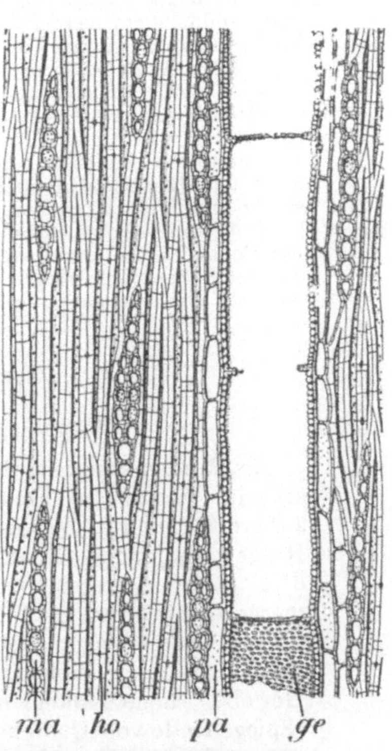

Abb. 213. Lignum Quassiae Surinamense, Querschnitt. *ge* Gefäße, *pa* Holzparenchym um die Gefäße, *ma* Markstrahlen, *pa.bi* Parenchymbinden, *ho* Libriformfasern. (Vergr. 150 fach.) (GILG.)

Abb. 214. Lignum Quassiae Surinamense. Tangentialer Längsschnitt. *ma* Markstrahlen, *ho* Libriformfasern. *pa* Holzparenchym, *ge* Gefäß. (Vergr. 150 fach.) (GILG.)

Jahresringe und rötliche Markstrahlen (Lupe) sichtbar. Die geschnittene Droge zeigt grau-rötlichbraune Schnitzel mit faserigem Bruch. Geruch würzig, an Fenchel erinnernd, Geschmack aromatisch. Rindenstücke sind rotbraun-graubraun, korkartig weich, blättrig.

Unter dem Mikroskop: Meist Gruppen von Gefäßen (bis 200 μ Durchmesser), deren Trennungswände deutlich hofgetüpfelt sind. Umgeben sind die Gefäße, die zuweilen von Thyllen erfüllt sind, von einfach getüpfelten, dünnwandigen Parenchymzellen. Markstrahlen meist zweireihig, stark getüpfelt, mit rötlichbraunem Zellinhalt. Holzfasern im Herbstholz stärker, im Frühjahrsholz wenig verdickt (Jahresringe!). Am Querschnitt unterscheiden sich die Fasern kaum von Parenchymzellen, falls nicht die getüpfelte Querwand die betreffende als Parenchymzelle erkennen läßt (s. Quassia-Holz). Kleinkörnige Stärke findet sich zuweilen im Parenchym. Sogar die Holzfasern können zuweilen Stärkekörner führen und werden dann als Ersatzfasern (s. Einleitung) bezeichnet. Diese finden sich nur in Fragmenten aus dem Splint und es scheint auch ihr Vorkommen vom Zeitpunkt der Ernte abhängig zu sein. Außerdem finden sich Ölzellen über den ganzen Querschnitt verteilt, diese lassen sich von kleineren, einzeln liegenden Gefäßen durch das Fehlen der getüpfelten Wände und dadurch unterscheiden, daß die Ölzellen nicht von Parenchymzellen, sondern von Holz- oder Ersatzfasern umgeben sind. Die jeweils obersten Zellen der Markstrahlen (die bis 40 Zellen hoch werden) sind häufig in Ölzellen umgewandelt. Am Längsschnitt sind die Ölzellen durch ihre ovale Form von den Gefäßen leicht unterscheidbar. Rinde mit Borke, Bastfasern, Steinzellen und vielen Ölzellen. Die Rinde besteht, wenn vorhanden, infolge Borkenbildung nur mehr aus sekundärer mit zwei- bis dreireihigen Markstrahlen. Im Baststrahl: Gruppen von spindelförmigen Bastfasern, Öl- und Schleimzellen, Steinzellen. In Parenchymzellen Oxalatnädelchen, Stärke und braune Gerbstoffklumpen. (Abbildungen von Sassafras siehe Abb. 205).

Mikrochemie: Der Rückstand eines Ätherextraktes der Droge gibt mit konzentrierter Schwefelsäure eine braunrote, bald violettrot werdende Färbung.

Pulverdroge: Im bräunlichen Pulver Holzfasern mehr oder weniger stark verdickt und Ersatzfasern (evtl. mit Stärkekörnern). Hofgetüpfelte Gefäßbruchstücke und Parenchymzellen mit kräftiger Tüpfelung.

Prüfung: Vorkommen von Tracheiden mit Hoftüpfeln deuten auf Verfälschung mit Coniferenholz. Stammholz, das weniger ätherisches Öl enthält, könnte an den deutlichen Jahresringen erkannt werden. Bestimmung des ätherischen Öls möglich. Gehalt etwa 1%.

10. Cortices, Rinden.

Morphologie und Anatomie der Rinden.

Als Rinden kommen diejenigen Partien der dikotylen Stämme oder seltener Wurzeln in Frage, die außerhalb des Cambiums liegen. Die äußere Form ist recht verschiedenartig. Was die Dicke betrifft, so sind Rinden von jungen Stämmen oder Schößlingen dünn, nur etwa 1—2 mm dick (Zimt, Frangula), solche von großen Stämmen mehrere Zentimeter dick (Quebracho). Rinden sind regelmäßig nach innen eingerollt, da die wasserreichen Gewebe im Innern beim Trocknen sich relativ stärker zusammenziehen als die äußeren, von vornherein trockeneren Gewebe. Junge Rinden ohne Borke besitzen eine glatte Außenseite (Spiegelrinde von Quercus). Man beobachtet auf ihr längliche Flecken. die sog. Lentizellen. Ältere Rinden sind oft zerrissen, grubig und weisen Abschülferungen auf. Es handelt sich hier um Borkebildung. Außerdem können Rinden (nur Stammrinden) von Flechten bewachsen sein, was bei Granatum zur Unterscheidung von der Wurzelrinde dient. Die Innenseite ist meist glatt, da sich die Rinde am Cambium während der Vegetationsperiode leicht ablöst. Das Anhaften von Holzsplittern an der Innenseite kommt selten vor und ist dann charakteristisch (Viburnum).

Zum Verständnis des mikroskopischen Baues (Querschnitt s. Abb. 215) der Rinde muß man sich klarmachen, daß diese in der Hauptsache das Produkt des Cambiums ist, das dieses nach außen aufgebaut hat. Es handelt sich hier um die Siebteile (Phloemteile) der Gefäßbündel, aus dem der innere Teil der Rinde besteht. Im äußeren Teil der Rinde befinden sich die durch das sekundäre Dickenwachstum hinausgeschobenen, schon vor dem Beginn der Cambialtätigkeit vorhanden gewesenen Teile der primären Rinde und der Kork, der als Schutz dient. Die Phloemteile der Gefäßbündel, die auch als Baststrahlen bezeichnet werden, enthalten drei Zellformen: 1.*Siebröhren*, diese sind als solche,

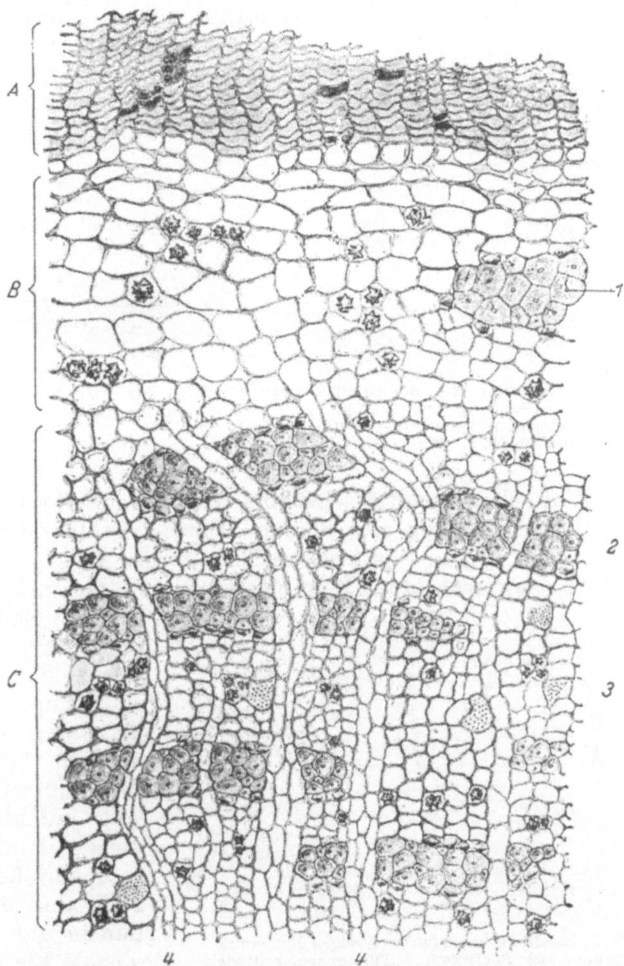

Abb. 215. Querschnitt durch eine Rinde (Frangula). *A* Periderm (Kork). *B* Primäre Rinde mit primärem Faserbündel *1*. *C* Sekundäre Rinde mit sekundären Faserbündeln *2*. Siebröhren, meist obliteriert *3*, und Markstrahlen *4*, die bis zur primären Rinde reichen, Calciumoxalatdrusen in einigen Parenchymzellen. Stärkekörner sind nicht eingezeichnet. (Vergr. etwa 70 fach.) (MOELLER.)

d.h. wenn sie einzeln vorkommen, in unseren Rindendrogen kaum erkennbar (am besten noch bei Cortex Quillajae), da sie dünnwandig und mechanisch weniger widerstandsfähig sind als die umgebenden Zellen des Parenchyms und daher beim Trocknen collabieren. Kommen jedoch Gruppen von Siebröhern vor, dann erscheinen sie als Bündel obliterierter Zellen und werden Keratenchym genannt (Hornprosenchym). Dieses

Keratenchym ist in vielen Rinden aufzufinden, auffällig ist es jedoch nur in einigen. Deutlich sieht man es bei Cort. Quebracho, Condurango und in der Rinde von Rad. Liquiritiae. 2. *Bastfasern* kommen einzeln oder in Bündeln vor, häufig umgeben von Kristallkammerfasern oder Kristallzellreihen, das sind lange, dünne Zellen mit Querwänden, wobei

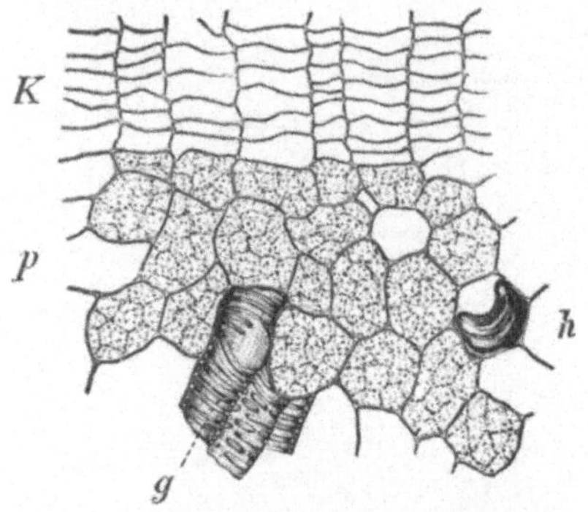

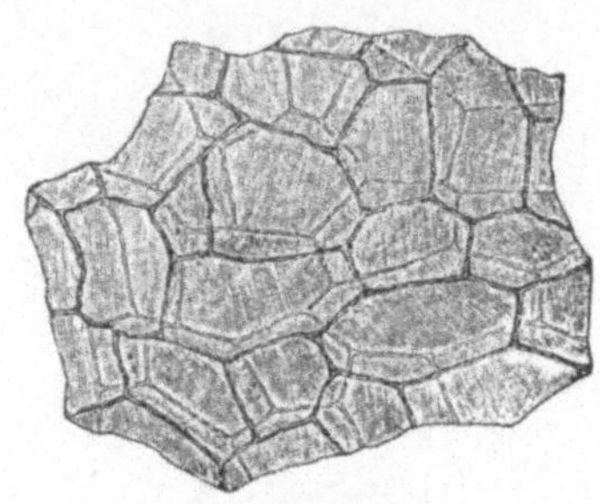

Abb. 216. Kork *K* im Querschnitt, die einzelnen Zellen in radialen Reihen angeordnet. Curcuma-Rhizom mit kleisterhaltigem Parenchym *p*, Gefäßen *g* und Ölzelle *h*. (MOELLER.)

Abb. 217. Kork (Curcuma) in der Flächenansicht. (MOELLER.)

in den resultierenden, quadratischen bis rechteckigen Kammern, die auch als Zellen selbständig sein können, Einzelkristalle oder Drusen aus Calciumoxalat liegen. Bastfasern sind in ihrem Äußern von Holzfasern nicht zu unterscheiden. Es gibt primäre und sekundäre Bastfasern. Erstere befinden sich an der Grenze der primären und sekundären Rinde, waren also vorhanden, bevor das Cambium seine Tätigkeit aufnahm und weisen häufig eine besonders helle Färbung und ein enges Lumen auf (Condurango). Sie sind dadurch leicht von den

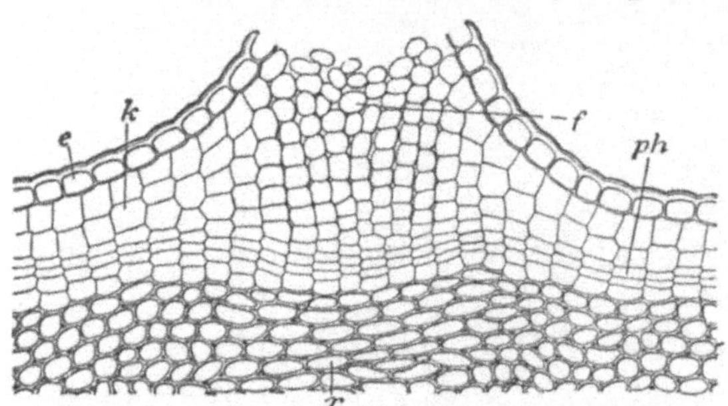

Abb. 218. Lentizelle an einem jungen Zweig. *e* Epidermis, *k* Korkgewebe, *ph* Phellogen, *f* Füllgewebe, *r* Rinde. (GILG)

sekundären Fasern, die ihrerseits durch die Tätigkeit des Cambiums (im Phloem) entstanden sind, zu unterscheiden. 3. *Bastparenchymzellen.* Es handelt sich hier so wie beim Holzparenchym um dünnwandige, in der Achse des Stammes gestreckte Zellen mit diversen Inhaltsstoffen (Stärke, Calciumoxalat in Form von Einzelkristallen, Drusen oder Kristallsand, Schleim, ätherisches Öl, Harz). Bastparenchymzellen können sklerosieren und sich in Stein- oder Stabzellen umwandeln.

Unterbrochen werden die einzelnen Bastteile (Baststrahlen) von den Markstrahlen, die, aus dem Holze kommend, sich in der Rinde fortsetzen, d.h. vom Cambium sowohl nach innen (Holzmarkstrahl), als auch nach außen (Rindenmarkstrahl) gebildet werden und sich genau so verhalten und dieselbe Form haben, wie sie auf S.163 bei den Hölzern beschrieben wurden. Die Markstrahlen, die ein bis mehrere Zellen breit sein können, erweitern sich im Querschnittsbild in den äußeren Teilen der Rinde zuweilen trichterförmig (Granatum), da die Bastteile der Gefäßbündel ihrerseits kegelstumpfförmig zulaufen[1]. Am Querschnitt bezeichnet man daher den Teil der Rinde, in dem noch Markstrahlen — erkennbar an ihren Zellen, die eine andere Erstreckungsrichtung als die Bastparenchymzellen besitzen und häufig auch andere Inhaltsstoffe aufweisen — vorhanden sind, als sekundäre Rinde. Denn soweit wie die Markstrahlen reichen auch die sekundär gebildeten Baststrahlen, nur sind eben erstere deutlich erkennbar. Auf gleicher Höhe, am Ende der Markstrahlen sind auch die primären Faserbündel der Baststrahlen zu finden. Zuweilen sklerosiert das Gewebe in tangentialer Richtung zwischen den einzelnen primären Faserbündeln und es bildet sich ein ununterbrochener, sklerosierter Ring, ein sog. gemischter Sklerenchymring, den wir beim Zimt und bei der Eichenrinde finden. Dieser Ring stellt dann eine deutlich sichtbare Grenze zwischen primärer und sekundärer Rinde dar. Das Gewebe der primären Rinde besteht aus oft tangential gestreckten Parenchymzellen mit diversen Inhaltsstoffen, auch Milchsaftschläuche kommen vor. Viele Rinden sind stärkehaltig; es ist daher nötig, Schnitte und Pulver auch im Wasserpräparat anzusehen.

Der zu äußerst befindliche Kork dient sowie die Epidermis bei jungen Stengeln zum Schutz des darunterliegenden Gewebes. Der Kork wird durch das Korkcambium (Phellogen) gebildet und besteht aus niedrigen, flachen Zellen. In Querschnitten durch eine Rinde lassen sich die Radialwände der Korkzellen durch eine Gerade verbinden, die Zellen sind also in radialen Reihen angeordnet (s. Abb. 216). In Flächenpräparaten (s. Abb. 217) sind es mehrere Schichten von lückenlos aneinanderschließenden, verkorkten Zellen, die genau einander aufdecken; zum Unterschied von einer Epidermis besitzt eben der Kork mehrere oder viele wie Epidermen aussehende Zellagen und selbst in kleinsten Fragmenten ist er daran zu erkennen. Steinkork besteht aus sklerosierten, getüpfelten, oft hufeisenförmig verdickten Zellen. Das Korkcambium produziert auch nach innen einige Zellreihen, die als Phelloderm bezeichnet werden und sich normalerweise kaum von der primären Rinde unterscheiden lassen; dies ist nur dann möglich, wenn die Phellodermzellen besondere Kristallformen enthalten (Einzelkristalle im Phelloderm von Condurango). Kork samt Korkcambium und Phelloderm wird als Periderm bezeichnet.

Da der Kork luft- und wasserdicht abschließt, stehen zur Durchlüftung der tieferliegenden Gewebe die Lentizellen zur Verfügung. Sie stellen Lücken im Kork dar, die mit lockerem Parenchym ausgefüllt sind (s. Abb. 218) und schon makroskopisch an vielen Rinden als helle Warzen und Striche zu erkennen sind. Die an allen Flaschenkorksorten,

---

[1] Über primäre und secundäre Markstrahlen s. S. 196–7 und Abb. 244.

besonders an schlechten, zu beobachtenden Kanäle, die mit braunem
Pulver erfüllt sind, sind Lentizellen.

Längsschnitte durch die Rinde sind abgesehen von den hier vorkommenden anderen Zellelementen prinzipiell von denen des Holzes kaum
verschieden. Auch hier sind die Markstrahlen am Tangentialschnitt als
spindelförmige Gebilde, im Radialschnitt als Bänder zu sehen; die zusammen mit den Bastfaserbündeln häufig vorhandenen Kristallzellreihen geben hier ein charakteristisches Bild. Für die Pulveranalyse ist
gerade der Längsschnitt von besonderer Bedeutung, da die Fasern,
Parenchymzellen, Milchsaftschläuche
und die anderen Bestandteile in *der*
Form erscheinen, wie sie dann im
Pulver auftreten.

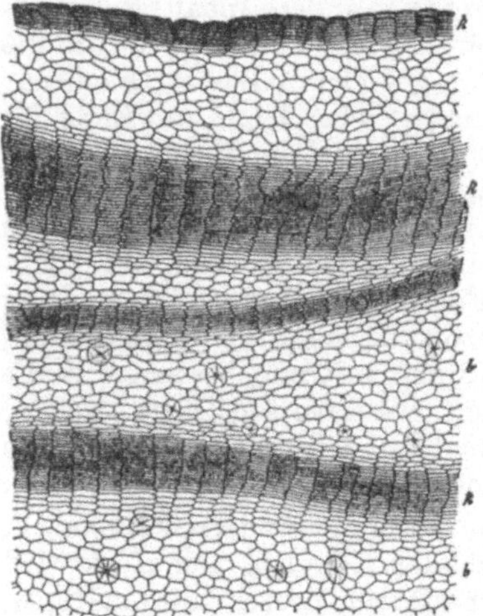

Borkebildung: Infolge des Wachs-
tums des ganzen Stammes in die
Dicke treten in den äußeren Teilen
der Rinde Spannungen auf, die trotz
tangentialer Dehnung und Einschie-
bung von Zellen zu einer Zerreißung
des Gewebes führen könnten. Aus
diesem Grunde werden die äußeren
Partien der Rinde durch Bildung
von sekundären Peridermstreifen im
lebenden Rindengewebe vom Saft-
strom abgeschnürt, vertrocknen und
können abgestoßen werden; dadurch
werden die Spannungen im äußeren

Abb.219.Borkenbildung bei Cinchona calisaya.
Querschnitt durch die Rinde. *k* Korkbänder
(entstanden aus Korkkambien), durch die Bin-
nenkorkbänder wird Borke gebildet. *b*Rindengewebe. (BERG.)

Teil der Rinde behoben. Solche Peridermstreifen entstehen zuerst im
äußeren Teil der Rinde, später aber
auch im Inneren in größerer Menge.
Als Borke wird also *der* Teil der Rinde bezeichnet, der außerhalb des
innersten sekundären Peridermstreifens liegt. Da bereits der erste gebildete Peridermstreifen die primäre Rinde erfaßt und die nächsten
schon in der sekundären Rinde liegen, besteht die Borke, die wir in
charakteristischer Weise an Waldbäumen, z.B. Föhren oder an Drogen,
z.B. Cortex Quebracho finden und deren äußerste Teile schon längst
abgestoßen sind, nur aus sekundärer Rinde. Beginnende Borkenbildung
(s. Abb. 219) braucht äußerlich noch nicht sichtbar zu sein. Bei einigen
Rinden grenzt die sekundäre Rinde direkt an den Kork, die primäre
Rinde fehlt also. Dies beobachtet man bei der Wurzelrinde von Granatum und bei der verborkten Rinde von Quillaja. Es ist eben die
Borke abgefallen und nur der innerste Peridermstreifen übrig geblieben.
Eine typische Borke s. Abb. 230 (Cortex Quebracho).

Cortex Cascarillae, Cascarillrinde (*Croton Eluteria*), Euphorbiaceen.

Die Stamm- und Astrinde besteht aus kurzen, etwa 1 mm dicken Röhren von
dunkelbrauner Farbe, die außen von einem leicht abfallenden, weißlichen Kork

bedeckt sind; auf diesem Lentizellen sichtbar. Innenseite graubraun, Bruch hornartig glänzend, Geruch gewürzhaft, Geschmack bitter. Unter dem Mikroskop: Das Periderm besitzt an den Außenwänden stärker verdickte Zellen. Die Innenwände dünn, mit kleinsten Oxalateinzelkristallen. Im Rindenparenchym Stärke, Oxalatkristalle und Sekretzellen, die entweder hellgelbes ätherisches Öl oder rotbraune Harzmassen enthalten. Ferner Milchsaftschläuche mit rotbraunem Inhalt. Bastfasern geschichtet, in der primären Rinde in Bündeln, in der sekundären einzeln liegend. Pulverdroge: Geschichtete Fasern, Milchsaftschläuche mit braunem Inhalt, Sekretzellen. Korkschüppchen, Oxalatkristalle, Steinzellen fehlen. Schnittdroge: Diese ist charakterisiert durch die braunen, dünnen Rindenfragmente mit weißlichem Kork. Prüfung: Steinzellenhaltige Drogen ohne bitteren Geschmack gelten als Verfälschung.

Cortex Chinae, Chinarinde (*Cinchona succirubra*), Rubiaceen.

Die rote Chinarinde (Stamm und Astrinde aus Kulturen) besteht aus Röhren oder Halbröhren, die bis ½ cm dick sind und einen hellen,

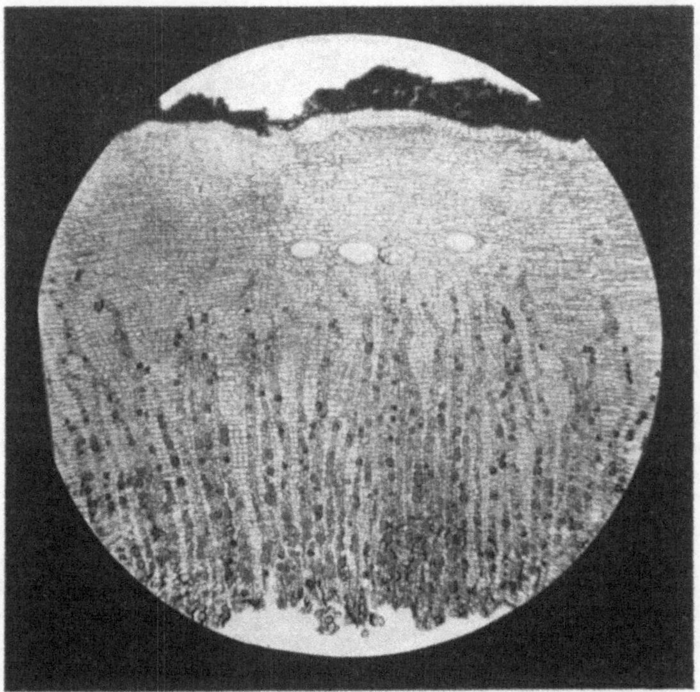

Abb. 220. Cortex Chinae. Querschnitt. Außen dunkler Kork. 3 Sekreträume an der Grenze der primären und sekundären Rinde. Die dunklen, zum Teil ovalen Scheiben in der sekundären Rinde sind die in den kleinzelligen, schmalen Baststrahlen liegenden, quergetroffenen stark verdickten Fasern. Die Markstrahlen eher breiter und großzelliger. Die schwarzen Punkte sind Kristallsandzellen. Aus einem Teil derselben ist der Kristallsand infolge der geringen Dicke des Schnittes herausgefallen. (Vergr. 20 fach.) (MOELLER.)

runzeligen, rissigen Kork und auf diesem zuweilen Flechten tragen. Innenseite glatt, rotbraun. Bruch kurzfaserig. Am Längsbruch bei Lupenbetrachtung hellglitzernde Punkte (Kristallsandzellen) im rot-

braunen Gewebe sichtbar. Die geschnittene oder geraspelte Droge an
der Farbe, der brüchig-faserigen Struktur, am Kork mit Querrissen und
am stark bitteren Geschmack leicht erkennbar. Ein kleines Stückchen
Rinde bewirkt, in der Proberöhre mit verdünnter Schwefelsäure geschüttelt, stark hellblaue Fluo-
rescenz imSonnenlicht oder in einer ultravioletteStrahlen liefern-
den Lichtquelle (Chininsulfat).

Unter dem Mikroskop: Periderm aus dünnwandigen, mit
roten Klumpen erfüllten Korkzellen, selten Borke. In der pri-

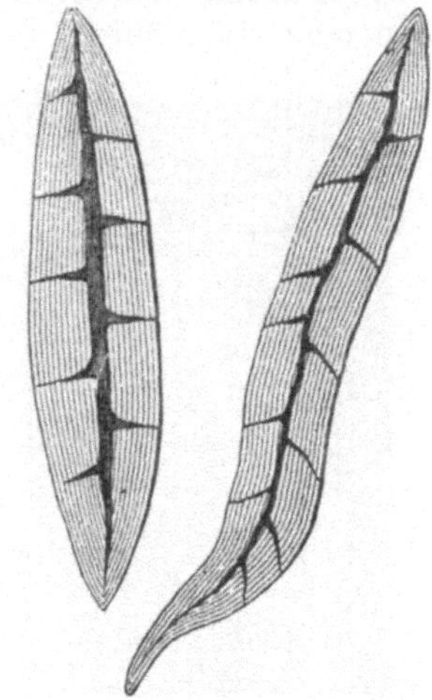

Abb. 222. Bastfasern aus der Chinarinde.
(FLÜCKIGER u. TSCHIRCH.)

Abb. 221. Cortex Chinae, Querschnitt.
ko Kork, *pr.ri* primäre Rinde, *krs* Kristallsandzellen, *mi* Sekretschläuche, *stä* Stärkeinhalt einiger Parenchymzellen gezeichnet,
sonst weggelassen,   *pr.ma* primärer Markstrahl,   *le* Siebgruppen,   *ba* Bastfasern,
sec.ri sekundäre Rinde, *sec.ma* sekundäre
Markstrahlen. (Vergr. 95 fach.) (GILG.)

mären Rinde mit rot-braunen,
schwach getüpfelten Parenchym-
zellenMilchsaftschläuche. Sekundäre Rinde mit nach außen sich
verbreiternden Markstrahlen.
Die primären sind zwei- bis dreireihig, die sekundären nur einreihig. Sehr auffallend sind die
Bastfasern, stark verdickt, geschichtet und getüpfelt, meist
einzelstehend.Länge gegen 1 mm,
Breite um 60 μ. Ferner Sieb-
röhrengruppen. Kristallsandzellen von charakteristischem Aussehen
(grau) im rotbraunen Parenchym, in dem sich kleine, rundliche,
manchmal zusammengesetzte Stärkekörner finden.Phlobaphene (China-
rot) färben alle Parenchymzellen rotbraun.

Pulverdroge: Im rötlichbraunen Pulver fallen die bereits (makroskopisch sichtbaren) großen, hellglänzenden Fasern auf, die geschichtet sind und ein deutliches Lumen mit trichterförmig sich erweiternden Tüpfelkanälchen zeigen. Korkfragmente ziemlich dunkel und rotbraunes Parenchym, in dem die grauen Kristallsandzellen nicht immer leicht zu finden sind. Kleine Stärkekörner einzeln, selten zusammengesetzt, verstreuter Kristallsand.

Mikrochemie: Erwärmen der Schnitte mit Kalilauge (3%) und Erkalten lassen: es fallen Nadelbüschel und pinselförmige Kristalle der China-Basen. Brombromkali fällt die China-Alkaloide als körnigen Niederschlag in allen Parenchymzellen. Bastfasern, Siebröhren und Milchsaftschläuche sind frei von Alkaloiden. Fluorescenz im U-V-Licht besonders nach Zusatz von Schwefelsäure (Salzsäure löscht die Fluorescenz).

Prüfung: Da praktisch für Apotheken nur Kulturrinde in Frage kommt, sind Fälschungen unwahrscheinlich. Nach Vorschrift des Arzneibuches dürfen Steinzellen und Stabzellen nicht vorhanden sein. Die an beiden Rändern eingerollte chininhaltige Rinde von Cinchona Calisaya (von Zweigen stammend) besitzt Steinzellen in der primären Rinde. Die Stammrinde derselben Pflanze besteht aus flachen, gelbbraunen, dicken Platten, von denen die Borke entfernt ist. Die als China cuprea bezeichnete (von Ladenbergia pedunculata stammende) Rinde besitzt Stabzellen (das sind stark verdickte und getüpfelte, langgestreckte Zellen) an Stelle der Fasern und 5% Alkaloide. Wertbestimmung erfolgt durch die Alkaloidbestimmung (DAB VI). Besonders zu erwähnen ist hier die Vorbehandlung der Droge mit 25%iger Salzsäure oder Ameisensäure, wodurch die Alkaloide als Hydrochloride aus den Tannaten in Lösung gehen. Durch die nun folgende Alkalisierung mit Natronlauge werden wohl die Alkaloidtannate anfänglich zurückgebildet, jedoch in so feiner Verteilung (in der ursprünglichen Droge lagen diese in groben Klumpen in den Zellen), daß sie nunmehr leicht durch das überschüssige, starke Alkali (15% NaOH) zerlegt und die Basen in Freiheit gesetzt werden. Die Klärung der Äther-Chloroformlösung erfolgt klaglos mit Traganth. Zur Vertreibung der letzten Chloroformreste setzt man Alkohol zu und dampft ab. Der alkaloidhaltige Rückstand wird nach dem Aufnehmen mit Alkohol *direkt* mit n/10-Salzsäure titriert. Mindestgehalt 6,5% Alkaloide.

Bestimmung des Chinins allein:

Ein 10%iger wäßriger, klarer Auszug wird mit Na_2HPO_4 versetzt. Nur Chinin fällt aus! Der abfiltrierte Niederschlag wird mit konzentrierter NaOH versetzt. Die Chininbase wird mit Äther extrahiert. Im Verdunstungsrückstand des Ätherextrakts wird das Chinin in üblicher Weise titriert.

1,25 g gepulverte Chinarinde werden in einer Arzneiflasche von 150 ml Inhalt mit einer Mischung von 2 ml 25%iger Ameisensäure und 15 ml Wasser während 30 Minuten in ein Wasserbad gestellt und nach dem Erkalten mit 40 g Äther und 20 g Chloroform durchgeschüttelt. Dann gibt man 4 g 30%ige Natronlauge zu, schüttelt während 10 Minuten häufig und kräftig, fügt 2 g Traganthpulver hinzu und schüttelt wieder kräftig. Hierauf gießt man 48 g der Ätherchloroformlösung (= 1 g Droge) durch etwas Watte in einen Erlenmeyerkolben von 150 ml Inhalt und destilliert das Lösungsmittel auf dem Wasserbade fast völlig ab (Vorsicht Spritzen!). Den Rest verdunstet man durch Überleiten von Luft in der Wärme. Dann löst man den Rückstand, wenn nötig unter gelindem Erwärmen, auf dem Wasserbade in 10 ml Weingeist, versetzt die Lösung mit 10 ml Wasser und 10 Tropfen Methylrot und titriert mit 1,0n-Salzsäure bis zur Rotfärbung. Nun verdünnt man mit 50 ml Wasser und titriert nach dem Umschlag in Gelb weiter bis zur Rotfärbung. 1 ml n/10 HCl = 0,03092 g Alkaloide.

Cortex Chinae Calisayae (*China regia*), Calisaya Chinarinde (*Cinchona Calisaya*), Rubicaceen.

Zweigrinde (Kulturrinde, gelbe Chinarinde) meist unter ½ cm dicke Doppelröhren mit querrissigem Kork, am Querschnitt und innen braun, Bruch splitterig-grobfaserig. Unter dem Mikroskop der Cinchona succirubra sehr ähnlich. Es finden sich jedoch, abgesehen von engeren Milchsaftschläuchen und kürzeren Bastfasern einige Steinzellen in der primären Rinde. Rinden älterer Stämme sind dicker (bis 1,5 cm), flach, gelbbraun, meist von der Borke befreit und bestehen nur noch aus sekundärer Rinde. Die übrigen Eigenschaften und Wertbestimmung wie bei Cinchona succirubra.

Cortex Cinnamomi ceylanici, Ceylonzimt (*Cinnamomum ceylanicum*), Lauraceen.

Die von Wurzelschößlingen stammende, geschälte Kulturrinde besteht aus ineinandergesteckten, beiderseits eingerollten Röhrchen (Doppelröhren) mit nur ½ mm dicker Wand und ist außen hellbraun mit hellen Streifen (Bastfaserbündel), innen von dunklerer Farbe. Bruch kurzfaserig, Geruch und Geschmack charakteristisch. Die zerkleinerte Droge ist an der Farbe, an der geringen Dicke und am Geruch der Fragmente leicht zu erkennen.

Unter dem Mikroskop: Meist nur sekundäre Rinde vorhanden, die außen begrenzt ist von einem gemischten Sklerenchymring, aus Steinzellen und primären Faserbündeln bestehend. Auffällig sind die im Sklerenchymring vorkommenden verdickten, geschichteten Steinzellen, die tangential gestreckt sind und als Inhalt auch Stärkekörner besitzen. Zuweilen sind diese Steinzellen einseitig verdickt. Außen am Steinzellenring finden sich noch Reste der primären Rinde aus braunen Zellen bestehend. Die Fasern im Steinzellenring am Querschnitt hellglänzend, stark verdickt. Markstrahlen in der sekundären Rinde meist zweireihig, nach außen trichterförmig erweitert, kleinkörnige Stärke und Oxalatnädelchen und -Kriställchen führend. Im Baststrahl Ölzellen, etwas größere Schleimzellen und Fasern, lang, schlank, stark verdickt, in kleinen Gruppen (zu drei bis vier). Parenchym braun gefärbt von Phlobaphen. Falls bei älteren Schößlingen schon die Borkenbildung begonnen hat und die sekundären Korkstreifen bereits die sekundäre Rinde ergriffen haben, bildet sich in dieser ein neuer Steinzellenring, der allerdings nur aus Steinzellen besteht und keine primären Faserbündel enthält; solche Rinden zeigen auch makroskopisch an der Außenseite keine hellen Streifen (primäre Faserbündel).

Pulverdroge: Im braunen Pulver stärkehaltige Steinzellen, die zuweilen einseitige Verdickungen zeigen und die langen, schlanken Fasern, die kaum ein Lumen besitzen. Parenchym mit Stärke, diese nicht über 6 μ groß, außerdem Schleimzellen und spärlich Kristallnadeln.

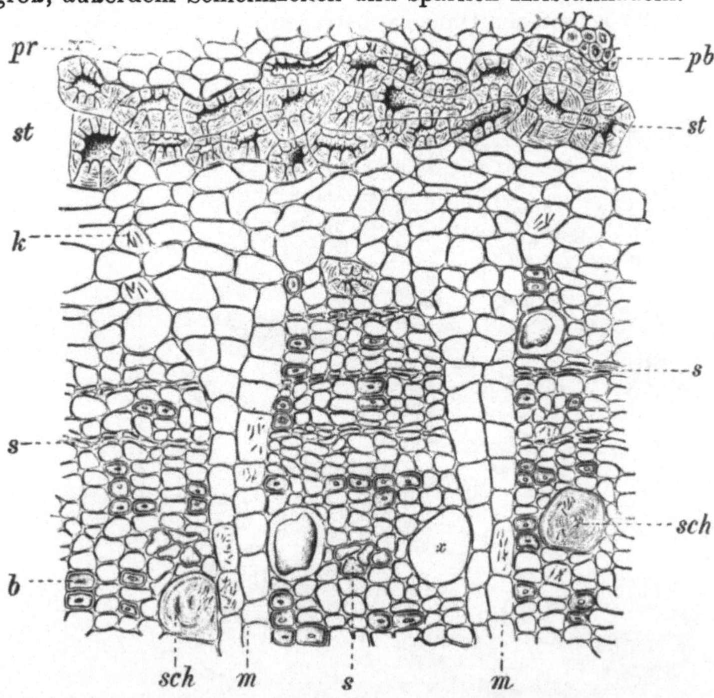

Abb. 223. Querschnitt durch Ceylon-Zimt. *st* der geschlossene Sklerenchymring, von den Resten der primären Rinde *pr* bedeckt, *pb* ein primäres Bastfaserbündel, *b* Bastfasern der sekundären Rinde, *s* Siebröhrenbündel (Keratenchym), *sch* Schleimzellen, *m* Markstrahlen, *k* Kristallnadeln (Oxalat), *x* Ölzelle. (Vergr. 130 fach.) (MOELLER.)

Mikrochemie: Nachweis von Zimtaldehyd. Geschabsel oder Pulver wird im Mikrobecher erhitzt (am besten trocken) und die aufsteigenden Dämpfe im Hängetropfen mit Semicarbazid (gelöst in Wasser) zur Reaktion gebracht. Die entstandenen Kristalle schmelzen nach dem Waschen und Trocknen gegen 200° (nach vorheriger Sublimation). Auch p-nitro-Phenylhydrazin und Semioxamazid geben kristallisierte und schmelzbare Produkte. *Prüfung:* Als Fälschungsmittel kommen in Frage: Mehle, die an der Stärke erkannt werden, Kleien (Matta), wellig verbogene Zellen zeigend, Ölkuchen mit Samenschalenfragmenten, Fragmente des Zimtholzes, das beim Schälen abfällt (Chips) und verschiedene andere Hölzer, z.B Sandelholz, die an Gefäßen erkennbar sind. Mineralische Substanzen (Ocker) erhöhen den Aschengehalt. Beimengungen von chinesischem Zimt werden an Korkschüppchen erkannt.

Die *Wertbestimmung* soll 1% ätherisches Öl ergeben. Die Bestimmung des Zimtaldehyds im Pulver kann durch Wasserdampfdestillation desselben nach Zusatz von 10 ccm Alkohol und 50 ml Wasser erfolgen.

12*

Im Destillat (150 ml) wird der Aldehyd mit einer Lösung von 0,25 g
Semioxamacid in 20 ml heißem Wasser gefällt, nach 24 Stunden abfiltriert und das Semioxamazon nach dem Trocknen bei 150° gewogen.
Gewicht des Niederschlags × 0,6083 ergibt die Menge Zimtaldehyd, sie
soll 65% der erhaltenen Ölmenge betragen.

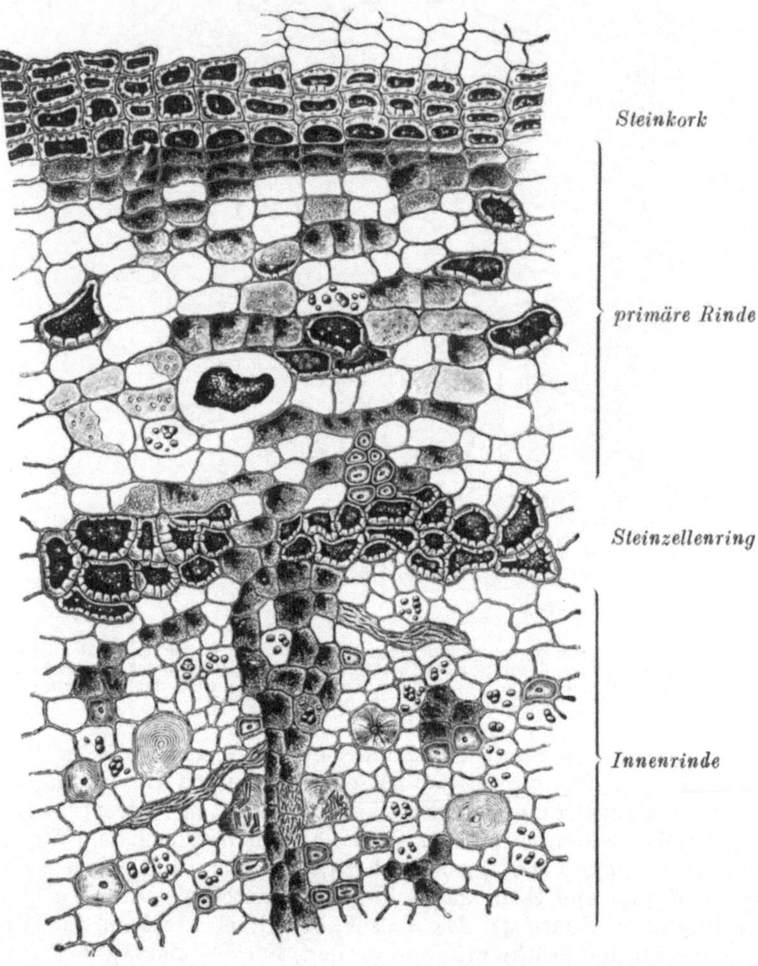

Abb. 224. Querschnitt durch chinesischen Zimt. (Vergr. etwa 130 fach.) (MOELLER.)

  In ähnlicher Weise kann das bei einer Bestimmung (z. B. nach dem
Arzneibuch) erhaltene ätherische Öl, das sich als Verdunstungsrückstand
(vom Pentan) in einem Kolben befindet, quantitativ auf Zimtaldehyd
untersucht werden, indem man das Öl in 10 ml Alkohol löst, die Semi-
oxamacidlösung (s. oben) zugibt, schüttelt und portionsweise mit Wasser
auf 200 ml auffüllt. Nach 24 stündigem Stehen wird die Verbindung ab-

filtriert und nach dem Trocknen bei 150° gewogen. Berechnung wie oben Oxalsäureamidhydrazid + Zimtaldehyd = Zimtaldehydsemioxamazon.

Der chemische Vorgang wird durch folgende Formeln ausgedrückt:

$$CO-NH-NH_2 \quad OH\,C-CH=CH-C_6H_5=C_6H_5-CH=CH-CH=N-NH-CO$$
$$CO-NH_2 \qquad\qquad\qquad\qquad\qquad\qquad\qquad\qquad\qquad NH_2-CO$$

Cortex Cinnamomi chinensis, Chinesischer Zimt (*Cinnamomum Cassia*), Lauraceen.

Die oberflächlich geschälten Röhren oder Halbröhrchen sind 1—3 mm dick, spröde, außen hellbraun bis dunkelbraun, innen von gleicher Farbe. Falls noch Kork vorhanden, ist dieser graubraun und trägt rundliche Lentizellen. Bruch glatt, nur im inneren Teil faserig. Zerkleinerte Droge am Geruch und zum Unterschied vom Ceylonzimt an der stärkeren Dicke der Fragmente und ihrer dunkel-rotbraunen Farbe erkennbar.

Unter dem Mikroskop: Ähnlich gebaut wie Ceylonzimt, jedoch mit primärer Rinde. Kork mehrschichtig, außen dünnwandig, im Innern als Steinkork, dieser bestehend aus U-förmig verdickten, getüpfelten Zellen. Primäre Rinde mit Öl- und Schleimzellen. Sklerenchymring aus stark einseitig verdickten Steinzellen mit Stärke als Inhalt, er weist im Gegensatz zu dem des Ceylonzimts Lücken aus parenchymatischen Zellen auf. In der sekundären Rinde größere Zellen und einige Steinzellennester und wenig dickere Bastfasern als Ceylonzimt.

Pulverdroge: Vom Ceylonzimt unterschieden durch Korkschüppchen und Steinkork und viele einseitig verdickte Steinzellen. Bastfasern dicker. Viel Stärke, meist über 10 μ große Körner.

Prüfung: wie beim Ceylonzimt. Verunreinigung häufiger. Ölgehalt 1%, das Öl mit 75—90% Zimtaldehyd.

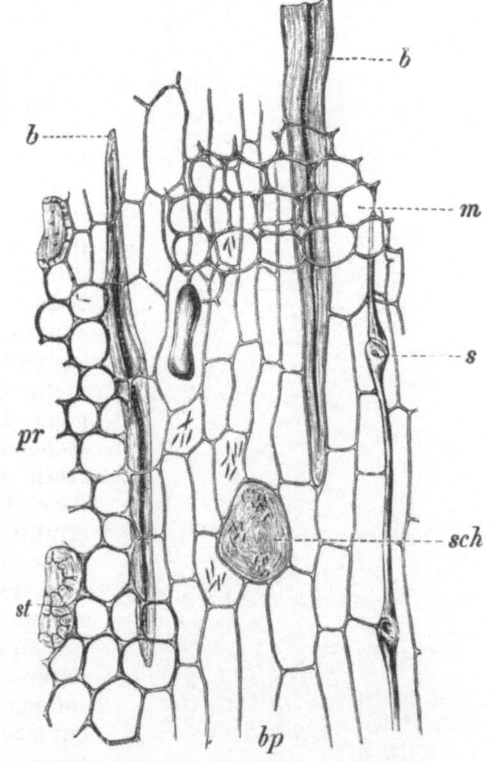

Abb. 225. Radialer Längsschnitt durch den chinesischen Zimt, *pr* Parenchym der primären Rinde, *bp* Parenchym des Bastes, *b* Bastfasern, *st* Steinzellen, *sch* Schleimzellen, *s* Siebröhren, *m* Markstrahl. (Vergr. 120 fach.) (MOELLER.)

Cortex Condurango, Kondurangorinde (*Marsdenia Condurango*), Asclepiadaceen.

Röhren- bis rinnenförmige, teilweise verbogene (Stammpflanze ist ein Kletterstrauch), etwa ½ cm dicke Stücke mit graubraunem Kork und Lentizellen oder Borke. Innenseite grobstreifig. Am Querbruch unter dem Kork feinfaserig (primäre Fasern), im Innern grobkörng (Steinzellennester). Geschmack bitter, kratzend (Querschnitt s. Abb. 226).

Unter dem Mikroskop: Periderm mit Kork und Phelloderm, letzterer ist von der primären Rinde leicht unterscheidbar durch den Gehalt vieler Zellen an Calciumoxalat-Einzelkristallen, die das Zell-Lumen fast ausfüllen. In der relativ breiten primären Rinde außen kollenchymatisches Gewebe, Oxalatdrusen und einzelne Milchsaftschläuche, diese kreisrund mit dickerer Wand als die Parenchymzellen und dunkelgraubraune Tropfen (Milchsaft) beinhaltend. Weiter innen eine einzellige Schicht tangential gestreckter Zellen, die ehemalige Stärkescheide, und auf diese folgend die primären Faserbündel, bestehend aus hellglänzenden, schlanken, stark verdickten Bastfasern. Sekundäre Rinde mit einreihigen Markstrahlen, deren Zellen nicht radial gestreckt sind, ferner Steinzellennester, bestehend aus grobgetüpfelten, geschichteten Steinzellen, oft bis in die primäre Rinde reichend. Keine sekundären Fasern. Oxalatdrusen und Milchsaftschläuche. Stärke in allen Parenchymzellen. Siebröhren in kleinen Gruppen weniger deutlich. In Längsschnitten besonders die Milchsaftschläuche samt Inhalt (im Wasserpräparat) charakteristisch, siehe Abbildung 227.

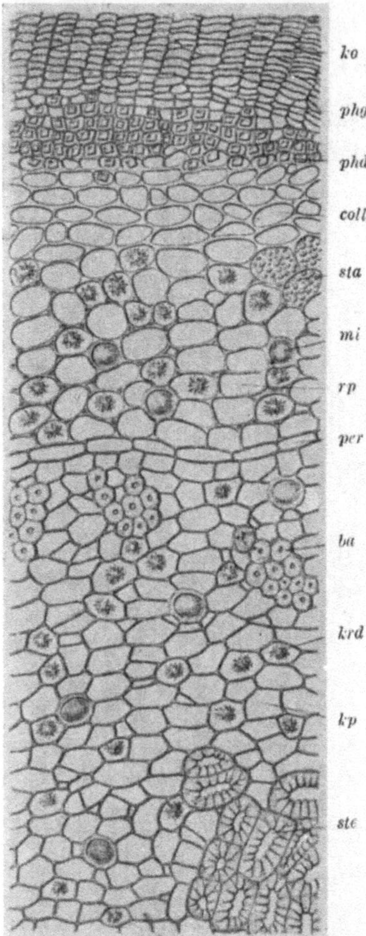

Abb. 226. Cortex Condurango. Querschnitt durch die primäre Rinde und die äußerste Partie der sekundären Rinde. *ko* Kork, *phg* Phellogen. *phd* Phelloderm mit Einzelkristallen. *coll* Kollenchym, *stä* Stärkeinhalt einiger Parenchymzellen gezeichnet, sonst weggelassen. *mi* Milchsaftschläuche, *rp* Rindenparenchym, *per* Stärkescheide, *ba* Bastfaserbündel (primäre), *krd* Kristalldrusen, *ste* Steinzellnester. (Vergr. 150 fach.) (GILG.)

Pulverdroge: Steinzellen gelb, stark verdickt und getüpfelt, schlanke Bastfasern, Gewebefragmente mit Einzelkristallen (Phelloderm). Milchröhrenfragmente mit Inhalt. Korkschüppchen. Stärke und Oxalatdrusen.

Schnittdroge: Unregelmäßige Stückchen mit grauem Kork, am Querbruch mit hellen, harten Körnern (Steinzellennester) und feinen Fasern unter dem Kork.

Prüfung: Stengelteile der Pflanze, mikroskopisch erkennbar an Gefäßen, dürfen nicht vorhanden sein. Das in der Droge enthaltene

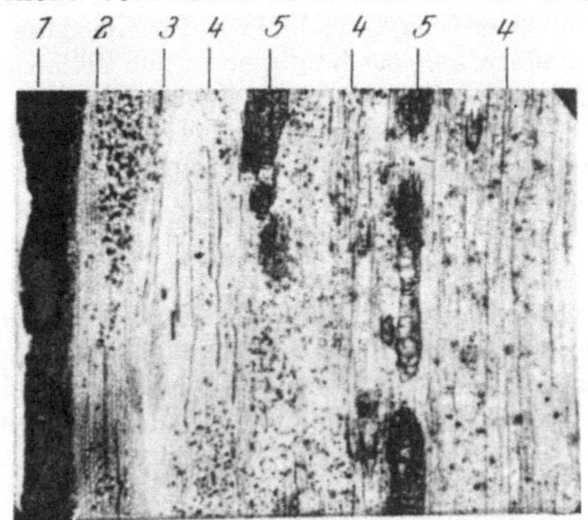

Abb. 227. Cortex Condurango. Radialer Längsschnitt *1* Periderm, *2* Phelloderm mit Kristallen (Einzelkristalle von Ca-oxalat), *3* primäre Faserbündel, *4* dunkle Milchsaftschläuche mit Inhalt, *5* Steinzellennester. (Vergr. 25fach.)

Glykosid Condurangin ist in kaltem Wasser leichter löslich als in warmem. Auf diese Eigenschaft bezieht sich die Vorschrift des Arzneibuches, daß ein Dekokt oder Infus der Droge erst nach Erkalten filtriert werden soll. Die Wertbestimmung kann erfolgen durch die Feststellung des Bitterwertes der Droge (etwa 150) oder durch eine langwierige Conduranginbestimmung, die auf der Löslichkeit des Condurangins in Chloroform und seiner Fällbarkeit aus diesem mit Petroläther beruht.

Cortex Frangulae, Faulbaumrinde (*Rhamnus Frangula*), Rhamnaceen.

Nur etwa 1 mm dicke Röhren oder Doppelröhren mit dunkelgrauem Kork und quergestellten, hellen Lentizellen. Innenseite rotbraun glatt, feinstreifig, Bruch faserig. Geschmack schleimig, süßlich, schwach bitter.

Unter dem Mikroskop: Dünnwandiger Kork mit rotbraunem Inhalt. Am Querschnitt oft Lentizellen (s. S. 171, Abb. 215) sichtbar. Phelloderm etwas kollenchymatisch und tangential gestreckt. Einzelne Bastfaserbündel (wenig verholzt) in der primären Rinde. In der sekundären Rinde Bastfaserbündel in tangentialen Reihen mit Kristallzellreihen aus Einzelkristallen. Markstrahlen dreireihig, Oxalatdrusen in vielen Zellen, wenige Stärkekörner.

Pulverdroge: Bastfaserbündel mit Kristallzellreihen, Kork mit rotbraunem Inhalt. Parenchymfragmente mit Oxalatdrusen, keine Steinzellen. Mit Alkalien rote Färbung.

Schnittdroge: Dünne, eingerollte Rindenfragmente mit dunkelgrauem Kork und rotbrauner, glänzender Innenseite, die sich beim Betupfen mit Alkalien leuchtend rot färbt (Identitätsreaktion).

Mikrochemie: Die mit Alkalien entstehende Rotfärbung im Schnitt ist auf die Emodine zurückzuführen. Schöne Bilder erhält man bei Verwendung alkoholischer Lauge, da hierbei die Emodine nicht sofort in Lösung gehen, sondern als rote Klumpen in den Zellen sichtbar werden. Die Emodine finden sich in allen Parenchymzellen, besonders im Markstrahl. Bei der Mikrosublimation entstehen bei etwa 150—160° gelbe Mikrosublimate, die teils amorph, teils kristallinisch sind und sich mit Kalilauge rot färben. Durch mehrmaliges Umsublimieren erhält man Kristalle.

Prüfung: Verfälschungen mit anthrachinonfreien Rinden sind leicht erkennbar am negativen Ausfall der Reaktion mit Lauge (Prunus padus Traubenkirsche, Alnusarten Erlen). Bornträgersche Reaktion s. S. 248 (Rheum). Rhamnus Purshiana ist wesentlich dicker und besitzt Steinzellen. Rhamnus cathartica verholzte Fasern (Phloroglucin-Salzsäure-Reaktion rot) und sklerosierte Markstrahlzellen in der Nähe der Faserbündel.

Die Wertbestimmung erfolgt wie bei Radix Rhei s. S. 248. Da außer den Emodinen noch andere Stoffe an der Abführwirkung beteiligt sind, kann auch die biologische Wertbestimmung herangezogen werden. Man füttert hierzu Mäuse, die 18 Stunden gehungert haben, mit Pillen, die die zu prüfende Substanz enthalten; nach einigen Stunden werden die Exkremente inspiziert, die normalerweise zusammengeballt, bei Abführwirkung jedoch schmierig oder dünnbreiig sind. Man bestimmt die eben noch wirksame Menge (mehrere Mäuse verwenden!) und kontrolliert mit einem Vergleichspräparat von bekannter Wirkung (Chrysophansäure). Auch am Menschen, der gegenüber den Wirkstoffen 20 mal empfindlicher ist als die Maus, läßt sich die Wertbestimmung leicht durchführen.

Cortex Granati, Granatrinde (*Punica granatum*), Punicaceen.

Die Stamm-, Ast- und Wurzelrinde besteht aus flachen bis rinnenförmigen, außen graugelben Stücken. Rinde der Achsen besitzt Lentizellen und Flechten, die der Wurzeln Borke, die z. T. abgefallen ist. Der Bruch gelblich, glatt, da keine Fasern vorhanden. Mit der Lupe tangentiale Streifen erkennbar (kristallführende Zellschichten). Die Erkennung der Schnittdroge ist durch diese Kennzeichen leicht gemacht. Geschmack zusammenziehend, kaum bitter.

Unter dem Mikroskop: Kork mit an den Innenwänden stark verdickten Zellen. Phelloderm relativ breit, bestehend aus tangential gestreckten Zellen, in denen sich zuweilen Oxalateinzelkristalle finden. In der primären Rinde große, meist einzeln liegende, stark verdickte, geschichtete Steinzellen. Die sekundäre Rinde zeigt häufig, besonders bei Achsenrinden, charakteristische, trichterförmig erweiterte primäre und dazwischen zahlreiche einreihige, sekundäre Markstrahlen. In den Bast-

strahlen finden sich in tangentialen Reihen ein bis zwei Lagen oxalat-
drusenführender Zellen, dazwischen zwei bis drei Lagen drusenfreie
Zellen, Oxalateinzelkristalle seltener. Auf diese Weise entsteht eine
Art Felderung. Bastfasern fehlen. Stärkekörner ziemlich klein in allen
kristallfreien Zellen. Von der Wurzelrinde ist die Borke abgefallen, es
fehlen daher die primäre Rinde mit den Steinzellen und auch die
trichterförmigen, primären Markstrahlen. Den Abschluß nach außen
bildet der innerste Korkstreifen der Borke. Der Längsschnitt zeigt, daß

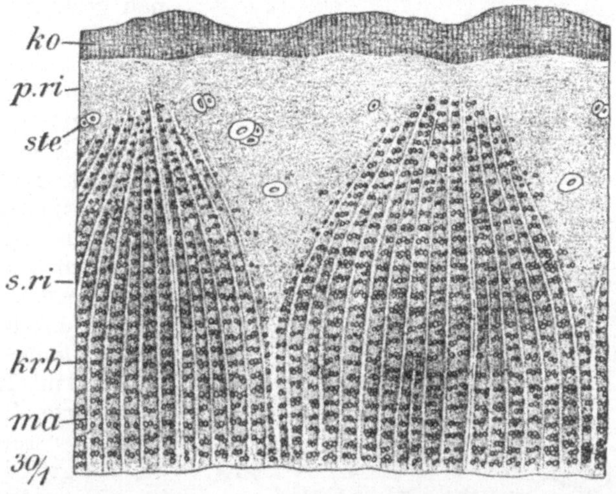

Abb. 228. Cortex Granati, Lupenbild ($^{30}/_1$). *ko* Kork, *p.ri* primäre Rinde, *ste* Steinzellen, *s.ri* sekundäre Rinde, *krb* tangentiale Binden von Drusen führendem Parenchym, *ma* Markstrahlen. (GILG.)

die kristallführenden Zellen, im Gegensatz zu den stärkeführenden langgestreckten Parenchymzellen isodiametrisch sind, so daß die drusenführenden Zellen wie Kristallzellreihen aussehen.

Pulverdroge: Viele kleine Stärkekörner und Gewebsfragmente mit
langgestreckten, zuweilen schwach getüpfelten, stärkehaltigen Zellen
abwechselnd mit drusenführenden Zellreihen, seltener Einzelkristalle.
Korkschüppchen mit scharf polygonalen Zellen in der Aufsicht, Verdickung hierbei nicht sichtbar, höchstens an einzeln liegenden Korkzellen. Steinzellen selten. Mit Eisenchlorid färben sich alle Pulverteilchen blauschwarz (Gerbstoff).

Mikrochemie: Der in großer Menge vorhandene Gerbstoff ist an der
blauschwarzen Färbung mit Eisenchlorid erkennbar. Die Alkaloide
lassen sich durch Fällung mit MAYERS Reagens im salzsauren Auszug
nachweisen.

Prüfung: Fremde Drogen, die keine Gerbstoffe enthalten, sind abgesehen von der abweichenden äußeren Form an dem Ausbleiben der
Blauschwarzfärbung durch Eisenchlorid erkennbar.

Alkaloidbestimmung nach Ph. Helvet.: Vorbehandlung der gerb-
stoffreichen Droge wie bei Cort. Chinae mit Säure. Alkalisieren mit
Natronlauge zur Spaltung der Alkaloidtannate, Extraktion mit $CHCl_3$,

Klären mit Talkum. Direkte Titration mit 0,1 n HCl wie bei Cort. Chinae. Methodik: 6 g Granatrindenpulver werden in einer Arzneiflasche von 75 ml Inhalt mit einer Mischung von 5 ml verd. (12,5%iger) HCl und 10 ml Wasser während 10 Minuten in ein kochendes Wasserbad gestellt und nach dem Erkalten mit 60 g CHCl₃ kurz durchgeschüttelt. Nach Zusatz von 5 ml 15%iger NaOH wird 10 Min. kräftig geschüttelt, 1 g Traganthpulver zugesetzt und wiederum geschüttelt. Abgießen von 40 g der Chloroformlösung (= 4 g Droge) durch Watte in einen Erlenmeyerkolben von 100 ml Inhalt mit Glasstopfen, Zugabe von 20 ml Wasser und 10 bis 14 gtt Methylrotlösung und Titration mit 0,1 nHCl bis zur Rosafärbung der wässerigen Schichte, dabei ist kräftig umzuschütteln und kurze Zeit stehen zu lassen. 1 ml 0,1 nHCl = 0,0148 g Alkaloide. Prozentgehalt = ml 0,1 nHCl × 0,37.

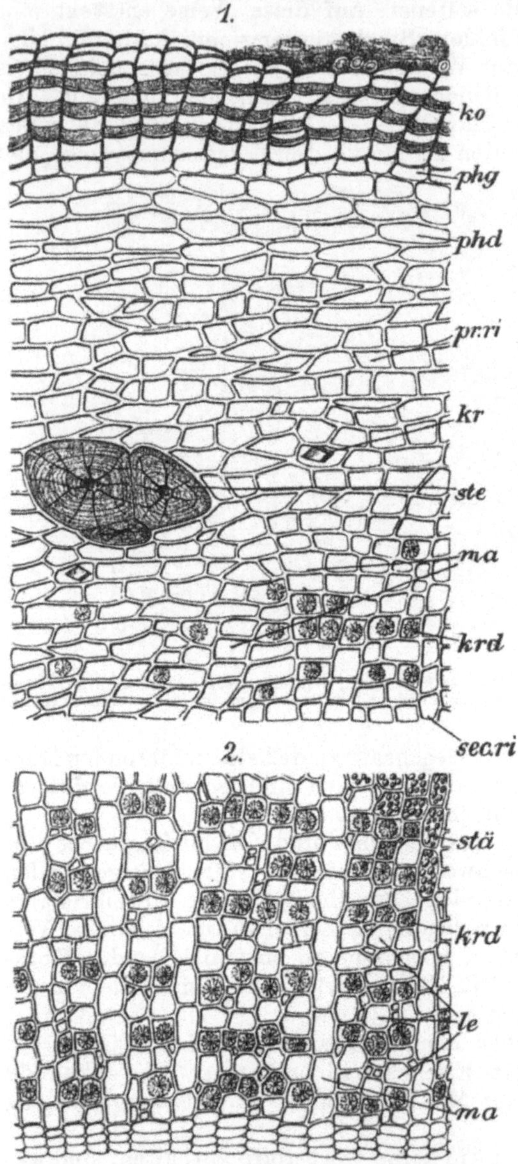

Abb. 229. Cortex Granati, Querschnitt. *1.* Schnitt durch die primäre und den äußersten Teil der sekundären Rinde. *2.* Schnitt durch die innerste Partie der sekundären Rinde. *ko* Kork, *phg* Phellogen, *phd* Phelloderm, *pr.ri* primäre Rinde, *kr* Einzelkristall, *ste* Steinzellennest, *ma* Markstrahlen, *krd* Oxalatdrusen, *sec.ri* sekundäre Rinde, *stä* Stärkeinhalt einiger Zellen gezeichnet, sonst weggelassen, *le* Siebstränge. (Vergr. 225 fach.) (GILG.)

Cortex Quebracho, Quebrachorinde (*Aspidosperma Quebracho*), Apocynaceen.

Gegen 3 cm dicke, mit zerklüfteter Borke bedeckte, meist flache Rindenstücke mit gelblicher, längsstreifiger Innenseite. Am Querschnitt deutlich zwei

Teile erkennbar: der gelbliche innere Teil, die Rinde und der rotbraune äußere Teil, die Borke; am ganzen Querschnitt helle Körner (Steinzellennester) sichtbar, in der Borke außerdem noch tangentiale, helle Streifen unter der Lupe erkennbar (Korkbänder).

Unter dem Mikroskop besteht die Droge nur aus sekundärer Rinde. In der Borke Peridermstreifen, wellig verlaufend, eingelagert. Im übrigen gleich gebaut wie der innere Teil der Rinde: Steinzellennester mit geschichteten, stark ver-

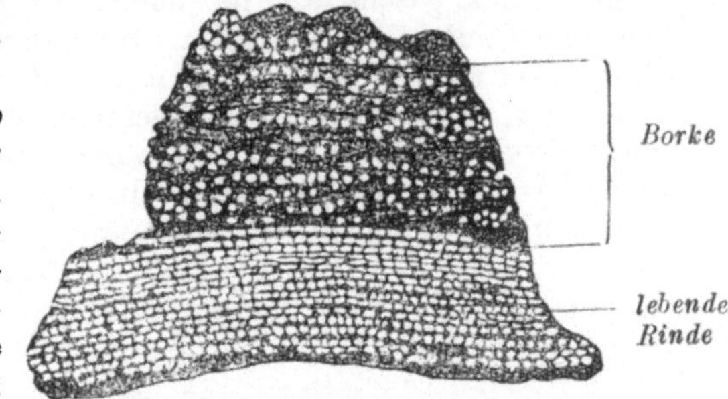

Abb. 230. Querschnitt der Quebracho-Rinde. (Natürl. Größe.)

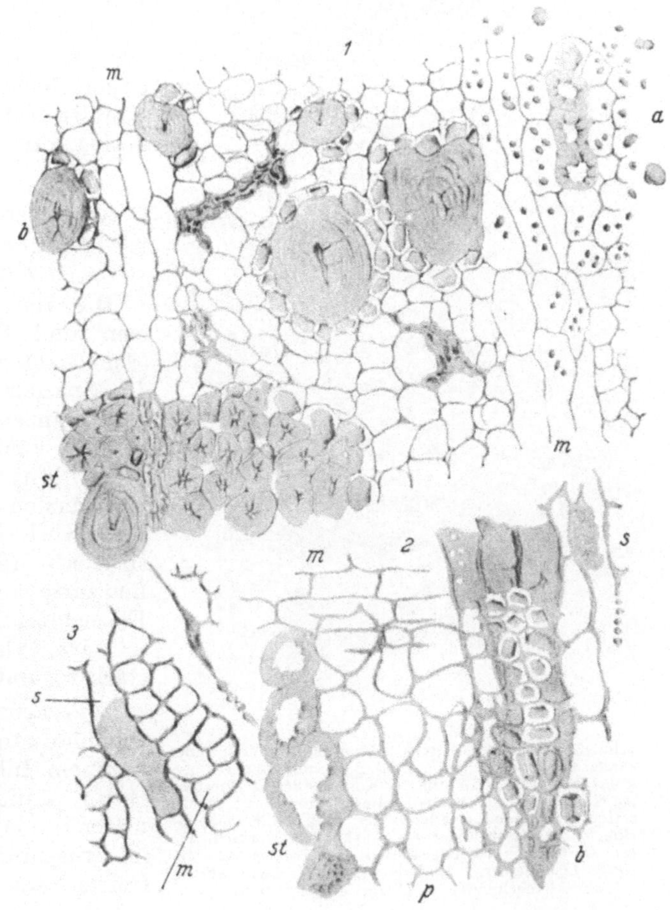

Abb. 231.
Cortex Quebracho.
1. Sekundäre Rinde im Querschnitt; *b* isolierte Bastfaser, *st* Steinzellengruppe mit sklerosiertem Markstrahl, *m* Markstrahl, *a* Stärkekörnchen. *2.* Radialschnitt; *m* Markstrahl, *st* Steinzellen, *b* Bastparenchym, *s* Siebröhren, *b* Bastfaser von Kristallen bedeckt, *3.* Tangentialschnitt, *s* Siebröhren, *m* Markstrahl. (Vergr. 80 fach.)

dickten Steinzellen, von Einzelkristallen umgeben; die darin vorbeilaufenden, meist dreireihigen Markstrahlen sind in deren Nähe sklerosiert, d. h. in verdickte, getüpfelte Zellen umgewandelt. Bastfasern einzelstehend, dick, geschichtet, mit punktförmigem Lumen, umgeben von
Zellen mit Oxalateinzelkristallen. Im Längsschnitt sind die Fasern
völlig bedeckt von solchen Einzelkritallen. Keratenchym gelblich, deutlich sichtbar, in der Borke rötlich gefärbt, Stärke in Parenchymzellen.

Pulverdroge: Auffällig sind die spindelförmigen, mit Kristallen bedeckten Fasern, ferner Steinzellen, Kork und Einzelkristalle, Stärke.

Schnittdroge: gelbliche bis rotbraune, grobfaserige bis bröckelige
Fragmente mit eingesprengten, hellen Punkten (Steinzellennester), an diesen leicht zu erkennen. (Rhabarberfragmente besitzen diese nicht und würden mit Alkalien eine Rotfärbung ergeben.)

Mikrochemie: Vanillinsalzsäure färbt das gesamte Parenchym, besonders die Markstrahlen rot. (Phloroglucinderivate im Gerbstoff.)

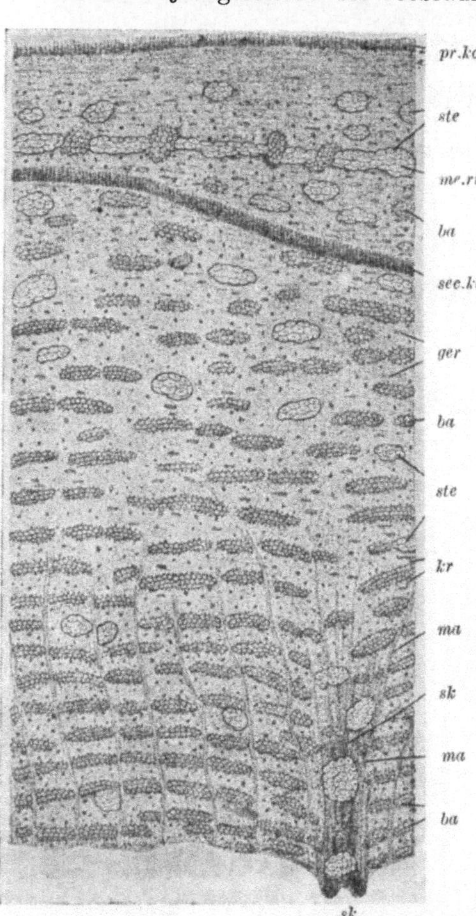

Abb. 232. Cortex Quercus. Querschnitt durch eine
junge Spiegelrinde, bei der die Borkenbildung erst beginnt, *bo* Borke, *pr.ko* primärer Kork, *ste* Steinzellnester,
me.ri gemischter (d. h. aus Bastfaserbündeln und Steinzellen bestehender) mechanischer Ring, Sklerenchymring, *ba* Bastfaserbündel, *sec.ko* sekundäre Korkschicht,
ger Gerbstoff führende Zellen, *ba* Bastfaserbündel,
ste Steinzellnester, *kr* Kristalle, *ma* Markstrahlen,
sk Sklerenchymleiste. (Vergr. 30 fach.) (GILG.)

Cortex Quercus, Eichenrinde
(*Quercus robur, Q. petraea*),
Fagaceen.

Die von dünneren Stämmen und Stockausschlägen
(Schälwaldbetrieb) stammende Spiegelrinde ist außen
glatt glänzend, hellgrau (Lentizellen sind selten), innen
braun, längsstreifig mit vorspringenden Leisten. Unter
dem Kork eine feine Linie
sichtbar (Sklerenchymring)
und zarte tangentiale Bänder.
Eisenchloridlösung färbt blauschwarz. Geschmack bitter,
stark zusammenziehend.

Unter dem Mikroskop: Kork
aus dünnwandigen Zellen mit
braunem Inhalt, Phelloderm
etwas verdickt. In der primären Rinde Steinzellennester
in drusenführenden, stärkefreiem Parenchym. Praktisch

an der Grenze der primären und sekundären Rinde liegt der gemischte Sklerenchymring. Die nach der Sprengung des primären Faserrings eingeschobenen Parenchymzellen sind sklerosiert, so daß — wie beim Zimt

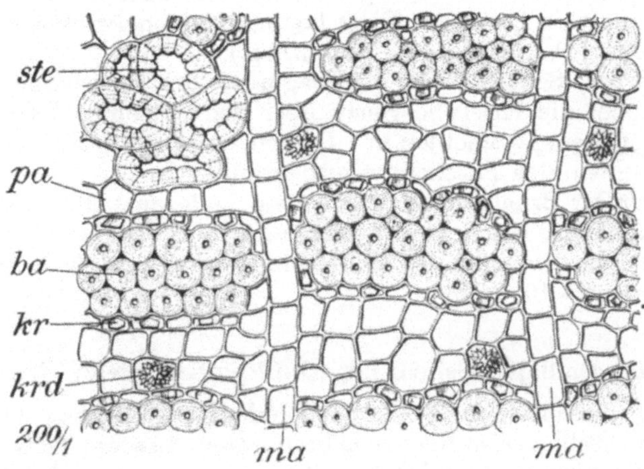

Abb. 233. Cortex Quercus. Stück aus dem Querschnitt durch die sekundäre Rinde mit Steinzellen *ste*, Bastfasern *ba*, Markstrahlen *ma*. *kr* Einzelkristalle der Kristallzellreihen. *krd* Oxalatdrusen. (Vergr. 200 fach.) (GILG.)

(s. Abb. 224) — ein Ring von Steinzellen und Faserbündeln mit Einzelkristallen entstanden ist. Sekundäre Rinde (besonders innen) mit einreihigen Markstrahlen und in tangentialen Reihen stehende, längliche

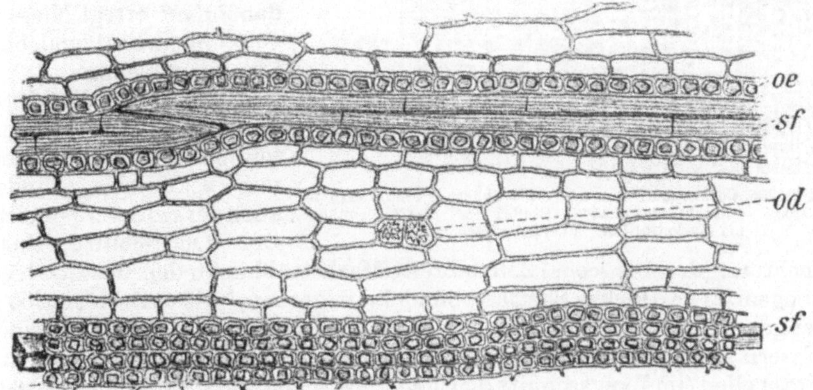

Abb. 234. Cortex Quercus, Längsschnitt. *sf* Bastfasern, begleitet von den mit Einzelkristallen erfüllten Kristallzellreihen (*oe*), *od* Calciumoxalatdrusen. (Vergr. 165 fach.) (MEZ.)

Bastfaserbündel mit Kristallzellreihen (Einzelkristalle). Zwischen diesen Bastparenchym mit wenig deutlichen Siebröhrengruppen. Im äußeren Teil der sekundären Rinde sind die Faserbündel schütterer, dafür jedoch die Steinzellennester, die regellos verteilt und mit Einzelkristallen umgeben sind, häufiger. Steinzellen mit zahlreichen, oft verzweigten Tüpfeln und bei alten Rinden mit braunem Inhalt (Phlobaphene). Im Parenchym Zellen mit gelbbraunem Inhalt (Gerbstoff), Oxalatdrusen. Stärke wenig. Zuweilen erkennt man am Querschnitt nach innen vorspringende Höcker, die aus markstrahlartig verlaufendem Parenchym mit großen Steinzellennestern bestehen. Diese bedingen die makroskopisch auf der Innenseite sichtbare Leiste (s. Abb. 232 *sk*).

Pulverdroge: Sehr auffällig die Fragmente der Faserbündel mit Kristallen, wobei die Kristalle genau über den einzelnen Fasern liegen. Korkschüppchen, Parenchym mit Drusen, stark getüpfelte Steinzellen, z. T. ebenso wie das Parenchym mit braunem Inhalt.

Schnittdroge: Bruchstücke mit glattem, hellgrauem Kork, stark faserigem Bruch. Mit Eisenchlorid dunkle Färbung (Gerbstoff).

Prüfung: Bestimmung des Adstriktionswertes (s. S. 385). Man erhält Werte von etwa 10.

Cortex Quillajae, Seifenrinde (*Quillaja Saponaria*), Rosaceen.

Flache, plattenartige, weißliche Rindenstücke, außen grob längsstreifig und stellenweise Reste des braunroten, äußeren Teils der Rinde sichtbar, Querbruch stark faserig-splitterig, im inneren Teil glatt. Die zähe Rinde leicht in dünne Platten spaltbar. Mit der Lupe an allen Teilen glitzernde Oxalatkristalle zu sehen. Innenseite glatt, stark stäubender Bruch; das Pulver erregt Niesen. Geschmack kratzend, bitter und schleimig.

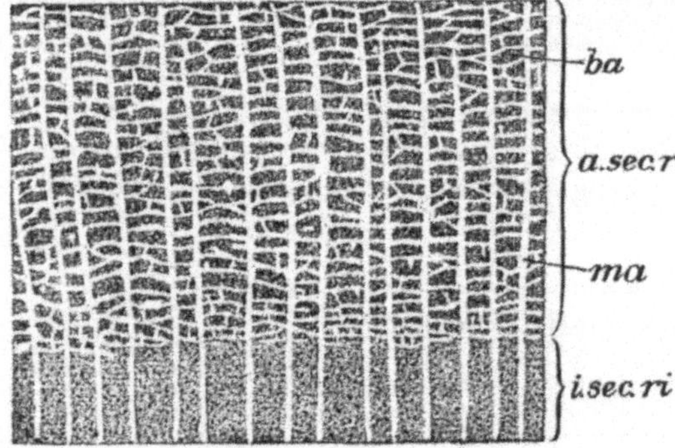

Abb. 235. Cortex Quillajae. *a.sec.ri* = äußere sekundäre Rinde. *i.sec.ri* = innere sekundäre Rinde, *ba* Bastfaserbündel, *ma* Markstrahlen. (Vergr. 15fach.) (GILG.)

Unter dem Mikroskop: Praktisch findet sich infolge Borkenbildung nur sekundäre Rinde, auch der Kork fehlt meist. Der Querschnitt zeigt mehrere, (drei bis sechs) Zellen breite Markstrahlen, in den Baststrahlen tangential gestreckte Bastfaserbündel mit großen, prismatischen, 200 μ langen Einzelkristallen, die auch sonst im Bastparenchym verteilt sind. Fasern stark verdickt, unregelmäßig knorrig, daneben auch getüpfelte Stabzellen (im Längsschnitt deutlich). Zwischen den Faserbündeln Bastparenchym und Siebröhrengruppen, wobei hier ausnahmsweise die einzelnen Siebröhren als solche sichtbar sind, besonders im inneren Teil der Rinde, der frei von Fasern ist. In der Nähe der Faserbündel sind einzelne Parenchymzellen verdickt und getüpfelt, die benachbarten Zellen der Markstrahlen sind in Steinzellen umgewandelt. Stärke im Parenchym.

Pulverdroge: Im hellen Pulver sind zahlreiche Faserbündelfragmente mit kurzen knorrigen Bastfasern, ferner die großen, prismatischen

Einzelkristalle und deren Bruchstücke charakteristisch. Parenchym mit Stärkekörnern, selten Stabzellen und getüpfelte Markstrahlen. Markstrahlengewebe in radial- und tangentialer Ansicht zusammen mit Fasern und Parenchymzellen.

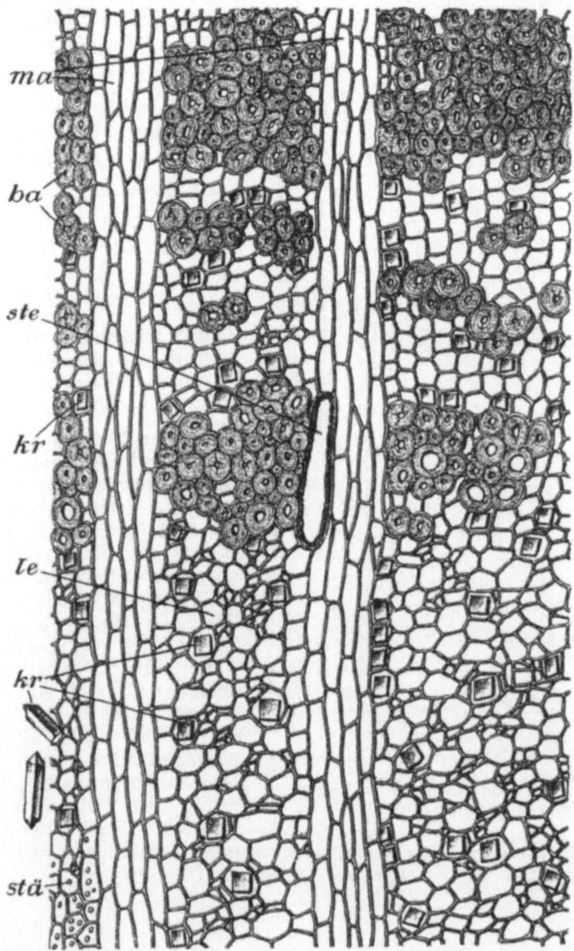

Abb. 236. Cortex Quillajae, Querschnitt. *ma* Markstrahlen, *ba* Bastfaserbündel, *ste* Steinzelle (sklerosierte Markstrahlzelle), *kr* Kristalle, *le* Siebgruppen, *stä* Stärkeinhalt einiger Parenchymzellen angedeutet. — Der Schnitt verläuft an der Grenze zwischen äußerer und innerer sekundärer Rinde. (Vergr. 175 fach.) (GILG.)

Schnittdroge: Kleine, rechteckige bis quadratische Stückchen, hell bis bräunlich, glatt oder aufgerauht faserig, in der Fläche spaltbar, mit faserigem, stäubendem Bruch (Niesen erregend).

Mikrochemie: Infolge des hohen Gehaltes an wirksamen Saponinen erhält man beim Einlegen in Blutgelatine rasch einen breiten hämolytischen Hof. LAFONS Reagens (ein Gemisch gleicher Teile Alkohol und konzentrierter Schwefelsäure) gibt beim Erwärmen im Schnitt eine Rotfärbung der saponinhaltigen Zellen.

Prüfung: Im Pulver dürfen englumige Steinzellen (Simarubarinde) und Gefäßbruchstücke (Holz einer Sterculiaart oder der Stammpflanze selbst nicht vorhanden sein. Die Simarubarinde würde sich auch sofort durch den äußerst bitteren Geschmack verraten. Die Bestimmung des hämolytischen Index ergibt Werte von etwa 3000 (auch mehr). Die Schaumzahl etwa 3000.

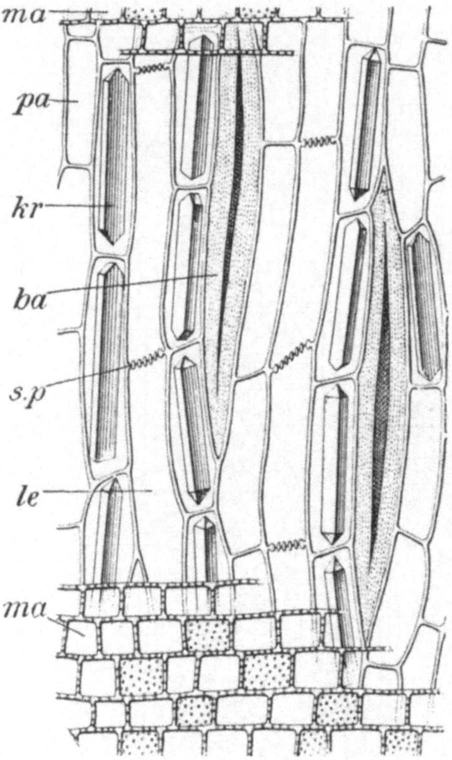

Abb. 237. Cortex Quillajae. Radialer Längsschnitt. *ma* Markstrahl, *pa* Siebparenchym, *kr* Kristalle, *ba* Bastfasern, *s.p* Siebplatte einer Siebröhre (*le*). (Vergr. 200 fach.) (GILG.)

Cortex Rhamni Purshianae, Cascara sagrada, Amerikanische Faulbaumrinde (*Rhamnus Purshiana*), Rhamnaceen.

Gegen 2—3 mm dicke, rinnenförmige Rinde mit graubraunem Kork und spärlichen Lentizellen (zuweilen von Flechten bewachsen) und brauner Innenseite, Bruch weichfaserig. Die Rinde ist etwa doppelt so dick und beiderseits heller als die Frangula, gibt jedoch ebenso wie diese die Rotfärbung nach Zusatz von Lauge (Oxymethylanthrachinone). Unter dem Mikroskop unterscheidet sie sich von der Frangula lediglich durch große Steinzellennester, die von Einzelkristallen umgeben sind. Auch sind hier die Markstrahlen breiter, drei- bis fünfreihig. Im Pulver finden sich zusätzlich Steinzellen. In Teegemischen am meist grauen Kork, der braunen, feinlängsstreifigen Innenseite und der Reaktion mit Lauge zu erkennen.

Cortex Salicis, Weidenrinde (*Salix-Arten*), Salicaceen.

Sehr dünne (um 1 mm) röhrenförmige, zähe, biegsame Rinde, außen graubraun glatt, innen gelbbraun, von faserigem Bruch — Geschmack, bitter, zusammenziehend. Unter der Epidermis wenige Korklagen, primäre Rinde, dünnwandiges Parenchym mit Stärke und Chlorophyll, sekundäre Rinde mit einreihigen Markstrahlen Bastfaserbündeln und Kristallkammerfasern. Keratenchym.

Schnittdroge: Dünne, ringförmig eingerollte, zähe Rindenstückchen mit glatter glänzender Außenseite und brauner, längsgestreifter Innenseite. Nachweis des Glykosids Salicin; Das Drogenpulver wird mit Emulsin und Wasser angerührt, nach 24 stündigem Stehen wird vorsichtig im Exsicator getrocknet und das gebildete Saligenin (Salicylalkohol) bei 70—80° sublimiert, es entstehen tafelförmige Kristalle. (Mikro-Fp 85—86°).

Cortex Viburni prunifolii, Amerikanische Schneeballrinde (*Viburnum prunifolium*
Caprifoliaceen.

Röhrenförmige bis flache Rinnen von 1—2 mm Dicke, außen bräunlich, glänzend, z. T. mit runden Lentizellen, oder netzig zerrissenem, borkigen Kork, innen rotbraun mit anhaftenden Holzsplittern (charakteristisch für Viburnum), Querbruch eben, körnig mit gelben Punkten (Steinzellen). Geschmack zusammenziehend. In der Schnittdroge Stückchen mit anhaftendem Holz mit Flechten und Korkwarzen an der Außenseite. Unter dem Mikroskop: Dünnwandiger Kork, einzelne Steinzellen in der primären Rinde, an deren Grenze primäre Faserbündel aus stark verdickten Fasern liegen. Bei Borkenbildung nur sekundäre Rinde, in der ein- bis zweireihige Markstrahlen und große Steinzellennester zu finden sind, ferner Drusen und Einzelkristalle. Im Parenchym wenig Stärke und braune Massen, die sich mit Eisensalzen grün färben.

11. Radices und Rhizome, Wurzeldrogen.

Einleitung.

Unterirdische Organe in unseren Drogen.

Man unterscheidet folgende Organe:

1. *Rhizome* sind unterirdische Stammgebilde und tragen Blattorgane, Knospen und Stengel oder deren Narben und weisen z. T. eine Gliederung in Internodien auf. Wir unterscheiden Rhizome von Pteridophyten, Monocotylen und Dicotylen. In den Drogen finden sich Rhizome allein oder mit anhängenden Wurzeln.

2. *Wurzeln,* diese besitzen keine Blattorgane, jedoch Wurzelhaare, die allerdings nicht häufig in den Drogen sichtbar sind. Wir unterscheiden monocotyle und dicotyle Wurzeln.

3. *Knollen* (Tubera) sind lokale Verdickungen von Rhizomen oder Wurzeln. Es handelt sich um Speicherorgane, in denen das parenchymatische Gewebe weitaus überwiegt.

4. *Zwiebel* (Bulbus) besteht aus einem Zwiebelkuchen (Rhizom) und den Zwiebelschuppen (Niederblätter des Rhizoms), die der Nahrungsspeicherung dienen und metamorphosierte Blätter sind. Aus dem Zwiebelkuchen entwickelt sich der Sproß.

Im folgenden ist der Bau der Rhizome und Wurzeln eingehender beschrieben.

Rhizome und Stammgebilde.

Die Pteridophytenrhizome besitzen im Grundgewebe, das von Metaderm (verdickte, axial gestreckte, das Periderm ersetzende Zellen) umgeben ist, hadrozentrisch gebaute Gefäßbündel (s. unten) eingebettet, von denen jedes einzelne von einer Endodermis umschlossen ist (Filix mas, Polypodium).

A. *Die monocotylen Rhizome* besitzen am Querschnitt ein von Periderm oder Epidermis umgebenes Grundgewebe. Darin liegt der Zentralcylinder (Leitbündelzylinder), umschlossen von der Endodermis, der Gefäßbündelscheide (s. Abb. 240). Diese stellt einen Zylindermantel aus lückenlos aneinanderschließenden, prismatischen, gestreckten Zellen

där, dessen Wand nur eine Zelle stark ist. Am Querschnitt sieht man daher einen Ring aus häufig tangential gestreckten Zellen, deren Radialwände infolge Korkeinlagerung als stark lichtbrechende Streifen (sog. *Caspary*'sche Streifen) erscheinen.
In Wirklichkeit läuft das verkorkte Band rund um die Endodermiszelle (s. Abb. 238). Bei einigen Rhizomen

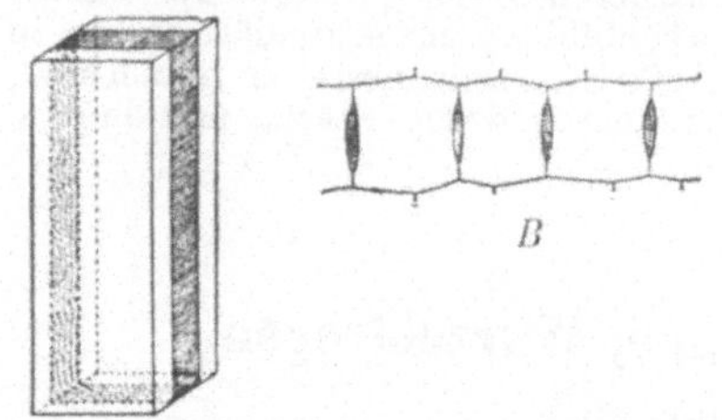

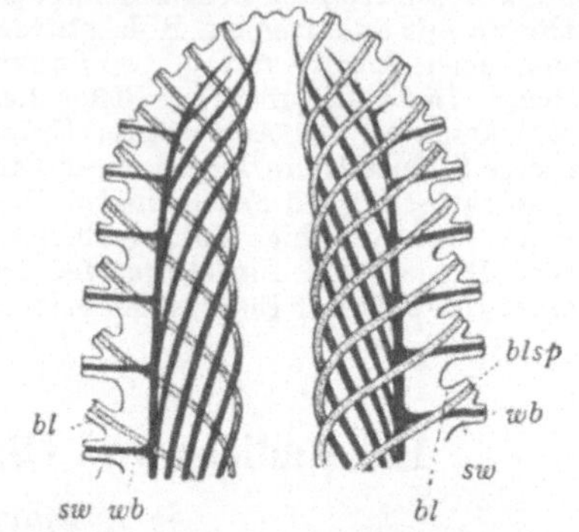

Abb. 238. *A* Schematische räumliche Darstellung einer Endodermiszelle mit dem CASPARYschen Streifen in den radialen Zellwänden. *B* Endodermis im Querschnitt. (STRASSBURGER.)

Abb. 239. Schematischer Längsschnitt durch ein monocotyles Rhizom (Veratrum). *bl* Blätter, *blsp* Blattspuren, *sw* Adventivwurzeln, *wb* Wurzelbündel. (KARSTEN-WEBER.)

wird die Endodermis später oft U-förmig verdickt und verholzt. Im Innern der Endodermis befinden sich regellos verteilt die Gefäßbündel, die an der Innenseite der Endodermis angereichert sind. Die wenigen am Querschnitt sichtbaren, außerhalb der Endodermis befindlichen Gefäßbündel sind am Querschnitt häufig oval d. h. schief getroffen, da diese im Begriffe sind, aus dem Zentralzylinder in die Wurzeln oder

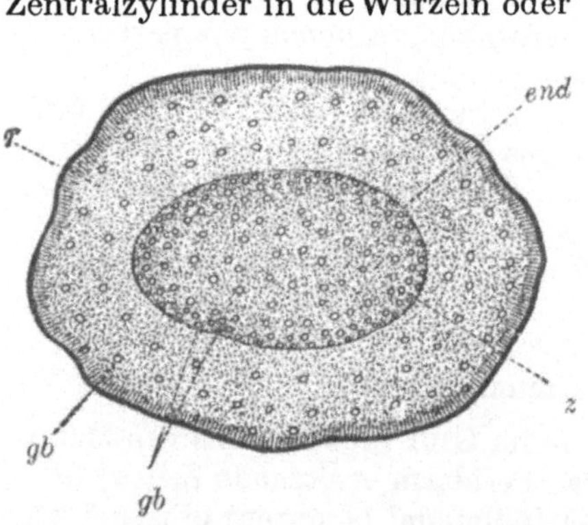

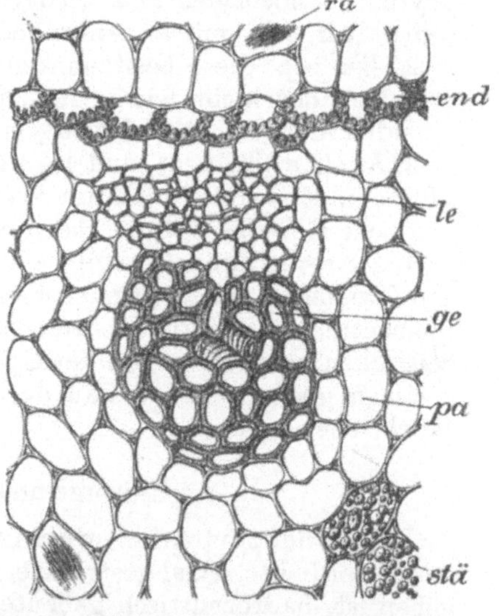

Abb. 240. Querschnitt durch ein monocotyles Rhizom (Calamus). *r* = Rinde (Grundgewebe), *end* = Endodermis, *Gb* = Gefäßbündel, *Z* = Zentralzylinder. (Schwache Vergr.) (GILG.)

Abb. 241. Collaterales geschlossenes Gefäßbündel eines monocotylen Rhizoms (Veratrum) nahe der Endodermis. *ra* Rhaphidenbündel, *end* Endodermis, *le* Siebteil, *ge* Gefäßteil, *pa* Parenchym, *stä* einige Parenchymzellen mit ihrem Stärkeinhalt. (Vergr. 175 fach.) (GILG.)

Blätter auszumünden (s. Abb. 240). Die Gefäßbündel der monocotylen Rhizome sind geschlossen, besitzen also kein Cambium und zeigen folgende Typen:

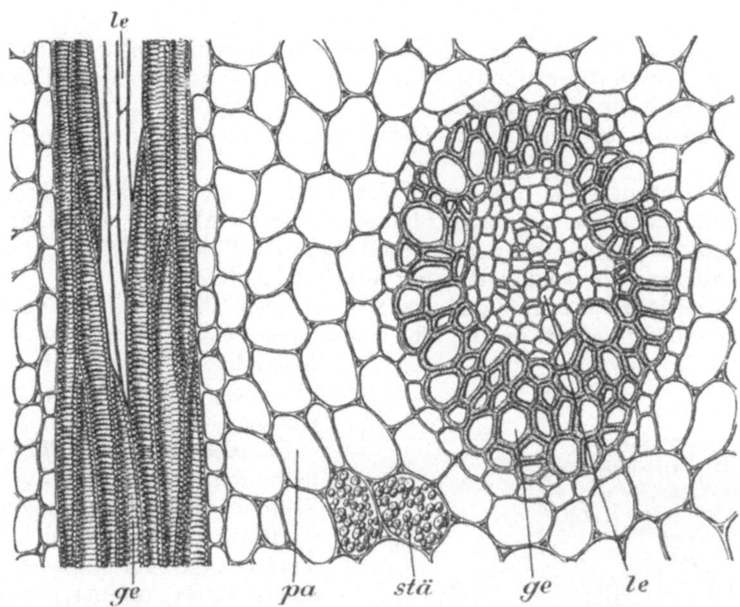

Abb. 242. Conzentrisches (leptozentrisches) Gefäßbündel eines monocotylen Rhizoms (Veratrum). Rechts in Querschnitt, links im Längsschnitt. (Bezeichnung wie oben). (Vergr. 175 fach.) (GILG.)

1. Collaterale (geschlossene) Gefäßbündel: Im runden oder elliptischen Gefäßbündel, das oft von einem Fasermantel umgeben ist, liegen sich der halbkreisförmige Holz- und der Siebteil gegenüber; ersterer ist immer gut erkennbar an den Gefäßröhrchen, der Siebteil hingegen hat recht zartwandige Zellen.

Cambium ist zwischen den beiden *nicht* vorhanden, daher ist das Gefäßbündel geschlossen (s. Abb. 241).

2. Bicollaterale Gefäßbündel besitzen in der Mitte den Holzteil

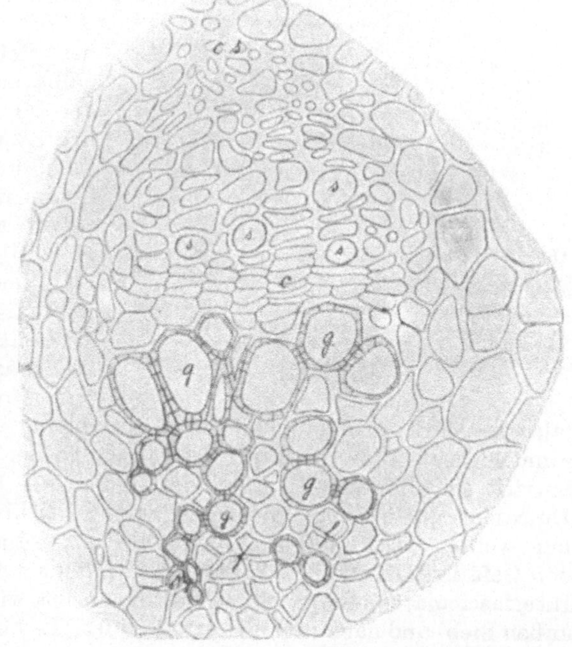

Abb. 243. Collaterales offenes Gefäßbündel einer Dicotylen im Querschnitt. *g* Gefäße, *f* Fasern. *s* Siebröhren. *os* obliterierter Siebteil. *c* Cambium (Rhizoma Podophylli). (Vergr. 212 fach.) (KARSTEN.)

13*

(Xylem) und an zwei gegenüberliegenden Seiten je einen Siebteil (Phloem) Auch diese Bündel besitzen bei den Monocotylen kein Cambium, sind daher geschlossen.

3. Von den conzentrischen Gefäßbündeln unterscheidet man zwei Arten:

a) hadrozentrische mit dem Holzteil (Hadrom, Xylem) im Innern und dem ihn umschließenden Siebteil außen (s. Abb. 274 auf S. 219);

b) leptozentrische mit dem Siebteil (Leptom, Phloem) im Innern und dem ihn umschließenden Holzteil außen (s. Abb. 242).

Den Verlauf der Gefäßbündel im monocotylen Rhizom zeigt der schematische Längsschnitt in Abb. 239. Von monocotylen Rhizomen werden behandelt: Iris, Calamus, Zingiber, Zedoaria, Curcuma, Galanga, Veratrum.

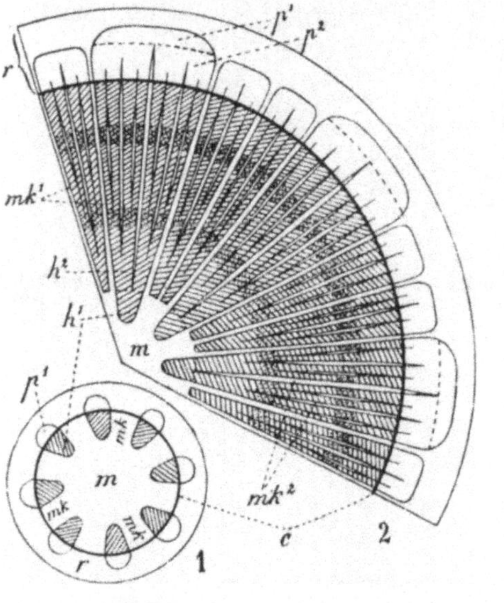

B. *Die dicotylen Rhizome* (Stämme). Die dicotylen Stämme zeigen im Jugendstadium am Querschnitt, in das Grundgewebe eingebettet, einen Kreis offener, meist collateraler Gefäßbündel. Umschlossen wird der Stamm außen von der Epidermis.

In einem *collateralen offenen* Gefäßbündel liegen der halbkreisförmige Holz- und der Siebteil einander gegenüber, zwischen beiden ist ein Cambium angelegt. Außerdem finden sich an den Polen, d. h. außen am Siebteil und am Holzteil häufig Faserbündel als mechanische Gewebe (Abb. 243). Ähnlich gebaut sind die *bicollateralen offenen Gefäßbündel*, bei denen jedoch vom Holzteil nach innen zu

Abb. 244. *1* Schematischer Querschnitt durch einen einjährigen Stengel mit 8 Leitbündeln. *2* Teil des schematischen Querschnittes durch denselben Stengel nach dreijährigem Wachstum, *c* Cambiumring, *m* Mark, *mi* Markverbindungen, *mk*¹ primäre und *mk*² sekundäre Markstrahlen, *h*¹ primäres und *h*² sekundäres Holz (Xylem), *p*¹ primäre und *p*² sekundäre Rinde (Phloëm). (H. POTONIÉ.)

(also im Mark) noch ein Phloemteil aufscheint, so daß von außen beginnend man Phloem, dann Cambium, Xylem und wieder Phloem antrifft (bicollaterale Gefäßbündel finden wir bei Solanaceen, z. B. Dulcamara). Die jungen dicotylen Stämme (Rhizome) entwickeln sich nun weiter — sekundäres Dickenwachstum — indem das Cambium in den Gefäßbündeln seine Tätigkeit aufnimmt und sich außerdem ein Interfascicularcambium bildet, das seinerseits wie das Cambium nach außen Sieb- und nach innen Holzteil bildet. Es entsteht auf diese Weise innerhalb des ununterbrochenen Cambiumringes der geschlossene Holzkörper, außen die Rinde; beide sind von radialen Streifen, den Markstrahlen durchzogen, die primär das zwischen den wachsenden Gefäßbündeln eingeengte — vom Mark im Innern bis an die periphere primäre Rinde reichende — Grundgewebe darstellen. Dieses wird durch Bildung von Parenchymzellen seitens des Interfascicularcambiums nach innen und außen fortgesetzt (primäre Markstrahlen s. Abb. 244). Im Verlauf des weiteren Dickenwachstums produziert das Cambium auch innerhalb der Gefäßbündel plötzlich Markstrahlzellen nach beiden Seiten. Diese Markstrahlen reichen dann nicht ganz ins Mark bzw. in die primäre Rinde und werden als sekundäre bezeichnet. Einen Stammquerschnitt zeigt Abb. 245.

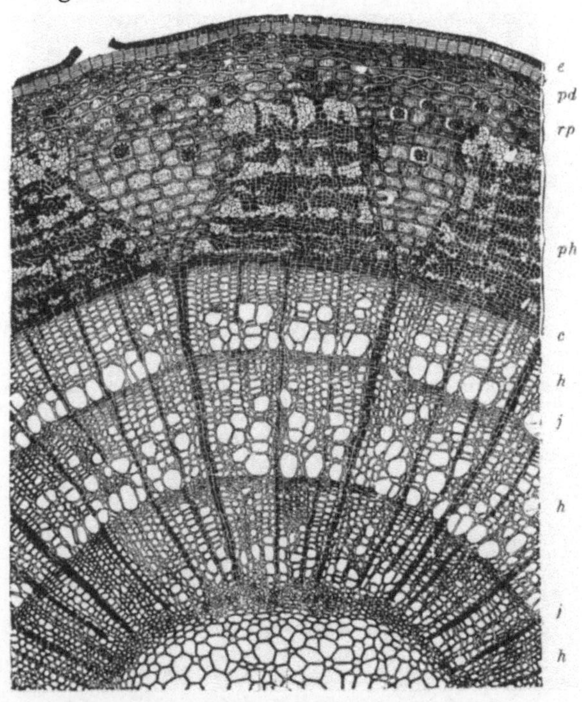

Abb. 245. Teil des Querschnittes durch einen dreijährigen Lindenzweig. *e* Epidermis, *pd* Periderm, *rp* primäre Rinde, *ph* sekundäre Rinde (Phloëm), *c* Cambium, *h* Holz, j Grenze der Jahresringe. (Schwach vergr.) (Nach KNY.)

In unseren Drogen kommt nur ein einziger oberirdischer, dicotyler Stamm vor: Dulcamara s. Abb. 250. Dieser hat bicollaterale Gefäßbündel, es findet sich daher auch innerhalb des Holzkörpers — im Mark — noch Siebteil. Alle anderen dicotylen Stammgebilde in unseren Drogen sind Rhizome = unterirdische Stämme. Sie besitzen daher im Innern des durch sekundäres Dickenwachstum entstandenen, mehr oder weniger kompakten Holzkörpers ein *Mark*, bestehend aus lockeren, parenchymatischen Zellen, an welchen dieses schon makroskopisch zu erkennen ist. Es gibt auch dicotyle Rhizome, bei denen das Cambium nur beschränkte Tätigkeit aufweist und das Interfascicularcambium überhaupt nicht in Aktion tritt. In einem solchen Rhizom sind die einzelnen collateralen Gefäßbündel noch in der Form ihres Jugendstadiums erhalten, z.B. bei Rhizoma Podophylli (s.Abb.246).

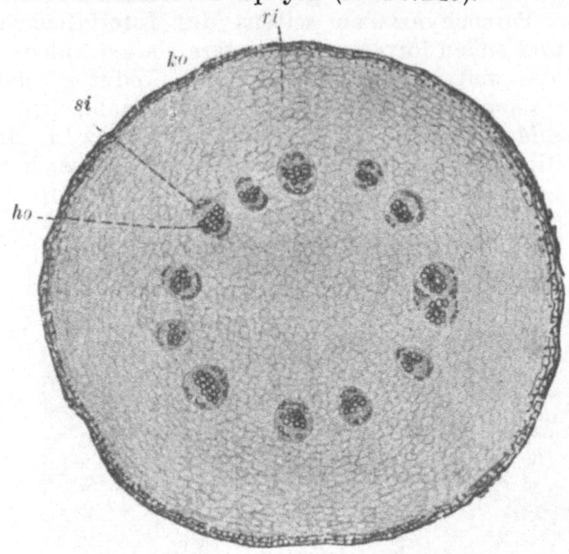

Abb. 246. Querschnitt durch ein dicotyles Rhizom mit geringer Tätigkeit des Interfascicularcambiums. Die einzelnen collateralen Bündel wie im Jugendstadium des Rhizoms (Stengels) erhalten.
ko Korkschicht. *ri* Rinde. *ho* Holzteil. *si* Siebteil. (Podophyllum.) (OLTMANNS.)

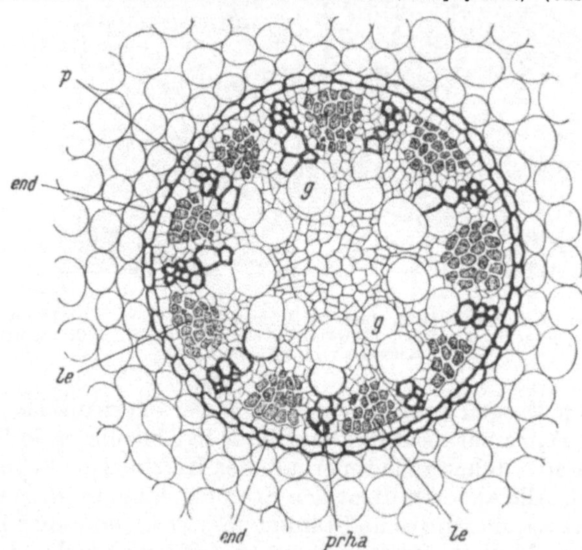

Abb. 247. Querschnitt durch ein radiäres (polyarches) Gefäßbündel (den Zentralcylinder) einer
monocotylen Wurzel (Calamus). Beschriftung wie Abb. 249. (MOELLER.)

Wurzeln, Radices.

Im allgemeinen Bauplan stimmen junge monocotyle und junge dicotyle Wurzeln überein. Am Querschnitt sieht man eine Epidermis, evtl.

mit Wurzelhaaren (die Epidermiszellen sind hierbei zu Haaren ausgewachsen) und im Grundgewebe aus Parenchymzellen den Zentralcylinder, ein von einer Endodermis umgebenes, radiäres Gefäßbündel. Bei einem solchen wechselt Holz- und Siebteil ab, so daß eine Anzahl

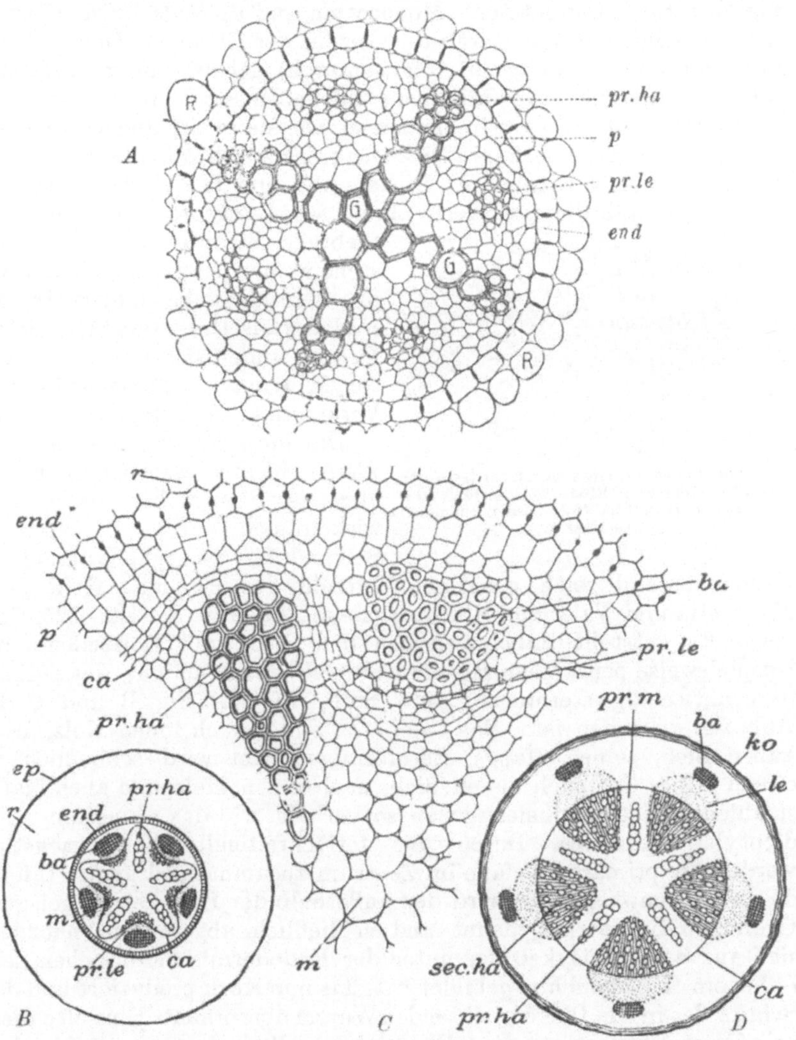

Abb. 248. Dicotyle Wurzel.

Dickenwachstum der Wurzel. *A*. Querschnitt durch das radiäre, tetrarche Gefäßbündel einer dikotylen jungen Wurzel ohne Cambialtätigkeit. (STRASSBURGER.)

B. Querschnitt durch eine junge Wurzel mit pentarchem Gefäßbündel und beginnender Cambialtätigkeit (sternförmiges Cambium).

C. Ein Sektor aus dem Gefäßbündel von Abb. *B*. stärker vergrößert.

D. Eine weiterentwickelte etwas ältere Wurzel; das sternförmige Cambium ist kreisförmig geworden, sekundäres Hadrom und Leptom gebildet. (Vergr. 160 fach.)) (GILG.)

Zeichenerklärung; *ep* Epidermis, *R, r* Rinde, *end* Endodermis, *p* Pericambium = Pericykel, *ca* Cambium, *pr ha* primäres Hadrom, *sec ha* sekundäres Hadrom, *pr le* primäres Leptom.

le sekundäres Leptom, *ba* Bastfasern, *pr m* primärer Markstrahl. *g* Gefäße.

von Strahlen entstehen. Die Zellreihe knapp unterhalb der Endodermis heißt Pericykel oder Pericambium. Von ihm nehmen die Gefäße bei Verzweigungen der Wurzel ihren Ausgang. Auch spielt das Pericykel beim Dickenwachstum der dicotylen Wurzeln eine Rolle, da aus ihm das Korkcambium entsteht. Monocotyle und dicotyle junge Wurzeln unterscheiden sich nur durch die Anzahl der Strahlen. Dicotyle sind zwei- bis siebenstrahlig (di- bis heptarch) gebaut, monocotyle sind polyarch, besitzen jedenfalls mehr als sieben Strahlen.

Die *monocotylen Wurzeln* bleiben so, wie sie in der Jugend angelegt wurden und ändern auch ihre Dicke makroskopisch kaum (Sarsaparilla), sie besitzen kein sekundäres Dickenwachstum (s. Abb. 247). Im Zentrum, innerhalb der im Kreise abwechselnd angeordneten Holz- und Siebteile befindet sich Mark, bestehend aus den gleichen Zellen wie das Grundgewebe außerhalb der Endodermis. Unter den behandelten Drogen finden sich nur zwei monocotyle Wurzeln: Sarsaparilla und Veratrum (s. Abb. 310 u. 311).

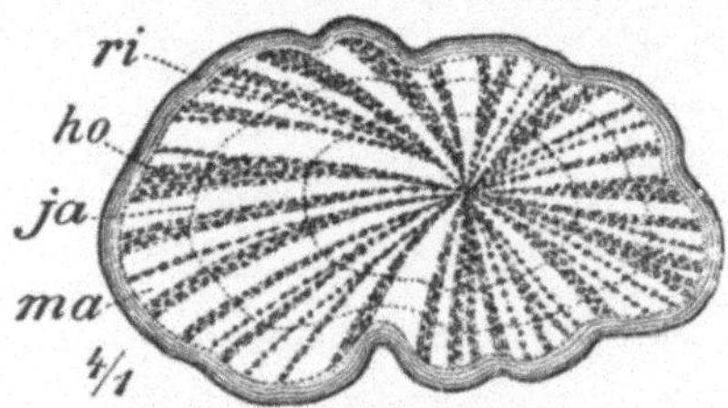

Abb. 249. Lupenbild eines Querschnittes durch eine ältere Wurzel. *ri* Rinde, *ho* Holz, *ja* Jahresringe. *ma* Markstrahlen (⁴/₁.) (Radix Ononidis.) (GILG-BRANDT.)

Die *dicotylen Wurzeln* (s. Abb. 248 A) bleiben zumeist nicht im Jugendstadium stehen, sondern entwickeln sich weiter. Als typisches Beispiel für dicotyle Wurzeln im Jugendzustand seien genannt: Wurzeln des Primula, Helleborus, Hydrastis und Valeriana-Rhizoms (siehe die Abb. S. 242, 225, 226, 260). Es entsteht dabei zwischen den Sieb- und Holzteilen eines beispielsweise pentarchen radiären Bündels ein Cambium, das anfangs naturnotwendig sternförmig sein muß, wie auf Fig. B und C der Abb. 248 zu sehen ist. Das Cambium bildet nach innen Holz, nach außen Sieb, seine anfangs sternförmige Form wird schließlich zu einem Ring, der nach außen Sieb, nach innen Holz und auch Markstrahlen bildet, und sich genau so verhält wie das Cambium eines dicotylen Stammes. Durch das fortschreitende Dickenwachstum werden die primären Gefäße im Zentrum zusammengedrängt. Infolge dieses Dickenwachstums wird das außerhalb der Endodermis gelegene Grundgewebe stark gedehnt und schließlich abgeworfen, nachdem sich aus dem Pericykel, der unter der Endodermis befindlichen Zellreihe, ein Korkcambium gebildet hat, das nun Kork produziert und den Schutz der in die Dicke wachsenden Wurzel übernimmt. Eine alte dicotyle Wurzel gleicht auf diese Weise einem alten dicotylen Stamm fast völlig. Unterscheiden lassen sich beide dadurch, daß der Stamm (Rhizom) ein makroskopisch sichtbares Mark besitzt (s. Abb. 244, 245), die Wurzel jedoch in der Regel — nicht immer — kein solches. Die Gefäße reichen, wie dies aus der gezeigten Entwicklung hervorgeht, bei der typischen Wurzel bis ins Zentrum und diese zeigt daher strahligen Bau (Ononis) (s. Abb. 249). Es gibt jedoch alte dicotyle Wurzeln mit sekundärem Dickenwachstum (die das äußere Grundgewebe samt Endodermis abgestoßen haben und bereits Kork tragen), die keinen kompakten Holzkörper, sondern besonders im Innern viel parenchymatisches Gewebe besitzen, das bei flüchtiger Betrachtung als Mark angesehen werden kann (Althaea, Belladonna). Bei näherem Zusehen erkennt man jedoch unter dem Mikroskop einzelne primäre Gefäße im Zentrum, wodurch es einwandfrei bewiesen ist, daß es sich um eine Wurzel handelt. Bei einzelnen älteren Wurzeln kann jedoch auch der zentrale Gefäßstrang geschwunden sein, z. B. bei Belladonna. In solchen Fällen ist die Unterscheidung nicht möglich. Bei den im folgenden beschriebenen Drogen wurden die im Arzneibuch oder im Ergänzungsband angegebenen Bezeichnungen, wie „Radix", „Rhizoma" oder „Tuber" verwendet. Es steht jedoch nichts entgegen, diese Drogen alle als „Radix" zu bezeichnet.

Stipites Dulcamarae, Bittersüß-stengel, (*Solanum Dulcamara*) Solanaceen.

Hohle, gegen 0,5 cm dicke, zylindrische, etwas kantige, glatte Stengel mit Lentizellen, Blatt- und Zweignarben.

Am Querschnitt Epidermis und darunter beginnende Korkbildung, primäre Bastfasern meist einzeln an der Grenze zwischen primärer und sekundärer Rinde; letztere mit einreihigen Markstrahlen, Kristallsandzellen und Siebröhren. Holzkörper: wenige Jahresringe mit Fasern und Gefäßen, Infolge des bicollateralen Baues der Gefäßbündel findet sich auch innerhalb des Holzrings, im Mark, noch Phloem. Man sieht einzelne Fasern und Siebröhren. In Teegemischen an den hohlen, glatten Stengelstücken leicht erkennbar. Geschmack bitter, dann süß.

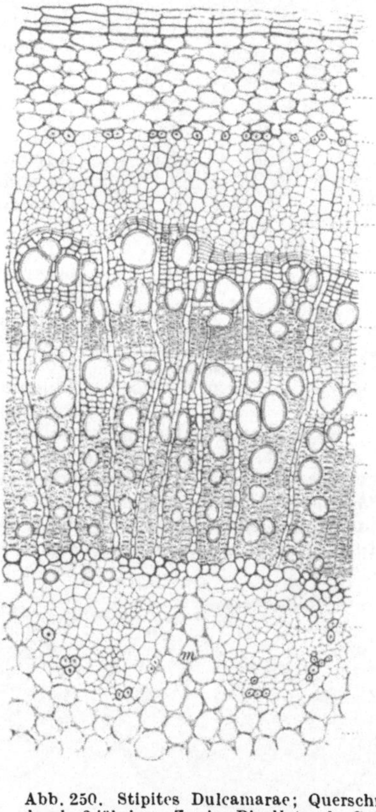

Radix (Tubera) Aconiti, Eisenhutknollen (*Aconitum Napellus*), Ranunculaceen.

Die Droge besteht aus der rübenförmigen, nach unten verjüngten Tochterknolle, die eine Wurzel mit

Abb. 250. Stipites Dulcamarae; Querschnitt durch 2jährigen Zweig..Bicollaterale Gefäßbündel, *K* Kork, *Rp* prim. Rinde, *b* prim. Bastfasern, *Rs* sec. Rinde, *Rm* Rindenmarkstrahl, *C* Cambium, *Jar* Jahresring (*I* erstes, *II* zweites Jahr), *ms* Holzmarkstrahl, *is* innere Siebteile, *m* Mark. (TSCHIRCH.)

starkem Überwiegen des Parenchyms (Speicherwurzel) und teilweisem Dickenwachstum darstellt. Sie ist etwas 6—8 cm lang, schwarzbraun, mit Knospenrest und weißen Wurzelnarben. Am Querschnitt im unteren Teil ein kreisförmiges Cambium, das nach oben zu (im dickeren Teil des Knollens) die charakteristische Form eines fünf- bis achtstrahligen Sterns annimmt. Mit der Lupe an den Spitzen des Sternes s. Abb. 252, 253 je ein V-förmiges Gefäßbündel sichtbar. Geschmack kratzend, brennend.

Unter dem Mikroskop: Außen ein mehrzelliges Metaderm oder Periderm, nach innen folgend parenchymatisches, stärkehaltiges Grundgewebe, die primäre Rinde (die bei alten Rhizomen auch in Metaderm umgewandelt sein kann). Auch stark getüpfelte Steinzellen vorhanden. Innerhalb der nun folgenden Endodermis

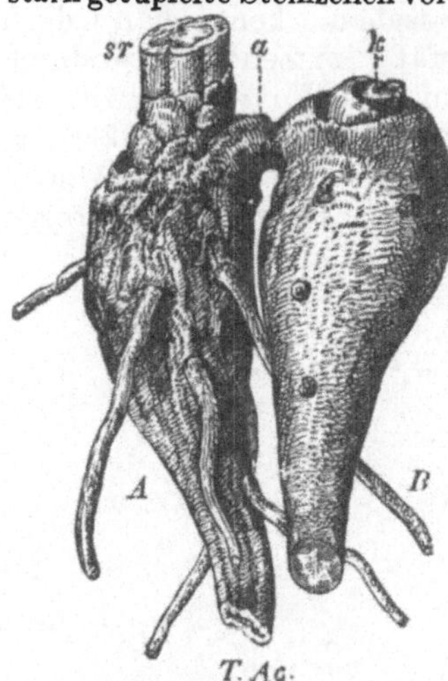

die breite sekundäre Rinde, bestehend aus Siebröhrengruppen ohne Fasern und stärkehaltigem Bastparenchym. Weiter im Inneren trifft man das sternförmige Cambium. An den Spitzen des Sternes finden sich die V-förmigen Holzteile mit primären Gefäßen, wobei diese am Grunde, die sekundären an den Schenkeln des V liegen (s. Abb. 253); zwischen den Spitzen des Sterns viel sekundäres Phloem. Das sternförmige Cambium erklärt sich folgendermaßen: In einem bestimmten Stadium des Dickenwachstums besitzt jede Wurzel ein sternförmiges Cambium (s. Abb. 252), das sich dann später bei normalem Wachstum durch entsprechend stärkeres Wachstum des Holzes abrundet. Bei Aconitum findet sich im schwanzförmigen Fortsatz des Knollens ein diarches Bündel, weiter nach oben wird es triarch-pentarch, im verdickten oberen Knollenteil bis octarch. In diesem Teil bildet das Cambium zwischen den einzelnen flügelförmig nach außen gerichteten Holzteilen des Bündels (den Spitzen des Sterns) nach innen wenig Parenchym und Holz, nach außen jedoch viel sekundäres Phloem, daher bleibt die ursprüngliche sternförmige Figur des Cambiums erhalten bzw. tritt

Abb. 251. Tubera Aconiti frisch
A Mutterknolle, *B* Tochterknolle,
a Verbindungsstrang zwischen beiden,
sr Stengelrest, *k* Knospe. (GILG.)

immer stärker hervor. Dazu kommt noch, daß das Speicherparenchym des Markes stark anwächst. Im Zentrum vermehren sich die Parenchymzellen des stärkehaltigen Markes ausgiebig. Nebenwurzeln mit radiärem, 4—6strahligem Bündel.

   Schnittdroge: Hellgraue, nicht faserige, stärkehaltige Fragmente mit brauner bis dunkler Außenseite, selten weiße Wurzelnarben. An einzelnen Querschnitten das sternförmige Cambium sichtbar. Hohle Stengelteile, längsgestreift.

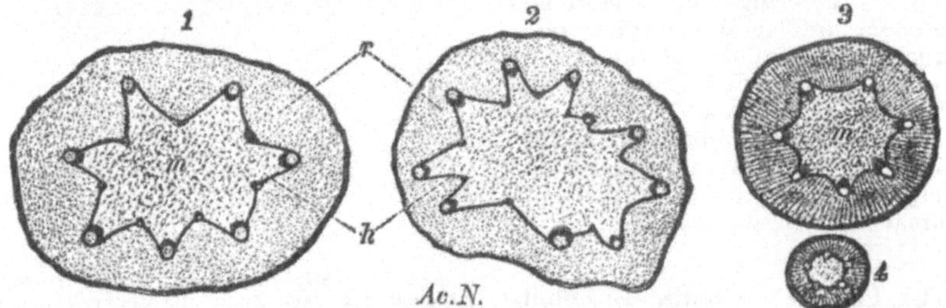

Abb. 252. Tubera Aconiti, Querschnitt durch frische Knollen verschiedenen Alters. *r* sekundäre Rinde, *h* Cambium, *m* Mark. (GILG.)

   Pulverdroge: Viele mit Stärke erfüllte Zellen und Stärkekörner. Diese sind einfach oder besitzen zwei, selten drei Teilkörner. Ferner langgestreckte oder isodiametrische, gelbe bis bräunliche, reichlich getüpfelte Teile des dunklen Metaderms und spärlich Gefäße. Fasern selten. Steinzellen.
   Mikrochemie: Im sauren wässerigen Auszug erhält man amorphe Fällungen mit MAYERs Reagens, Phosphormolybdänsäure und Jodkali. Die Alkaloide finden sich in allen Parenchymzellen.
   Prüfung: Kleinere oder schlankere Knollen (von Aconitum Stoerkianum oder variegatum) oder größere, schwere, abgebrühte, körnige Knollen von Aconitum

ferox dürfen nicht vorhanden sein, ebensowenig die Mutterknollen, die oberirdische Stengelreste mit Fasern tragen. Die Bestimmung der Alkaloide (ätherlöslichen Basen) wird wie folgt durchgeführt: 6 g feingepulverte Droge werden mit 60 g Äther und 2,5 ml Ammoniak (etwa 2 n) während einer halben Stunde häufig und kräftig geschüttelt. Dann 2,5 ml Wasser zugeben und kräftig durchschütteln. Nach dem Absetzen gießt man 40 g (= 4 g Droge), durch etwas Watte in

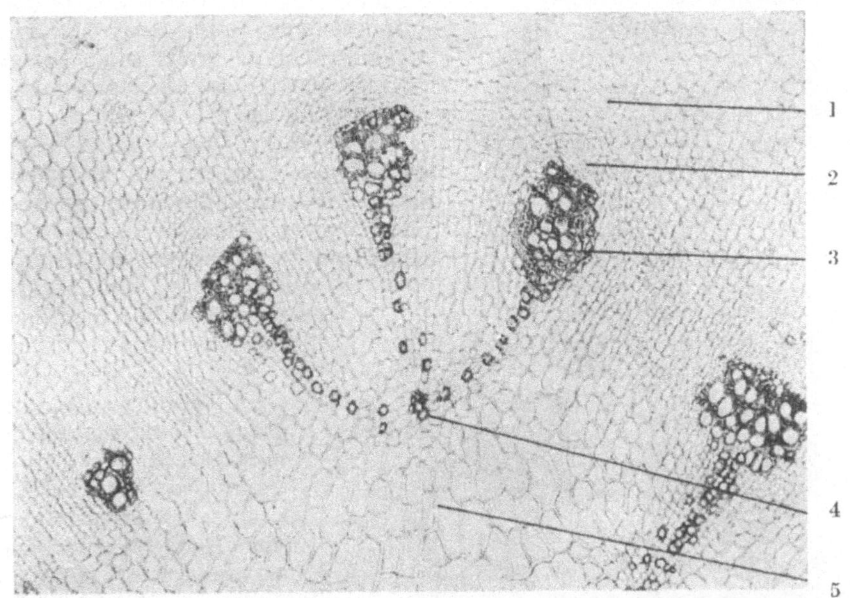

Abb. 253. Tubera Aconiti. Querschnitt in der Cambialpartie an der Spitze des Sterns. *1* Phloemgruppe, *2* Cambium, *3* sekundäres Xylem, *4* primäres Xylem, *5* Mark. (Vergr. 50 fach.) (FLÜCK.)

einen Erlenmeyerkolben und destilliert den Äther ab. Rückstand 2 mal mit 5 ml Narkoseäther aufnehmen und letzteren wieder vollständig verdampfen (zur Entfernung der Amine). Nach Zusatz von 5 ml Weingeist (etwa 95 volumproz.) unter häufigem Umschwenken 5 Minuten auf Wasserbad erwärmen. Dazu 30 ccm frisch ausgekochtes und erkaltetes Wasser, 10 gtt. eines Gemisches von 9 Teilen Methylrot und 1 Teil Methylenblau geben und mit 0,1nHCl bis zur Rotviolettfärbung titrieren. 1 ml 0,1nHCl = 0,0645 g Alkaloide. Mindestgehalt 0,8% Alkaloide. (Methode des Schweizer Arzneibuches.)

Radix Althaeae, Eibischwurzel (*Althaea officinalis*), Malvaceen.

Die geschälten, gelblichweißen Wurzeln sind 10—30 cm lang, zylindrisch oder der Länge nach zerschnitten, gerade oder gekrümmt. Die Narben der Nebenwurzeln als bräunliche Flecke sichtbar. Die an der geschälten Oberfläche abstehenden Fäserchen sind freigelegte Bastfasergruppen der Rinde, Bruch stäubt (Stärke) und ist nur in der Rinde faserig. Am Querschnitt Cambiallinie sichtbar, Geschmack schleimig.

Unter dem Mikroskop: Periderm und primäre Rinde fehlen. In der sekundären Rinde ein- bis zweireihige Markstrahlen. Bastfaserbündel in tangentialen Reihen angeordnet, ferner auch einzelne Siebröhrenbündel, mäßig verdickte, knorrige Bastfasern mit ungleich weitem

Lumen und schiefen Tüpfeln. Im Holzkörper, in dem das Speicherparenchym überwiegt, wenige Tüpfel- und Netzgefäße, selten Holzfasern.

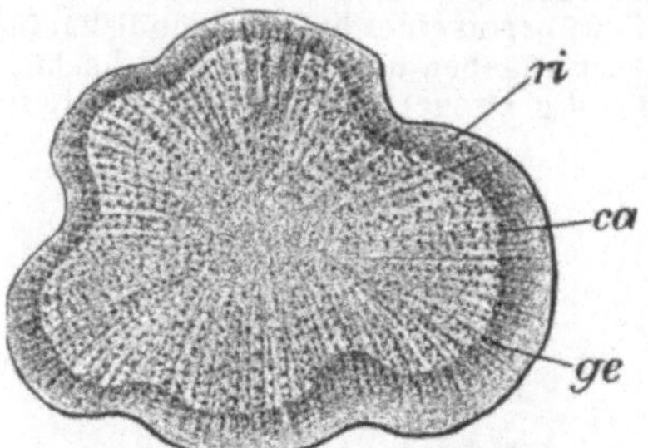

Abb. 254. Radix Althaeae, Querschnitt.
ri Rinde, *ca* Cambiumring, *ge* Holzkörper
mit den deutlich hervortretenden Gefäßen.
(Vergr. 4 fach.)   (GILG.)

Das Parenchym enthält 5—15 µ große, nierenförmige und verbogene Stärkekörner mit Längsspalt. Ferner Schleimzellen, die durch ihre Größe auffallen und mit geschichtetem Membranschleim erfüllt sind. Zellen mit je einer großen Calciumoxalatdruse vorhanden.

Schnittdroge: Regelmäßige, rein weiße Würfelchen oder kleine Stückchen, leicht schneidbar und mit dem Fingernagel eindrückbar, von weicher Konsistenz, an einzelnen die Cambiumlinie und Gefäßgruppen im Holzteil sichtbar. Bruch stäubt und ist faserig. Jod färbt blau. In Wasser gelegt werden die Stückchen bald schlüpfrig vom Schleim.

Pulverdroge: Stärkekörner mit Längsspalt in großer Menge, ferner die farblosen, weitlumigen, knorrigen, mäßig verdickten Fasern, dann seltener Calciumoxalatdrusen, farb-

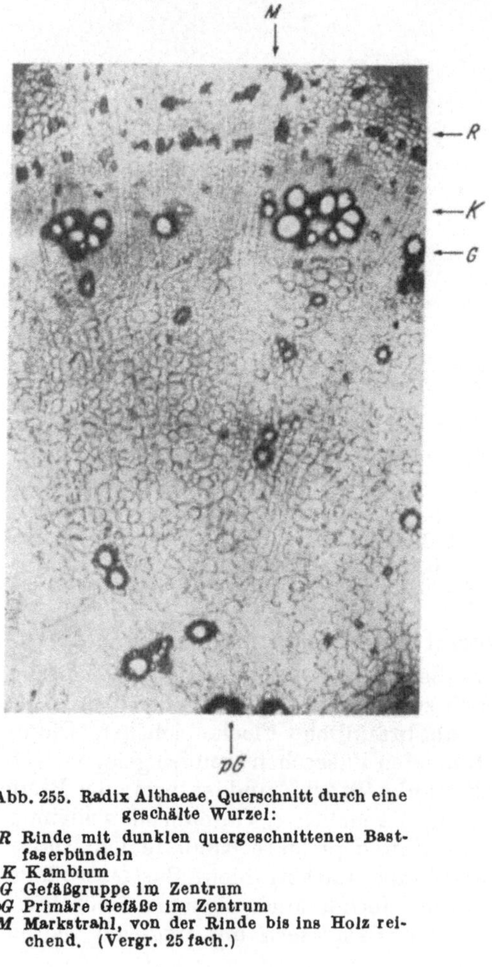

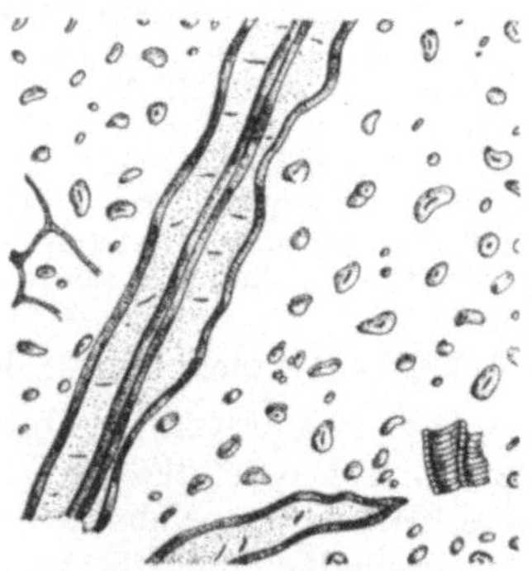

Abb. 255. Radix Althaeae, Querschnitt durch eine
geschälte Wurzel:
R Rinde mit dunklen quergeschnittenen Bastfaserbündeln
K Kambium
G Gefäßgruppe im Zentrum
pG Primäre Gefäße im Zentrum
M Markstrahl, von der Rinde bis ins Holz reichend. (Vergr. 25 fach.)

Abb. 256. Fasern im Pulver
der Eibischwurzel.
(Vergr. etwa 200 fach.)
(MOELLER.)

lose Schleimzellen und Schleimklumpen und spärliche weißgelbe
Bruchstücke von Gefäßen. Das Pulver ist weiß und enthält keine
gefärbten Elemente. Kein Kork (geschälte Droge!).

Mikrochemie: Nachweis von Schleim mit Orzin-Salzsäure: Rotfärbung. Mit Tusche-Aufschwemmung Quellung der Schleimpartikel (siehe
unter Mikrochemie).

Prüfung: Nicht rein weiße, mißfarbene oder verholzte Droge ist unzulässig, ferner dürfen Schönungsmittel (Gips, Calciumkarbonat, Bleiweiß,
schweflige Säure) nicht vorhanden sein. Mikroskopisch dürfen fremde
Stärken (Getreidemehlzusatz) und Holzfasern (verholzte Droge) nicht
vorkommen. Holzige, grobfaserige Drogen mit gelben Querschnitt könnten von Althaea rosea stammen.

Die Wertbestimmung erfolgt durch Ermittlung der Viskosität eines
wässerigen Auszugs. Man stellt ein 3%iges Decoct durch einstündiges
Erhitzen im siedenden Wasserbad her und filtriert durch Watte oder
ein Schleimfilter. Die Zähigkeitszahl soll etwa drei bis vier betragen.

Radix Angelicae, Angelikawurzel (*Angelica Archangelica*), Umbelliferen.

Das kurze, kräftige Rhizom trägt oberseits Blatt und Knospenreste.
Die bis 30 cm langen Wurzeln sind häufig zu Zöpfen geflochten. Das
gesamte Rhizom zuweilen längs durchschnitten; Wurzeln längsfurchig,

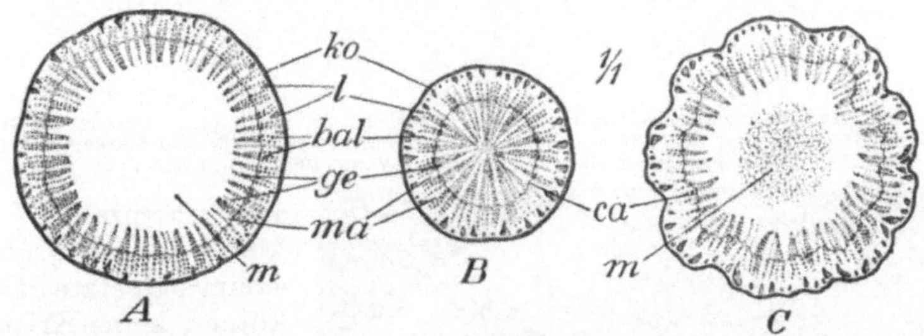

Abb. 257. Radix Angelicae. Lupenbild. *A* Querschnitt durch ein frisches Rhizom. *B* Querschnitt
durch eine frische Wurzel *C* durch ein trockenes Rhizom. *ko* Kork, *l* Luftlücken. *bal* Sekretgänge, *ge* Holzpartien, *ma* Markstrahlen, *m* Mark, *ca* Cambium. (GILG.)

am Querschnitt strahlig, von radialen Rissen durchzogen, mit der Lupe
Cambium und außerhalb radiale Sekretgänge sichtbar. Das leicht zerbrechliche Rhizom zeigt ähnlichen Bau, ist in der Rinde stark zerklüftet
und besitzt ein weites Mark. Geruch aromatisch, Geschmack scharf,
gewürzhaft, etwas süßlich.

Unter dem Mikroskop zeigt die Wurzel deutliches Periderm. Die
sekundäre Rinde mit 200 μ großen Sekretbehältern im Baststrahl, darin
auch spindelförmige, stärkeführende Ersatzfasern und kleine Siebröhrenbündel. Der 2—4 Zellen breite Markstrahl ist im äußeren Teil trichterförmig verbreitet, jedoch dort häufig zerrissen (s. Abb. 259). Holzkörper
mit zahlreichen, radial strahligen Holzstrahlen und verholzten, etwa
70 μ weiten Gefäßen und Ersatzfasern, keine Sekretbehälter; im Mark
des Rhizoms kommen jedoch noch einzelne vor. Die Markstrahlen auch
im Holz zerrissen und fast ebenso breit wie die Holzstrahlen. In allen

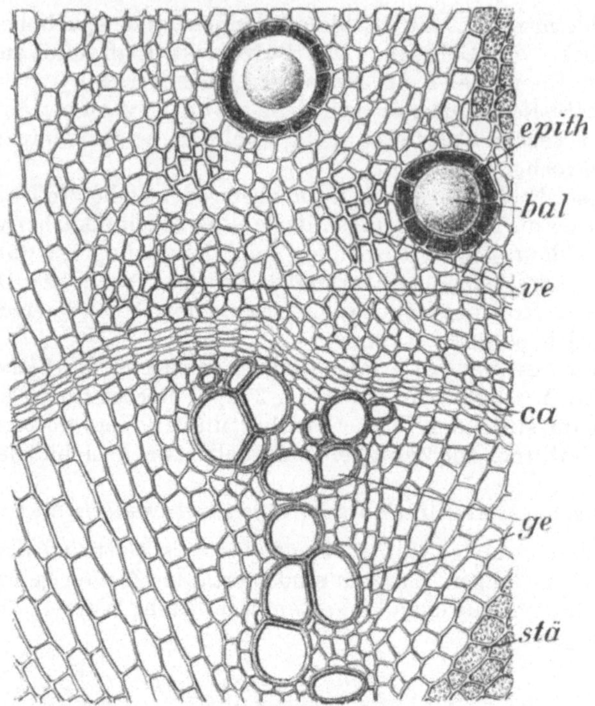

Abb. 258. **Radix Angelicae. Querschnitt.** *bal* Sekretbehälter, *epith* Epithel dieser, *ve* Gruppen von Ersatzfasern in der sekundären Rinde, *ca* Cambiumring, *ge* Gefäße, *stä* Stärkeinhalt einiger Zellen gezeichnet, sonst weggelassen. (Vergr. 100fach.) (GILG.)

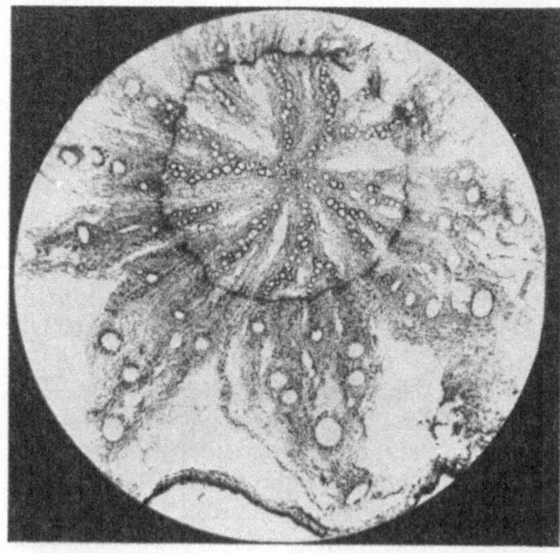

Abb. 259. Radix Angelicae. Wurzelquerschnitt. Die dunkle Kreislinie ist das Kambium, innerhalb Gefäßstrahlen und zerrissene Holzmarkstrahlen, außerhalb große Secreträume in den Baststrahlen. Rindenmarkstrahl ebenfalls stark zerrissen. (Vergr. 14 fach.) (MOELLER.)

Parenchymzellen sehr kleine (etwa 3μ), oft zusammengesetzte Stärkekörner, keine Kristalle. Das Rhizom ähnlich gebaut, jedoch mit weitem, oft lückigen Mark.

Schnittdroge: Fragmente der Wurzel, meist ½ cm dick, längsrunzelig mit braunem Kork, am Querbruch zerklüftet, radial-strahlig bis ins Zentrum mit hellgelbem Holz. Konsistenz spröde, leicht eindrückbar. Rhizombruchstücke unregelmäßig, etwas härter, z. T. mit Kork bedeckt. Stücke des Markes weich.

Pulverdroge: Parenchymfragmente aus dünnwandigen, stärkehaltigen, Zellen bestehend und reichlich kleinste Stärkekörner, Korkzellen, ferner einzelne oder zu Strängen vereinigte Ersatzfasern und Treppen-Netzgefäße. Kristalle und Steinzellen fehlen.

Mikrochemie: Nachweis der Isovaleriansäure: Das Pulver der Droge wird mit Phosphorsäure befeuchtet und der Mikrosublimation unterworfen. Man erhält ein tropfenförmiges Sublimat der Isovaleriansäure, das mit 2%iger Kupferacetatlösung behandelt, Kristalle des Kupfersalzes ergibt.

Prüfung: Über 5 μ große Stärkekörner und verholzte Elemente dürfen nicht vorhanden sein (andere Umbelliferenrhizome, Stengelreste); Angelica silvestris hat rotgelbe Sekretbehälter. Verwechslung ist möglich mit Radix Levistici. — Die Bestimmung des ätherischen Öls soll gegen 1% ergeben.

Rhizoma Arnicae, Arnikawurzel (*Arnica montana*), Compositen.

Das 3—5 mm dicke, rauhe, höckerige, braune, oberseits Sproßnarben und Stengelreste tragende Rhizom ist gekrümmt, mehrköpfig und unterseits von zahlreichen, etwa ½—1 mm dicken, braunen, brüchigen Wurzeln bewachsen. Am Querbruch eine dunkle Rinde und im Innern feine, helle Punkte (Libriformstränge) erkennbar. Geruch aromatisch, Geschmack gewürzhaft, scharf und bitter.

Unter dem Mikroskop zeigt das Rhizom einen dünnen Kork. Große Sekreträume in der primären Rinde, die nach innen zu begrenzt ist von

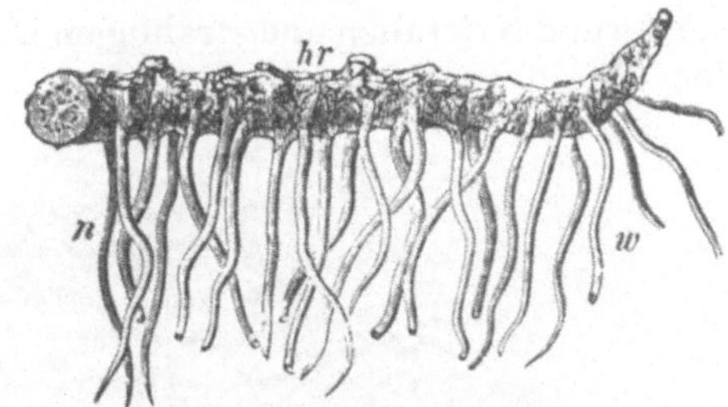
Abb. 260. Rhizoma Arnicae. *hr* Rhizom, *n* und *w* ansitzende Wurzeln. (GILG.)

einer Endodermis mit typischen Casparyschen Streifen. Auf diese folgt die schmale sekundäre Rinde, bestehend aus dünnwandigen Zellen (Phloem) ohne Fasern. Der Holzkörper besitzt eine Reihe von keilförmigen, hellen Xylemteilen, bestehend aus dickwandigem Libriform mit eingestreuten Gefäßen. Zwischen den Holzbündeln verschieden breite Markstrahlen. Im Innern Mark. Phytomelan als schwarze Masse in den Parenchymzellen und Interzellularen häufig anzutreffen. In die Wurzeln ausmündende Gefäßbündel häufig am Querschnitt zu sehen. Die Wurzel besitzt ein tetrarches bis hexarches Bündel und außerhalb der Endodermis einen Kranz von Sekretgängen. Keine Stärke, dafür Inulin in Klumpen in den Parenchymzellen.

Schnittdroge: Harte Bruchstücke des braunen, höckerigen Rhizoms mit feinen hellen Punkten am Querschnitt, auch Sproßnarben sichtbar. Die sehr dünnen Wurzeln stark zertrümmert, nicht mehr an Rhizomstücken haftend. Auch Sproß- und Stengelreste sichtbar. In Teegemischen auch am aromatischen Geschmack erkennbar.

Mikrochemie: Inulin mit α-Naphthol-Schwefelsäure nachweisbar:
Rotviolettfärbung.

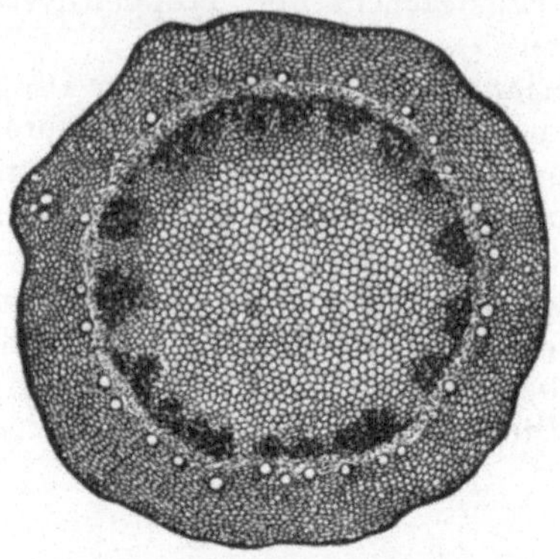

Abb. 261. Arnica-Rhizom, Querschnitt.
(Vergr. 10 fach.) (MOELLER.)

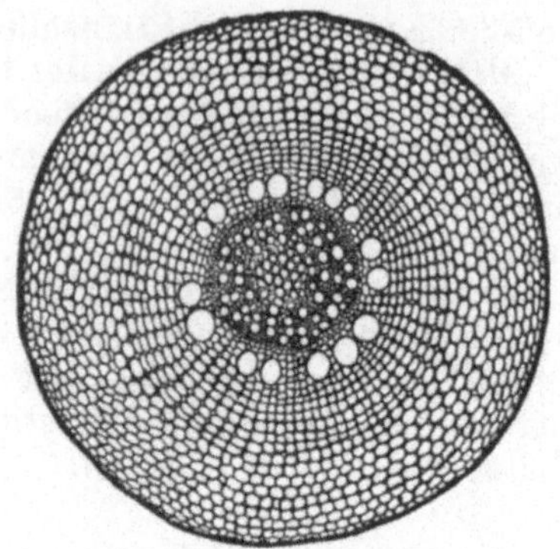

Abb. 262. Arnica-Wurzel. Querschnitt.
(Vergr. 30 fach.) (MOELLER.)

Prüfung: Dickere, allseits bewurzelte Rhizome ohne charakteristischen Geruch und Geschmack und ohne Sekreträume, ferner solche mit
Stärke und Kristallen und strahligem Holzkörper stellen Verfälschungen
dar.

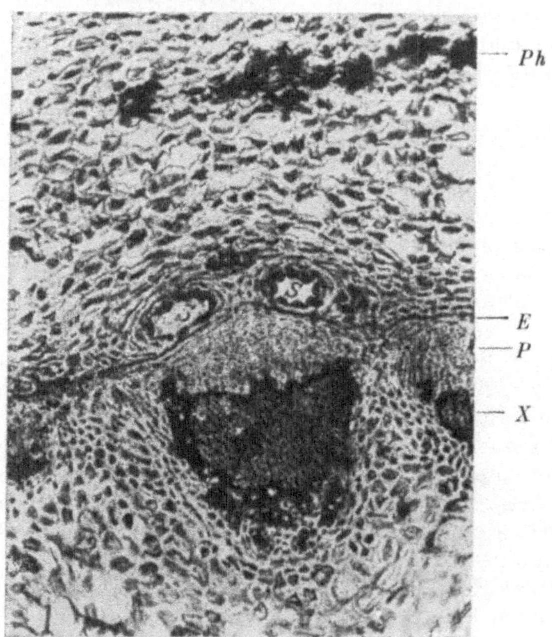

Abb. 263. Arnica, Querschnitt durch das Rhizom in der Nähe des Cambiums. *Ph* Phytomelan-
einlagerungen im Parenchym der primären Rinde. *S* Schizogene Secreträume, *E* Endodermis,
P Phloem, *X* Xylem, dazwischen das Cambium. (Vergr. 65 fach.)

Rhizoma Asari, Haselwurz (*Asarum europaeum*), Aristolochiaceen.

Das oberseits Knospe und Grundblätter tragende, unregelmäßige und knotige, rotbraune Rhizom ist gekrümmt und stark verzweigt. An den Knoten Blattnarben und feinste Wurzeln. Querschnitt mit hellen Punkten (Gefäßbündel wie bei einem jungen dicotylen Stengel im Kreise angeordnet). Ferner noch Blätter und Früchte der Pflanze, Geruch aromatisch, Geschmack stark gewürzhaft mit nachfolgender anaesthesierender Wirkung. Auf eine dicke Epidermis (mit einzelnen Ölzellen) folgt ein kollenchymatisches Hypoderm und das Stärkekörner enthaltende, derbwandige Grundgewebe mit eingestreuten Ölzellen und Inklusen, die mit Vanillin-Salzsäure sich rot färben. Offene kollaterale Gefäßbündel ohne Fasern, im Kreise angeordnet, dazwischen hat das Interfascicularkambium nur Parenchym gebildet. Mark: Parenchym mit Stärke, einzelne Ölzellen, keine Kristalle. Die Wurzel mit tetrarchem Bündel und Ölzellen im Parenchym. Blatt mit Gliederhaaren aus kurzen cylindrischen Zellen. In Teegemischen: In der Hauptsache die unregelmäßig-vierkantigen, 2—3 mm dicken Rhizomstücke mit Knoten, ferner graugrüne Blattstücke, braune Fruchtkapseln und eiförmige dunkelgraue Samen. In Chloralhydratpräparaten kann man zuweilen kleine Kristallplättchen auffinden, die aus einer Verbindung von Asaron (einem Phenoläther) mit Chloralhydrat bestehen und auf Zusatz von Wasser sich in Öltropfen auflösen.

Radix Bardanae, Klettenwurzel (*Arctium Lappa*), Compositen.

Dunkelgraubraune, außen längsrunzelige, cylindrische, um 1 cm dicke Wurzel, oberseits mit grauweißer, schwammigfädiger Abbruchstelle des Stengels, Bruch

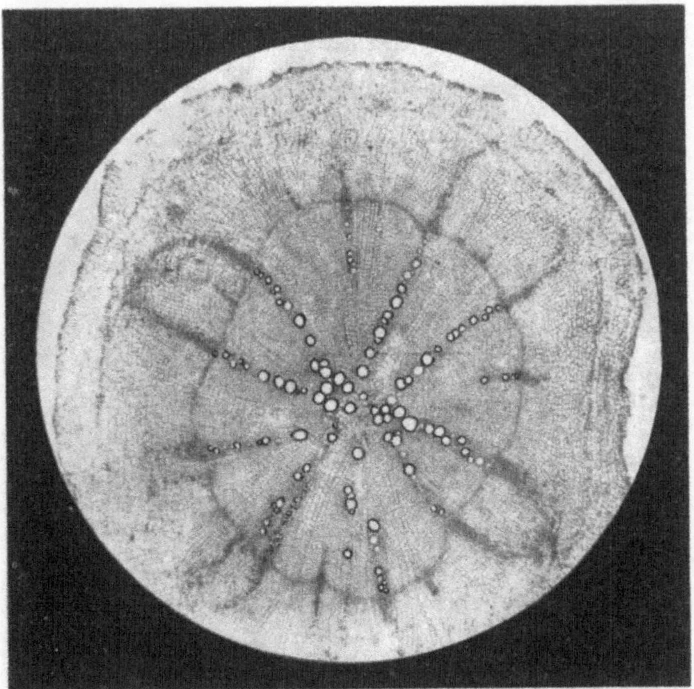

Abb. 264. Radix Bardanae: Querschnitt durch eine jüngere Wurzel: Die innere Kreislinie ist das Kambium, die Holzstrahlen treffen sich im Zentrum (echte Wurzel, kein Mark) Baststrahlen deutlich außerhalb des Kambiums sichtbar; an deren Ende eine II undeutliche Kreislinie: die Endodermis, an dieser vereinzelt Secreträume erkennbar. (Vergr. ca. 10 fach.) (MOELLER.)

hornig, nicht stäubend. Am Querschnitt helle Rinde und ein von hellen Markstrahlen schwach radial gestreifter Holzkörper. Das Mark im oberen Teil der Wurzel
weiß, schwammig, zerrissen. Geschmack schleimig-süßlich.

Unter dem Mikroskop zeigt die junge, mit Epidermis bedeckte Wurzel (ge-
ringes sekundäres Dickenwachstum) noch eine Endodermis mit außerhalb derselben liegenden Sekreträumen (Lupe). Nach innen zu Phloem (ohne Fasern) und
dann das Cambium. Im Holz spärliche Gefäßstrahlen, viel Parenchym und breite
Markstrahlen. Ältere Wurzeln mit Kork bedeckt: es ist die Endodermis samt
Sekreträumen abgestoßen; das Mark, wenn vorhanden, häufig zerrissen. In der
Rinde haben sich gelbe Bastfaserbündel gebildet. Inulin amorph oder in Sphärokristallen (Alkoholpräparat) in allen Parenchymzellen, keine Stärke, keine Oxalate. Geschmack schleimig.

Schnittdroge: Stark längsrunzelige, dunkelgraubraune Fragmente ohne Stärke
aber mit kräftiger Inulin-Reaktion (s. unten), am Querbruch hornig hart mit
deutlich strahligem Innern, weißer Rinde und gelbem Holz. Charakteristisch das
zerrissene, schwammige Mark an einzelnen Stückchen.

Mikrochemie: Inulin-Nachweis mit α-Naphthol-Schwefelsäure: Rotviolettfärbung.

Prüfung: Verholzte Wurzeln sind unzulässig. Verwechslung ist möglich mit
Belladonnawurzel, die jedoch stärkehaltig ist (Jodlösung färbt schwarzblau).
Pyrethrum ist grobrunzelig und zeigt am Querschnitt einen gelben, bis ins Zent-
rum strahligen Holzkörper ohne Mark.

Radix Belladonnae, Tollkirschenwurzel (*Atropa Belladonna*), Solanaceen.

1—2 cm dicke, zylindrische Wurzeln, häufig der Länge nach zerschnitten. Die Außenseite grau, bei geschälter Droge weiß, schwach

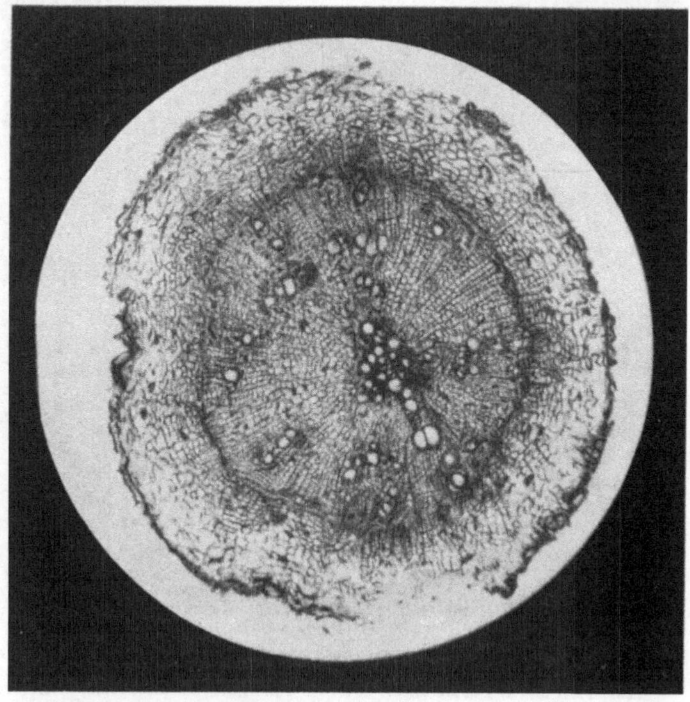

Abb. 265. **Radix Belladonnae.** Querschnitt durch eine jüngere Wurzel. (Vergr. 10fach.)

längsrunzelig, im Innern weißlich. Der Bruch stäubt stark (Stärke) und ist körnig bis glatt, nicht faserig. Am Querschnitt eine dunkle Cambiumlinie. Der Holzkörper nur undeutlich radial gestreift von spärlichen Holzstrahlen.

Unter dem Mikroskop folgen auf das Periderm tangential gestreckte Zellen der primären Rinde; sekundäre Rinde mit Siebröhrengruppen ohne Fasern. Holzkörper mit viel Parenchym und schmalen, nur im äußeren Teil radial verlaufenden Gefäßstrahlen, Hoftüpfeln und Netzgefäßen, wenige Fasern. Im Zentrum primäre Gefäße regellos verteilt. In allen Parenchymzellen Stärke: zwei bis dreifach zusammengesetzte, $20—30\,\mu$ große Körner mit zirkelförmigem Spalt und exzentrischem Kern. Allé Teilkörner gleich groß (im Gegensatz zu Ipecacuanha). Viele Parenchymzellen enthalten Kristallsand aus Calciumoxalat-Tetraëdern. Da die Parenchymzellen in der Achse der Wurzel gestreckt sind, werden die Kristallsandzellen auch als Kristallsandschläuche bezeichnet. Im Holzkörper zuweilen einzelne Siebröhrengruppen.

Schnittdroge: Weißliche, stark stärkehaltige (Jodlösung) Stückchen mit grauer, runzeliger Außenseite und weißem, pulverigen Innern. An Querschnittsfragmenten ist die Cambiumlinie und zuweilen eine schwache radiale Streifung im Holzkörper erkennbar. Identifizierung unter dem Mikroskop: Kristallsandzellen im Parenchym. Der Schillerstoff Scopoletin läßt sich leicht nachweisen, indem man einige Stückchen mit alkoholischer Kalilauge erhitzt: Es entsteht eine intensive blaugrüne Fluorescenz im U-V-Strahlen enthaltenden Licht (s. S. 405).

Pulverdroge: Charakteristisch sind im weißen, stärkehaltigen Pulver die Kristallsandschläuche, wenn intakt, von grauem Aussehen, oder z. T. entleert mit einzelnen Kristallsandtetraëdern. Ferner breite Tüpfelgefäße, Korkschüppchen und die zusammengesetzten Stärkekörner.

Mikrochemie: Nachweis des Atropins und Hyocyamins im Pulverpräparat. Man befeuchtet das Pulver auf dem Objektträger mit Ammoniak (10%) und extrahiert dann mit Chloroform. Der Verdunstungsrückstand wird mit einem Tropfen WASICKYS Reagens auf $100—120°$ am Mikrosublimationsblock erwärmt. Der Tropfen färbt sich vom Rand her langsam tiefrot. Nachweis im Schnitt wie bei Folia Belladonnae. Lokalisation: Bei den jungen Wurzeln finden sich die Alkaloide hauptsächlich in den äußersten Zellreihen und in einigen Zellen des Rindenparenchyms. In der älteren Wurzel auch im sekundären Holzparenchym.

Prüfung: Unzulässig sind verholzte Wurzeln mit faserigem, zähem Bruch und stärkefreie, im Frühjahr gegrabene, nicht stäubende Droge. Calciumoxalatraphiden deuten auf Verfälschung mit Phytolacca decandra.

Scopolia carniolia enthält die gleichen Inhaltsstoffe, besitzt jedoch Sproßnarben und mehr Netzgefäße. Die bulgarische Belladonna ist manchmal etwas dicker, jedoch sonst gleich gebaut und enthält dieselben Alkaloide wie die deutsche und italienische Droge (Normaldroge). Die Bestimmung der Alkaloide kann wie bei Folia Belladonnae erfolgen.

Rhizoma Calami, Kalmuswurzel (*Acorus calamus*), Araceen.

Das ungeschälte Rhizom besteht aus 2 cm breiten, ziemlich langen, leicht eindrückbaren Stücken mit elliptischem Querschnitt, grünlich-brauner Außenseite und weißlichem, körnigen Bruch. Die Narben der

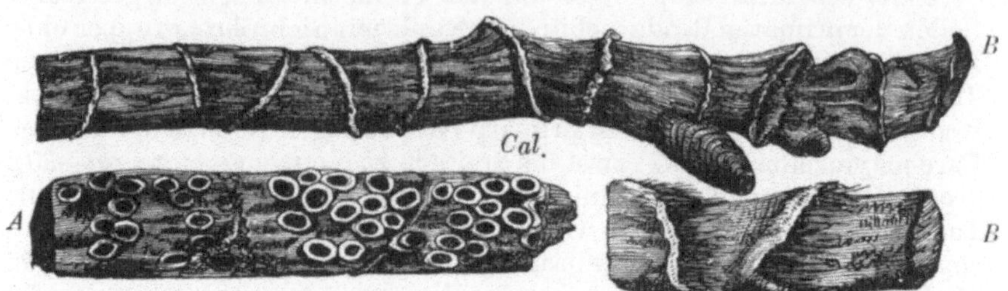

Abb. 266. Rhizoma Calami, ungeschält. *A* Unterseite, *B* Oberseite. (GILG.)

stielumfassenden Blätter stellen dreieckige, flache oder derbe, wenig hervorstehende Leisten dar, aus denen Fasern und Gefäßbündelreste herausragen. Auf der Unterseite die Wurzelnarben als runde, dunkel-braune, scharfrandige Ringe in Zickzacklinien angeordnet. Das geschälte Rhizom, meist der Länge nach zerschnitten, ist gelblichweiß und läßt

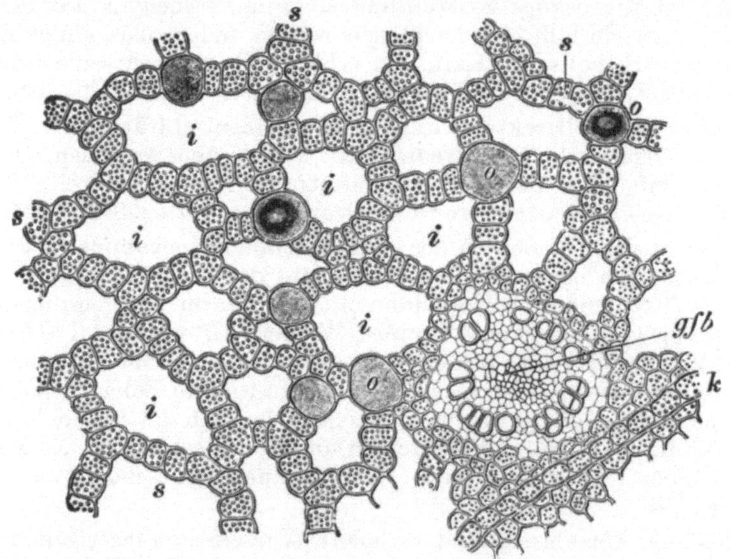

Abb. 267. Querschnitt aus Rhizoma Calami. *s* Parenchymnetz, *i* Lücken, *o* Ölzellen, *gfb* Leitbündel, *k* Kernscheide (Endodermis). (Vergr. etwa 80 fach.) (TSCHIRCH.)

nur deutlich die Wurzelnarben erkennen. Am Querschnitt hebt sich der dunklere, von vielen Gefäßbündeln punktierte Zentralcylinder von der breiteren, helleren Rinde deutlich ab. An der Innenseite der Endodermis die Gefäßbündel angehäuft (Lupe), Geruch aromatisch, Geschmack bitter gewürzhaft. Lupenbild siehe Abb. 240, S. 194.

Unter dem Mikroskop: An der ungeschälten Droge eine derbwandige Epidermis, an den Blattnarben großzelliger Kork, dann einige Zellreihen ohne wesentliche Intercellularräume. Dieser Teil bei der geschälten Droge entfernt. Nach innen folgt das typische Aerenchym mit großen Hohlräumen und Zellbalken bzw. Gewebeplatten aus rundlich-ovalen

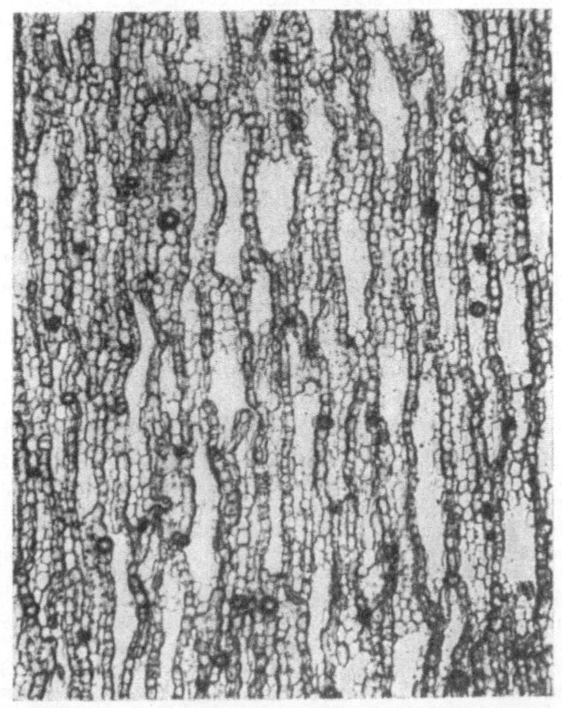

Abb. 268. Längsschnitt durch das Aerenchym von Calamus; Die länglichen Hohlräume und die zum Teil mit dunkel umrandeten Öltropfen erfüllten Ölzellen (daneben auch einzelne Luftblasen). (Vergr. 25 fach.)

Zellen, die mit kleinen, meist 2—4 μ großen Stärkekörnern erfüllt sind; besonders der Längsschnitt ergibt ein gutes Bild vom Verlauf der Gewebeplatten und der länglichen Hohlräume und ist zum Verständnis des Pulverpräparates unbedigt zu betrachten (s. Abb. 268). Die rundlichen Sekretzellen, die sich vorzugsweise am Kreuzungspunkt der Gewebeplatten finden, enthalten ätherisches Öl und besitzen eine verkorkte Wand. Ein kleiner Teil dieser Zellen, etwa jede 15., enthält jedoch braune Inhaltsmassen (Inklusen), die sich mit Vanillin-Salzsäure rot färben. Die außerhalb der Endodermis vorhandenen Gefäßbündel sind collateral, besitzen einen Mantel von mäßig verdickten Fasern und sind zuweilen von Kristallzellreihen begleitet (sichtbar im Längsschnitt). Innerhalb der dünnwandigen Endodermis mit Caspary'schen Streifen eine große Menge leptozentrischer Gefäßbündel mit vorwiegend Spiral- und Treppengefäßen ohne Faserbelag. Das Grundgewebe hier gleich wie in der Rinde.

Schnittdroge: Die geschälte Droge besteht aus regelmäßigen, kubischen, weißlichgrauen Fragmenten von schwammiger Konsistenz. An einzelnen Stücken sind Gefäßbündel als Punkte oder selten eine Wurzelnarbe als dunkler Kreis erkennbar. Mikroskopisch leicht durch das Aerenchym zu identifizieren.

Pulverdroge: Große Mengen kleinkörniger Stärke. Die aus rundlichen Parenchymzellen bestehenden Gewebsfragmente sind als Aerenchym charakterisiert. Dieses stellt Parenchymbalken dar, zwischen denen sich deutlich längliche Hohlräume finden, die durch Betätigung der Mikrometerschraube leicht als solche erkannt werden. Auch Ölzellen häufig sichtbar, zuweilen Inklusen. Außerdem Treppengefäße, wenig Netz- und Spiralgefäße und vereinzelt Kristallzellreihen. Epidermis, Kork und die intercellularfreie Außenschicht fehlt bei der geschälten Droge.

Prüfung: In der Schnittdroge besteht die Möglichkeit der Verwechslung mit Filix mas, Belladonna und Althaea, die jedoch ebenso wie ein Zusatz von Mehlen mikroskopisch leicht erkennbar sind, wobei vor allem auf über $10\,\mu$ große Stärkekörner zu achten ist. Iris pseudacorus ist geruch- und geschmacklos und besitzt ein allseits mit Wurzeln umgebenes Rhizom. Die Menge des ätherischen Öls betrage 2,5%.

Rhizoma Caricis, Sandseggenwurzel (*Carex arenaria*), Cyperaceen.

Etwa 1,5 mm dicke, ästige, gefurchte, durch Knoten (Abstand 3—4 cm) gegliederte, nicht hohle Rhizome. Knoten mit glänzender, geschlitzter, dunkelbrauner Scheide und abzweigenden dünnen Wurzeln. Am Querschnitt harzhaltiges Hypoderm unter der Epidermis, im Grundgewebe außen 30 Luftkanäle (schon mit Lupe sichtbar), begrenzt von gelbem Parenchym. Knapp außerhalb der Endodermis einzelne Faserbündel. Innerhalb der einseitig verdickten Endodermis ein geschlossener Ring von leptozentrischen Gefäßbündeln. Solche auch noch im Innern im Mark eingebettet. Parenchym mit Stärke. Geschmack süßlich, etwas bitter, kratzend. In der Schnittdroge: Längsfurchige, bräunliche Stückchen, Internodien mit Knoten, Blattscheiden und Wurzeln. Kein hohles Mark, jedoch Luftlücken in der Rinde, stärkehaltig. Andere Carex-Arten besitzen nur 1 cm lange Internodien, Carex hirta keine Luftlücken und Wurzeln an den Internodien. Scirpus maritimus trägt knollige Anschwellungen am Rhizom und enthält Steinzellen und Gerbstoffzellen.

Radix Colombo (*Calumbae*), Colombowurzel (*Jatrorrhiza palmata*), Menispermaceen.

Die Droge besteht aus harten, bis 8 cm großen Scheiben, die von einer rübenförmigen Wurzel stammen. Kork graubraun. Der gelbe Querschnitt, in der Mitte etwas eingesunken, zeigt eine Kreislinie, das Cambium. Von diesem nach außen laufen deutliche Leptomstrahlen, nach innen Holzstrahlen, in denen mit der Lupe leicht die großen Gefäßlumina zu sehen sind. Das Zentrum unregelmäßig, punktiert von Gefäßen. Geschmack stark bitter, schleimig.

Unter dem Mikroskop: Unter den regelmäßigen Peridermzellen große, ungleichmäßig verdickte und getüpfelte Steinzellen, die meist mehrere Oxalateinzelkristalle einschließen. In der sekundären Rinde schmale Baststrahlen, die lediglich einige Siebröhrengruppen, jedoch keine Fasern erkennen lassen. Das parenchymatische Speichergewebe in Rinde und Mark voll von Stärkekörnern. Diese eiförmig bis keulenförmig, mit Spalt und deutlicher Schichtung (zumeist $45\,\mu$ groß). Stäbe und Prismen aus Calciumoxalat kommen im Parenchym vor. Innerhalb des Cambiums die ziemlich schmalen Holzstrahlen, enthaltend bis $160\,\mu$ weite Netz- und Tüpfelgefäße, Hoftüpfeltracheiden und wenige Fasern; schließlich werden die Holzstrahlen unregelmäßig und lösen sich in einzelne Gefäßgruppen auf, die regellos im Zentrum verteilt sind.

Schnittdroge: Etwa 5 mm dicke, gelbe bis graugelbe, ziemlich harte, nicht faserige Fragmente, z. T. mit braunem Korkbelag am Rande oder mit Strichen, die Holz- oder Baststrahlen darstellen. Unter der Lupe zeigen Querschnittsbruchstücke entlang den dunklen Strahlen eine Reihe von Löchern (große Gefäße im Querschnitt). Bruch glatt, etwas stäubend, viel Stärke.

Pulverdroge: Im gelben Pulver reichlich Stärke, die charakteristischen, kristallführenden Steinzellen, die sich mit 70%iger Schwefelsäure grün färben ferner Korkschüppchen und Fragmente von dunkelgelben Tüpfel- und Netzgefäßen, Parenchymbruchstücke, spärlich Fasern.

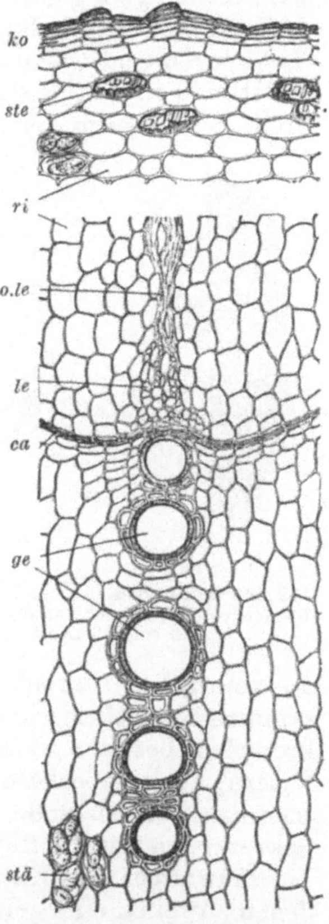

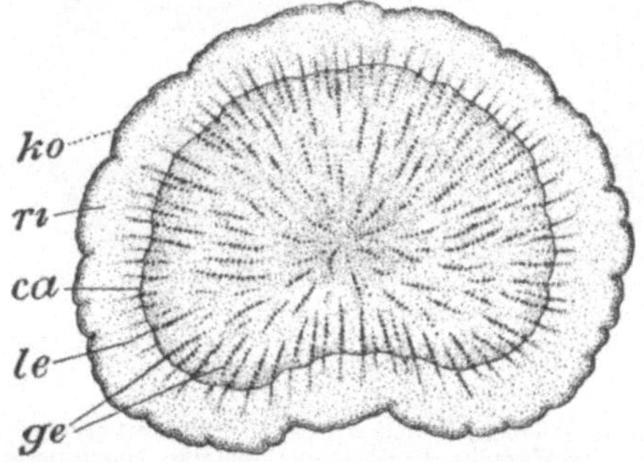

Abb. 269. **Radix Colombo.** Lupenbild eines Querschnittes durch die Wurzel (¹/₄). *ko* Kork, *ri* Rinde, *ca* Cambium, *le* Siebröhrenpartien, *ge* Gefäße. (GILG.)

Mikrochemie: Nachweis der Alkaloide im Schnitt. Zu drei bis vier unter dem Deckglas liegenden, trockenen Schnitten fügt man Weingeist und einen kleinen Tropfen Jodjodkalilösung. Nach dem Verdunsten des Weingeistes scheiden sich kleine, amorphe oder körnige, orangegelbe Massen ab (Palmatinjodid) und unregelmäßig große, dunkelrote, sphärokristallinische Gebilde (Jatrorrhizinjodid). Trockenschnitte behandelt man mit Salzsäure und dann mit Chloroform: Es bilden sich große, orange gefärbte Platten und nach dem Verdunsten des Chloroforms strauchartige und besenförmige Kristalle der Alkaloide.

Prüfung: Als Verfälschung gelten Drogen ohne strahliges Holz und ohne Stärke (Frasera carolinensis). Bryonia-Wurzeln sind grünlichgelb mit unregelmäßigen konzentrischen Höckern und radialen Spalten. Sie werden zur Verfälschung mit Ocker gefärbt.

Abb. 270. **Radix Colombo,** Querschnitt. *ko* Kork, *ste* Steinzellen mit Einzelkristallen, *ri* Rinde (ein großer Teil der Rinde ist nicht gezeichnet), *o.le* obliteriertes Siebgewebe, sog. Keratenchym, *le* funktionsfähiges Siebgewebe, *ca* Cambium, *ge* Gefäße, *stä* stärkeführende Parenchymzellen (in den übrigen Parenchymzellen ist die Stärke nicht gezeichnet). (Vergr. 56 fach.) (GILG.)

Rhizoma Curcumae, Curcumawurzel (*Curcuma longa*), Zingiberaceen·

Die Droge besteht aus den mit Wasser abgebrühten, walzenrunden, fingerförmigen Nebenknollen. Diese sind außen schwach geringelt, gelb bestäubt, ziemlich hart, am Bruch körnig. Am Querschnitt hellgelb punktiert mit deutlich sichtbarer heller Linie, der Endodermis, an deren Innenseite die Bündel angehäuft sind. Auch Hauptknollen kommen vor, sie sind kugelig, 2—3 cm dick, mit Wurzel- und Blattnarben versehen. Geruch aromatisch, Geschmack bitter, würzig, der Speichel wird beim Kauen gelb gefärbt.

Unter dem Mikroskop: Epidermis polygonal mit einzelligen Haaren, Haarspuren und Calciumoxalattetraedern, darunter Hypoderm; meist findet man an dessen Stelle einige Lagen Kork (s. Abb. 216). Das Parenchym dünnwandig, darin Kleisterklumpen (die Droge wurde gebrüht),

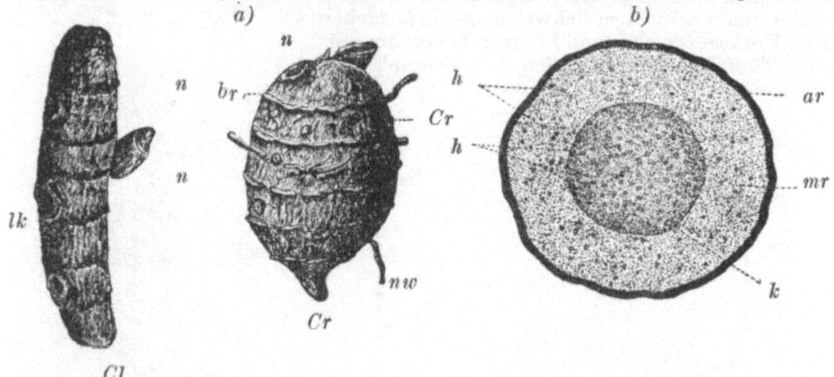

Abb. 271. a) Rhizoma Curcumae. *Cr* Hauptwurzelstock, *Cl* Seitentrieb, *lk* seitliche Verzweigungen, Narben von solchen, *br* Narben der Blätter, *nw* Wurzeln. b) Rhizoma Curcumae, Querschnitt vierfach vergrößert. *ar* Kork, *mr* Rinde, *k* Endodermis, *h* Gefäßbündel. (GILG.)

die vom gelben Farbstoff, dem Curcumin, das sich in Sekretzellen zusammen mit ätherischem Öl und Harz findet, angefärbt sind. Die Sekretzellen besitzen verkorkte Wände. Gefäßbündel collateral, ohne Fasern, auch außerhalb, jedoch hauptsächlich innerhalb der Casparysche Streifen zeigenden Endodermis. Die Gefäßbündel zuweilen von Sekretzellen mit dunklem Inhalt begleitet.

Schnittdroge: Es finden sich orangegelbe, bestäubte Stückchen, an denen zuweilen eine gelb-bräunliche Epidermis zu sehen ist. Der gelbe Farbstoff löst sich in Alkohol. Mit Jodlösung betupft färben sich die Stückchen blauschwarz (Stärke).

Pulverdroge: Hauptsächlich gelbe Kleisterballen, die aus den Parenchymzellen herausgefallen sind. Vorkommende, unverkleisterte Stärkekörner sind vom Zingiberaceentypus. Ferner Parenchymfragmente, Kork bzw. Epidermisteilchen. Sekretklumpen und Gefäßtrümmer; Fasern keine. Mit Jod färben sich die Kleisterklumpen blauschwarz, mit Kalilauge oder Ammoniak färbt sich das Pulver tief orange, mit Alkoholschwefelsäure 1:2 färben sich die Pulverteilchen rot.

Mikrochemie: Borsäurereaktion auf Curcumin: Extraktion eines Häufchens Pulver mit Äther, Betupfen des eingetrockneten Ätherextraktes mit Borsäure, Eintrocknenlassen, Betupfen mit Ammoniak: blauschwarzer Fleck.

Radix Derridis, Derriswurzel (*Derris elliptica*), Leguminosen.

Bleistiftstarke, zu einem Kopf vereinigte Hauptwurzel, die in zahlreiche feinste, längsstreifige Faserwurzeln ausläuft. Am Querschnitt Rinde dünn, dunkelbraun, Holzkörper hell, Gefäße darin mit freiem Auge sichtbar. In der Schnittdroge in der Hauptsache 2—6 mm dicke Stückchen mit dunkler Rinde und im Holz sichtbaren Gefäßen.

Unter dem Mikroskop: Am Querschnitt mehrere Schichten Kork, die Markstrahlen verbreitern sich trichterförmig nach außen. Im Siebteil Bündel von sklerenchymatisch verdickten, kristallführenden Zellen. Im Holz sehr große, gegen 250 μ breite Gefäße, Libriformfasern und stärkeführendes Holzparenchym. Im Längsschnitt die Libriformfasern, die getüpfelten Gefäße und die kristallführenden Rindenzellen auffällig; dasselbe gilt für das Pulver, in dem noch viel Stärke und Kork zu sehen ist.

Mikrochemie: Rotenon-Nachweis: Der Acetonextrakt einer geringen Menge Pulver wird mit Wasser und Salpetersäure versetzt und dann Ammoniak zugegeben: es entsteht eine starke Blaufärbung. Das Rotenon findet sich hauptsächlich in den Parenchymzellen der Wurzel.

Prüfung: Eine annähernde Bestimmung des Rotenons kann in folgender Weise erfolgen. Polarimetrisch: 3 g feingepulverte Droge werden mit 30 ml Benzol 24 Stunden bei Zimmertemperatur digeriert. Die abfiltrierte Benzollösung wird im 100 mm Rohr polarisiert, wobei sich der Rotenongehalt nach folgender Gleichung errechnet:

$$\% = \frac{\alpha \cdot 100\ V}{[\alpha]_D^{20°}\ 1 \cdot E} = \frac{\alpha \cdot 100 \cdot 30}{233 \cdot 1 \cdot 3} = \alpha \cdot 4{,}29$$

Erläuterung der Formel unter Folia Uvae ursi.

Gravimetrische Rotenonbestimmung: 50 g Drogenpulver werden sechs bis acht Stunden mit 250 ml Tetrachlorkohlenstoff in der Hitze extrahiert, der filtrierte Auszug auf 20 ml eingeengt und auf Eis gestellt. Die ausgefallenen Kristalle werden im Glasfiltertiegel gesammlt und mit eiskaltem CCl_4 gewaschen und gewogen. Gewicht $\times$ 0,719 ergibt den Rotenongehalt.

Rhizoma Filicis maris, Farnwurzel (*Dryopteris filix mas*) Polypodicaceen.

Die Droge besteht aus dem etwa 5 cm dicken Rhizom mit ringsum angewachsenen, nach aufwärts gebogenen Wedelbasen (die unterirdischen Teile der Farnwedel). Diese sind 3 cm lang, schwarzbraun, etwas zugespitzt. Am grünen Querschnitt ist ein Halbkreis von hellen Punkten, die Gefäßbündel, sichtbar. Aus dem Rhizom entspringen ferner, die Wedelblasen umgebend, häutige braune Gebilde, die Spreuschuppen, und nach unten feine dunkelbraune Wurzeln. Nach Entfernung aller drei bleibt das Rhizom selbst übrig, das, 1—2 cm dick, am Querschnitt (auch dieser soll grün sein) einen Kreis ovaler gelblicher Gefäßbündel zeigt. Diese laufen nämlich nicht axial, sondern bilden einen Zylinder mit netzig (maschenförmig) anastomosierenden Gefäßbündeln; (s. Abb. 272 C) daher rührt auch ihr ovaler Umriß am Querschnitt (s. Abb. 273). Geruch schwach, Geschmack süßlich, dann herbe kratzend.

Unter dem Mikroskop findet sich an Stelle des Korkes die Epidermis und das Metaderm, die beide aus dunklen, verdickten, axial gestreckten etwas getüpfelten Zellen bestehen. Das am ganzen Querschnitt (beim Rhizom und den Wedelbasen) gleiche Grundgewebe besteht aus dünnwandigen, rundlichen bis elliptischen, schwach getüpfelten Zellen, die bis 10 μ große Stärkekörner in eine gelbgrüne Masse eingebettet enthalten. In die reichlich vorhandenen Intercellularen wachsen birnenförmige (innere) Drüsenhaare mit grünlichem Sekret. Der Längsschnitt vermittelt das beste Bild der Drüsen. Phloroglucinhaltige Gerbstoffmassen (sie geben mit Vanillin-Salzsäure eine Rotfärbung) finden sich in einzelnen Zellen. Die Hauptmenge der Gefäßbündel trifft man im Rhizom in einem Kreise angeordnet, wenig kleinere auch außerhalb; diese sind, wie eingangs erwähnt, nicht genau quer getroffen. Sie sind hadrocentrisch gebaut und jedes einzelne von einer Endodermis mit Casparyschen Streifen umgeben. Die breiten Treppentracheiden sind grünlich, der Siebteil besteht aus zartzelligem Gewebe. Fasern fehlen. In den Wedelbasen kleinere Gefäßbündel zu etwa sieben bis acht im Halbkreis angeordnet. Die Spreuschuppen bestehen aus einer Lage dünner, brauner, inhaltsloser, langge-

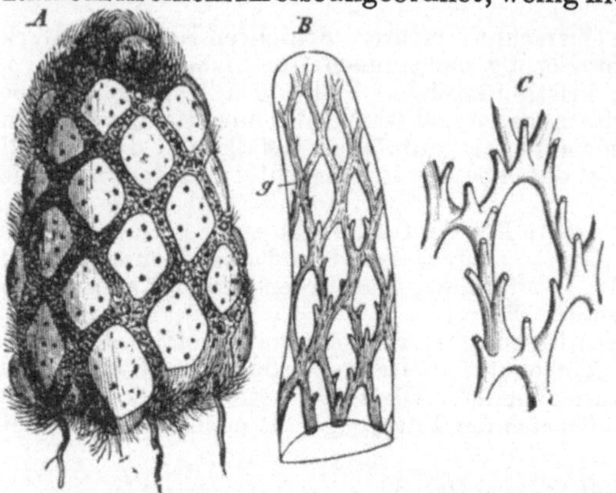

Abb. 272. Rhizoma Filicis. *A* vorderes Ende des Rhizoms, in den hellen rhombischen Feldern die Austrittsstellen der Leitbündelstränge in die (abgeschnittenen) Blattbasen zeigend. *B* gefaultes Rhizomstück, den Verlauf der Leitbündelstränge (*g*) zeigend. *C* stärker vergrößertes Strangstück. (SACHS.)

streckter Zellen und zeigen am Rand häufig aus zwei Zellen bestehende, charakteristische Zähne (s. Abb. 275).

Schnittdroge: Hauptsächlich aus den Wedelbasen bestehend. Außen braune Fragmente mit grünlichen bis bräunlichen Bruchstellen charakteristisch. Sie sind, was den Querschnittsdurchmesser betrifft, meist

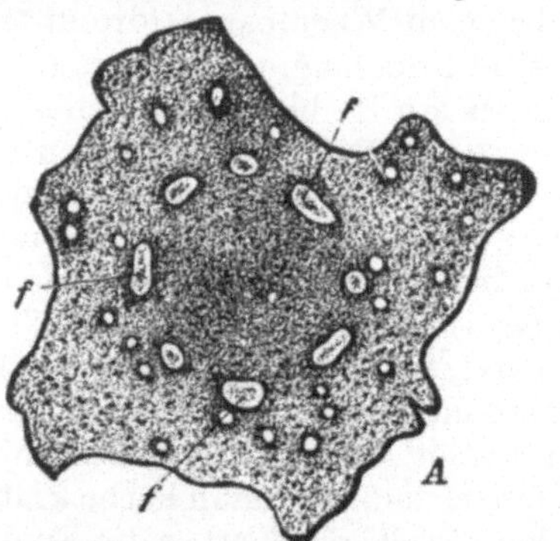
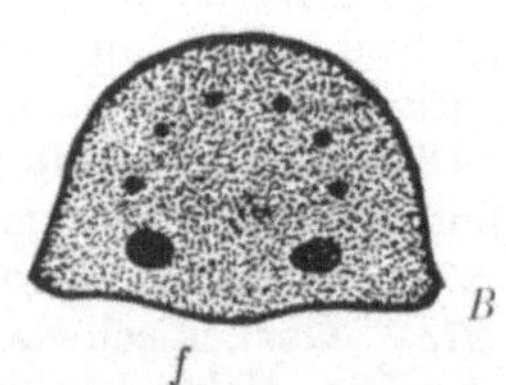

Abb. 273. Rhizoma Filicis. Querschnitt *A* des Rhizoms, *B* einer Wedelbase, zweifach vergrößert, *f* Leitbündel. (GILG.)

von annähernd gleicher Größe, Rhizomstückchen sind unregelmäßig, zeigen meist weniger braune Epidermis und mehr Parenchym von schwammiger Konsistenz. Ferner die Fragmente der braunen, blättrigen Spreuschuppen.

Pulverdroge: Es fallen, abgesehen von der großen Menge kleinkörniger Stärke, die häufig als Stärkeballen mit einer zähen, gelbgrünlichen Masse umgeben sind, die Epidermis und die gelb-braunen, faserigen, dickwandigen, getüpfelten, langgestrecken Metadermzellen auf. Daneben die dünnwandigen Spreuschuppen mit den zweizelligen Zähnen, ferner grünliche Treppentracheiden und schließlich noch die Parenchymfragmente (zuweilen mit inneren Drüsen) wie im Längsschnitt.

Prüfung: Unzulässig ist am frischen Bruch braune Droge, desgleichen ein braunes, nicht grünes, Pulver. Die vorschriftsmäßige grüne Farbe des Pulvers darf nicht von einer unter dem Mikroskop sofort erkennbaren Beimischung eines Blattpulvers herrühren. Vorhandensein abweichender Form der Spreublätter (ungezähnt oder spitzig gezähnt, oder durch viele Zähne verzerrt) deutet auf Verfälschung mit anderen Far-

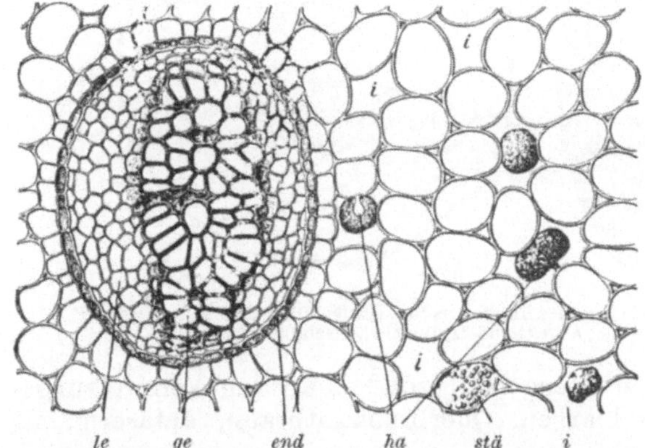

Abb. 274. Rhizoma Filicis. Querschnitt durch das Rhizom mit einem hadrozentrischen Gefäßbündel. *le* Siebteil, *ge* Holzkörper, hauptsächlich aus Tracheiden bestehend, *end* Endodermis (diese 3 Elemente bilden ein Gefäßbündel), *ha* die Sekret abscheidenden Intercellularhaare, *stä* eine Parenchymzelle mit ihrem Stärkeinhalt, *i* Intercellularräume. (Vergr. 150 fach.) (GILG.)

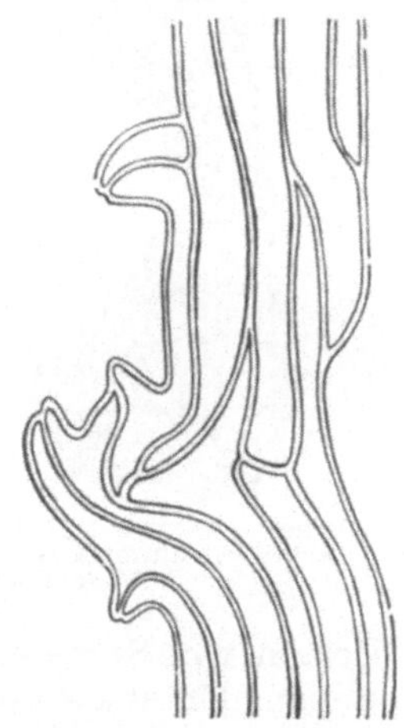

Abb. 275. Rhizoma Filicis. Spreuschuppe mit 2 zelligen Zähnen. (Vergr. 200 fach.) (BRANDT-WASICKY.)

nen hin. Dünne, sehr lange Rhizome deuten auf eine Verfälschung mit Pteridium aquilinum, dem Adlerfarn. Dickwandige Fasern, Steinzellen und großkörnige Stärke dürfen im Pulver nicht vorhanden sein und deuten auf Pteridium aquilinum und andere Pflanzen.

Die Wertbestimmung erfolgt durch Bestimmung des Gehaltes an ätherischem Extrakt, indem die gepulverte Droge im Scheidetrichter mit Äther bis zur Erschöpfung percoliert wird. Der Abdampfrückstand des Äthers wird bei 100° getrocknet und soll 8% betragen. Von diesem (flüssigen) Extrakt wird der Rohfilicingehalt nach dem D.A.B. VI bestimmt, indem eine gewogene Menge in Äther gelöst und dieser mit Barytwasser, worin sich die sauren Substanzen lösen, geschüttelt wird. Ein aliquoter Teil des abgetrennten Barytwassers wird mit Säure versetzt und mit Äther, der die sauren Substanzen aufnimmt, extrahiert. Der Rückstand des Ätherextraktes ist das Rohfilicin. Es werden also hierbei lediglich die sauren, ätherlöslichen Bestandteile erfaßt. Es sollen mindestens 25% des Extrakts, d. h. 2% der Droge an Rohfilicin gefunden werden. Die Wirksamkeit der Droge ist jedoch nicht immer proportional dem Rohfilicingehalt. Es wird daher zweckmäßig auch die biologische Auswertung (an Fischen oder Regenwürmern, neuestens an Tubifex-Arten) mit herangezogen (Extrakt+MgO+H_2O verreiben. Die sauren Wirkstoffe lösen sich als Mg-Salze in Wasser).

Rhizoma Galangae, Galgantwurzel (*Galanga officinalis*), Zingiberaceen.

Das 1—2 cm dicke, knieförmig gebogene, verzweigte, rotbraune, zylindrische Rhizom mit gekräuselten Querringeln (Niederblätter) und

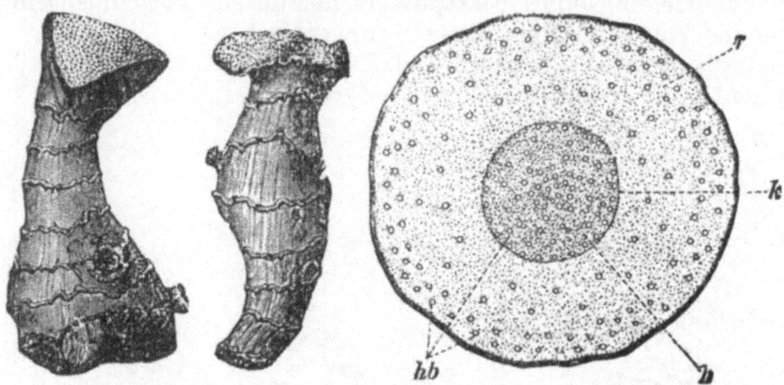

Abb. 276. Rhizoma Galangae, links die Droge, rechts Querschnitt, dreifach vergrößert.
r Rinde, *k* Endodermis, *h* Leitbündelzylinder, *hb* Gefäßbündel. (GILG.)

Resten von Sprossen und Stengeln, besonders an den Verzweigungsstellen. Unterseits Wurzelnarben. Querbruch rotbraun, zähfaserig, mit

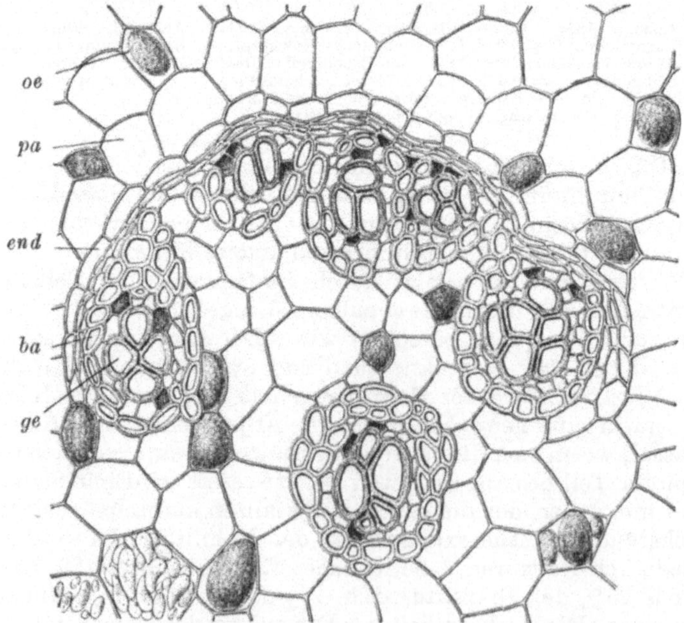

Abb. 277. Querschnitt des Galgant in der Nähe der Endodermis. *oe* Ölzellen, *pa* Parenchym, *end* Endodermis, *ba* Bastfasern, *ge* Gefäße. (Vergr. 300 fach.) (GILG.)

an der Endodermis angehäuften Gefäßbündeln, Geruch aromatisch, Geschmack gewürzhaft brennend.

Unter dem Mikroskop: Epidermis derbwandig mit dunklen Inhaltsstoffen, darunter etwas zusammengedrückte dunkle Zellen. Grundgewebe, bestehend aus derbwandigen Zellen mit keulenförmigen Stärkekörnern, Schichtungszentrum im dickeren Teil. Ferner verkorkte Zellen mit ätherischem Öl und solche mit gerbstoffhaltigem Sekret. Gefäßbündel annähernd collateral, von getüpfelten Fasern umgeben. Es überwiegt der Holzteil gegenüber dem kleinen, zartzelligem Siebteil. Treppengefäße und gerbstoffhaltige Sekretzellen mit braunem Inhalt. Endodermis aus verkorkten, stärkefreien, dünnwandigen Zellen mit an der Innenseite angehäuften Bündeln. Im Mark das Parenchym deutlich gestreckt und getüpfelt (s. Abb. 278). Das Gefäßbündel der Wurzel polyarch mit U-förmig verdickten Endodermiszellen.

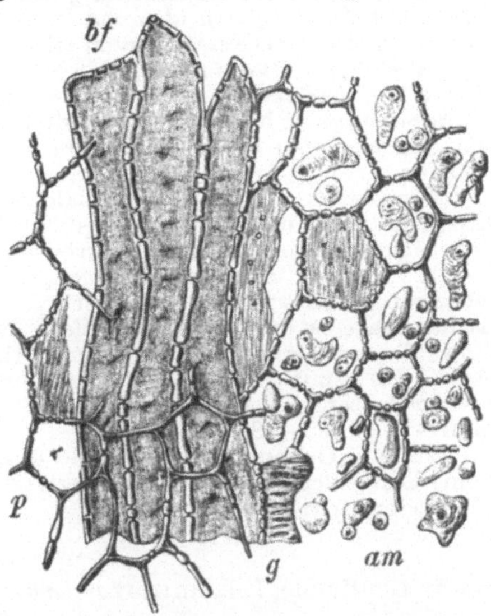

Abb. 278. Längsschnitt durch den Galgant. *p* derbwandiges Parenchym des Markes, *bf* Bastfasern, *g* Teil eines Netzgefäßes, *am* Stärkekörnchen. (Vergr. 300 fach.) (MOELLER.)

Schnittdroge: Bräunliche, unregelmäßige, außen längsgestreifte, durch weißliche Niederblattreste geringelte Fragmente von rötlich-braunem, stark faserigem, zähem Bruch, aus dem die Spitzen der abgebrochenen Gefäßbündel herausragen. Einzelne Querschnittsfragmente lassen nach dem Glätten innerhalb der Endodermis eine deutliche Punktierung erkennen.

Pulverdroge: Im rotbraunen Pulver finden sich die charakteristischen Stärkekörner mit kaum nachweisbarer Schichtung und bräunliche bis gelbliche Parenchymfetzen mit bräunlichem, plasmatischen Inhalt und Stärke. Fragmente von Treppengefäßen und gelblichen, getüpfelten Fasern mit bräunlichem Inhalt. Ferner Stückchen der dunkelbraunen Epidermis und dunkle Sekretmassen, die sich mit Eisenchlorid schwarz färben (Gerbstoffe). Getüpfelte Zellen aus dem Mark, meist stark gestreckt.

Prüfung: Anwesenheit von anders geformter oder verkleisterter Stärke, Kristallen, Korkschüppchen und verholzten Zellelementen im Pulver deutet auf unzulässige Beimengungen anderer Pflanzen, zahlreiche gerade Fasern auf eine Beimischung von Stengelresten. Als Verfälschung können die Rhizome von Alpinia galanga in Betracht kommen. Diese sind größer und dicker, außen violettrot, im Innern hell, mehlig und haben einen abweichenden, kampferartigen Geruch.

Wertbestimmung: Bestimmung des ätherischen Öls. Mindestgehalt 0,5%.

Rhizoma Gelsemii, Gelsemiumwurzel (*Gelsemium sempervirens*). Loganiaceen.

Das walzenrunde, 2 cm dicke Rhizom zeigt oberseits Stengelnarben, unterseits wenig dünne Wurzeln, ist längsstreifig, rotbraun, Ausläufer dünner. Querschnitt gelb mit schmalem Holzkörper. Geruch schwach würzig, Geschmack bitter.

Unter dem Mikroskop: Periderm vielreihig, primäre Rinde mit Steinzellen und primären Fasern. Im Markstrahl große Oxalatkristalle. Im Holz sind die einzelnen Gefäße von Tracheiden und Parenchym umgeben. Mark teilweise sklerosiert, darin Phloem (Keratenchym) erkennbar, da bicollaterale Bündel vorliegen.

Pulverdroge: Bastfasern, gelbliches Keratenchym, Parenchym mit Stärke, Steinzellen, Gefäße, Tracheiden und einzelne große Oxalatkristalle.

Schnittdroge: Rhizom und Wurzelfragmente bräunlich bis gelblich, am Querschnitt die schmale Rinde und der feinstrahlige Holzkörper. Mark besitzt nur das Rhizom.

Mikrochemie: Nachweis der Alkaloide. Fällungen treten ein mit Brombromkali, Jodjodkali und Kaliumquecksilberjodid. Nachweis von Scopoletin (4-oxy-5-methoxycumarin). Bei der Mikrosublimation aus Schnitt oder Pulver bei 150—160° erhält man zuerst Tropfen, dann farblose bis gelbliche Kristalls mit lebhaften Polarisationsfarben. Löst man das Sublimat in einem Tropfen alkalischen Wassers auf, dann zeigt dieser eine tiefblaugrüne Fluorescenz. Durch Umsublimieren erhält man ein reines Mikrosublimat mit zweierlei Kristallen: stabile Form mit rechteckigem oder polygonalem Umriß Mikro-F_p = 204° und eine metastabile Form mit messerschneiden- und spießförmigen Kristallen, Mikro-F_p = 193—195°, s. S. 334.

Prüfung: Gelsemium elegans und Jasminum fructicans enthält kein Scopoletin. Einige Schnitzel mit Alkohol erhitzt und mit Kalilauge versetzt: bläuliche Fluorescenz tritt hier nicht ein.

Radix Gentianae, Enzianwurzel (*Gentiana lutea, G. purpurea, G punctata, G. pannonica*) Gentianaceen.

Rhizom und Wurzel. Das einfache oder mehrköpfige Rhizom ist 2—3 cm dick und trägt oberseits zuweilen Stengel und Blattreste, ist

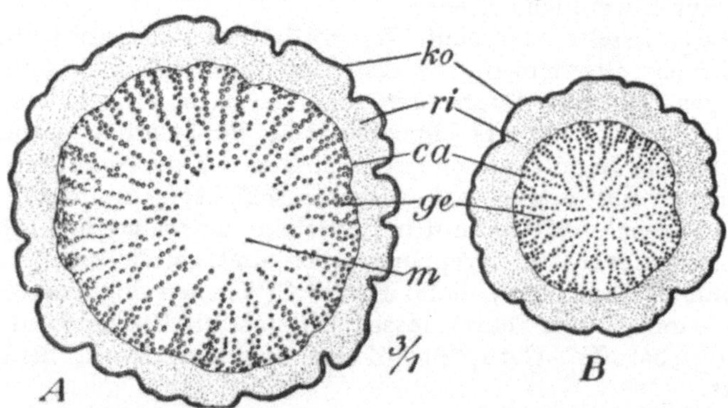

Abb. 279. Radix Gentianae, Lupenbild. *A* Querschnitt durch ein Rhizom, *B* durch eine Wurzel, *ko* Kork, *ri* Rinde, *ca* Kambiumring, *g* Gefäße des Holzkörpers, *m* Mark. (Vergr. 3 fach.) (GILG.)

quergeringelt und geht unmittelbar in die längsgefurchte Wurzel über. Die Länge beträgt etwa 20—40 cm. Bruch glatt, nicht faserig oder mehlig, von gelbbräunlicher, bei der fermentierten Wurzel von dunkelrötlichgelber Farbe. Am Querschnitt, in der Nähe des deutlich hervortretenden Cambiums schwach strahlige Struktur. Keine Stärkereaktion mit Jod. Geruch charakteristisch, besonders bei der fermentierten Droge, Geschmack stark bitter.

Unter dem Mikroskop: Rhizom und Wurzel ähnlich, letztere ohne Mark. Mehrreihiges Periderm. In der Rinde keine Fasern außer unverholzten Ersatzfasern. Ferner einige in radialen Streifen angeordnete Siebröhrenbündel. Innerhalb des Cambiums vereinzelte oder zu kleinen Gruppen angeordnete Netz- und Treppengefäße, keine Fasern. Sieb-

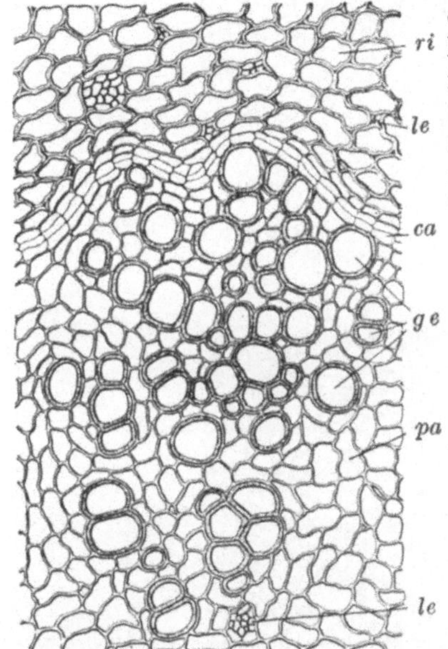

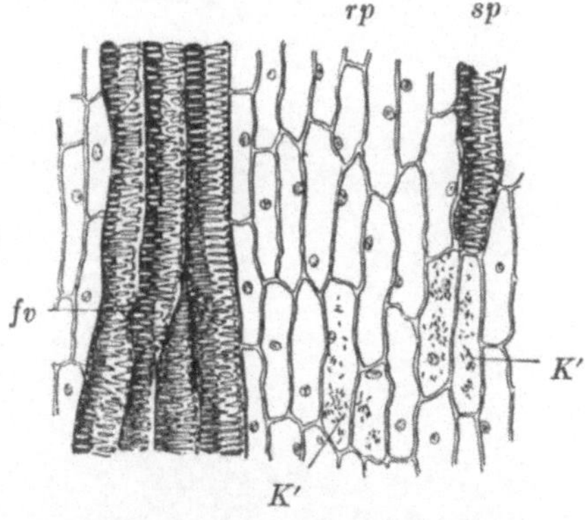

Abb. 280. Radix Gentianae, Querschnitt. *ri* Rindenparenchym, *le* Siebgruppen, *ca* Cambiumring, *ge* Gefäße, *pa* Holzparenchym, *le* Siebgruppen im Holzkörper. (Vergr. 120 fach.) (GILG.)

Abb. 281. Radix Gentianae. Längsschnitt aus dem Xylemteil. *fv* Gefäßstrang, *sp* Netzgefäß, *rp* Parenchym mit Öltropfen und *K'* Oxalatkriställchen. (Vergr. etwa 100 fach.) (Nach A. v. VOGL.)

röhrenbündel finden sich ausnahmsweise auch im Holzkörper vor (intraxyläres Phloem). Die stärkefreien Parenchymzellen besitzen stark verbogene und verquellende Zellwände, besonders in Lauge (Pektin), und beinhalten kleine ölige Tröpfchen und kleinste wetzsteinförmige Kristalle aus Calciumoxalat in großer Menge. Besonders in Längsschnitten sind die Oxalatkristalle als graue Massen deutlich in den Ecken der Zellen erkennbar (s. Abb. 281).

Schnittdroge: Gelbbraune Fragmente verschiedener Dicke, außen z. T. mit großrunzeligem, längsstreifigem Kork bedeckt, von relativ weicher Konsistenz, charakteristischem Geruch und sehr bitterem Geschmack. Der Bruch ist körnig, zäh, bräunlich, ohne faserige Elemente, in Wasser stark quellend.

Pulverdroge: Im braungelben, stärkefreien Pulver Parenchymfragmente bestehend aus dickwandigen, verquollenen Zellen, die regelmäßig bei starker Vergrößerung in einer Ecke eine Menge von Oxalatnädelchen, ferner kleinste Öltropfen erkennen lassen. Treppengefäßfragmente, deren Verdickungsleisten und wenig Kork. Charakteristisch ist bei schwacher Vergrößerung das braune, von Treppengefäßen durchzogene

Parenchym mit verbogenen, undeutlich sichtbaren Wänden und grauen Klumpen (Oxalatkristallen) in den Ecken.

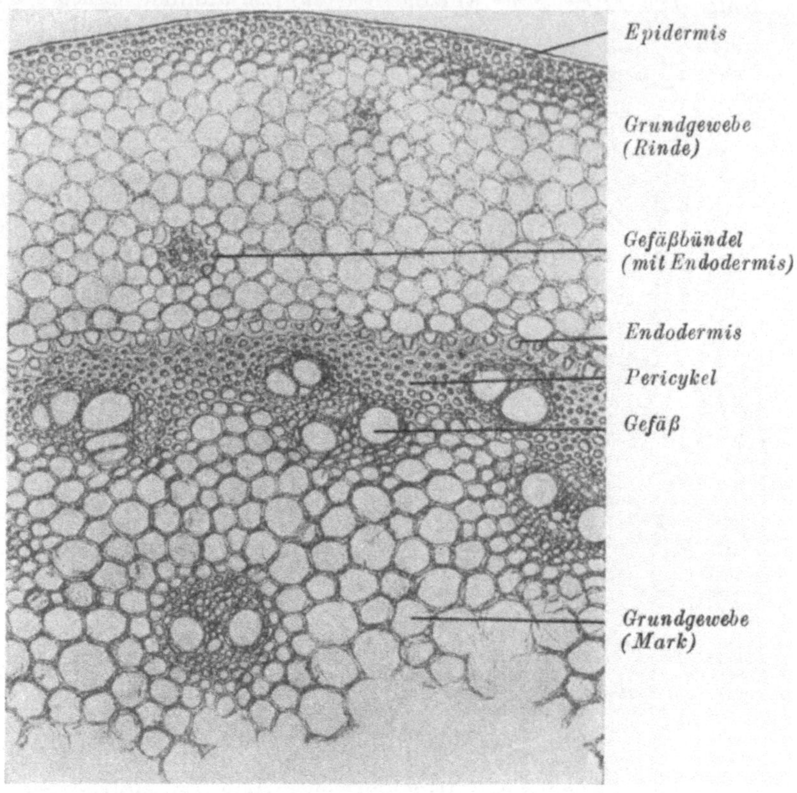

Abb. 282. Rhizoma Graminis. Querschnitt durch das Internodium. (Vergr. 110 fach.) (FLÜCK.)

Mikrochemie: Bei der Mikrosublimation des Pulvers erhält man bei 160—180° gelbliche, geschwungene Prismen und lange Nadeln von Gentisin (Trioxyxanthonmonomethyläther). Diese sind unlöslich in Alkohol, lösen sich jedoch in wässeriger Chloralhydratlösung und Kalilauge zu einer goldgelben Flüssigkeit auf. Nach mehrmaligem Umsublimieren Mikro-F_p 258°. Identifizierung durch die Nitroverbindung: Man erwärmt mit je einem Tropfen konz. Schwefelsäure und Salpetersäure bis zur Blasenbildung: Es entstehen zuerst Tröpfchen und daraus Sphärite und Drusen, schließlich chromgelbe Nadeln von Dinitrogentisin.

Prüfung: Auf Verfälschung mit Rumex-Arten deuten das Vorkommen von Stärke, Gerbstoff und Steinzellen, ferner bei der Mikrosublimation bei 160° auftretende Nadeln, die sich mit Kalilauge rot färben (Oxymethylanthrachinone). Auch dürfen Holzfragmente, Sklereiden und Spaltöffnungen (Sägemehl, Oliventrester und Fichtennadeln) nicht vorhanden sein. Verholzung und strahliger Bau deuten auf Beimengung von Gentiana Asclepiadea. Die Wertbestimmung kann erfolgen durch die Bitterwertbestimmung (s. S. 385). Bitterwert etwa 25000.

Rhizoma Graminis, Queckenwurzel (*Agropyron repens*), Gramineen.

Das ästige, strohgelbe, glänzende Rhizom besitzt hohle Internodien und zeigt an den Knoten (diese haben 5 cm Abstand) häutige, weißliche Niederblätter. Unterseits entspringen dünne Wurzeln. Geschmack fade, süßlich.

Unter dem Mikroskop: Epidermis mit axial gestreckten derbwandigen Zellen, welligen Seitenwänden und kleinen, dickwandigen Kurzzellen, die mit den langen Zellen abwechseln. Es folgt ein zweireihiges Hypoderm aus sehr langen Stabzellen. Rindenparenchym stark axial gestreckt mit einzelnen, von eigener Endodermis umgebenen Gefäßbündeln. Die Endodermiszellen sehr lang und schwach getüpfelt, haben stark U-förmig verdickte Wände, anschließend ein Fasermantel aus schmalen, mäßig verdickten Fasern, an den 2 Reihen collateraler Gefäßbündel mit Ring- und Tüpfelgefäßen anschließen (s. Abb. 282). Nach innen bis zur Höhlung dünnwandiges Markparenchym, Kristalle und Stärke fehlen; die sehr dünnen Wurzeln mit neunstrahligem (polyarchem) Gefäßbündel. Keine Stärke.

Schnittdroge: Kleine charakteristische, hohle, strohgelbe Rhizomstücke, längsrinnig, glänzend. Zuweilen Knoten mit zerschlitzten Blattscheiden und fadenförmige Wurzeln bzw. Wurzelnarben. Die Weite der zentralen Höhlung der Internodien beträgt etwa ein Viertel des Rhizomdurchmessers.

Mikrochmie: Nachweis von Triticin: mit α-Naphthol-Schwelfesäure erhält man, ebenso wie mit Inulin, eine rotviolette Färbung.

Prüfung: Am Stärkegehalt erkennbar sind Rhizoma Graminis italici, Rhizoma Caricis und andere stärkehaltigen Rhizome. Halme der Stammpflanze zeigen grüne dünne Stückchen der Blattscheide und eine wesentlich größere, die Hälfte des Querschnittes betragende Höhlung.

Radix Hellebori nigri, schwarze Nießwurz (*Helleborus niger*), Ranunculaceen.

Das von Blattnarben geringelte, mehrköpfige Rhizom ist schwarzbraun, bis 6 cm lang, am Bruch hornig und zeigt am Querschnitt helle, keilförmige Holzteile innerhalb des Cambiums. Die abzweigenden schwarzbraunen Wurzeln besitzen ein helles, zentrales Gefäßbündel. Geschmack stark bitter brennend.

Unter dem Mikroskop: Rhizom mit Epidermis und dickwandigem, dunklen Metaderm. Im Grundgewebe Stärke (5 μ) und Fettmassen. Phloemteile nach innen sich verbreiternd, ohne Fasern. Die Xylemteile keilförmig mit Libriform und Gefäßen. Markstrahlen breit. Wurzel mit tetrarchem Bündel, einer Epidermis aus braunen, außen sichelförmig verdickten Zellen und einer Endodermis mit Casparyschen Streifen. Parenchym mit Inhalt wie oben.

Schnittdroge: Unregelmäßige, außen fast schwarze Fragmente des Rhizoms, daran oft Wurzelnarben mit dünnen,

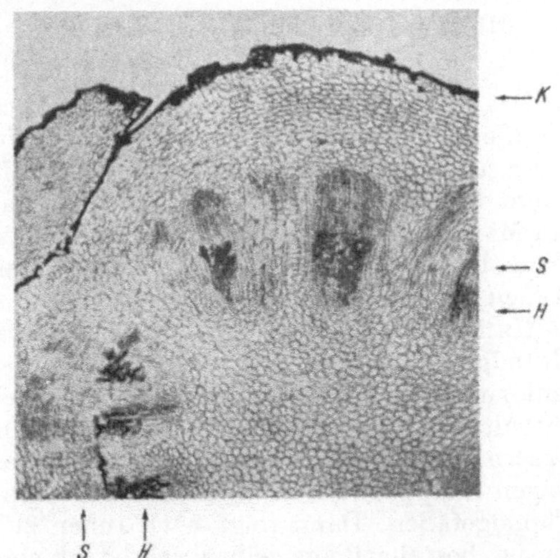

Abb. 283. Querschnitt durch das Rhizom von Helleborus niger. *S* = Siebteil. *H* = Holzteil. *K* = Kork (Vergr. ca. 75 fach.)

weißlichen Gefäßbündeln. Querschnittsbruchstücke des Rhizoms zeigen strahligen Bau des Holzes bzw. keilförmige, weiße Holzteile der Gefäßbündel. Die Wurzeln dunkel, zylindrisch, 2—3 mm dick, mit hellen, fadenförmig herausragenden Gefäßbündeln.

Pulverdroge: Gestreckte Epidermiszellen und die mehr rundlichen Metadermzellen, beide dunkel gefärbt. Außer den Gefäßen findet sich noch fett- und stärkehaltiges Parenchym; Fasern und Kristalle fehlen.

Mikrochemie: Das Helleborein findet sich in allen Parenchymzellen und läßt sich durch Versetzen eines trockenen Schnittes mit Wasickys Reagens und Zusatz von Wasser nach 3 Minuten an der entstehenden Rotfärbung erkennen. In Blutgelatine erhält man bei $p_H = 6{,}1$ nach einigen Stunden einen schwachen haemolytischen Hof (Helleborin).

Prüfung: Das Rhizom von Helleborus viridis sieht sehr ähnlich aus und läßt sich kaum unterscheiden. Zur Erkennung anderer Verfälschungen ist vor allem die Reaktion auf Helleborein wichtig. Eine Verwechslung mit Radix Veratri albi (s. S. 262), die auch als Radix Hellebori albi bezeichnet wird, ist leicht zu erkennen.

Radix Helenii (Inulae) Alantwurzel, (*Inula Helenium*), Compositen.

Die bräunlich-weiße, ca. 2 cm dicke, harte, oft längsgeschnittene Wurzel mit hornigem Bruch. Infolge Anziehen von Feuchtigkeit zäh. Querschnitt: braune Kambiallinie und radiäre Streifung. Ovale Sekreträume in der primären Rinde und im Baststrahl, der Ersatzfasern und Keratenchym führt. Holzkörper mit viel Parenchym, darin Inulin in Klumpen, Gefäße in radialen Reihen und Sekreträume (zuweilen nadelförmige Kristalle aus Alantolacton beinhaltend) überall, besonders im Mark. Keine Stärke. Rhizomstücke dicker, oben geringelt, mehrköpfig. Geruch aromatisch, Geschmack gewürzhaft bitter. In Teegemischen: graubraune, hornig harte Stückchen zuweilen mit dunkelbrauner Kambiallinie und harzigem Glitzern (vom Sekret der Sekreträume), sonst wenig charakteristische Struktur. Keine Stärke, aber Inulin! Verwechslung mit Belladonna (siehe diese) möglich. Nachweis von Inulin mit α-Naphtol-Schwefelsäure: Rotviolettfärbung. Die Mikrosublimation liefert bei Vacuum und Kühlung Kristalle (ST 50 bis 60°) von Alantolacton. Tropfenförmige Sublimate lassen sich mit Alkohol umkristallisieren. Mi-Fp 72—74° (wenn die Droge vorher mit Pentan entfettet wurde).

Rhizoma Hydrastidis, Hydrastiswurzel (*Hydrastis canadensis*). Berberidaceen.

Das dicht quergeringelte, etwas über ½ cm dicke, verbogene, dunkelbraune Rhizom besitzt oberseits Vertiefungen, von abgebrochenen Sprossen und Stengeln herrührend. Bruch hornig und gelb gefärbt. 1 mm dicke, brüchige Wurzeln umgeben das Rhizom. Am Querschnitt ein Mark und keilförmige, hellgelbe Holzteile sichtbar. Ausmündende Wurzeln stören das regelmäßige Bild. Geschmack stark bitter, beim Kauen wird der Speichel gelb gefärbt.

Unter dem Mikroskop: Auf ein dünnwandiges Periderm folgt ein Grundgewebe aus dünnwandigen Zellen, die gelbe Inhaltsmassen (Alkaloide) und Stärkekörner (aus zwei bis vier Teilkörnern zusammengesetzt) enthalten. Die Baststrahlen der Gefäßbündel wenig deutlich, ohne Fasern. Die Holzstrahlen (die im Lupenbild deutlich hervortreten) zeigen knapp unter dem Cambium Holzparenchym mit eingestreuten Tüpfelgefäßen. Dann folgt nach innen zu ein kompakter Libriformstrang, bestehend aus gelben, sehr stark verdickten Holzfasern. Weiter im Innern finden sich schließlich noch einige primäre Spiralgefäße, die an das Mark grenzen. Bei älteren Rhizomen findet man noch einen zweiten, ebenso gebauten Kreis von Gefäßen, Parenchym und Libriform. Markstrahlen sehr breit, aus dünnwandigem Parenchym mit Stärke. Die Wurzeln mit breiter Rinde und einem meist tetrarchen Bündel.

Schnittdroge: Charakteristisch sind die quergeringelten Rhizomfragmente mit braunem Äußerem, zitronengelben Schnittflächen und Sproßnarben, ferner die vielen dünnen, braunen, zerbrechlichen Wurzeln. An geglätteten Querschnittsfragmenten des Rhizoms sieht man deutlich gelbe, strahlige Xylemteile.

Pulverdroge: Im gelben Pulver viele kleine Stärkekörner ($10\,\mu$) und stärkehaltiges Parenchym, zuweilen mit gelben Massen als Inhalt, ferner Faserbündel, Holzfasern, bestehend aus kurzen Fasern mit linksschiefen Spaltentüpfeln und einzeln liegende, breite, gelbe Gefäßtrümmer, wenige Korkschüppchen.

Mikrochemie: Nachweis der Alkaloide: Berberin: Mit 3%iger Sal-

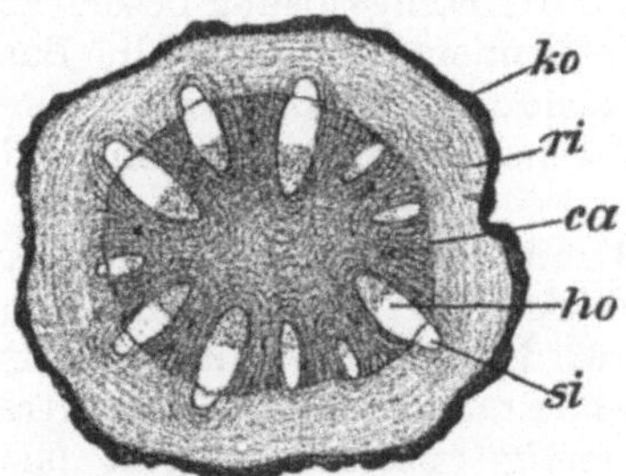

Abb. 284. Rhizoma Hydrastidis, Querschnitt. *ko* Kork, *ri* Rinde *ca* Cambiumring, *ho* Holzteil, *si* Siebteil der Gefäßbündel. (Vergr. 10 fach.) (GILG.)

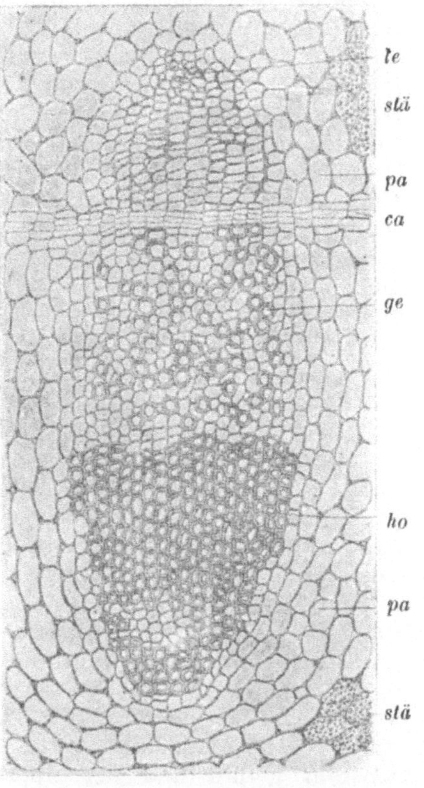

Abb. 285. Rhizoma Hydrastidis, Querschnitt durch ein Gefäßbündel, *le* Siebteil, *stä* einige der Parenchymzellen der Markstrahlen mit ihrem Stärkeinhalt gezeichnet, *pa* Parenchym der Markstrahlen, *ca* Cambiumring, *ge* Gefäße, in Holzparenchym eingelagert, *ho* Libriformfasern. (Vergr. 180 fach.) (GILG.)

petersäure erhält man in Trockenschnitten nach kurzem, gelinden Erwärmen und Erkaltenlassen kleine, gelbe Nadeln von Berberinnitrat. Lokalisation: Hauptsächlich in den Parenchymzellen. Im UV-Licht starke hellgelb-orange Fluorescenz charakteristisch für Berberin. Hydrastin: Pulver oder Schnitt werden mit einem Gemisch gleicher Teile Äther und Petroläther befeuchtet; beim Verdunsten des Lösungsmittels kristallisiert nach einigen Minuten Hydrastin in rein weißen Prismen am Deckglasrand aus.

Prüfung: An der Bruchfläche weißliche oder braungefärbte Rhizome stellen Verfälschungen dar. Im Pulver dürfen größere Stärkekörner, Steinzellen, Kristalle, farblose Gefäße und Fasern, gelbe Kleisterklumpen (Curcuma) nicht vorhanden sein. Letztere würden sich leicht durch die Rotfärbung mit Alkohol-Schwefelsäure nachweisen lassen.

Bei der Bestimmung des Alkaloidgehalts bzw. des Hydrastins nach dem D.A.B. VI wird vorerst die Droge mit ammonikalischem Äther extrahiert und dann durch Petrolbenzin-Zusatz die im Äther gelösten, gelb gefärbten Substanzen und die Spuren der beiden unwirksamen Alkaloide (Berberin und Canadin) ausgefällt. Nach der Filtration erfolgt die Klärung der ätherischen Flüssigkeit infolge des Stärkereichtums der Droge durch bloßes Schütteln mit wenig Wasser. Die Titration erfolgt in üblicher Weise, nur ist zu erwähnen, daß hier als Indicator Methylorange verwendet wird, da die p_H von Hydrastinsalzlösungen dem Umschlagsintervall des Methylorange entspricht. Mindestgehalt 2,5%. Auch mittels Adsorptionsanalyse kann das Hydrastin elegant bestimmt werden. Prinzip: Heiße Perkolation s. Abb. 127 (Seite 108) des Drogenpulvers mit Äthanol im Aluminiumoxydadsorptionsrohr, Eindunsten dieses bereits vorgereinigten Extraktes, Aufnahme des Rückstandes mit Chloroform und Adsorbieren über eine neue Säule von Aluminiumoxyd und Titration des Durchlaufes in üblicher Weise.

Methodik: Etwa 1 g der trockenen, genau gewogenen, fein gepulverten Droge wird auf einem Uhrglase flach ausgebreitet und zwei bis drei Stunden in einem mit konzentrierter Ammoniaklösung beschickten Exsikkator stehen gelassen, um die vorhandenen Salze in die Basen umzuwandeln. Man kann auch die trockene Droge in die Säule bringen und für je 1 g Einwaage drei Tropfen konzentrierten Ammoniak den ersten Portionen Äthanol zusetzen.

Das heizbare Adsorptionsrohr wird mit etwa 7 g Aluminiumoxyd Merck (stand. nach Brockmann) beschickt und der Heizkolben mit etwa 150 ml Methanol gefüllt. Dann wird die Droge mit Hilfe eines weißen Glanzpapiers und einer Federfahne quantitativ in das Extraktionsrohr gefüllt und der Apparat fertig zusammengesetzt (siehe Seite 108).

Nachdem die Heizung durch Sieden des Methanols etwa 10 bis 15 Minuten in Betrieb war, werden 75 ml reiner Alkohol (96%) in Anteilen von 15 ml heiß aufgegossen und gegebenenfalls, wenn vorher auf die Räucherung verzichtet wurde, den ersten beiden Anteilen je 3 Tropfen Ammoniak zugesetzt. Das Filtrat wird in einem Schälchen gesammelt und die letzten 3 bis 5 ml gesondert aufgefangen.

Dieses gesonderte Filtrat dient zur Kontrolle. Es wird auf dem Wasserbade zur Trockene verdunstet, mit 5 ml einer etwa 0.1 n Salzsäure aufgenommen und mit 2 bis 3 Tropfen Mayers Reagens versetzt, wobei höchstens eine schwache Trübung auftreten darf.

Das Hauptfiltrat wird bei günstigem Ausfall der Kontrolle auf dem Wasserbad zur Trockene eingedunstet, mit 5 ml Chloroform aufgenommen und über eine trockene Säule von ca. 1 g Aluminiumoxyd (Lumen des Rohres 7—8 mm im Durchmesser) gegossen. Das Schälchen wird dann 2 mal mit je 3 ml Chloroform nachgespült und diese nacheinander aufgegossen. Nach dem Durchlaufen dieser Lösung wird zweimal mit je 5 ml Chloroform nachgewaschen.

Das Filtrat wird in einem Titrierkolben aufgefangen und auf dem Wasserbad das Chloroform bis auf einige ml eingedunstet. Dann werden 5 ml Wasser und 10 ml 0.1 n Salzsäure zugegeben und am Wasserbad das restliche Chloroform verjagt, bis die letzten Tropfen des Chloroform verschwunden sind, was man durch gelegentliches Schütteln wesentlich beschleunigen kann. Nun läßt man abkühlen und titriert nach Zusatz von 2 Tropfen Methylorangelösung mit 0.1 n Natronlauge so lange vorsichtig aus einer Feinbürette zurück, bis die letzte rote Färbung eben verschwunden ist und in helleres Zwiebelrot umgeschlagen hat (Vergleichslösung). Aus der Differenz ergeben sich die von der Hydrastinbase gebundene ml 0.1 n Salzsäure, 1 ml Salzsäure (0.1 n) entspricht 0,03832 g Hydrastin.

Rhizoma Imperatoriae, Meisterwurzel (*Peucedanum Ostruthium*), Umbelliferen.

Das graubraune, rübenförmige, abgeflachte, längsrunzelige und geringelte Rhizom ohne Wurzel trägt oberseits Stengelreste, im unteren Teil Wurzelnarben und Ausläufernarben (Ausläufer sind knotig gegliedert). Der rundliche Querschnitt zeigt großes Mark, einen Kreis von Gefäßstrahlen und in der Rinde eine Anzahl dunkler, glänzender Punkte (Balsamgänge). Geruch und Geschmack scharf aromatisch. Unter *dem Mikroskop:* Schwarzbraunes Periderm und in der primären Rinde eine Menge von bis ½ mm breiten Balsamgängen. Sekundäre Rinde mit kleinen Sekretgängen und Keratenchym, keine Fasern und Steinzellen. Holzstrahlen mit Gefäßen, Parenchym und Libriformfasern. Markstrahlen breit. Mark mit großen Sekretgängen. Kleinkörnige Stärke in allen Parenchymzellen. *Schnittdroge:* Bruchstücke außen graubraun mit Wurzelnarben, furchig und geringelt, innen heller mit den großen Sekretgängen und dem weiten Mark am Querbruch (charakteristisches Merkmal). Im Innern schwach strahlig von Gefäßstrahlen. Dünnere Ausläufer vereinzelt. *Prüfung:* Vorkommen von Steinzellen und von mit Vanillin-Salzsäure sich rötendem Parenchym deuten auf Verfälschung mit fremden Wurzeln.

Radix Ipecacuanhae, Brechwurzel (*Cephaelis Ipecacuanha*), Rubiaceen.

Die 4—5 mm dicken, hin und her gebogenen, mit ringförmigen Wülsten versehene Wurzel der Rio-Ipecacuanha sind außen graubraun, zeigen am Querschnitt eine grauweiße, stäubende Rinde und einen kreisrunden, homogenen, marklosen Holzkörper. Die Wülste sind Reste der in der Rinde stecken gebliebenen, unentwickelten Nebenwurzeln. An den Einschnürungsstellen zwischen den Wülsten ist die Rinde oft bis zum Holz eingerissen (Spannungen beim Trocknen); Rinde vom zylindrischen zähen Holzkörper leicht ablösbar. Geschmack bitter, etwas scharf.

Unter dem Mikroskop: Periderm braun, dünnwandig. Rinde mit homogenem Parenchym, 20 µ große Stärkekörner beinhaltend: typische Körner sind zusammengesetzt, Drillinge mit zwei großen und einem kleinen, Vierlinge mit zwei großen und zwei kleinen Teilkörnern, daneben auch uncharakteristische Körner (s. Abb. 289). Markstrahlen keine sichtbar. Beim Cambium wenig Siebröhrengruppen. In einzelnen Rindenzellen Oxalatraphiden. Holzkörper ebenfalls homogen mit sehr

schmalen Hoftüpfelgefäßen und -Tracheiden; am Längsschnitt haben
meist nur 2—3 Tüpfel nebeneinander auf den 25 μ breiten Gefäßgliedern
Platz, Fasern mit Spaltentüpfeln und wenig inhaltsloses Holzparenchym. Die Markstrahlen sind in Ersatzfasern mit Stärke als Inhalt
umgewandelt. Kein Mark. Die einzelnen Holzelemente sind nur an
dünnen Längsschnitten gut zu unterscheiden (s. Abb. 288).
   Schnittdroge: Gelbbraune, mit Querwülsten versehene, etwa 5 mm
breite Stückchen mit kreisrundem Holzkörper, dieser zuweilen weiter
herausragend (wenn die Rinde stellenweise abspringt) oder isoliert als
stielrundes, stengelartige Stückchen.
   Pulverdroge: Gesamtdroge: Typische Stärkekörner und Parenchymfragmente mit Oxalatraphiden und Korkschüppchen. Splitter des Holz-

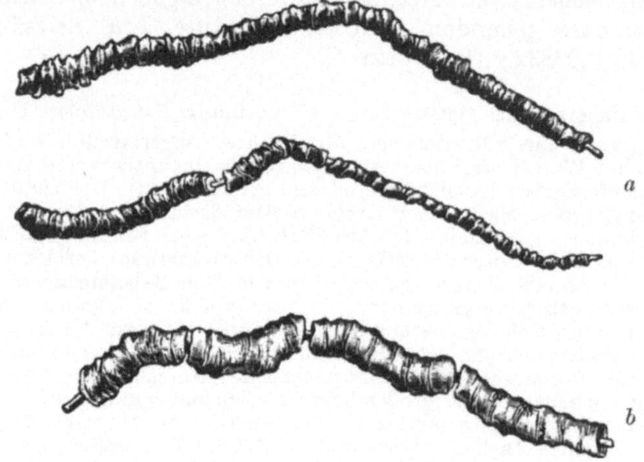

Abb. 286. Radix Ipecacuanhae. *a* Rio-Ipecacuanha, *b* Carthagena-Ipecacuanha. (GILG.)

körpers, bestehend hauptsächlich aus hofgetüpfelten, schmalen Gefäßen
und Tracheiden, ferner Fasern mit Spaltentüpfeln und dünnwandigen
Ersatzfasern mit runden Tüpfeln und Stärkekörnern als Inhalt.
   Mikrochemie: Nachweis der Alkaloide: Extraktion des Pulvers mit
ammoniakalischem Chloroform auf dem Objektträger. Der Verdunstungsrückstand gibt nach dem Lösen in verdünnter Salzsäure mit an-
gesäuerter Pikrinsäurelösung (gesättigte, wässerige Pikrinsäurelösung
wird mit dem fünffachen Volumen 3%iger Salzsäure verdünnt) einen
amorphen Niederschlag oder feine Nadeln. Dieselbe Fällung erhält man
auch nach direkter Behandlung des Pulvers mit der angesäuerten Pikrinsäurelösung. Der Auszug mit konz. HCl ergibt mit einem Körnchen
Chloramin eine Orange-Rotfärbung (Oxydationsprodukt des Emetins).
In Blutgelatine zeigt sich nach einer halben bis vier Stunden ein hämolytischer Hof. Hämolysewirkung ist sehr schwankend und am stärksten bei $p_H = 7{,}4$ und 8,4. Am meisten Saponin findet sich im Periderm,
etwas weniger in der Rinde. Der Holzkörper ist meistens negativ.
   Prüfung: Cartagena-Ipecacuanha (Uragoga acuminata) und die
Wurzel von Psychotria emetica sind dicker, weniger gewulstet und sind

unzulässig, obwohl der Gesamt-Alkaloidgehalt etwas größer ist. Vorkommen von fremder Stärke, Gefäßen, Libriform, Oxalatdrusen im Pulver deuten auf Verfälschungen mit Rubiaceen und Violaceenwurzeln, Steinzellen auf Rhizome von Ipecacuanha, verkleisterte Stärke auf unerlaubtes Dämpfen der Wurzel. Die Bestimmung der Alkaloide nach dem D.A.B. VI erfolgt in üblicher Weise, wobei das Emetin und Cephaelin vom Äther aufgenommen werden, das unwirksame Psychotrin nicht. Die Klärung erfolgt ohneSchwierigkeit durch Wasserzusatz. Die geklärte Ätherlösung wird abgedampft. Es hat sich als zweckmäßig erwiesen, zwecks Vertreibung der letzten Reste von Ammoniak den Rückstand zweimal nacheinander mit 5 ml Äther zu versetzen und den Äther jedesmal wegzudampfen. Eine getrennte Bestimmung des Emetins und Cephaelins wird ermöglicht durch die Ausschüttelbarkeit des Cephaelins aus Äther mit Hilfe von NaOH, worin es infolge seiner freien OH-Gruppe löslich ist. Eine solche Trennung ist erwünscht, um Rio- von Cartagena-Droge zu unterscheiden, da erstere zwei- bis dreimal mehr Emetin als Cephaelin, letztere gleiche Teile besitzt.

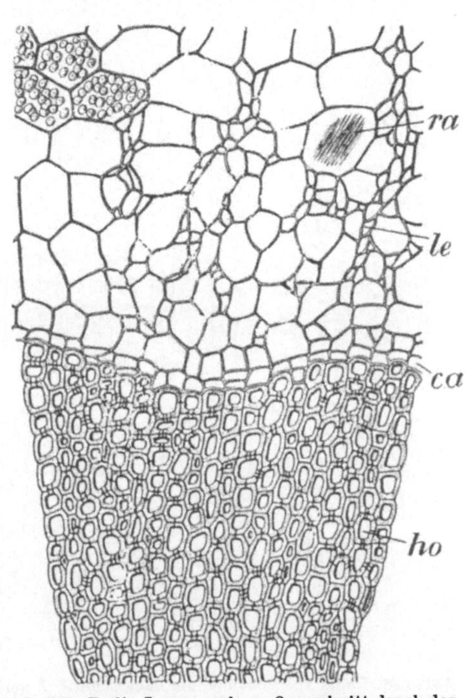

Abb. 287. Radix Ipecacuanhae, Querschnitt durch den inneren Teil der sekundären Rinde und den äußeren Teil des Holzkörpers, *ra* Raphidenzellen, *le* Siebstränge, *ca* Cambiumring, *ho* Holzkörper. (Vergr. 75 fach.) (GILG.)

Methodik: 6 g feinstes Brechwurzelpulver werden in einer Arzneiflasche von 200 ml Inhalt mit 120 g Narkoseäther und 5 ml 3—5%igem Ammoniak während einer halben Stunde häufig und kräftig geschüttelt. Dann läßt man absetzen, gießt nacheinander je 50 g der ätherischen Lösung (= je 2,5 g Brechwurzel) durch etwas Watte: a) in ein Erlenmeyerkölbchen von etwa 150 ml Inhalt und b) in einen Scheidetrichter von etwa 150 ml Inhalt.

a) *Bestimmung des Gesamtalkaloidgehaltes* (= *Emetin* + *Cephaelin*):

Man destilliert aus dem Erlenmeyerkölbchen a) den Äther ab, nimmt den Rückstand sofort zweimal mit je 5 ml Äther auf und verdampft auch diesen jeweils wieder vollständig. Dann löst man den Rückstand sofort in 1 ml Weingeist, gibt 5 ml 0.1 n Salzsäure hinzu und erwärmt eine Minute lang auf dem Wasserbad. Hierauf versetzt man mit 30 ml frisch ausgekochtem und wieder erkalteten Wasser und 10 Trop-

fen Methylrot und titriert den Säureüberschuß mit 0.1n Natronlauge
bis zur Gelbfärbung zurück (Mikrobürette). 1 ml 0.1n HCl = 0,0238 g
Gesamtalkaloide (Emetin + Cephaelin).

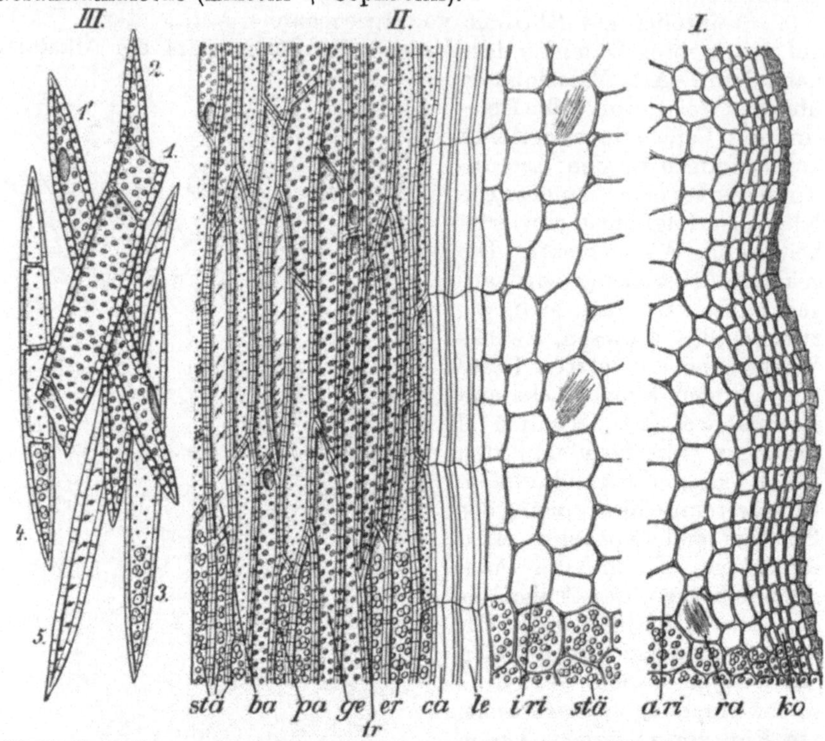

Abb. 288. Radix Ipecacuanhae im Längsschnitt. *I* Schnitt durch die äußersten Partien der Rinde;
ko Kork, *ra* Raphiden, *a.ri* Rindenparenchym. *II* Schnitt durch die Grenzpartie zwischen sekundärer
Rinde und Holzkörper; *stä* Stärkeinhalt einiger Parenchymzellen gezeichnet, sonst weggelassen,
i.ri Parenchym der sekundären Rinde, *le* Siebgewebe, *ca* Cambium, *er* Ersatzfasern, *tr* Tracheiden,
ge Gefäße, *pa* Holzparenchym, *ba* Libriformfaser, *stä* Stärkeinhalt einiger Ersatzfasern gezeichnet,
sonst weggelassen. *III* Mazeriertes Gewebe des Holzkörpers; *1* Gefäße mit nur wenig schief gestellten
Querwänden, *1'* Gefäß mit stark schief gestellten Querwänden und seitlicher lochförmiger Perforation,
2 Tracheide, *3* Ersatzfaser, *4* Holzparenchym, *5* Libriformfaser. (Vergr. 125 fach.) (GILG.)

b) *Trennung von Emetin und Cephaelin:*

Die 50 g Ätherlösung im Scheidetrichter b) werden nacheinander mit
20,15- und 15 ml 4%iger Natronlauge je eine Minute lang kräftig ausgeschüttelt und die Ausschüttelungen in einem zweiten Scheidetrichter
von etwa 150 ml Inhalt gesammelt. Diese werden zur Zurückgewinnung
von Spuren Emetin eine Minute lang mit 50 ml Äther ausgeschüttelt
und die wässerige Phase in einen dritten Scheidetrichter von etwa
200 ml Inhalt ablaufen gelassen. Die ätherischen Emetinlösungen des
ersten und zweiten Scheidetrichters werden nacheinander dreimal mit
je 10 ml Wasser eine Minute lang ausgeschüttelt, wobei die wässerigen
Ausschüttelungen des ersten Scheidetrichters nacheinander zur Ausschüttelung des zweiten Scheidetrichters benützt und hierauf in den
dritten Scheidetrichter ablaufen gelassen werden.

Bestimmung des Gehaltes an Emetin:

Die ätherischen Lösungen des ersten und zweiten Scheidetrichters gibt man in einen Erlenmeyerkolben von 250 ml Inhalt, spült die Scheidetrichter mit 10 ml Äther nach und verjagt das Lösungsmittel. Der aus Emetin bestehende Rückstand wird sofort nach dem Verdunsten der letzten Reste Äther in 1 ml Weingeist gelöst, mit 5 ml 0.1 n Salzsäure versetzt und eine Minute lang auf dem Wasserbade erwärmt. Hierauf versetzt man mit 30 ml frisch ausgekochtem und wieder erkaltetem Wasser und 10 Tropfen Methylrot und titriert den Säureüberschuß mit 0.1 n Natronlauge bis zur Gelbfärbung zurück (Mikrobürette). 1 ml 0.1 n HCl = 0,0240 g Emetin.

Bestimmung des Gehaltes an Cephaëlin:

Der Cephaelingehalt wird aus der Differenz der Gesamtalkaloide und des Emetins errechnet oder durch Ausschütteln der wässerigen Flüssigkeit im 3. Scheidetrichter mit Chloroform (enthaltend 25% Isopropanol) gewonnen und titriert. 1 ml HCl = 0,0233 g Cephaelin.

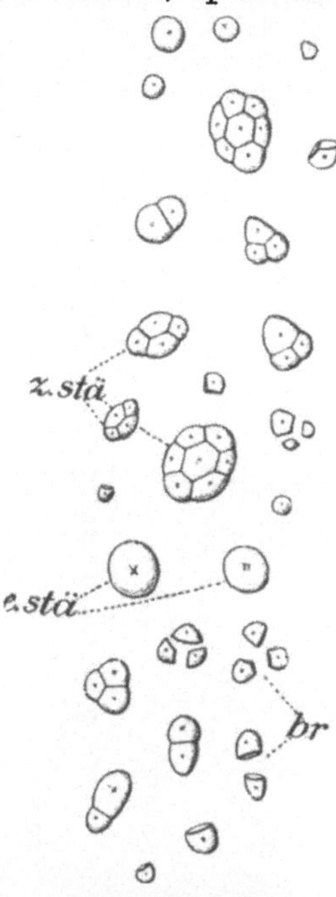

Abb. 289. Stärkekörner der Radix Ipecacuanhae, *z.stä* Zusammengesetzte Körner, *br* Bruchstücke der zusammengesetzten Körner, *e.stä* Einzelkörner. (Vergr. 400 fach.) (GILG.)

Rhizoma Iridis, Veilchenwurzel (*Iris florentina, I. pallida, I. germanica*), Iridaceen.

Die geschälte Droge stellt gelbweiße bis weiße, plattgedrückte, oft gabelig verzweigte, gegliederte Rhizome dar. Die einzelnen Glieder oberseits durch Blattnarben quergetreift, dort feine Punkte (Gefäßbündel) sichtbar. Unterseits runde Wurzelnarben. Rhizomquerschnitt oval, punktiert von Gefäßbündeln, die an der Innenseite der als dunklere Kreislinie erkennbaren und einen gelblichen Kern einschließenden Endodermis, besonders jedoch auf der Unterseite des Rhizoms, angereichert sind. Geruch veilchenartig, Geschmack schwach bitter und scharf.

Unter dem Mikroskop: Das Grundgewebe des Rhizoms besteht aus grob getüpfelten, farblosen, gerundet-polyedrischen Zellen, die voll von länglichen, etwa 25μ großen, an einem Ende abgestutzten, am anderen gerundeten Stärkekörnern sind. Sie weisen einen zirkelförmigen Spalt auf, der von der exzentrischen Kernhöhle gegen das abgestutzte Ende hinzieht. Etwa 300μ lange Oxalatprismen in dünnwandigen, axial gestreckten Zellen. Gefäßbündel (außerhalb der Endodermis kollateral), von zarten Parenchymscheiden umgeben. Endodermis nur unterseits entwickelt. Knapp unterhalb derselben die Bündel, die meist konzentrisch gebaut sind, gehäuft, besonders an der Unterseite des Rhizoms, in geringerem

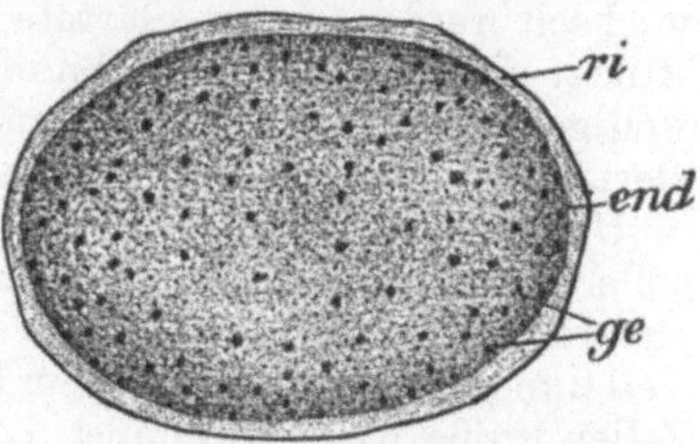

Abb. 290. Rhizoma Iridis, Querschnitt. *ri* Rinde, der äußere Teil abgeschält; *end* Grenze zwischen Rinde und Zentralstrang, durch kleine, dichtgedrängte Gefäßbündel hervorgebracht; *ge* Gefäßbündel des Zentralstranges. (Vergr. 2 fach.) (GILG.)

Maße auch an der Oberseite, während seitlich weniger Bündel vorhanden sind. Der Holzteil der Gefäßbündel enthält Treppen- und Treppennetzgefäße, keine Fasern.

Schnittdroge: Unregelmäßige, kleine, harte, weißliche Stückchen, an denen bestenfalls Wurzelnarben aber sonst keine Struktur zu sehen ist. Identifizierung mit dem Mikroskop.

Pulverdroge: Große Mengen mittelgroßer (20—30 μ) Stärkekörner mit abgestutzten Enden und zirkelförmigem Spalt, sowie viele große, isodiametrische, polyedrische Parenchymzellen mit verdickter, getüpfelter, etwas verquollener Wand und deutlichen Intercellularen. Ferner große, lange, häufig zerbrochene Oxalatprismen und auch einige Gefäßfragmente.

Prüfung: Schönungsmittel, wie Kreide, Kalk, Gips, Zink- oder Bleiweiß werden auf mikrochemischem Wege erkannt. Unzulässig sind Fasern, Steinzellen, Kork und fremde Zellformen im Pulver.

Tubera Jalapae, Jalapawurzel (*Exogonium Purga*).

Convolvulaceen.

Die über dem Feuer getrockneten, grobrunzeligen, dunkelbraunen, harten und schweren Nebenwurzelknollen. Es gibt kugelige, birnenförmige bis spindelförmige Knollen, Länge 10 cm, Dicke 5 cm. Am oberen Ende der Knolle die Stengelnarbe, unterseits die Abbruchstelle

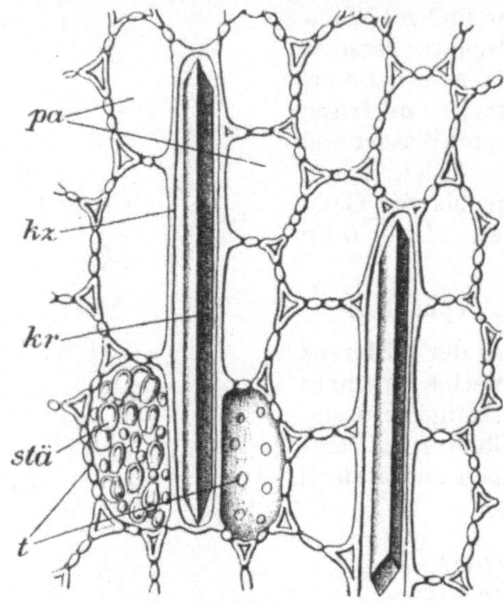

Abb. 291. Rhizoma Iridis. Längsschnitt durch das Grundgewebe. *pa* Parenchymzellen, *kz* kristallführende Zelle mit *kr* Oxalatprisma, *stä* Parenchymzelle mit ihrem Stärkeinhalt, *t* Tüpfel der Parenchymzellen. (Vergr. 175 fach.) (GILG.)

der Wurzel sichtbar. Häufig sind, um das Trocknen zu fördern, mit einem Messer Einschnitte angebracht, in denen das Innere der Knolle schwarz, harzglänzend zum Vorschein kommt; mit diesen Einschnitten dürfen Lenticellen, die als längliche Wärzchen sichtbar sind, nicht verwechselt werden. Der geglättete Querschnitt zeigt eine dunkel gefärbte Rinde. Innerhalb des Cambiums sieht man konzentrische Ringe und wellige, oft unterbrochene Linien und Zonen (sekundäre Cambien). Geruch schwach rauchig, Geschmack kratzend.

Unter dem Mikroskop: Tafelförmiger Kork, von ziemlich vielen Lentizellen unterbrochen. In der schmalen Rinde zahlreiche Milchsaftzellen und vereinzelte Steinzellen. Im Parenchym Stärkekörner, die im äußeren Teil infolge Trocknens über dem Feuer völlig verquollen sind und in den Zellen große Kleisterklumpen bilden. Im Innern findet man noch intakte Stärkekörner. Charakteristisch sind 60 μ große Zwillingskörner ünd deren Bruchstücke, die sämtliche eine gekrümmte, S-förmige Berührungsfläche aufweisen, außerdem wenig typische, kugelige, geschichtete Körner mit exzentrischem Kern, ferner auch mehrfach zusammengesetzte. Innerhalb des Hauptcambiums viel Parenchym, nur wenige Gefäße, die meist einzeln liegen und häufig in radialen Reihen angeordnet sind. Ganz im Innern stößt man auf sekundäre, kreisförmige oder ovale Cambiumlinien, in deren Zentrum sich Gefäße, außerhalb derselben sich noch obliterierte Siebelemente und Milchsaftzellen finden. Solche sekundäre Cambien sind in ziemlich großer Menge vorhanden. Im äußeren Teil der Knolle sind die Cambien nicht mehr rund, sondern stellen durch das Wachstum der Knolle auseinandergezogene, halb offene Ovale oder Wellenlinien dar, die nach außen Gefäße und

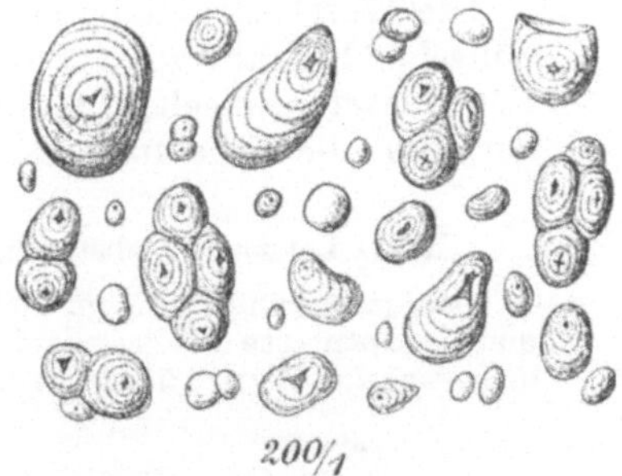

Abb. 293. Tubera Jalapae. Stärkekörner. (Vergr. 200 fach.) (GILG.)

nach innen Siebteil produzieren. In einzelnen Parenchymzellen Calciumoxalatdrusen (15 bis 25 μ groß).

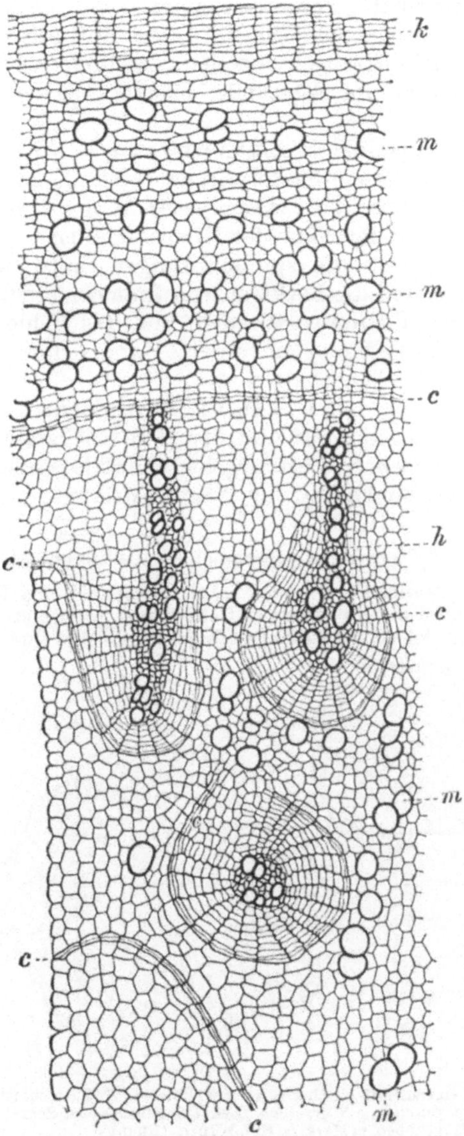

Schnittdroge: Die Schnittdroge stellt harte, bräunliche bis graue, dunkle, oft harzig glänzende, unregelmäßige, kantige, ziemlich schwere, außen netzig runzelige, höckerige Bruchstücke dar, an denen sich höchstens dunkle Linien und Adern finden (angehäufteHarzzellen).Keine faserigeStruktur,keineSpaltbarkeit in bestimmter Richtung.

Abb. 292. Querschnitt durch die Randpartie der Jalapen-Knolle, *k* Kork, *m* Milchsaftzellen, *c* Cambiumzonen, außen das primäre Cambium, im Innern zahlreiche Folgecambien, *h* Gefäßgruppen. (Vergr. etwa 150 fach.) (TSCHIRCH.)

Pulverdroge: Unregelmäßige Stärkeballen und Kleisterklumpen, halb verquollene Stärke und auch intakte Stärkekörner mit der charakteristischen S-förmigen Trennungslinie zwischen zwei Teilkörnern. Im Wasserpräparat sind die Milchsafttropfen (Emulsionskugeln) besonders deutlich sichtbar, charakteristisches Merkmal! Ferner Fragmente von meist einzeln liegenden, nicht breiten Netzgefäßen (bis 100 μ) mit Hoftüpfeln, dann noch dünnwandige, rundliche Parenchymzellen, Calciumoxalatdrusen, Korkschüppchen und selten eine Steinzelle; Fasern sind keine vorhanden.

Mikrochemie: Nachweis von Saponin: In Blutgelatine $p_H = 6{,}1$ erhält man nach drei Viertelstunden einen hämolytischen Hof. Lokalisation: Außerhalb des Hauptcambiums ist die Hämolysewirkung stärker als innerhalb, am stärksten ist sie in der Nähe der Milchsaftzellen.

Prüfung: Als Verfälschung gelten die spindelförmigen, holzigen Knollen von Ipomoea orizabensis und die korkigen von Ipomoea simulans. Jalapa mirabilis ist durch Calciumoxalatnadeln und das Fehlen von Drusen charakterisiert. Das mit Alkohol extrahierte Harz (s. unten) darf nur 3% ätherlösliche Bestandteile enthalten.

Die Wertbestimmung erfolgt nach dem D.A.B. VI: Es wird ein alkoholischer Extrakt aus der Droge abgedampft und der zähe Rückstand mit Wasser gewaschen, bis nichts mehr in Lösung geht, so daß lediglich der alkohollösliche und wasserunlösliche Teil zur Wägung gelangt.

Radix Levistici, Liebstockwurzel (*Levisticum officinale*), Umbelliferen.

Das quergeringelte, 5 cm dicke, bräunliche Rhizom trägt oberseits Stengel- und Knospenreste und geht nach unten in die etwa 2 cm dicke, wenig verzweigte, längsrunzelige Wurzel über. Die Droge ist oft der Länge nach gespalten. Am Quer-

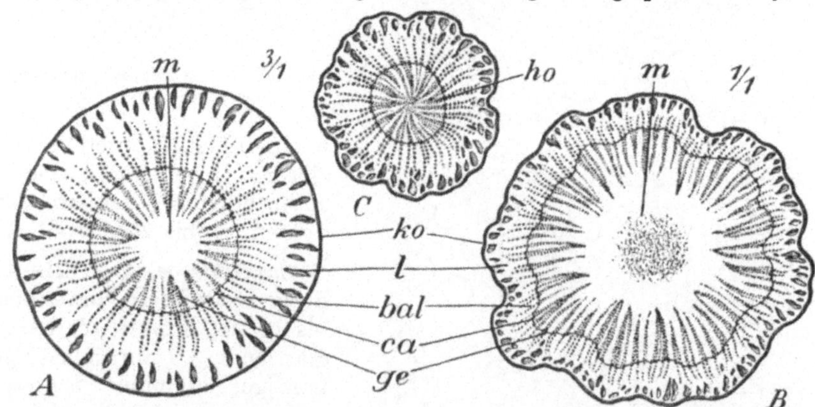

Abb. 294. Radix Levistici. Lupenbild. *A* Querschnitt durch ein frisches Rhizom, *B* Querschnitt durch ein getrocknetes Rhizom, *C* ein solcher durch eine Wurzel, *ko* Kork, *l* Luftlücken, *bal* Sekretgänge, *ca* Cambiumring, *ge* Gefäßgruppen, *m* Mark, *ho* Holzkörper. (GILG.)

schnitt ein gelber, poröser Holzkörper, beim Rhizom mit, bei der Wurzel ohne Mark. Die außen weißliche, innen gelbliche, breite, lückige Rinde ist radial gestreift; dunkle Punkte (Balsamgänge) sind in Rinde und Mark mit der Lupe sichtbar. Geruch aromatisch, Geschmack gewürzhaft und bitter.

Unter dem Mikroskop: Auf ein Periderm und ein schmales, kollenchymatisches Phelloderm folgt die stärkeführende, stark lückige Rinde mit bis zu 100 μ breiten Sekretgängen mit braunrotem Sekret. Entlang den Markstrahlen ist die Rinde im äußeren Teil zerrissen. Phloem mit Siebröhren und Ersatzfasern. Der citronengelbe Holzkörper mit Gefäßen und verdickten, nicht verholzten Ersatzfasern. Das Rhizom zeigt gleichen Bau, besitzt jedoch Mark aus stärkehaltigem Parenchym. Stärkekörner 6—15 μ groß.

Schnittdroge: Außen braune, deutlich rinnige, oder geringelte, im Innern gelblich gefärbte Stücke. Die stark hervortretenden Narben der Nebenwurzeln sind häufig erkennbar. An Querbruchstücken eine breite, hellere Rinde, außen weißlich, nach innen zu gelblich mit Sekretgängen und der gelbe radial gestreifte Holzkörper. Konsistenz ziemlich weich, wachsartig.

Pulverdroge: Das Pulver sieht dem von Radix Angelicae sehr ähnlich, aber die Stärkekörner der Angelikawurzel messen nicht über 5 μ, sind häufig zusammengesetzt und die Balsamgänge sind von doppelter Weite (bis 200 μ).

Mikrochemie: Nachweis von Isovaleriansäure wie bei Radix Angelicae.

Prüfung: Unzulässig ist von Würmern zerfressene Droge. Die Bestimmung des ätherischen Öles, das schwerer als Wasser ist, ergibt Werte von etwa ½%.

Radix Liquiritiae, Süßholzwurzel (*Glycyrrhiza glabra*), Papilionaceen.

Die spanische Droge ist ungeschält und besteht aus den Ausläufern (Achsenteile, Stämme), die russische ist geschält und besteht aus Wur-

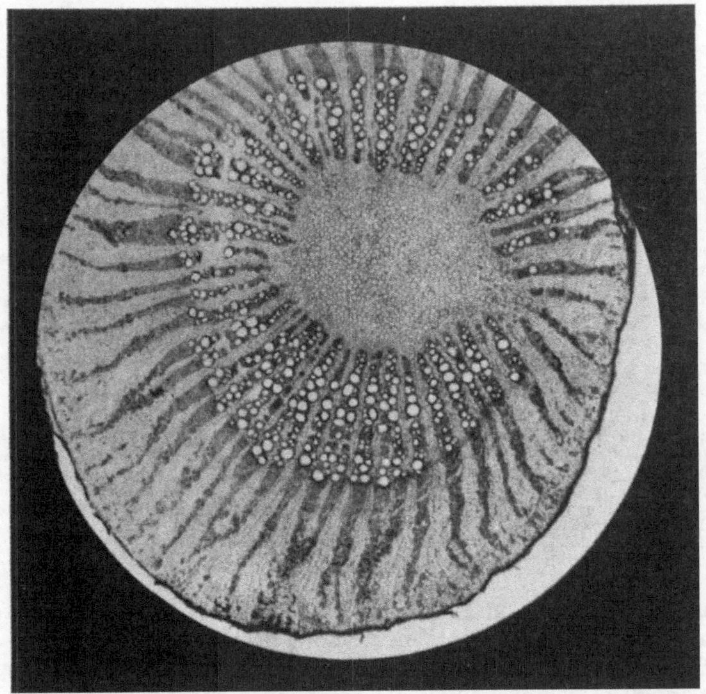

Abb. 295. Radix Liquiritiae, Querschnitt durch einen Ausläufer (Rhizom) mit Mark. Vergr. 10fach. (MOELLER.)

zeln und Ausläufern. Erstere mit graubrauner Oberfläche, längsrunzelig und querrissig, besitzt Wurzelnarben und Rinden-Hökerchen und sinkt in Wasser unter. Die geschälte schwimmt auf dem Wasser, ist gelb und schwach kantig vom Schälen, mit abstehenden Fasern (Bastfaserbündeln). Dicke 1—2 cm, Bruch splitterig-faserig. Querschnitt mit deutlicher Cambiallinie, radial gestreift (von Markstrahlen) besonders im Holz; Wurzel strahlig bis ins Zentrum, Ausläufer als Achsenorgan mit Mark. Die Wurzel oft zerklüfteter als die Ausläufer. Geschmack süß.

Unter dem Mikroskop: Auf das Periderm folgt die sekundäre Rinde

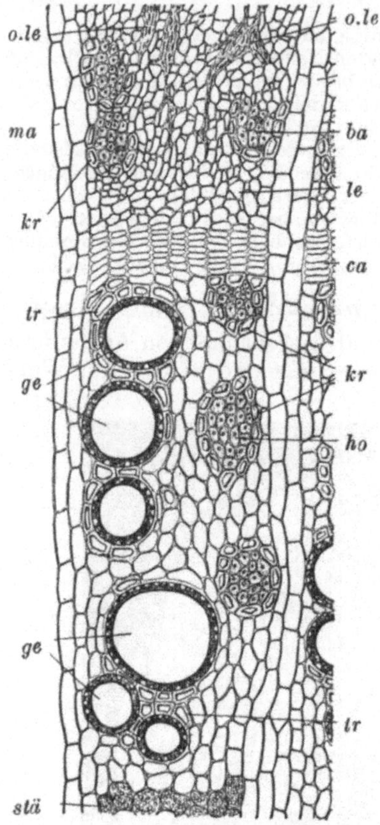

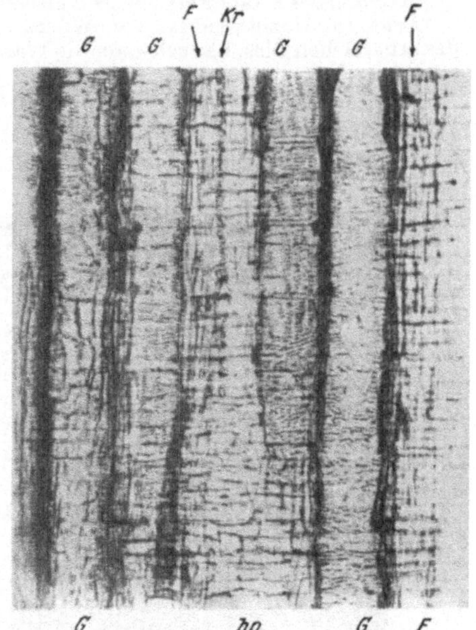

Abb. 296. Radix Liquiritiae, Querschnitt. *o.le* Obliteriertes Siebgewebe (Keratenchym), *ma* Markstrahlen, *ba* Bastfaserbündel, *kr* Kristallzellreihen, *le* funktionsfähiges Siebgewebe, *ca* Cambium, *ge* Gefäße, *tr* Tracheiden in der Nähe der Gefäße, *stä* Stärkeinhalt einiger Zellen gezeichnet, *ho* Holzfasern. (Vergr. 120 fach.) (GILG.)

Abb. 297. Radix Liquiritiae, Radialer Längsschnitt durch das Holz. *G* Gefäße mit Spaltentüpfeln, *hp* Holzparenchym, *F* Holzfasern, *Kr* Kristallzellreihen. Die über den Schnitt quer darüberziehenden undeutlichen Zellzüge sind Markstrahlen. (Vergr. 65 fach.)

mit Baststrahlen und Markstrahlen (3—8 reihig). In den Baststrahlen Bastfaserbündel in tangentialen Reihen, bestehend aus langen, stark verdickten Fasern, die von Kristallzellreihen mit Einzelkristallen begleitet werden. Keratenchym als verzweigte hornige Flecke im Baststrahl deutlich sichtbar. In der Nähe des Cambiums die Siebröhren noch gut erhalten. Siebparenchym und die drei bis acht Zellen breiten Markstrahlen mit $10\,\mu$ großen Stärkekörnern, etwas Fetttropfen und wenige Oxalateinzelkristalle. Im Holzstrahl um $100\,\mu$ weite Gefäße und Tracheiden mit gelber, getüpfelter Wand, umgeben von getüpfelten Parenchymzellen. Die Holzfaserbündel aus stark verdickten Fasern mit Kristallzellreihen. Im Mark Stärke und Einzelkristalle.

Schnittdroge: Die Fragmente der geschälten Droge sind rein hellgelb gefärbt, meist würfelig, von harter Konsistenz und faseriger Struktur. Auf einzelnen Stückchen sind die strahlige Struktur des Querschnittes, radiale Trockenrisse, ferner Cambium, Bast und Holzstrahlen gut zu erkennen. Die Stückchen leicht in der Längsrichtung spaltbar. Die ungeschälte Droge enthält außerdem noch Fragmente mit anhängendem braunem Kork.

Pulverdroge: Im gelben Pulver sind stark verdickte Fasern mit Kristallzellreihen, die gelben, hofgetüpfelten, kurzgliedrigen, dickwandigen Gefäße, ferner die kleinen, runden und ovalen Stärkekörner charakteristisch. Markstrahlzellen, quadratisch, laufen über Gefäß- und Faserfragmente. Einzelkristalle und dünnwandiges Parenchym. Ungeschälte Droge mit Korkschüppchen.

Mikrochemie: Nachweis der Glycyrrhizinsäure: In Blutgelatine tritt erst nach zwei bis vier Stunden ein hämolytischer Hof auf, am stärksten bei $p_H = 3{,}1$. Lokalisation: Hauptsächlich in der sekundären Rinde und im Mark.

Prüfung: Im Pulver deuten größere typische Stärkekörner auf Verfälschung mit Mehl, Kork auf ungeschälte Droge, gelbe Kleisterklumpen auf Radix Curcumae und Sklereiden auf Olivenkernmehl. Ceratonia-Extrakt läßt sich nach Anreicherung mikroskopisch im Süßholzextrakt am Vorhandensein von Inklusen erkennen: Man bleicht eine 2%ige wäßrige Lösung des Extraktes mit 2% Kaliumchlorat und 5% HNO_3, bis eine hell-zitronengelbe Flüssigkeit mit Bodensatz entsteht, zentrifugiert öfters mit HNO_3 (verd.) und mikroskopiert das Sediment: Orangenfarbene Inklusen. Die Bestimmung des Glycyrrhizins kann approximativ durch die Bestimmung der Schaumzahl erfolgen. Diese soll mindestens 1000 betragen. Der wässerige Extrakt soll etwa 28% betragen. Auch durch Bestimmung des süßen Geschmacks läßt sich eine annähernde Schätzung des Glycyrrhizingehaltes durchführen. Die Wertbestimmung der Droge kann ferner durch die Bestimmung des Glucuronsäureanteils im Glycyrrhizin erfolgen, indem man aus einem alkoholischen (50%) Drogenauszug das Glycyrrhizin fällt und die Fällung durch Kochen mit verd. Schwefelsäure hydrolysiert. Die erhaltene Glucuronsäure bildet beim Erhitzen mit Naphthoresorzin und Salzsäure einen violetten Farbstoff, der nach dem Ausäthern colorimetrisch bestimmt wird.

Radix Ononidis, Hauhechelwurzel (*Ononis spinosa*), Papilionaceen.

Die mehrköpfigen, oberseits Stengelbasen tragenden Wurzeln sind holzig, außen faserig, graubraun, etwa 1 cm dick, durch tiefe Furchen zerklüftet und gedreht oder flachgedrückt. Querschnitt unregelmäßig mit starken Einschnürungen, schmaler Rinde und exzentrischem, deutlich bis ins Zentrum strahligen Holzkörper mit ungleich weiten, hellen Markstrahlen (s. Abb. 299). Geschmack süßlich fade.

Unter dem Mikroskop: Bereits Periderm oder Borke. Baststrahlen mit dünnwandigem Parenchym, wenig Keratenchym und Bündel stark verdickter, von Kristallzellreihen begleiteten Bastfasern. Die Markstrahlen 1 bis 20 Zellen breit. In diesen und im Parenchym der Rinde Oxalateinzelkristalle. Das Cambium verläuft oft als wellig zackige, tief eingebuchtete Linie. Im Holzstrahl Hoftüpfelgefäße, feingetüpfeltes, verholztes Parenchym und Holzfaserbündel mit Kristallzellreihen. Im Wurzelparenchym kleine rundliche Stärkekörner. Kein Mark.

Schnittdroge: Die graubraunen, unregelmäßig buchtigen Stückchen zeigen am Querschnitt mit der Lupe deutlich den exzentrischen, strahligen Bau des gelblichen Holzkörpers mit bräunlichem Xylem und deutlichen, ungleich breiten Markstrahlen und die braune, schmale Rinde; dadurch läßt sich Ononis in Teegemischen leicht erkennen. Beim Betupfen mit Ammoniakflüssigkeit wird das Holz deutlich gelb.

Mikrochemie: Bei der Mikrosublimation des Pulvers oder besser einiger abgeschabter Späne, erhält man bei 200—220° feine, oft geschwungene Nadeln von Onocol, einem sterinartigen Körper, die mit einem Tropfen alkoholischer Vanillinlösung eine Violettfärbung geben.

Pulverdroge: Reichlich kleinkörnige Stärke, stark verbogene und verdickte, ungetüpfelte Fasern und Kristallzellreihen neben Hoftüpfelgefäßen und braune Korkfragmente. Zur Identifizierung ist auch die Mikrosublimation heranzuziehen (s. oben).

Prüfung: Wurzeln mit nicht zerklüftetem, ringförmigen Holzkörper deuten auf Verfälschung mit der saponinhaltigen Wurzel von Medicago sativa. Leicht möglich ist auch die Verfälschung mit einigen anderen Arten von Ononis oder Unterarten von Ononis spinosa, die zwar bei der Mikrosublimation Kristalle

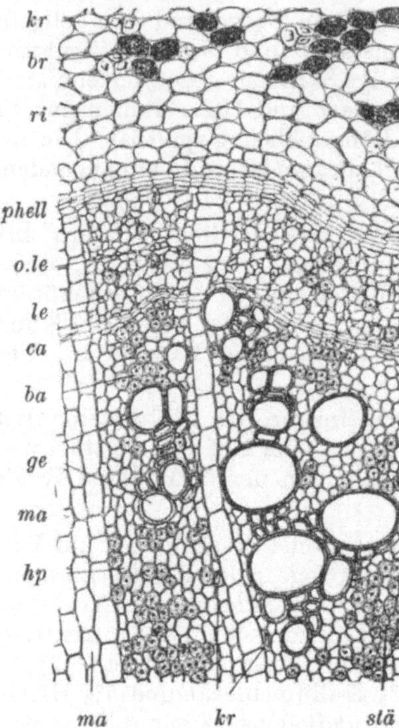

Abb. 298. Radix Ononidis, Querschnitt. *kr* Kristallzellen der Rinde, *br* Zellen mit tiefbraunem Inhalt, *ri* Rindenparenchym, *phell* sekundäre Phellogenschicht, die Rinde durchziehend und Borkenbildung verursachend, *o.le* obliteriertes (zusammengedrücktes, funktionsloses) Siebgewebe, *le* funktionsfähiges Siebgewebe, *ca* Cambium, *ba* Libriformfaserbündel, *ge* Gefäße, *ma* primäre Markstrahlen, *hp* Holzparenchym, *kr* Kristalle, *stä* Stärkeinhalt einiger Zellen gezeichnet. — (Vergr. 150 fach.) (GILG.)

von Onocol ergeben, jedoch kleine Verschiedenheiten im Bau, wie kreisrundes Cambium, Fehlen von Kristallzellreihen in Holz oder Rinde oder ein kleines Mark zeigen (Ononis spinosa ist marklos!)

Radix Pimpinellae, Bibernellwurzel (*Pimpinella major, P. saxifraga*) Umbelliferen.

Die 1—5 cm dicke, spindelförmige, längsrunzelige, graugelbe Wurzel trägt oberseits ein derbes, feingeringeltes, oft mehrköpfiges Rhizom mit hohlen Stengelresten. Am Querschnitt eine stark zerklüftete, von geschlängelten, dunklen Linien strahlig gestreifte Rinde und ein gelbweißer, schwach strahliger Holzkörper. Im Rhizom Mark. Geruch aromatisch, Geschmack würzig scharf.

Unter dem Mikroskop: Kork und kollenchymatisches Phelloderm. Rinde: stärkehaltiges Gewebe, Ersatzfasern und zahlreiche, in radialen Streifen angeordnete Sekretgänge, deren Breite etwas variiert, jedoch meist unter 100 μ liegt. Im

Holzkörper Gefäße, die ungefähr die Breite der Sekretgänge besitzen, wenige Fasern und verschieden breite Markstrahlen vorhanden. Mark parenchymatisch mit vielen kleinen Stärkekörnern.

Schnittdroge : Dickere und dünnere, holzige, helle Stückchen, bedeckt mit runzeligem, graubraunen Kork. An einzelnen Fragmenten Narben von Wurzeln und

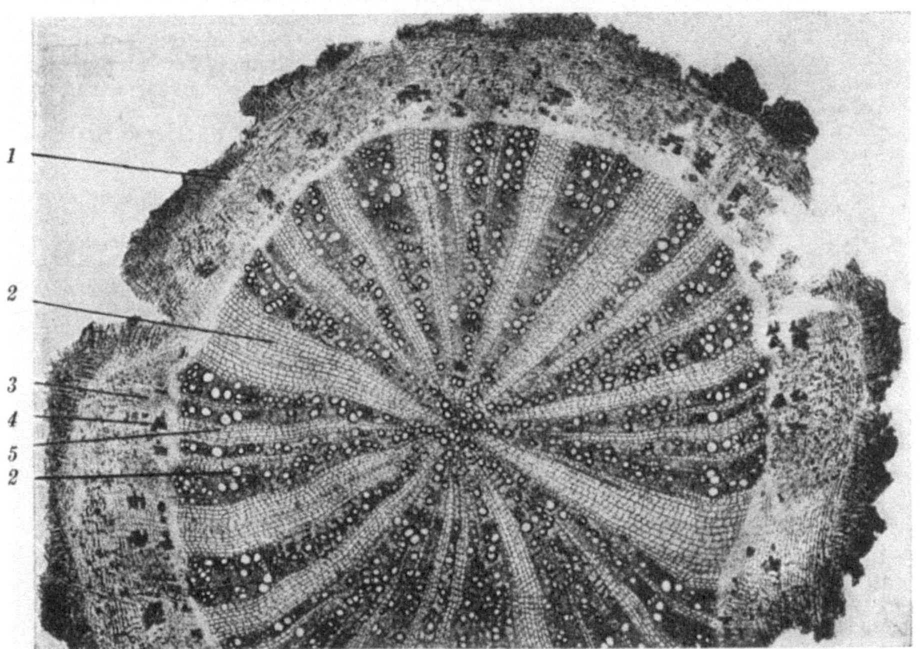

Abb. 299. Radix Ononidis. Querschnitt (strahlig bis ins Zentrum, typische Wurzel!); *1* Borke. *2* Holzmarkstrahlen, *3* Baststrahl, *4* Oxalatkristalle im Rindenmarkstrahl, *5* Gefäß im Holzstrahl. (Vergr. 30fach.) (FLÜCK.)

Nebenwurzeln. Querschnittsbruchstücke sind ziemlich stark radial gestreift und zeigen eine 2 mm breite, weiße Rinde mit dunklen Sekreträumen.

Pulverdroge : Ist stärkereich und sieht dem Angelica-Pulver sehr ähnlich. Doch kommen bei Pimpinella verholzte, dickwandige Fasern vor und die Sekretgänge sind enger.

Prüfung : Drogenstückchen mit weißer, breiter zerklüfteter Rinde, wenigen aber größeren Balsamgängen und bitterlich beißendem Geschmack deuten auf Verfälschung mit Heracleum spondylium. Pastinaca sativa besitzt einen breiteren Holzkörper. Dieser ist 5—6 mal so breit als der Gesamtdurchmesser des Querschnittes. Andere Umbelliferenwurzeln besitzen über 100 μ breite Balsamgänge.

Rhizoma Podophylli, Podophyllrhizom (*Podophyllum peltatum*), Berberidaceen.

5—6 mm dicke, dunkelbraune, fein längsstreifige Rhizome mit Anschwellungen (Abzweigung von Sprossen), auf diesen Niederblattnarben und Stengelnarben, unterseits Wurzelnarben und Stümpfe, selten die ganzen Wurzeln selbst. Am weißlichen Querschnitt das Rhizom von einem zweischichtigen Kork bedeckt. Im reichlich Stärke enthaltenden Grundgewebe über 20 collaterale Gefäßbündel ohne Fasern, breite Markstrahlen und breite primäre Rinde. Der sekundäre Zu-

16

wachs an Xylem und Phloem ist gering, so daß die Gefäßbündel, abgesehen von ihrer Zahl, so aussehen, wie man sie bei jungen dicotylen Stämmen zu sehen gewohnt ist. Das parenchymatische Gewebe ist stark vermehrt. Oxalatdrusen oder Haufen von Oxalatkriställchen. Geschmack süßlich, dann bitter. (Querschnitt siehe die Einleitung zu den Wurzeln! S. 198. Abb. 246)

Mikrochemie: Bei der Mikrosublimation erhält man bei 250—270° Kristalle von Podophylloquercetin. Nach dem Umsublimieren schmelzen die Kristalle unscharf gegen 250°

Prüfung: Der Harzgehalt soll 3% betragen. Zur Darstellung des Harzes wird ein alkoholisches Perkolat aus der Droge vom Alkohol befreit und in salzsaures Wasser geschüttet. Dabei fällt das Podophyllin als Niederschlag aus. Podophyllum Emodi besitzt 10% eines etwa doppelt so stark wirksamen Harzes. Bestimmung des Podophyllotoxins in Resina Podophylli (s. diese Droge S. 308).

Radix Petroselini, Petersilienwurzel (*Petroselinum sativum*), Umbelliferen.

Die gelbweiße grobrunzelige, etwas gedrehte, 2 cm dicke, der Länge nach zerschnittene Wurzel. Der unebene Bruch zeigt eine helle, weißliche Rinde ohne Fasern und wenig Siebgewebe; die nach innen folgende dunkle Linie entspricht Gruppen von englumigen Ölgängen (Lupe). Das außen zitronengelbe, innen weiße Holz, zeigt in radialen Reihen angeordnete Gefäße. Im Holz bräunliche Markstrahlen. Fasern fehlen. Im Parenchym kleine Stärkekörner, Geruch aromatisch, Geschmack bitter.

In Teegemischen die Droge erkennbar an den grobrunzeligen gelbweißen bis rötlichgelben harten Stückchen und deutlicher dunkler Cambiallinie und radialer Streifung am Querschnitt. Bruch hornig-zäh. Ölgänge (Lupe) in der Rinde. Die Bestimmung des aetherischen Öls gibt Werte von 0,08%.

Radix Primulae, Himmelschlüsselwurzel (*Primula veris, Pr. elatior*) Primulaceen.

Das von zahlreichen Wurzeln allseits umgebene Rhizom ist etwa 3 mm dick, grobhöckerig, hornig braun, die Wurzeln sind bei Primula veris hell, bei Pr. elatior braun, knapp 1 mm dick, lang und brüchig. Der Querschnitt mit unregelmäßigem Umriß ist häufig gestört und läßt einen dunklen Gefäßbündelring mit heller Rinde und Mark erkennen. Geruch nach Methylsalicylat, Geschmack kratzend.

Unter dem Mikroskop: Braune, dünnwandige Epidermis. Das Grundgewebe (Rinde) aus derbgetüpfeltem, stärkehaltigen Parenchym, darin einzelne Zellen mit dunklen Inhaltsstoffen (Inklusen). Häufig die längsgetroffenen Bündel der ausmündenden Wurzeln zu sehen. Eine Endodermis mit Casparyschen Streifen umgibt die in zwei Kreisen angeordneten Gefäßbündel (je 10—20). Der erste Gefäßbündelkreis (knapp unter der Endodermis) zeigt schmales Phloem und im Xylem längsgetroffene Gefäße (diese versorgen nämlich die ausmündenden Wurzeln und sind daher längs getroffen). Nach innen schließt das Phloem und Cambium des zweiten Gefäßbündelkreises an und dann das Xylem, dessen Gefäße genau quer getroffen sind. Im Zentrum das Mark, ähnlich gebaut wie die Rinde, etwas stärker verdickt und kollenchymatisch, mit Stärke und Inklusen. Primula elatior besitzt Steinzellen im Mark, während dies bei Primula veris nicht der Fall ist. Die Wurzel besitzt ein meist pentarches Bündel mit Endodermis, getüpfeltes Grundgewebe mit Stärke. Mark vorhanden, zuweilen jedoch sklerosiert und aus faserartigen Zellen bestehend (ältere Wurzeln).

Schnittdroge: 3 mm dicke, bräunliche, hornigharte, grobhöckerige Rhizomfragmente mit Wurzelnarben, jedoch selten anhaftenden Wurzeln. Ferner zerbrochene, dünne, spröde Wurzeln von heller oder

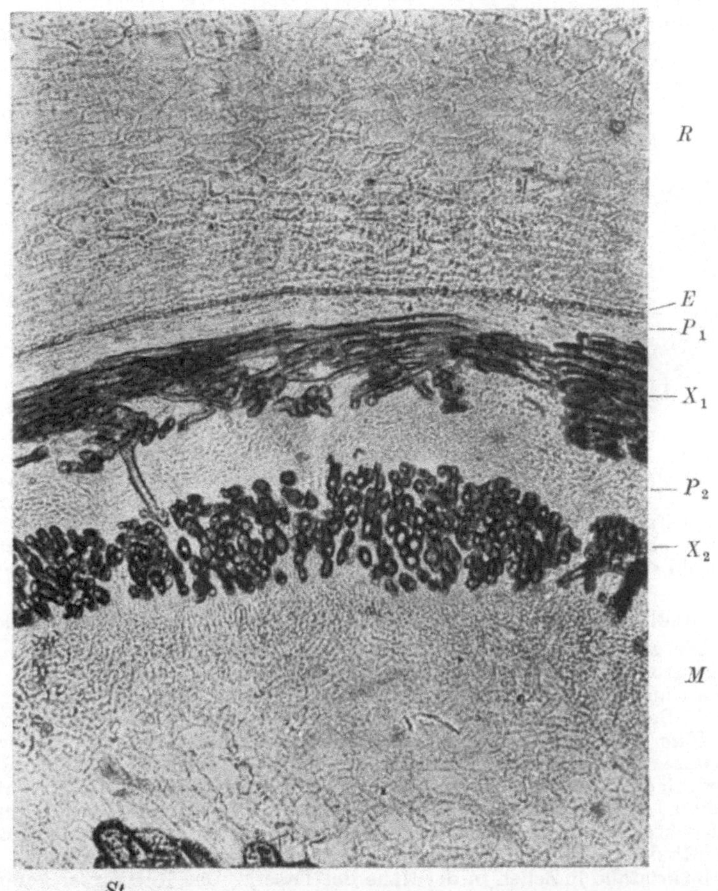

Abb. 300. Querschnitt durch das Rhizom von Primula in der Nähe der Gefäßbündel. *R* Rinde, *E* Endodermis, P_1 Phloem des äußeren Gefäßbündelkreises, X_1 Xylem des äußeren Gefäßbündelkreises, P_2 Phloem des inneren Gefäßbündelkreises, X_2 Xylem des inneren Gefäßbündelkreises, *M* Mark, *St* Steinzellen, diese *fehlen* bei Primula veris! (Vergr. 85 fach.)

brauner Farbe. An Querschnittsbruchstücken der Gefäßbündelring deutlich. Stark saponinhaltig, schäumt beim Schütteln mit Wasser!

Pulverdroge: Getüpfelte Parenchymzellen aus Mark und Rinde mit Stärke, lange Sklerenchymzellen aus alten Wurzeln. Tüpfel-Netzgefäße englumig, Zellen mit braunem Inhalt (Inklusen).

Mikrochemie: Saponinnachweis mit Blutgelatine: Man erhält bereits einige Sekunden nach dem Einlegen des Schnittes einen hämolytischen Hof, herrührend von einem stark hämolytisch wirksamen Saponin. Nachweis der Inklusen s. S. 366—367.

Prüfung: Im Handel findet sich meist Primula elatior, seltener P. veris. Die Bestimmung des hämolytischen Index soll einen Wert von 3000 ergeben. Für die Schaumzahl erhält man einen Wert von 2000.

Radix Pyrethri, (romani) Bertramwurzel (*Anacyclus pyrethrum*) Compositen.

Die zylindrische Phahlwurzel ist tief längsfurchig, oberseits aufgetrieben, mit Querrinnen und einem weißlichem, haarigem Schopf (Blattreste) versehen. Bruch hart, Querschnitt: schmale, braun punktierte Rinde und strahliger, markloser Holzkörper. Geschmack scharf brennend.

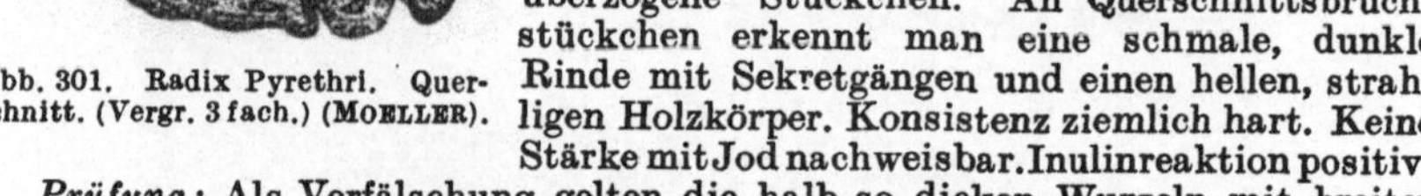

Unter dem Mikroskop: Im mehrschichtigen Periderm sind Lagen von Steinzellen eingebettet (Steinkork). In der Rinde viele Sekretbehälter in mehreren Kreisen angeordnet; ferner radial angeordnete Siebröhrenbündel und Markstrahlen. Im Holzkörper deutliche Holzstrahlen mit radial verlaufenden Gefäßen. Im Markstrahl wieder Sekretbehälter. Kein Mark. Inulin in Klumpen im Parenchym.

Schnittdroge: Helle, mit graubraunem Kork überzogene Stückchen. An Querschnittsbruchstückchen erkennt man eine schmale, dunkle Rinde mit Sekretgängen und einen hellen, strahligen Holzkörper. Konsistenz ziemlich hart. Keine Stärke mit Jod nachweisbar. Inulinreaktion positiv.

Abb. 301. Radix Pyrethri. Querschnitt. (Vergr. 3 fach.) (MOELLER).

Prüfung: Als Verfälschung gelten die halb so dicken Wurzeln mit breiter Rinde ohne Steinkork von Anacyclus officinarum (deutsche Bertramwurzel) obwohl sie ähnliche Inhaltsstoffe enthalten.

Radix Ratanhiae, Ratanhiawurzel (*Krameria triandra*), Caesalpiniaceen.

Die zylindrische, dunkelbraune, rissige, holzige, kaum verzweigte Wurzel zeigt grobfaserigen Bruch und am Querschnitt eine dunkelrotbraune, schmale, zähe Rinde und einen helleren, homogenen, schwach strahligen Holzkörper ohne Mark. Das Kernholz dunkler gefärbt. Geschmack stark zusammenziehend, bitter.

Unter dem Mikroskop: Das dünnwandige Periderm enthält in vielen Zellen schwarze bis dunkelrote Inhaltsstoffe, Phelloderm schmal. Sekundäre Rinde mit einreihigen Markstrahlen, viel Keratenchym, Bastfaserbündeln aus mäßig verdickten, im Querschnitt unregelmäßigen oval aussehenden, etwas zusammengedrückten, schief miteinander verwachsenen Fasern. Markstrahlen einzellig, in der Rinde verbreitert. Kristallsand in Form kleiner, prismatischer Calciumoxalatkristalle in Zellen in der Nähe der Fasern. Der Holzkörper kompakt mit Hoftüpfelgefäßen, englumigen Hoftüpfeltracheiden und einreihigen Markstrahlen. Grobgetüpfelte Holzparenchymzellen verlaufen in tangentialen Reihen. In allen Parenchymzellen Stärkekörner (5—30 μ). Im Zentrum (Kernholz) brauner Farbstoff stark angereichert.

Schnittdroge: Gelbrote, splitterige Fragmente des Holzkörpers mit anhaftender, dunkelrotbrauner, außen glatter, schmaler Rinde, auch Borke vorhanden. An Querschnittsbruchstücken ist die schmale Rinde und der starke, kompakte, ziegelrote, nicht deutlich strahlige Holzkörper erkennbar.

Pulverdroge: Stärkekörner und eine Menge von faserigen, stark verdickten, verzahnten Tracheiden und Gefäßbruchstücken mit Hoftüpfeln. Ferner dünnwandiges Parenchym und schwach verdickte, knorrige, zu anastomosierenden Verbänden vereinigte Bastfasern und tiefrotbraune Korkschüppchen, z. T. mit fast schwarzen Inhaltsstoffen. Calciumoxalatprismen, wie Kristallsand aussehend.

Mikrochemie: Gerbstoff läßt sich im gesamten Gewebe und in den Membranen der Gefäße und Tracheiden mit Eisenchlorid durch blaugrüne Farbe, außerdem mit Strychnin-Kochsalzlösung (Fällung) nachweisen.

Prüfung: Andere Ratanhia-Sorten besitzen eine breitere Rinde und gelten ebenso wie kürzere, dünne, rotbraune, mit Stengel- und Blattresten versehene Wurzeln mit reichlichen Kristallen und bis fünf Zellen breiten Markstrahlen als Verfälschung. Den Gerbstoffgehalt ergibt die Bestimmung des Adstriktionswertes (um 8). Auch auf gravimetrischem Wege kann der Gerbstoff bestimmt werden: 100 g eines 1%igen Auszuges (hergestellt durch mehrmaliges Auskochèn des Drogenpulvers und Auswaschen des Filters mit heißem Wasser) versetzen mit 20 ml einer Lösung, die 0,8% Stannochlorid und 0,4% NaCl enthält. Niederschlag absetzen lassen, filtrieren (Porzellanfiltertiegel), waschen mit 2 ml Wasser, trocknen durch 3 Stunden bei 105°. Wiegen. Veraschen (evtl. unter Zusatz von Ammonnitrat), glühen, wobei SnO_2 entsteht, wiegen.

Der als SnO_2 erhaltene Rückstand wird durch Multiplikation mit 0,8933 auf SnO umgerechnet und die erhaltene Zahl vom Gewicht des Niederschlags abgezogen, woraus man den Gerbstoffgehalt in 1 g Droge erhält.

Rhizoma Rhei, Rhabarberwurzel (*Rheum palmatum, Rh. tanguticum, Rheum officinale*) Polygonaceen.

Das meist bis zum Cambium geschälte Rhizom besteht aus faustgroßen, plankonvexen oder unregelmäßig geschnittenen, orangegelben Stücken mit netziger Zeichnung (rhombische Felderung) auf der gewölbten Außenseite und glattem, körnigem Bruch. Querschnitt nur am Rande strahlig, dann folgt eine marmorierte Schicht und weiter eine Zone rundlicher Strahlenkreise, die Masern. Das Zentrum unregelmäßig (s. Abb. 303).

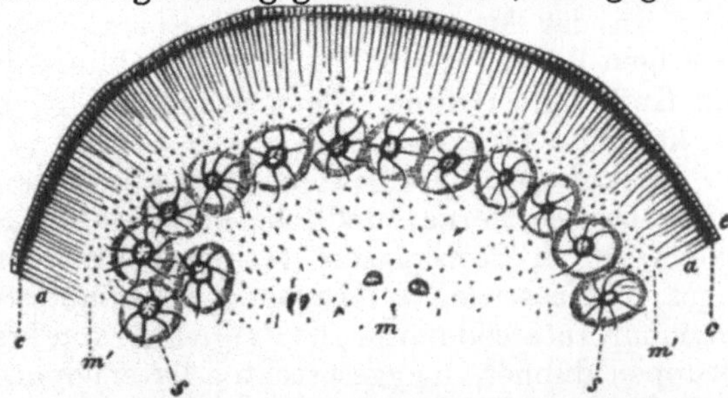

Abb. 302. Rhizoma Rhei im Querschnitt, stark schematisiert. *e* Reste der abgeschälten Rinde, *c* Cambium, *a* Markstrahlen des Holzkörpers, *s* Masern, *m* Grundgewebe. (FLÜCKIGER u. TSCHIRCH.)

Auch an der Außenseite sind die Masern als Kreise mit Strahlenkranz häufig zu sehen (ausmündende Gefäßbündel). Der chinesischen Droge gleichwertig sind Wurzeln aus europäischen Kulturen von Rheum palmatum. Sie sind wesentlich schmäler, auch etwas geschält und unterscheiden sich ferner von den Rhizomen durch den bis ins Zentrum strahligen Bau ohne Mark und Masern. Geruch charakteristisch, Geschmack bitter, herbe; beim Kauen knirscht die Droge zwischen den Zähnen.

Unter dem Mikroskop sind am Rand Phloemteile mit Keratenchym, lysigene Schleimhöhlen und Markstrahlen sichtbar.

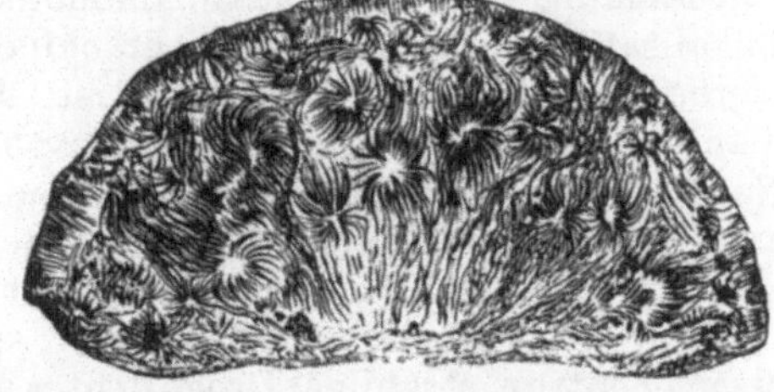

Abb. 303. Rhizoma Rhei. Querschnitt. (GILG.)

Innerhalb des Cambiums der schmale Holzkörper mit Markstrahlen und $100\,\mu$ breiten, nicht verholzten Netzgefäßen im Holzstrahl. Dann folgt das Mark. in dem sich dann die Masern, das sind anormal gebaute Gefäßbündel, im Querschnitt finden s. Abb. 304. Diese versorgen die Wurzeln und bestehen aus einem 3—5 mm breiten Cambiumkreis. Innerhalb finden sich im Phloemteil Siebröhren und zuweilen lysigene Schleimhöhlen, außerhalb der Xylemteil, einzelne Gefäße und Parenchym, keine Fasern. Vom Zentrum der Maser aus ziehen radial verlaufende, geschlängelte Markstrahlen bis ins Xylem. Innerhalb des sogenannten Masernkreises sind die Masern meist längs getroffen und man findet daher in Längsschnitten auch dort Masern (quergetroffen, am Strahlenkranz erkennbar) an. Im Parenchym reichlich Stärkekörner, 12—20 μ groß, einfach oder zusammengesetzt. Ferner in größeren Parenchymzellen im ganzen Rhizom verteilt morgensternförmige Drusen aus Calziumoxalat, Durchmesser zumeist gegen 60 bis 120 μ. Oxymethylanthrachinone hauptsächlich in den Markstrahlen, in Klumpen.

Schnittdroge: In Würfel geschnitten oder in kleinen unregelmäßigen Brocken im Handel. Solche Stückchen werden an ihrer gelben oder orangegelben Farbe, am mehr oder weniger rauhen, pulverigen Äußern oder an der Marmorierung und Sprenkelung und körnigem, nichtfaserigen Bruch, an der leichten Zerreiblichkeit und an der Rotfärbung mit Kalilauge erkannt. (Verwechslung möglich mit Cortex Quebracho, die keine Rotfärbung gibt.)

Pulverdroge: Auffallend sind vor allem die großen, morgensternförmigen Drusen. Ferner rundliche, bis 20 μ große Stärkekörner und Stärkeballen, durch Protoplasma verklebt, ferner stärkehaltiges, dünnwandiges, in Wasser leicht lösliche, gelbe Inhaltsstoffe enthaltendes Parenchym mit Intercellularen und Fragmente von Treppen- und Netzgefäßen. Gruppen dünner, langgestreckter Parenchymzellen stammen aus dem Siebteil, zusammengedrückte, weißglänzende, langgestreckte Elemente sind Keratenchym. Es fehlen Kork, Steinzellen, Fasern und verholzte Zellelemente. Im Glyzerin- oder Alkoholpräparat sieht man in vielen Zellen braune Inhaltsstoffe, die sich langsam lösen (Anthrachinonderivate).

Mikrochemie: Nachweis der Oxymethylanthrachinone: Im Schnitt erhält man durch Befeuchten mit Kalilauge eine diffuse Rotfärbung. Zweckmäßig verwendet man alkoholische Kalilauge, da hiermit die Lokalisation der Oxymethylanthrachinone in den Markstrahlen, die sich hierbei tiefrot färben, feststellbar ist. Dasselbe Bild erhält man, wenn man den Schnitt in Ammoniakatmosphäre längere Zeit verweilen läßt. Nachweis der Oxymethylanthrachinone durch Mikrosublimation: Man unterwirft die Droge bei 160—180° der Mikrosublimation und erhält gelbe Nadeln, die sich in Kalilauge mit blutroter Farbe lösen.

Prüfung: Vorhandensein schmaler, spindelförmiger, am Querschnitt bis ins Zentrum strahliger Droge deutet auf eine Verfälschung mit Rheum rhaponticum und Rheum undulatum. Doch ist dieses Merkmal nicht zuverlässig, da Wurzeln von Rheum officinale, das in Europa gepflanzt werden kann, auch strahligen Bau aufweisen. Im trockenen Pulver sowie auch an ganzen Stücken sind Rhapontik-Partikelchen an der intensiven blaugrünen Fluoreszenz im UV-Licht, auch unter dem Mikroskop deut-

lich zu erkennen, während der offizinelle Rhabarber nur eine bräunliche
Färbung aufweist. Auch an dem auf einem Filterpapierstreifen erhaltenen getrockneten Capillarbild (Fluorescenz s. S. 404), läßt sich
an der Fluorescenz ein Rhapontikgehalt erkennen. Tinkturen oder
andere Auszüge können so auf Vorhandensein von Rhapontik geprüft

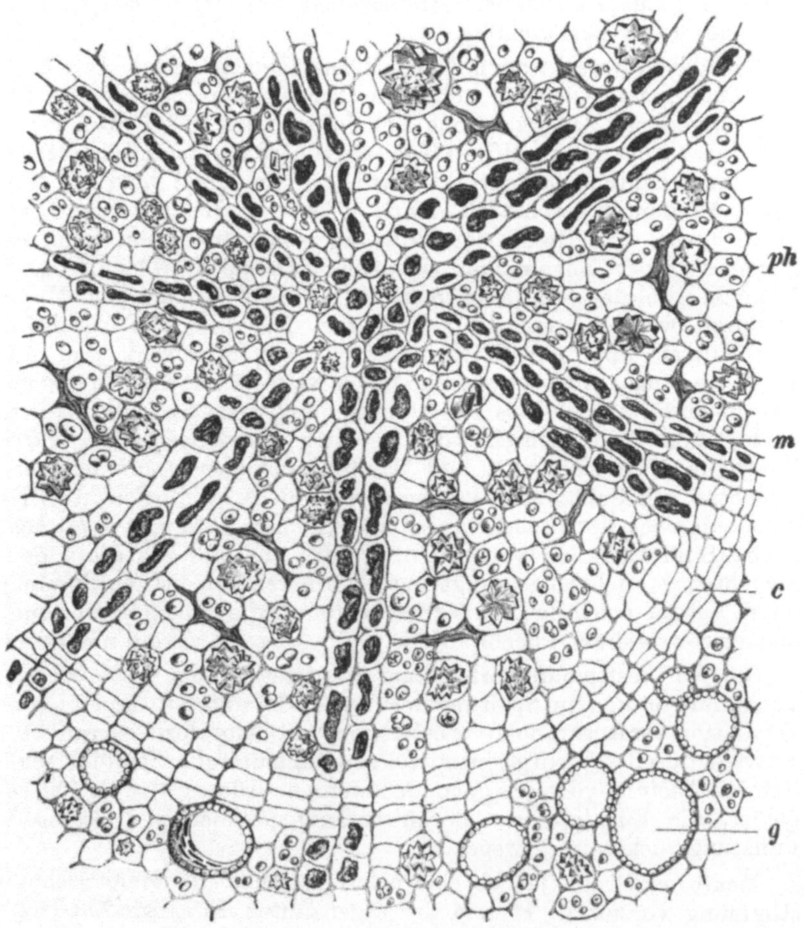

Abb. 304. Rhizoma Rhei, Querschnitt einer Maser. Das Cambium *c* umgibt den zentralen Siebteil,
dessen Markstrahlen *m* gelbe Inhaltsmassen führen und dadurch scharf abstechen von den aus Parenchym und Siebröhren zusammengesetzten Siebgewebepartien *ph*. Die Parenchymzellen enthalten
teils Stärke, teils Drusen aus Calciumoxalat. Denselben Inhalt führt das Parenchym des Holzteils,
welcher jedoch leicht kenntlich ist an den großen Gefäßen *g*. (Vergr. 100fach.) (MOELLER.)

werden. Verursacht wird die Fluorescenz durch das nur in Rheum
rhaponticum vorkommende Rhapontizin, ein Glukosid des Trioxy-
methoxystilbens. Nachweis im Pulver s. S. 405. Am Schnitt
schwarzfleckiger oder von Würmern zerfressener Rhabarber ist unzulässig, ebenso ein mit Curcumapulver bestreuter (Borax-Reaktion).

Vorhandensein großer getüpfelter Epidermiszellen deutet auf eine Verfälschung mit Mandelpulver, Kristallzellreihen und Hoftüpfelgefäße auf Liquiritia, Sklereiden auf Olivenkerne, fremde, über 35 μ große, evtl. eckige Stärkekörner auf Beimengung anderer stärkehaltiger Drogen (Mehl), gelbe Kleisterklumpen, die sich mit Alkoholschwefelsäure rot färben, auf Curcuma-Pulver. Anwesenheit von viel Sandkörnern oder Ocker ist unvorschriftsmäßig.

Als Identitätsreaktion gilt die Bornträgersche (nach D.A.B. VI): Ein Auszug mit kochender alkoholischer Kalilauge (worin die freien und gebundenen Anthrachinone sich lösen) wird mit Benzol versetzt und durch Zusatz von $HCl + H_2O$ angesäuert und dadurch entmischt. Der abgetrennte Benzolextrakt (darin die Emodine) wird mit wässerigem Ammoniak geschüttelt. Darin lösen sich die Emodine in rosaroter Farbe. An Stelle der Bornträgerschen Reaktion kann auch folgende Probe angewendet werden: Man kocht 0,1 g Droge mit 10 ml Aceton, das $\frac{1}{2}\%$ konz. Schwefelsäure enthält, ein paar Minuten (dadurch werden auch die gebundenen Emodine z. T. gespalten). Das Filtrat wird mit Natriumbikarbonat neutralisiert und durch ein 20 cm langes Adsorptionsrohr mit etwa 6—7 mm Lumen gegossen, das als unterste Schichte 1 g Aluminiumoxyd enthält, darüber sind nach einem Wattebausch noch je 0,5 g Ammoncarbonat, darüber Kieselgur, Natriumbisulfit und Natriumbicarbonat (als oberstes) geschichtet; alle Substanzen werden vorher mit Aceton befeuchtet. Nach dem Aufgießen der Emodinlösung wäscht man noch mit 5 ml Aceton nach. Sind Emodine vorhanden, werden diese durch die 4 oberen Schichten weitgehend gereinigt und adsorbieren sich erst im Aluminiumoxyd, das sie leuchtend rot färben, wodurch die Emodine einwandfrei nachgewiesen sind. Phenolphthalein gibt diese Reaktion nicht!

Die Wertbestimmung erfolgt auf gravimetrischem Wege, wobei die Droge mit Säure (zur Spaltung der Glykoside) und mit Superoxyd (zur Oxydation der Anthranole) vorbehandelt, mit Chloroform extrahiert, der Extrakt durch 3 Adsorptionsmittel gereinigt und die Emodine schließlich an Calciumhydroxyd gebunden werden. Dieses wird in Salzsäure gelöst, die Emodine in Chloroform aufgenommen und dessen Verdunstungsrückstand gewogen.

Heute wird man jedoch eine colorimetrische (photometrische) Bestimmung vorziehen. Prinzip der sogenannten Eisessigmethode (vide Fol. Sennae): Man extrahiert das Drogenpulver mit Eisessig (eventuell unter Zusatz von HCl), setzt Äther zu und extrahiert die (wenn nötig gewaschene) Ätherlösung mit Alkaligemisch $NaOH + NH_3$. Diese rote Lösung wird photometriert.

Methodik: 50 mg Droge werden mit 7,5 ml Eisessig 15 Min. am Rückflußkühler zum Sieden erhitzt. Nach dem Erkalten gibt man durch den Kühler 30 ml Äther hinzu und erhitzt weitere 15 Min. zum Sieden. Die Lösung wird durch einen kleinen Wattebausch in einen 300-ml-Scheidetrichter filtriert. Man wäscht mit 10 ml Äther nach und erhitzt Rückstand und Wattebausch ein zweites Mal mit 30 ml Äther 10 Min.

zum Sieden. Die nach Filtration durch einen neuen Wattebausch und Nachwaschen mit 10 ml Äther vereinigten Äther/Essigsäure-Lösungen unterschichtet man mit 25 ml 6 n-Natronlauge und einer Mischung von 25 ml 5%iger Natronlauge, die 2% NH_3 enthält, und läßt die Umsetzung unter Kühlung mit fließendem Wasser und vorsichtigem Schwenken vor sich gehen. Die rote wäßrige Phase wird nach 5 Min. Stehenlassen von der Ätherschicht getrennt und der Äther noch zweimal mit je 20 ml Laugengemisch ausgeschüttelt, wobei man jeweils 5 Min. absitzen läßt. Die vereinigten alkalischen Lösungen werden mit dem Laugengemisch in einem Meßkolben auf 100 ml eingestellt. Man gießt die Lösung in einen 200 ml-Erlenmeyerkolben (NS 29), verbindet mit einem Rückflußkühler und erhitzt ½ Std. auf dem siedenden Wasserbad. Dann läßt man ½ Stunde erkalten, stellt mit Ammoniakflüssigkeit auf das ursprüngliche Gewicht ein und mißt die Extinktion der nicht filtrierten klaren roten Lösung im Spektralphotometer bei 525 nm in 1-cm-Küvetten gegen Wasser. — Die Extinktion soll, berechnet auf 50,0 mg Droge, mindestens 0,685 betragen (Mindestgehalt von 4,5% Gesamtanthraglykoside), jeweils bezogen auf 1,8-Dihydroxyanthrachinonglucosid und $E \dfrac{1\,\text{cm}}{1\%} = 510$ für 1,8-Dihydroxyanthrachinon. (Eisessigmethode nach Auterhoff.)

Tubera Salep, Salepknollen (*Platanthera bifolia, Orchis militaris, O. morio* und andere Arten mit kugeligen bis eiförmigen Knollen), Ophrydeen.

Die abgebrühten, rundlich-herzförmigen, hornig-harten, bis 4 cm langen Knollen tragen oberseits eine Abbruchnarbe des Stengels und sind

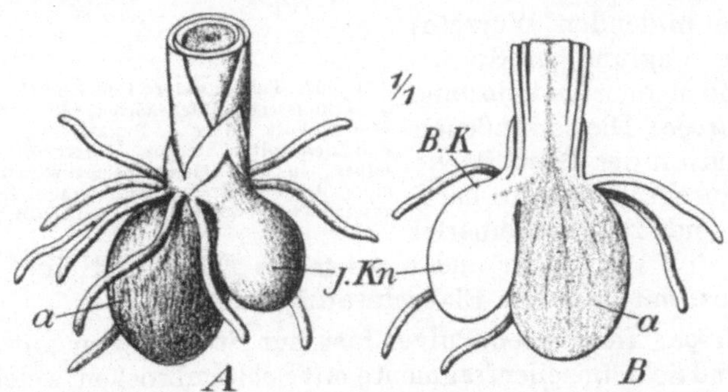

Abb. 305. Tubera Salep. *A* Knollen einer blühenden Pflanze, *B* dieselben längs durchschnitten (¹/₁). *a* alte, vorjährige Knolle, *j.Kn* junge, diesjährige Knolle, die nächstes Jahr die Blütenknospe *B.K* zur Entwicklung bringen wird. (GILG.)

am Querschnitt transparent-hornig. Es handelt sich hier um eine Wurzelknolle mit stark entwickeltem Parenchym.

Unter dem Mikroskop: Die Epidermis ist durch Abreiben entfernt. Es folgen zusammengefallene Zellen mit Oxalatraphiden. Das Wurzelparenchym (Grundgewebe) ist zartwandig, besteht aus kleineren, stärke-

---

¹ Die Füllung mit Calciumhydroxyd soll durch gleichmäßiges Stopfen bei laufender Saugpumpe und Befeuchten mit Cloroform erfolgen, so daß keine Hohlräume entstehen.

haltigen Zellen und größeren (bis etwa 0,5 mm messenden), mit Schleim
erfüllten Zellen. Die Stärke ist durch das Abbrühen völlig verquollen, so
daß nur noch Kleisterballen sichtbar sind. Grenzen zwei Schleimzellen
aneinander, so sieht man an der Trennungswand ein Netzwerk, das aus
den der Wand anliegenden Verdickungsleisten besteht (s. Abb. 307).
In den Ecken der Netzmaschen erheben sich nadelförmige. Spitzen.
Ferner in Schleimzellen kleine
Raphidenbündel. Im äußeren
Teil des Knollens findet sich, im
Parenchym eingebettet, ein Kreis
undeutlicher, radial gebauter Gefäßbündel (stammend von den

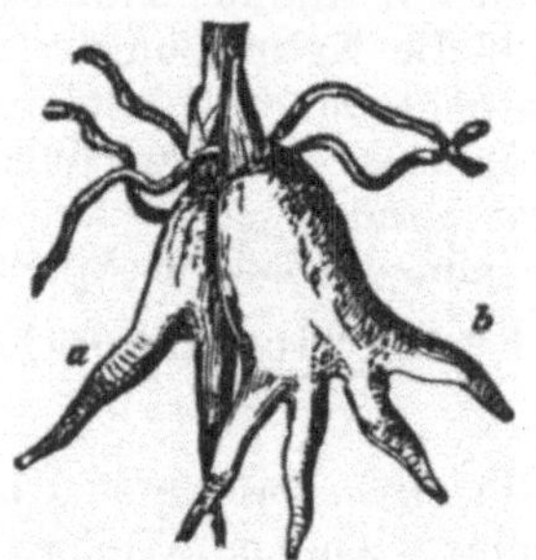

Abb. 306. Wurzelknollen von Gymnadenia
odoratissima (Händchen.) (GILG.)

die Knolle' bildenden Wurzeln)
mit wenig englumigen Spiralgefäßen und eigener Endodermis.

Schnittdroge: Die zerstoßenen
Stücke sind an der Bruchfläche
hornig, durchscheinend, hart,
glänzend und zeigen keinerlei

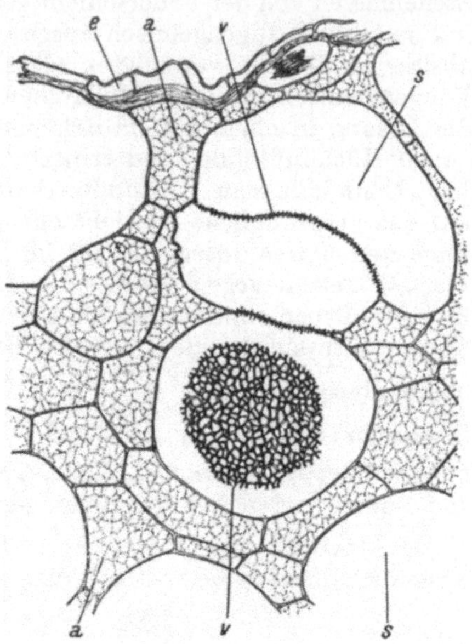

Abb. 307. Tubera Salep, Querschnitt. *e* Epidermis,
a verkleisterte Stärkekörner, in den Zellen der
Stärkeinhalt durch Punktierung angedeutet,
s Schleimzellen, *v* die Wandverdickungen derselben, in der Flächenansicht wegen der Krüm-
mung der Zellwände nicht bis zum Zellrande eingezeichnet. (Vergr. 100fach.) (BRANDT u. WASICKY.)

Struktur, sind von gelber und braungelber Farbe und einer gewissen
Transparenz, mit Jod tritt Blauschwarzfärbung ein.

Pulverdroge: Im weißen Pulver fast nur Stärkezellen mit Kleisterklumpen und Schleimzellenfragmente mit Schleimbrocken, welch letztere
sich in Wasser bald lösen. Im Chloralhydratpräparat die netzigen
Wandverdickungen zwischen den Schleimzellen deutlich. Selten ein
Spiralgefäß. In einzelnen Schleimzellen Calciumoxalatraphiden. Um
die Schleimklumpen zur Ansicht zu bringen, sieht man das Pulver
zweckmäßig in Glycerin an, wobei der Schleim ungelöst bleibt. Ein
besseres Bild erhält man, wenn man das Pulver in Jodglyzerin einträgt:
Die Kleisterklumpen färben sich blauschwarz, die Schleimklumpen
braungelb. Im Pulvergemisch läßt sich Salep schon bei makroskopischer
Betrachtung des Choralhydratpräparates erkennen: Dieses ist durchscheinend punktiert von den gequollenen Salepteilchen, die die anderen
Pulverbestandteile wegdrängen.

Mikrochemie: Nachweis von Schleim mit Thionin oder Tusche.

Prüfung: Händchenförmige Knollen, die zwar dieselben Inhaltsstoffe enthalten, sind nicht erlaubt. Verwechslungsmöglichkeit besteht mit den giftigen Knollen von Colchicum autumnale und Arum maculatum. Erstere besitzen eine Rille vom herablaufenden Stengel. Fett- und stärkehaltig sind die Knollen von Cyperus esculentus. Als Wertbestimmung dient die Bestimmung der Viscosität eines wässerigen Auszuges. Von der Droge in Grießform wird ein $\frac{1}{4}$%iger Auszug durch halbstündiges Kochen im Wasserbad hergestellt und dann bei 20° die Viscosität bestimmt. Die Zähigkeitszahl (ZZ) soll etwa 130 betragen. Zur Viscositätsbestimmung s. S. 396.

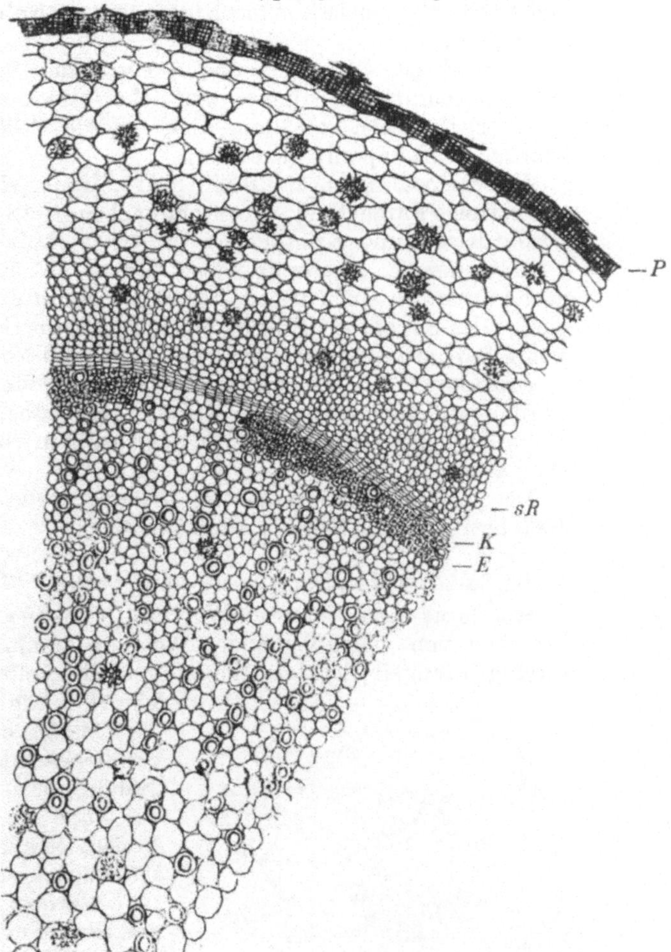

Radix Saponariae

(*rubrae*), rote Seifenwurzel (*Saponaria rubra*), Caryophyllaceen.

Die lange, bis 5 mm dicke, rotbraune, stielrunde, längsrun-

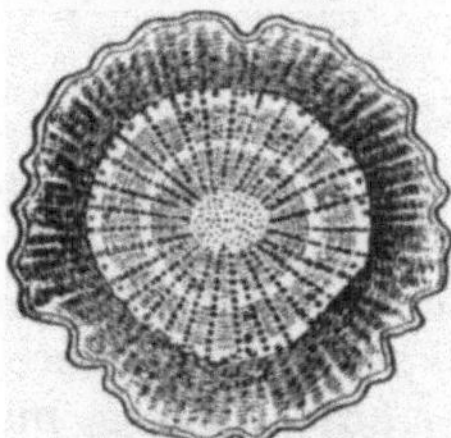

Abb. 308. **Radix Saponariae** Querschnitt. (Vergr. 5fach.) (GILG.)

zelige, in dünne Nebenwurzelnverzweigte Wurzel trägt oberseits einen knotigen Stengelrest mit abblätternder Rinde. Bruch hart. Am Querschnitt eine

Abb. 309. Radix Saponariae, Querschnitt. *P* Periderm, *sR* secundäre Rinde, *K* Kambium, *E* Ersatzfasern. (Vergr. 80 fach.) (GILG.)

helle Rinde und ein zitronengelber, nicht strahliger Holzkörper. Auch Ausläufer (Achsengebilde) vorhanden, deren Holzkörper hohl ist. Geschmack süßlich-bitter, kratzend.

Unter dem Mikroskop: Dunkelbraunes, dünnwandiges Periderm, sekundäre Rinde mit Siebröhrengruppen und Calciumoxalatdrusen oder Kristallsand in einzelnen Zellen. Holzkörper mit schmalen Netzgefäßen, die etwas strahlig angeordnet sind. In älteren Wurzeln eine Zone von Ersatzfasern und getüpfelten Fasern im äußeren Teil. Parenchym überwiegt. In allen Parenchymzellen wasserlösliche Saponinklumpen (in Glycerin sichtbar), keine Stärke. Drusen und Oxalatsand auch hier. Stengelrest mit sekundärer Peridermbildung in den äußeren, Fasern und Stabzellen enthaltenden Rindenteilen. Holzkörper hohl mit Hoftüpfelgefäßen.

Schnittdroge: Stückchen mit rotbraunem, tiefrunzeligen Äußeren, am Querschnitt mit dünner weißlicher Rinde und leuchtend gelbem Holzkörper, meist 2—3 mm dick. Hohle Stengelfragmente. Keine Stärke, aber Saponin (s. unten).

Pulverdroge: Im bräunlichen Pulver findet sich viel derbwandiges, stärkefreies Parenchym, Korkschüppchen, Netz- und Hoftüpfelgefäße, Oxalatdrusen und Kristallsand. Selten verholzte Fasern.

Mikrochemie: Nachweis von Saponin. Mit Blugelatine erhält man nach kurzer Zeit einen breiten hämolytischen Hof. Lokalisation: Hauptmenge des Saponins in der Rinde, weniger im Holz. Im Periderm nur wenig Saponin. Saponinnachweis s. unter Mikrochemie S. 363.

Prüfung: Weiße, saponinhaltige, größere Stücke in der Schnittdroge würden auf Saponaria alba deuten, die jedoch Steinzellen enthält. Hohle Stengelstücke mit Kristallsand würden von Solanum dulcamara stammen.

Der hämolytische Index soll bei $p_H = 7{,}4$ und Rinderblut etwa 1000 betragen, die Schaumzahl etwa 4000.

Radix Sarsaparillae, Sarsaparillwurzel (*Smilax utilis*), Smilaceen.

Honduras- und Veracruz-Wurzeln-(S. medica) sind meist auf lange Strecken von gleichbleibender Dicke (3—5 mm), erstere flach-längsfurchig, graugelb, letztere tiefgefurcht, dunkelbraun. Querschnitt im Umriß wellig bis zackig; im äußeren Teil mehlig oder braun hornig, mit gelblichem Zentralcylinder (radiäres Bündel) und weißem Mark. Unter der Lupe die darin vorkommenden breiten Gefäße als Löcher erkennbar. Geschmack schleimig-kratzend.

Unter dem Mikroskop: Beide Drogen sind monocotyle Wurzeln, prinzipiell gleich gebaut, mit Epidermis (selten zu Wurzelhaaren ausgewachsen), darunter Hypodermzellen, stärkehaltiges, getüpfeltes Parenchym mit Oxalatraphiden. Tüpfel in der Querwand der Parenchymzellen im Chloralpräparat deutlich

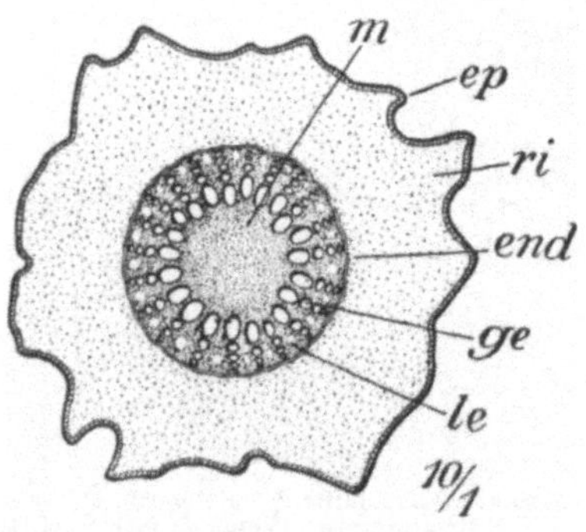

Abb. 310. **Radix Sarsaparillae** (Honduras). Querschnitt, Lupenbild. (10fach.) *ep* Epidermis und Hypodermis, *ri* Rinde, *end* Endodermis, *ge* Gefäße, *le* Leptomgruppen, *m* Mark. (GILG.)

zu sehen! Der Zentralcylinder von einer Endodermis, bestehend aus stabförmigen, langgestreckten, verholzten, am Querschnitt quadratischen Zellen umgeben. Darunter das zweireihige Pericykel aus

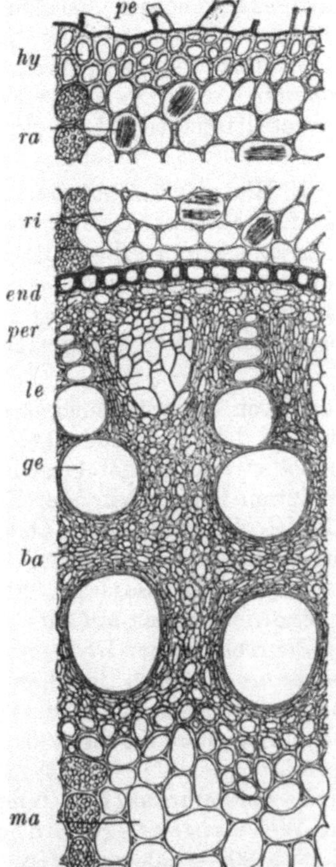

getüpfelten Stabzellen, die hier bei der monocotylen Wurzel keine Funktion haben (im Gegensatz zur dicotylen Wurzel). Das 30strahlige, radiäre Gefäßbündel besteht hauptsächlich aus verdickten Fasern, in denen Gefäße und Siebteile abwechselnd eingelagert sind. Erstere nehmen von außen nach innen an Größe zu, letztere stellen kleine ovale, knapp unter dem Pericykel im Kreise angeordnete Gebilde (0,25 mm ⌀) mit zartzelligem Siebgewebe dar. Zwischen den Siebteilen Fasern und kleine Gefäße. Im Zentrum findet sich stärkehaltiges Mark. Die *Honduras-Sorte* besitzt schwach hufeisenförmig verdickte

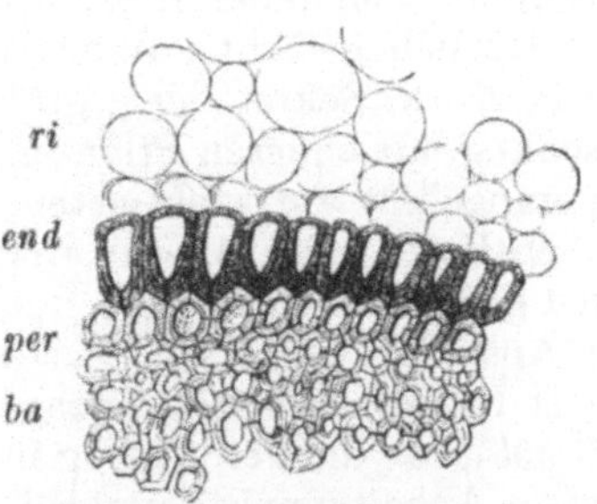

Abb. 311. Radix Sarsaparilla (Honduras). Querschnitt. *ep* Epidermisreste, *hy* Hypodermis, schwach hufeisenförmig verdickt, *ra* Raphidenzellen, *ri* Rindenparenchym, davon einzelne Zellen mit ihrem Stärkeinhalt gezeichnet, *end* Endodermis, gleichmäßig verdickt., *per* Pericambium (Pericykel), *le* Siebteil, *ge* Gefäße, *ba* bastfaserartig entwickeltes Grundgewebe, *ma* Mark, einzelne Zellen mit Stärke erfüllt gezeichnet. (Vergr. 100fach.) (GILG.)

Abb. 312. Querschnitt durch die Veracruz-Sarsaparilla in der Nähe der Endodermis. *ri* Rindengewebe, *end* Endodermis, aus u-förmig verdickten Zellen bestehend, *ba* bastfaserartig entwickeltes Grundgewebe des Zentralstranges, *per* Pericykel. (Vergr. etwa 200fach.) (FLÜCKIGER und TSCHIRCH.)

Hypodermzellen und gleichmäßig verdickte Endodermiszellen. Die *Veracruz-Sorte* besitzt an den Außenwänden stärker verdickte Hypodermzellen und u- bis v-förmig verdickte, etwas radial gestreckte Endodermiszellen. Außerdem sind hier die Stärkekörner infolge Trocknens über Feuer häufig verkleistert.

Schnittdroge: Charakteristisch sind gleich dicke, außen braungelbe Stückchen mit rundlichem (Honduras) oder zackigem (Veracruz) Querschnitt. An diesen die weißliche, breite Rinde und der dunklere, gelbbräunliche Zentralkörper mit deutlichen feinen Poren (Gefäßen) sichtbar. Auf Grund des Querschnittes ist die Droge in Teegemischen leicht zu erkennen.

Pulverdroge: Viel Stärke und stärkehaltiges Parenchym, Faserbruchstücke und Hoftüpfelgefäße. Ferner gelbbraune Fragmente der Endodermis und des Hypoderms, die stärker verdickt und wenig getüpfelt sind, schließlich auch einzelne Oxalatraphiden. An der Form der Endodermis- und Hypodermzellen und an der verkleisterten Stärke erkennt man die Veracruz-Sorte.

Mikrochemie: Nachweis des Saponins: In Blutgelatine entsteht nach etwa $\frac{1}{2}$—5 Minuten ein hämolytischer Hof. Lokalisation: Die Hauptmenge des Saponins findet sich in der Rinde. Auch in der Epidermis und im Hypoderm scheint zuweilen Saponin vorzukommen. Gefäßbündel und Mark sind frei von Saponin (s. Abb. 382). Bei einzelnen Drogen wurden jedoch auch in den Phloemteilen geringe Mengen Saponin gefunden.

Prüfung: Das Vorhandensein anderer, auch Saponin enthaltender Sarsaparilla-Sorten kann im Querschnitt an der Verschiedenheit der Endodermis-, Epidermis- und Hypodermzellen und an der Gegenwart von Oxalatprismen, Sklereiden und verholztem Parenchym oder Farbstoffschollen erkannt werden. Im D.A.B. VI gilt Veracruz-S. als Verfälschung. Von anderen Sarsaparilla-Sorten seien noch genannt: Costa Rica (rötlich gefärbt), Jamaica, Guayaquil u. Lima-Sarsap. Steinzellen, Kork, Sekretzellen, größere Stärkekörner deuten auf eine Verfälschung mit anderen Pflanzen. Für die Beurteilung der Droge ist der Saponingehalt am wichtigsten. Wertbestimmung durch den hämolytischen Index: Den Auszug stellt man her durch 6stündige Mazeration von 1 g des feinen Pulvers mit 50 ml physiologischer Kochsalzlösung; das Ansetzen des Hämolyseversuchs erfolgt wie üblich (s. S. 392). Der Index soll 300—500 betragen. Auch die Schaumzahl (Bestimmung s. S. 395), für die der Auszug in derselben Weise angefertigt wird, gibt gewisse Anhaltspunkte und soll sich auf etwa 800—1000 belaufen.

Radix Scammoniae, Scammoniawurzel (*Convulvolus Scammonium*),
Convolvulaceen.

Die Droge besteht aus Querscheiben, stammend von einer walzenförmigen, längsfurchigen Hauptwurzel von braungrauer Farbe, bei denen an der Schnittfläche im Mark eine Anzahl dunkler, unregelmäßig geformter Holzkörper auf hellem Grunde erkennbar sind. Auch längsgeschnittene Stücke sind verhanden. Abgesehen von unter dem Kork liegenden Steinzellen mit Einzelkristallen finden sich im Grundgewebe große Bündel mit ringförmigen Cambium, im Innern zerklüftetes Holz führend, außen Siebteil mit Harzzellen. Schnittdroge: Unregelmäßige, helle, graubraune Stückchen und zahlreiche dicke Faserstränge. Bestimmung des Harzgehaltes: Mindestgehalt 18%. Die Bestimmung erfolgt in der gleichen Weise wie jene bei Tubera Jalapae, S. 236.

Radix Senegae, Senegawurzel (*Polygala Senega*), Polygalaceen.

Die etwa 10 cm lange und verschieden dicke Pfahlwurzel mit dem Wurzelkopf und den Stengelbasen ist verjüngt, spiralig gedreht, teilweise verzweigt und häufig versehen mit einem charakteristischen, vom Wurzelkopfe spiralig herablaufenden Kiel. Ein Querschnitt zeigt bei kielhaltigen Stücken, daß der Kiel aus Parenchym besteht und der Holzkörper auf der dem Kiel gegenüberliegenden Seite ausgeschnitten oder gestutzt ist, so daß oft vom normalerweise runden nur ein halbkreisförmiger Holzkörper übrig bleibt. Falls kein Kiel geschnitten, ist der Holzkörper rund. Geruch etwas ranzig, schwach nach Methylsalicylat. Geschmack scharf, kratzend.

Unter dem Mikroskop: Periderm aus schwach tangential gestreckten Zellen. Im Rindenparenchym fettes Öl. Stärke, Fasern, Steinzellen und Kristalle fehlen. Im inneren Teil das Gewebe kleinzelliger, ein- bis drei-reihige Markstrahlen. In der Nähe des Cambiums Siebröhrengruppen.

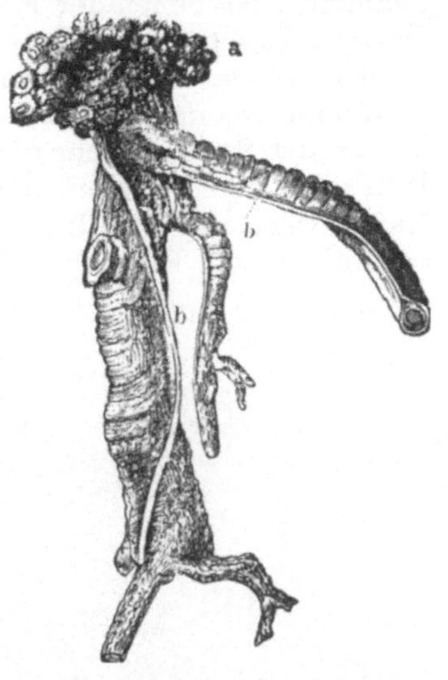

Abb. 313. Radix Senegae. *a* Wurzelkopf *b* der Kiel der Wurzeln. (GILG.)

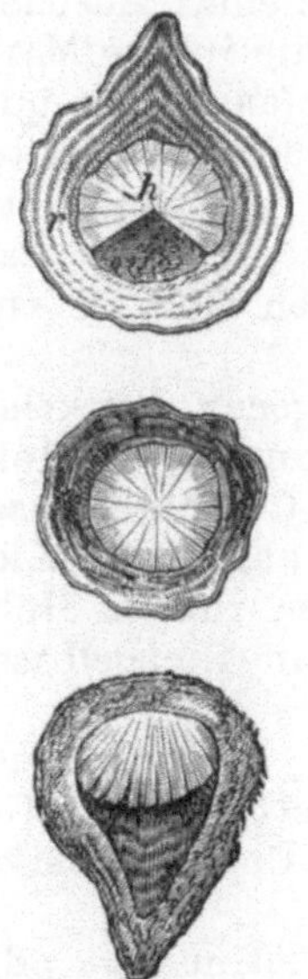

Abb. 314. Querschnitte durch Radix Senegae. *r* Rinde, *h* Holzkörper. (GILG.)

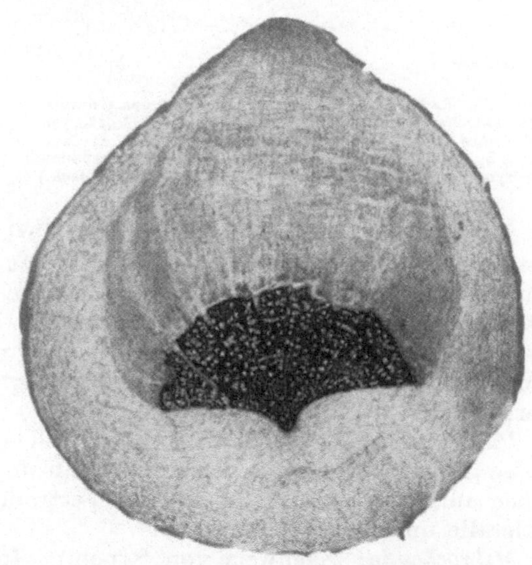

Abb. 315. Radix Senegae, Querschnitt: anormales Dickenwachstum. Kambium produzierte nur am halben Umfang Holz, daher halbkreisförmiger dunkler Holzkörper; dessen vorgezogene Spitze stellt das primäre Holz dar. Der secundäre Zuwachs der Rinde ist am dunkleren Ton erkennbar. (Vergr. 10fach.) (MOELLER.)

Der Holzkörper, der manchmal noch beide primären Markstrahlen zeigt (das Gefäßbündel in der jungen Wurzel ist diarch), ist homogen und besteht aus Hoftüpfeltracheiden, kurzgliedrigen Gefäßen und Fasern. An Schnitten, bei denen der Kiel getroffen ist, besitzt der Holzkörper an der dem Kiel gegenüberliegenden Seite eine verschieden große, sektorförmige Lücke. Desgleichen fehlt an dieser Stelle der Bastteil. Das Cambium, das nur auf der Seite des Kiels normal arbeitet, bildet nämlich an der Stelle, an der die Lücke im Holz auftritt, nach innen statt Holz nur ein aus größeren, quadratischen, getüpfelten Zellen bestehendes Markgewebe, nach außen ein großzelliges Rindenparenchym, jedoch keinen Bastteil. Erst an den Rändern der Lücke im Holzkörper erkennt man am kleinzelligeren Gewebe der Rinde die beginnende Bildung des Bastteiles, der anfänglich niedrig, in weitem Bogen gegen den Kiel hin streicht. An der Spitze des sektorförmigen Ausschnittes oder überhaupt im Zentrum des als Kreis gedachten Holzkörpers findet man an Querschnitten häufig eine kleine Ausbuchtung, die in das Markgewebe (aus großen, quadratischen, getüpfelten Zellen bestehend) hineinragt und die dem primären Holzteil entspricht.

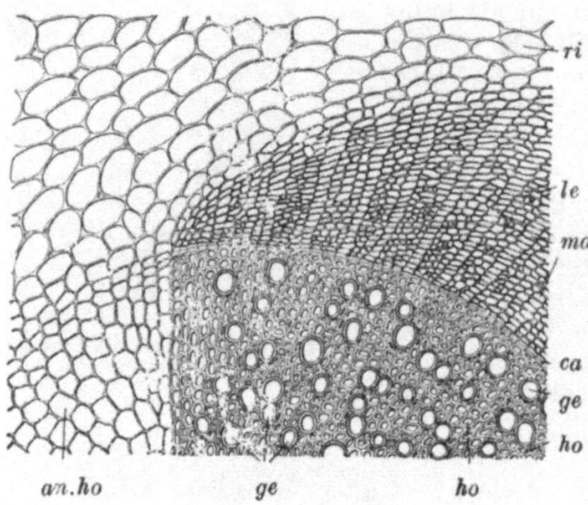

Abb. 316. Radix Senegae, Querschnitt durch das Grenzgebiet zwischen normalem und anormalem Holzkörper. *ri* Primäre Rinde, *le* Siebteil, *ma* Markstrahlen, *ca* Cambium, *ge* Gefäße, *ho* Tracheiden, *an.ho* anormaler (aus Parenchym bestehender) Holzkörper. (Vergr. etwa 100fach.) (GILG.)

Schnittdroge: Die von graubraunem Kork überzogenen Stückchen verschiedener Dicke zeigen am Querschnitt einen kompakten Holzkörper und eine gelbbräunliche, exzentrische Rinde. Charakteristisch ist der anormale Bau des Holzkörpers und der oben angeführte Kiel. Es kommen jedoch auch viele Stücke mit normalem, runden Holzkörper vor. Auch knorrige Wurzelkopffragmente mit Stengelbasen vorhanden.

Pulverdroge: Im weißlichen Pulver fallen Splitter, bestehend aus dickwandigen Tracheiden mit Hoftüpfeln und Bruchstücken von Gefäßen auf. Das Parenchym enthält Fettropfen und Eiweiß; Stärke, Kristalle und Steinzellen fehlen.

Mikrochemie: Nachweis von Saponin: In Blutgelatine $p_H = 6{,}1$ erhält man nach etwa ¼ Minute (bei $p_H = 10{,}0$ erst nach einer Minute) einen deutlichen hämolytischen Hof. Lokalisation: Der Hauptteil des Saponins findet sich in der Rinde, besonders in der sekundären, wenig im Holz.

Prüfung: Vorhandensein von Stärkekörnern und Fasern deutet auf Panax quinquefolium, von Calciumoxalatkristallen auf eine Verfälschung mit Vincetoxicum, Inulin auf falsche Senegasorten, viele Nebenwurzeln auf Cypripedium-Arten. Wurzeln ohne Kiel und ohne Verästelung stammen von anderen, auch saponinhaltigen Polygala-Arten. Vorkommen von Oxalatraphiden, dickwandigen Fasern und Parenchymzellen deutet auf Beimengung von Ruscus-Arten. Die Bestimmung des hämolytischen Index soll etwa 4000 ergeben. Auch die Schaumzahl kann zur Schätzung des Saponingehalts herangezogen werden, sie soll etwa 3000 betragen.

Radix Symphyti (*Consolidae*), Beinwell (*Symphytum officinale*), Borraginaceen.

Die im frischen Zustand rübenförmige Pfahlwurzel in der Droge stark geschrumpft, ist mehrköpfig, lang, oben gegen 2 cm dick, verjüngt sich nach unten und ist schwarzbraun-längsfurchig, am Bruch hornig, nicht faserig. Am Querschnitt eine weißliche Rinde und ein heller Holzkörper, schwach strahlig. In der Rinde fehlen sklerenchymatische Elemente, einzelne wenig verdickte Fasern finden sich knapp unter dem Cambium in der Nähe der Gefäße. Holzstrahlen wenig deutlich, Gefäße zerstreut im Holzparenchym, Markstrahlen breit. Parenchym mit Schleim und Stärke. Die Schnittdroge ist leicht erkennbar an Fragmenten mit schwärzlicher, längsfurchiger Außenseite und der hellen, hornigharten Bruchfläche.

Radix Taraxaci, Löwenzahnwurzel (*Taraxacum officinale*), Compositen.

Die harte, stark eingeschrumpfte, längsrunzelige, einen kurzen, markhaltigen Wurzelkopf besitzende, etwa 1 cm dicke, schwarzbraune Pfahlwurzel mit glattem Bruch zeigt am Querschnitt einen kleinen, runden, nicht strahligen, gelblichen, porösen Holzkörper und eine breite Rinde, die durch konzentrische, braune Linien gezont ist und aus Gruppen von Milchsaftschläuchen bestehen. Geschmack bitter. Auch Stengel und Blattfragmente können vorhanden sein.

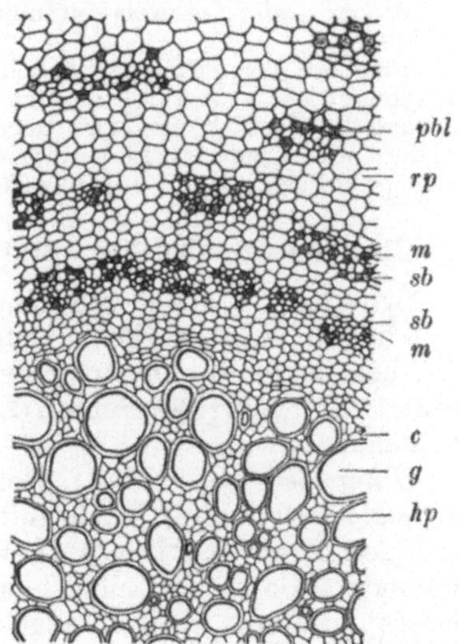

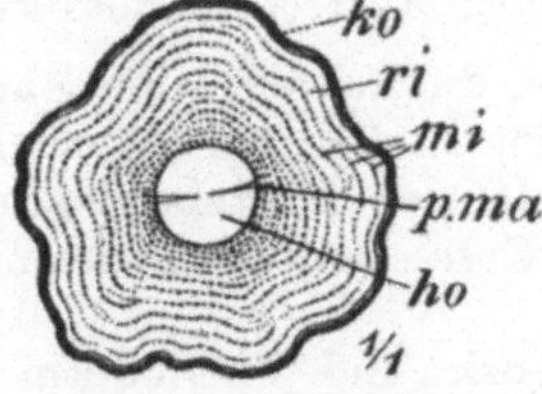

Abb. 317. Radix Taraxaci, Lupenbild (¹/₁). *ko* Korkschicht, *ri* Rinde, *mi* konzentrisch angeordnete Gruppen der Milchsaftschläuche, *ho* Holzteil, *p.ma* die beiden einzigen primären Markstrahlen desselben. (GILG.)

Unter dem Mikroskop: Dünnes Periderm und eine schmale primäre Rinde. Die sekundäre Rinde ist sehr breit und enthält Gruppen von netzförmigen, anastomosierenden Milchsaftschläuchen und auch Siebröhren, die in mehreren Kreisen konzentrisch angeordnet sind und die konzentrischen Zonen im Lupen-

Abb. 318. Radix Taraxaci, Querschnitt durch die Wurzel. *pbl* obliterierte Siebstränge (funktionslos), *rp* Rindenparenchym der sekundären Rinde. *sb* Siebstränge, *m* Milchsaftschläuche, beide zu Ringzonen in der sekundären Rinde vereinigt, *c* Cambium, *g* Gefäße, *hp* Holzparenchym. (Vergr. 90 fach.) (TSCHIRCH.)

bild hervorrufen. Der Verlauf der gegliederten, netzförmigen Milchsaftschläuche mit graugelbem, körnigen Inhalt ist besonders deutlich im Längsschnitt (Wasserpräparat) zu sehen. Das Rindenparenchym dünnwandig und mit Inulin gefüllt (Glycerinpräparat). Stärke und Oxalat fehlen. Im Holzkörper sind die Netzgefäße regellos im Parenchym eingebettet. Das Bündel ist diarch mit zwei primären Markstrahlen, sekundäre fehlen.

Schnittdroge: Dunkelbraune, längsrunzelige, harte, am Bruch glatte Fragmente mit charakteristischem Querschnitt: In der hellen Rinde konzentrische

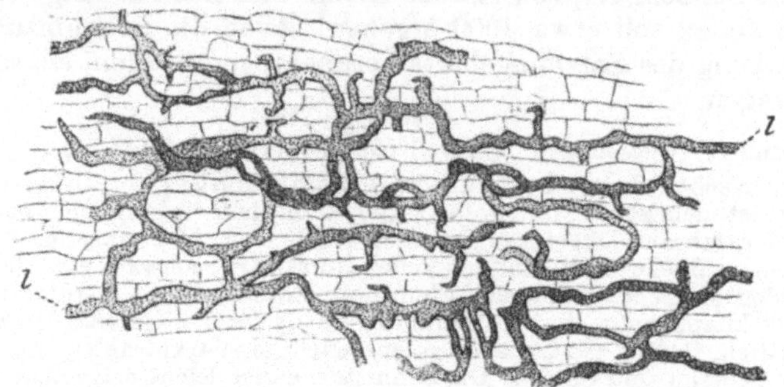

Abb. 319. Radix Taraxaci. Tangentialer Längsschnitt durch die Innenrinde, den Verlauf der anastomosierenden Milchsaftschläuche *l* zeigend.   (Vergr. etwa 150fach.) (FLÜCKIGER und TSCHIRCH.)

Zonen (Milchsaftröhrengruppen). Innerhalb des dunklen Cambiums der kleine, runde, gelbe, homogene Holzkörper. Auch rotviolette Blattstielteile und wollige Blätter zuweilen vorhanden.

Mikrochemie: Nachweis von Inulin mit α-Naphthol-Schwefelsäure: Rotviolettfärbung.

Prüfung: Verwechslung möglich mit der mehrköpfigen Wurzel von Cichorium Intybus; diese ist etwa gleich dick (kultivierte Sorten sind stärker infolge Überwiegen des Parenchyms). Der Querschnitt ist jedoch radial gestreift, besonders in der hellen Rinde. Es finden sich dort Milchsaftröhren, die mehr gestreckt und weniger verzweigt sind. Im Holz Tüpfelgefäße. Bitterkeitsbestimmung möglich.

Rhizoma Tormentillae, Blutwurz (Potentilla erecta), Rosaceen.

Cylindrische, etwas gebogene, höckerige, dunkelrotbraune Rhizome mit hellen Wurzelnarben. Bruch hart. Am dunkelroten Querschnitt, der häufig durch ausmündende Gefäßbündel der Wurzeln gestört ist, radiale Reihen weißer Punkte (Libriform). Geschmack stark zusammenziehend.

Unter dem Mikroskop: Tiefbrauner Kork und Phelloderm. Die schmale (sekundäre) Rinde mit kleinen Siebteilen und breiten Markstrahlen. Keine Bastfasern. Im Holzstrahl sind die Elemente des Holzes, besonders die Fasern, nicht homogen verteilt. Es wechseln helle Holzfaserbündel mit einigen angelagerten Gefäßen ab mit phlobaphenhaltigem Parenchym, das zu einer radialen Reihe angeordnete Hoftüpfelgefäße enthält. Da jeder Holzstrahl so gebaut ist, entsteht der Anschein einer konzentrischen Zonung. Infolge des nicht axialen Verlaufes der Libriformbündel erscheinen die Fasern im Querschnitt oft schief getroffen. Mark vorhanden. In den Parenchymzellen längliche Stärkekörner, viel Gerbstoff, Oxalatdrusen und je nach dem Alter der Droge mehr oder weniger dunkelbraune Phlobaphenklumpen.

Schnittdroge: Löcherige, zerklüftete, von schwärzlichem Kork überzogene Stückchen, am Bruch mit dunkelrotbrauner Farbe. Auf der Außenseite im Kork sieht man zuweilen weiße Narben oder weiße Fäden, die Gefäßbündel der ausmündenden Wurzeln. Am geglätteten Querschnitt ist eine schmale, dunkle Rinde und im Holz helle Punkte in mehreren konzentrischen Kreisen sichtbar.

Pulverdroge: Parenchymzellen mit braunen Inhaltsmassen, Stärkekörner, Bruchstücke farbloser, dickwandiger Fasern, Gefäßfragmente, Korkschüppchen, Oxalatdrusen und spindelförmige, getüpfelte steinzellartige Zellen aus der Gabelung der Libriformbündel.

Prüfung: Die Bestimmung des Adstriktionswertes soll 15 ergeben.

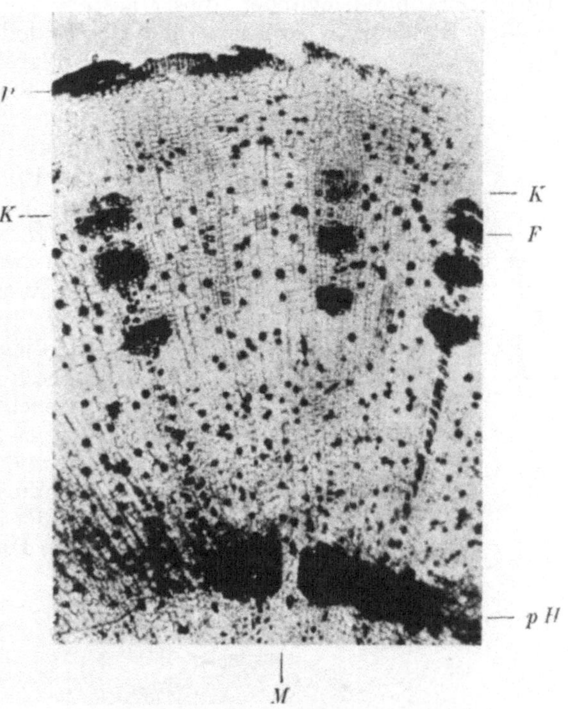

Abb. 320. Rhizoma Tormentillae. Querschnitt. *P* Periderm. *K* Kambialzone, *F* Faserbündel mit einzelnen Gefäßen im Holzteil. *pH* primäres Holz. *M* Mark. (Vergr. 24fach.)

Radix Valerianae, Baldrianwurzel (*Valeriana officinalis*), Valerianaceen.

Hauptrhizome (bis 3 cm dick) und die kleineren Nebenrhizome, beide oberseits mit Stengel- und Blattresten, oft längsgeschnitten und quergefächert, außen geringelt. Viele stielrunde, brüchige, längsstreifige 2—3 mm dicke, graubraune Wurzeln abzweigend. Ferner Ausläufer, stielrund mit Knoten. Der Rhizom-Querschnitt besitzt einen unregelmäßigen Umriß mit dünner Rinde und deutlich sichtbarem Cambiumring. Mit der Lupe sind innerhalb die punktförmigen Holzbündel zu sehen, ebenso ausmündende Gefäßbündel in die Wurzeln. Der Zentralstrang der Wurzel ist meist sehr dünn, fadenförmig, die Rinde breit. Geruch charakteristisch, Geschmack süßlich, bitter, würzig.

Unter dem Mikroskop: Im Rhizom folgt auf das Periderm ein dünnwandiges Parenchym, in dessen Zellen meist 8—12 μ große Stärkekörner vorhanden sind. In den äußeren Partien der Rinde findet sich ätherisches

Öl. Eine Endodermis mit z. T. unverkorkten Zellen und einzelnen Steinzellen (diese kommen bei alten Rhizomen auch im Mark vor) umgibt einen Gefäßbündelcylinder: dieser besteht aus einer Reihe von kollateralen Bündeln. Knapp unterhalb der Endodermis befindet sich ein Kollenchymbelag, dann folgen die Siebteile, das Cambium und schließlich die einzelnen Holzteile der Bündel. Diese führen Ring, Spiral- und Tüpfelgefäße, wenig Libriform (bei älteren Hauptrhizomen kann noch eine zweite Reihe solcher Bündel auftreten). Am Querschnitt sind, besonders in der Rinde, ziemlich viele ausmündende Bündel sichtbar. Das Markparenchym ist häufig geschwunden, es kommt daher zur Ausbildung von Hohlräumen (Kammern), die dann im Längsschnitt makroskopisch sichtbar sind. Die Ausläufer ähnlich gebaut, s. Abb. 323. Die Wurzeln besitzen eine Epidermis mit Wurzelhaaren, unter dieser eine Reihe von verkorkten Ölzellen (Hypoderm s. Abb. 322). Das ätherische Öl befindet sich also nur hier. Im übrigen lassen sich an der Wurzel zwei Typen unterscheiden, sogenannte „Ernährungswurzeln", die eine breite, stärkehaltige Rinde und ein schmächtiges, tri- bis pentarches Bündel mit Spiral- und Hoftüpfelgefäßen besitzen, ferner sogenannte „Befestigungswurzeln", die eine schmale Rinde und einen libriform-

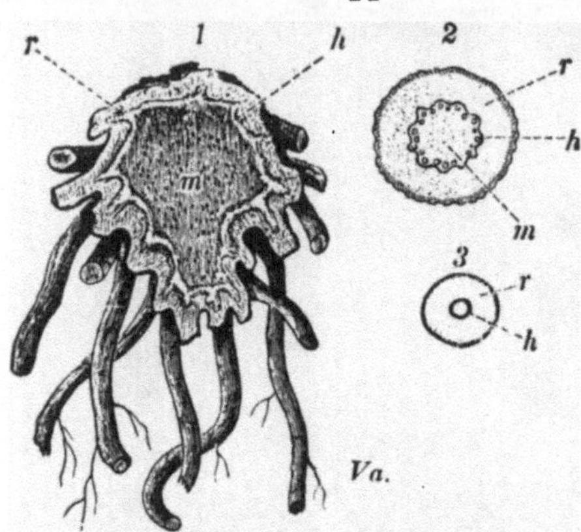

Abb. 321. Radix Valerianae. *1* Längsschnitt des Rhizoms, *2* Querschnitt eines Ausläufers, *3* Querschnitt einer Wurzel, die beiden letzteren dreifach vergrößert, *r* Rinde, *h* Holzkörper, *m* Mark. (GILG.)

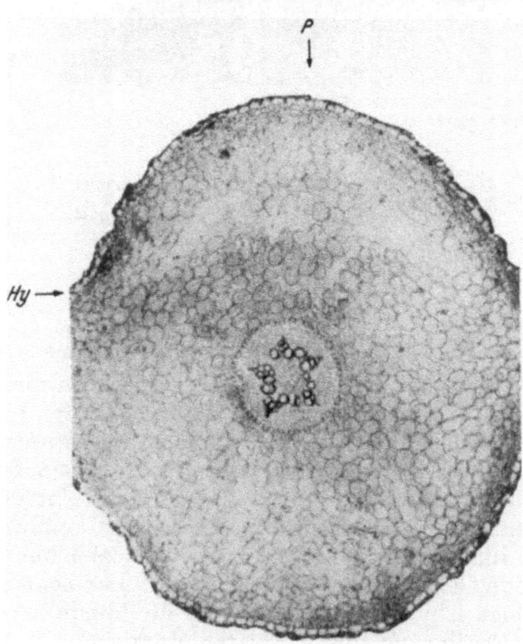

Abb. 322. Radix Valerianae, Querschnitt durch eine dünne (typisch junge dikotyle) Wurzel. Im Zentrum das pentarche Gefäßbündel umgeben von der Endodermis. Unter der Epidermis (mit Papillen *P*) das Öl führende Hypoderm *Hy*. (Vergr. 25 fach.)

führenden Holzkörper besitzen. Das sekundäre Dickenwachstum ist gering und beschränkt sich auf die Neubildung einiger Gefäße und kleinzelliger Siebelemente. Im Parenchym Stärke wie oben beschrieben.

Schnittdroge: Man findet hier hauptsächlich die etwa 2—3 mm dicken, stielrunden, leicht zerbrechlichen Wurzelstücke mit graubraunem Äußeren. Der Querbruch zeigt eine breite, weiße Rinde und einen dunkleren Holzkörper. Die Wurzeln sind ziemlich kräftig längsgesteift. Die Rhizombruchstücke sind unregelmäßig, weißlich bis graubraun. Geruch und Geschmack charakteristisch.

Pulverdroge: Stärke und Parenchymfragmente in größerer Menge, ferner Bruchstücke verschiedener Gefäße (mit Spaltentüpfel) und Fasern mit schrägen Spaltentüpfeln. Dünnwandige, braune Epidermis mit Wurzelhaaren, Hypodermzellen mit gelbbraunem Sekret, verharztem ätherischen Öl und vereinzelt Steinzellen.

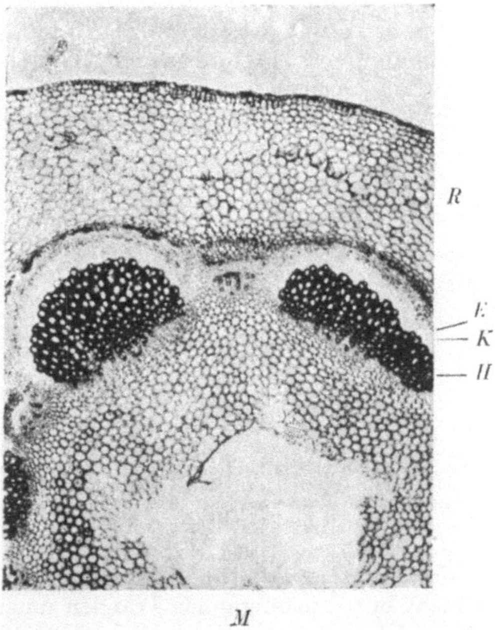

Mikrochemie: Nachweis von Isovaleriansäure: Das Pulver wird unter Zusatz

Abb. 323. Teil eines Querschnitts durch einen jüngeren Ausläufer von Valeriana (Vergr. 25fach). *R* Rindenparenchym (in den äußeren Teilen ätherisches Öl enthaltend), *E* Endodermis, *S* Siebteile des Bündels, *K* Kambium, *H* Holzteile des Bündels, *M* Zentrale Markhöhle.

verdünnter Phosphorsäure der Mikrosublimation unterworfen. Man erhält Tropfen, die auf Zusatz von 2%iger Kupferacetatlösung Kristalle des Kupfersalzes der Isovaleriansäure ergeben. Positiver Ausfall nur bei nicht zu alter Droge.

Prüfung: Vorhandensein dunkler, gefärbter, stark bewurzelter, am Bruch bläulicher Rhizome mit ovalem Zentralcylinder und von kampferartigem Geruch deutet auf eine Verfälschung mit der Kessowurzel (japanischer Baldrian). Längere, dicht geringelte, ferner dünnere Rhizome mit blassen Nebenwurzeln und abweichendem Geruch auf andere Valeriana-Arten. Das monocotyle Rhizom von Vereratum album ist leicht zu erkennen. Das gerbstoffhaltige Rhizom von Geum urbanum (Rosaceen) besitzt eine dünne, braunrote Rinde und einen gelblichen, strahligen Holzkörper. Auch die dunkle Wurzel von Pulmonaria und die saponinhaltige Primula wird leicht erkannt. Cichorium Intybus verrät sich durch das Fehlen von Stärke und die Gegenwart von Inulin. In Wasser gequollene Stücke sollen sich daher in Lugolscher Lösung

dunkelblau färben! Dickwandige Fasern, viele Steinzellen, stärkefreies
Parenchym, schizogene Sekretgänge, Oxalatdrusen und Raphiden
dürfen nicht vorhanden sein. Die Bestimmung des ätherischen Öls soll
etwa 1% ergeben.

Rhizoma Veratri, Weiße Nießwurz, Germer (*Veratrum album*), Liliaceen.

Das bewurzelte Rhizom ist 2 cm breit und 5 cm lang, eiförmig, walzig,
graubraun und trägt oberseits Blattscheiden und die Stengelnarbe.
Zwischen den ringförmigen Blattnarben entspringen seitlich die 2 bis
3 mm dicken, runzeligen, langen, weißlichen bis gelblichen Wurzeln, mit

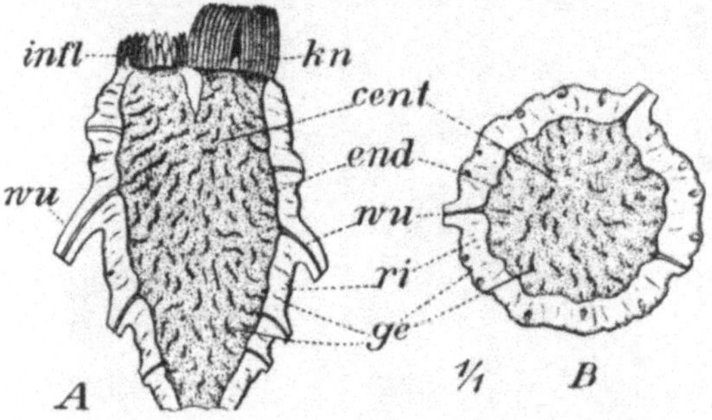

weißlichem Bruch und
deutlich sichtbarem
Zentralcylinder (mono-
cotyleWurzel!).AmRhi-
zom-Querschnitt sieht
man eine Kreislinie, die
Endodermis, außerhalb
und innerhalb derselben
zahlreiche Punkte,
Flecken und Striche(Ge-
fäßbündel,die quer und
längs getroffen sind).
Geschmack scharf und
bitter, Pulver reizt zum
Nießen.

Abb. 324. Rhizoma Veratri. *A* Längs-, *B* Querschnitt durch
dasselbe. (¹/₁) *infl* Stelle der diesjährigen verblühtenPflanze, *kn*
Knospe der nächstjährigen,*wü*Wurzelreste, *cent*Zentralcylinder,
nd Endodermis, *ri* Rindenschicht, *ge* Gefäßbündel. (GILG.)

Unter dem Mikroskop: Eine dünne Epidermis und eine Metaderm-
schicht mit dunkelbraunen Wänden umgibt das Rhizom. Das Parenchym des Grundgewebes enthält etwa 10 µ große, einfache, rundliche
oder zusammengesetzte Stärkekörner, auch Oxalatraphiden. Am
Querschnitt sieht man auch häufig längs getroffene Gefäßbündel. Die
Endodermis am Querschnitt aus U-förmig verdickten, getüpfelten, gelben Zellen. Im Zentralcylinder finden sich eine Menge Gefäßbündel, die,
in Parenchym eingebettet, gegen die Endodermis hin und außerhalb
dieser mehr collateral, nach innen zu leptozentrisch sind. Im Innern
des Rhizoms trifft man häufig längs oder schräg angeschnittene Gefäßbündel. Diese enthalten Treppen- und Netzgefäße, wenig verdickte
Ersatzfasern. Die Wurzeln besitzen ein schmales polyarches (15-strah-
liges) Gefäßbündel, und ein breites, bis 15 µ große Stärkekörner und
Oxalatraphiden enthaltendes Grundgewebe. Die Epidermis besteht
aus am Querschnitt hufeisenförmig verdickten Zellen. Endodermis
nur über den Siebteilen einseitig verdickt, über den Holzteilen unverdickt. Zentralcylinder typisch monocotyl (Bauplan wie Sarsaparilla)
im Innern neben den Gefäßen hauptsächlich aus wenig verdickten
Fasern bestehend, s. Abb. 241 u. 242.

Schnittdroge: Wurzelfragmente runzelig, gelblich, von gleichbleibender Dicke (2—3 mm) mit kleinem, radiären, polyarchen Bündel.
Rhizomfragmente unregelmäßig z. T. mit dunkelbraunem Metaderm
und Punktierung (Gefäßbündel) im Innern.

Pulverdroge: Viele kugelig-eiförmige Stärkekörner und Parenchymzellenfragmente, ferner geschlängelte Stückchen der Gefäße und Raphiden, verhältnismäßig wenig gerade Gefäße und Fasern. Braunes Metaderm. Selten sind die gelben, gestreckten Endodermiszellen, ebenso Teile der Blattscheiden mit langen, gelben Bastfasern.

Mikrochemie: Nachweis der Alkaloide: Mit Selenschwefelsäure erhält man im Schnitt eine Rosafärbung, säurehaltiges Brombromkalium ruft amorphe Niederschläge hervor, die in fast allen Parenchymzellen auftreten.

Prüfung: Eine Verwechslung mit Radix Hellebori nigri ist infolge des für die Droge gebrauchten Synonyms: Radix Hellebori albi möglich. In der Ganzdroge und Schnittdroge ist Helleborus niger leicht zu erkennen. Im Pulver kann ein Gehalt von Helleborein mit WASICKYS Reagens und ein Gehalt von Saponin mit Blutgelatine nachgewiesen werden.

Die Alkaloidbestimmung erfolgt auf gravimetrischem Wege, indem man den Ätherextrakt durch Schütteln mit Wasser klärt. Das Alkaloid wird dann dem Äther mit wässeriger Salzsäure entzogen und nach dem Alkalisieren wiederum mit Äther ausgeschüttelt und der. Rückstand des Ätherextrakts gewogen (nicht titriert).

Methodik: 6 g feingepulverte Droge mit 60 g Äther und 2,5 ml 4%igem Ammoniak während einer halben Stunde häufig und kräftig schütteln. Nach Zufügen von 2,5 ml Wasser kräftig durchschütteln, absetzen lassen, dann 40 g der ätherischen Lösung (= 4 g Droge) durch etwas Watte in ein Kölbchen und aus diesem unter Nachspülen mit etwas Äther in einen Scheidetrichter gießen. Sodann einmal mit 15, zweimal mit je 10 ml verdünnter Salzsäure (etwa $\frac{3}{4}\%$) ausschütteln. Die sauren Ausschüttelungen mit Ammoniak in einem Scheidetrichter alkalisch machen, mit 20, dann dreimal mit je 15 ml Äther ausschütteln, über Watte in ein mit einigen Siedesteinchen versehenes und mit diesen gewogenes, 150 ml fassendes Erlenmeyer-Kölbchen gießen. Nach Abdestillieren des Äthers den Rückstand durch eine Stunde bei 103—105° trocknen und wiegen. Das Gewicht muß mindestens 0,04 g betragen, einem Mindestgehalt von 1% Alkaloiden entsprechend. (Poethke.)

Rhizoma Zedoariae, Zitwerwurzel (*Curcuma Zedoaria*), Zingiberaceen.

Die Rhizome sind meist in etwa 0,5 cm dicke und 3 cm breite Querscheiben geschnitten. Diese tragen am Außenrand graubräunlichen Kork und Wurzelnarben. Am grauweißen bis bräunlichen Querschnitt ein breiter, etwas eingesunkener Zentralcylinder, Endodermis als dunkle Linie sichtbar, Der Bruch ist hart, glatt, nicht faserig. Geruch kampferartig, Geschmack würzig bitter.

Unter dem Mikroskop: Epidermis getüpfelt, mit zahlreichen, derbwandigen, einzelligen, spitzen, bis 1 mm langen Haaren. Es folgt ein Hypoderm und ein mehrschichtiger Kork. Parenchym dünnwandig, mit typischen ZingiberaceenStärkekörnern: sackförmig, flach, mit exzentrischer, schwacher Schichtung, 45 μ groß, von der Seite stabförmig (10 μ dick). Einzelne verkorkte Zellen enthalten ätherisches Öl oder dunkles Sekret. Gefäßbündel collateral, außerhalb der Endodermis weniger dicht, besonders dicht aber knapp innerhalb der Endodermis angeordnet. Sie enthalten Treppen- und Netzgefäße, sehr wenige dünnwandige Fasern.

Schnittdroge : Die Schnittdroge besteht aus graugelben bis gelbbraunen, mehr flachen Fragmenten mit strukturlosem, glatten, nicht faserigen Bruch. Die Dicke der Stückchen ist meist gleich, ungefähr 0,5 cm. An den geglätteten größeren Fragmenten kann man auf der flachen Seite feine Punkte und eine Linie, die Endodermis, sehen. Einzelne Stückchen können auf der Außenseite Kork und Wurzelnarben aufweisen.

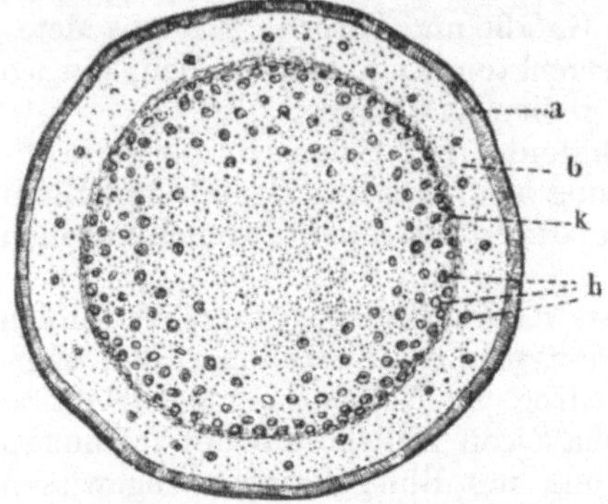

Abb. 325. Rhizoma Zedoariae, Querschnitt. *a* Kork, *b* Rinde, *k* Endodermis, *h* Gefäßbündel. (Schwache Vergr.) (GILG.)

Pulverdroge : Im hellgrauen bis bräunlichen Pulver sind die typischen, im Gegensatz zu Zingiber deutlich exzentrisch geschichteten Zingiberaceen - Stärkekörner, ferner Parenchymfragmente mit Sekretzellen und Sekretklumpen, Gefäßbruchstücke und Korkschüppchen, die Fasern kaum sichtbar. Keine Kristalle und keine verholzten Zellelemente, selten Haare.

Prüfung : Verkleisterte oder abweichende Form der Stärkekörner, Kristalle und dickwandige, verholzte Elemente, Steinzellen, verholzte Fasern und Gefäße deuten auf unzulässige Zusätze von Mehlen und anderen Pflanzen. Gelbgefärbte größere Scheiben, von Längsschnitten

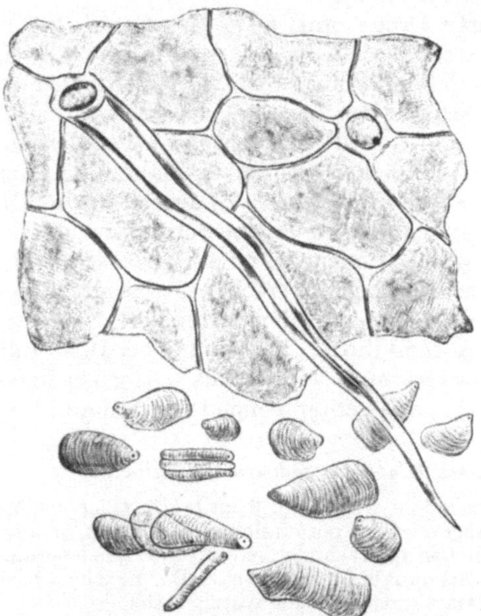

Abb. 326. Rhizoma Zedoariae. Epidermis und Stärke. (MOELLER.)

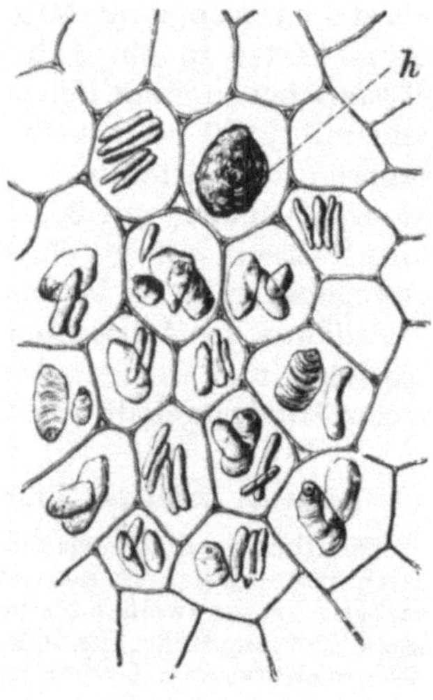

Abb. 327. Rhizoma Zedoariae Parenchym. *h* Harzklumpen. (MOELLER.)

stammend, deuten auf eine Verfälschung mit Curcuma aromatica. Diese läßt sich im Pulver nach Zusatz von Chloralhydratlösung erkennen. Von den Pulverteilchen fließen gelbe Schlieren des in Chloral löslichen Farbstoffes ab, der außerdem mit Alkohol-Schwefelsäure eine Rotfärbung gibt. Bestimmung des ätherischen Öls soll 0,8% ergeben.

Rhizoma Zingiberis, Ingwerwurzel (*Zingiber officinale*), Zingiberaceen.
Das sympodial verzweigte, geweihartig verästelte, etwas flachgedrückte, geschälte Rhizom ist graugelb, fein längsstreifig. Bruch schwach

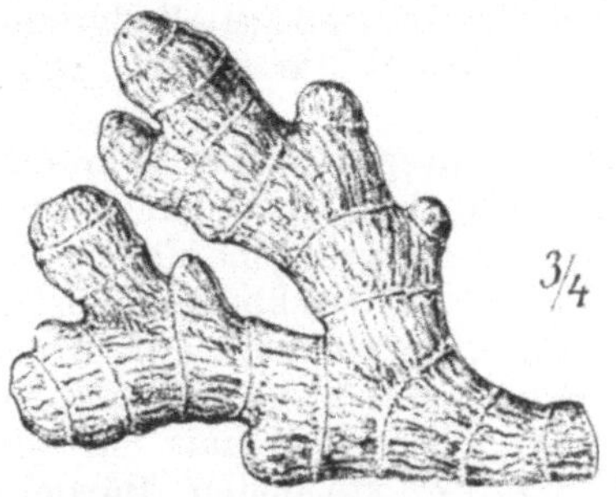
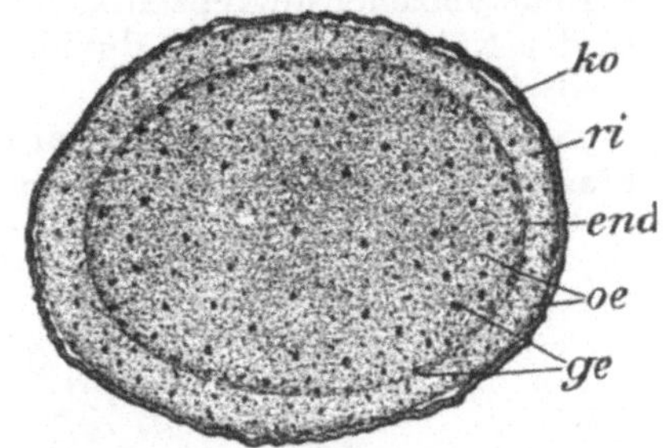

Abb. 328. Rhizoma Zingiberis. Ein getrocknetes Rhizomstück (¾). (GILG.)

Abb. 329. Rhizoma Zingiberis. Querschnitt.
ko Kork, *ri* Rinde, *den* Endodermis, *oe* Sekretzellen, *ge* Gefäßbündel. (Vergr. 4fach.) (GILG.)

faserig (herausragende Gefäßbündel). Am Querschnitt die ovale Endodermis mit den an der Innenseite angehäuften Bündeln und die übrigen
Gefäßbündel als Punkte
sichtbar. Mit der Lupe
Sekretzellen als feine,
braune Punkte zu sehen.
Geruch kräftig, gewürzhaft, Geschmack brennend scharf.

Unter dem Mikroskop:
Die Epidermis, das Hypoderm und der darauf
folgende Kork sind
durch Schälen praktisch
entfernt. Grundgewebe
aus dünnwandigen,
rundlichen, isodiametrischen Zellen mit typischen Zingiberaceen
Stärkekörnern. Diese
sind flach-sackförmig
mit einem vorgezogenen
Spitzchen versehen, darin liegt das Bildungszentrum (exzentrisch!).
Seitenansicht schmal,
elliptisch, Länge 30 μ,
Breite 20 μ. Schichtung
kaum sichtbar. Im Parenchym verkorkte Zellen

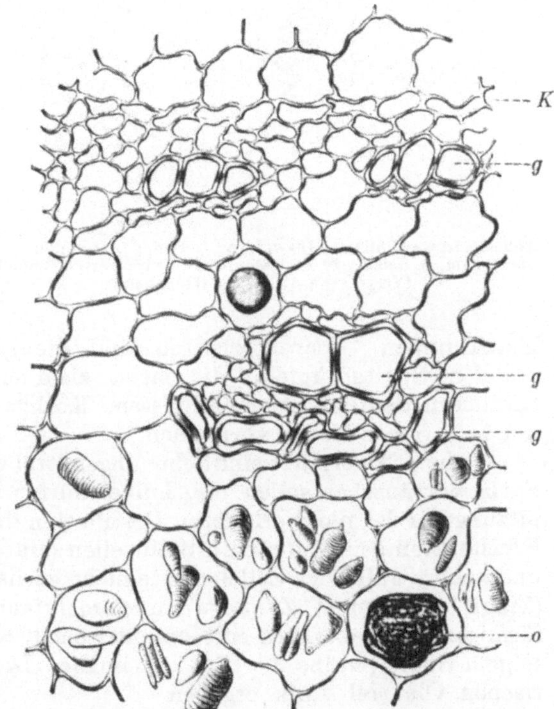

Abb. 330. Querschnitt des Ingwers. *K* Kernscheide (Endodermis),
g Gefäßgruppen, *o* Ölzellen. (Vergr. etwa 200 fach.) (MOELLER.)

mit ätherischem Öl. Außerhalb der Endodermis collaterale kleine Gefäßbündel. Innerhalb der Endodermis die Bündel (Treppen- und Treppennetzgefäße führend) angereichert. Im Innern sind die Bündel von einem Fasermantel aus weitlumigen, mit schiefen Spaltentüpfeln versehenen, gekammerten Fasern umgeben; diese besitzen in dem Maße als sie an die Parenchymzellen angrenzen, schwach nach einwärts gebogene Zellwände. In der Nähe des Bündels dunkle Sekretzellen mit Harz (s. Abb. 331); Siebteil wenig deutlich.

Schnittdroge: Die Schnittdroge stellt unregelmäßige, gelbweiße Fragmente dar; aus diesen entspringen bis zu 1 cm lange, hin und her gebogene Fäden, die Gefäßbündel mit den Fasern. Der Bruch körnig, schwach faserig mit hervorstehenden Bündeln. Querschnitte zeigen unter Umständen Endodermis und eine Punktierung im sonst homogenen Parenchym.

Pulverdroge: Sehr viele Zingiberaceen-Stärkekörner, praktisch ohne Schichtung, ferner Parenchymfragmente mit einzelnen Ölzellen, Netz-Treppengefäße und kleine, rotbraune Sekretzellen und

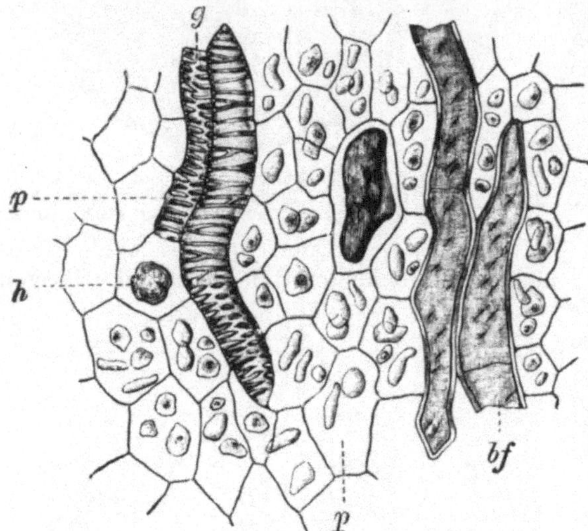

Abb. 331. Längsschnitt des Ingwers, *h* Ölzellen, *p* Stärke führendes Parenchym, *g* Gefäße, *bf* Bastfasern eines benachbarten Bündels. (Vergr. etwa 120 fach.) (MOELLER.)

Harzklumpen. Charakteristisch sind die gekammerten Fasern mit schiefen Spaltentüpfeln, die meist ziemlich isoliert sind und die Kammern deutlich erkennen lassen. Korkgewebe fehlt meist oder ist nur in geringer Menge vorhanden.

Prüfung: Unerlaubt sind Schönungsmittel wie Kreide, die eine weiße Farbe vortäuschen sollen. Im Pulver dürfen verkleisterte Stärke (Erhitzung bei der nicht erlaubten Destillation des ätherischen Öls), gelbe Kleisterklumpen (Curcuma), Steinzellen (Haselnuß), Fettropfen, Kork und andere auffällige Zellelemente nicht vorhanden sein. Japaningwer (Zingiber Zerumbet, Z. mioga) an oft mehrfach zusammengesetzten, eiförmigen Stärkekörnern mit exzentrischem Kern oder auch zirkelförmigem Spalt (Größe 3—15 μ) erkennbar. Die Bestimmung des ätherischen Öls soll 1,5% ergeben.

Bulbus Allii, Knoblauch (*Allium sativum*), Liliaceen.

Die Droge besteht aus einer zusammengesetzten Zwiebel mit dicht aneinanderschließenden, daher kantigen Nebenzwiebel (Zehen), diese stellen jeweils ein fleischiges Niederblatt dar und sind von einer zähen Haut umgeben. Diese besitzt eine Epidermis mit gekreuzt dazu verlaufendem, getüpfelten Hypoderm, das große Oxalatprismen enthält. Mesophyll parenchymatisch mit Spiralgsfäßen. Geruch charakteristisch, Geschmack scharf, brennend.

Bulbus Scillae, Meerzwiebel (*Urginea maritima*), Liliaceen.

Die getrockneten, in Streifen geschnittenen, mittleren, fleischigen Niederblätter des Rhizoms sind hornige, harte, kantige, verbogene, glatt brechende Streifen, mit stark hervortretenden Kanten. Sie sind z.T. durchscheinend, von weißlicher oder braunroter Farbe, je nachdem, ob die weiße oder rote Varietät vorliegt. Die Droge ist stark hygroskopisch und wird in feuchtem Zustand zäh und weich. Geschmack schleimig-bitter. In zerkleinertem Zustand an den hornigen, durchscheinenden, brüchigen Stückchen und dem bitteren Geschmack leicht zu erkennen.

Unter dem Mikroskop: Die Zwiebelschalen als Blattorgane besitzen beiderseits eine Epidermis mit polygonal gestreckten Seitenwänden und kreisrunde Spaltöffnungen; Mesophyllzellen groß, isodiametrisch, dünnwandig, sie enthalten farblose, amorphe, in Wasser leicht lösliche

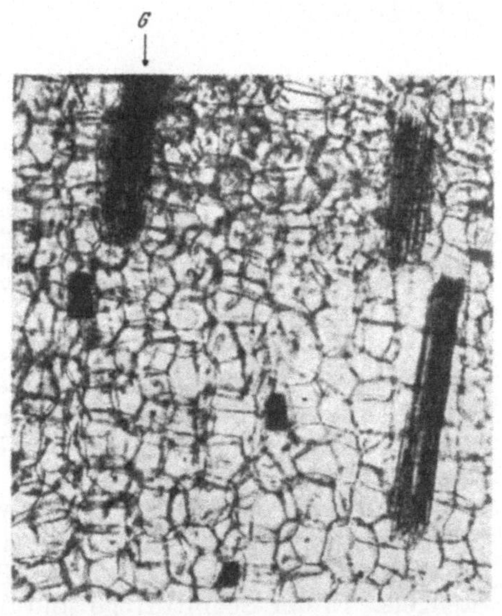

Abb. 332. Bulbus Scillae. Schnitt durch das Niederblatt des Rhizoms. G Gefäßbündel. Ferner 2 große und 3 kleine Rhaphidenbündel sichtbar. (Vergr. 190 fach.)

Inhaltsmassen (Kohlehydrat Sinistrin). Außerdem langgestreckte, schleimführende Zellen mit nicht verkorkter Wand, von denen jede ein Raphidenbündel aus Calciumoxalatnadeln führt. Zwei Sorten von Raphiden: Kleine von etwa $50\,\mu$ und beiderseits fein zugespitzt; große, bis $500\,\mu$ lang, an einem Ende nadelförmig zugespitzt, am anderen oft abgestutzt, mit einer Dicke von 15 bis $20\,\mu$. Gefäßbündel collateral, faserfrei und von einer kleine Stärkekörner beinhaltenden Scheide umgeben, sie führen Spiralgefäße und Siebröhren. Die rote Varietät enthält in den Mesophyllzellen rote bis bräunliche Inhaltsstoffe (Pigment).

Pulverdroge: Charakteristisch sind die Raphiden zweierlei Größe. Im übrigen dünnwandiges Parenchym. Spärliche Spiralgefäße und selten eine Epidermis. Vorhandensein der roten Varietät an dem Pigment erkennbar.

Mikrochemie: Nachweis der Glykoside mit Gerbstoff wie bei Digitalis.

Prüfung: Unzulässig ist feuchtes, zusammengebacktes Pulver, Verfälschungen sind mikroskopisch leicht nachweisbar. Die Bestimmung der herzwirksamen Glykoside kann auf biologischem Wege wie bei Digitalis erfolgen. Es hat sich ergeben, daß die weiße Varietät mehr herzwirksame, therapeutisch wichtige Glykoside enthält, während in der roten Varietät sich das für Nager (Ratten) spezifisch toxische (in der trockenen Droge bereits weitgehend zersetzte) Scillirosid findet. Dieses besitzt zwar auch Herzwirksamkeit und steht dem Scillaren A nahe. Da die rote Varietät jedoch weniger therapeutisch wichtige Herzglykoside enthält, ist für die arzneiliche Verwendung die weiße Varietät zu bevorzugen.

12. Herbae, Kräuterdrogen.

Einleitung.

Unter Herba verstehen wir die getrockneten, während oder kurz nach der Blüte gesammelten, oberirdischen Teile einer meist krautigen Pflanze, wobei auch Teile der Wurzeln vorhanden sein können (Polygala, Polygonum), oder lediglich die Sproßspitzen strauchartiger Pflanzen aufscheinen (Sabina, Cannabis).

In den Kräuterdrogen finden wir daher praktisch von den Organen der Pflanze: Stengel (junge Stämme), Blätter, Blüten, Früchte und Samen. Die einzelnen Organe wurden bereits ausführlich besprochen und es erübrigt sich ein genaueres Eingehen. Kräuterdrogen in unzerschnittenem Zustand sind meist unschwer zu erkennen, da eine größere Anzahl von Merkmalen zur Verfügung stehen wie: Größe, Form, Behaarung und Farbe der Blätter, das Vorkommen von charakteristisch geformten Früchten und farbigen Blüten, ferner das Aussehen des Stengels. In der Schnittdroge sind diese Kennzeichen z. T. verwischt und es bereitet die Erkennung zuweilen Schwierigkeiten. Es muß in diesem Falle, abgesehen von der Verwendung der Lupe, auch das Mikroskop zur Hand genommen werden, um eine Identifizierung zu gewährleisten. Zur Erkennung von Schnittdrogen und deren Gemischen sind im Abschnitt „Teeanalyse“ die Drogen nach ihren Merkmalen geordnet.

Die Anatomie der im folgenden behandelten Kräuterdrogen ist möglichst kurz gehalten und beschränkt sich nur auf charakteristische Merkmale. Da z. B. die meisten Blätter bifacial sind, wird dies nicht bei jeder Droge gesondert erwähnt. Die Form der Epidermiszellen wird nur in besonderen, für eine Unterscheidung wichtigen Fällen beschrieben. Ebenso ist es selbstverständlich, daß, da die Kräuterdrogen regelmäßig Stengelteile enthalten, sich im Pulver Fragmente von Gefäßen und Fasern finden werden.

Herba Absinthii, Wermut (*Artemisia absinthium*), Compositen.

Die Blätter und krautigen Zweigspitzen mit Blüten. Die weißfilzigen Blätter einfach bis dreifach fiederschnittig, langgestielt bis ungestielt, die einzelnen Blattzipfel schmal lanzettlich bis spatelig, meist ganzrandig, Stengel weißfilzig. Blütenstand rispig-traubig aus kugeligen, 3—4 mm breiten Blütenköpfchen, mit gelben Röhrenblüten und behaartem, von doppeltem Hüllkelch umgebenen Blütenboden. Geruch würzig, Geschmack aromatisch, sehr bitter.

Unter dem Mikroskop: Bau des Blattes je nach Standort (an der Sonne) isolateral mit 1—2 Palisadenreihen und (im Schatten) bifacial

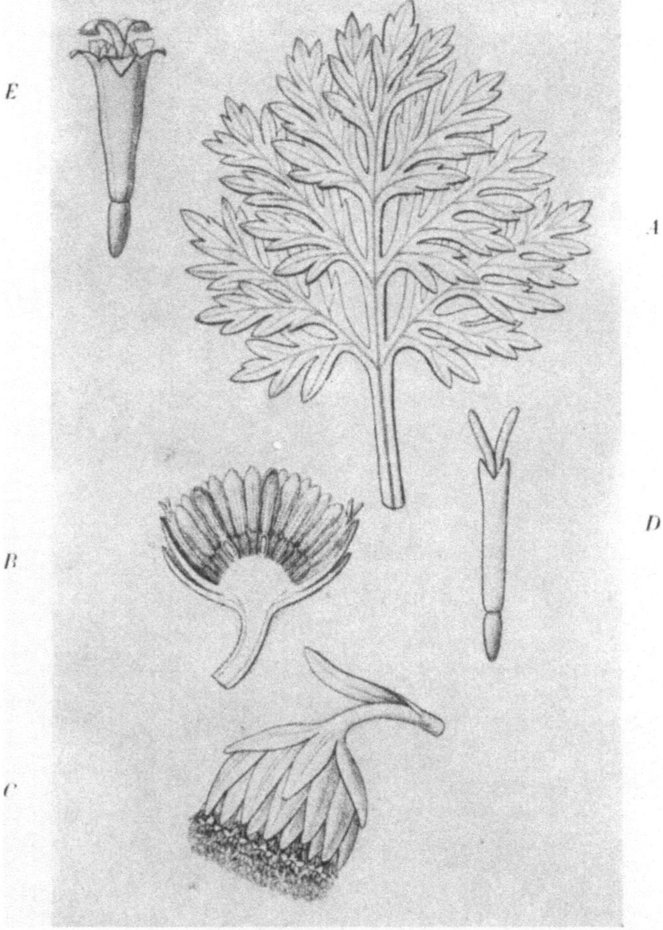

Abb. 333. Artemisia absinthium. *A* Grundständiges Fliederblatt (¾), *B* junges Blütenköpfchen im Längsschnitt (4fach), *C* aufgeblühtes Köpfchen (4fach), *D* weibliche Randblüte (8fach), *E* zwitterige Scheibenblüte (7fach). (GILG.)

mit deutlichem Schwammgewebe. Haarfilz typisch: T-Haare; Stiel aus wenigen kurzen Zellen, die eine waagerecht liegende, etwa 150 μ lange, beiderseits zugespitzte Zelle tragen (s. Abb. 334); die dort abgebildeten T-Haare sind denen von Hb. Artemisiae sehr ähnlich. Kompositendrüsenhaare. Hüllkelchblätter wie die Kamille mit häutigem Rand und Sklerenchym im Innern. Haare des Blütenbodens stumpf, bandartig, mit langer (1,5 mm) Endzelle und kurzen Stielzellen, Blütenbodenparenchym kleinzellig. Oxalateinzelkristalle und Drusen in Korolle und Fruchtknoten. Röhrenblüte ähnlich der Kamille. Pollenkörner gerundet dreiseitig, glatt, mit drei Poren.

Schnittdroge: Gelbe Blütenköpfchen, schmal lanzettliche, weißlich behaarte Blattzipfel. Stengelstücke markhaltig, längsrillig behaart.

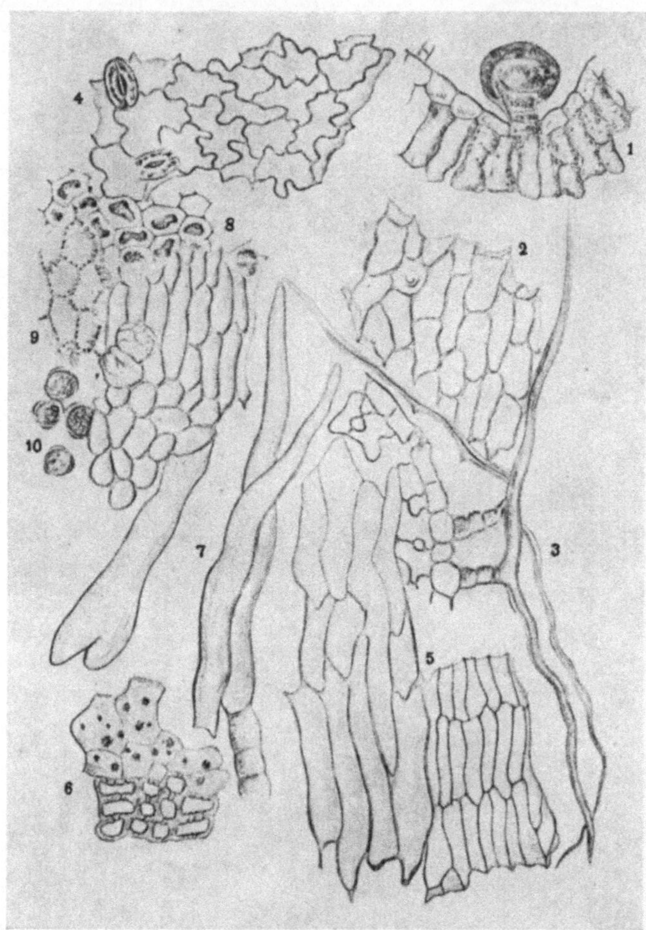

Abb. 334.   *1* Querschnitt der Blattoberseite mit einer Etagendrüse.   *2* Epidermis der Blattoberseite.   *3* Querschnitt der Blattunterseite mit T-förmigen Haaren.   *4* Epidermis der Blattunterseite.   *5* Oberhaut und Faserschicht am Rande der Hüllkelchblättchen.   *6* Gewebe (Sklerenchym) am Grunde der Hüllkelchblättchen.   *7* Spreuhaare des Blütenbodens.   *8* Oberhaut und Parenchym der Kronenröhre.   *9* Endothezium.   *10* Pollenkörner. (Vergr. 70 fach.) (MOELLER.)

Pulverdroge: Blattgewebe mit welliger Epidermis und T-Haaren, Blütenboden samt Spreuhaaren und Röhrenblütenfragmenten, Pollenkörner und Gefäße.

Prüfung: Stengelteile sollen nicht in zu großer Menge vorhanden sein. Verwechslung: Andere Artemisia-Arten: (Artemisia vulgaris besitzt nackten Blütenboden). Die Bestimmung des ätherischen Öls soll 0,35% ergeben: Droge grob zerschnitten, wie bei allen Compositen.

Herba Adonidis, Frühlingsfeuerröschen (*Adonis vernalis*), Ranunculaceen.

Sprosse und Blüten. Stielrunder, längsfurchiger, markiger, schwärzlicher Stengel mit sitzenden Blättern (kurze Scheide). Diese sind zwei- bis dreifach fiederschnittig mit linealen, fadenförmigen Zipfeln, kaum behaart. Zitronengelbe, endständige Blüten mit behaartem, grünen, bläulich geaderten, fünfzähligen Kelch und zehn bis zwanzig länglich-spatelförmigen, gelben Korollblättern mit deutlicher Nervatur. Zahlreiche Stamina und mit zurückgekrümmtem Griffel versehene Fruchtknoten (apokarp, typisch für Ranunculaceen). Auch die geschnäbelten, behaarten, eiförmigen Früchte mit netziger Oberfläche zu sehen. Geschmack bitter.

Unter dem Mikroskop sind im Blatt die Armpalisaden zu erwähnen, die eine einspringende Membranfalte auf der Innenseite besitzen. Cuticula längsgestreift, Spaltöffnungen nur unterseits in Längsreihen. Spärlich einzellige, dünnwandige Haare. Kelchblatt ohne Cuticularstreifung. Endothecium perlschnurartig. Pollen kugelig feingekörnt mit drei Austrittsspalten. In der Frucht braune Stab- und Steinzellen, getüpfelt, Gefäße, lange, wenig verdickte Bastfasern.

Schnittdroge: Hauptsächlich die fadenförmigen, am Rand eingerollten Fiederblattstückchen in Knäueln und die gelben oder ausgebleichten Korollblätter, typische Carpelle und auch erbsengroße, geschnäbelte Früchtchen. Rotviolette oder dunkle, flachgedrückte, markige Stengelfragmente.

Prüfung: Adonis aestivalis besitzt rote, kleinere Corollblätter und einen hohlen Stengel. Früchte kahl mit geradem Schnabel (Griffel). Kaum herzwirksam.

Herba Agrimoniae, Odermennig (*Agrimonia eupatoria*), Rosaceen.

Blühende Sprosse ohne stärkere Stiele; diese hohl, borstig behaart, kantig. Fiederblättchen (unpaarig gefiedert) 2—3 cm lang, sitzend, grob gesägt, unten stärker samtig behaart als oben. Nervatur fiederig. Blütentrauben mit fünfzähligen typischen Rosaceenblüten. Kelch und auch die daraus entstehenden Scheinfrüchte mit hackig gekrümmten Borsten. Frucht: Nüßchen. Geschmack bitter, gewürzhaft. Unter dem Mikroskop: Lange, spitze, einzellige, stark verdickte Rosaceen-Deckhaare mit braunem Inhalt. Zellwand außen mit Spirallinie oder Knötchen. Auch mehrzellige Etagenköpfchenhaare. Einzelkristalle und Drusen im Mesophyll, Kristallzellreihen im Nerv. Kelch mit vielen Oxalatdrusen, außen lange, borstige Deckhaare. Stengel mit Bastfasern und Haaren. Schnittdroge: Blattfragmente mit gesägtem Rand, Unterseite etwas mehr grau behaart als die Oberseite, gelbe Blüten, typische borstige Scheinfrüchte, behaarte Stengelstücke.

Herba Alchemillae (*vulgaris*), Frauenmantel (*Alchemilla vulgaris*), Rosaceen.

Hauptsächlich die Blätter, diese handförmig gelappt und grobgezähnt, besonders unterseits behaart. Junge Blätter weißfilzig, Haare derb, zugespitzt, einzellig mit dicker, geschichteter Wand und getüpfelter Basis. Schwammgewebe flacharmig, Oxalatdrusen im Mesophyll. Gelblichgrüne Blüten in Trugdolden aus kleinen vierzähligen Blüten ohne Korolle mit Außen- und Innenkelch. Im Fruchtknoten Platten aus Oxalateinzellkristallen, besonders in den Früchten deutlich. Geschmack bitter zusammenziehend. Schnittdroge: Grünliche Blüten in Knäueln. Blattstücke ineinandergefaltet und in mehreren Schichten, wenig zerknittert, Behaarung wechselnd, ältere Blätter weniger behaart. Stengelstücke hohl, seidig behaart. Eine Differenz in der Behaarung der Blattober- und -unterseite nicht deutlich feststellbar. Unterseits oft feinmaschiges Adernetz. Alchemilla alpina besitzt handförmig geteilte, gesägte, unterseits seidig behaarte Blätter.

Herba Anserinae, Gänsefingerkraut (*Potentilla Anserina*), Rosaceen.

Vieljochige, gefiederte, tief gesägte Blätter, unterseits dicht behaart, oberseits fast kahl. Blüten groß, gelb, fünfzählig, viele Antheren und Stempel auf behaarter Blütenachse. Haare einzellig, teils steif, gerade (auf der Blattoberseite, dem Kelchblatt und der Blütenachse), teils peitschenförmig gewunden und verflochten (auf der Blattunterseite). Fruchtknotenwand mit Oxalatdrusenschicht. Corollepidermis papillös und cuticular gestreift. Schnittdroge: Blattstückchen gesägt, einseitig behaart. Goldgelbe Blüten oder Knospen. Stengelstücke weich behaart, grün bis gelbbraun.

Herba Artemisiae, Beifuß (*Artemisia vulgaris*), Compositen.

Blätter unterseits weißfilzig, oben kahl, dunkelgrün. Ungeteilt bis einfach oder doppelt fiederschnittig, z. T. geöhrt, Blattzipfel lanzettlich,

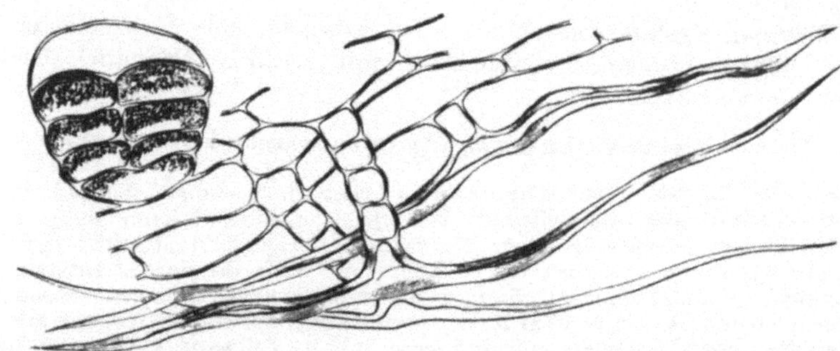

Abb. 335. Herba Artemisiae. Etagendrüse und T-förmige Haare. (Vergr. 200 fach.) (MOELLER.)

ganzrandig. Die rötlichen Blütenköpfchen in endständigen Rispen. Mikroskopisch sehr ähnlich dem Absynth, jedoch ist das Blatt *nur* bifacial gebaut, die Endzelle der T-Haare lang und gewunden. Blütenboden unbehaart. Geschmack kaum bitter. Schnittdroge: Rötliche Blütenköpfchen, nackter Blütenboden und wollig behaarter Hüllkelch. Blattstückchen ganzrandig, lanzettlich, diese haften infolge der Behaarung in Klumpen aneinander. Markige Stengelstücke oft violett angelaufen, längs gerillt. (Absynth besitzt behaarten Blütenboden!)

Herba Asperulae, Waldmeister (*Asperula odorata*), Rubiaceen.

In Quirlen stehende, lanzettliche, dunkelgrüne bis schwärzlichgrüne, ganzrandige, kahle Blätter, nur unterseits fein behaart (Lupe), mit deutlichem Mittelnerv, 2—4 cm lang, mit Stachelspitze; Blüten in Trugdolden, weiß, trichterförmig. Früchte kugelig, mit hakig gekrümmten Borsten. Stengel mehrkantig, dünn. Schnittdroge: längsgefaltete, oft schwärzlichgrüne Blattstückchen. Einzelne Stengel und Früchte, kaum Blüten. Geruch charakteristisch nach Cumarin (welkendem Heu). Mikrochemie: Nachweis von Cumarin siehe Herba Meliloti S. 292. Unter dem Mikroskop: Oxalat — Nadelbüschel im Parenchym.

Herba Basilici, Basilienkraut (*Ocimum Basilicum*), Labiaten.

Der weich behaarte, vierkantige Stengel mit länglich, eiförmigen, kaum gezähnten, nur am Rande schwach behaarten, runzeligen, unterseits deutlich drüsig punktierten (mit der Lupe sichtbar sind vor allem die grubigen Vertiefungen, in denen die Drüsen sitzen) Blättern. Farbe graugrün. Nervatur unterseits erkennbar. Die in achselständigen Trugdolden vorhandenen Blüten besitzen einen glockenförmigen, 2 lippigen, behaarten Kelch mit fast kreisförmigem Zahn in der Oberlippe. Unterlippe vierzähnig. Corolle bräunlich verfärbt mit vierteiliger Oberlippe. Nüßchen braunschwarz. Zu erwähnen sind mikroskopisch Labiatendrüsen, Stachelhaare kurz, steif und Gliederhaare dünnwandig gebogen, beide mit cuticularen Warzen. Geruch aromatisch, Geschmack salzig.

Schnittdroge die punktierten Blattfragmente und die Kelche, ferner Stengelstücke. Corolle und Samen seltener.

Herba Bursae pastoris, Hirtentäschel (*Capsella bursa pastoris*), Cruciferen.

Hauptsächlich die kantig gefurchten, markigen Stengel und die in Trugdolden stehenden weißen Blüten (nach Cruciferentypus), die bereits meist zu den charakteristischen 1 cm langen, gestielten, dreieckig-herzförmigen Schötchen mit falschen Scheidewänden und zahlreichen braunen Samen entwickelt sind. Fiederspaltige, mit sternförmigen und langen, kegelförmigen, gewarzten Haaren bedeckte Blätter selten. Die Samenschale mit U-förmig verdickten, schwach welligen, braunen Zellen. Geschmack scharf und bitter. Schnittdroge: Die langgestielten, flachgedrückten Schötchen mit abgesprungenen Fruchtklappen. Hellgrüne, längsrillige Stengelstücke und selten weißliche, verschrumpfte Blüten. Blätter vereinzelt.

Herba Cannabis indicae, Indischer Hanf, Haschisch (*Cannabis sativa var. indica*), Cannabaceen.

Sproßspitzen der weiblichen Pflanze mit Blüten und Früchten in Ähren und relativ wenige Blätter. Blütenstände braungrün, durch ausgeschiedenes Harz verklebt und flachgepreßt. Blüte mit scheidenförmigem, zugespitzten Deckblatt und verwachsener Blütenhülle, die den Fruchtknoten, der eine zweifädige, lange Narbe trägt, becherförmig umgibt. Frucht ist eine Nuß, etwa 4 mm groß, mit zerbrechlicher Schale etwas flachgedrückt mit hellem Adernetz, an einer Kante weißlich gekielt. Same mit gekrümmtem Keimling ohne Endosperm. Blätter handförmig, fünf- bis siebenzählig, schmal-lanzettlich, gesägt, behaart, oben drüsig punktiert. Stengel vierkantig behaart. Geruch eigenartig, Geschmack aromatisch bitter.

Unter dem Mikroskop: Blatt mit polygonalen bis buchtigen Epidermiszellen, in diese beiderseits eingesenkt an der Basis retortenförmige Haare, von denen jedes einen gestielten, Calciumcarbonat ent-

18

haltenden, traubigen Cystolithen führt. Drüsenhaare mit einzelligem
Stiel und achtzelligem Köpfchen (ähnlich den Labiatendrüsen) und
blasig abgehobener Cuticula. Mesophyll mit Oxalatdrusen. In den
Siebteilen der Gefäßbündel Sekretgänge mit braunem Inhalt. Auf den
Deckblättern und Blüten außerdem noch Drüsenhaare, gegen 250 μ
lang, mit vielzelligem, mehrreihigen, daumenförmigen Stiel und Drüsenköpfchen wie auf dem Laubblatt. Narben langgestreckt, dünn, mit
langen Papillen, bräunlich gefärbt. In der Fruchtknotenwand Platten
von oxalatdrusenhaltigem Parenchym. Die leicht
zerbrechliche Fruchtschale mit welliger, getüpfelter Epidermis, darunter Gefäßbündel und
eine Farbstoff enthaltende Schicht. Das Endocarp aus derbwandigen, langen, außen stärker
als innen verdickten Palisaden mit getüpfelten
und faltig verbogenen Seitenwänden (s. Abb. 338).
Ihr Lumen erweitert sich nach innen trichterförmig. Endosperm auf wenige, meist nur eine
aleuronführende Zellschichte reduziert.

Schnittdroge: Charakteristisch sind die immer
vorhandenen Früchtchen, die behaarten, eingerollten Blätter und die behaarten Stengelstücke, die durch Harz verklebten Blüten.

Pulverdroge: Auffallend sind die Cystolithen-
haare. In der Aufsicht auf die Blattfragmente
sind bei der Einstellung auf die Blattebene oft
nur die Kreise, d. h. die retortenförmig erweiterten Basen des Haares sichtbar, während das
zugespitzte Ende außerhalb der Mikroskopebene
liegt und erst durch Drehen an der Mikrometerschraube zur Ansicht kommt. Ferner reichlich vorkommende Oxalatdrusen, besonders
ganze Flecke mit Drusen aus der Fruchtknotenwand. Braune Sekretschläuche in den Gefäßbündeln. Ferner Drüsenhaare und Zotten und
zuweilen Narbenfragmente, Palisaden aus dem
Endocarp.

Prüfung: Nicht von Harz verklebte Sprosse
des gewöhnlichen Hanfs (Cannabis sativa) dürfen
nicht vorhanden sein. Die wirksamen Stoffe
können folgendermaßen nachgewiesen werden:
Man extrahiert mit Petroläther und versetzt

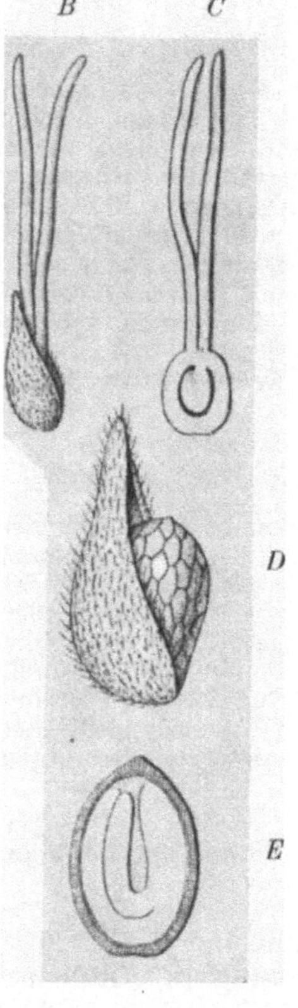

Abb. 336. Cannabis sativa *L.*,
B weibliche Einzelblüte ganz,
C dieselbe längsdurchschnit-
ten (8 fach), *D* Frucht (3 fach),
E diese längs geschnitten,
F Querschnitt derselben
(4 fach u. 5 fach). (GILG.)

1 ml des Extraktes mit drei bis vier Tropfen
einer 5%igen alkoholischen Kalilauge und schüttelt eine Minute. Die
trübe, mehr oder weniger violettrote Flüssigkeit wird auf Zusatz von
1 ml Amylalkohol klar und ist je nach dem Ausfall der Reaktion rosa-
rotviolett gefärbt. Die geringste, auf diese Weise nachweisbare Menge
ist 0,6 mg Harz. Reaktion läßt sich auch quantitativ auswerten, indem
man die erhaltene Violettfärbung mit NaOCl auslöscht.

Methodik: 0,6 g Drogenpulver mit 60 ccm Petroläther bei Zimmertemperatur im verschlossenen Kölbchen unter Umschütteln ½ Stunde

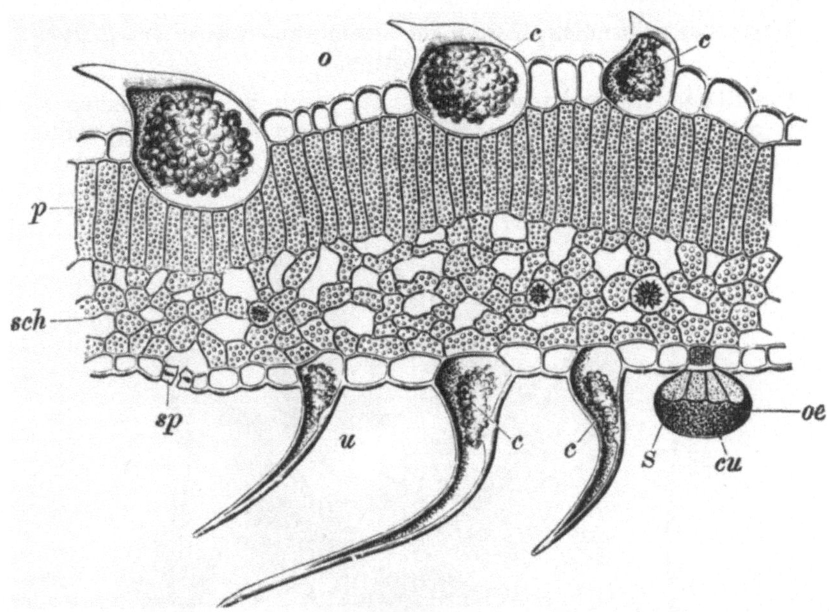

Abb. 337. Herba Cannabis, Blattquerschnitt. *o* Oberseite, *u* Unterseite, *p* Palisaden, *sch* Schwammgewebe, *c* Cystolythen in den Haaren, *sp* Spaltöffnung, *oe* Drüsenhaar, *S* secernierende Zellen, *cu* durch das abgeschiedene Sekret abgehobene Cuticula. (Vergr. 250 fach.) (TSCHIRCH.)

stehen lassen. 50 ml des Filtrates am Wasserbad abdunsten, Rückstand mit 1 ml 5%iger, alkoholischer KOH versetzen, umrühren, ¼ Stunde stehen lassen. Färbung blauviolett. Mit 10 ml Wasser in ein Kölbchen spülen, ansäuern mit verd. H_2SO_4 und schütteln mit 0,01 g Carbo medicinalis durch eine halbe Minute. Den zusammengeballten Niederschlag auf einem Filter sammeln, mit 1 ml Wasser waschen und lösen in 1,5%iger KOH. Man erhält eine je nach Haschischgehalt gefärbte violette Lösung. Je 3 ml davon werden mit 6 ml Wasser verdünnt (im Becherglas) und mit NaOCl-Lösung, die auf 0,1⁰/₀₀ Cl-Gehalt eingestellt ist, bis zur

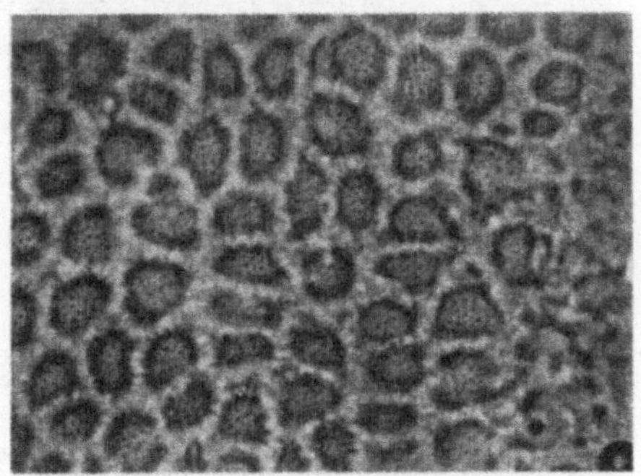

Abb. 338. Fructus Cannabis. Flächenansicht der Palisadenschichte, die die Hauptmasse der Pericarps darstellt. Es handelt sich um ca. 100 μ lange Zellen mit starker Verdickung der Seiten und Außenwände. Am Bild die Tüpfelung der Innenwand deutlich erkennbar. (Vergr. 150 fach.)

Farbauslöschung titriert, wobei in der Sekunde etwa ein Tropfen zugesetzt wird. Der Mittelwert der drei Titrationen (x ccm NaOCl) × 66,7

ergibt den Beam-Cl-Wert, berechnet auf 100 g Droge. Er beträgt bei
wirksamen Drogen etwa 50—90.

Herba Cardui bendicti, Kardobenediktenkraut (*Cnicus benedictus*), Compositen.

Die Blätter und krautigen Zweigspitzen mit den auffallenden 2 bis
3 cm großen Blütenköpfchen. Diese von stachelspitzigen, gezähnten,

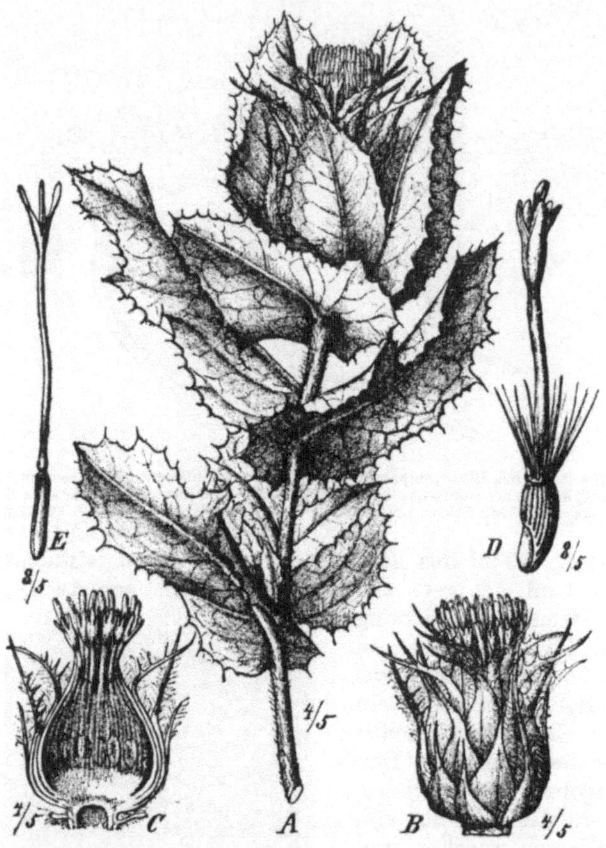

Abb. 339. Cnicus benedictus. *A* blühender Zweig, *B* Blütenköpfchen, *C* ein solches im Längsschnitt, *D* normale zwitterige Scheibenblüte, *E* geschlechtslose Randblüte. (GILG.)

spinnwebenartig behaarten Laubblättern eingehüllt. Hüllkelch aus
dachziegelartig sich deckenden, glänzenden Blättern, deren Spitze in
einen gefiederten, rötlichen Stachel übergeht. Blütenboden borstig
behaart mit zwitterigen, gelben (nur am Rande sterilen) Röhrenblüten,
die einen Pappus tragen. Fruchtknoten gestreift. Die übrigen Laubblätter mit unterseits hervortretendem Hauptnerv und grobnetzadriger
Nervatur, stachelspitzig gezähnt, buchtig-fiederspaltig. Geschmack
sehr bitter.

Unter dem Mikroskop: Laubblätter mit Gliederhaaren aus kurzen Zellen oder längeren, diese dann peitschenförmig gewunden, oft sehr lang (spinnwebenartiger Belag!), dort auch lange, einzellige, fadenförmige Haare. Gefiederte Stacheln aus Fasern zusammengesetzt. Spreuborsten aus getüpfelten, schwach verdickten Sklerenchymzellen, Pappushaare ähnlich gebaut, diese keulenartige, etagenförmige Drüsen tragend. Im Fruchtknoten Oxalatkristalle, Pollen kugelig mit drei Poren. Im Stengel reichlich Bastfasern.

Schnittdroge: Stachelspitzige Laubblattfragmente, behaart mit grobnetzadriger Nervatur, meist in Klumpen (Behaarung!) zusammenhängend. Ferner auffällig die rotvioletten Stacheln des Hüllkelches. Borstige Spreuhaare und gelbe Röhrenblüten. Stengelstücke violett oder grün, längsfurchig, behaart.

Prüfung: Bestimmung des Bitterwertes möglich. Er beträgt etwa 1 : 1500.

Herba Centaurii minoris, Tausendgüldenkraut (*Centaurium umbellatum*), Gentianaceen.

Der meist vierkantige Stengel trägt eine endständige Trugdolde und sitzende, längliche, ganzrandige, kahle Blätter mit spitzläufigen, drei- bis fünfzähligen Nerven. Blüten fünfzählig; röhriger, spitz gezähnter Kelch, weiße, röhrige Corolle mit fünf rosa Zipfeln. Antheren schraubenförmig gedreht. Fruchtknoten oberständig. Kapselfrüchte einfächerig mit braunen Samen. Geschmack stark bitter.

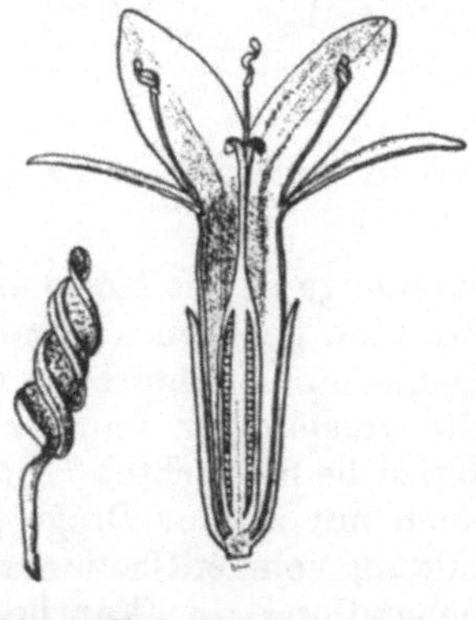

Unter dem Mikroskop: Blattepidermis cuticular gestreift. In vielen Mesophyllzellen ein Oxalateinzelkristall. Epidermis des Kelches und der Corolle mit cuticular gestreiften Papillen. Pollenkörner gerundet dreiseitig mit drei Spalten. Endothecium netzförmig, Gefäße und Fasern aus dem Stengel (Querschnitt s. Abb. 341).

Abb.340. Herba Centaurii. *A* Blüte im Längsschnitt, *B* Anthere nach dem Ausstäuben des Pollens. (GILG.)

Schnittdroge: Hohle, vierkantige Stengelstücke, rosa Blüten, Corolle kugelig, knospenförmig, korkzieherartige Antheren, Früchte mit Samen, seltener nicht zerknitterte, kahle Blattstückchen.

Prüfung: Andere Centaurium-Arten enthalten ebenfalls Bitterstoffe. Epilobium angustifolium, das schmalblättrige Weidenröschen sieht ähnlich aus, hat jedoch einnervige Blätter, Haare und Raphiden im Mesophyll. Möglich ist die Bestimmung des Bitterwertes.

Herba Chelidonii, Schöllkraut (*Chelidonium majus*), Papaveraceen.

Es liegt meist die ganze Pflanze vor (auch das frische Kraut wird verwendet). Das walzige, bis 10 cm lange, braune, innen orangerote, mit zahlreichen Wurzeln besetzte Rhizom trägt auf dem hohlen Stengel

fiederteilige Blätter mit eiförmigen, stumpfen Einschnitten und drei-
lappigen Endlappen. Unterseite mit netzadrigen Nerven, schwach
behaart, Blüten in Dolden mit vier gelben, ½ cm langen Corollblättern
und vielen Antheren. Frucht schotenförmige Kapsel mit schwarzbraunen Samen. Geschmack bitter und scharf.

Unter dem Mikroskop: Das Rhizom ohne mechanische Elemente
weder im Holz noch in der Rinde, mit braunen Massen im Parenchym.
Überall, auch in den oberirdischen Organen gegliederte Milchsaftröhren
mit rotbraunem Inhalt. Wenige dünnwandige Gliederhaare auf der
Blattunterseite und den Stengeln. Nervatur ohne Fasern. Endothecium
perlschnurartig. Pollen mit drei Po-
ren. Samenschale mit oxalatführen-
der Schicht auf braunem Grunde.

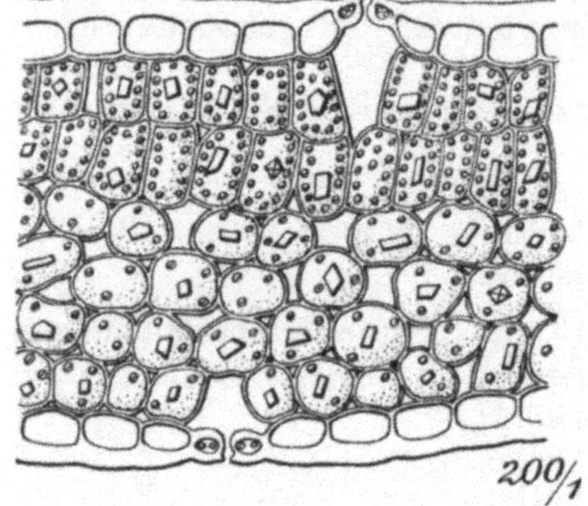

Schnittdroge: Unbehaarte, stark
zerknitterte, schwärzlichgrüne und
kahle Blattfragmente mit dunkler
Nervatur in Knäueln, gelbe Blüten
mit Corolle und Antheren, Stengelteile flachgedrückt, dunkelgrün,
seltener unreife, schotenförmige
Früchte. (Rotbraune, relativ weiche
Rhizomfragmente.) Das frische
Kraut riecht narkotisch und
schmeckt brennend scharf.

Abb. 341. Herba Centaurii. Blattquerschnitt.
(GILG.)

Mikrochemie: Behandelt man ein
Stückchen der Droge mit 20%iger
Kalilauge in der Kälte am Objektträger, dann entstehen nach einigen
Minuten gebogene, verzweigte, haarförmige Kristallfäden, wobei man
zuerst eine Gelbfärbung der Flüssigkeit rund um das Fragment, dann
die Ausbildung feinster Tröpfchen und schließlich die erwähnten
Kristalle beobachtet. Die Reaktion fällt sowohl mit frischer Pflanze als
auch mit älterer Droge positiv aus. Verursacht wird diese Kristallbildung von der Chelidonsäure (Pyrondicarbonsäure), die durch Laugen-
behandlung in Xanthochelidonsäure übergeht, deren Kaliumsalz
kristallisiert. Die intensive, hell-gelborange Fluoreszenz des Milchsaftes
und des Ätherextraktes aus der Droge im U-V-Licht ist auf Berberin
zurückzuführen, das außer den typischen Chelidoniumalkaloiden zu
einem geringen Prozentsatz in der Droge vorkommt.

Prüfung: Die Bestimmung der Alkaloide der Wurzel kann folgendermaßen durchgeführt werden: 10 g Radix Chelidonii pulvis werden nach
dem Alkalisieren mit 10%iger KOH sechs Stunden im Soxhlet mit
$CHCl_3$ extrahiert, das $CHCl_3$ abdestilliert, der Kolben genau gewogen,
der Rückstand in 10 ccm $CHCl_3$ aufgenommen, 15 ccm 1%ige H_2SO_4 zugegeben, das $CHCl_3$ verdampft, nach dem Erkalten mit Wasser auf 30 g
ergänzt, durch ein Faltenfilter filtriert, 22 g (= 7,33 g Droge) mit KOH
alkalisiert und dreimal mit je 20 ccm $CHCl_3$ ausgeschüttelt, das $CHCl_3$
abdestilliert, 5 ml 0,1 n H_2SO_4 vorgelegt, vom Rest des $CHCl_3$ befreit,
mit 10 ml H_2O verdünnt und gegen Methylrot mit 0,1nKOH titriert.

1 ml 0,1 n H_2SO_4 = 0,0353 g Gesamtalkaloide, ber. auf Chelidonin. Gehalt etwa 0,66%.

Herba Chenopodii, Jesuitentee, Mexikanisches Traubenkraut (*Chenopodium ambrosioides*), Chenopodiaceen.

Der kantig gefurchte, markige Stengel trägt längliche, lanzettliche, drüsig punktierte, hellgrüne, entfernt buchtig gezähnte Blätter mit hervortretenden Nerven und Kristallsandzellen im Mesophyll. Haare mit mehrzelligem, kurzen Stiel und schlauchförmiger Endzelle und hauptsächlich unterseits solche mit eiförmiger bis tonnenförmiger Sekretzelle, sog., Sohlenhaare (mit der Lupe sichtbar!). In den Blattachseln Knäuel von kleinen, grünen, fünfzähligen Blüten. Geruch und Geschmack aromatisch. Schnittdroge: Viele dichtbehaarte, weißgestreifte Stengelstücke und hellgrüne, drüsig punktierte Blattfragmente. Kleine Blütentrauben (Herba Herniariae besitzt ähnliche Blüten, jedoch keine so dicken Stengel und Blätter). Nachweis von Saponin mit Blutgelatine möglich. Prüfung: Die Bestimmung des ätherischen Öls soll 0,25% ergeben. Das Oleum Chenopodii anthelminthici, das „Wurmsamenöl", wird auch aus den Früchten (nicht nur aus den Samen!) von Chenopodium ambrosioides var. anthelminthicum, einer in Amerika einheimischen Varietät der Pflanze gewonnen und ist stark wirksam. Bestimmung des Ascaridols (s. S. 382).

Herba Conii, Schierling (*Conium maculatum*), Umbelliferen.

Die oberen Teile der blühenden Pflanze: Krautige, gerillte, hohle Stengel (die unteren, rotbraun gefleckten Partien nicht!) tragen dreifach fiederschnittige, kahle, nach oben kleiner werdende Blätter (die einzelnen Fiederchen mit häutigen Spitzen) und typische Doppeldolden mit Hülle und Hüllchen. Die 10 Längsrippen des Fruchtknotens (Doppelachaene) wellig gekerbt. Blüte fünfzählig, weiß. Geruch besonders bei Verreiben mit Lauge nach Mäuseharn, Geschmack bitter, salzig.

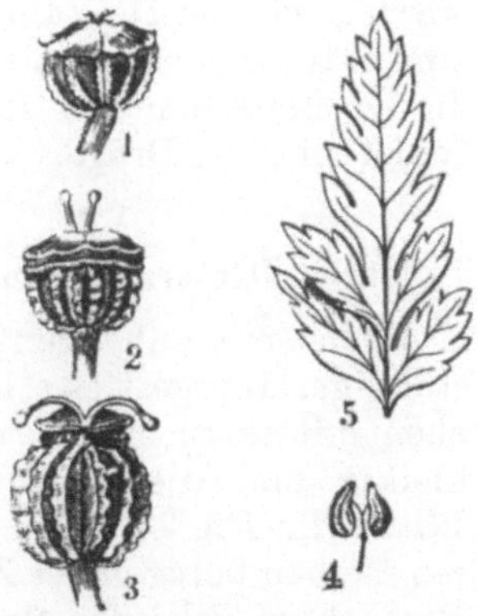

Unter dem Mikroskop: Epidermis mit cuticularer Streifung. In Epidermiszellen, Mesophyll und Blütenteilen Sphärokristalle und Klumpen von Diosmin (Chloralpräparat!). Blattzähne mit Wasserspalten. Pollenkörner bisquitförmig, länglich, feinkörnig. Keine Haare.

Schnittdroge: Teile der fiederspaltigen Blätter, hohle Stengelstücke und weißliche Blüten.

Abb. 342. Herba Conii. *1,2,3* Fruchtknoten in der Entwicklung begriffen, vergrößert, *4* reife Frucht, *5* ein Blattabschnitt. (GILG.)

Mikrochemie: Nachweis von Coniin. Im Mikrobecher wird eine kleine Menge mit Lauge versetzt und das beim Erwärmen flüchtige Coniin im Hängetropfen mit Pikrolonsäurelösung (gesättigt in 20%igem Alkohol) nachgewiesen: Körnige Kristalle des Pikrolonats MiF_p 190 bis 194°. Auch eine Lösung von 5% Tetrachlorchinon (Chloranil) in Benzol ist als Reagens brauchbar; es scheidet grüne, wetzsteinförmige Kristalle aus (s. Fructus Conii unter Fructus Anisi).

Prüfung: Behaarte Blätter deuten auf Verfälschung mit anderen Umbelliferen (Anthriscus, Chaerophyllum-Arten). Aethusa cynapium, die Hundspetersilie, hat deutliche Papillen auf den Epidermiszellen. Cicuta virosa, der Wasserschierling besitzt nur doppelt gefiederte Blätter mit scharf gesägten, schmallanzettlichen Abschnitten ohne Diosminkristalle. Er enthält kein Coniin, sondern, besonders im Knollen, das äußerst giftige, harzartige Cicutoxin.

Herba Convallariae, Maiglöckchenkraut (*Convallaria majalis*), Liliaceen.

Die zugespitzten, länglichen, in den Stiel verschmälerten, parallelnervigen Blätter sind kahl, brüchig und zeigen ein gleichartiges Mesophyll aus Schwammgewebe mit schleimhaltigen, axial gestreckten bis 40 μ lange Oxalatraphiden, oder oft mehrere derbe Oxalatnadeln (150 μ) enthaltende Zellen. An den Polen der gestreckten Epidermiszellen die Spaltöffnungen. Die einseitswendigen Trauben tragen in den Achseln an schmalen Deckblättern sitzende Blüten mit glockigem, in der Droge verschrumpftem, raphidenhaltigen Perigon. Die sechs Perigonzipfel papillös mit gestreifter Cuticula. Fruchtknoten dreifächerig mit vielen Samen. Geschmack süßlich, dann bitter. Schnittdroge: Brüchige, glänzende, viereckige, parallelnervige Blattstücke, silberige, rötliche Blattscheidenteile, längsgerillte, breitgedrückte Blattstielteile. Blüten selten.

P r ü f u n g: Polygonatum (Salomonssiegel) besitzt Einzelkristalle und längere Raphiden im Mesophyll. Die herzwirksamen Glykoside werden wie bei Digitalis auf biologischem Wege bestimmt. Die Blüten sind stärker wirksam als die Blätter. Saponinnachweis mit Blutgelatine: In der Blüte deutlich, im Blatt schwach positiv. Im allgemeinen besser in der frischen Droge.

Herba Droserae, Sonnentau (*Drosera rotundifolia*), Droseraceen.

Kraut mit anhängenden, dünnen, schwärzlichen Wurzeln. Grundständige, längsgestielte, löffelförmige, braungrüne, verschrumpfte Blättchen mit roten, haarförmigen Tentakeln (sie sind in frischem Zustand klebrig und dienen zum Festhalten der Insekten; fleischfressende Pflanze!). Die Tentakel sind Drüsenzotten mit einem Stiel aus mehreren Reihen polygonaler Zellen und einem vielzelligen Köpfchen, das im Parenchym gehäufte Speichertracheiden enthält und von einer Epidermis (secernierende Zellen) bedeckt ist. Ferner kommen Köpfchenhaare mit einzelligem, kugeligen Köpfchen auf den übrigen Pflanzenteilen vor. Sklerenchym im Stengel. Blütentraube auf dünnem, braunen Stiel. Die kleine Blüte fünfzählig, bräunlich, mit eiförmiger Fruchtkapsel und vielen Samen. *Schnittdroge:* Die löffelförmigen Blättchen mit Tentakeln gut erhalten. Blütenstiel fadenförmig, rotbraun mit einzelnen Blüten. Fruchtkapseln mit spindelförmigen Samen. Geschmack bitter adstringierend. Prüfung: Als Verunreinigung finden sich Moose und Gräser, die zusammen mit der Droge gesammelt werden. Auch andere Drosera-Arten, die sich an den Blättern unterscheiden lassen, kommen vor, sind jedoch ebenso als Expectorantien wirksam.

Herba Ephedrae, Ephedrakraut, Ma Huang, (*Ephedra sinica*),
Gnetaceen.

Die blühenden Zweige des Strauches besitzen runde, gerillte, 1 bis
2 mm dicke, gelbgrüne Internodien. Zweige gegenständig. Blätter reduziert zu dreieckigen Schuppen. Blütenstände rundlich, achselständig.
Lupenbild des Querschnittes: Holzteile dreieckig, Mark sternförmig,
weißlich, im Zentrum dunkelbraune Inhaltsstoffe (Lupe). *Schnittdroge:*
feingerillte Zweigstücke, knotig gegliedert, an den Knoten reduzierte
Blätter; gabelige Verzweigungen sichtbar. Querschnitt im Gegensatz
zum äußerlich ähnlichen Equisetum (s. nächste Droge) ohne Hohlräume und wenig sternförmig. Geschmack stark bitter. Bei der Alkaloidbestimmung wird das durch Äther extrahierte Alkaloid über die wässerige Phase gereinigt. Zur Herabsetzung der Löslichkeit in Wasser wird
Kochsalz zugesetzt und schließlich nach Extraktion mit Äther unter
Zusatz von Methylorange titriert. Methodik: 10 g gepulverte Droge
werden in einer 200 ml Arzneiflasche mit 100 g Äther und 7 g Ammoniak (10%) versetzt und bei einstündiger Maceration oft und kräftig
geschüttelt. Dann wird der Äther durch einen mit Glasplatte oder
Petrischale zu bedeckenden Trichter von etwa 9 cm Durchmesser über
Watte in eine 150 ml-Arzneiflasche filtriert. Von 70 g Filtrat (=7 g
Droge) wird (in einem 250 ml-Kolben) der Äther zuerst vollkommen
abdestilliert und der Rückstand abermals in 10 ccm Äther gelöst. Dann
versetzt man die Lösung mit 20 ml 0,5%iger Salzsäure, schüttelt den
Kolben einige Male kräftig und vertreibt den Äther auf dem Wasserbade. Die saure Lösung wird durch ein glattes Filter (Durchmesser =
7 cm) filtriert, Kolben und Filter dreimal mit je 7 ml Wasser nachgewaschen und das Filtrat mit 10%igem Ammoniak alkalisiert (etwa
10 Tropfen). Dann wird die Lösung mit etwa 13 g Kochsalz gesättigt
und dreimal mit je 20 ccm Äther ausgeschüttelt. Die ätherischen Ausschüttelungen werden durch ein glattes Filter (Durchmesser = 7 cm)
in einen 150 ml-Kolben filtriert und der Äther abdestilliert. Den Rückstand löst man in 2 ccm Weingeist, fügt 5 ml 0.1 n Salzsäure hinzu,
verdünnt mit 5 ml Wasser und titriert unter Zusatz von zwei Tropfen
Methylorangelösung die überschüssige Säure mit n/10-Natronlauge
zurück. 1 ml 0,1 n Salzsäure entspricht 0,0165 g Alkaloide, berechnet
auf Ephedrin.

Herba Equiseti, Schachtelhalm, Zinnkraut (*Equisetum arvense*),
Equisetaceen.

Die sterilen Triebe stellen zylindrische, grüne, längs gerillte, vierteilig verzweigte Stengel dar und tragen zu manschettenförmigen
Blattscheiden reduzierte Blätter mit dreieckigen, lanzettlichen, dunkelbraunen Spitzen, die der Zahl der Rippen entsprechen. Hauptachse
am Querschnitt: welliger Umriß meist 12rillig, mit zwei Kreisen von
Hohlräumen und zentraler Höhle im Inneren. Die Seitenäste mehrmals gegliedert mit leistenartigen, vierflügeligen Längsrippen (vierkantig) ohne Hohlräume (kreuzförmiges Querschnittsbild).

Unter dem Mikroskop: Um die Markhöhle der Hauptachse am Querschnitt ein Kranz von etwa 10 Gefäßbündeln mit spärlichen Gefäßen und je einem kleinen Hohlraum (Carinalhöhle). Eine Endodermis trennt den Gefäßbündelkreis von den außerhalb befindlichen, großen Vallekular-Hohlräumen, die unter den Tälchen liegen. Unter der Epidermis besonders auf den Rippen ein mehrschichtiges Hypoderm aus gestreckten Fasern, darunter Palisaden- gewebe. Epidermis wellig langgestreckt, Spaltöffnungen eingesenkt, von zwei Neben- zellen überwölbt, die leistenförmige Ver- dickungen besitzen, daher erscheinen die Stomata von einem Kranz von Streifen um- geben (s. Abb. 344).

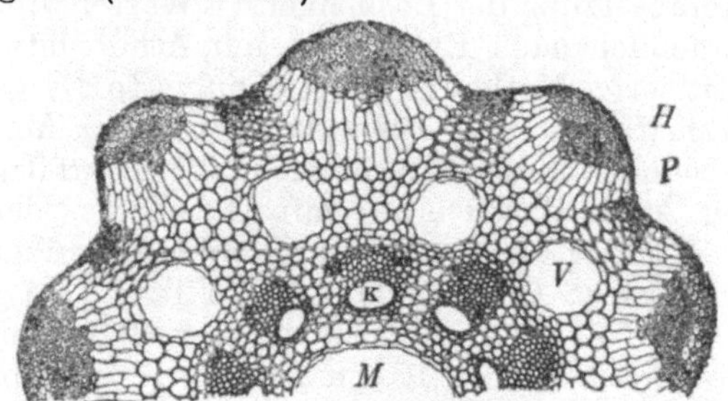

Abb. 343. Querschnitt durch einen Stengel von Equisetum. *H* Faserhypoderm, *P* Palisaden, *V* Vallekular-Hohlraum (unter dem Tälchen!), *G* Gefäßbündel, *K* Carinal-Hohlraum (im Gefäß), *M* Markhöhle. (Vergr. etwa 200 fach.) (MITLACHER.)

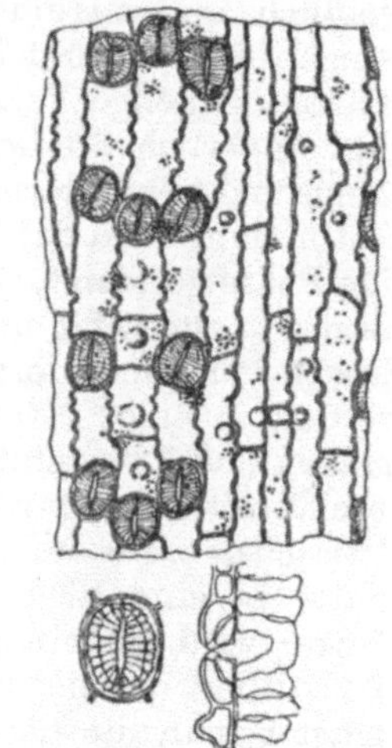

Abb. 344. Equisetum arvense. Epidermis des Hauptstengels mit Spaltöffnungen. Daran die Verdickungen der sie über- wölbenden Nebenzellen sicht- bar. (Vergr. etwa 200 fach.) (MITLACHER.)

Schnittdroge: Graugrüne, steife, brüchige, rundliche, längsgeriefte, hohle Stengelbruchstücke, an den Knoten röhrenförmige Blattscheiden mit lanzettlichen, dunkelbraunen Spitzen und Abzweigungen von Seiten- ästen, diese vierkantig, kleiner.

Mikrochemie: Die Kieselsäure, die in allen Zellwänden, besonders in der Epidermis, enthalten ist, läßt sich nach dem Veraschen auf einem Quarzobjektträger oder einer Glimmerplatte am Erhaltenbleiben der Zellstruktur erkennen. Der verkohlte Schnitt wird hierbei mit ver- dünnter Salzsäure behandelt, mit Wasser gewaschen, und nochmals ge- glüht. Zur besseren Beobachtung setzt man vorsichtig Phenolum lique- factum als Aufhellungsmittel zu. Es leuchten die verkieselten Stellen in rötlichem Glanz. Auch durch Behandlung mit Schwefelchromsäure in der Wärme und Auswaschen kann die Veraschung erfolgen.

Prüfung: Unterscheidung von anderen Equisetum-Arten erfolgt durch die Zahl der Stengelfurchen und Blattscheidenzähne. Equisetum palustre hat tiefgefurchte Stengel und weißliche Spitzen der sechs bis zehn Blattscheidenzähne. Equisetum maximum mit einer größeren (20 bis 35), Equisetum hiemale mit kleiner Anzahl (3 bis 6) von Blatt- scheidenzähnen. Zur quantitativen Bestimmung des sehr schwach wirksamen Saponins verfährt man wie bei Flores Verbasci, S. 100, verwendet jedoch gegen 3 g Drogenpulver und nimmt mit 50 ml Pufferlösung auf, da der hämolytische Index nur 100—200 beträgt.

Herba Euphrasiae, Augentrost (*Euphrasia officinalis*), Scrophulariaceen.

Der dünne, blauviolette, schwach behaarte, verästelte Stengel trägt sitzende, 1 cm lange, scharf gesägte, in der Droge stark wellige, runzelige, schwach behaarte, spröde Blätter. Die sind charakterisiert durch ihre langen, spitzen Blattrandzähne. Diese weißen bis violetten Blüten sind vierzählig, auch die braunen zweifächerigen Fruchtkapseln (½ cm groß) sichtbar. In der Schnittdroge sind die kleinen, oft in Klumpen angeordneten Blätter, die blauvioletten Stengelfragmente und zuweilen die Fruchtkapseln aufzufinden. Blüten bräunlich, gelbbraune Wurzeln sollen nicht vorhanden sein.

Herba Fragariae, Erdbeerkraut (*Fragaria vesca*), Rosaceen.

Die dreizähligen, grobgesägten Blätter sind beidereits borstig behaart (deutlicher unterseits und dort mit seidigem Glanz) und besitzen einen weißlichen, behaarten, grün- bis blauvioletten Stengel. Die Sekundärnerven laufen parallel und münden jeweils in einen Blattzahn. Mikroskopisch: Typische, der Epidermis anliegende Rosaceenhaare, ferner Drüsenhaare und Oxalatdrusen. Geschmack herbe. Schnittdroge: Blattfragmente in mehreren Schichten aneinanderhaftend. Behaarung oft ungleichmäßig, jüngere Blätter stärker, ältere weniger stark. Stengel, wenige Blüten und Knospen.

Herba Galegae, Geißrautenkraut (*Galega officinalis*), Papilionaten.

Der glatte, schwach längsrillige Stengel trägt mehrjochige Blätter. Fiederblatt bis 5 mm lang, schmal lanzettlich, stachelspitzig von hellgrüner Farbe, kaum behaart. Mittelnerv unterseits deutlich. Blütentrauben mit weißlich-violetten Papilionatenblüten. Blattepidermis polygonal bis wellig, wenige Papilionatenhaare, Kristallkammern mit Einzelkristallen auf den Gefäßbündel. In der Schnittdroge erkennbar an den viereckig geschnittenen, gefalteten Blattstückchen mit starkem Mittelnerv, stachelspitzen Blüten und Stengeln. Secundärnerven in spitzem Winkel abzweigend.

Herba Galeopsidis, Hohlzahnkraut (*Galeopsis segetum,*) Labiaten.

Der vierkantige, z. T. violett angelaufene Stengel mit weitem Mark, Blätter in den Stiel verschmälert, gesägt und weich behaart, mit deutlichen Nerven unterseits. Blüten in Scheinquirlen (Labiatentypus), mit zweilippiger, gelber Corolle und glockigem Kelch, dessen fünf Zipfel stachelspitzig ausgebildet sind. Mit der Lupe auf diesem Drüsen zu sehen.

Mikroskopisch sind die einzelligen oder mehrzelligen, zugespitzten Deckhaare mit kugelig erweiterter Basis, die in einen mehrzelligen Höcker eingebettet ist, und die hauptsächlich am Rande der Kelchzähne vorkommenden Drüsenhaare mit mehrzelligem Stiel und napfförmigem, in der Mitte eingesenkten, 16-zelligen Köpfchen zu erwähnen. Palisaden zweireihig, in Mesophyllzellen Oxalatnädelchen, Labiatendrüsen klein, selten. Nebenzellen der Spaltöffnungen nicht nach Labiatentypus (2), sondern 3—4. Geschmack bitterlich-salzig. Im Stengel unter der Epidermis (Haare wie oben) ein Kollenchym.

Schnittdroge: Teile des stachelspitzigen, behaarten Kelches, der vierkantige, violette Stengel, die stark geschrumpfte Corolle und die gut erhaltenen, behaarten und gesägten Blattstückchen. Ferner selten die bräunlichen Nüßchen (Frucht ist vierteilig).

Prüfung: Es kommen mehrere Labiaten als Verfälschung in Betracht: Herba Sideritis, Vesperkraut (Stachys recta): gelblich-weiße Blüten, borstige Behaarung, Kelch ohne Stachelspitzen. Andere Galeopsis-Arten: Kelche gestachelt, hellgelb, Unterlippe rotviolett, oder Stengel borstig behaart und rosarote Blüten.

Herba Herniariae, Bruchkraut (*Herniaria glabra, H. hirsuta*),
Caryophyllaceen.

Das kahle, hellgrüne oder behaarte, graugrüne Kraut besitzt stark verästelte, sehr dünne, zylindrische Stengel mit sitzenden, etwa ½ cm langen, eiförmigen, ganzrandigen Blättchen (daneben häutige, zerfranste Nebenblätter). Die Blüten sind 1 mm groß, fünfzählig und sitzen zu fünf bis zehn in achselständigen Knäueln. Schließfrucht mit einem braunen Samen. Geruch kumarinartig, Geschmack kratzend.

Unter dem Mikroskop: Wellige Epidermis, mehrreihige, kurze Palisaden. Mesophyll mit Oxalatdrusen in kugeligen Zellen. Haare (bei H. hirsuta) einzellig, derbwandig, zugespitzt, bis 200 μ lang. Nerven ohne Fasern. Kelch auch bei H. glabra behaart. Blüte zwittrig, meist ist jedoch nur der eine Teil fertil. Fruchtknotenepidermis mit kegelförmigen, cuticular gestreiften Papillen. Pollenkörner kugelig mit drei schlitzförmigen Poren. Epidermis der Testa des Samens gelb, polygonal, verdickt, ohne feinere Struktur. Das Pulver wird an den oft noch in toto vorhandenen Blüten und Samen erkannt.

Schnittdroge: An der Kleinheit der Organe leicht zu erkennen. An den runden Stengelstücken sitzen die sternförmigen Blütenknäuel, die bei H. hirsuta dicht filzig behaart sind und aneinanderhaften, daneben die kleinen, ungestielten Blätter, seltener hellgelbe Wurzelfragmente.

Mikrochemie: Nachweis von Saponin mit Blutgelatine: Nach kurzer Zeit ist ein hämolytischer Hof sichtbar. Das in der Droge enthaltene Herniarin (Umbelliferon-Methyläther) läßt sich durch Mikrosublimation um 100° aus der Droge (oder aus dem Ätherextrakt der Droge) nachweisen. Nach dem Umsublimieren Mikro-F_p 116—117°. Beim Liegen am Licht entsteht α-Bisherniarin, das bei 160—170° sublimiert. Mikro-F_p = 206—207°. Metastabile Form F_p = 181°. 90%iger Alkohol löst Herniarin leicht, α-Bisherniarin jedoch kaum. (Trennung.)

Prüfung: Verfälschungen mit Polygonum aviculare (kleinblättrige Formen) erkennbar an der Ochrea und am schwachgezähnten Blattrand. Polygonum ist frei von Saponin und Herniarin! Zur Wertbestimmung dient der hämolytische Index, er soll etwa 1000 betragen, die Schaumzahl wird bei etwa 1500 gefunden.

Herba Hyperici, Johanniskraut (*Hypericum perforatum*), Guttiferen.

Die rundlichen, mit zwei Längskanten versehenen, braungrünen bis rötlichen, zuweilen drüsig punktierten Stengel tragen 2 cm lange, elliptische, sitzende, braungrüne und ganzrandige, verschrumpfte Blätter, die in der Durchsicht punktiert sind (Ölräume), daneben dunkelrote Drüsen, besonders am Rande. Blüten (Trugdolden) fünfzählig mit schwarzrot gestreiften und (drüsig punk-

tierten) Corollblättern. Kelchblätter grün, durchscheinend punktiert, viele Antheren, Fruchtknoten dreifächerig, Kapselfrucht 1 cm groß, rotbraun, mit braunen, runden Samen. In der Schnittdroge erkennbar an den Stengelstücken, den
gelblichen Blüten und Corollblättern und den durchscheinend punktierten Blattfragmenten, außerdem rote Punktierung durch Hautdrüsen (mit Lupe deutlich).
Blütenteile gelbbraun mit roten Drüsen. Vereinzelt Früchte. Hypericericum maculatum mit Kelchblättern, die ebensolang wie der Fruchtknoten sind.

Herba Hyssopi, Ysop (*Hyssopus officinalis*), Labiaten.

Der vierkantige, flaumhaarige, hohle Stengel trägt ganzrandige,
sitzende, lanzettliche, (bis 4 cm lange), hellgrüne Blätter, die beiderseits
drüsig punktiert und am Rande nach unten eingerollt sind. Unter der
Lupe ist das Blatt stark runzelig mit grubigen Vertiefungen (Eindel-
lungen, in denen die in der Droge oft fehlenden Hautdrüsen sitzen).
Blüten Scheinquirle, der untere Teil des röhrigen Kelches grün, der obere
fünfzipfelige Teil und die verschrumpfte Corolle blauviolett gefärbt.
Labiatendrüsen überall vorhanden. Im Mesophyll Sphärokristalle von
Diosmin (deren Verhalten siehe Folia Bucco). Geruch aromatisch, Geschmack gewürzhaft, bitter. In der Schnittdroge erkennbar an den
blauen Blüten, den vierkantigen Stengeln und den drüsig punktierten,
eingerollten Blättern.

Herba Lactucae virosae, Giftlattich (*Lactuca virosa*), Compositen.

Der runde, grüne, markige Stengel (nur die unteren Teile, die in der
Droge kaum vorkommen, sind hohl) trägt längliche, verschieden große,
gestielte oder stengelumfassende, kahle, buchtige oder stachelspitzig
gezähnte Blätter mit unterseits deutlich hervortretender Nervatur und
hellerer Farbe (Borsten dort zuweilen vorhanden). Die eiförmigen
kleinen Blütenköpfchen (in endständigen Trauben) besitzen wenige
zwittrige Zungenblüten und grüne Hüllkelchblätter. Die schwarze, ge-
rippte, geflügelte Frucht trägt einen Pappus. Milchsaftschläuche im
Phloem und im Mark des Stengels. In der Schnittdroge erkennbar an den
wenig zerknitterten Blattstückchen mit stachelspitzigem Rand und den
Stengelteilen. Selten sind die Compositenblütenköpfchen. Nachweis
des Lactucopikrins: Frischer Milchsaft wird mit Methanol behandelt,
das Filtrat im Vacuum eingedampft, der Rückstand mit Benzin digeriert.
Es hinterbleiben Kristalle, die in heißem Wasser umkristallisiert werden. Es fallen fächer- und sternförmige Kristalle von Lactucopikrin.
Die *Wertbestimmung* kann durch die Geschmacksprüfung auf Bitterkeit
erfolgen. Bitterwert um 150, entsprechend einem Gehalt von etwa 3%
Bitterstoffen. Die Bestimmung der Bitterstoffe Latucin und Lactucopikrin in Herba Lactucae erfolgt auf photometrischem Wege durch Messung der Farbtiefe des bei Kaliumzyanid- und Natronlauge-Zusatz
unter Belichtung entstehenden roten Farbstoffes: Pflanzenteile werden
mit Quarzsand verrieben und mit Methylalkohol digeriert. Die Lösung
wird abgenutscht, mit Benzin überschichtet und langsam mit Wasser
verdünnt; störende Stoffe (Chlorophyll u. a.) gehen in das Benzin. Die
unterstehende wässerig-methanolische Lösung wird abgetrennt, mit
Salzsäure versetzt und filtriert. 5 ml des klaren Filtrats werden mit

2 ml Kaliumzyanidlösung (12%ig) versetzt, nach sechs Minuten 15 ml methanolischer Natronlauge (1%ig) zugesetzt; nach 40 Minuten Stehen wird unter Belichtung mit der Quarzlampe im Photometer die Extinction gemessen. Vorher wird mit Lösungen von bekanntem Lactucopikringehalt eine Eichkurve aufgestellt, die praktisch eine Gerade ist (siehe dazu das Kapitel Colorimetrie bei der Wertbestimmung).

Herba Leonuri Cardiacae, Herzgespann (*Leonurus cardiaca*), Labiaten.

Herzförmige, gelappte (3—7), spröde, oberseits dunkelgrüne, unterseits hellgrüne, behaarte Blätter mit grobgesägtem Rand, Nervatur netzadrig, Scheinähren. Einzelblüte mit trichterförmigem Kelch und dreieckigen, auswärts gekrümmten, begranten Zähnen. Corolle rosa, zottig behaart. Nüßchen glänzend, hellbraun, kahl. Stengelstücke vierkantig mit weißem Mark. In der Schnittdroge zu erkennen an den gesägten Blattrandstücken, den Blütenkelchen und den Stengelstücken. Weniger häufig Corolle und Nüßchen.

Herba Lobeliae, Lobelienkraut (*Lobelia inflata*), Lobeliaceen.

Die Droge kommt in zusammengepreßtem Zustand (Paketen) in den Handel. Stengel z. T. violett, drei bis sechskantig, rauh behaart, markig oder hohl, mit länglichen, zugespitzten, ungleich kerbig gezähnten Blättern (Hydathoden an den Sägezähnen, Lupe!), hauptsächlich an den Nerven behaart (Lupe). Die fünfzählige blaue Blüte in der Droge verblaßt und selten zu sehen. Früchte jedoch häufig: zweifächerige, kugelig aufgeblasene Kapsel, ½ cm breit, gelbbraun, dünnwandig, transparent, oben mit Kelchrest, zahlreiche kleine Samen, braun und länglich. Geschmack scharf kratzend.

Unter dem Mikroskop: Obere Blattepidermis papillös, getüpfeltpolygonal, untere welligbuchtig mit Spaltöffnungen. Hydathoden rundlich, vorspringend mit pinselartig verzweigten Tracheiden. Haare vorwiegend unterseits, einzellig, steif, gewarzt, gegen 500 μ lang. Milchsaftschläuche im Phloemteil der Gefäßbündel, keine Kristalle. Knorrig verbogene Fasern in der Fruchtwand. Welligbuchtige, verdickte und getüpfelte Zellen in der Fruchtscheidewand. Samenschale aus stark U-förmig verdickten, länglichen, nicht getüpfelten, braunen Zellen. Blumenkrone papillös, Pollenkörner kugelig mit drei Poren. Stengel besitzt kompakten, ringförmigen Holzkörper, in der Rinde Milchsaftschläuche mit rotem Inhalt (charakteristisch!).

Schnittdroge: Meist stark zerkleinert mit Stengelteilen und stark gefalteten, runzeligen, gelbgrünen Blattfragmenten. Seltener netzadrige, etwas transparente Stücke der Kapseln. Identifizierung mikroskopisch.

Pulverdroge: Holzkörperfragmente aus dem Stengel, Milchsaftschläuche, Blattepidermis mit Haaren, getüpfelt, Fragmente der Fruchtkapsel und Samenschale bzw. oft ganze Samen. Sehr selten Blütenbestandteile.

Mikrochemie: Nachweis der Alkaloide. Aus dem Lobelin wird durch Erhitzen mit Lauge Acetophenon abgespalten, das im Destillat nach Zusatz von Semicarbacid als Semicarbazon vom Mikro-F$_p$ 201° oder als p-Nitrophenylhydrazon vom F$_p$ 183° nachgewiesen werden kann.

Prüfung: Bei der Bestimmung der Alkaloide werden diese nach ihrer Extraktion aus der Droge mit Äther über die wässerige Phase gereinigt und schließlich mit Methylrot als Indicator titriert.

Methodik: 10 g gepulverte Droge werden in einer 200 ml-Arzneiflasche mit 100 g Äther und 7 g Ammoniak (10%) versetzt und bei halb-

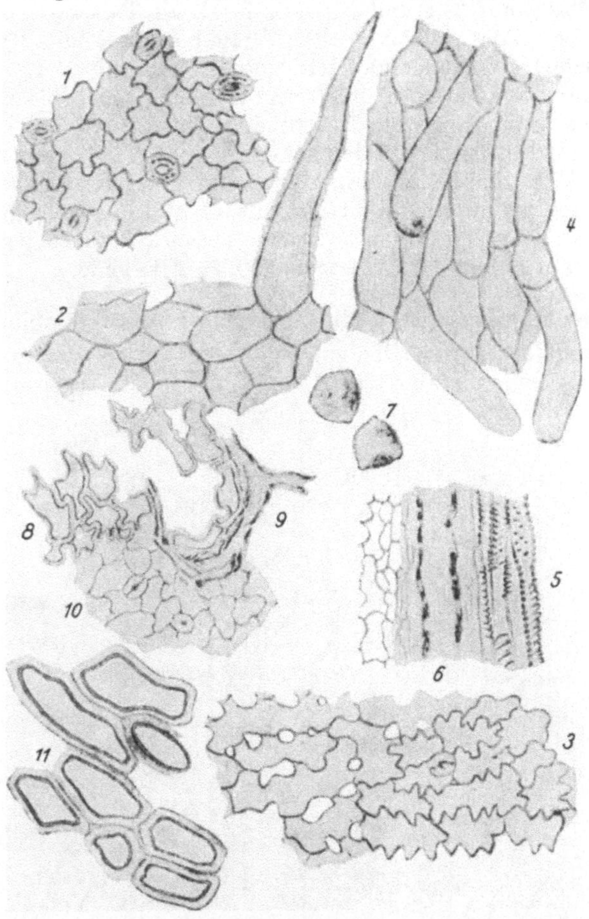

Abb. 345. Herba Lobeliae.

1 Epidermis der Blattuntorseite. *2* Epidermis der Blattoberseite mit Haar. *3* Epidermis und Schwammparenchym der Blumenkrone unterseits. *4* Epidermis der Blumenkrone oberseits (Papillen). *5* Gefäßbündel aus dem Stengel. *6* Milchsaftschläuche im Baste. *7* Pollenkörner. *8* Sklerosierte Zellschicht der Kapselwand. *9* Gefäßbündel derselben. *10* Äußere Epidermis derselben. *11* Oberhaut der Samenschale. (Vergr. 120 fach.) (MOELLER.)

stündiger Mazeration oft und kräftig geschüttelt. Dann wird der Äther durch einen mit einer Glasplatte zu bedeckenden Trichter von etwa 9 cm Durchmesser über Watte in eine 150 ml-Flasche filtriert. Durch Aufgießen von einigen ml Wasser auf den Brei im Trichter verdrängt man den Äther. Von 70 g ätherischer Flüssigkeit (= 7 g Droge) wird der

Äther in einem 250 ml-Kolben vollständig abdestilliert und der Kolben
nach dem Erkalten gewogen. Dann löst |man den Rückstand in 10 ml
Äther, fügt 30 ml 2,5%ige Salzsäure hinzu, schwenkt den Kolben
einige Male kräftig um und vertreibt den Äther auf dem Wasserbade.
Nach dem Erkalten ergänzt man das Gewicht der Flüssigkeit mit Salzsäure (2,5%ig) auf 35 g und filtriert durch ein Faltenfilter von 10 cm
Durchmesser. 30 g Filtrat (= 6 g Droge) werden mit 10%iger Ammoniaklösung schwach alkalisiert und dreimal mit je 25 ml Äther je
zwei Minuten lang ausgeschüttelt und die ätherische Flüssigkeit durch
ein glattes Filter von 7 cm Durchmesser in einen 200 ml-Kolben filtriert. Dann destilliert man den Äther auf dem Wasserbade ab, löst den
Rückstand in 10 ml Alkohol, fügt 25 ml Wasser und drei Tropfen
Methylrotlösung hinzu und titriert mit 0.1 n Salzsäurelösung bis zum
Farbenumschlag. 1 ml 0.1 n Salzsäure entspricht 0,03372 g Alkaloide
berechnet auf Lobelin. Mindestgehalt 0,3% Alkaloide.

Herba Majoranae, Majoran (*Majorana hortensis*) Labiaten.

Die Droge besteht aus den gebündelten Stengeln, Blättern und Blüten oder die beiden letzteren sind von den Stengeln abgerebelt. Stengel

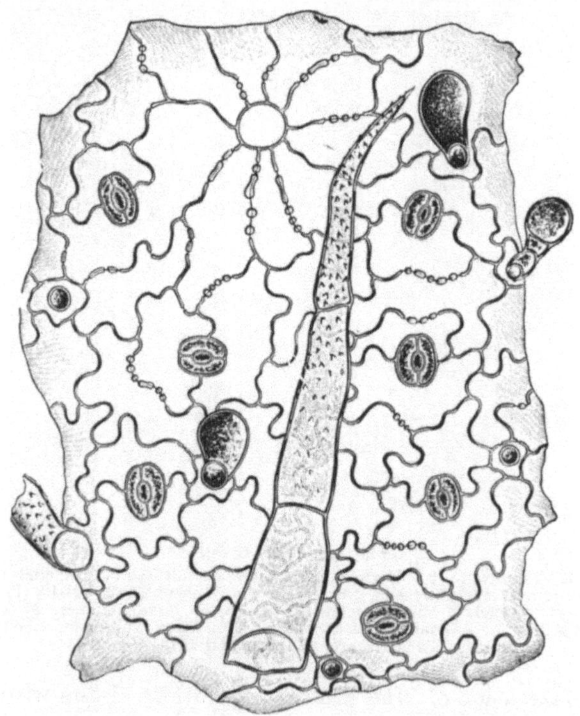

Abb. 346. Epidermis der Oberseite des Majoranblattes. (Vergr. 225 fach.) (GRIEBEL.)

vierkantig, verzweigt, grau behaart. Blätter elliptisch, behaart und
drüsig punktiert (Lupe). Blütenstand ährenförmig, vierkantig, länglich

oder kugelig, wobei die unscheinbaren, gelblichen Blüten, von einem tütenförmigen Kelch umgeben, in den Achseln großer, rundlicher, behaarter Deckblätter (Hochblätter) sitzen. Sehr kleine, braune Früchtchen vorhanden. Geruch und Geschmack würzig.

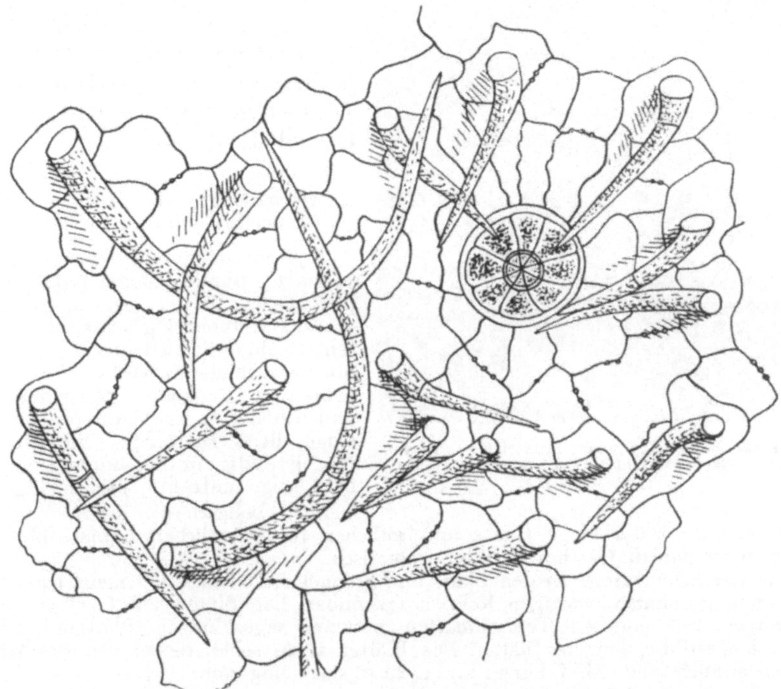

Abb. 347. Epidermis der Unterseite des Majoranblattes. (Vergr. etwa 250 fach.) (MOELLER.)

Unter dem Mikroskop: Spaltöffnungen und Hautdrüsen nach Labiatentypus. Gliederhaare ein- bis fünfzellig, schmal, zugespitzt, cuticular gewarzt, mit kleinen Oxalatkristallen in den Ecken der Zellen. Alle Epidermiszellen wellig, von verschiedener Größe, z. T. getüpfelt. Besonders auffällig sind verdickte, grobe, welligbuchtige Zellen von der Innenseite des Deckblattes und Kelches und die kleineren, noch stärker verdickten, braunen, welligen Fruchtwandepidermiszellen. Pollenkörner kugelig mit sechs schlitzförmigen Poren.

Schnittdroge: Meist die gerebelte Droge vorliegend, kenntlich an den gut erhaltenen, rundlichen, behaarten Deckblättern, den Blattfragmenten, den behaarten Stengeln und den braunen Nüßchen. Blüten unscheinbar.

Pulverdroge: Gliederhaare und Blattepidermen, wellig-buchtige Epidermis des Deckblattes und die allerdings seltenere Fruchtwandepidermis, Labiatendrüsen vereinzelt, Pollenkörner selten.

Prüfung: Verfälschung mit Althaea-Blättern oder irgendwelchen Samen sind meist schon makroskopisch, sicher jedoch mikroskopisch zu erkennen. Das äußerlich sehr ähnliche Kraut von Origanum hirtum besitzt besonders viele Labiatendrüsen, tief eingesenkt, an der Innenseite der Vorblätter, ferner eckzahnförmige Haare am Blattrand. Satureja hortensis hat plumpe, z. T. gewarzte Gliederhaare. Der Majoran stellt die am häufigsten verfälschte Droge dar! Die Bestimmung des ätherischen Öls soll 1,5% ergeben.

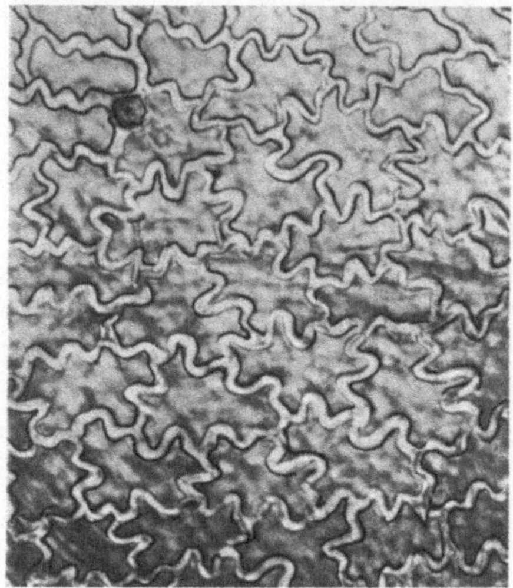

Abb. 348. Herba Majoranae; Epidermis des Deckblattes, Flächenansicht, links oben eine Haarspur. (Vergr. 300 fach.)

Herba Mari veri, Amberkraut (*Teucrium marum*), Labiaten.

Zylindrische oder vierkantige, behaarte, dünne Stengel mit spitzigen, gegen 1 cm langen, hauptsächlich unterseits grauweiß behaarten, (mehrzellige Gliederhaare, 100 bis 200 μ lang mit verlängerter, gekrümmter Endzelle), ganzrandigen und am Rande nach unten deutlich eingerollten Blättern. Die Blüten achselständig in Scheinquirlen, bis 1 cm lang, fünfzählig mit glockigem, wenig behaartem Kelch, mehrzellige, über 500 μ lange Haare und rötlichen bis bräunlichen Labiatenblüten. Geruch aromatisch, Geschmack bitter-aromatisch.

In der Schnittdroge an den Blatt- und Stengelstücken und den meist ganz erhaltenen gezähnten, walzigen Kelchen erkennbar. Die Blüten selbst selten. Fälschungen mit anderen Teucriumarten besitzen sägezähnigen Blattrand oder lineallanzettliche, längere Blätter. Die Blätter allein sehen denen von Rosmarin etwas ähnlich, sind jedoch kürzer und nicht so stark eingerollt.

Herba Marrubii, Andorn (*Marrubium vulgare*), Labiaten.

Vierkantige, weichwollig behaarte Stengel und über 3 cm lange, unterseits filzig behaarte, netzadrige, oberseits dunkelgrüne, fast kahle, runzelige Blätter. Blüten in dichten Blütenständen. Kelche sehr klein, selten mit zehn auswärts gekrümmten, glänzenden Zähnen. Korolle weiß, zweilippig. Früchte dunkel, dreikantig. Haarfilz: Büschelhaare, bestehend aus zahlreichen, auf einem Sockel von Epidermiszellen aufsitzenden, meist einzelligen, spitzen Haaren. In der Schnittdroge: In Knäueln zusammenhaftende Blattfragmente, Stengelteile, Blüten und seltener die Früchtchen. Am stärksten behaart sind Stengel und die meist in Gruppen vorkommenden, verwachsenen Blüten.

Herba Meliloti, Steinklee (*Melilotus officinalis, M. altissimus*), Papilionaceen.

Die Blätter und die Blütenstände (einseitswendige Trauben) der Pflanze ohne die untersten Stengel. Blatt dreizählig, gestielt, Rand des Einzelblättchens spitz gezähnt, Spreite wenig geschrumpft, fast kahl. Blüten gelb, charakteristisch mit Fahne, zwei Flügeln und Schiffchen. Antheren verwachsen. Kelch glockig, fünfzipfelig, behaart. Früchte einsamige, kahle, querrunzelige Hülsen. Stengel hellgrün, längsrinnig, hohl. Geruch nach Cumarin, Geschmack bitter-salzig.

Unter dem Mikroskop: Im Blatt und Kelchblatt die Gefäßbündel von Fasern und Kristallzellreihen begleitet. Epidermis polygonal bis buchtig, beiderseits Papilionatenhaare mit zwei niedrigen, in der Aufsicht kaum sichtbaren Basalzellen und langer, abgewickelter, spitziger, stark verdickter, grobgewarzter Endzelle. Kleine, einzellige Köpfchen- und mehrzellige Etagenhaare. Korollenepidermis wellig-polygonal ohne Papillen, Pollen ellipsoidisch mit drei Poren. Im Pericarp eine Oxalateinzelkristalle führende Zellschicht.

Schnittdroge: Leicht erkennbar an den gelben Blüten (Papilionaten!), den Blattstückchen mit gesägtem Rand, an dem hohlen Stengel und am Geruch. Auch Früchte kommen vor.

Pulverdroge: Papilionaceenhaare, Kristallzellreihen, Fasern, Epidermen

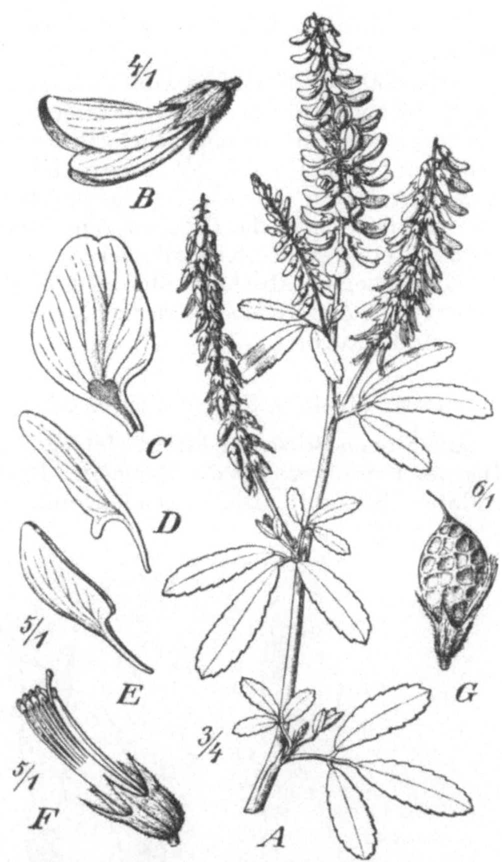

Abb. 349. Herba Meliloti. *A* blühender Zweig, *B* ganze Blüte von der Seite, *C* Fahne, *D* Flügel *E* Schiffchen, *F* Kelch mit Staubblattsäule und Griffel. *G* reife Frucht. (GILG.)

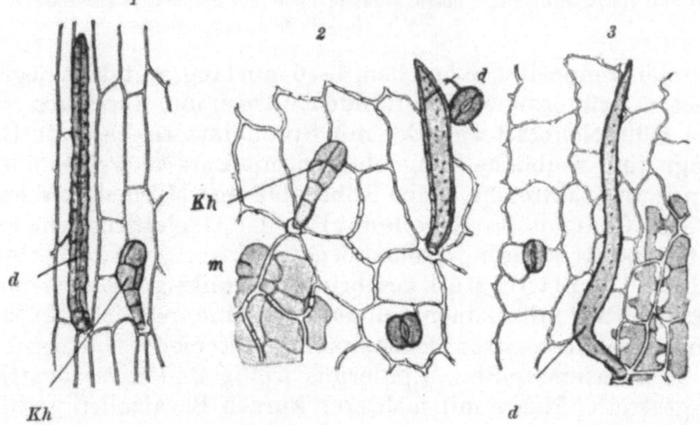

Abb. 350. Herba Meliloti. *1* Untere Epidermis der Hauptnerven (Laubblatt), *2* äußere, *3* innere Kelchepidermis, *d* Papilionatenhaar, *Kh* Köpfchenhaar, *m* Mesophyll. (Vergr. 200 fach.) (THOMS.)

von Blatt und Korolle, Pollenkörner, Kristallschichte aus dem Pericarp.

Mikrochemie: Nachweis von Cumarin: Man unterwirft das Pulver nach Befeuchten mit wenig Wasser (oder verdünntem Ammoniak) der Mikrosublimation (eigentlich Mikrodestillation) bei etwa 75° und erhält auf dem Deckglas Wassertropfen, aus denen das Cumarin nach dem Verdunsten des Wassers auskristallisiert. Nach dem Umsublimieren erhält man das Cumarin rein. Mikro-F_p 67°. Unter Umständen schmilzt ein Teil der Kristalle bei 64°, dem F_p der metastabilen Form (s. Mikrochemie, Abschnitt Mikrosublimation S. 334).

Prüfung: Andere Melilotusarten besitzen weiße oder hellblaue Blüten oder sind geruchlos.

Herba Millefolii, Schafgarbe (*Achillea Millefolium*), Compositen.

Die groben Stiele der Pflanze fehlen in der Droge. Je nach Zeit und Ort der Ernte wechselt die Menge der Blüten. Es gibt auch eine Droge „Flores Millefolii". Die in Doldentrauben stehenden Blüten sind cha-

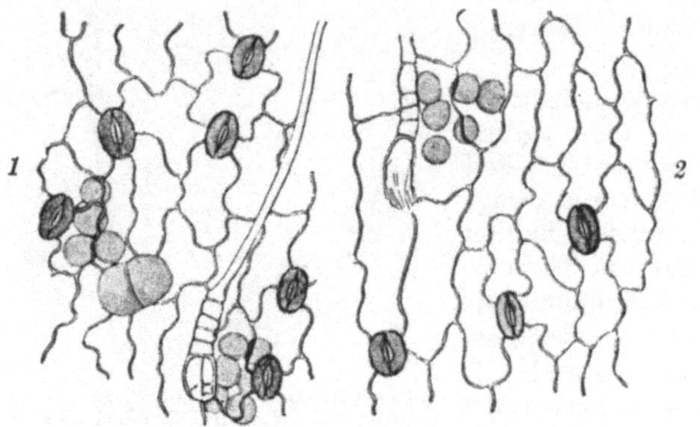

Abb. 351. Herba Millefolii. *1* obere, *2* untere Epidermis des Blattes mit Haaren. (Vergr. 200 fach). (THOMS.)

rakteristische Compositen-Köpfchen, 4—6 mm lang, mit dachziegelartig angeordneten, grünbraunen, am Rande häutigen und dort auch typisch behaarten Hüllkelchblättern. Der mit Spreublättern besetzte Blütenboden trägt fünf weibliche Zungenblüten mit kurzer, weißer oder rötlicher Zunge und zahlreiche, gelbe Röhrenblüten. Mikroskopischer Bau ähnlich wie bei Chamomilla: Korolle mit Papillen, Oxalatdrusen im Fruchtknoten. Compositendrüsen, Pollenkörner dreiseitig, Endothecium wie beim Absinth. Die Blätter stark geschrumpft, dunkelgrün, zwei-bis dreifach fiederschnittig mit kleinen, schmalen, in eine weißliche Spitze auslaufenden, etwas behaarten Blattzipfeln; unterseits Öldrüsen. Bifazialer, z. T. isolateraler Bau. Epidermis wellig und über den Nerven cuticular gestreift. Haare mit mehreren kurzen Basalzellen und langer Endzelle. 2 Palisadenreihen oben, 1 undeutliche unten. Stengel grünlich bis violett, rund, behaart, markig. Haare wie auf dem Blatt, Fasern und

Gefäße. Geschmack bitter-salzig. 1,5% ätherisches Öl, in dem sich das Azulen wie bei der Kamille bestimmen läßt. Schnittdroge: Leicht erkennbar an den Compositenblütenköpfchen und den fiederschnittigen, verschrumpften, dunklen Blattstückchen in Knäueln, daneben markige Stengel. Andere Achillea-Arten besitzen gezähnte oder geflügelte Blattspindeln, seidig behaarte Blätter oder sind oberseits drüsig punktiert. Die Wirkung dieser Arten scheint übrigens ähnlich zu sein.

Herba Origani, Dost (*Origanum vulgare*), Labiaten.

Die oberirdischen Teile der Pflanze ohne die dickeren Stengel. Die eiförmigen, etwa 2—3 cm langen Blätter sind ganzrandig, wenig geschrumpft, schwach behaart und punktiert von gelbbraunen Labiatendrüsen (Lupe). Nervatur unterseits hervortretend. Die Scheinähren bestehen aus kleinen, rosa Labiatenblüten mit fünfzähnigem, violett bespritzten Kelch. Sie sitzen in der Achsel großer eiförmiger Deckblätter (Hochblätter) mit violetter Spitze. Stengel vierkantig, behaart, violett. Unter dem Mikroskop sehr ähnlich der Herba Majoranae. Geruch und Geschmack würzig. In der Schnittdroge sofort erkennbar an den violetten Deckblättern und Kelchzipfeln, den gelbbraun punktierten Blattstückchen und den Stengelteilen. Die unscheinbaren Corollen selten. Etwa 3% ätherisches Öl.

Herba Polygalae amarae, Kreuzblumenkraut (*Polygala amara*), Polygalaceen.

In der Droge findet sich häufig auch die Wurzel. Der hohle, 1 mm dicke, rundliche, fein längsstreifige Stengel ist grün, kahl oder behaart. Blätter eiförmig, in den Stiel verschmälert, gegen 3 cm lang oder kleiner, dunkelgrün, fast kahl, dicklich, wenig verschrumpft, Blüten zygomorph, in traubigen Blütenständen. Fünf flügelartige Kelchblätter, 3—5 Korollblätter (davon eines kielförmig), beide blau (häufiger) oder rosa gefärbt. Die Fruchtkapsel flach, häutig gerandet mit den fünf Kelchblättern und zwei braunen Samen. Die Wurzel dünn, gelbbraun mit leicht ablösbarer Rinde. In der Schnittdroge erkennbar an den blauen Blüten, den Fruchtkapseln, den Blattstückchen und den Stengeln. Samen und Wurzelteile seltener. Geschmack stark bitter; fehlt dieser, ist die Droge unzulässig. Das enthaltene Saponin läßt sich mit Blutgelatine nachweisen: Man beobachtet alsbald Hämolyse.

Herba Polygoni avicularis, Vogelknöterich (*Polygonum aviculare*), Polygonaceen.

Stielrunde, graugrüne Stengel, etwa 1—2 mm dick, knotig gegliedert, an den Knoten die Ochrea, das ist eine Scheide aus silberigen, zerschlitzten, tütenförmig verwachsenen, im unteren Teil bräunlichen Nebenblättern. Die lanzettlichen, isolateralen, etwa 2 cm langen, kahlen, nicht zerknitterten Blätter mit deutlichem Hauptnerv unterseits und welligem Blattrand. Im Schwammgewebe eine Schicht von Oxalatdrusen. Faserhypoderm in der Nähe dicker Nerven. Blüten in Trugdolden, klein (2 mm), weiß, am Rande rötlich. Früchte braun, dreikantig. Exocarp aus braunen, welligen, stark verdickten Zellen. Schnittdroge: Stengelteile mit der Ochrea typisch! Blätter wenig zerbrochen, oft als ganze erhalten. Früchte und Blüten selten, Wurzelstücke bräunlich, Geschmack schwach zusammenziehend.

Herba Pulmonariae, Lungenkraut (*Pulmonaria officinalis*) Borraginaceen.

Die kantigen, krautigen Stengel mit gestielten, grundständigen Blättern; diese bis 10 cm lang, eilanzettlich, ganzrandig, zugespitzt, nicht geschrumpft, oben dunkelgrün, unten weißlich bis graugrün, beiderseits besetzt mit Borstenhaaren, die am Grund retortenförmig erweitert und bis 2 mm lang sind (Lupe!). Mittelnerv bräunlich, unterseits stark hervortretend. Flecken wie bei der frischen Droge kaum sichtbar. Die in Wickeln stehenden Blüten fünfzählig. Kelch fünfspaltig, röhrig, borstig behaart, braun. Korolle trichterig, bräunlich. Mikroskopisch sind außer den großen Borstenhaaren noch kleinere, bis 200 μ lange, kegelförmige, zugespitzte, verdickte Haare zu sehen. Beide enthalten Cystolithen. Ferner einzelne Drüsenhaare. Geschmack zusammenziehend schleimig. In der Schnittdroge hauptsächlich an den Blütenfragmenten und mehrschichtig übereinanderliegenden, dunkelgrünen Blattstückchen mit Borstenhaaren (Lupe) zu erkennen, ferner dunkelbraune Stengelteile und die borstig behaarten Kelche. Andere Pulmonaria-Arten besitzen viele Drüsenhaare oder es fehlen die kegelförmigen Haare.

Herba Rutae, Gartenraute (*Ruta graveolens*), Rutaceen.

Die drei- bis einfach fiederschnittigen Blätter besitzen spatelförmige, ganzrandige, dickliche, nach unten eingerollte, feinrunzelige Lappen von etwa 2 cm Länge und sind in der Durchsicht punktiert (schizolysigene Ölräume, Lupe!). Viele Spaltöffnungen. Im Mesophyll Oxalatdrusen. Die Blüten (in trugdoldigen Blütenständen) vier- bis fünfzählig mit lanzettlichen Kelch- und löffelförmig gehöhlten Korollblättern. Frucht eine vier- bis fünfteilige, braune Kapsel. Geruch aromatisch, Geschmack aromatisch-bitter. In der Schnittdroge die Fiederlappenteile und oft ganze Blüten zu erkennen, ferner längsrinnige, punktierte Stengelstücke, Kapselfrüchte selten. Der Gehalt an ätherischem Öl soll 0,2% betragen.

Herba Sabinae, Sadebaum (*Juniperus Sabina*), Cupressaceen.

Es liegen die Zweigspitzen (Summitates) vor. Die kleinen, schuppenförmigen Blättchen sind gekreuzt gegenständig um den Ast angeordnet, wobei die einzelnen Blattpaare der Höhe nach gegeneinander verschoben sind und sich daher dachziegelartig decken. An der Außenseite besitzt jedes Blatt eine ovale Einsenkung (Ölraum, Lupe!). Selten nadelförmige Blätter und kugelige Beerenzapfen. Zuweilen auch männliche Blüten als eiförmige ca. 3—4 mm lange Köpfchen, beim Zerdrücken Pollenstaub entleerend. Die geschnittene Droge zeigt jedenfalls die Schuppenblätchen und selbst diese sind an ihrer Form sofort zu erkennen (Lupe!). Geruch eigenartig, Geschmack würzig.

Unter dem Mikroskop: Ein Querschnitt durch den Ast trifft meist zwei gegenüberliegende Schuppenblätter. Man sieht im Zentrum das Gefäßbündel mit kompaktem Holzkörper, je zwei Gruppen von Querbalkenzellen in jedem Blatt in der Nähe des zentralen Bündels. Diese Zellen sehen schwach vergrößert grau aus und zeigen balkenförmige, in das Innere (zentripetal) vorspringende Membranverdickungen, die eine unregelmäßige, netzige Struktur ergeben. Ein großer, ovaler Ölraum reicht bis knapp unter die Blattepidermis, die aus gestreckten, perlschnurartig getüpfelten Zellen besteht. Typische Spaltöffnungen mit ankerförmigen Fortsätzen an den Polen. Epidermis durch ein Faserhypoderm von den zweireihigen Palisaden getrennt. Im Mesophyll wenig Stärke und einzelne Oxalatkristalle. Ferner kugelige glatte Pollenkörner und typisches Endothezium aus den männlichen Blüten.

Pulverdroge: Auffällig sind die bogenförmigen Stücke, die aus Hypodermfasern und anhängender Epidermis bestehen. Ferner Epidermis mit und ohne die dickwandigen Fasern von der Fläche, Spaltöffnungen in Reihen. Schwieriger sind die Querbalkenzellen zu erkennen. Es sind Klumpen von grauen Zellen. Tracheidenfragmente mit Hoftüpfeln.

Prüfung: Andere Juniperus-Arten und Coniferen besitzen größere, anders geformte und angeordnete Blättchen. Bei Juniperus phönicea trifft man am Querschnitt meist

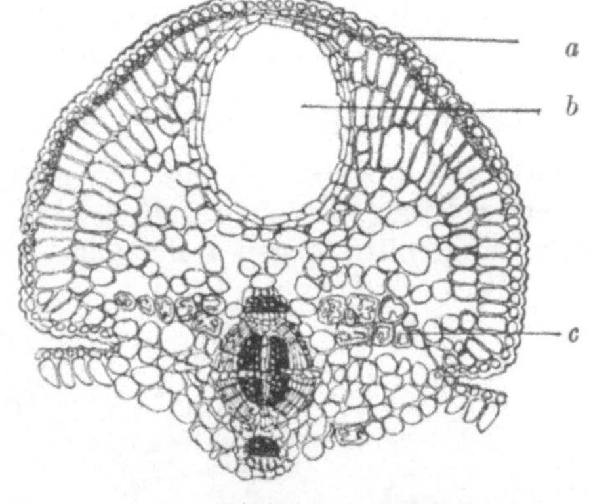

Abb. 353. Querschnitt durch ein Blatt von Juniperus Sabina. *a* Hypodermfasern. *b* Ölraum. *c* Querbalkenzellen. (Vergr. 300 fach.)

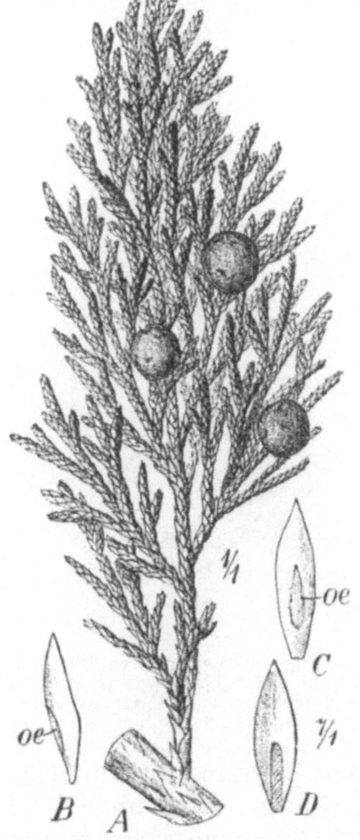

Abb. 352. Juniperus Sabina. *A* Fruchttragender Zweig, *B* Blatt von der Seite gesehen, *C* Blatt von außen, *D* Blatt von innen gesehen, *oe* Ölgang. (GILG.)

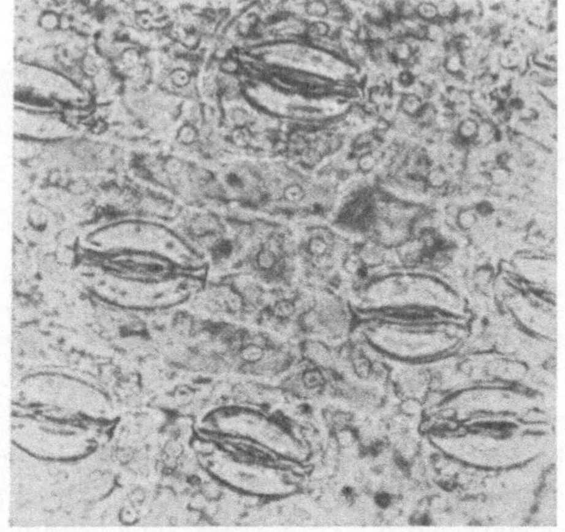

Abb. 354. Herba Sabinae. Epidermis. Flächenpräparat; Spaltöffnung mit ankerförmigen Fortsätzen an den Polen. (Vergr. 300 fach.)

3 Blättchen an. Im Mesophyll finden sich Sklerenchymzellen und sind die Balkenzellen in mehr als 4 Häufchen angeordnet. Die dicke Cuticula

trägt feine Oxalatnadeln. Juniperus Thurifera hat dieselbe Blatt-
stellung wie J. Sabina, jedoch rundliche Sklerenchymzellen im Mesophyll. Ätherisches Öl soll gegen 4% vorhanden sein.

Herba Saturejae, Bohnenkraut (*Satureja hortensis*), Labiaten.

Der verästelte, rauhhaarige Stengel trägt schmale, lanzettliche, gegen 3 cm
lange, spitze, drüsig punktierte, schwach behaarte Blätter mit deutlichem Mittelnerv. Labiatenblüten blaßviolett, Kelch fünfspaltig. Mikroskopisch isolateraler
Blattbau. Labiatendrüsen, zwei typische Nebenzellen der Spaltöffnungen, mehrzellige, gewarzte Gliederhaare und kegelförmige Deckhaare am Blattrand. In der
Schnittdroge schmale, eingerollte Blattstückchen (ähnlich Thymus, aber länger!),
punktiert mit Mittelnerv. Stengelstücke, kleine, eiförmige Früchtchen (vier Nüßchen, typisch für Labiaten). Ätherisches Öl etwa 0,4%.

Herba Serpylli, Quendel (*Thymus Serpyllum*), Labiaten.

Die 1 mm dicken, undeutlich vierkantigen, schwach behaarten, blauvioletten Zweige tragen rundliche bis länglich-eiförmige, ganzrandige,
kaum eingerollte, gegen 1 cm lange, verschieden behaarte, beiderseits

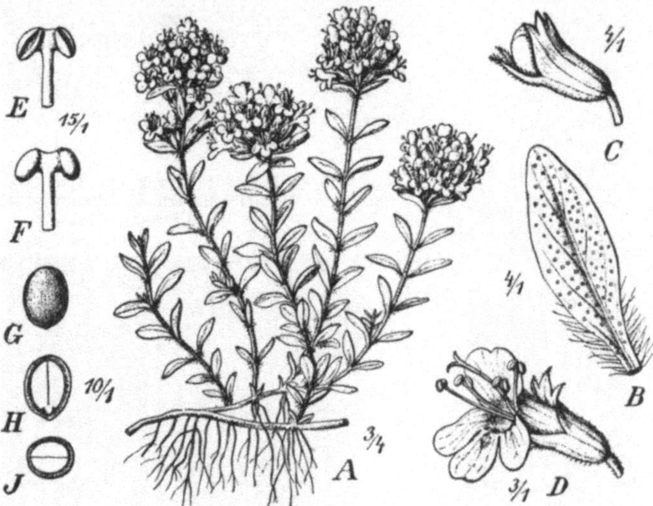

Abb. 355. Thymus Serpyllum. *A* Stück einer blühenden Pflanze (¾), *B* Blatt mit den ölhaltigen
Drüsenschuppen (*4* fach.), *C* Blütenknospe (*4* fach), *D* Blüte (*3* fach), *E* Staubblatt von vorn, *F* von
hinten gesehen (15 fach), *G* Samen, *H* derselbe längs und *J* quer durchschnitten. (Vergr. 10 fach).
(GILG.)

drüsig punktierte Blätter (Lupe). Grund ist bewimpert. Blüten in
Scheinquirlen. Kelch rotviolett, zweilippig, röhrig, am Grunde weiß
behaart. Korolle rosa, stark verschrumpft. Deckblätter unterseits violett
angelaufen. Geruch und Geschmack gewürzhaft.

Unter dem Mikroskop: Blattepidermis wellig, zart, cuticular gestreift,
zwei Reihen Palisaden, Spaltöffnungen nach Labiatentypus. Labiatendrüsen mit 12 Sekretzellen in die Epidermis eingesenkt. Gliederhaare
mehrzellig, teilweise mit kleinen Oxalatnädelchen in den Zellen (wie
bei Majoran). Ferner einzellige, eckzahnförmige Haare auf der Blatt-

oberseite. Korolle mit papillöser Epidermis. Kelch mit einzelligen Köpfchenhaaren, außerdem Gliederhaare und Labiatendrüsen. Stengel mit starken Bastfaserbündeln. Pollenkörner vom Labiatentypus.

Schnittdroge: Die eiförmigen, drüsig punktierten, bewimperten Blättchen am Rand kaum eingerollt (s. Thymus), rotviolette Blütenkelche und blauviolette Stengelstücke. Die Bestimmung des ätherischen Öls soll etwa 0,3% ergeben.

Herba Tanaceti, Rainfarn (*Chrysanthemum vulgare*), Compositen.

Die längsgerillten, markigen, grünen oder rotbraunen Stengel tragen fiederschnittige, drüsig punktierte, feinrunzelige Blätter mit lanzettlichen, gesägten Lappen. Blattstiel dreikantig. Goldgelbe Compositenblütenköpfchen (in endständigen Doldentrauben), halbkugelig, 6 mm breit, mit nacktem Blütenboden, trockenhäutigen, lanzettlichen Hüllkelchblättern und vielen Röhrenblüten ohne Pappus. Achaenen grau, 2 mm lang. Blütenboden mit großen Sekreträumen. Haare mit mehreren kurzen Stielzellen und langer, bandartiger Endzelle. In Teegemischen an den Blütenköpfchen erkennkar, dazu Blatt- und Stengelstücke.

Herba Thymi, Thymian (*Thymus vulgaris*), Labiaten.

Es liegt die gerebelte Droge vor, praktisch nur aus Blättern und Blüten bestehend. Die Stengel schwach grau behaart, kaum violett an-

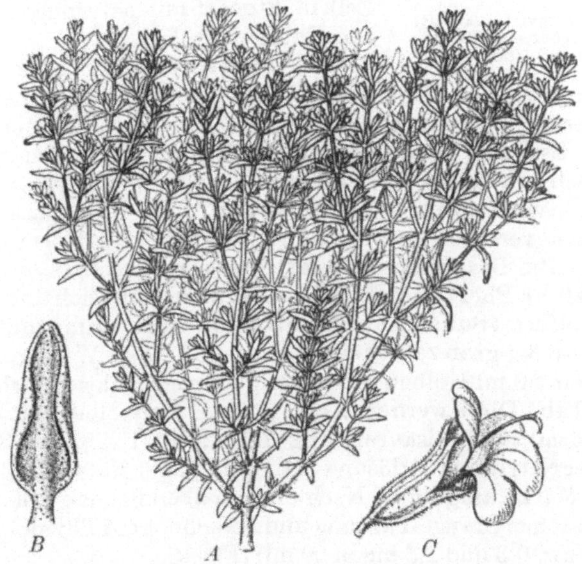

Abb. 356. Herba Thyml. *A* blühende Pflanze. um die Hälfte verkleinert. *B* Blatt von unten gesehen. (Vergr. 4 fach). *C* Blüte von der Seite gesehen. (Vergr. 5 fach.) (GILG.)

gelaufen. Blatt in charakteristischer Weise zum Unterschied von Serpyllum nach unten nadelförmig eingerollt, 5—10 mm lang, lanzettlich, ganzrandig. Oberseits kahl, dunkelgraugrün, mit vielen Hautdrüsen in grubigen Vertiefungen (Lupe), unterseits schwach behaart. Von den Blüten praktisch nur die Kelche sichtbar, zweilippig, grün bis bräun-

lich, seltener violett, am Grunde mit weißen Borsten behaart. Korolle
rosa, stark verschrumpft. Samen rundlich, schwarzbraun. Geruch und
Geschmack stark aromatisch. In der *Schnittdroge* erkennbar an den
punktierten, nadelförmigen, unbewimperten Blättchen und den Kelchen,
wenig Stiele. Verwechslung mit Herba Serpylli, s. diese.

Unter dem Mikroskop: Im Blatt beide Epidermen wellig, ferner
oberseits einzellige, kegelig-eckzahnförmige, cuticular gestreifte bis gewarzte Haare, unterseits zahlreiche, zweizellige, knieartig gebogene

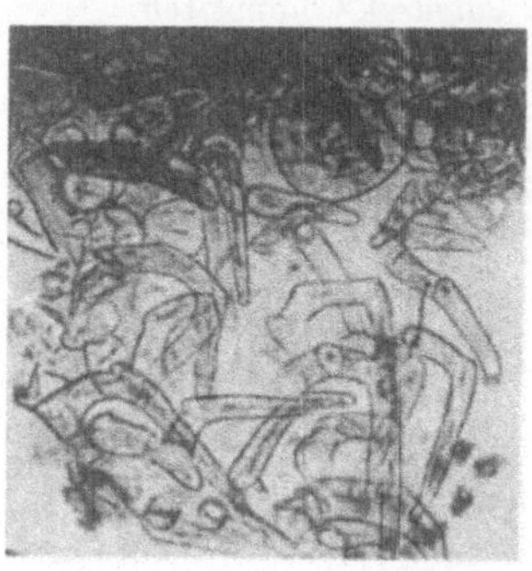

Haare mit Oxalatkristallen in den Zellen.
Bräunliche Labiatendrüsen und Spaltöffnungen mit zwei Nebenzellen, Palisaden
zweireihig, Blattnerven mit Bastfaserbündeln, Kelchhaare wie auf dem Blatt,
jedoch reichlicher Drüsen mit birnenför-
migem, einzelligen Köpfchen und den geraden, mehrzelligen, weißen Borsten im
Kelchgrunde. Korollzipfelepidermis papillös. Endothecium faserartig. Pollenkörner nach Labiatentypus. Epidermis des
Samens mit welligen, stark verdickten
Zellen. Stengel mit polygonalen, verdickten Epidermiszellen.

Abb. 357. Herba Thymi. Blattstiel
mit knieartig gebogenen Haaren.
(Vergr. 250 fach.) (GRIEBEL).

Pulverdroge: Bräunliche Labiatendrü-
sen, die verschiedenen Haarformen (Kniehaare!), Epidermen, Pollenkörner, Fasern aus dem Xylem des Stengels und der Blattnerven.

Prüfung: Es sollen nicht mehr als 3% Stengel vorhanden sein. Diese
mikroskopisch erkennbar an den Hoftüpfelgefäßen des Holzes und den
polygonalen, verdickten Epidermiszellen mit Kniehaaren. Andere
Thymus-Arten verraten sich durch abweichende Blattform und durch
den Geruch. Die Bestimmung des ätherischen Öls soll 1% ergeben.

Der Gehalt an Phenolen (Thymol+Carvacrol) läßt sich durch Kuppe-
lung mit diazotierter Sulfanilsäure in alkalischem Medium ermitteln: Man
versetzt 0,1—0,3 g grob zerkleinerte Droge mit 25 ml Wasser und destilliert aus einem 50 ml Kolben mit absteigendem Kühler innerhalb 50 bis
60 Min 20 ml ab. Diese werden in einem 50 ml Meßkolben mit einem Gemisch von 5 ml Sulfanilsäurelösung (0,5%ig in 1,25%iger Salzsäure),
5 ml 0,5%iger Natriumnitritlösung und 5 ml 4%iger Natronlauge versetzt
und bis zur Marke aufgefüllt. Nach einer halben Stunde kolorimetriert
man die erhaltenen Orange-Färbung und berechnet auf Thymol. (Ablesung
zweckmäßig zw. 0,3 und 2,5 mg in 20 ml) (Flück).

Herba Veronicae, Ehrenpreis (*Veronica officinalis*), Scrophulariaceen.

Stengel stielrund, 1—2 mm dick, kurz behaart oder kahl. Blätter braungrün,
etwa 2 cm lang, gesägt, steif, nicht faltig, mit Gliederhaaren wie bei Digitalis, aber
mit verdickter Wand. Auch zweizellige Köpfchenhaare. Blütentrauben mit ½ cm
langen, vierzähligen Blüten, radförmiger, blauer Korolle. Früchte verkehrt herzförmig, Stiel kurz, flach, etwa 4 mm breit, braungrün. Geschmack etwas bitter,
adstringierend. In der Schnittdroge sind die Früchte ein charakteristisches Merkmal. Die Hauptmenge besteht aus spröden Blattfragmenten ohne besondere

Kennzeichen. Stengelteile häufig, Blüten selten erhalten. Andere Veronica-Arten unterscheiden sich durch zwei Haarleisten längs der Stengel oder durch Fruchtstiele, die gleich lang oder länger sind als die Kapselfrucht.

Herba Violae odoratae, Märzveilchen (*Viola odorata*) Violaceen.

Die Droge besteht aus der ganzen Pflanze. Aus dem kurzen, 3—4 mm dicken Rhizom entspringen 2—3 mm dicke Ausläufer. Aus beiden zweigen dünne Würzelchen ab. Narben befinden sich oberhalb. Am Querbruch gelbe Rinde und weißes Holz. Im Mark finden sich viele Oxalatdrusen, in der Rinde keine Fasern. Blatt gestielt, eiförmig bis rundlich, gekerbt, oberseits dunkelgrün, unterseits graugrün mit Oxalatdrusen und Haaren wie bei Viola tricolor. Blüten violett, fünfzählig, stark verschrumpft, Fruchtkapsel behaart, kugelig, gelblich mit weißen, kleinen Samen. Stengel dünn, dichtbehaart. In der Schnittdroge die Blattstückchen mehrschichtig übereinanderliegend, weißgraue Stückchen von auslaufenden Wurzeln, Blüten, Fruchtkapseln. Saponinnachweis: Bei $p_H = 6{,}1$ entsteht in der Rinde der Wurzel ein hämolytischer Hof.

Herba Violae tricoloris, Stiefmütterchen (*Viola tricolor*), Violaceen.

Die grünen, hohlen Stengel sind kantig bis rundlich. Blätter eiförmig bis lanzettlich, am Rande gekerbt, stark verschrumpft mit zwei fiederspaltigen Nebenblättern. Blüte zygomorph, fünfzählig, Kelchblätter dreieckig mit lappenförmigen Anhängseln. Korolle gelb bis blauviolett, 1 Korollblatt mit violettem Sporn, Narbe kopfig, mit einer Klappe versehen. Frucht kurz gestielt, gelbe Kapsel, die mit drei Klappen aufspringt. Samen birnenförmig, hellgelb. Geschmack süßlich. Unter dem Mikroskop: Haare des Blattes spitz, kegelförmig, verdickt, cuticular gewarzt. Am Blattrand kugelige Drüsenzotten. Oxalatdrusen. Kelchblatt mit cuticular gestreiften Epidermiszellen und Oxalatdrusen. Korollblattepidermis innen mit kegelförmigen Papillen. Antheren und Korolle mit gebuckelten, charakteristischen Haaren und Oxalatdrusen. Pollenkörner rundlich, mehrkantig. Fruchtknotenwand mit Oxalatdrusen. Schnittdroge: Auffällig sind die blauen, gelben und blaßvioletten bis weißlichen Blumenblatteile oder die ganzen Blüten. Blattfragmente stark geschrumpft, gelbe Fruchtkapsel und deren Teile und die Samen. Hohle, flachgedrückte Stengelstücke.

Herba Visci, Mistel (*Viscum album*), Loranthaceen.

Die jüngeren Zweige samt den Laubblättern der auf Laubbäumen und Coniferen wachsenden Mistel von charakteristischer gelbgrüner Farbe. Zweigglieder 2—4 mm dick, zylindrisch, Querschnitt mit weißem, strahligem Holzkörper, an den Knoten verdickt, dort gabelig verzweigt und Blätter tragend. Diese derb ledrig, spatelförmig, ganzrandig, etwa 4 cm lang, mit spitzläufigen Nerven. Epidermis polygonal, verdickt, getüpfelt. Oxalatdrusen und Kristallagregate im Mesophyll, das kaum differenziert ist. Blüten vierzählig, Früchte beerenartig. In der Schnittdroge erkennbar an der gelbgrünen Farbe, an den Blattstückchen mit nahezu parallel verlaufenden Nerven und an den häufigen, längsgeschrumpften Stengelteilen. Die Zweige von Loranthus europaeus (Eichenmistel) sind dicker, holzig, bräunlich. Das Blatt führt kein Oxalat und enthält kein Viscotoxin!

13. Restliche Drogen.

(Gallen, Pflanzensäfte und Extrakte, physiologische und pathologische Secrete und Excrete und tierische Drogen.)

Gallae (*halepenses*), türkische Galläpfel (*Quercus infectoria*), Fagaceen.

Die durch die Eiablage der Gallwespe (Cynips tinctoria) in die Blattknospe entstehenden Wucherungen stellen kugelige, höckerige bis glatte, etwa 2 cm dicke, harte Gebilde dar. Die größeren, älteren Exemplare besitzen oft ein 3 mm großes Flugloch (durch welches das in der Galle sich entwickelnde Insekt ausgeschlüpft ist). Am Querschnitt eine zentrale Höhle (6 mm) mit dem toten Insekt (bei den minderwertigen Gallen mit Flugloch ist die Höhle leer). Geschmack stark zusammenziehend.

Unter dem Mikroskop: Am Querschnitt findet sich außen eine Epidermis, darunter zuweilen ein Parenchym und darin einige kleine Steinzellen eingelagert. Es folgt dann die Außengalle, ein homogenes, aus derbwandigen, getüpfelten, rundlichen (leicht wasserlösliche Gerbstoffklumpen enthaltende) Zellen bestehendes Gewebe, das von Gefäßbündeln durchzogen wird, daneben Calciumoxalatprismen. Weiter im Innern trifft man auf die Hartschicht (Innengalle), bestehend aus stark verdickten und getüpfelten Steinzellen. Die innerste, oft nicht mehr vorhandene Schicht, die die Höhle auskleidet (die Nährschicht), besteht aus dünnwandigen, stärkehaltigen Zellen, außerdem finden sich darin halbkugelige, cystolithenartige, oft traubige, aus der Zellwand sich entwickelnde Gebilde (Ligninkörper) und Gerbstoffkugeln.

Pulverdroge: Getüpfelte Parenchymzellen mit farblosen, in Wasser sehr leicht löslichen Gerbstoffschollen, kantige Bruchstücke der Gerbstoffschollen sind besonders im Ölpräparat, da darin unlöslich, deutlich sichtbar.

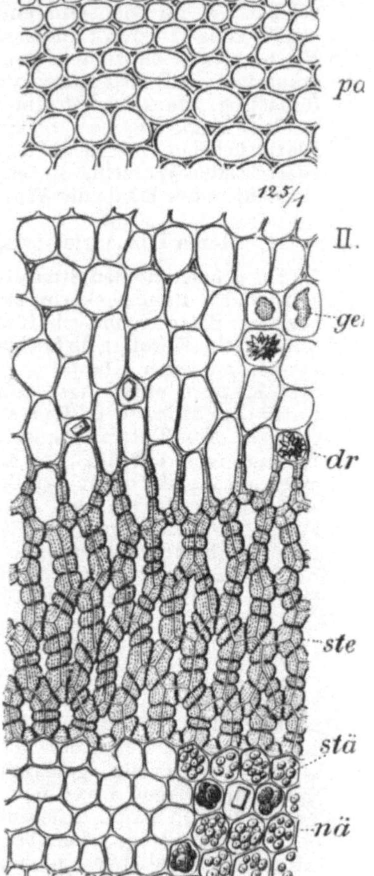

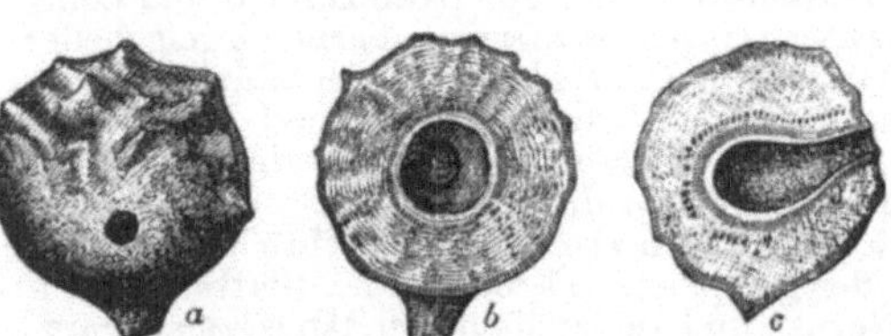

Abb. 358. Gallae, *a* von außen, mit Flugloch, *b* Durchschnitt einer Galle ohne Flugloch, *c* mit Flugloch. (GILG.)

Abb. 359. Gallae halepenses. *I.* Randpartie, *II.* Innere Partie. *pa* Parenchym, *ger* Gerbstoffkugeln, nur vereinzelt gezeichnet, *dr* Kristalldrusen, *ste* Steinzellen, *stä* Stärkekörner der Nährschicht *nä.* (Vergr. 125 fach.) (GILG.)

Ferner Steinzellen, getüpfelt mit verschiedener Wanddicke, einzeln und in Verbänden, ferner Gefäßbündelfragmente, Oxalatkristalle, zuweilen die Ligninkörper der Nährschicht und wenig Stärkekörner.

Mikrochemie: Nachweis von Gerbstoff: Mit Eisenchloridlösung Blaufärbung. Es kann auch ätherische Eisenchloridlösung verwendet werden, die die Gerbstoffklumpen nicht löst, sie daher besser sichtbar macht. Strychnin-Kochsalzlösung gibt einen amorphen Niederschlag.

Prüfung: Andere, in ihrer Gestalt, Konsistenz, Farbe und Gewicht abweichende Gallen sind nicht erlaubt. Die Wertbestimmung erfolgt durch den Adstriktionswert: Mindestwert 50, meist wird 70 erhalten.

Gallae chinenses, Zackengallen (*Rhus semialata*), Anacardiaceen.

Die durch die Eiablage der Blattlaus, Aphis chinensis, an Blattstielen, Fiederblättchen und Zweigspitzen erzeugten Gallen stellen verschieden gestaltete, 4—6 cm lange, samtige, hellere bis bräunliche, hohle, zerbrechliche Gebilde mit harter, 1—2 mm dicker Wand dar, die etwa 5 cm lang sind. Im Inneren Reste der Tiere vorhanden. Am Querschnitt eine Epidermis mit kurzen Haaren (samtig). Im Innern parenchymatisches Gewebe mit Gerbstoff und verkleisterte Stärke (die Gallen werden zur Tötung der Insekten abgebrüht). Ferner Gefäßbündel mit Milchsaftröhren. Aus diesen chinesischen „Aphiden-Gallen" wird das Acidum tannicum hergestellt. Der Gerbstoffgehalt kann, wie bei Gallae, mit Hilfe des Adstriktionswerts, der zwischen 60 und 80 schwankt, bestimmt werden.

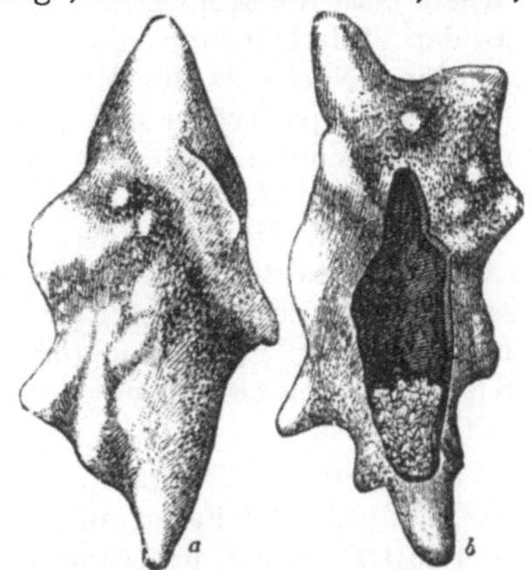

Abb. 360. Gallae chinenses. *a* von außen, *b* geöffnet.

Opium, eingetrockneter Milchsaft der Frucht des Schlafmohns (*Papaver somniferum*), Papaveraceen.

Opium besteht aus rundlichen, abgeplatteten Kuchen (kleinasiatisches und mazedonisches Opium) verschiedener Größe (bis 700 g schwer), die oft noch mit Mohnblättern umhüllt und mit Rumexfrüchten bestreut sind. Bruch körnig, im Innern etwas weich. Das persische Opium stellt siegellackförmige, in Papier eingeschlagene Stangen oder auch flache Brote dar. Geruch eigenartig narkotisch, Geschmack bitter.

Pulverdroge: Strukturlose, braune Massen mit Fett- und Harztropfen, außerdem geringe Mengen zellulärer Elemente und zwar: Reste der Mohnkapselepidermis — hauptsächlich beim kleinasiatischen, weniger beim persischen Opium als helle Fleckchen erkennbar, — die aus fünf- bis sechseckigen, polygonalen, stark verdickten, verquollenen, schwach getüpfelten Zellen besteht (s. Abb. 359). Zuweilen eine runde Spaltöffnung. Auf solchen Epidermisfetzen bemerkt man öfters kleine, stabartige Nädelchen in großer Menge; ferner kommen noch manchmal vereinzelte Gefäßbündel der Kapsel und des zur Umhüllung verwendeten Mohnblattes vor, die an den Spiralgefäßen erkennbar sind. Sehr spärlich dünnwandige Epidermiszellen des Mohnblattes, polygonal und schwach wellig mit ovalen Spaltöffnungen und getüpfelte Sklerenchymfasern aus der Kapsel (sehr selten).

Mikrochemie: Nachweis der Alkaloide: Mit einer Gerbstofflösung erhält man im Pulver eine amorphe Fällung der Alkaloide. Nachweis des Morphins: Eine Spur Pulver wird mit einem Tropfen MAYERs Reagens verrieben, mit dem Deckglas bedeckt und kurz erwärmt (solange, bis sich das Präparat milchig getrübt hat). Unter dem Mikroskop sieht man dann viele kleine, gelbe Tropfen, nach einigen Minuten haben sich bis $20\,\mu$ große, gelbe Sphärokristalle gebildet, die die Verbindung zwischen dem Morphin und Jodkalijodquecksilber (MAYERs Reagens) darstellen. Behandelt man das Pulver mit Ammoniakflüssigkeit, dann erhält man Sphärokristalle, die nach dem Verdunsten des Ammoniaks an der Violettfärbung mit Formalinschwefelsäure als Morphin erkannt werden. Nachweis des Morphins und des Narkotins: Man behandelt auf dem Objektträger das Pulver mit ammoniakalischem Chloroform, nach dem Verdunsten des Chloroforms bleiben Prismen, Sphärokristalle und stechapfelförmige Kugeln übrig. Diese geben mit Formalinschwefelsäure die Reaktion auf Morphin und mit Arsensäure-Schwefelsäure die Reaktion auf Narkotin (Rotfärbung). Nachweis von Mekonsäure: Man verreibt Opium mit wenig Wasser und legt in den Brei ein Körnchen von Ferriammoniumsulfat oder setzt Eisenchlorid zu. Das Körnchen umgibt sich mit einer roten Zone (Reaktion des Eisensalzes mit Mekonsäure).

Prüfung: Im Pulver dürfen größere Mengen Stärke, Parenchym, Gefäßbündel und Fasern nicht vorhanden sein.

Das Opium soll ursprünglich 12% Morphin (Bestimmung s. unten) enthalten und wird als solches zur Herstellung von galenischen Präparaten verwendet. Für die Receptur dient ein nach dem Trocknen bei 60° mit Reisstärke oder Milchzucker auf 10% Morphin eingestelltes „Opium pulveratum". Die Bestimmung des Morphins kann nach dem D.A.B. VI durchgeführt werden (HELFENBERGsche Methode), wobei in einem wässerigen Auszug durch einen dosierten Zusatz von Ammoniak das Narkotin ausgefällt und im Filtrat durch weiteren Ammoniakzusatz und Schütteln mit Essigäther das Morphin in Kristallen ausgefällt wird. Letztere werden nach dem Waschen in üblicher Weise titriert.

Eine andere Bestimmungsmethode macht sich die Phenol-Natur des Morphins zunutze, wobei das Morphin mit Kalkwasser extrahiert — es geht als Phenolat in Lösung — und im Kalkfiltrat durch Zusatz von Ammoniumsulfat und Essigäther zur Kristallisation gebracht wird. Das Ammoniumsulfat soll, abgesehen von der Klärung der Flüssigkeit und Entfernung der kristallisationshemmenden Stoffe durch den ausfallenden Gips die Einstellung auf die zur Fällung des Morphins günstigste Ammoniakkonzentration ($p_H = 9{,}2$) bewirken (die jedoch kaum erreicht wird) und salzt das in Lösung befindliche Morphin aus. Der Essigäther setzt die Löslichkeit des Morphins weitgehend herab. (Verfahren von WINTERFELD.)

In besonders eleganter Weise läßt sich das Morphin bestimmen, indem man den Dinitrophenyläther darstellt und das in schwer löslichen Kristallen erhaltene Produkt wägt oder titriert. Die Extraktion des Morphins erfolgt hier mit Wasser unter Zusatz von Bleiacetat zur Ausfällung störender Stoffe, wie Meconsäure, Sulfat, Nebenalkaloide und Extraktivstoffe. Zum Filtrat fügt man Zitronensäure (um das Blei komplex zu binden, damit es durch Ammoniak nicht mehr fällbar ist) und setzt Chlordinitrobenzol in Aceton und einen Überschuß von Ammoniak zu. Der ausgefallene Dinitrophenyläther wird am nächsten Tag abgesaugt, getrocknet und gewogen. (Verfahren nach MANNICH.)

Morphinbestimmung im Opium

Prinzip: Das Opiumpulver wird mit Wasser angerieben und über einer Aluminiumoxidsäule extrahiert bzw. perkoliert und gleichzeitig gereinigt. Im Eluat erfolgt nach Weinsäurezusatz zwecks Bindung des gelösten Aluminiums die Fällung des Morphins in üblicher Weise als Dinitrophenyl-Äther.

Methodik: 1,00 (Analysenwaage) Opium, mittelfein gepulvert (V), wird mit 1,0 g Ultramidpulver (Handwaage) K 228 BM der BASF in einer Reibschale innig verrieben. Sodann fügt man 5 ml Wasser zu, verreibt drei bis fünf Min. lang zu einem homogenen Brei. Ein Allihnsches Rohr wird mittels doppelt durchbohrten Stopfens in einem Einsiedeglasdeckel befestigt. In dem Einsiedeglas befindet sich ein 100 ml-Erlenmeyer-Kolben zum Auffangen des Filtrates. Zirka 10 g Aluminiumoxid WOELM sauer werden in einem Becherglas mit 20 ml Wasser aufgeschlemmt und in das Allihnsche Rohr vorsichtig eingefüllt, wobei darauf zu achten ist, daß Poren der Filterplatte nicht verlegt sind. Man läßt das Wasser abtropfen und wäscht die

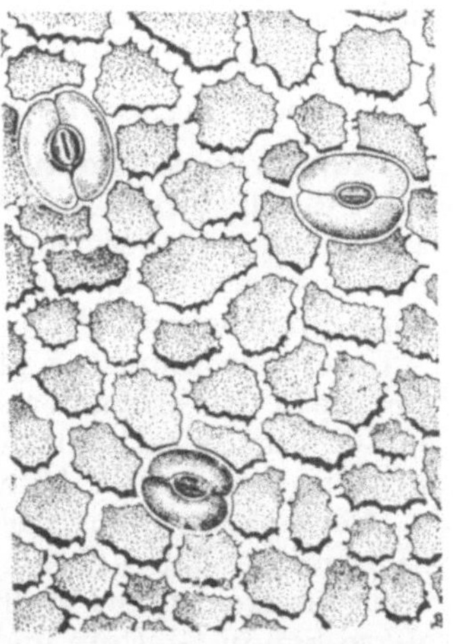

Abb. 361. Oberhaut der Mohnkapsel. Laugenpräparat. (Vergr. 120 fach.)

Säule mit weiteren 40 ml Wasser nach. Dann bringt man den Opiumbrei quantitativ, zum Schluß mit etwas Watte in das Rohr und extrahiert mit 35 ml Wasser (mit den zum Anreiben verwendeten ml Wasser sind es zusammen 40), die in Portionen zu 5 ml zugegeben werden, wobei darauf zu achten ist, daß die Extraktionszeit von 30 Min. eingehalten wird. Dies ist durch nur mäßiges Saugen mit der Wasserstrahlpumpe leicht erreichbar. Die ersten 4 ml des Eluates werden verworfen, in den folgenden Anteil desselben bringt man 300 mg Weinsäure und fügt nach deren Auflösen 4 ml Ammoniak (25%) zu. Dann werden 0,25 g Chlor-Dinitrobenzol, gelöst in 30 ml Aceton hinzugegeben (Verwendung der Tarawaage). Man läßt den verschlossenen Kolben 12 Std. bei Zimmertemperatur stehen. Der entstandene Niederschlag wird in einem Glasfiltertiegel 1 G 3 abgesaugt und der Kolben zweimal mit je 5 ml Mutterlauge nachgewaschen. Der Morphinäther wird sodann zweimal mit je zwei ml Methanol gewaschen, wobei darauf zu achten ist, daß das Methanol nicht länger als zirka 10 Sek. mit dem Äther in Berührung ist. (Man saugt an der Pumpe jedesmal rasch ab.) Hernach wäscht man zweimal mit je 2 ml Wasser nach und anschließend noch zweimal mit je 2 ml Methanol.

Der Morphinäther wird eine Stunde lang bei 105° getrocknet und anschließend gewogen.

Berechnung: Gewicht des Morphinäthers $\times$ 63,21 $=$ % Gehalt an Morphin.

Will man den Morphinäther titrieren (die gravimetrische Methode ist zwar genauer), so spült man die Hauptmenge der Kristalle mit heißem Wasser aus dem Allihnrohr und wäscht mit 10 ml 0,1 n HCl unter Zusatz von heißem Wasser nach und gießt, um die 0,1 n HCl quantitativ auszuwaschen, noch 25 ml Wasser nach, setzt 5 g NaCl zu (wodurch das Hydrochlorid des Morphinäthers ausfällt) und titriert mit 0,1 n KOH und Methylrot zurück. Zur verbrauchten 0,1 n HCl ist 0,03 ml hinzuzuzählen (Indikatorfehler).

% Morphin $=$ (ml 0,1 n HCl $+$ 0,03) $\times$ 2,852.

Aloe, eingedickter Saft verschiedener Aloe-Arten, Liliaceen.

Die officinelle *Aloe lucida (capensis)*, glänzende Aloe, Kapaloe, entsteht durch starkes Kochen (Überhitzen) des aus den abgeschnittenen succulenten Blättern der Pflanze ausfließenden Saftes beim Einengen und besteht aus harten, glänzenden, muschelig brechenden, scharfkantigen Stücken.

Unter dem Mikroskop glasartige, durchsichtige, scharfkantige Schollen, die in Glycerin unlöslich sind und ihre Form erhalten. Bei Wasserzusatz lösen sie sich bis auf kleinere Reste unter Bildung von Schaumstrukturen und unter Abscheidung von Tröpfchen.

Aloe hepatica, braune, leberfarbene Aloe, entsteht durch vorsichtigeres Einengen des Saftes (bei mäßiger Hitze), so daß sich das Aloin kristallinisch abscheidet und stellt matte, braune Stücke dar, die unter dem Mikroskop in Glycerin undurchsichtige und unlösliche Fragmente aufweisen. Nach Zusatz von wenig Wasser zum Glycerinpräparat tritt teilweise Lösung ein, wobei die Aloinkristalle hervortreten. Im Polarisationsmikroskop sind diese Kristalle deutlich zu sehen. Geschmack stark bitter.

Mikrochemie: Nach dem Eintragen eines Splitters Aloe in einen Tropfen konzentrierter Salpetersäure beobachtet man bei Aloe lucida eine schwache Grünfärbung, bei Aloe hepatica und den übrigen Sorten eine rötliche Färbung. Nach Zusatz von Brombromkali zu einem Wasserpräparat von Aloe entsteht ein kleinkörniger Niederschlag, der durch Aloin bedingt ist. Isobarbaloin in der Curacao-Aloe gibt eine violette Färbung.

Prüfung: Boraxreaktion: Die trübe, milchige Lösung in heißem Wasser wird nach Boraxzusatz klar und fluoresziert grün noch in hohen Verdünnungen (über 1 : 100 000). Eine approximative Wertbestimmung erreicht man mit dieser Probe unter Verwendung von 0,1 g Aloe, 10 ml Wasser und 0,5 g Borax, Erhitzen und Verdünnen auf das 100fache: Es soll noch eine deutliche Fluorescenz gegen eine schwarze Unterlage erkennbar sein. Die BORNTRÄGERsche Reaktion ist infolge Vorhandenseins kleiner Mengen von Aloe-Emodin schwach positiv, s. S. 248. Eine kräftigere Reaktion erhält man erst nach Behandlung mit NaOH $+$ H$_2$O$_2$, wodurch die Aloine (Anthranolglykoside) z. T. gespalten und zu Anthrachinonen oxydiert werden: 0,1 g Aloe werden mit je 10 Tropfen Perhydrol und 5 ml 15% NaOH erwärmt (Vorsicht, starkes Schäumen), dann mit conc. HCl angesäuert und mit 10 ml Chloroform geschüttelt. Der mit Na_2SO_4 getrocknete $CHCl_3$-Extract wird auf eine Al_2O_3-Säule, die noch zwecks Reinigung mit etwas Ammoncarbonat überschichtet ist, gegossen. Es bildet sich im Al_2O_3 eine leuchtend rote Zone (s. bei Rad. Rhei) wodurch die Emodine (Aloine) nachgewiesen sind. In Alkohol soll sich Aloe ohne wesentlichen Rückstand lösen (Gummi und Dextrin wären unlöslich). Prinzip der Aloin-Bestimmung: Ein 0,2%iger wäßriger Extrakt aus Aloe wird mit etwa 3,5% HCl 15 Min. im Wasserbad erhitzt. Man entfernt Verunreinigungen durch Extraktion mit CCl_4. Die wäßrige Lösung wird mit $FeCl_3$ (zwecks Oxydation) und konzentrierter HCl versetzt und 4 Std. im kochenden Wasserbad erhitzt. Man schüttelt hierauf mit CCl_4 aus, führt das Aloeemodin in die wäßrig-alkalische Phase über und bestimmt die Extinktion bei 500 nm.

% Aloin: $E \frac{1\%}{1\,cm} \times 320$. 1 mg Aloeemodin = 1,61 mg Barbaloin-äquivalent.

Catechu (*Pegu-Catechu*), (*Acacia catechu, A. suma*), Rubiaceen.

Der eingedampfte Wasserextrakt aus dem Kernholz der Stammpflanzen. Er besteht aus dunkelbraunen, matten Stücken, die von Blattfragmenten durchsetzt sind und vorwiegend Gerbstoff enthalten. Im Glycerinpräparat sieht man nach Wasserzusatz in der braunen Grundmasse Nadeln von Catechin, ferner Calciumoxalatkristalle, Holz und Blattfragmente. Geschmack stark herbe. Eisenchlorid färbt eine wäßrige Lösung grünschwarz, die nach Zusatz von Kalilauge blaurot wird.

Prüfung: In Wasser dürfen nur 20%, in Alkohol 15% unlöslich sein. Gambir-Catechu, gewonnen aus Zweigen und Blättern von Uncaria Gambir, Rubiaceen, stellt rotbraune, poröse Blöcke dar und gilt als Verfälschung.

Die Bestimmung des Adstriktionswertes ergibt Werte von etwa 10—15, da nur das unveränderte Catechin und nicht die Phlobaphene erfaßt werden. Nach der Hautpulvermethode erhält man etwa 70% Gesamtgerbstoff, da auch die Phlobaphene mit erfaßt werden (s. S. 385).

Manna, der eingetrocknete Saft der Manna-Esche (*Fraxinus Ornus*), Oleaceen.

Manna canellata stellt rinnenförmige, gelbweiße, wenn trocken bröckelige, am Bruch weiß-kristallinische Massen dar. Geruch honigartig, Geschmack rein süß. Die wässerige, alkalische Lösung fluoresciert im UV-Licht. (Glykosid Fraxin, ein Umbelliferonderivat.) Mikroskopisch sind Hefezellen, Rindenfragmente und Pilzhyphen zu sehen. In Öl betrachtet, besteht das Pulver hauptsächlich aus Mannitkristallen.

Prüfung: Mindere, unzulässige Sorten (Manna communis, pinguis) sind gelbe, klebrige, kratzend und schleimig schmeckende, mit Rindenstücken verunreinigte Massen. Die Bestimmung des Mannits erfolgt nach dem DAB. VI durch Extraktion mit Alkohol (in der Hitze, wobei sich der Mannit löst) und Wägung des Verdampfungsrückstandes (Roh-Mannit). Es sollen 75% vorhanden sein.

Resina und Gummiresina, Harze und Gummiharze.

Es handelt sich hier um Sekrete (kompliziert zusammengesetzte Substanzgemische), die teils bereits in der Pflanze vorgebildet sind, in Sekreträumen, Harzgängen und Milchsaftschläuchen vorkommen und nach der Verletzung der Pflanze unmittelbar austreten (primärer Harzfluß), teils erst nach der Verwundung (Einschneiden, Schwelen) infolge des dadurch bedingten Wundreizes abgesondert werden (sekundärer Harzfluß). Häufig treten beide Mechanismen kombiniert auf, zuerst der primäre und dann in verstärktem Maße der sekundäre Harzfluß. Letzterer kann auch auftreten, wenn von vornherein keine Harzbehälter in der Pflanze vorhanden sind. Je nachdem, ob das Sekret nur harzigen Charakter besitzt, d. h. völlig löslich ist in organischen Lösungsmitteln, z. B. Chloroform, oder ob außerdem noch beträchtliche Mengen darin unlöslicher Stoffe, wie z. B. Gummi und Schleime vorhanden sind, unterscheidet man *Resina = Harze* und *Gummiresina = Gummiharze*. Letztere geben daher beim Anreiben mit Wasser eine Emulsion. Von den Gummiharzen ist regelmäßig ein Teil in Chloroform oder Alkohol (Harzanteil), der andere in Wasser (Gummianteil) löslich. Einige Harze finden sich in der Pflanze in Harzzellen oder in den Parenchymzellen verteilt und werden durch Ausschmelzen oder durch Extraktion mit Alkohol aus der Droge gewonnen (Resina Guajaci, Podophylli, Jalapae).

Da eine Wertbestimmung bei diesen Drogen selten möglich ist, beschränkt sich die Beschreibung meist nur auf äußere Merkmale und eventuelle Identitätsreaktionen.

Resina Benzoe, Benzoeharz (*Styrax tonkinense, St. benzoides*), Styracaceen.

Die Siam-Benzoe besteht aus unregelmäßigen oder flachen, gelblichen bis rotbraunen Stücken mit muscheligem, weißlich-fettigen Bruch. Geruch angenehm vanilleartig; geschmacklos. Bei der Mikrosublimation erhält man bei etwa 60° verwachsene Platten und leistenförmige Kristalle von Benzoesäure (keine Zimtsäure) Mikro-$F_p = 121°$. In Mikrosublimaten kann die Unterscheidung von Benzoesäure und Zimtsäure in folgender Weise durchgeführt werden: Man löst das Sublimat in einem Tropfen Tetrachlorkohlenstoff, der etwa 3% Brom enthält, dunstet ab und sublimiert bei 1 mm Abstand bis 90° die Benzoesäure ab. Die Dibromzimtsäure, die aus der Zimtsäure durch Bromeinwirkung entstand, ist bei dieser Temperatur noch nicht flüchtig. Erst beim Erhitzen auf 100—120° sublimiert sie in Rauten und prismatischen Kristallen, die bei 195—200° schmelzen.

Prüfung: Sumatra-Benzoe (Styrax Benzoin) ist braun mit eingelagerten hellen Stücken (Mandeln), häufig mit Rinde verunreinigt und gilt als Verfälschung. Sie enthält Zimtsäure die zum Nachweis dient: Man versetzt 0,05 g im Mikrobecher mit Kaliumpermanganatlösung, wodurch die Zimtsäure in Benzaldehyd übergeführt wird. Im Hängetropfen wird p-nitro-Phenylhydrazin (in 15%iger Essigsäure gesättigt), vorgelegt, es bilden sich rote Nadeln des Hydrazons mit Mikro-$F_p = 190°$, falls Benzaldehyd bzw. Sumatrabenzoe zugegen war. Das DAB. VI läßt lediglich auf Benzaldehydgeruch nach Permanganatbehandlung prüfen.

In der 10fachen Menge Schwefelkohlenstoff soll Siambenzoe fast vollständig löslich sein (bis auf einen Rest von nicht mehr als 2%). Andere Sorten ballen sich zu schmierigen Massen zusammen.

Resina Colophonii, Kolophonium (*Pinus-Arten*), Coniferen.

Der nach dem Abdestillieren des Terpentins (Oleum T.) aus dem Harzbalsam (Terebinthina communis) gewonnene und durch Schmelzen mit Wasser gereinigte Rückstand besteht aus hellgelben bis gelbbraunen, spröden, muschelig und scharfkantig brechenden Brocken, die an der Oberfläche weißlich bestäubt sind und sich in Alkohol, Äther, Clhoroform, Schwefelkohlenstoff lösen. Geschmack terpentinartig. Die Abietinsäure scheidet sich beim Einleiten von trockenem Chlorwasserstoff in die alkoholische Lösung des Harzes in Kristallen ab. Sie ist in Ammoniak und Alkalien zu einer schäumenden Flüssigkeit löslich und durch Säuren wieder fällbar.

Prüfung: Dunkle Sorten sind unzulässig. Die Säurezahl soll 151,5—179,6 betragen. Die Verseifungszahl 165—197.

Resina Dammar, Dammarharz *(Shorea u. Hopea-Arten),* Dipterocarpaceen.

Das nach Verletzung der Rinde ausgetretene und erhärtete Harz besteht aus weißgelben, länglichen oder ovalen Körnern oder deren kantigen, muscheligen, glasglänzenden Bruchstücken. Äußerlich meist matt und bestäubt, Geruch und Geschmack schwach terpentinartig. Löslich in Chloroform, Benzol, Terpentinöl.

Prüfung: Kolophonium verrät sich durch die Abietinsäure, die nach Versetzen des ammoniakalischen Auszugs mit Säure ausfallen würde.

Resina Guajaci, Guajakharz (*Guajacum officinale*), Zygophyllaceen.

Durch das Ausschmelzen oder Auskochen mit Salzwasser erhaltene Harz (es schmilzt bei etwa 90°), bildet unregelmäßige, kugelige Brocken, außen grünlich bestäubt mit rotbraunem, glänzenden Bruch. Leicht löslich in Äther, Chloroform, Alkohol; Reinigung mit letzterem liefert Resina Guajaci depurata. Geruch schwach nach Benzoe, Geschmack scharf bitter. Oxydierende Reagenzien, z. B. Ferricyankalium, färben tiefblau. Frisch bereitete, alkoholische Lösung dient zusammen mit Wasserstoffsuperoxyd zum Nachweis von Peroxydase. Darauf basiert der Blutnachweis. Oxydasen (in Gummi, in der Kartoffel, im Eiter), geben schon mit Guajaktinktur allein (ohne Superoxyd) die Blaufärbung.

Prüfung: Kolophoniumbeimengung wird an der größeren Löslichkeit in Petroläther erkannt. Durch Schütteln des Petrolätherextraktes mit Kupferacetat darf jener nicht blau oder grün gefärbt werden (Kolophonium).

Resina Jalapae, Jalapenharz (*Exogonium Purga*), Convolvulaceen.

Das durch Alkoholextraktion gewonnene und mit Wasser gewaschene Harz oesteht aus dunkelbraunen zylindrischen Stangen, außen längsrinnig, leicht in glänzende, dunkelbraune Splitter zerfallend. Nach dem Erhitzen mit Kalilauge (Spaltung des Glykosids Convolvulin) wird Fehlingsche Lösung reduziert. Geruch eigentümlich, süßlich-aromatisch, an getrocknete Birnen erinnernd, Geschmack süßlich, später kratzend.

Prüfung: Der wässerige Auszug darf nicht wesentlich gefärbt sein (ungenügend gewaschenes Harz, Aloe). Äther darf in der Kälte nicht mehr als 3% extrahieren (Orizabaharz, auch Kolophonium wäre ätherlöslich).

Resina Mastix, Mastix (*Pistacia lentiscus*), Anacardiaceen.

Die tränenförmigen, kugeligen Körner, wie sie bei Verletzung der Rinde entstehen, sind erbsengroß, gelbweiß, spröde, leicht zerbrechlich, mit muscheligem glasartigen Bruch. Geruch aromatisch, Geschmack würzig bitterlich, löslich in Äther, Benzol, Alkohol, Chloroform, Terpentinöl.

Verwechslung: Das mehr stäbchenförmige Sandarakharz würde beim Kauen in Pulver zerfallen, während Mastix erweicht und plastisch wird. Die Säurezahl soll 50—70 betragen.

Resina Podophylli, Podophyllin (*Podophyllum peltatum*), Berberidaceen.

Das durch Fällen des eingeengten, alkoholischen Extraktes aus Radix Podophylli mit angesäuertem Wasser gewonnene Harz besteht aus gelblichen oder bräunlichgrauen, leicht zerreiblichen flachen Bröckelchen. (Das Harz wird nach der Fällung in dünner Schicht getrocknet.) Geschmack bitter. Das Pulver der Droge wirkt sehr stark augenreizend.

Mikrosublimation s. Radix Podophylli (s. S. 241).

Prüfung: In Alkohol soll das Harz praktisch vollkommen löslich sein. Das Harz von Podophyllum Emodi enthält mehr Podophyllotoxin. Zum Nachweis des Harzes von Podophyllum Emodi, das stärker wirksam ist, löst man 0,4 g in 3 ml 60% Alkohol und setzt ½ ml 5%ige Kalilauge zu: die Mischung soll nicht gelatinieren.

Obige Prüfung ersetzt z. T. folgende Bestimmung des Podophyllotoxins:

Wertbestimmung: Es wird hierbei der in Chloroform lösliche und in Petroläther unlösliche Teil erfaßt. Methodik: 0,450 g fein gepulvertes Podophyllin mit genau 15 ml Chloroform während einer halben Stunde öfters schütteln. Vom Filtrat genau 10 ml (= 0,3 g Droge) in einen tarierten, 100 ml fassenden Erlenmeyerkolben gießen, in dem sich 50 g Petroläther befinden. Den Niederschlag nach Absetzenlassen auf getrocknetem, tarierten, glatten Filter von 8 cm Durchmesser oder auf Glasfiltertiegel sammeln. Kölbchen, Filter und Niederschlag sofort mit 20 ml Petroläther waschen, dann während einer Stunde bei 70° trocknen und nach Erkalten im Schwefelsäure-Exsikkator wiegen. Das Gewicht der Fällung auf dem Filter und evtl. im Kölbchen enthaltenen Rückstandes muß mindestens 0,12 g, entsprechend einem Mindestgehalt von 40% Podophyllotoxin, betragen.

Gummiresina Ammoniacum (*Dorema Ammoniacum*), Umbelliferen.

Der erstarrte Milchsaft bildet nußgroße, blaßbraune, matte, spröde Körner mit weißlichem, muscheligen Bruch (in lacrimis). Beim Erwärmen tritt Erweichen ein. Geruch aromatisch, Geschmack bitter, scharf.

Prüfung: Anwesenheit von Umbelliferon (nachzuweisen durch Kochen mit Salzsäure und Übersättigen des Filtrats mit Ammoniak, worauf eine blaue Fluorescenz entsteht) deutet auf eine Verfälschung mit afrikanischem Ammoniacum, Asa foetida oder Galbanum. Eine Blau- oder Violettfärbung des nach dem Kochen mit Salzsäure erhaltenen Rückstandes der Droge am Filter innerhalb einiger Minuten deutet auf Galbanum, penetranter Geruch bei der Destillation auf Asa foetida.

Gummiresina Asa foetida, Stinkasant (*Ferula Asa foetida, F. Narthex*), Umbelliferen.

Die Droge besteht aus losen oder verklebten, erbsen- bis haselnußgroßen, gelbbraunen Einzelkörnern, oder aus großen Klumpen, die in einer rötlichbraunen Grundmasse einzelne Körner eingekettet haben. Die Bruchfläche milchweiß, opalartig, Geruch durchdringend, knoblauchartig. Geschmack scharf und bitter.

Mikrochemie: Bei der Mikrosublimation erhält man Kristalle von Umbelliferon. Reine Kristalle erhält man, wenn man die Droge vorerst durch vier Stunden offen auf 200° erhitzt, um die öligen Bestandteile zu vertreiben und erst dann bei 250—270° das Deckglas auflegt und sublimiert. Es entstehen Nadeln, die nach mehrmaligem Umsublimieren bei 223—224° schmelzen und durch die starke Fluoreszenz mit Alkalien als Umbelliferon charakterisiert sind. Im primären Sublimat aus der Droge sind neben den Kristallen von Umbelliferon noch ölige Massen vorhanden, die sich mit Phlorogluzinsalzsäure rot färben, also ferulasäurehaltig sind.

Gummiresina Galbanum (*Ferula galbaniflua, F. rubricaulis*), Umbelliferen.

Bräunlichgelbe, rundliche Körner oder rotbraune Massen aus zusammengebackenen Körnern. Geruch balsamisch. Geschmack bitter, scharf. Umbelliferon nachweisbar durch Schütteln mit wässerigem Ammoniak: bläuliche Fluoreszenz. Mikrosublimation: Bei 250°, Nadeln und Prismen von Umbelliferon, das in alkalischer Lösung stark fluoresciert. Kochender Alkohol soll mindestens 50% lösen, der Rest ist wasserlöslich.

Gummiresina Gutti, Gummigutti (*Garcinia morella*), Guttiferen.

Etwa 5 cm dicke, walzenförmige, längsrillige, rotgelbe Stangen. (Der aus der Rinde abtropfende Milchsaft wird in Bambusrohren aufgefangen und darin getrocknet, daher die Form!) Bruch glänzend gelbrot, Splitter undurchsichtig, mikroskopisch Oxalat, Harz und Stärke sichtbar. Geschmack brennend. Die mit Wasser entstehende Emulsion wird mit Ammoniak blutrot. ⅓ bis ¼ der Droge besteht aus Gummi und ist wasserlöslich, der Rest löst sich in Alkohol.

Gummiresina Myrrha, Myrrha (*Commiphora molmol, C. abyssinica*),
Burseraceen.

Heerabol-Myrrha: Unregelmäßige, nußgroße, höckerige Körner oder Massen von brauner Farbe. Am Bruch fettglänzend, kleinkörnig, gelb oder weißgefleckt (Tränen). Geruch würzig, Geschmack stark bitter-gewürzhaft (besonders stark bitter schmeckt der durch den Mund eingeatmete Staub).

Prüfung: Dämpfe der rauchenden Salpetersäure färben den Rückstand des Ätherextraktes rotviolett. Die LIEBERMANNsche Cholestolprobe ist positiv. Beim Vorliegen der Bisabol-Myrrha (Commiphora erythraea) fallen diese beiden Proben negativ aus. Der Alkoholextrakt soll 33% betragen, der Rest ist wasserlöslich.

Euphorbium (*Euphorbia resinifera*), Euphorbiaceen.

Hellgelbe bis gelbbraune, unregelmäßige, matte Stückchen, die im Innern oft stachelige Blattpolster, Blütengabeln und dreiteilige Früchte enthalten (das Harz rinnt bei Austritt über die genannten Pflanzenorgane) (s. Abb. 362). Pentan und

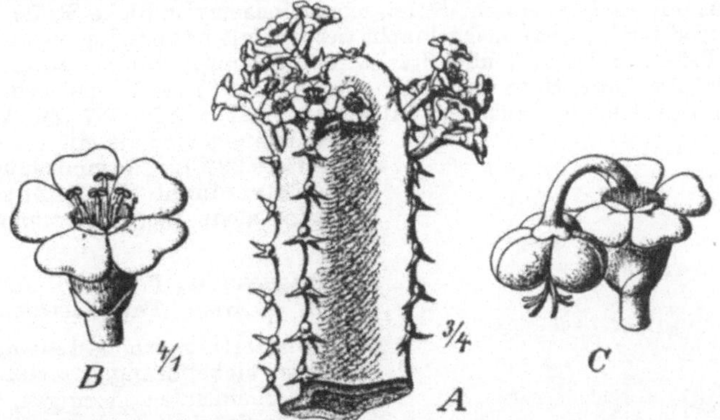

Abb. 362. Euphorbia resinifera. *A* Spitze eines blühenden Zweiges (¾), *B* junges männliches Cyathium (ein ganzer Blütenstand mit Hüllblättern) (4 fach), *C* ein anderes älteres, dessen einzige weibliche Blüte sich bereits zur Frucht entwickelt. (Vergr. 3 fach.) (GILG.)

Petroläther lösen aus der Droge Euphorbon (sterinartiger Körper), der beim Verdunsten in Nadeln kristallisiert und die allgemeinen Sterinreaktionen gibt. Mikroskopisch sind knochenförmige Stärkekörner erkennbar (Jodchloral). Geschmack brennend scharf, Pulver schleimhautreizend. Der wasserlösliche Anteil der Droge (abgerechnet die Pflanzenbestandteile) beträgt etwa ⅓ bis ¼ (Äpfelsäure und deren Salze, kein Gummi!) Euphorbium ist daher kein Gummiharz! In Alkohol sollen 50% löslich sein.

Balsamum Peruvianum, Perubalsam (*Myroxylon balsamum, M. Pereirae*),
Papilionaceen.

Dunkelbraunrote, sirupöse Flüssigkeit, die durch Schwelen der Stammrinde austritt. Der Balsam wird teils mit Lappen aufgesaugt, teils samt der Rinde abgekratzt und in beiden Fällen durch Erhitzen mit Wasser und Kolieren gereinigt.

Geruch aromatisch, an Vanille erinnernd, Geschmack kratzend bitter. Durch Mikrosublimation läßt sich Zimtsäure, zuweilen auch Benzoesäure nachweisen, s. oben Resina Benzoe. Prüfung: Bei der Bestimmung des Cinnameins (Benzoe- und Zimtsäure-Bencylester) wird der in alkalischem Äther lösliche Teil erfaßt. Methodik: 1,5 g Perubalsam werden in einem Arzneiglas (75 ccm) mit 30 g Äther und 3 g Wasser geschüttelt, nach fünf Minuten 3 g 30%ige Natronlauge zugesetzt, wiederum geschüttelt (fünf Minuten) und dann 1,5 g Traganth zugegeben. Nach dem Absetzen wird filtriert und 25 g des klaren Filtrats (= 1,25 g Perubalsam) in einem gewogenen Kolben (100 ml) verdunstet. Trocknen des gelblichen, öligen, von Kristallen durchsetzten Rückstands ½ Stunde bei 105°. Gewicht × 80 = Prozentsatz Cinnamein, der zwischen 56 und 70% betragen soll.

Gummi arabicum, Akaziengummi (*Acacia Senegal, A. verek*), Mimosaceen.

Durch Verletzung der Rinde austretender und erstarrter Gummi besteht aus weißen oder schwach gelblichen, kugeligen, durch Austrocknung rissigen, spröden, nußgroßen Stücken. Beim Kordofangummi reichen die Risse bis ins Innere, beim Senegalgummi, der meist mehr gelblich aussieht, nicht. Geschmack schleimig. Der sauer reagierende Schleim gibt in wässeriger Lösung mit basischem Bleiacetat eine Fällung, mit neutralem nicht. Wässerige Gummilösung färbt sich mit alkoholischer Guajaktinctur (oder Bencidinlösung) blau (Oxydasenreaktion), nach Zusatz von wenig Superoxydlösung verstärkt sich die Blaufärbung (Peroxydasenreaktion). Diese Encym-Reaktionen fallen negativ aus, wenn der Gummi längere Zeit auf 60° oder kurz auf 120° erhitzt wurde, ebenso, wenn der Gummi aus wässeriger Lösung durch Alkohol gefällt wurde. (Gummi arabicum desencymatum; mit *solchem* Gummi dürfen oxydationsempfindliche Stoffe, z. B. Morphin, Physostigmin, zusammengebracht werden, mit naturellem, oxydasehaltigem nicht!). Prüfung: Dextrin und Stärke (Jodfärbung!) dürfen ebenso wie gelbbraune Stücke, Erde, Harz und Pflanzenteile nicht in der Droge vorhanden sein. Nachweis des Calciums (aus dem Calciumarabinat) s. Abb. 377. Zur Viscositäts-bestimmung wird die mit kaltem Wasser bereitete 20%ige Stammlösung auf etwa 2—4% verdünnt. Die (ZZ) soll 15 betragen, siehe Wertbestimmung S. 396.

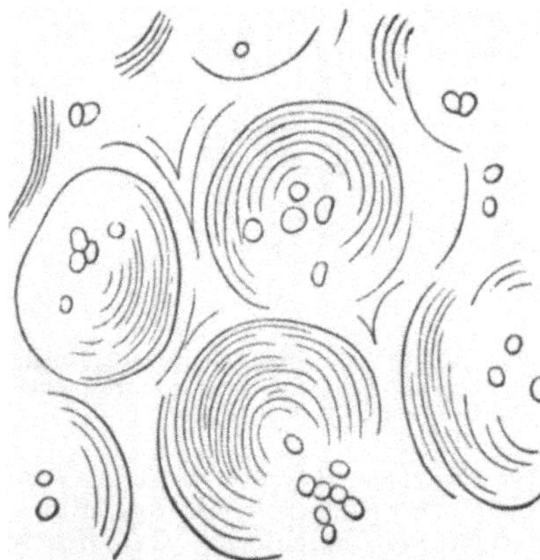

Abb. 363. Querschnitt durch das Traganth mit Resten der in Gummi umgewandelten Zellmembranen und einzelnen Stärkekörnern. (FLÜCKIGER und TSCHIRCH).

Tragacantha, Traganth (*Astragalus-Arten*), Papilionaceen.

Blättertraganth besteht aus blätterartigen, sichelförmigen, weißlich-gelben, durchscheinenden, hornigen, glatt brechenden Stückchen, die an Rissen in der Rinde der Äste austreten. Unter dem Mikroskop sind auch im Pulver noch Reste zelliger Struktur (geschichtete Schleimmembran) und im Innern jeder Zelle kleine Stärkekörner, bis 20 μ, erkennbar. Geschmack schleimig. Prüfung: Unerlaubt sind dunkelgelbe Stücke, Knollen und Körner (minderwertige Droge), ferner fremde Stärke und Dextrin (Mikroskop!) und fremde Pflanzenteile und Zellstrukturen. Traganth ist frei von Oxydasen; es würde daher positive Reaktion mit Guajactinctur innerhalb 6 bis 12 Stunden auf Sterculia und arabischen Gummi (s. diesen) hinweisen. Die Viscositätsbestimmung soll (ZZ)-Werte von 300 geben. Verwendet werde hierzu eine ¼%ige Lösung, hergestellt mit siedendem Wasser.

Tierische Drogen.

Cantharides, Kanthariden (*Lytta vesicatoria*), Meloideen.

Schlanke, etwa 2 cm lange, glanzend grüne Käfer mit längs gerippten Flügeldecken, darunter häutige Flügel. Kopf und Thorax sind unterseits zottig, der Hinterleib kürzer behaart, Geruch stark, eigenartig.

Unter dem Mikroskop: Als Aufhellungsmittel dient neben Chloralhydrat Kalilauge-Perhydrol. Die Flügeldecken bestehen (durchfallendes Licht, aufgehellt) aus zwei Lamellen, die obere ist von polygonalen Maschen gefeldert, dunkelbraun und steht mit der unteren, farblosen Lamelle durch zylindrische Zapfen zweierlei Dicke in Verbindung, die in der Aufsicht teils als dunkelbraune, doppelt konturierte Scheiben (breite Zapfen) teils als helle, runde Punkte (dünne Zapfen) erscheinen. Am Chitinpanzer verschieden lange (bis 600 μ), jedoch auch spitze, eckzahnförmige Haare. — Facettenaugen, aus vier- bis fünfseitigen Polygonen, darunter die Kegelzellen. Ferner Muskelfasern, quergestreift, mit zarter Längsstreifung (Fibrillen) deutlich und Tracheen, verzweigte Röhren mit Chitinleisten (Wandverdickungen ähnlich wie Treppengefäße!).

Pulverdroge: Am auffälligsten die Flügeldecken, im Auflicht grün schillernd, im Durchlicht polygonal gefeldert, mit den Zapfen. Haare verschiedener Größe an Chitinpanzerstücken und isoliert. Tracheenfragmente und quergestreifte Muskeln.

Mikrochemie: Bei der Mikrosublimation des zweckmäßig vorher mit Petrolbenzin entfetteten Pulvers erhält man bei 120—140° schöne Prismen und Nadeln von Cantharidin mit einem Mikroschmelzpunkt von

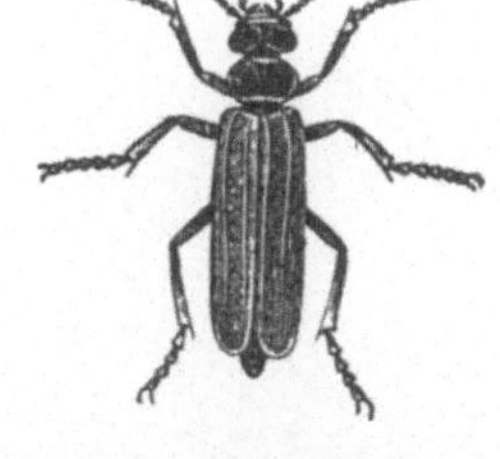

Abb. 364. Spanische Fliege.

217—218°. Beim Behandeln mit Barytwasser wachsen aus den Kristallen Büschel des Baryumsalzes.

Prüfung: Andere Käfer sind in der toto-Droge leicht zu erkennen. Das Cantharidin wird in folgender Weise bestimmt. Prinzip: Dem Rückstand des Chloroformextrakts wird das Fett durch Petrolbenzin (das kein Cantharidin löst) entzogen. Die zurückbleibenden unreinen Cantharidin-Kristalle werden durch Behandlung mit Kaliumpermanganat (das das Cantharidin nicht angreift), gereinigt und nach Entfernung des Braunsteins (durch Superoxyd) mit Chloroform ausgeschüttelt. Der Chloroformrückstand ist reines Cantharidin. Die Reinigung kann rascher auch mittels Aktivkohle erfolgen, die Cantharidin nicht adsorbiert.

Diese in das ÖAB 9 aufgenommene Methode ergab bei längerer gelagerter Droge zu niedrige Werte. Die Ursache dieser Erscheinung konnte folgendermaßen erklärt werden: Der Verdunstungsrückstand des Chloroformextraktes wird mit Petrolbenzin behandelt, um die in erheblichen Mengen vorhandenen Fette zu entfernen. (Das Cantharidin selbst ist bekanntlich in Petroläther völlig unlöslich!). Die im Fett in erheblichen Mengen vorkommenden freien Fettsäuren wirken als Lösungsvermittler, so daß sich etwas Cantharidin im Petroläther löst und so für die Analyse verloren geht. Es wurde daher ein neues Verfahren ausgearbeitet, das die Petrolbenzinbehandlung des Chloroformrückstandes vermeidet.

Prinzip: Der Rückstand des Chloroformextraktes aus der Droge wird mit Lauge verseift und die gesamten Fettsäuren mit Magnesiumsulfat als fettsaures Magnesium gefällt. Das Filtrat wird nach dem Ansäuern mit Chloroform extrahiert und das Chloroform zwecks

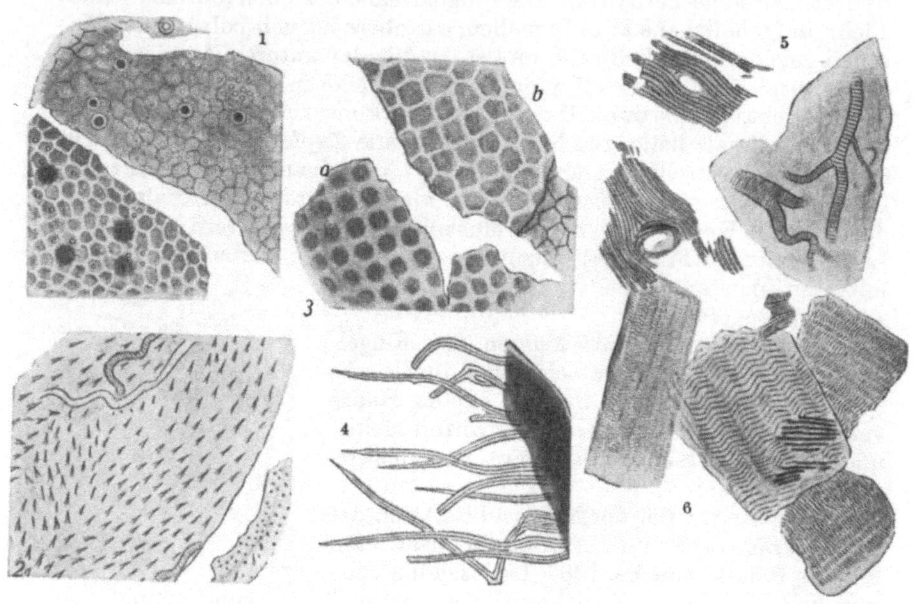

Abb. 365. Cantharides, Pulverbestandteile. *1* obere (harte) Flügeldecke, rechts die Zapfen als Kreise, links (tiefere Einstellung) die polygonale Felderung. *2* u.*4* Chitinpanzer mit Haaren verschiedener Länge. *3* Facettenaugen. *a* bei tiefer (Kegelzellen), *b* bei hoher Einstellung. *5* Tracheen. *6* Teile quergestreifter Muskelfasern. (WASICKY.)

weiterer Reinigung mit Aktivkohle behandelt. Der Verdunstungsrückstand des Chloroformextraktes wird ausgewogen.

Methodik: 8 g Cantharidenpulver werden in einer 100 g-Arzneiflasche mit 80 g Chloroform versetzt, umgeschüttelt und 1 g conc. HCl zugegeben. Man läßt unter öfterem kräftigem Schütteln 14 Std. stehen und filtriert dann durch Watte oder raschlaufendes Filter bei bedecktem Trichter in einen 200 ml-Kolben, den man vorher gewogen hat.

51 g des Filtrates werden am Wasserbad fast verdunstet, 15 ml 20%ige KOH in 2 Portionen zugegeben und unter Umschwenken durch eine halbe Stunde im siedenden Wasserbad erhitzt. Zugabe von 4 g Ammonchlorid gelöst in 25 ml Wasser, kurzes Erwärmen am Wasserbad zur Vertreibung überschüssigen Ammoniaks und tropfenweises

Versetzen mit konz. Magnesiumsulfatlösung (in der Regel genügen 5 ml 10% MgSO$_4$-Lösung), bis keine Fällung mehr entsteht (zugesetztes

Phenolphthalein muß rosa bleiben). Nach dem Abkühlen wird durch Watte vom Niederschlag abfiltriert, mit 2%iger MgSO$_4$-Lösung nachgewaschen und das Filtrat mit zweimal 15 ml CHCl$_3$ zur Entfernung von Verunreinigungen ausgeschüttelt. Die wäßrige Phase wird mit conc. HCl deutlich angesäuert, 15 Min. gelinde erwärmt und dreimal mit 15 ml CHCl$_3$ ausgeschüttelt. Die vereinigten Chloroformextrakte werden nach Trocknen über Chlorkalzium über eine Säule von 0,3 bis 0,5 g Aktivkohle MERCK gegossen. Man fängt in einem gewogenen Wägeglas auf, wäscht den Rückstand mit CHCl$_3$ nach, verdunstet und trocknet den Rückstand bei 60° C. % Cantharidin in der Droge = = Auswaage × 20.

Fel Tauri (*Fel bovis*) Ochsengalle.

Im frischen Zustand klebrige, dickliche, braungelbe bis dunkelgrüne Flüssigkeit, die sich bald zersetzt. Durch Kolieren und Eindampfen (bei höchstens 80°) ist ein grünlich-braunes Extrakt erhältlich, das in Wasser trübe zu einer stark schäumenden Flüssigkeit löslich ist: Fel depuratum (inspissatum). Geschmack widerlich bitter.

Hirudines, Blutegel (*Sanguisuga medicinalis, S. officinalis*), Anneliden.

Der deutsche Blutegel (S. medicinalis) trägt auf der Bauchfläche schwarze Flecken, der ungarische (S. officinalis) keine, beide Egel sind am Rücken ge-

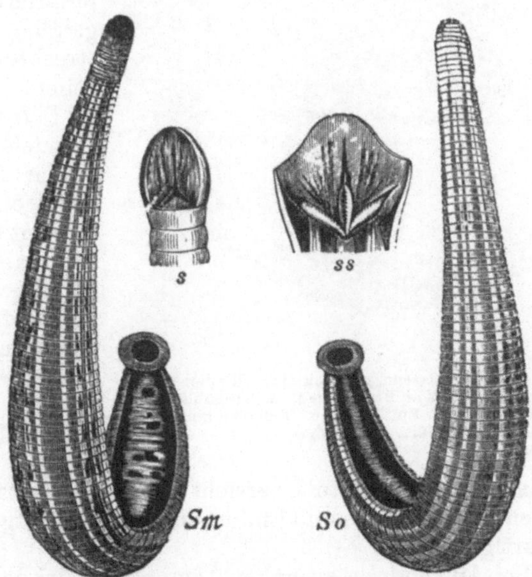

Abb. 366. Hirudines, *Sm* Sanguisuga medicinalis. *So* Sanguisuga officinalis. *s* der Mundnapf, *ss* derselbe aufgeschlitzt. (GILG.)

streift. Das Gewicht soll sich zwischen 2 und 5 g bewegen. Der Mundsaugnapf ist dreistrahlig und mit drei fein gezähnten Kieferplatten besetzt. Ungeeignet sind die am Rücken nicht gestreiften Roßegel. Egel, die bereits am Menschen gesogen haben, erkennt man daran, daß sie etwas Blut lassen, wenn man sie mit Salz oder Asche bestreut oder den Mund mit Essig betupft.

Zu den tierischen Drogen zählen auch die in der Organotherapie verwendeten Drogen wie Thyreoidea, Ovaria, Testes, Hepar, Hypophysis. Pankreas, Thymus. Da selbst in Trockenpulvern aus diesen Drogen — abgesehen von der Schilddrüse — wenig mehr zu sehen ist und zur Zeit in steigendem Ausmaße besonders hergestellte Extrakte verwendet werden, ist eine Besprechung der meisten Organpulver zwecklos.

Glandula Thyreoidea, Schilddrüse (Rinderschilddrüse).

Die Rinderschilddrüse besteht mikroskopisch aus kugeligen, länglichen oder ausgebuchteten Drüsenbläschen, die von einschichtigem, aus kubischen Zellen mit kugeligem Kern bestehenden Epithel umgeben sind und eine zähe Flüssigkeit, das Kolloid enthalten. Zwischen den einzelnen Drüsenbläschen Bindegewebe und viele Capillaren (feinste Blutgefäße) mit langgestreckten Endothelzellen.

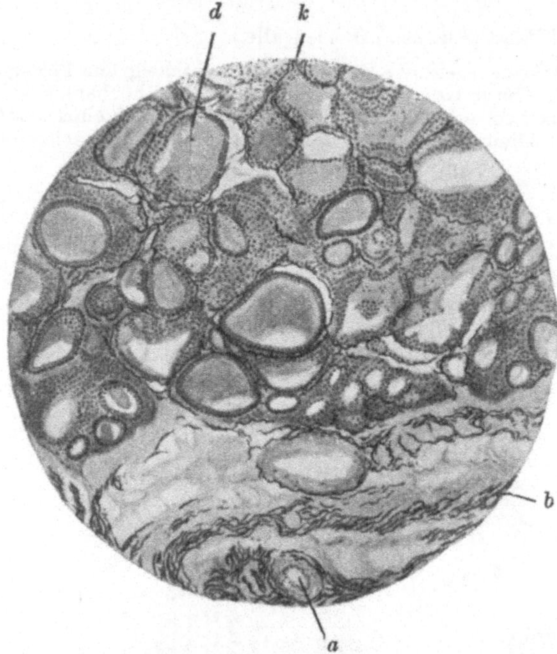

Abb. 367. Schnitt durch ein Parenchymstück einer Rinderschilddrüse. *a* Arterie im Querschnitt, *b* Bindegewebe, *d* Drüsenbläschen mit Kolloid als Inhalt, von Epithelzellen (Punkte) umgeben, *K* Blutkapillare. (WASICKY.)

Pulverdroge: Im Handels - Trockenpulver (Präparat in 10%iger Kalilauge) erkennt man die Kolloide als glänzende, schollige Gebilde. Details zeigt ein Präparat in Bismarckbraunlösung: (0,5% in 10%iger Essigsäure). Die Zellkerne werden braun gefärbt, wodurch sich eine gute Übersicht über die Bestandteile, wie Drüsenbläschen, Bindegewebe und Endothelzellen der Blutgefäße ergibt. Geruch eigenartig.

Prüfung: Bei Anwendung zu hoher Temperatur bei der Trocknung würde ein Auszug mit Wasser (in der Kälte) beim Aufkochen mit einigen Tropfen Essigsäure keine Fällung von Eiweiß ergeben. Das Eiweiß der Schilddrüse wäre in diesem Falle unlöslich geworden. Anorganisches Jod darf nicht vorhanden sein.

Wertbestimmung (ÖAB 9):

1. Bestimmung des organ. Jods (0,2%). Nach erfolgter Mineralisierung durch Schmelzen mit Alkali wird das entstandene Jodsalz mit Br zu Jodat oxydiert, das überschüssige Br entfernt und nach der Methode von WINKLER: $KJO_3 + 3\,H_2SO_4 = 3\,J_2 + 3\,K_2SO_4 + 3\,H_2O$ die versechsfachte Jodmenge titriert.

2. Als Thyroxinjod werden die in Butanol löslichen Jodverbindungen (Jodierte Thyronine auch PBJ) bezeichnet, sie werden mittels Barytwasser frei gesetzt und aus saurem Milieu mit Butanol ausgeschüttelt. Dijodtryrosin wird mit wäßrigem Alkali aus der Butanollösung entfernt. In letzterer wird nach 1. das Jod bestimmt.

Gehaltsbestimmung (ÖAB 9):

1. 0,2500 g getrocknete Schilddrüse werden in einer Nickelschale mit 5 ml Wasser und 3 g Natriumhydroxyd versetzt, durchgemischt und leicht erwärmt. Hierauf verdunstet man die Flüssigkeit über kleiner Flamme, ohne die sich bildende Karbonathaut durch Umschwenken zu zerstören. Die trockene Masse wird weiter erhitzt (Verflüssigung und lebhaftes Schäumen). Wenn nur mehr wenige Bläschen aufsteigen, streut man einige Körnchen Kaliumnitrat auf die Schmelze, bis keine Gasentwicklung mehr eintritt. Man löst in heißem Wasser, filtriert durch ein feinporiges Filter in einen 250 ml fassenden Erlenmeyerkolben, wäscht die Schale und das Filter mit heißem Wasser nach und ergänzt die Flüssigkeit auf ein Volumen von etwa 100 ml. Nun versetzt man mit 10 ml conc. Essigsäure und fügt sodann Bromwasser bis zur Gelbfärbung hinzu. Nach einem weiteren Zusatz von 5 ml Bromwasser läßt man den Kolben verschlossen 15 Min. lang stehen. Man entfärbt durch tropfenweisen Zusatz von Ameisensäure, schüttelt kräftig um und versetzt mit etwa 10 mg Natriumsalizylat. Nach Zusatz von 1 g Kaliumjodid und 15 ml verdünnte Schwefelsäure titriert man das ausgeschiedene Jod mit 0,01 n Natriumthiosulfat — 1 ml entspricht 0,2115 mg Jod. Für die eingewogene Menge sollen 2,36 ml Maßlösung (= 0,2% organisch gebundenes Jod) verbraucht werden.

2. 1,000 g getrocknete Schilddrüse wird in einem 200 ml fassenden Rundkolben mit 4 g Bariumhydroxyd und 50 ml heißem Wasser versetzt und unter Umschütteln leicht erwärmt, bis sich das Bariumhydroxyd gelöst hat. Hierauf kocht man unter Rückflußkühlung in einem Sandbad 6 Stunden lang. Die erkaltete Flüssigkeit wird in einem Scheidetrichter nach Einstellen auf pH 4 mit 90 ml n-Butanol extrahiert. Nach 15 Stunden wird die abgetrennte Butanollösung mit 40 ml 12,5%iger Na_2CO_3 + 45 ml conc. NaOH (R) durchgeschüttelt. Nach 4 stündigem Stehen wird die abgetrennte Butanollösung nochmals mit dem halben Volumen der Na_2CO_3-NaOH Mischung geschüttelt. Das nach 4 Stunden abgetrennte Butanol wird in Vakuum abdestilliert und der Rückstand nach Lösen in H_2O in der Nickelschale verdunstet und wie bei 1. das organische Jod bestimmt: Man erhält das Thyroxin-Jod. Es sollen 2,13—2,60 ml Thiosulfatlösung verbraucht werden, entsprechend 0,045—0,055 Thyroxinjod.

14. Anhang.

a) KurzeMorphologie undAnatomie der wichtigstenPflanzenfamilien.

Coniferen.

Cupressaceen: Meist schuppenförmige, gekreuztgegenständige oder dreiwirtelige Blätter, Blüten (männliche) achselständig oder endständig, Pollen ohne Luftsäcke, Antherenschuppen schildförmig mit drei bis sechs Antheren, Blüten (weiblich) in den Achseln von Deckblättern und Fruchtschuppen (Achsengebilde), die später holzig oder fleischig werden, mit ein bis mehreren Paaren oder Wirteln von Carpellen. Frucht ist ein Zapfen, Ölräume in Blättern und Beerenfrüchten. Drogen: Juniperus, Sabina.

Monocotyledonen.

Gramineen: Stengel knotig gegliedert, Blatt bandartig, ungestielt, parallelnervig, abwechselnd mit Stengel umfassender Scheide und Ligula. Zwitterblüte in der Achsel einer Deckspelze (oft begrannt) mit einer häutigen Vorspelze und zwei zweiteiligen Vorblättern. Eine oder meist mehr Blüten zu einem Ährchen zusammengeschlossen, das von zwei derben, oft begrannten Hüllspelzen umgeben ist. Die Ährchen sind zu einer zusammengesetzten Ähre vereinigt. Drei Antheren, durch Längsriß sich öffnend. Fruchtknoten ein Carpell, zwei fedrige Narben. Frucht Caryopse mit tiefer Furche (Bauchnaht). Same mit reichlichem Endosperm, dem vorn der Embryo anliegt. Endosperm mit Stärkekörnern und Eiweiß. Äußerste Zellschichten kubisch, stärkefrei, mit fettem Öl und Eiweiß. (Aleuronschicht). Rest des Nucellus als hyaline Schicht, Samenschale aus kollabierten Zellen, braun und dünn. Diese mit der Frucht verwachsen, die aus verschiedenen Schichten (Epidermis mit Haaren, Mittelschicht, Querzellen usw.) besteht. Auch die Spelze kann mit der Frucht verwachsen sein und zeigt außen stark verdickte wellig buchtige, verzahnte Epidermiszellen und Kieselzellen, zugespitzt oder Zwillingszellen; darunter Faserhypoderm. Das Rhizom zeigt einen von einer Endodermis (U-förmig verdickte Zellen) umschlossenen Gefäßbündelring und hohles Mark. Drogen: Agropyron, Hordeum.

Araceen: Blüten als „Kolben" mit umhüllenden Scheidenblättern (oft 1 Kolben mit Spatha). Actinomorphe dreizählige Blüten, 3 Carpelle oft zu dreifächerigem Fruchtknoten verwachsen. Endosperm oft in charakteristischer Weise verdickt. Drogen: Areca, Calamus.

Liliiflorae: Blatt parallelnervig scheidig, Blüten meist dreizählig zwittrig, aktinomorph, Fruchtknoten aus drei Carpellen, syncarp drei- oder mehrfächerig mit mehreren zentralwinkelständigen Samenanlagen. Frucht: Kapsel- oder beerenartige Früchte. Rhizom und Wurzel nach Monocotylentypus. Drogen: Allium, China (Tuber), Colchicum, Convallaria, Crocus, Iris, Sabadilla, Sarsaparilla, Scilla, Veratrum.

Zingiberaceen: Krautige Pflanzen, fiedernervige, scheidige, asymmetrische Blätter. Blüte zygomorph. Nur eine fertile Anthere, andere zur Ligula entwickelt. Zwitterig, dreifächeriger Fruchtknoten mit zentralwinkelständigen Samenanlagen. Kapselfrucht dreiklappig aufspringend, Same häufig mit Arillus, Perisperm und Endosperm vorhanden. Rhizome sympodial verzweigt, Monocotylen-Typus. Mikroskopisch durch Ölzellen und häufig durch charakteristische Stärkekörner gekennzeichnet. Drogen: Cardamomum, Curcuma, Galanga, Zedoaria, Zingiber.

Dicotyledonen.

Choripetalae, getrenntblumenblättrige Pflanzen:

Monochlamydeen (einfache Blütenhülle). *Fagales* (Corylaceen, Fagaceen): Blätter ungeteilt, Blüten getrennt geschlechtig, monözisch, meist in Ähren (Kätzchen), Fruchtknoten mehrfächerig, Griffel fadenförmig, bei Fagaceen mit Cupula (ringförmige Achsenwucherung), einsamige, nußartige Schließfrüchte. Mikroskopisch Drüsenhaare (den Labiaten ähnlich) auf den Blättern. Drogen: Betula, Castanea, Quercus, Salix.

Moraceen: Krautige Pflanzen, Blüte mit Vorblättern, cymös, eingeschlechtig, ein- oder zweihäusig, männliche Blüten fünfzählig. Fruchtknoten aus verwachsenen zwei Carpellen mit meist zwei Griffeln. Frucht häufig eine Nuß. Cystolithen in der Basis der Haare. Drogen: Glandulae Lupuli, Cannabis.

Piperaceen: Blatt mehrnervig, ungeteilt. Blüten in Ähren (terminal), Fruchtknoten verwachsen aus mehreren meist drei Carpellen, Samenanlage einfächerig mit einer basalen Samenanlage. Beere oder Steinfrucht. Endosperm und Perisperm. Ätherisches Öl in Ölzellen. Drogen: Cubeba, Kawa-Kawa, Piper.

Chenopodiaceen: Kräuter mit oft fleischigen Blättern, knäuelartigen Partialblütenständen, traubig, Blüten regelmäßig fünfzählig meist mit 5 Hüllblättern. Frucht oft eine Nuß, kampylotrope Samenanlage. Mikroskopisch Haare mit blasiger Endzelle Kristallsand im Mesophyll, Wassergewebe (dickliche Blätter!), Stengel mit anormalem Cambium (im Pericykel), das nach innen Fasern und kollaterale Gefäßbündeln produziert. Drogen: Chenopodium.

Caryophyllaceen: Blätter ganzrandig, ungeteilt, gegenständig, zwittrige, fünfzählige, meist regelmäßige, in cymösen Blütenständen stehende Blüten. Corollblätter frei. Fruchtknoten meist oberständig. Frucht Kapsel- oder Schließfrucht. Viele Pflanzen saponinhaltig. Drogen: Herniaria, Saponaria rubra und alba.

Dichlamydeen (doppelte Blütenhülle). *Ranunculaceen:* Wechselständige z. T. ungeteilte Blätter, zwittrige, aktinomorphe Blüten, zahlreiche freie Stamina. Corollinisches Perianth mit Hülle aus Hochblättern oder mit „Honigblättern", aus Staminodien hervorgegangen. Die Fruchtknoten oberständig, Carpelle meist mehrere, frei. Früchte (apocarp) häufig geschnäbelte Balgfrüchte von charakteristischem Aussehen, auch Nüßchen. Samen einer oder viele. Drogen: Aconitum, Adonis, Helleborus, Pulsatilla, Hydrastis, Podophyllum.

Lauraceen: Blätter meist ledrig, ungeteilt, Blütenstand rispig, Blüte aktinomorph, meist dreizählig, ober- oder mittelständiger Fruchtknoten,

Antheren öffnen sich in Klappen, einfächerige, beerenartige Steinfrüchte. Embryo mit zwei großen Cotyledonen, kein Endosperm. Sehr häufig ätherisches Öl in Ölzellen, ferner Schleimzellen. Drogen: Cinnamomum, Coto, Laurus, Sassafras.

Papaveraceen: Blätter geteilt, Blüte mit vier Corollblättern, vier bis viele Stamina. Fruchtknoten aus zwei oder mehreren (bis 16) Carpellen, einfächerig. Frucht vielsamige Kapsel (oft unvollständig gefächert), mit Klappen oder Löchern sich öffnend. Same mit ölhaltigem Endosperm. Häufig gegliederte Milchsaftröhren, darin verwandte Alkaloide enthalten. Drogen: Chelidonium, Corydalis, Fumaria, Papaver (Opium).

Cruciferen: Wechselständige Blätter, Blütenstände traubig, Blüte actinomorph, vierzählig, zwei längere und zwei kürzere Stamina, zwei Carpelle, oberständig. Frucht eine Schote. Same: Keimling stark entwickelt, gekrümmt, meist kein Endosperm. Samenschale mit Schleim in der Epidermis, in der Samenschale oft eine Schicht verdickter Sklereiden (Becherzellen). Drogen: Bursa pastoris, Cochlearia, Eruca, Sanicula (die Droge stammt nämlich oft von der Crucifere Cardamine enneaphylla), Sinapis.

Violaceen: Ganzrandige Blätter mit zwei Nebenblättern, fünfzählige, aktinomorphe oder zygomorphe Blüten. Das vordere Kronblatt gespornt. Oberständiger Fruchtknoten, Frucht dreilappig aufspringende Kapsel. Mikroskopisch einzellige, verdickte, spitzkegelförmige, cuticular längsgewarzte Haare. Drogen: Viola tricolor, V. odorata.

Rosaceen samt Unterfamilien: Wechselständige Blätter mit Nebenblättern, Blütenstand racemös. Blüte aktinomorph, zwittrig, fünfzählig, apopetale Corolle, oft mit Außenkelch, viele Stamina. Blütenachse oft schüsselförmig (Fruchtknoten dann mittelständig) oder mit dem Fruchtknoten verwachsen (dieser ist dann unterständig). Die Carpelle bei Blüten mit oberständigem Fruchtknoten häufig in größerer Zahl vorhanden und meist frei (apocarp), bei unterständigen Blüten fünf Carpelle oder weniger, diese sind dann verwachsen (syncarp). Steinfrüchte, häufig Scheinfrüchte, bedingt durch Fleischigwerden des Blütenbodens und der Achse, seltener Kapselfrüchte. Behaarung der Blätter: typische Rosaceenhaare, verschieden lang, einzellig, gerade oder gewunden mit kochlöffelförmiger, verdickter, getüpfelter Basis in die Epidermis eingesenkt. Nebenzellen der Spaltöffnung vier oder fünf an der Zahl. Als Inhaltsstoffe: Blausäureglykoside Gerbstoff. Drogen: Agrimonia, Alchemilla, Amygdalus, Anserina, Crataegus, Cydonia, Fragaria, Koso, Prunus spinosa, Quillaja, Rosa, Rubus, Sorbus, Spiraea, Tormentilla.

Leguminosen: (Zwei Unterfamilien.) Gefiederte Blätter, apopetale, zygomorphe, selten regelmäßige Blüten, zwittrig, fünfzählig, racemöse Blütenstände, ein Carpell, zehn Antheren. Frucht eine Hülse, an der Bauchnaht aufspringend, seltener geschlossen und durch Querwände gekammert. Samenschale aus verdickten, zugespitzten, an der Spitze verschleimten, palisadenartigen Zellen, am Querschnitt mit „Lichtlinie". Unter diesen Epidermiszellen eine oder mehrere Schichten „Trägerzellen". Same meist ohne Endosperm.

a) *Caesalpiniaceen:* Zygomorphe Blüten, fünfzählig; häufig Gerbstoff vorkommend. Drogen: Cassia fistula, Ceratonia, Haematoxylon, Ratanhia, Senna, Tamarindus.

b) *Papilionaceen:* Blätter gefiedert. Schmetterlingsblüte: Das hintere unpaare, in der Knospe die anderen Blätter deckende Corollblatt = die Fahne. Die beiden seitlichen = die Flügel, diese sind häufig genagelt. Die beiden vorderen Corollblätter, die verwachsen sind, bilden das Schiffchen, das kahnförmige Gestalt besitzt. Darin finden sich die Antheren und der längliche Stempel. Antheren meist zehn frei oder verwachsen, oder neun verwachsen und eines frei. Embryo im Samen gekrümmt. Mikroskopisch sind die dreizelligen Papilionatenhaare zu erwähnen. Sie bestehen aus zwei kleinen Basalzellen und einer langen, cuticular gewarzten Endzelle. Das Kelchmesophyll enthält häufig eine Kristallschicht. Auf die charakteristischen Samenschalenpalisaden wurde oben hingewiesen. Drogen: Arachis, Araroba, Foenum graecum, Genista, Liquiritia, Melilotus, Ononis, Perubalsam, Phaseolus, Piscidia, Santalum, Spartium (Calabar), Tolubalsam, Toncabohne, Traganth.

Myrtaceen: Ganzrandige, oft durchscheinend punktierte, gegenständige Blätter, vier- bis fünfzählige, zwittrige, aktinomorphe Blüten mit unterständigem Fruchtknoten, einzeln oder in traubigen Blütenständen. Stamina zahlreich, oft zu Bündeln verwachsen. Fruchtknoten ein- bis mehrfächerig. Frucht häufig eine Beere, auch Steinfrucht. Ein bis zwei Samen ohne Nährgewebe. In der ganzen Pflanze finden sich lysigene Ölräume. Drogen: Anthophylli, Caryophylli, Eucalyptus, Piment.

Malvaceen: Einfache oder gelappte handnervige Blätter mit fünfzähligen, actinomorphen, zwittrigen Blüten in traubigen Blütenständen. Corollblätter frei, Stamina viele, alle an den Filamenten zu Bündeln verwachsen. Häufig gedrehte Knospenlage der Corolle. Fruchtknoten oberständig, synkarp. Frucht typische Spaltfrucht, scheibenförmig, in etwa zehn einsamige Teilfrüchte zerfallend. Mikroskopisch sind Schleimzellen zu erwähnen, ferner die bekannten Malvaceen-Sternhaare, bestehend aus zwei oder mehreren einzelligen, mit der getüpfelten Basis in die Epidermis eingesenkten, steifen Haaren und die grobstacheligen Pollenkörner. Drogen: Althaea, Gossypium, Malva. (Tilia: 1 samige Nuß).

Rutaceen: Blätter durchscheinend punktiert (Ölräume), einfach oder zusammengesetzt. Blüten meist aktinomorph, und fünfzählig. Antheren doppelt so viele als Corollblätter. Diskus, Frucht häufig eine Beere oder Steinfrucht. Mikroskopisch sind die meist lysigenen Ölräume typisch. Ferner häufig Diosmin oder Hesperidin in Sphärokristallen vorkommend. Drogen: Aurantium, Citrus, Bucco, Pilocarpus, Ruta.

Umbelliferen: Blattspreite meist mehrfach geteilt, oft fiederschnittig, wechselständige Blätter. Die zwittrigen Blüten in der Regel aktinomorph, Randblüten zuweilen zygomorph, in einfachen oder zusammengesetzten Dolden. Hülle und Hüllchen vorhanden oder fehlt. Blüte fünfzählig mit unscheinbarem Kelch. Zwei Carpelle verwachsen zu unterständigem Fruchtknoten mit Griffelpolster. Spaltfrüchte, in zwei einsamige Achaenen sich spaltend; diese hängen an der Fugenseite an

einem gegabelten Carpophor. Frucht zeigt außen Längsrippen (Gefäßbündel) und dazwischen Tälchen (Ölstriemen). Same mit Frucht verwachsen, enthält das typische Umbelliferenendosperm, farblose Zellen,
etwas verdickt, mit Oxalatdrusen aus den Aleuronkörnern stammend,
wobei letztere sich in Wasser und Chloral lösen; es bleiben daher die
Oxalatdrusen zurück. Ferner schizogene Sekretgänge in Wurzeln und
Rhizomen. Drogen: Ammoniacum, Angelica, Anisum, Asa foetida, Carvum, Conium, Coriander, Cuminum, Eryngium, Foeniculum, Galbanum,
Levisticum, Imperatoria, Petroselinum, Pimpinella, Sanicula, Cicuta.

Sympetalae (verwachsenblütenblättrige Pflanzen): *Ericaceen:* Blätter
ganzrandig, häufig steif. Blüten in Trauben und Rispen, aktinomorph,
vier- bis fünfzählig mit oft glockenförmig verwachsenen Corollblättern.
Antheren frei inseriert, mit Poren sich öffnend. Vier bis fünf Carpelle
mit zentralwinkelständigen Samenanlagen. Frucht häufig eine Beere.
Drogen: Ledum, Myrtillus, Uva ursi, Vaccinium vitis idaea.

Labiaten: Vierkantiger Stengel. Nicht zusammengesetzte, bei Lupenbetrachtung drüsig punktierte, dekussierte Blätter. Zygomorphe Blüten,
fünfzählig, in trugdoldigen Blütenständen (Scheinquirle). Kelch röhrig
gezähnt, zweilippig, Corolle im unteren Teil röhrig, oben zweilippig mit
meist zweispaltiger Oberlippe und dreispaltiger Unterlippe. Vier Antheren, davon häufig zwei kürzer, zwei länger. Fruchtknoten oberständig
(an dessen Basis ein Diskus) aus zwei Carpellen, durch falsche Scheidewände vierfächerig, zwischen vier Kammern steht der Griffel. Die Frucht
zerfällt daher in vier einsamige Nüßchen. Mikroskopisch hervorzuheben:
Labiatendrüsen auf der Epidermis mit einzelligem Stiel und vier bis
zwölf sezernierenden Zellen. Cuticula blasig abgehoben, darunter das
ätherische Öl. Ferner Gliederhaare, häufig cuticular gestreift. Die Spaltöffnungen besitzen zwei ihre Pole umfassende Nebenzellen. Epidermis
stark wellig. Pollenkörner mit sechs meridianen Spalten (Poren). In der
Regel keine Oxalatkristalle im Blatt. Drogen: Basilicum, Galeopsis,
Hedera terrestris, Hysop, Lamium, Lavandula, Leonurus, Majoran,
Marum verum, Marrubium, Melissa, Mentha, Origanum, Orthosiphon,
Rosmarin, Salvia, Satureja, Serpyllum, Thymus.

Scrophulariaceen: Blüten zwittrig, mehr oder weniger zygomorph,
sympetale fünfzählige Corolle, häufig zweilippig, 5 ($-$ 1 bis $-$ 3)
Stamina. Fruchtknoten oberständig, zweifächerig. Frucht Kapsel oder
Beere mit vielen Samen. Drogen: Digitalis, Euphrasia, Gratiola, Linaria,
Veronica, Verbascum.

Solanaceen: Blätter geteilt oder ungeteilt, einfach, wechselständig.
Zwitterblüten, fünfzählig, meist aktinomorph. Corolle verwachsen-
blättrig. Fruchtknoten oberständig, zwei- bis mehrfächerig, Frucht viel-
samig, Beere oder Kapsel. Same mit Nährgewebe und gekrümmtem
Embryo. Bikollaterale Gefäßbündel. Kristallsand häufig vorkommend,
auch Drusen und Einzelkristalle aus Calciumoxalat. Epidermis wellig,
Spaltöffnungen zuweilen von drei ungleich großen Nebenzellen umgeben. Epidermis der Samenschale an den Seiten- und Innenwänden
aus stark verdickten und geschichteten, welligen oder polygonalen

Zellen bestehend. Drogen: Belladonna, Dulcamara, Capsicum, Hyoscyamus, Nicotiana, Stramonium.

Gentianaceen: Ungeteilte, gegenständige, nebenblattlose Blätter. Cymöse Blütenstände mit röhrigem Kelch, sympetaler, trichterförmiger, gelappter Corolle. Die Antheren frei, der Corolle eingefügt. Oberständiger Fruchtknoten mit zwei Carpellen. Kapselfrucht mit zwei Klappen aufspringend, viele Samen. Häufig Bitterstoffe enthaltend. Drogen: Centaurium, Gentiana, Trifolium.

Apocynaceen: Ungeteilte, ganzrandige, gegenständige Blätter. Aktinomorphe Blüten vier- bis fünfzählig. Oberständiger Fruchtknoten mit zwei Carpellen und vielen Samenanlagen, Griffel mit kopfförmiger Verdickung. Frucht aus zwei Balgkapseln bestehend, Samen flach mit Flügel oder Haarschopf. Ungegliederte Milchsaftschläuche und bikollaterale Gefäßbündel. Drogen: Nerium, Quebracho, Strophanthus.

Rubiaceen: Blätter ganzrandig, dekussiert mit Nebenblättern, Zwitterblüten actinomorph. Corolle mit langer Röhre und vier bis fünf freien Zipfeln. Fruchtknoten unterständig. Frucht 2fächrige Kapsel mit meist zahlreichen Samen, auch Steinfrüchte kommen vor. Die zwei oder drei ziemlich kleinen Nebenzellen der Spaltöffnungen sind parallel zum Spalt angeordnet. Drogen: Asperula, China, Coffea, Ipecacuanha, Yobimbe.

Compositen: Blätter verschiedenartig. Blütenstand ein Köpfchen. Auf dem Blütenboden, der nackt oder mit Spreublättern besetzt sein kann, finden sich: 1. Röhrenblüten (= Scheibenblüten), zwittrig mit zylindrischem, unterständigen, einfächerigen Fruchtknoten, röhriger Corolle mit fünf Zipfeln. Antheren zu einer Röhre verklebt, Griffel mit zweischenkeliger Narbe; 2. Randblüten (= Zungenblüten) mit zungenförmiger Corolle, weiblich, Fruchtknoten wie vorher, keine Stamina. Pappus-Haarkranz (= umgewandelter Kelch), dem unterständigen Fruchtknoten aufsitzend, vorhanden oder fehlt. Hüllkelchblätter am Rande häutig, sich dachziegelförmig deckend umgeben den Blütenboden, Frucht ist eine Achaene, einsamig. Mikroskopisch auffällig sind: Compositendrüsen, bestehend aus paarweise, etagenförmig angeordneten Zellen mit abgehobener Cuticula, ätherisches Öl enthaltend. Ferner Haare mit mehrzelligem Stiel aus kurzen Zellen und langer (zuweilen quergestellter) Endzelle, die steif oder gewunden sein kann. Im Mesophyll des Hüllkelches Sklerenchymplatten. In Rhizomen und Wurzeln häufig schizogene Sekretbehälter. An besonderen Inhaltsstoffen ist, abgesehen vom Phytomelan, das Kohlehydrat Inulin zu nennen, das an Stelle der Stärke vorhanden ist. Pollenkörner stachelig oder dreiseitig gerundet mit drei runden Poren. Exine grobstachelig oder glatt. Die Hauptmenge der Drogen reiht sich unter die Tubuliflorae, die Röhren- und Zungenblüten in wechselndem Verhältnis besitzen: Absynth, Bardana, Arnica, Artemisia, Calendula, Carlina, Carduus, Carthamus, Centaurea Caynus, Chamomilla, Cina, Farfara, Grindelia, Inula, Millefolium, Pyrethrum, Spilanthes, Stoechados, Tanacetum, Virgaurea.

Nur wenige Stammpflanzen von Drogen gehören zu den Liguliflorae,
bei denen die Corolle beider Blüten zungenförmig ist. Sie enthalten
an Stelle der Ölräume gegliederte Milchsaftschläuche: Lactuca,
Taraxacum, Cichorum, Cynara scolymus.

b) Geschnittene Drogen (Teeanalyse).

Folgende Aufstellung soll die Erkennung einzelner Drogen in Teegemischen (in geschnittenem Zustand) erleichtern, wobei es sich hier
weniger um einen sog. „Gang" handelt, nach dem eine Droge auf-
gefunden werden soll, sondern es ist auf Grund einzelner, leicht zu
erkennender Merkmale die große Masse der Drogen in Gruppen unter-
teilt, so daß zur Differenzialdiagnose nur mehr noch wenige Drogen in
Frage kommen. Es ist daher nicht angängig, erst unmittelbar vor der
durchzuführenden Teeanalyse die Aufstellung durchzulesen, es muß
vielmehr dieselbe während des Studiums der Schnittdrogen öfter zur
Hand genommen und durchgearbeitet werden.

Wie schon in der Einleitung zu den „Herba" erwähnt wurde, darf
man sich bei der Teeanalyse nicht nur mit makroskopischen Kennzeichen begnügen, da diese nicht immer zur Unterscheidung der Drogen
ausreichen. Es muß vielmehr, abgesehen von der Lupe, die die Erkennung von Haaren (Borstenhaaren, Drüsenhaaren), Vertiefungen im
Blatt und Wurzelquerschnitten gewährleistet, auch noch das Mikroskop
herangezogen werden, teils um Gruppenmerkmale (ich verweise auf die
Morphologie und Anatomie der wichtigsten Pflanzenfamilien auf S. 316)
wie Hautdrüsen (Labiaten oder Compositen) oder typische Epidermen
festzustellen, teils um dann bei der engeren Wahl zwischen den in
Betracht kommenden Drogen unterscheiden zu können.

Beim Studium der Schnittdrogen ergibt es sich übrigens meist, daß
ein Teil derselben sofort an irgendeinem hervorstechenden Merkmal erkannt wird, beim Rest ist allerdings ein näheres Eingehen auf die besonderen Merkmale nötig.

Bei der Analyse eines Gemisches geschnittener Drogen (eines Tees)
ist von vornherein leicht zu erkennen, ob ein Blatt, eine Blüte, Samen
oder Früchte vorliegen, wenn auch letztere teilweise zerquetscht sein
können. Allfällige Stiele und Stengel sind Bestandteile von Blättern
und Kräutern, wenn wir von den Stipites Dulcamarae, Cerasi, Visci ferner
Herba Ephedrae und Equiseti absehen, welche nur aus stengeligen
Organen bestehen. Die Unterscheidung von Hölzern — Wurzeln —
Rinden ist im allgemeinen makroskopisch leicht durchzuführen, wenn
man die mehr oder weniger gebogenen Stückchen mit glatter Innenseite,
die die Rinden auszeichnen, beobachtet. Sicheren Aufschluß gibt die
mikroskopische Betrachtung.

Größere Schwierigkeiten bereiten die Kräuter, in denen Blätter,
Blüten, Stengel und Früchte nebeneinander vorkommen. Da die „Flores" und die „Fructus" in den meisten Fällen ohne weiteres erkannt
werden, stellen die außerdem in den Kräutern gefundenen Blüten,
Früchte und Samen, oft auch die Kelche ein charakteristisches Kennzeichen für die betreffende Kräuterdroge dar. Auch die Beschaffenheit

der Stengel erleichtert die Erkennung. Übrig bleiben noch die Blattfragmente, die in gleicher Weise von den Herba und den Folia stammen
können und ein genaueres Eingehen auf die Merkmale erfordern.
Die Blattfragmente werden daher hinsichtlich ihrer Größe, Farbe, Behaarung (Differenz der Ober- und Unterseite), Konsistenz, Punktierung
und Nervatur untersucht. Bei den Rinden ergibt die verschiedene Dicke
eine Möglichkeit der Unterscheidung. Hölzer werden an der Farbe
unterschieden. Bei den Wurzeln und Rhizomen dienen die Form (ob
von dicken oder dünnen Stücken stammend), Merkmale des Querschnitts, die Farbe und die Konsistenz und schließlich einfache Reaktionen (Stärke, Inulin, Emodine, phlorogluzinhaltige Inhaltsstoffe) zur
Unterscheidung.

I. Kräuterdrogen mit Blättern, Stengeln, Blüten, Früchten,
ferner Blattdrogen.

Blattfragmente.

Blattrand. Auffällig gezähnt oder gesägt: Folia Myrtilli, Bucco,
Mentha crispa, (Digitalis), Ilex aquifolium.

Unbehaarte Blätter. a) *Äußerlich kahle, im Tee wenig zerbrochene,
also kleine oder schmale Blätter.* Folia Uvae ursi, Vitis idaeae (punktiert,
Spitze ausgerandet), Myrtilli (gesägt), Rosmarini (nadelförmig), ebenso
Ledi palustris (braun). Herba: Polygoni avicularis (Ochrea), Saturejae
und Serpylli (nicht eingerollt), Majoranae (oval), Rutae (Ölräume),
Hyssopi (Drüsen), Herniariae (kleinste Blätter), Linariae, Euphrasiae,
Droserae (braun Tentakeln).

Lanzettliche, schmale Stücke eines fiederteiligen Blattes: Herba
Adonidis (nadelförmig), Millefolii, Conii.

b) *Ledrig, steif, zerbrechlich, kahl, im Tee zerkleinerte Blätter.* Folia:
Bucco, Aurantii, Jaborandi, Eucalypti (alle punktiert), Mate und Boldo
(Höcker) beide sehr steif, ebenso Lauri, Sennae, Castaneae, Cerasi,
Fraxini. Herba: Visci (gelbgrün), Grindeliae (harzig, punktiert),
Chenopodii (dicklich mit Kristallsand). Dazu: Fruct. Sennae (braun,
ledrig) und Phaseoli (graugelb bzw. weißlich, seidig).

c) *Äußerlich kahle, z. T. gefaltete, ursprünglich größere Blätter.* Folia:
Belladonnae (Kristallsand, Lupe), Stramonii (Nerv gelb, runzelig),
Hyoscyami (Nerv flach, behaart), Menthae und Melissae (Geruch),
Betulae, Juglandis (Nervatur), Taraxaci, Ribes nigri, Hamamelidis.
Herba: Basilici, Veronicae, Virgaureae. Stark gefaltet: Folia Plantaginis (dunkel), Digitalis lanatae, Galegae. Herba: Convallariae, Asperulae. Etwas dicklich: Folia Trifolii (bitter), Herba: Chenopodii, Pulmonariae, Orthosiphonis (Drüsen).

Behaarte Blätter: a) *Makroskopisch schwach behaart, unter der Lupe
deutlich behaart.* Folia: Malvae. Herba: Pulmonariae (Haare, Basis
blasenförmig), Agrimoniae, Alchemillae, Eupatorii cannabini. Thymi
(eingerollt), Majoranae (oval, klein). Stacheln und Borsten: Herba:
Urticae (tiefgrün-blaugrün), Rubi fruticosi (Veronicae).

b) *Nur oder hauptsächlich unterseits behaarte Blätter.* Folia: Farfarae.
Herba: Rubi fruticosi (einzelne stachelige Haare an Stengel und Haupt-

nerv), Fragariae (sec. Nerven parallel, Rosaceenhaare), Anserinae, Marrubii, Mari veri (behaarte Kelche), Artemisiae (lanzettlich), Leonuri cardiacae, Menthae aquaticae.

c) *Beiderseits stark behaart.* Folia: Salviae, Digitalis (Nervatur), Althaeae. Herba: Absinthii (lanzettlich), Pulsatillae.

Punktierte Blätter: a) *Drüsig punktiert bzw. grubig vertieft* (Punkte auf der Oberfläche, nicht in der Durchsicht). (Alle Labiaten!) Folia: Betulae (Nervatur netzig), Menthae, Melissae, Vitis idaeae. Herba: Origani, Thymi, Serpylli, Gratiolae, Basilici, Chenopodii (viel Kristallsand), Hyssopi, Saturejae, Orthosiphonis, Galeopsidis, Tanaceti, Hederae terrestris (Grindeliae, harzig glänzend). Folia: Hamamelidis und Boldo besitzen Punkte = Erhebungen! (Juglans wenige.)

b) *In der Durchsicht punktiert, Ölräume im Blatt,* die allerdings auf der Blattoberfläche auch sichtbar sind. Folia: Aurantii, Jaborandi, Eucalypti, Bucco. Herba: Hyperici, Rutae.

Stachelspitzige Organe (Blatt, Blüte). Herba: Cardui, Galeopsidis (Kelch stachelspitzig), Eryngii plani.

Nervatur. a) *Parallelnervig oder (in Fragmenten) scheinbar parallelnervig (gefaltet).* Herba: Convallariae, Adianti, Plantaginis, Asperulae. Folia: Digitalis lanatae, Pulsatillae (sec. Nerven parallel).

b) *Netzadrig.* Folia: Betulae (polygonale, enge Maschen), Hamamelidis punktiert (Idioblasten!), Juglandis (rechteckige Maschen), Digitalis purpureae, Salviae. Herba: Virgaureae. Flores Tiliae (Hochblatt).

Mehrzählige Blätter. Folia: Trifolii. Herba: Cannabis, Meliloti, Fragariae, Asperulae (nicht immer feststellbar).

Bitterer Geschmack: Folia: Digitalis, Trifolii (nicht deutlich). Herba: Centaurii, Cardui, Lactucae, Polygalae amarae, Ephedrae.

Stengel.

Vierkantig: Die Labiaten, besonders: Mentha, Melissa, Galeopsis und Herba Tanaceti, Asperulae, Centaurii (Equisetum Aeste!). *Fünf- und mehrkantig:* Spartium scoparium, Equisetum (Ephedra ist bitter). *Hohl:* Viola, Dulcamara, Gratiola. *Gefärbt:* (Rot, violett) Folia Menthae (Melissae, Taraxaci). Herba: Chenopodii (markig dick), Gratiolae, Cardui, Hyperici, Hederae terrestris, Capsellae, Pulsatillae, Agrimoniae, Orthosiphonis (Nerven), Visci (gelbgrün). *Behaart:* Herba: Alchemillae, Eupatorii cannabini, Mari veri. *Nur stengelartige Organe:* Herba: Ephedrae (Equiseti), Stipites Cerasorum.

Blüten.

a) von Kräutern, nach Farben geordnet: *Blau-violett:* Herba: Polygalae, Hyssopi, Malvae, Violae tricoloris (gelb-blau), Origani (violette Hochblätter), Thymi, Serpylli.

Rot: Herba: Centaurii, Fumariae, Origani, Ericae. Von Blütendrogen stammend: Flores: Rosae, Rhoeados, Croci, Paeoniae.

Gelb-bräunlich: Herba: Violae, Chelidonii, Meliloti, Adonidis, Genistae, Virgaureae, Verbasci, Linariae, Rutae (Hyperici selten schwarze Punkte). Von Blütendrogen stammend: Flores: Sambuci, Spiraeae, Gnaphalii, Helichrysi, Primulae, Spartii, Pruni spinosae, Aurantii, Verbasci, Lamii albi. Durch ihre Form auffallend: Compositenblütenköpfchen: Herba: Virgaureae, Absinthii, Artemisiae, Tanaceti, Eupatorii cannabini, Mille folii, Spilanthis, Grindeliae, Cardui (Taraxaci, Lactucae selten). Dazu die Blüten siehe nächster Absatz.

b) von Flores selbst: 1. *gelblich-weiß, klein:* Pruni spinosi: Corolle 5 zählig, frei, hohle Blütenachse, 1 Griffel. Crataegi: Corolle 5 zählig, genagelt größer, frei, 2 Griffel. Spireae: Corolle frei, 5 zählig, genagelt, lang, kugelige Knospen. Sambuci: Corolle verwachsen, kleiner Kelch. 2. *Blauviolett-schwarz:* Malva: hell-blauviolett. Paeonia: dunkelrot, groß. Rhoeados: rotviolett, groß. Malvae arboreae: schwärzlich. 3. *Compositenblütenköpfchen der Größe nach* (meist kugelig: Pyrethri, Pedis cati (Gnaphalii), rosa-weiß, mehrere Köpfchen vereinigt Stoechados citrini (Knospen), Tanaceti, Chamomillae rom., Chamomillae vulg., Millefolii (längliches Köpfchen), Artemisiae. 4. Flores Arnicae, Calendulae, Cyani, Lavandulae, Ericae besitzen typisch Formen und Farben. Unterscheide ferner: Primulae-Lamii. Besondere Form: Aurantii (mit Ölräumen).

Früchte und Samen (nur von Kräutern),

die unter Fructus und Semina behandelten Drogen sind hier nicht erwähnt. *Kapsel:* 1. Aufgeblasen. Herba: Asperulae kugelig, Gratiolae (eiförmig, 4 klappig), Fumariae, Lobeliae, Cochleariae. 2. Dreieckigherzförmig: Herba: Bursae pastoris, Veronicae, Euphrasiae, Violae (Kapsel in drei Teile zerfallend). *Achaenen* Herba: Taraxaci, Cardui benedicti, Flores Arnicae. *Vierteilige Nüßchen:* alle Labiaten. *Zehnteilige* Malvaceenfrüchte: Herba und Flores Malvae Käsepappel. *Behaarte Kelche:* Herba: Mari veri, Agrimoniae (hackige Borsten). Früchte und Samen nicht von Kräuterdrogen stammend: Flache blattähnliche Fragmente: Senna, Legumina Phaseoli. Stark bitter schmeckend: Coloquinten (weißlich-schwammig), Strychnos (hornig hart), (Salep schmeckt schleimig und ist mehr transparent). (cave Semen Hyoscyami im Mohnsamen!)

Die unter Semina und Fructus im speziellen Teil angeführten Drogen sind, sofern sie in Teegemischen vorkommen, an ihrer charakteristischen Form, wie z. B. Pericarpium Citri und Aurantii, Arillus Myristicae oder Fructus Myrtilli, Rhamni catharticae (vierteilig), Juniperi, Cynosbati und Ceratonia Siliqua, Fructus Sennae und Phaseoli leicht zu erkennen. Die sechs Umbelliferen-Früchte: Anisi, Carvi, Coriandri, Cumini, Foeniculi und Petroselini sind gut voneinander zu unterscheiden.

II. Rinden, Hölzer, Wurzeln und Rhizome.

Rinden: Diese sind meist an der Form der gewölbten Bruchstücke (Ausnahme Quebracho) und am faserigen Bruch (Ausnahme Cortex Granati) als Rinden erkennbar. Mikroskop: Fehlen der Gefäße (Ausnahme Viburnum infolge anhängenden Holzes).

1. *Dünne Rinden:* (Unter 2 mm dick) Cortex Cinnamomi chinensis (braun), Mecerei (starke Fasern), Salicis, Quillajae (nur in geschnittenem

Zustand dünne, weißliche Blättchen!), Viburni (Holzsplitter anhaftend), Frangulae und Rhamni purshianae (beide mit KOH rot), Johimbe, Fraxini (Fluorescenz im alkalischen Medium), Granati (glatter Bruch).

2. *Dickere Rinden:* Cortex Chinae (bitter), Piscidiae, Quercus, Condurango, Quebracho (unregelmäßige, nicht gewölbte Bruchstücke), Simarubae (stark faserig, weißlich, sehr bitter).

Hölzer: An der Konsistenz und Spaltbarkeit leicht als solche erkennbar. Rot: Lignum Haematoxyli, Santali. Weißlich, hell: Lignum Quassiae (stark bitter), Juniperi (geschmacklos). Grün: Lignum Quajaci (schwer spaltbar). Braun: Lignum Sassafras.

Wurzeln und Rhizome: 1. *Dünne Stücke* (unter 1 mm Durchmesser). Meist sind es Wurzeln kleinerer Rhizome. Radix: Primulae, Hydrastidis (gelb), Arnicae, Valerianae, Violae.

2. *Rhizome und Wurzeln von 1—3 mm Durchmesser.* In der Regel sind noch viele Querschnittsbruchstücke unversehrt erhalten. Rhizoma: Graminis (strohartig, hohl), Caricis (nicht hohl, außen braun, innen hell), Polypodii (schwärzlich), Asari (dunkelbraun), Arnicae (scharf schmeckend), Primulae (viel Saponin!). Radix: Angelicae (zerklüftet, gelbes Holz), Saponariae (Rinde braun, Holz gelblich), Rubiae (rotbraun), Sarsaparillae (Zentralzylinder löcherig), Veratri (hell, weich), Senegae (unvollständiger Holzkörper und unregelmäßige Stücke), Ipecacuanhae (spärlich Holz, abgelöst von Rinde), Ononidis (Querschnitt strahlig), Taraxaci (konzentrische Zonen), Hellebori (außen schwärzlich, hier auch dickere Rhizomteile.) Ferner: Caules Dulcamarae (hohl).

3. *Unregelmäßige Fragmente dickerer Rhizome und Wurzeln, deutlich gefärbt.* Querschnittsbruchstücke nur z. T. vorhanden.

a) Weißliche (graue bis gelblich-weiße) Fragmente mit viel Stärke, nicht holzig: Radix: Althaeae, Iridis, Belladonnae (Unterscheidung mikroskopisch), Petroselini, Rhizoma Calami (beide weich), Zingiberis! Etwas dunkler und holzig ist Radix Pimpinellae (Cambium und radiale Secreträume, Stärkereaktion positiv)[1] und Cichorii (Stärkereaktion negativ, Inulin und Milchsaft).

b) Deutlich gelbe Fragmente: Radix Liquiritiae (würfelig), Calumbae, Berberidis. Rhizoma: Hydrastidis, Curcumae (viel Stärke!). Orangerot ist Rhizoma Rhei (mit Kalilauge rot), cave Cortex Quebracho!

c) Rotbraune dunkle Fragmente: Rhizoma Galangae (monocotyl), Bistortae, Tormentillae (helle Holzteile), Filicis maris, Radix Ratanhiae (stark holzig). Außen schwarz, innen hell: Radix Symphyti.

4. *Unregelmäßige Fragmente von Rhizomen oder Wurzeln ohne typische Farbe,* also meist bräunlich bis grau.

a) Stärkereaktion negativ (dafür Inulin enthaltend, Compositen-Drogen): Radix Inulae, Bardanae (Mark zerrissen), Pyrethri (strahliges Holz), Carlinae (Holzkörper zerrissen). Cichorii, Gentianae (stark bitter). Rhizoma Arnicae (scharfer Geschmack).

---

[1] Ausführung der Stärke-Reaktion: 3—4 Stückchen der Schnittdroge kocht man mit 2 ml Wasser auf und setzt Lugol'sche Lösung zu: Ist Stärke vorhanden, erhält man eine Blau-Grünfärbung.

b) Stärkereaktion positiv: Rhizoma Imperatoriae (Secreträume am Querschnitt), Filicis maris (mit Vanillin-Salzsäure Rotfärbung), Valerianae (Geruch typisch), Calami (weiche Konsistenz), Angelicae (helle Holzfragmente aus dem Rhizom und dunklere Stücke der Wurzel), Levistici (zitronengelber Hohlkörper, große Secreträume mit gelben Tropfen), Radix Pimpinellae und Petroselini s. unter 3a.

Bestandteile von Teedrogen, die bisher nicht erwähnt wurden, jedoch an ihrer charakteristischen Form und Farbe leicht erkennbar sind: Testa Cacao, Cacaoschalen, braune dünne brüchige Gebilde. Strobili Lupuli (Fructus Sennae u. Legumina Phaseoli) Lichen islandicus, Carrageen, Fucus vesiculosus, Herba Droserae, Fructus Ceratoniae, Tubera Salep. Mit Hilfe einer binoculären Prismenlupe (für Auflicht und Durchlicht) und 20—120facher Vergrößerung läßt sich die Teeanalyse sehr vereinfachen, da viele Elemente (Haare, Drüsen, Ölräume, Kristallsandzellen) ohne Präparation an der trockenen Droge erkennbar sind und die Identifizierung ermöglichen. s. Anhang S. 417.

c) Pulveranalyse.

Die Erkennung eines Drogenpulvers bei mikroskopischer Betrachtung setzt voraus, daß der Untersucher im Mikroskop sichtbare Zellformen und Zellgruppen (z. B. Steinzellen, Bastfasern, Epidermen) als solche erkennt und nicht eine Bastfaser mit einem Haar, einen Oxalatkristall mit einem Sandkorn oder eine Epidermis mit einem Parenchym verwechselt. Daneben muß der Untersucher jedoch auch die Merkmale aller in Betracht kommenden Pulver gegenwärtig haben, um einerseits aus einer oder mehreren charakteristischen Zellformen die Identität, anderseits aus der Kenntnis der restlichen (nicht typischen) Zellen und Gewebe die Anwesenheit fremder Pflanzenteile als Verfälschung zu erkennen. Zur Feststellung der Identität sind teils positive, teils negative Urteile erforderlich, d. h. nicht nur die Auffindung, sondern auch das Fehlen gewisser Zellelemente ist für ein Pulver oft charakteristisch. Für den noch wenig geübten Untersucher ist es zweckmäßig, sich nach Auffindung irgendeines Objektes, z. B. einer Steinzelle, sich zu vergewissern, in welchen Drogen überhaupt Steinzellen vorkommen. Hierdurch wird die große Zahl der in Betracht kommenden Drogen auf eine geringe, leicht zu übersehende vermindert. Nach Feststellung eines zweiten Pulverelementes, für das wiederum eine Zahl von Drogen namhaft gemacht wird, fallen nunmehr noch wenige Drogen in die engere Wahl und es führen so die Ermittlungen bald zum Ziele.

Im folgenden sind die wichtigsten Zellformen oder Gewebe angeführt, denen im Falle der Auffindung bei der Pulveranalyse die Drogen zugeordnet werden sollen, um im Ernstfall deren Namen bei der Hand zu haben. Eine Nominierung der Drogen ist in diesem Falle unzweckmäßig, da es dem Übenden überlassen bleiben soll, die Drogen einzusetzen. Zellelemente und Gewebe in Pulverdrogen: Steinzellen (auf Farbe und Inhalt achten!), Gefäße und Tracheiden (Farbe, Wandverdickung, Tüpfel- oder Netzgefäß, Breite), Fasern (Verdickung, Tüpfel, Kammern,

Länge), Sklereiden,Kristalle (Einzelkristalle, Drusen, Raphiden, Kristallsand,Kristallzellreihen), Periderm, (gefärbt oder sklerosiert), Epidermis (getüpfelte, wellige, gefärbte), Kollenchym, Parenchym (dünnwandig, groß- oder kleinzellig, verdickt und getüpfelt), Haare (ein- oder mehrzellig, warzig), Ölräume, Ölzellen, Fett, Schleim, Pollen. Schließlich sei darauf hingewiesen, daß das Wasserpräparat nie vergessen werden soll, da es oft wertvolle Hinweise liefert, ja häufig überhaupt die Erkennung der Droge gewährleistet. Abgesehen von einigen typischen Stärkeformen sind verquollene Stärke und die Stärkeschollen (Stärkeballen) charakteristische Kennzeichen. Auch mit Hilfe der Mikrosublimation und einiger chemischer Reaktionen kann im Zweifelsfalle eine Entscheidung herbeigeführt werden.

15. Mikrochemie.

a) Allgemeine Vorbemerkungen.

Mikrochemische und auch physikalische Methoden erlauben den Nachweis von Drogeninhaltsstoffen. Man gewinnt damit Anhaltspunkte für die Identifizierung einer Droge, ferner kann mit solchen Methoden die Verteilung der Wirkstoffe in den Zellen studiert werden. Schließlich können bei positivem Ausfall der Reaktion gewisse Aussagen über die Menge der vorhandenen Inhaltsstoffe gemacht werden.

Durchgeführt werden die im folgenden behandelten Proben meist auf dem Objektträger. Da in allen Fällen das Bestreben vorwaltend ist, das erhaltene Produkt unter dem Mikroskop zu betrachten, ergibt sich eine gesteigerte Empfindlichkeit der Reaktionen im Gegensatz zu den üblichen makro-chemischen Methoden. Chemische Reaktionen, die unter dem Mikroskop durchgeführt werden, müssen empfindlich und eindeutig sein; es ist daher nur ein Teil der sonst gebräuchlichen Proben für mikrochemische Zwecke brauchbar. Bevorzugt werden vor allem Reaktionen, die kristallisierte Endprodukte liefern, da diese ihrerseits wieder durch andere physikalische (mikroskopische) Methoden genauer gekennzeichnet werden können.

Die Herstellung kristallisierter Fällungen kann im Drogenschnitt selbst erfolgen, indem man denselben in einen Reagenstropfen legt und mit einem Deckglas bedeckt. Die ausgeschiedenen Kristalle werden im Mikroskop betrachtet und die Lokalisation festgestellt. In vielen Fällen läßt sich bei Drogen die Lokalisation nicht eindeutig durchführen und man erhält auch in der Umgebung des Schnittes eine Fällung oder Kristalle. Bei diesem Vorgehen wird das Ausfallen von Kristallen verhindert oder modifiziert, selbst dann, wenn das Reagens mit dem Inhaltstoff in reinemZustande schöneKristalle ergibt, erhält man bei derReaktion in der Droge unter Umständen ein schlechtes Ergebnis. Dies ist darauf zurückzuführen, daß der Ausfall der Reaktion von den sonst noch vorhandenen zahlreichen Substanzen, die z. T. mit in Reaktion treten oder nur durch ihre Anwesenheit die Kristallisation hindern, wesentlich beeinflußt wird. Es sind das vor allem kolloidale Stoffe, wie z.B. Schleim. Die bei solchen Reaktionen auftretenden Kristalle sind Zerrformen, die krumme Flächen zeigen (Mikrolithe). Ihre äußere Form ändert sich nach Maßgabe der kristallisationshindernden Stoffe und es können solche Kristalle nur bei Einhaltung bestimmter Versuchsbedingungen für die Identifizierung verwertet werden. Bei der Fällung in Drogen verbietet sich eine weitere physikalische Identifizierung, etwa durch den Mikro-Fp, da die Kristalle nicht isoliert, d. h. vom Schnitt befreit werden können. Zuweilen läßt sich sogar in Schnitten oder Gewebefragmenten der Mikro-F_p von Kristallen u. Sphäriten annähernd bestimmen: z. B. bei Flavonglykosiden. Bei der Herstellung von Schnitten für mikrochemische Zwecke findet in der Regel die trockene Droge Verwendung. Befeuchten würde die Inhaltsstoffe herauslösen, zumindest die Lokalisation stören. Spröde Drogen, z. B. Blätter kann man, um sie zu schneiden, vorher Wasserdämpfen aussetzen.

Die Gewinnung kristallisierter Reaktionsprodukte aus Drogen läßt sich, wenn man auf die Lokalisation verzichtet, besser durchführen, wenn man die Droge vorher mit einem Lösungsmittel extrahiert und im klaren Filtrat die Fällung durchführt. Die zu untersuchenden Drogenpulver werden auf dem Objektträger (praktisch ist ein hohlgeschliffener) mit der Flüssigkeit vermengt, mit dem Deckglas bedeckt und seitlich ein kleines, dreieckig geschnittenes Filtrierpapierfleckchen an den Rand des Deckglases gebracht, so daß das Filterpapier sich mit Flüssigkeit ansaugt, sodann drückt man sanft einen am verjüngten Ende plangeschliffenen Augentropfer auf das Papier und beginnt vorsichtig zu saugen, d. h. den vorher zusammengedrückten Gummi auszulassen (s. Abb. 375). Das Bedecken mit dem Deckglas ist nur bei flüchtigen Lösungsmitteln unbedingt nötig, sonst genügt es, das Fleckchen Filterpapier neben die mit Flüssigkeit vermengte Droge zu legen und mit dem Augentropfer abzusaugen. Die Flüssigkeit steigt nun klar in das Glasrohr des Augentropfers auf und wird auf einem zweiten Objektträger zur weiteren Verwendung ausgeblasen. Extrahieren kann man auch in der Weise, daß Droge und Extraktionsmittel auf dem Objektträger vermischt und dieser dann geneigt wird, wodurch die Flüssigkeit sich am anderen Ende des Objektträgers sammelt, dort kann sie verdunsten und mit dem Rückstand wird dann die Reaktion durchgeführt. Reinlicher ist jedoch das Arbeiten mit dem Filtrierpapier wie oben beschrieben. Besonders ist dies empfehlenswert, wenn der Verdunstungsrückstand mit einem konzentrierte Schwefelsäure enthaltenden Reagens behandelt wird. Vorhandene Drogenpartikelchen begünstigen die unangenehme Schwarzfärbung des Reagenstropfens beim Erhitzen (Nachweis von Atropin mit Wasicky's Reagens).

Das Auseinanderlaufen von Flüssigkeitstropfen (besonders organischer) auf einem Objektträger kann dadurch verhindert werden, daß man diesen auf eine erwärmte Metallplatte legt, die ein Loch von etwa 15 mm Durchmesser besitzt. Den Tropfen bringt man nun auf die Stelle des Objektträgers, unter der sich das Loch im Block befindet. Die Flüssigkeit wird an der Stelle bleiben und langsam vom Rande her verdunsten. Bei wässerig-alkoholischen Lösungen genügt auch das flüchtige Befeuchten des Objektträgers mit einer Auflösung von Bienenwachs in Benzin und sorgfältiges Trockenwischen.

Falls eine Reaktion langsamen Verlauf besitzt und erst nach einiger Zeit das kristallisierte Produkt erscheint oder man absichtlich verdünnte Lösungen anwendet, um schön ausgebildete Kristalle zu erhalten — bekanntlich sind langsam gewachsene Kristalle besser ausgebildet und nützen mehr zur Charakterisierung als kleine, rasch ausgefallene — benötigt man eine feuchte Kammer, um die Verdunstung der Flüssigkeit zu verhindern. Als solche kann die Mikrogaskammer (s. Abb. 368 fungieren oder ein anderer, mit Feuchtigkeit oder mit dem Dampf der zur Lösung des Reagens verwendeten Flüssigkeit gesättigter Raum, z. B. zwei Petrischalen. Derartige Kammern können auch verwendet werden, um den Probetropfen mit einer Gasatmosphäre zu behandeln, die die gewünschte Reaktion auslösen soll. (Ammoniak beim Ammonmagnesiumphosphat, s. S. 346)

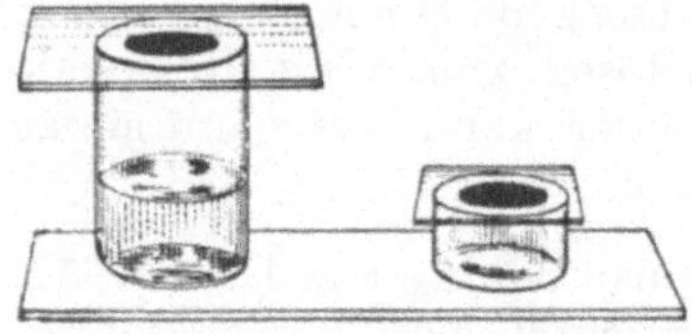

Abb. 368. Mikrobecher und Gaskammer.

Hat man nun auf irgendeinem Wege einen kristallisierten Niederschlag erhalten, dann wird dieser gewaschen, um die Kristalle noch durch den Mikroschmelzpunkt (s. S. 337) zu identifizieren. Das Waschen erfolgt, wenn man auf die Gewinnung der Waschflüssigkeit keinen Wert legt, wie auf S. 4 beschrieben, durch Anlegen eines Filtrierpapierstreifens. Kristallisierte Fällungen können auch durch Räucherung in der Gaskammer (nach MOLISCH) oder im Mikrobecher erhalten werden, wenn es sich um flüchtige Substanzen handelt. Der Probetropfen auf dem Objektträger wird mit einem Glasring umgeben und darauf ein zweiter, am besten halbierter Objektträger oder ein Deckglas aufgelegt, das unterseits einen Tropfen Reagens (Hängetropfen) trägt. Die vom Probetropfen durch Erwärmen oder schon bei gewöhnlicher Temperatur freiwerdenden Dämpfe treffen auf den Hängetropfen und reagieren unter Kristallbildung. Das Entstehen der Kristalle kann leicht unter dem Mikroskop beobachtet werden. Der Mikrobecher, etwa 3 cm hoch, ist nichts anderes als eine verlängerte Gaskammer, er kann jedoch mit einer größeren Flüssigkeitsmenge beschickt werden, besitzt einen plangeschliffenen Rand und ist häufig bequemer handzuhaben als die Gaskammer (s. Abb. 368).

Für Farbenreaktionen, die auf dem Objektträger durchgeführt werden, benötigt man oft gar kein Mikroskop, sondern betrachtet die Farbe gegen eine weiße Unterlage. (Als Farbenreaktionen werden zwar auch solche bezeichnet, bei denen ein Farbstoff dem Präparat zugesetzt und nach einer gewissen Einwirkungszeit wieder ausgewaschen wird. Farbstoffspeichernde Objekte (s. Fettnachweis) müssen dann unter dem Mikroskop gesucht werden.) Was die Beurteilung der sonstigen Farbenreaktionen betrifft, so ist große Skepsis am Platze, da viele dieser Reaktionen nicht ganz spezifisch sind, besonders solche Reagenzien, die konzentrierte Schwefelsäure enthalten.

b) Mikrosublimation.

Mit Sublimation bezeichnet man die Erscheinung, daß viele organische und anorganische feste Substanzen bei Erhöhung der Temperatur sich verflüchtigen und sich auf einer kälteren Vorlage in festem, kristallisierten Zustand wieder niederschlagen. Bei der Mikrosublimation ist man bestrebt, aus geringen Mengen von Drogen oder anderem Untersuchungsmaterial kristallisierte Produkte — Mikrosublimate — zu erhalten. Diese werden auf dem Objektträger oder Deckglas aufgefangen und sind damit mikroskopischer Betrachtung zugänglich. Durch die Mikrosublimation wird einerseits eine Trennung des sublimierbaren Stoffes von anderen, gleichzeitig im Untersuchungsmaterial anwesenden Substanzen erreicht und anderseits durch die Abscheidung von Kristallen die Möglichkeit gegeben, diese durch ihre Form, die optischen Eigenschaften, Mikroschmelzpunkt und mikrochemischen Reaktionen zu identifizieren. Infolge ihrer Einfachheit hat sich die Mikrosublimation bei der Untersuchung von Drogen sehr bewährt. Als sublimierbar wird ein Stoff bezeichnet, der (meist unterhalb seines Schmelzpunkts) in absehbarer Zeit ein kristallisiertes Sublimat liefert. Die

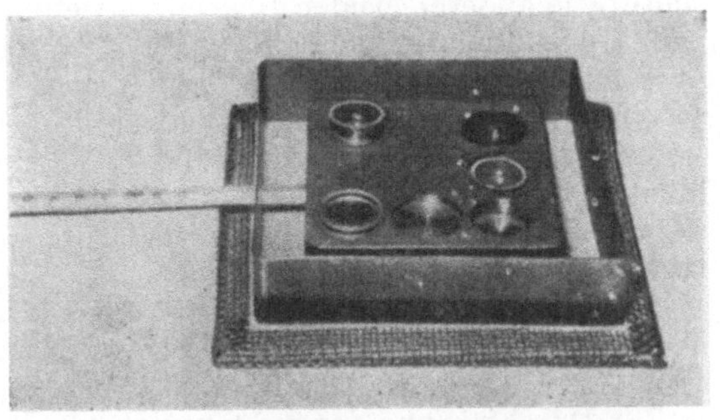

Abb. 369. Sublimationsblock mit Glasschälchen und Glasringen. (WAGNER-MUNZ, München.)

Temperatur, bei der dies geschieht, wird als Sublimationstemperatur bezeichnet und stellt ein größeres oder kleineres Temperaturintervall dar. Der Ausdruck Sublimationspunkt ist irreführend. Die Sublimationstemperatur ist von Bedeutung, da man mit ihrer Hilfe leicht und schwer sublimierende Substanzen unterscheiden und bei entsprechender Temperaturdifferenz auch Trennungen durchführen kann. Sehr abhängig ist sie jedoch von der jeweiligen Versuchsanordnung und es müssen diesbezügliche Angaben, wenn man vergleichbare Ergebnisse erhalten will, jedesmal auf die vorliegende Apparatur bezogen werden. Besonders muß der Sublimationsabstand (Abstand des Sublimationsgutes vom Rezipienten), das Temperaturgefälle (Temperaturunterschied zwischen Substanz und Rezipient, d. h. die Angabe ob gekühlt wurde oder nicht), der Luftdruck (Atmosphärendruck oder Vakuum) und schließlich auch die Dauer der Sublimation angegeben werden. Infolge der fehlenden Temperaturmessung ist die Mikrosublimation auf der Asbestplatte nach dem Deutschen Arzneibuch nur in geringem Maße brauchbar. Zweckmäßig erfolgt die Mikrosublimation mit Hilfe eines Sublimationsblocks. Ein solcher Metallblock besitzt eine seitliche Bohrung zur Einführung eines Thermometers. Die Heizung erfolgt durch Gas. Auf der Oberseite des Blocks, der rund oder quadratisch sein kann, befinden sich mehrere

Löcher zur Aufnahme des Sublimationsgutes. Die Abb. 369 zeigt einen solchen Block. Umgeben ist dieser noch mit einem 2 cm hohen Blechstreifen, so daß der Block mit einer Glasplatte abgedeckt werden kann.

Die auf der Oberseite des Blockes angebrachten beiden gleich großen Löcher dienen in erster Linie für die Drogensublimation. Das zu untersuchende Pulver oder Schnitzel der Droge werden entweder direkt oder unter Verwendung eines passenden Glasschälchens in die Vertiefung gebracht. Das Vorhandensein zweier gleicher Vertiefungen bezweckt die Durchführung von Vergleichsanalysen, wobei beide Proben unter genau denselben Verhältnissen der Sublimation unterworfen werden. Zum Auffangen des Sublimats dienen Deckgläschen; auch halbierte Objektträger sind brauchbar. Das eine große Loch im Block dient zur Aufnahme einer größeren Drogenmenge, wenn dies einmal nötig sein sollte; die anderen beiden flachen Vertiefungen werden hauptsächlich zum Umsublimieren gebraucht. Eine Veränderung des Sublimationsabstandes — normalerweise sublimiert man bei 5—6 mm, evtl. auch bei 12 mm Abstand aus der großen Vertiefung — ermöglichen die Glasringe (s. Abb. 369), die im Bedarfsfalle auch übereinandergelegt werden können. Auf diese Weise kann die Sublimationshöhe beliebig geändert werden und damit auch das Temperaturgefälle vom Sublimationsgut zum Deckgläschen.

Gekühlt wird durch Aufbringen eines feuchten Filtrierpapierfleckchens oder durch einen mit Alkohol oder Wasser gefüllten Mikrobecher, der auf das Deckglas gestellt wird.

Zur Durchführung der Sublimation aus Drogen werden diese in der Regel pulverförmig verwendet. In einigen Fällen kann es nötig sein, die Droge vorher mit einem Lösungsmittel zu behandeln, um vorher Verunreinigungen zu entfernen (Petroläther bei den Canthariden). Auch der umgekehrte Vorgang, die Gewinnung eines Extrakts aus der Droge eine eventuelle adsorptive Reinigung und die nachfolgende Sublimation des Verdunstungsrückstandes kann zweckmäßig sein. Ein solcher Extrakt wird eingeengt und dann tropfenweise in ein Glasschälchen, das sich in einer Vertiefung des angewärmten Blockes befindet, aufgebracht. Jeder auffallende Tropfen verdunstet sofort und schließlich ist der gesamte Rückstand des Extraktes im Schälchen vereinigt. Drogen sind immer wasserhaltig. Beim Erhitzen setzen sich am Rezipienten anfangs Wassertropfen an, die dann bei Temperaturen über 100° verschwinden. Bei niedrig sublimierenden Stoffen, wie Benzoesäure, Cumarin oder Vanillin finden sich diese bereits in den wasserhaltigen Beschlägen und werden durch Verdunstenlassen des Wassers leicht sichtbar gemacht. Wird eine Substanz sublimiert, deren Sublimationstemperatur bekannt ist, dann läßt man bis zur Erreichung derselben die Substanz unbedeckt und legt erst beim Erreichen der Sublimationstemperatur das Deckglas auf. Dieses wird dann nach Bedarf, d. h. wenn sich eine entsprechende Menge von Kristallen abgeschieden hat, gewechselt. Ist eine unbekannte Droge zu sublimieren, dann erhitzt man langsam und wechselt jedesmal, wenn sich ein Anflug, seien es Tropfen oder Kristalle, gebildet hat. Auch anfangs tropfenförmige Sublimate können später kristallisieren. Durch Kratzen mit einer Nadel und nochmaliges Auflegen kann man in solchen Sublimaten die Kristallisation künstlich hervorrufen. Es bilden sich dann entlang der Kratzstriche die Kristalle. Die Beobachtung während der Sublimation erfolgt durch eine Lupe, die sich auf die abdeckende Glasplatte stellen läßt.

Nicht immer sind die aus der Droge erhaltenen Sublimate rein, sie müssen zur Reinigung noch umsublimiert werden und zwar erfolgt dies auf dem Sublimationsblock bei einem Abstand von etwa ½ mm und Einhaltung einer bestimmten, als günstig befundenen Sublimationstemperatur. Man wählt dabei *das* Temperaturintervall, bei dem die zu reinigende Substanz, die Verunreinigungen jedoch nicht mehr oder noch nicht sublimieren. Die Beendigung der Reinigung kann unter dem Mikroskop kontrolliert werden. In der nachstehenden Tabelle sind die aus den Drogen sublimierbaren Substanzen angeführt; berücksichtigt wurden nur solche Drogen, die ein einwandfrei zu identifizierendes Mikrosublimat und nicht etwa mit der Zeit erstarrende Tropfen (z. B. Fettsäuren) ergeben. Es gilt dies im Prinzip auch für alle anderen mikrochemischen Proben! Details sind dann bei den einzelnen Drogen angegeben.

Obzwar durch die Mikrosublimation, d. h. durch die Tatsache, das ein kristallisiertes Sublimat aus der Droge erhalten wurde und zwar bei einer bestimmten Temperatur, schon viel über die betreffende Substanz ausgesagt wurde, muß man sich noch vergewissern, ob die erhaltenen Kristalle wirklich die gesuchten sind. Wir kommen nun zur *Identifizierung* von Mikrosublimaten. Ein naheliegender Gedanke wäre es, dazu die Form der Kristalle heranzuziehen. Es sind jedoch Form und Ausbildung der Kristalle bei ein- und derselben Substanz je nach den Bedingungen oft recht verschieden. Dies gilt sowohl für Mikrosublimate als auch im besonderen Maße für die aus Lösungen ausgefallene Kristallformen. Zuweilen erhält man unter anscheinend genau denselben Bedingungen, sogar auf demselben Deckgläschen Kristalle recht verschiedenen Aussehens, obwohl es sich um ein und dieselbe Substanz handelte. Führt man jedoch die Betrachtung der Kristalle im polarisierten Licht durch, dann lassen sich für die Erkennung und Unterscheidung noch wertvolle Eigenschaften ermitteln. Man verwendet hierzu ein Polarisationsmikroskop mit drehbarem Objekttisch, einem Nicol (dem Polarisator) im Beleuchtungsapparat und einem zweiten Nicol (dem Analysator) im Tubus oder oberhalb des Oculars. Das Ocular besitzt ein Fadenkreuz. Zur Bestimmung der *Auslöschung* stellt man bei ausgeschaltetem Analysator die Kristallkante einer Nadel parallel zu einem der vier Ocularfäden des Fadenkreuzes (d. h. bringt die Nadel in den Schnittpunkt), schaltet den Analysator ein, worauf das Gesichtsfeld dunkel wird (die Schwingungsrichtungen der Nicols sind nun gekreuzt) und ein Teil der vorhandenen Kristalle im dunkeln Gesichtsfeld aufleuchten. Man dreht den Objekttisch samt dem Präparat um 360° und beobachtet viermaliges Hell- bzw. Dunkelwerden des Kristalls. Man stellt nun den Kristall durch Drehen des Objekttisches auf maxi-

Durch die Mikrosublimation nachweisbare Drogeninhaltsstoffe

Substanz	Droge	Sublim.Temp.	Mi-F$_p$
Benzoesäure	Siam Benzoe, Peru-Tolu-Balsam, Preiselbeere	ab 50°	121°
Alantolacton	Radix Inulae (Helenii)	um 70°	72°
Saligenin.	Cortex Salicis (nach Emulsinbehandlung)	70—85°	86°
Cumarin	Herba Meliloti, Asperulae, Semen Tonco	um 70°	69 (64°)
Vanillin	Fructus Vanillae	70—80°	81°
Zimtsäure	Sumatra-Benzoe, Styrax, Tolu-Peru-Balsam	ab 80°	135°
Herniarin	Herba Herniariae	100—120°	116—118
Hydrochinon	Folia Uvae ursi, Myrtilli, Vitis idaeae	120—140°	169—172
Cantharidin	Cantharides	120—140°	216—218°
Coniin-hydrochlorid . .	Fructus Conii (mit HCl befeuchtet)	ab 130°	221°
Santonin.	Flores Cinae	130—150°	170°
Scopoletin	Radix Gelsemii	140—170°	205 (195°)
Coffein	Semen Coffeae, Colae, Guarana Fol. Theae, Folia Mate	ab 130°	238°
Theobromin	Semen Cacao	ab 150°	351°
Oxymethylanthrachinone (Emodine)	Radix Rhei, Cortex Frangulae, Rhamni Purshianae, Rhapontik, Araroba	140—180°	—
Gentisin	Radix Gentianae	160—180°	gegen 250°
Onocol.	Radix Ononidis	210—240°	—
Fumarsäure	Lichen islandicus	220—250°	286°
Daphnetin	Cortex Mecerei	240—250°	253°
Umbelliferon	Asa foetida, Galbanum	240—250°	223°
Betulin	Cortex Betulae	um 240°	—
Ursolsäure	Folia Uvae ursi	um 240°	über 280°
Caryophyllin	Flores Caryophylli	um 240°	über 280°
Podophylloquercetin. .	Radix und Resina Podophylli	250—270°	gegen 270°

male Dunkelheit, schaltet den Analysator aus und sieht nach, ob die vorher zu einem Fadenkreuzschenkel parallele Kristallkante auch jetzt noch parallel ist. In diesem Fall herrscht gerade Auslöschung. Bildet hingegen die Kristallkante mit einem Fadenkreuzschenkel einen Winkel, der an der Gradeinteilung am Rande des Objekttisches natürlich leicht gemessen werden kann, dann herrscht schiefe Auslöschung. Es lassen sich auf diese Weise die vorhandenen Kristalle einteilen in solche mit gerader und in solche mit schiefer Auslöschung, wobei für letztere außerdem noch ein Zahlenwert (die Winkelgrade) ermittelt werden kann.

(nach steigenden Sublimationstemperaturen geordnet).

Kristallform	Anmerkung (Reaktionen)
Flache, leistenförmige, unregelmäßige Kristalle.	Sublimat in NH_3 lösen und mit $AgNO_3$ + verd. HNO_3 versetzen: Kristalle von Silberbenzoat
Tropfen, Kristalle erhältlich durch Erwärmen mit 50%igem Alkohol und Abkühlen.	
Flache polygonale Blättchen (Kühlung nötig).	Das Saligenin entsteht durch die Spaltung des Glykosids Salicin; mit $FeCl_3$-Blaufärbung.
Tropfen, quadrat. Blättchen (Kühlung zweckmäßig).	Metastabile Modif.! Fp 64°.
Meist Tropfen, nach dem Kratzen Prismen.	Identifiziert als p-nitro-Benzhydrazon Mi-Fp 230°.
Rauten und verwachsene Prismen und Nadeln.	Unterscheidung von Benzoesäure siehe Resina Benzoe.
Prismen und Blättchen (Kühlung).	Beim Liegen am Licht werden die Kristalle grau (infolge Photodimerisation). Fp des d-bis-Herniarins *206-7* (181°).
Nadeln und Prismen	Sublimation nach Befeuchten mit Salzsäure! Mit Benzidinacetat Fiedern und Rauten.
Nadeln und Prismen.	Vorher Waschen des Pulvers mit Petroläther! Identifizierung mit Barytwasser (Bariumsalz!)
Feine Nadeln.	Sublimat stark flüchtig (F_p kaum realisierbar).
Tropfen, nach Kratzen Prismen.	Drogenpulver vorher mit Pentan entfetten.
Rhomboidische, prismatische Körner.	Rein zu erhalten nach dem Umsublimieren. Nach dem Lösen in Alkalien starke Fluoreszenz.
stengelige und sechseckige „körnige" Kristalle.	löslich in CCl_4 oder $CHCl_3$ — Unterscheidung möglich auch durch Brechungsindex — Bestimmung (s. S. 341).
spitz ausgezogene, nadelförmige Rhomben.	unlöslich in CCl_4 oder $CHCl_3$ — Unterscheidung möglich auch durch Brechungsindex — Bestimmung (s. S. 341).
Nadeln und Tropfen.	Durch Umsublimieren Nadeln erhältlich; mit KOH rot.
Nadeln schwach gelblich.	Regelmäßig in italien. und dalmatinischer Droge.
Geschwungene Nadeln und Sterne.	Droge vorher eine Zeit lang offen bei 200° erhitzen.
Verzweigte Nadeln.	F_p nicht realisierbar, da Substanz stark flüchtig.
Körner und Prismen.	Daphnetin entsteht aus dem Glykosid Daphnin beim Erhitzen. Vor der F_p-Best. umsublimieren!
Gekrümmte Nadeln u. Körner	Vorher ist die Droge bei 200° offen zu erhitzen.
Schöne lange Nadeln.	
Schöne lange Nadeln.	Isomere Substanzen: Lösen in Äther, auf Zusatz von KOH fallen die Nadeln der K-Salze an der Berührungsfläche der Flüssigkeit aus.
Schöne lange Nadeln.	
Gekrümmte Nadeln.	

Eine weitere Kennzeichnung von Kristallen kann durch Bestimmung der *Schwingungsrichtung* erfolgen. Man benützt hierzu die Tatsache, daß die Interferenzfarbe eines Kristalls sich in charakteristischer Weise ändert, wenn dieser von einem andern überlagert wird, und zwar je nachdem, ob sich die Interferenzfarben addieren oder subtrahieren. Die Höhe der Interferenzfarbe ist bekanntlich abhängig vom Grad der Verzögerung des einen Strahls gegen den andern in einem Kristall. Mit zunehmender Dicke des Kristalls steigt die Interferenzfarbe, von der man mehrere Ordnungen unterscheidet. Farbenskala der I. Ordnung:

Schwarz, lavendel-grau, grau, weiß, *gelb*, braungelb, rotorange, violett, *rot*; II. Ordnung: indigo, *blau*, grün, gelb, orange, violettrot. Es folgt dann die III. und IV. Ordnung mit immer mehr verblassenden Farben. Zur Bestimmung der Schwingungsrichtung wählt man nun ein Gipsblättchen mit dem Rot I. Ordnung, dem sensiblen Rot, das bei Addition der Farben in *blau*, bei Subtraktion in *gelb* umschlägt (s. obige Farbenreihe). Das Gipsblättchen wird in einem Winkel von 45° seitlich in den Tubus des Mikroskops eingeschoben. Man beobachtet nun den Kristall, den man mit Hilfe des Drehtischs parallel zum Gipsblättchen eingestellt hat, bei gekreuzten Nicols; zeigt der Kristall — das ganze Gesichtsfeld ist rot — eine blaue Interferenzfarbe, die beim Drehen des Kristalls um 90° (dieser steht nunmehr normal auf das Gipsblättchen), in gelblich umschlägt, dann wird die Schwingungsrichtung als α längs (Additionsstellung) bezeichnet. Verhält sich der Kristall umgekehrt, d. h. zeigt er eine gelbe Farbe bei Parallelstellung mit dem Gipsblättchen und eine blaue bei Normalstellung, dann bezeichnet man die Schwingungsrichtung als γ längs (Subtraktionsstellung). Liegen dickere Kristalle vor, dann erhält man mit dem Gipsblättchen keine auswertbaren Ergebnisse und muß den Quarzkeil mit mehreren Ordnungen von Interferenzfarben verwenden. Man erhält hierbei nur bei der Subtraktionsstellung, also bei γ längs ein charakteristisches Bild und muß hier auf die Kompensation achten, d. h. auf das Dunkelwerden der betreffenden Farbe (in der der Kristall oder ein Teil desselben bei gekreuzten Nicols aufleuchten), beim Überlagern mit derselben Interferenzfarbe, d. h. beim Einschieben des Quarzkeils. Die Anwendung komplizierter kristalloptischer Methoden ist jedoch für diese Zwecke untunlich. Für die einfachen Untersuchungen ist ein Polarisationsmikroskop nicht unbedingt nötig, man findet das Auslangen mit den auf S. 6 genannten Polarisationsfolien, die die teuren Nicolschen Prismen ersetzen und heute schon in guter Qualität — praktisch farblos — erhältlich sind. Eine Folie legt man als Polarisator in den Blauglashalter des Beleuchtungsapparates, die andere Folie, deren Fassung eine seitliche Aussparung zum Einschieben des Gipsblättchens besitzt, steckt man auf das Ocular als Analysator. Ein drehbarer Objekttisch ist allerdings zweckmäßig.

Mikrochemische Reaktionen können mit Erfolg zur Identifizierung verwendet werden, wenn ihre Empfindlichkeit ausreicht. Es ist jedoch auf folgende Fehlerquelle aufmerksam zu machen: Mikrosublimate aus Drogen sind nicht immer rein, es liegen oft zwischen den schön ausgebildeten Kristallen Tröpfchen, die an sich nicht stören. Stellt man jedoch eine Reaktion mit einem solchen Sublimat an, dann besteht die Möglichkeit, daß eben nicht die schön ausgebildeten Kristalle, sondern die dazwischenliegenden Tropfen den positiven Ausfall der Reaktion hervorrufen (Myristica).

c) Mikroschmelzpunkt.

Als sehr geeignet für die Identifizierung von Kristallen hat sich der Schmelzpunkt erwiesen. Behelfsmäßig kann dieser auf dem S. 331 beschriebenen Sublimationsblock durchgeführt werden. Es wird hierzu

das erhaltene Sublimat mit den Kristallen nach unten auf die ebene
Fläche des Sublimationsblocks gelegt und ein halbierter Objektträger,
der an den beiden Enden Glasstreifen angeklebt hat, darübergedeckt.
Durch diese Glasstreifen wird der Abstand zwischen Deckglas bzw.
der Oberfläche des Blocks und dem halbierten Objektträger gekennzeichnet. Der ganze Block wird nun mit Hilfe des 2 cm hohen Blech-
streifens mit der quadratischen Glasplatte bedeckt, so daß diese einen
Abstand von etwa 5 mm von der Ober-
fläche des Blocks besitzt. Das Sublimat
beobachtet man mit einer starken
(10fachen) Lupe bei kräftiger Seiten-
beleuchtung. Die Temperatursteigerung
darf anfangs rasch erfolgen, in der Nähe
des Schmelzpunktes soll der Temperatur-
anstieg nicht mehr als 2—3° in der Minute
betragen. Bevor ein Sublimat zur Schmelzpunktmikrobestimmung herangezogen
wird, muß es unter dem Mikroskop be-
sichtigt und auf Reinheit untersucht
werden. In Flüssigkeit eingebettet oder
unscharf begrenzte Kristalle kommen dafür nicht in Betracht.

Zur genauen *Schmelzpunktmikrobestimmung* verwendet man einen besonderen
Apparat nach L. KOFLER, wobei der
Objektträger mit der Substanz auf die
Heizplatte unter dem Mikroskop gelegt
und auf diese Weise das Verhalten jedes
Kristalls bei Vergrößerungen bis zu 300fach
im Durchlicht vor, während und nach dem
Schmelzen beobachtet werden kann. Der
abgebildete Apparat (s. Abb. 370) besteht
aus einer elektrisch heizbaren Metallplatte,
in deren Mitte eine Öffnung den Durchtritt

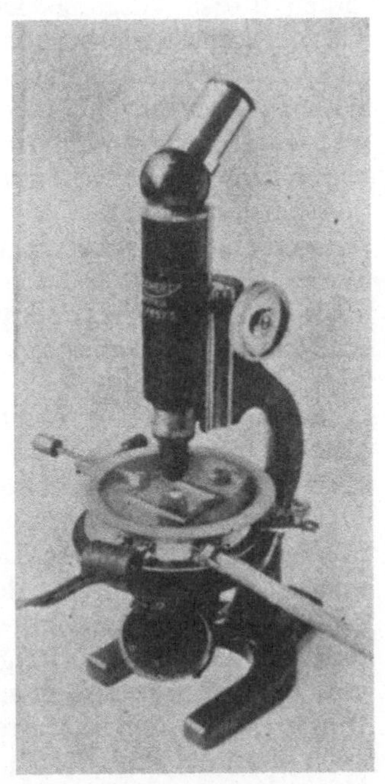

Abb. 370. Mikroschmelzpunktapparat
(nach KOFLER) mit Objektverschieber
auf einem Mikroskop montiert.
(REICHERT Wien.)

des Lichts ermöglicht. Als Schutz ist eine Glasplatte darübergelegt, die
auf einem 6 mm hohen Ring liegt. Seitlich am Apparat ist das geeichte
Thermometer sichtbar. Für die Mikroschmelzpunktbestimmung wird ein
Sublimat oder auch nur wenige Kristallsplitter, (denn es können Bruch-
teile eines γ (ein $\gamma = 0{,}001$ mg) geschmolzen werden), zwischen Objekt-
träger und Deckglas gebracht (oder das auf einem Deckglas befindliche
Sublimat wird mit den Kristallen nach unten auf einen halbierten
Objektträger gelegt), der Apparat mit der Glasplatte bedeckt und die
Temperatur erhöht. Als Schmelzpunkt wird jene Temperatur an-
gegeben, bei der die kleinen Kristalle völlig geschmolzen sind und in den
Schmelztropfen der größeren noch Reste der Kristalle zu sehen sind,
wenn also die feste und flüssige Phase sich das Gleichgewicht halten.
Beim normalen Erhitzungstempo — vorgeschrieben sind maximal 4°
pro Minute in der Nähe des zu erwartenden Schmelzpunkts — ist es in

gewissem Grade vom Ermessen des Untersuchers abhängig, welchen
Augenblick er als Schmelzpunkt bezeichnet. Steigert man jedoch die
Temperatur um den Schmelzpunkt recht langsam und stellt, wenn bereits ein Teil der Substanz geschmolzen ist, die Heizung auf schwach, so
beginnen die in Tropfen noch vorhandenen Kristallreste zu wachsen,
verkleinern sich jedoch wieder, wenn man für kürzere Zeit die Heizung
wieder verstärkt und dadurch die Temperatur erhöht. Durch Wieder-
holen dieses Vorgangs kann das Gleichgewicht zwischen fester und
flüssiger Phase mit besonderer Genauigkeit (auf $1/3°$) festgestellt werden.
Bei unter Zersetzung schmelzenden Körpern ist die Feststellung eines
solchen Gleichgewichts nicht möglich. Mit Hilfe des Mikroschmelzpunkt-
apparates kann sowohl der sog. Mischschmelzpunkt durchgeführt werden,
wenn die beiden Substanzen fein miteinander verrieben wurden, es ist
jedoch auch möglich, die einzelnen Bestandteile von Gemischen, wenn
diese nicht zu feinkörnig sind und den entsprechenden Abstand voneinander besitzen, so daß die Dämpfe einander nicht beeinflussen, nacheinander zu schmelzen und auf diese Weise die Schmelzpunkte der beiden
im Präparat vorhandenen verschiedenen Substanzen in einem Arbeits-
gang zu bestimmen.

Selten bleibt eine Substanz bis zum Schmelzen unverändert. Häufig
tritt Sublimation ein, es bilden sich Tropfen und neue Kristalle, die
Substanz sublimiert vom Objektträger auf die Unterseite des Deckglases oder lagert sich, wenn sie sich bereits dort befindet (bei einem
Mikrosublimat) in andere Kristallformen um. Abgesehen von der Sublimation können noch andere Umwandlungen, die für manche Körper
sehr charakteristisch sind, eintreten. Es muß darauf hingewiesen werden,
daß nicht nur pulverförmige Körper, die bereits in fester Form vorliegen
und Mikrosublimate, sondern auch die im Probetropfen auf dem
Objektträger oder im Mikrobecher durch Räuchern erhaltenen Kristalle
nach dem Waschen (s. S. 4 und Abb. 374) und Trocknen unter dem
Mikroskop geschmolzen werden können. Das Trocknen erfordert nur
kurze Zeit. Man legt hierzu den Objektträger auf die warme Heizplatte
oder setzt die Kristalle einem warmen Luftstrom aus. Da die Kristalle
einzeln liegen, kann man sich vom Erfolg des Trocknens sofort unter
dem Mikroskop überzeugen: Sind keine Flüssigkeitstropfen mehr da,
ist die Substanz eben trocken.

Es hat sich ergeben, daß die Schmelzpunktmikrobestimmung auch
für pulverförmig vorliegende Substanzen der üblichen im Röhrchen
weit überlegen ist. Es wird hierbei nicht nur ein Zahlenwert erhalten,
sondern eine Menge von Vorgängen sichtbar gemacht. Das Entweichen
von Kristallwasser äußert sich im Zerspringen und Trübwerden der
Kristalle, durch Sublimation bilden sich neue, Umwandlungen treten
ein, falls verschiedene Modifikationen vorhanden sind.

Gibt schon ein Mikroschmelzpunkt vor und während des Schmelzens
mehr Aufschluß als ein in der Capillare durchgeführter Schmelzpunkt,
so können sogar in der entstandenen Schmelze noch wertvolle Anhaltspunkte für die Identifizierung erhalten werden. Es kann darin die Bestimmung des Brechungsindex erfolgen:

Man mischt der zu schmelzenden Substanz eine Spur Glaspulver von einem bekannen Brechungsindex zu und bestimmt normalerweise den Schmelzpunkt. Nach erfolgtem Schmelzen, wobei man einzelne Glassplitterchen in den Schmelztropfen schwimmen sieht, stellt man vorerst fest, ob die Glassplitter gleichen Index besitzen wie die geschmolzene Substanz. Ist das der Fall, dann wären die Glassplitterchen unsichtbar, und die Beckesche Linie, die beim Heben und Senken des Tubus an den Kanten der Glassplitter auftritt, wenn Glas und Schmelze verschieden brechen, wäre verschwunden. Infolge der Dispersion beobachtet man (bei Verwendung weißen Lichts) farbige Säume an der Grenzlinie zwischen Glas und Schmelze, so daß die Kristalle nie ganz verschwinden. Man legt daher ein Rotfilter (Schwerpunkt bei 620—650 mμ) in den Beleuchtungsapparat des Mikroskops oder verwendet eine Natriumlampe. Ist der Index des Glases niedriger als der der Schmelze, (es wandert dann beim Heben des Tubus die helle Linie zur höher brechenden Flüssigkeit), dann benützt man die Tatsache, daß der Index der Schmelze bei Temperaturerhöhung sinkt, das Glas sich praktisch aber nicht ändert und erwärmt die Schmelze weiter über den Schmelzpunkt hinaus. Man sucht die Temperatur zu erreichen, bei der Glas und Flüssigkeit gleich brechen. Gelingt dies mit dem gewählten Glaspulver nicht (Zersetzung der Substanz infolge zu hoher Temperatur), dann versucht man eines mit höherem Index. Brach jedoch von vornherein im Augenblick des Schmelzens das Glas höher als die Schmelze, wanderte also beim Heben des Tubus die helle Linie *in* das Glas, dann wählt man ein Glaspulver mit niedrigerem Index. Man hat zu diesem Zweck eine Reihe von 24 Glaspulvern hergestellt, wobei sich eine Glassorte von der anderen im Brechungsindex um durchschnittlich 0,01 Einheiten unterscheidet. Die bei den Bestimmungen erhaltenen Temperaturgrade in Verbindung mit dem entsprechenden Glaspulver stellen eine für die Identifizierung wichtige Konstante dar, die natürlich wie alle diese Methoden nur für die Reinsubstanz Gültigkeit hat. Beispiel: Diphenylthioharnstoff F_p 153° mit Glas (n_D 1,6128) bei 155° Gleichheit der Brechungsindices. (Rotfilter!) Durch diese Angaben erscheint die Substanz einwandfrei identifiziert.

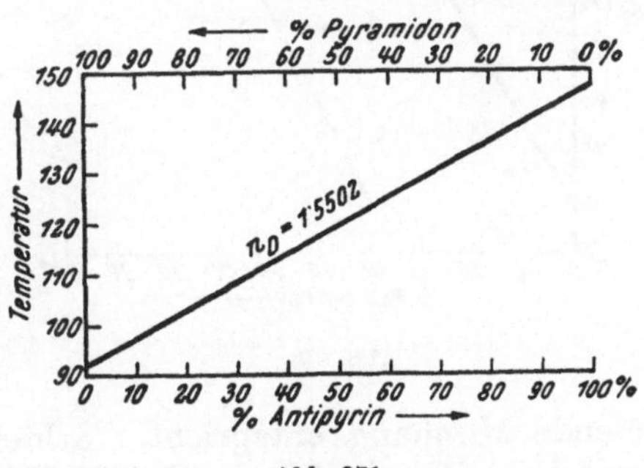

Abb. 371.

Die hier skizzierte Methode erwies sich auch als brauchbar zur quantitativen Bestimmung binärer Gemische, d. h. zur Ermittlung ihrer prozentischen Zusammensetzung, da der Brechungsindex eines solchen Gemisches eine lineare Funktion des Prozentsatzes darstellt. Nach Aufstellung eines Diagramms (s. Abb. 371) gelingt die Bestimmung mit einigen $^1/_{10}$ mg der Substanz durch Erhitzen und Schmelzen mit einem

Glaspulver. Vorher bestimmt man die Temperatur der reinen Substanzen mit dem entsprechenden Glaspulver: z.B. findet man Gleichheit der Indices der Glassplitter und der Schmelze für Glas mit dem $n_D = 1,5502$ und Pyramidon bei 92°, für Antipyrin bei 147°. Diese beiden Punkte (Temperaturen) trägt man in ein Koordinatensystem ein und zieht eine Gerade zwischen beiden Punkten. Auf dieser Geraden befinden sich nun die Temperaturen aller Mischungsverhältnisse. Da die Möglichkeit besteht, daß diese Linie einmal konkav oder konvex ausfallen könnte, bestimmt man noch zur Kontrolle das 50%ige Gemisch (genau wägen und innig miteinander verreiben) mit demselben Glas. Bei der Analyse des fraglichen Gemisches hätte man z. B. 130° gefunden; das würde laut Abb. 371 einem Gehalt von 70% Antipyrin und 30% Pyramidon entsprechen. (Kofler.)

Häufiger kommt es jedoch vor, daß die Brechungsindices der beiden Komponenten eine größere Differenz aufweisen und daher die Bestimmung mit einem einzigen Glaspulver infolge der für die höher brechende Verbindung benötigten zu hohen Temperatur nicht möglich ist. Man verwendet daher zwei oder mehrere Gläser und erhält zwei oder mehrere Geraden. In unserem Beispiel findet für das Gemisch 100—50% Atropin bzw. 0—50% Papaverin Glas mit $n_D = 1,5301$ Verwendung, für Gemisch 50—0% Atropin Glas $n_D = 1,5609$. Das 50%ige Gemisch kann mit beiden Gläsern bestimmt werden. Liegt zur Bestimmung nur ein einziges binäres Gemisch vor, dann braucht man nicht das ganze Diagramm von 0—100% aufzustellen, sondern *den* Teil, dem die zu

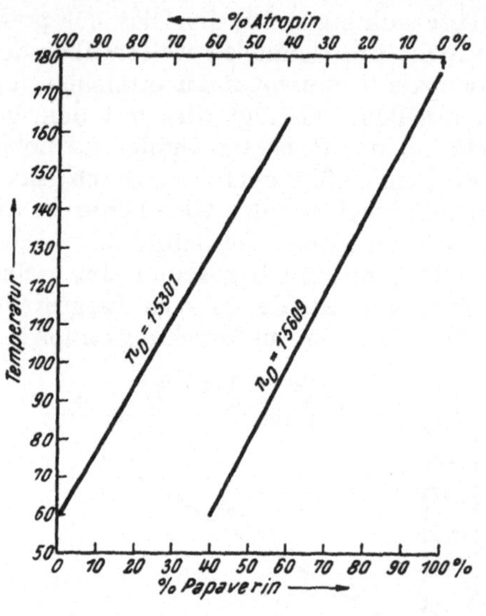

Abb. 372.

prüfende Mischung entspricht. Erhielt man z. B. für das fragliche Gemisch bei Glas mit $n_D = 1,5609$ 120°, dann benötigt man nur die Gerade mit diesem Glas, s. Abb. 372, auf dem man für das Gemisch 70% Papaverin findet. Je steiler die Gerade, desto genauer die Bestimmung, da dann einem Grad eine größere prozentische Änderung beim Gemisch entspricht. (Kofler.)

Nicht anwendbar ist diese Methode bei in der flüssigen Phase nicht mischbaren Körpern und solchen, die miteinander reagieren. Stark flüchtige Substanzen schließt man in die Mikroküvette ein (s. unten), oder erniedrigt die Arbeitstemperatur — wie es sich auch bei zersetzlichen Substanzen bewährt hat — durch Zumischen einer dritten in jeweils genau gleichem Gewichtsverhältnis. Dieses „Zumischverfahren" leistet auch bei der Identifizierung zersetzlicher Körper mit Hilfe des n_D gute Dienste, da man in einem niedrigeren Temperaturbereich arbeiten kann, in dem noch keine merkliche Zersetzung eintritt. Als Zumischsubstanz wählt man diejenige, die den F_p der zu prüfenden (zersetzlichen) möglichst weit herabsetzt (näheres s. nächste Seite unter „Eutektikum").

Auch von kleinsten Flüssigkeitsmengen läßt sich in prinzipiell gleicher Weise der n_D bestimmen, indem man jene mit einem Glaspulver zusammen einschließt und erhitzt, bis die Splitter verschwunden sind. Dies geschieht in der Mikroküvette, einem flachgedrückten, dünnen Glasröhrchen, das in einem geschlitzten Metallobjektträger auf dem Mikro-F_p-Apparat untergebracht ist.

Insbesonders zur Unterscheidung zweier Substanzen dient die Bestimmung des *Brechungsindex der Kristalle* selbst, die z.B. durch Mikrosublimation erhalten werden, durch Einbetten in eine Flüssigkeit von bekanntem Index. Solche Flüssigkeitsreihen, die die Kristalle natürlich nicht lösen dürfen, kann man in verschiedener Weise herstellen, z. B. durch Mischen von Glycerin und Wasser (Reichweite der Gemische von $n_D = 1,333$ bis $n_D = 1,467$) oder durch Mischen von α-Monobromnaphthalin und Paraffinöl (Reichweite $n_D = 1,482$ bis 1,685). In doppeltbrechenden Kristallen sind mehrere, mindestens jedoch zwei verschiedene Indices möglich, die man erhält, wenn man die Kristalle am Drehtisch einmal parallel und einmal senkrecht auf die Schwingungsrichtung des Polarisators einstellt. Hat man z. B. von zwei Substanzen A und B für A gemessen: parallel $n_D = 1,446$ und senkrecht 1,70 (Coffeien, sublimiert), für B: parallel $n_D = 1,43$ und senkrecht über 1,74 (Theobromin, sublimiert), dann braucht man zur Unterscheidung beider Substanzen die Kristalle lediglich in eine Flüssigkeit legen, die einem der angegebenen Indices entspricht, z.B. in $n_D = 1,446$ (herstellbar durch Vermischen von 8 Teilen Glycerin mit etwa 2 Teilen Wasser und Kontrolle im Refraktometer, s. S. 384). Die Kristalle des Coffeins werden darin in einer bestimmten Richtung, d. h. wenn sie parallel zur Schwingungsrichtung des Polarisators liegen, verschwinden, da sie dann den gleichen Index besitzen wie die Flüssigkeit. Der Analysator wird bei dieser Untersuchung natürlich ausgeschaltet. Auf diese Weise läßt sich an wenigen Kristallen die Unterscheidung durchführen, die, wie im Falle des Coffeins und Theobromins, wegen der starken Flüchtigkeit mit Hilfe des Mikroschmelzpunkts weniger gut möglich ist.

Schließlich sei darauf hingewiesen, daß sich auch der Mischschmelzpunkt unter dem Mikroskop durchführen läßt. Schmilzt die fragliche Substanz nach dem Vermischen (Verreiben zwischen Objektträger und Deckglas genügt vollkommen) mit einer bekannten, d. h. der vermuteten bei derselben Temperatur, sind die beiden Stoffe identisch. Liegt jedoch der Schmelzpunkt tiefer, dann sind sie verschieden. Der *Beginn* dieses tieferen Schmelzpunktes — die *eutektische Temperatur* des Gemisches (s. Abb. 373) — ist eine für die beiden Substanzen charakteristische Konstante und läßt sich zur Identifizierung organischer Ver-

bindungen benützen, falls die beiden Komponenten nicht isomorph sind
oder eine Molekülverbindung bilden. Liegen die beiden Komponenten im
eutektischen Gewichtsverhältnis vor, dann ist der besagte erniedrigte
Schmelzpunkt scharf, es schmelzen alle Partikelchen zur selben Zeit.
Liegt jedoch ein anderes Gewichtsverhältnis vor, bleibt ein Teil, und zwar
derjenige, der im Überschuß vorhanden ist, noch fest. Es bilden sich
Schmelztropfen mit darin schwimmenden Kristallen. Die eutektische
Temperatur läßt sich noch in Mischungsverhältnissen 1:100 deutlich am
Schmelz*beginn* einzelner Partikelchen des Pulvergemisches unter dem
Mikroskop erkennen. Es ist also für die praktische Handhabung absolut
nicht nötig, das jeweilige eutektische Gewichtsverhältnis anzuwenden.
Die Unterscheidung von Substanzen, deren Schmelzpunkt naheliegt oder
identisch ist, läßt sich auf diese Weise leicht durchführen, da die eutektische Temperatur mit ein- und derselben Mischsubstanz (Testsubstanz)
für die zu unterscheidenden Verbindungen jeweils andere Werte aufweist. Schmelzpunkttabellen zur Erkennung von Substanzen lassen
sich auf diese Weise wesentlich verbessern, wobei insgesamt sechs bis
acht Testsubstanzen, die mit ihren Schmelzpunkten über das ganze Bereich verteilt sind, z. B. von 20—360° Anwendung finden. Beispiele
mit Acetanilid als Testsubstanz:

Schmelzpunkt 135°, Eutektikum mit Acetanilid 84° . . . Zimtsäure
  „   135°,   „   „   „   79° . . . Zimtsäure-
                                                        anhydrid
  „   135°,   „   „   „   90° . . . Phenacetin
  „   135°,   „   „   „   68° . . . Dimethylpyron
  „   135°,   „   „   „   102° . . . Harnstoff

Auf diese Weise erfolgt die Identifizierung aller fünf bei 135° schmelzenden Substanzen. (KOFLER.)

Wenn auch bei der Durchführung des Misch-F_p (s. oben) bzw. bei
fehlender F_p-Depression eine gewisse Wahrscheinlichkeit besteht, daß
die beiden Substanzen identisch sind, so trifft man doch auf Substanzen, die nicht identisch sind, beim Misch-F_p jedoch ein ein-
wandfreies Eutektikum vermissen lassen. Es handelt sich um isomorphe
Stoffpaare, wobei beide Komponenten dasselbe Kristallgitter aufbauen
und daher Mischkristalle bilden. Man unterscheidet mehrere Isomor-
phietypen. Diese für den Analytiker unangenehme Eigenschaft finden
wir bei chemisch nahe verwandten Stoffen z. B. bei den Mutterkorn-
alkaloiden und besonders bei den Barbitursäurederivaten. In solchen
Fällen schafft das *Kontaktpräparat* Abhilfe (Herstellung desselben
siehe auf S. 344). Man bringt die beiden Substanzen durch vorsichtiges
Schmelzen und wieder Erstarrenlassen unter dem Deckglas miteinander
in enge Berührung und kann so die gegenseitige Beeinflussung beim
Schmelzen und Erstarren einwandfrei beobachten. Als Beispiel sei das
Paar: Allylisopropyl- und Dipropyl-Barbitursäure genannt, die bei 140
bzw. 146° schmelzen und ein Minimum bei 138° besitzen — sie sind isomorph nach Typus III. Man erhitzt nun das Kontaktpräparat langsam
und bringt die eine Komponente zum Abschmelzen, sieht aber zu, daß

von der zweiten noch feste Substanz übrig bleibt, kühlt ab, wobei die Flüssigkeit, ausgehend von den übrig gebliebenen Kristallen, in scheinbar einheitlicher Kristallisation erstarrt (die beiden Stoffe sind ja isomorph!). Nun erhitzt man nochmals bis zum F_p und beobachtet an der ehemaligen Grenze der beiden Substanzen, die oft kaum mehr zu erkennen ist, ein Eutektikum, d. h. eine schmelzende Zone im scheinbar einheitlichen Kristallisat. Die Erniedrigung beträgt hier 2°, sie kann auch nur 1° betragen und ist trotzdem erkennbar, während dies im Pulverpräparat kaum auffallen würde.

Besonders unangenehm ist der Fall, wenn etwa das eutektische Gewichtsverhältnis zweier isomorpher Körper vorliegt und man mit der niedrigschmelzenden Komponente den Misch-F_p versucht. Auch hier führt das Kontaktpräparat zum Ziele. Beispiel: Ein Gemisch von p-oxy-Benzoesäure-Äthyl- und Propylester im eutektischen Gewichtsverhältnis (40+60%) beginnt bei 95° zu schmelzen und zeigt ein Gleichgewicht bei 99°. Zugemischter Propylester (F_p 98°) ändert den F_p des Pulvers, bzw. das Gleichgewicht kaum. Man wird daher beide Substanzen für identisch, d. h. für Propylester halten, sowohl bei der F_p-Mikrobestimmung, als auch im Röhrchen. Im Kontaktpräparat sieht man jedoch bei ca. 97° eine Zone an der Berührungslinie der beiden Komponenten (Gemisch (40+60%) und Propylester) wegschmelzen, womit die Nicht-Identität festgestellt ist (KOFLER). In manchen Fällen beobachtet man zwischen beiden Komponenten überhaupt keine F_p-Depression (isomorph nach Typus I), d. h. alle möglichen Gemische schmelzen *zwischen* den F_p der beiden Substanzen. Bei der F_p-Mi-Best. eines solchen Pulvergemisches beobachtet man (bei feinster Verreibung) einen relativ scharfen F_p, dessen Höhe von der prozentuellen Zusammensetzung abhängig ist. Beim Wiedererstarren und Wieder-Schmelzen ist der F_p scharf (Gleichgewicht) und nichts deutet das Vorhandensein zweier Substanzen an. Auch dieser Typus (I) läßt sich mit Hilfe des Kontaktpräparates analysieren. Es ist jedoch hier nicht der Ort, auf die übrigen recht komplizierten Isomorphie-Beziehungen einzugehen.

Unter Zersetzung schmelzende Verbindungen zeigen häufig — nicht immer — ein relativ scharfes Eutektikum und dieses ist oft besser zur Identifizierung brauchbar als der unscharfe Schmelzpunkt der Verbindung selbst. Salze von Säuren oder Basen, organische Säuren und wasserhaltige Verbindungen eignen sich weniger gut für die Erkennung mittels des Eutektikums. Da die eutektische Temperatur immer tiefer liegt als die Schmelzpunkte der beiden Komponenten, läßt sich bei flüchtigen Substanzen, die zwischen Deckglas und Objektträger oft vor dem Schmelzen wegsublimieren würden, in vielen Fällen durch Mischen mit einer niedrig schmelzenden Substanz eine Identifizierung ermöglichen.

Die eutektische Temperatur läßt sich auch zur quantitativen Bestimmung von Mischungen heranziehen. Zur Klarstellung der Verhältnisse beim Erhitzen eines Zweistoffsystems dient das folgende Diagramm (Abb. 373). Es handelt sich hier um zwei Substanzen — die weder eine Molekülverbindung noch Mischkristalle bilden, noch sonst irgendein anormales Verhalten zeigen dürfen, wie z. B. fehlende Mischbarkeit. Bei

118° liegt der F_p des Laktophenins, bei 135° der des Phenazetins. Beim Vorliegen des Gewichtsverhältnisses 36 + 64% und bei einer Temperatur von 98° erhält man eine klare Schmelze: $E =$ der eutektische Punkt.

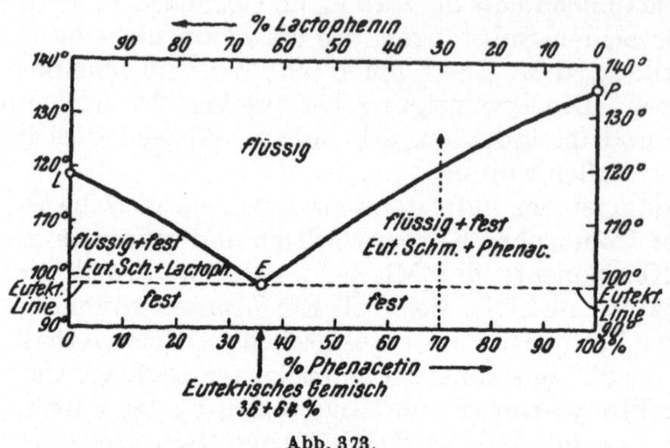

Abb. 373.

Schmelzdiagramm von Lactophenin und Phenacetin

Liegt jedoch ein anderes Gewichtsverhältnis vor, z.B. 70% und 30%, dann beobachtet man mikroskopisch nur ein teilweises Schmelzen, wenn die eutektische Linie (im Diagramm gestrichelt) durchschritten wird — und es bleiben noch Reste von Kristallen übrig, die langsam abschmelzen und dort, wo im Diagramm die punktierte Linie, die durch die 70% geht, die Kurve oben erreicht, erst alle wegschmelzen. Zur Aufstellung eines solchen Diagramms verwendet man zwecks besserer Reproduzierbarkeit kein Pulverpräparat, sondern ein sogenanntes Kontaktpräparat. Zu diesem Zweck erhitzt man auf dem Objektträger etwa 1 mg der höher schmelzenden Verbindung, an deren Rand man ein Deckglas gelegt hat, zum Schmelzen, wobei die Schmelze sich kapillar zwischen Objektträger und Deckglas hineinzieht, so daß etwa die Hälfte des Zwischenraumes erfüllt ist. Von der zweiten, niedriger schmelzenden Verbindung legt man ein Häufchen an die gegenüberliegende freie Deckglaskante, erhitzt zum Schmelzen, wobei sich die Schmelze in den noch freien Zwischenraum saugt und mit der erstarrten hochschmelzenden Verbindung in Berührung kommt und dann selbst auch erstarrt. An dieser Grenzlinie — das Kontaktpräparat ist nun fertig — läßt sich beim Erwärmen sehr scharf das Eutektikum beobachten; besonders schön im polarisierten Licht, da hierbei eine dunkle Linie zwischen den hellen (doppeltbrechenden) beiden Substanzen entsteht.

Zur Bestimmung der sogenannten Endschmelzpunkte, die auf den beiden Kurvenästen liegen, stellt man sich 3—4 Mischungen her, etwa 20, 40, 50, 70%, mischt innig und schmilzt jeweils ein Gemisch (1—2 mg) zwischen Objektträger und Deckglas durch Auflegen auf den etwa 20° höher erhitzten Heiztisch. Ist alles verflüssigt, kühlt man möglichst rasch ab, so daß eine feinkristallene dünne Schichte entsteht. Zur Feststellung des Endschmelzpunktes erwärmt man vorsichtig, sieht bei 98° (siehe die eutektischen Linien in Abb. 373!) das eutektische Gemisch wegschmelzen. Es hinterbleibt — falls wir nicht gerade das eutektische Gemisch von 36 + 64% verwendet haben — ein Netzwerk von Kristallen, schön sichtbar im polarisierten Licht. Man erwärmt nun vorsichtig weiter, bis die letzten Kristalle verschwunden sind: Der Endschmelzpunkt, genannt auch „Punkt der primären Kristallisation“. Dieser Punkt läßt sich in gleicher Weise auch auf der Kofler-Heizbank bestimmen, da man hier die Grenze zwischen den klaren Tropfen (im Diagramm die Zone „Flüssig") und den eben noch trüben Tropfen (im Diagramm die Zone „flüssig + fest") einwandfrei erkennen und so die erwähnte Temperatur leicht und vor allem rasch ablesen kann. In unserem Beispiel bei 70% Phenazetin ist er 120°. Man bestimmt auf diese Weise einige Punkte, erhält die Kurve und kann nun jedes Gemisch auch auf diesem Wege analysieren. Allerdings ist es nötig zu wissen, auf welchem Kurvenaste das analysierte Gemisch liegt. Denn sowohl für 21% als auch für 50% erhält man für den Endschmelzpunkt dieselbe Temperatur, nämlich 108°. Ein Kontaktpräparat zwischen dem Gemisch und einer der beiden Reinsubstanzen bringt die Entscheidung: Bildet sich bei 98° *kein* Eutektikum, so liegt das Gemisch auf *dem* Kurvenast, der der verwendeten Reinsubstanz entspricht, bildet sich ein Eutektikum, so liegt das Gemisch auf dem anderen Ast! Bei unserem Beispiel würde man zwischen dem 50%igen Gemisch und Phenazetin *kein* Eutektikum erhalten.

Beim Schmelzen eines Substanzgemisches, bei dem die beiden Komponenten nicht im eutektischen Gewichtsverhältnis vorliegen, bleibt, wie oben erwähnt, nach dem Erreichen der eutektischen Temperatur die in größerer Menge vorliegende Substanz ungeschmolzen. Die entstandene Schmelze kann auf dem Mikroschmelzpunktsapparat abgesaugt werden, indem man das Pulver auf dem Objektträger mit einem harten Filterpapier von Deckglasgröße bedeckt, darüber einen zweiten Objektträger legt und diesen auf das Papier preßt (festklemmt). Beim Erhitzen auf die eutektische Temperatur saugt sich die entstehende Schmelze in das Papier und die nach mehrmaligem Wechsel des Filterpapiers übrigbleibenden Kristalle bestehen dann aus der reinen, vorher im Überschuß vorhandenen Substanz. Auf diese Weise werden Gemische analysiert. Unterstützt kann dieses Trennungsverfahren werden durch Herauslösen leicht löslicher Bestandteile mittels spezieller Lösungsmittel und durch adsorptionsanalytische Trennung. Es ist jedoch zu betonen, daß bei einigermaßen grobkörnigen Gemischen das Auslesen der Bestandteile mit Hilfe eines Mikromanipulators und die anschließende Schmelzpunktbestimmung und falls diese durch die Flüchtigkeit der Substanz vereitelt würde, die Identifizierung an Hand von zwei bis drei eutektischen Temperaturen auch gute Ergebnisse zeigt.

Beim Vorliegen ausgelesener Körnchen besonders flüchtiger Substanzen kann man zur Bestimmung des Misch-F_p sich mit Vorteil mäßig dichter Mikrosublimate auf Deckgläsern als Testsubstanz bedienen. Zur Bestimmung legt man das Deckglas mit dem Sublimat nach unten auf das zu prüfende Körnchen, das sich auf dem Objektträger befindet. Besteht Identität, dann sublimiert das Körnchen zu den Kristallen im Sublimat, die Kristalle verwachsen miteinander und alle schmelzen zugleich bei richtigem F_p. Ein Eutektikum (=Nicht-Identität) ist an einem runden Hof von verflüssigter Substanz um das Körnchen zu erkennen (KOFLER).

d) Spezielle Mikrochemie.

Im folgenden ist eine gewisse Einteilung in der Weise getroffen, daß nach der Einleitung zuerst die anorganischen, dann die organischen Verbindungen besprochen werden, wobei zuerst die regelmäßig in den Drogen vorkommenden Verbindungen und hernach die besonderen Inhaltsstoffe Erwähnung finden.

Einleitung: Um sich mit den mikrochemischen Manipulationen vertraut zu machen, ist es zweckmäßig, vorerst einige einfache Proben durchzuführen.

Herstellung einer Fällung im Probetropfen, Waschen und Filtrieren auf dem Objektträger:

a) Fällung ist amorph und wird umkristallisiert: 1 Tropfen einer 1%igen Silbernitratlösung wird mit einem Tropfen einer 1%igen Kochsalzlösung zusammengebracht. Es entsteht eine amorphe Fällung von Chlorsilber. Nach dem Bedecken mit einem Deckglas wird dieselbe mit Wasser (durch Anlegen eines Filtrierpapierstreifens) gewaschen. Der gewaschene Niederschlag wird mit einem Tropfen Ammoniak (10%ig) versetzt und wenn nötig, schwach erwärmt, so daß der Niederschlag in Lösung geht. Nach dem Verdunsten des Ammoniaks hinterbleibt das nun kristallisierte Chlorsilber in schönen Oktaedern. (Diese entstehen von vornherein bei Verwendung einer ammoniakalischen Silberlösung.)

b) Eine kristallisierte Fällung, wobei das Wachsen der Kristalle beobachtet werden kann, erhält man durch Eintragen eines Kaliumchromatkristalles in eine mit Salpetersäure angesäuerte Silbernitratlösung. Es wachsen rote Kristalle von Silberchromat.

Eine sehr empfindliche Fällungsreaktion ist die Bildung des Ammonmagnesiumphosphats: Dieses kann in gleicher Weise zum Nachweis von Magnesium und Phophat verwendet werden:

a) Man versetzt einen Tropfen einer $1^0/_{00}$igen, schwach mit Salzsäure angesäuerten Magnesiumsulfatlösung mit einem Körnchen Chlorammonium und bringt an den Rand des Tropfens ein Körnchen Natriumphosphat und legt den Objektträger mit dem Probetropfen in eine Ammoniakatmosphäre (in eine Petrischale oder eine Molisch-Gaskammer). Es bilden sich die typischen Sargdeckel-Kristalle des Ammonmagnesiumphosphats, daneben auch x-förmige, schneeflockenartige und fächerförmige Kristalle.

b) In ähnlicher Weise kann das Phosphat in einer 1%igen Natriumphosphatlösung nachgewiesen werden, indem man Ammonchlorid und am Rande ein Korn Magnesiumsulfat zusetzt und in der Ammoniakgaskammer die Kristillation abwartet.

Durch die Räucherung mit Ammoniak wird in beiden Fällen eine allmähliche Einwirkung erreicht. Auf diese Weise wachsen die Kristalle langsamer und man erhält daher wohlausgebildete Formen. *Eine qualitative Analyse* im Probetropfen kann folgendermaßen durchgeführt werden: Ein Tropfen einer 1%igen Mercurisulfatlösung wird auf einem halbierten Objektträger vorsichtig in kleinen Portionen mit 1%iger Jodkalilösung versetzt, bis sich eine entsprechende Menge Niederschlag (rotes

Mercurijodid) gebildet hat. Ein Überschuß von Jodkali ist zu vermeiden (da das Mercurijodid wieder in Lösung geht und sich Kaliumquecksilberjodid, das Mayersche Reagens auf Alkaloide, bildet). Der Niederschlag zeigt unter dem Mikroskop Oktaeder. Dieser wird nun (unter Gewinnung des Filtrats) mit Hilfe eines Filtrierpapierfleckchens und eines Augentropfers gewaschen, wobei man im Prinzip gleich verfährt wie bei der Extraktion einer Droge auf dem Objektträger. Der Tropfen mit der Fällung wird mit einem Deckglas bedeckt und an einem Rand des Deckglases ein kleines Filterpapierfleckchen angelegt, so daß es sich mit der Flüssigkeit ansaugt. Ein am unteren Ende plangeschliffener Augentropfer wird genau senkrecht auf das feuchte Papier gedrückt und nun wird durch Auslassen der zusammengedrückten Gummikappe die klare Flüssigkeit (das Filtrat) abgesaugt (s. Abb. 374).

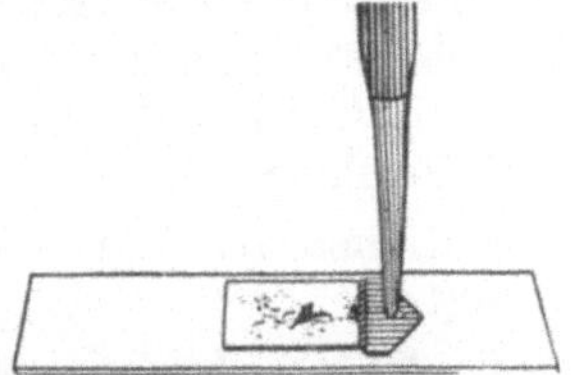

Abb. 374. Filtration auf dem Objektträger. Das Filtrat wird mit dem Augentropfer mittels eines Filterpapierfleckchens abgesaugt.

Nach Bedarf wird durch Ansetzen eines Wassertropfens an der gegenüberliegenden Deckglaskante nachgewaschen. Das Filtrat wird auf einen zweiten Objektträger ausgeblasen und dieser beiseite gestellt. Liegt, wie in diesem Fall, ein spezifisch schwerer Niederschlag (Mercurijodid) vor, dann kann das Waschen ohne Deckglas erfolgen, indem man den Fällungstropfen mit dem Filterpapierfleckchen in Berührung bringt und absaugt. Der Niederschlag wird auf dem Mikrosublimationsapparat auf 110—120° erhitzt, wobei das Deckglas, das mit Hilfe von zwei Glasstreifen in einer Entfernung von etwa 2 mm angebracht ist, als Recipient dient. Es entstehen schöne Kristalle von gelber Farbe der rhombischen metastabilen Modifikation. Beim Abkühlen, Kratzen des Präparats und bei Belichtung, auch beim Erhitzen über 130—135° wandeln sie sich wieder in die rote stabile Form um. Der beiseite gestellte Objektträger mit dem Filtrat wird mit einem Tropfen einer 1%igen Chlorcalciumlösung versetzt und durch Erhitzen auf das halbe Volumen eingeengt. Nach dem Erkalten entstehen an den Enden eingekerbte Nadeln von Calciumsulfat, wodurch das Sulfat nachgewiesen ist.

Nachweis von Ammoniak im Mikrobecher (Abb. 368): Die zu untersuchende Lösung wird mit Lauge versetzt und als Hängetropfen eine 1%ige Pikrinsäurelösung (reinste Pikrinsäure in reinstem, destillierten Wasser) verwendet. Dann wird der Mikrobecher erwärmt, wodurch die Ammoniakdämpfe den Hängetropfen erreichen. Das entstandene Ammoniumpikrat wird zur Ansicht gebracht, indem man den Hängetropfen langsam verdunstet und den gelben Rückstand mit Chloroform behandelt, das wohl die Pikrinsäure, aber nicht das Ammoniumpikrat löst. Dieses hinterbleibt in verwachsenen Kristallen von quadratischem bis rechteckigem Umriß, die gegen 200° sublimieren und um 265° (245—247°) schmelzen. Wesentlich ist, daß man sich bei den erhaltenen Kristallen von ihrer Sublimierbarkeit überzeugt, denn auch andere Pikrate sind in Chloroform unlöslich, jedoch nicht sublimierbar.

Auch eine Lösung von Pikrolonsäure (gesättigt in Wasser oder 20%igem
Alkohol) läßt sich zum Ammoniaknachweis verwenden; es fallen im
Hängetropfen Prismen und Spieße, die auch in Chloroform unlöslich
und sublimierbar sind (Abb. 377). (Reaktion weniger empfindlich.)

α) Anorganische Verbindungen.

Ein Teil von diesen kommt in der Pflanze in organischer Bindung vor
und kann in der Regel erst nach dem Veraschen nachgewiesen werden.
(In einzelnen Fällen, z. B. beim Magnesium, genügt Behandlung des
Pflanzenschnitts mit Bromdämpfen.) Eine Lokalisationsbestimmung im
Gewebe ist in solchen Fällen nicht mehr möglich. Es werden an dieser
Stelle daher nur die in ionogener Bindung vorliegende Verbindungen
berücksichtigt.

Kaliumsalze. Dieses kommt in allen Pflanzenzellen vor. Nachweis
erfolgt:

1. *Als Dipikrylamin-Kalium* mit einer Lösung von Dipikrylamin-
natrium (s. Abb. 375). Es entstehen mit K-Ionen gelbe, verwachsene und
verzwillingte Rauten mit ein-
springenden Winkeln oder baumartig verzweigte Aggregate von
Blättchen mit rhomboidischem
Umriß. Die Objekte (Schnitte
von Laminaria, Carrageen, Kartoffel) legt man in einen Reagenstropfen ein. Alsbald bilden sich
die erwähnten Kristalle. Stören
könnte außer Rubidium und Cä-
sium größere Mengen von Ammon-
salzen, die jedoch in den Pflanzen
nicht vorkommen.

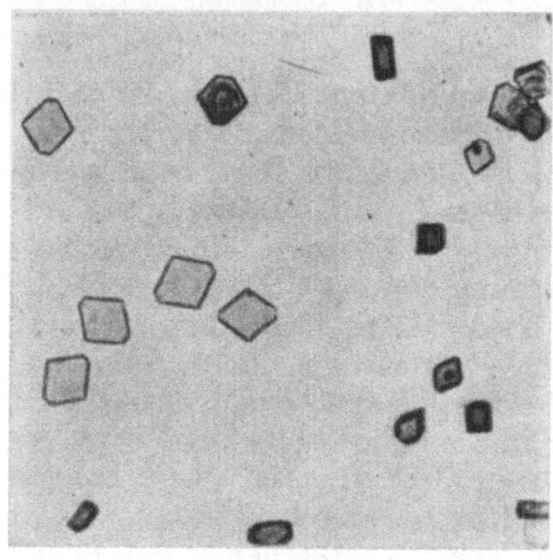

Abb. 375. Kristalle von Dipikrylamin-Kalium.
(Vergr. 146fach.)

2. *Als Kaliumkupferbleinitrit:*
Der trockene Schnitt (Objekte wie
bei 1.) wird in die grüne Lösung
von Kupferbleinitrit eingelegt
(diese Lösung ist nur beschränkt
haltbar), der Tropfen erwärmt und etwas eingeengt: Es fallen braunschwarze Würfel von Kaliumkupferbleinitrit aus (Reagens s. im Reagenzienverzeichnis).

Natriumsalze. Diese sind in den Pflanzen sehr verbreitet. Besonders
findet man sie in Meeresalgen. Der Nachweis kann erfolgen als Natrium-
zinkuranylacetat. Man legt die Schnitte einfach in die Zinkuranylacetatlösung. Es entstehen, im UV-Licht stark fluorescierende, an beiden
Enden zugespitzte, auch rautenförmige, sechseckige und verwachsene
Kristalle, die allerdings in Wasser etwas löslich sind (s. Abb. 376). Man
verwendet daher das Reagens, ohne es mit Wasser zu verdünnen. Die
Droge kann zwar zum Schneiden angefeuchtet werden, es soll jedoch
nicht zuviel überschüssiges Wasser im Präparat vorhanden sein, da sonst

die Empfindlichkeit leidet. Objekte: Schnitte durch Laminaria und Carrageen (Reagens s. im Reagenzienverzeichnis).

Calciumsalze. Vorkommen als Calciumoxalat, löslich ohne Gasentwicklung in höherprozentigen Mineralsäuren (nicht in Essigsäure). Man findet es in Form von Drusen, Einzelkristallen, Raphiden, Kristallsand in vielen Pflanzen. Als Calciumcarbonat (löslich in Mineralsäuren und Essigsäure unter Kohlensäureentwicklung) in den Cystolithen von Cannabis. Ferner in der Mittellamelle der Zellwand an Pektin gebunden und im Zellsaft gelöst.

Nachweis des Calciums: 1. Als Calciumsulfat (Gips): Nach Zusatz von 3—5%iger Schwefelsäure fallen Nadelbüschel und Kristalle mit schwalbenschwanzartig eingekerbten Enden. Infolge der teilweisen Löslichkeit des Gipses in Wasser wird die Reaktion empfindlicher bei Verwendung von 2—3% Schwefelsäure in 96%igem Alkohol. Auch mit konzentrierter (75%iger) Schwefelsäure entstehen Gipsnadeln (wasserfreier Gips).

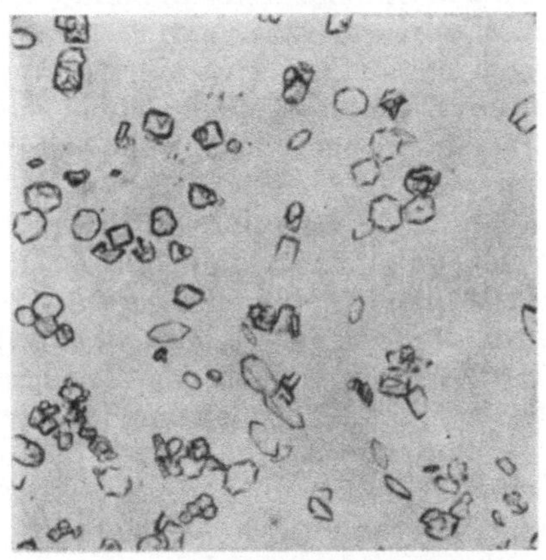

Abb. 376. Kristalle von Natrium-Zinkuranylacetat. (Vergr. 63 fach.)

2. Als Calciumpikrolonat: Als Reagens dient reinste (am besten durch Lösen in Chloroform, Filtration und Abdampfen des Chloroforms gereinigte) Pikrolonsäure, gesättigt in 20%igem Alkohol. Bei Spuren von Calcium entstehen körnige, vielflächige gelbe Kristalle, unlöslich in Chloroform, Wasser und schwerlöslich in 20%igem Alkohol. Wird besondere Empfindlichkeit verlangt, löst man die Pikrolonsäure in reinem destillierten Wasser. Calcium läßt sich im selben Probetropfen neben

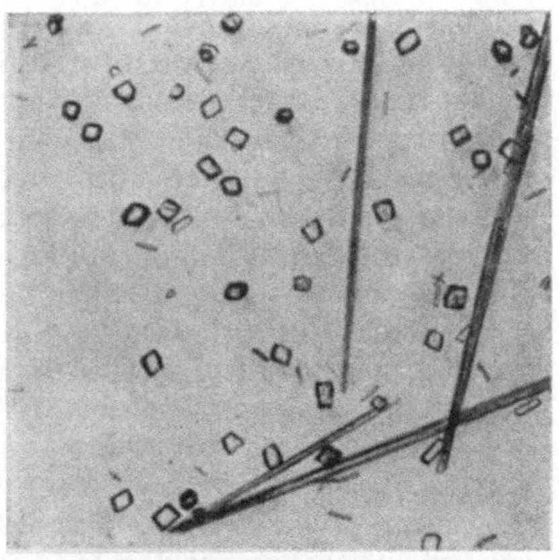

Abb. 377. Calciumpikrolonat (körnige Kristalle), daneben lange Nadeln von Ammoniumpikrolonat. (Vergr. 80 fach.)

Ammonium mit Pikrolonsäure nachweisen, wie Abb. 377 zeigt. Objekte für den Calciumnachweis: Schnitte mit Calciumoxalatkristallen werden entweder mit 75%iger Schwefelsäure behandelt, wobei sich die Nadeln aus wasserfreiem Gips an Stelle der Oxalatkristalle bilden. In Schnitten durch Radix Primulae beobachtet man nach Behandlung mit alkoholischer 2%iger Schwefelsäure (s. oben) Gipsnadeln, ausgehend von der Wand der Parenchymzellen. Das Calcium findet sich hier in der Mittellamelle z. T. gebunden an Pektin. Auch die Epidermiszellen der äußeren Schalen der Küchenzwiebel zeigen diese Reaktion. In beiden Fällen fällt auch die Probe mit Pikrolonsäure positiv aus. Recht eindrucksvoll ist die Reaktion bei Alga Carrageen, von der man nach dem Einweichen in Wasser mit der Schere einen Schnitt anfertigt und diesen in die Pikronlonsäurelösung einlegt, und bei Gummi arabicum, von dem man einen Splitter zur Reaktion verwendet (Calcium als Arabinat); nach kurzer Zeit entstehen die typischen Kristalle. Ist die Calcium-Konzentration zu hoch, bilden sich primär Rasen von feinsten gelben Nadeln, die sich erst mit der Zeit in die typischen vielflächigen Kristalle umwandeln.

Die *Oxalsäure* der Calciumoxalatkristalle weist man als Silbersalz nach, indem man den Drogenschnitt mit einigen deutlich sichtbaren Kristallen (Rheum mit Drusen oder Cortex Quillajae mit langen Einzelkristallen) in eine angesäuerte Silbernitratlösung (10% $AgNO_3$ in 10% HNO_3) einlegt. Um die Calciumoxalatkristalle bilden sich langsam Stäbchen und Prismen von Silberoxalat.

Die *Kohlensäure* des in den Cystolithen enthaltenen Calciumcarbonats wird abgesehen von den aufsteigenden Gasblasen beim Zusatz von Säure zum Präparat in der Gaskammer mit Barytwasser im Hängetropfen nachgewiesen, der sich bei Gegenwart von Kohlensäure trübt.

Magnesiumsalze lassen sich in vielen Pflanzenaschen als Ammonmagnesiumphosphat (Tripelphosphat s. S. 346) leicht nachweisen.

Phosphate: Die Asche von Getreidesamen oder Foenum graecum mit Salpetersäure aufnehmen und mit Ammonmolybdat versetzen: gelber Niederschlag. Auch als Tripelphosphat (mit Magnesiamixtur) (s. oben, Einleitung zur speziellen Mikrochemie) leicht nachweisbar.

Eisensalze finden sich häufig in Pflanzen. Eindrucksvoll ist der Nachweis als Berlinerblau am Querschnitt des weißen Senfsamens. Man behandelt mit Kaliumferrocyanidlösung 5%ig und setzt dann 3%ige Salzsäure zu: Blaufärbung, besonders in der Radicula.

Kupfersalze. In Spuren häufig vorhanden. In Semen Strychni läßt sich das Kupfer als Ferrocyankupfer durch Befeuchten mit Kaliumferrocyanid und Salzsäure (wie vorher!) als braune Färbung erkennen.

Jodsalze. Jod ist überall gegenwärtig. Meeresalgen enthalten zum Nachweis geeignete größere Mengen. Schnitte durch Laminaria werden mit etwas Stärke versetzt und 3%ige Wasserstoffsuperoxydlösung zugegeben, Dieses macht das Jod aus Salzen frei, wodurch die Stärke blau gefärbt wird. Oder man legt die Schnitte in einen Stärkekleister, der etwa 1% H_2SO_4 und $\frac{1}{4}\%$ Natriumnitrit enthält (frisch bereiten!). Die Schnitte färben sich sofort blau (und es bildet sich ein blauer Hof). (Jodstärke)! Liegt das Jod in organischer Bindung vor (Fucus vesiculosus), dann muß vorher mit einer Spur Pottasche verascht werden. Nach dem Ansäuern fällt die Reaktion mit Stärke-Superoxyd positiv aus.

Nitrate. Bestimmte Pflanzen (Ruderalpflanzen) speichern Nitrate. Nachweis als Nitronnitrat in kristallisierter Form. Objekte: Blattstiel von Folia Belladonnae, Hyoscyami, Stramonii oder Kartoffel. Die Schnitte werden in eine 10%ige Nitronlösung in 5% Essigsäure eingelegt.

Es entstehen Nadeln mit stumpfen Enden. Oxalsäure gibt ähnliche Kristalle, jedoch mit spitzen Enden. Zur Unterscheidung saugt man die Flüssigkeit vorsichtig ab und setzt Diphenylaminschwefelsäure (1%) zu: Die Kristalle lösen sich mit tiefblauer Farbe auf. Auch mit Diphenylaminschwefelsäure allein erhält man in nitrathaltigen Schnitten eine diffuse Blaufärbung.

Schwefel. Sulfat wird mit Calciumchloridlösung (1%ig) als Gips (s. Calciumnachweis, S. 349) oder mit 1% Bariumchloridlösung als Bariumsulfat (kleinkörniger Niederschlag) nachgewiesen. Schwefel kommt selten frei (in Schwefelalgen findet sich elementarer Schwefel, den man nachweist, indem man ihn mit Bromdämpfen zu Sulfat oxydiert und dieses als Gips zur Ansicht bringt), häufig jedoch gebunden in organischen Substanzen, z. B. Eiweiß, Seide, vor. Der Nachweis kann durch Jodacid erfolgen: Natriumacid und Jodjodkalium wirken nicht aufeinander ein. Bei Gegenwart von Sulfiden, Thiosulfaten, Rhodaniden und organischen S-Verbindungen $C = S$ und $\diagdown C{-}SH$ wird der Ablauf der Reaktion katalysiert, so daß sich aus: $2\,NaN_3+KJ_3$ $= 2\,NaJ + KJ + 3\,N_2$ elementarer Stickstoff bildet, der in Form von Gasblasen unter dem Mikroskop zu sehen ist. Äußerst empfindliche Reaktion, die z. B. den Nachweis des organisch gebundenen Schwefels in der natürlichen Seide oder Wolle erlaubt: Ein Seidenfaden wird in die Jodacidlösung (5% Natriumacid in n/10-Jodlösung) eingelegt. Gleich nach dem Einlegen beobachtet man, daß um jeden Seidenfaden Reihen von Gasblasen entstehen, die nach einigen Minuten bereits makroskopisch sichtbar werden.

β) Organische Verbindungen.

Kohlehydrate: Diese finden sich teils in den Zellen als Monosaccharide: Hexosen und Pentosen, Disaccharide (Rohrzucker), Polysaccharide, Stärke, Inulin oder in der Zellwand als Cellulose, Pektin (bei den Pilzen Chitin).

Eine allgemeine Kohlehydratreaktion ist die mit α-Naphthol-Schwefelsäure (Molisch-Reaktion). Sie fällt positiv aus mit allen Zuckerarten, Inulin und auch mit Stärke, ist also keineswegs spezifisch: Man befeuchtet mit einer 20%igen α-Naphthol- (oder auch Thymol-)lösung in Alkohol und setzt dann konzentrierte Schwefelsäure zu, es entsteht eine rot- bis rotviolette Färbung. (Inulinhaltige Drogen: Inula, Taraxacum, Arnica usw.)

Monosaccharide: Glucose und Fructose.

Nachweis durch Reduktion Fehlingscher Lösung: Je 1 Tropfen Fehling I und Fehling II werden gemischt, der Schnitt eingetragen und erhitzt: Ein schon makroskopisch sichtbarer gelbroter, amorpher Kupferoxydulniederschlag weist auf Zucker bzw. reduzierende Substanzen hin. *Objekt: Fructus Juniperi.*

Nachweis von Ketosen (Fructose) nach SELIWANOFF: Man erhitzt mit konz. HCl, die 0,5% Resorcin enthält: Rotfärbung. Objekte: Inulinhaltige Drogen, Agar-Agar.

Nachweis durch Osazonbildung: In einen Tropfen des Phenylhydrazinreagens (s. Reagenzienverzeichnis), wird der zu untersuchende Schnitt eingetragen, mit Deckglas bedeckt, einige Male aufgekocht oder unter Zusatz des verdunsteten Wassers durch 3 Minuten bei 90—100° gehalten (auf heißem Asbestteller oder Mikrosublimationsblock). Nach dem Abkühlen fallen gelbe Nadelbüschel des Osazons (das Glukosazon und Fructosazon ist identisch). Die Kristalle sind meist so rein, daß nach dem Entfernen des Schnittes und Waschen mit Wasser der richtige, allerdings vom Erhitzungstempo stark abhängige F_p (Mikro-F_p) erhalten wird. F_p um 216°. *Objekt: Fructus Juniperi.*

Zum Nachweis von Rohrzucker (und Disacchariden) muß dieser erst invertiert (gespalten) werden. Man kocht mit Säure (5% Salzsäure) oder behandelt mit Hefe, wodurch reduzierende Zucker frei werden, die dann mit Fehling oder als Osazone nachgewiesen werden. Jedoch auch Glykoside werden durch Erhitzen mit Säure in reduzierenden Zucker und Aglykon gespalten (s. diese S. 388).

Polysaccharide. S t ä r k e: Hochmolekulares Kohlehydrat mit verzweigter Kette aus Glucosemolekülen. Durch Blaufärbung mit Jodlösung (zweckmäßig eine auf hellgelb verdünnte Lugolsche Lösung) leicht zu erkennen. Diese Blaufärbung ist durch Wasserentzug und Erhitzen rückgängig zu machen! Amylodextrin färbt sich mit Jod rot. Bei einzelnen Stärkesorten erhält man je nach dem Amylodextringehalt eine rotviolette Färbung (Macis-Stärke).

Zum Nachweis von Stärkespuren wird Jodchloral, das gleichzeitig aufhellt oder Jodphenol (für autochthone Stärkekörner im Chlorophyllkorn) verwendet.

I n u l i n , T r i t i c i n sind Polysaccharide (Fructosane), die amorph in der Zelle sich finden (ersteres besonders bei Compositen) und nach Zusatz von Alkohol in Sphärokristallen erscheinen (s. Abb. 378). Mit Jod keine Blaufärbung. Reaktion mit α-Naphthol-Schwefelsäure positiv. Inulinklumpen in den Zellen sind im Glycerinpräparat erkennbar. Wasser und Chloral wirken nämlich lösend!

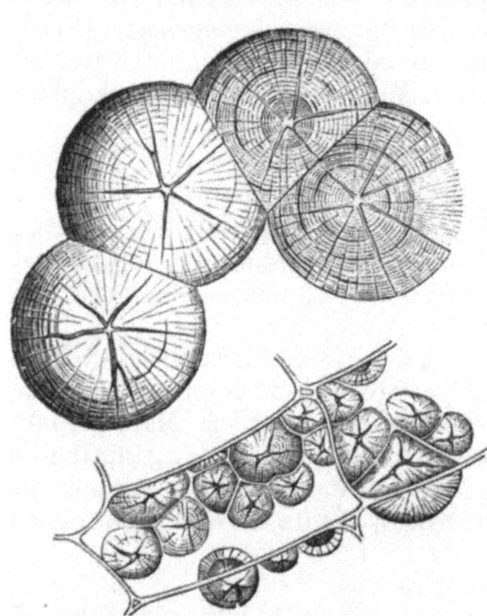

Abb. 378. Sphärokristalle von Inulin. (SACHS.)

Cellulose. Kettenförmig aus Cellobiosemolekülen aufgebautes, hochmolekulares Polysaccharid, das bei der Hydrolyse Glucose liefert. Hauptbestandteil der Zellmembran.

Reaktionen: Chlorzinkjodlösung färbt in der Kälte blauviolett, Behandeln mit Schwefelsäure (80%), dann Zusatz von Wasser und Jodlösung: Blaufärbung, in beiden Fällen bedingt durch Bildung von Hydrocellulose, die sich mit dem Jod blau färbt. *Objekte:* Baumwolle, Leinenfaser, nicht verholzte Zellmembran. Cellulose ist löslich in Kupferoxydammoniak (Cuoxam, bereitet durch Auflösen frisch gefällten Kupferhydroxyds in konzentriertem Ammoniak). Baumwolle gibt wegen Vorhandenseins der Cuticula unregelmäßige Quellungsfiguren (s. S. 16). Konzentrierte Schwefelsäure und 50%Chromsäure lösen Cellulose. Diese ist jedoch unlöslich in 3%iger Schwefelsäure zum Unterschied von

H e m i c e l l u l o s e n: Chemisch uneinheitliche Körper aus verschiedenen Zuckern bestehend. Sie dienen als leicht verwertbare Reservesubstanz und werden in Form sekundärer Verdickungsschichten abgelagert (Strychnos). Sie sind leicht löslich in 3%iger Schwefelsäure, einige Hemicellulosen schon in heißer Chloralhydratlösung (Strychnos). Je nach ihrer Abstammung verhalten sie sich z. T. ähnlich wie Cellulose, was Chlorzinkjod und Cuoxam betrifft. Einige färben sich schon mit Jodlösung blau wie Stärke.

P e k t i n e. Regelmäßige Bestandteile der Zellmembran. Hauptsächlich in der Mittellamelle und der Intercellularsubstanz. Sie stellen Galakturonsäureketten dar, die z. T. mit Methylalkohol verestert sind und finden sich häufig als Calcium-Salze vor. Sie sind unlöslich in Cuoxam und kommen in der Pflanze vergesellschaftet mit wechselnden Mengen Pentosanen und Hexosanen vor. In heißem Wasser sind sie leicht löslich und lassen sich mit Farbstoffen, z. B. Methylenblau oder Neutralrot, ähnlich wie die Schleime färben.

C h i t i n. Amino- und Acetylgruppen enthaltendes Polysaccharid, wobei die Glukosaminacetatgruppen in Ketten angeordnet sind. Aus ihm ist die Zellwand der Pilze aufgebaut (auch der Panzer der Insekten besteht daraus). Durch Kochen mit Lauge wird es in Chitosan übergeführt, das mit Jod-Schwefelsäure sich violett färbt.

Objekt: Fungus Secalis (Schnitt) wird ½ Stunde mit gesättigter Kalilauge auf 140° erhitzt (im Röhrchen) und nach dem Auswaschen Jodlösung und 1%ige Schwefelsäure zugesetzt: Violettfärbung.

L i g n i n (H o l z s u b s t a n z). Da das Lignin in vielen Membranen, besonders in denen der Gefäße und Holzfasern als inkrustierende Substanz vorhanden ist, sei es an dieser Stelle behandelt, obwohl es kein Kohlehydrat darstellt, sondern aus phenolischen Substanzen vom Typ des Coniferylaldehyds und des Dioxyphenylglycerins besteht. Das Lignin findet sich in der Membran teils in die Cellulosemizellen eingelagert, teils mehr an deren Oberfläche in Form einer Hülle. Verholzte Membran ist unlöslich in Kupferoxydammoniak (Cellulose ist darin löslich!) und gibt mit Chlorzinkjod eine Gelbfärbung (Cellulose wird violett). Aus einer verholzten Membran läßt sich Lignin durch 40%ige Natronlauge, Sulfitlauge, Kaliumhypochlorit und Dioxan extrahieren, nach dieser Behandlung werden die oben erwähnten Cellulosereaktionen wieder positiv.

Objekte: Lignum Juniperi pulvis wird in zugeschmolzenem Glasrohr mit 40%iger Lauge eine Stunde auf 130° erhitzt. Nach dem Waschen ist die Chlorzinkjodreaktion auf Cellulose positiv (rotviolette Farbe). Fasern der *Chinarinde* besitzen nur eine Hülle aus Lignin. Nach dem Zerquetschen in der Reibschale) beobachtet man an den Bruchstellen Violettfärbung mit Chlorzinkjod, während die intakte Faser keine Reaktion erkennen läßt.

Reaktionen auf verholzte Membran (Ligninreaktionen):

Phloroglucin-Salzsäure-Reaktion (wird verursacht durch Vanillin und ähnliche Substanzen): Man befeuchtet mit einer 5%igen alkoholischen Phloroglucinlösung und setzt dann konzentrierte Salzsäure zu: Rotfärbung. Objekt: Lignum Juniperi. Makroskopisch deutlich sichtbar ist die Reaktion bei Zeitungspapier oder einem Holzspan.

Reaktion nach Mäule: Einlegen durch 5 Minuten in 1% Kaliumpermanganatlösung, waschen mit Wasser, behandeln durch 2 Minuten mit verdünnter Salzsäure, wiederum waschen und Ammoniak zufügen: Rosafärbung verholzter Membran. Objekte: Radix Althaeae und Radix Rhei: die Gefäße färben sich rot.

Anilinsulfatlösung (2% in Wasser) bewirkt Gelbfärbung verholzter Membran. Nicht alle drei Reaktionen geben die gleichen Resultate. Es gibt Drogen, bei denen die Mäulesche Reaktion stark positiv (Rheum), hingegen die Phloroglucinsalzsäure-Reaktion negativ ist und solche, die sich umgekehrt verhalten.

S c h l e i m e u n d G u m m i. Pflanzenschleime sind teils Umwandlungsprodukte der Zellmembran, teils des Zellinhalts (der Stärke), sie sind Polysaccharide, meist Pentosane, Hexosane und Polyuronoide, letztere aus Glukuron- und Galakturonsäure bestehend. Sie quellen in kaltem Wasser und lösen sich darin kolloidal, sind durch Schwermetallsalze fällbar und durch Ammonsalze aussalzbar. Zum Nachweis wird ihre Quellbarkeit und Färbbarkeit, schließlich auch der Gehalt an Pentosen (s. S. 356) benützt. Die Löslichkeit in Cuoxam und die Cellulosereaktion mit Chlorzinkjod fallen je nach der chemischen Struktur verschieden aus, sind daher uncharakteristisch und kommen als Einteilungsprinzipien für die Schleime nicht in Frage.

Die Quellbarkeit der Schleime wird durch Tusche-Aufschwemmung (2 Teile Tusche + 8 Teile Wasser) sichtbar gemacht. Ein Trockenschnitt oder das Pulver wird in die Tuscheaufschwemmung eingelegt und *sofort* beobachtet: gequollene Schleimklumpen zeigen sich als helle Flecken im graubraunen, von Tuschepartikelchen erfüllten Gesichtsfeld; da der quellende Schleim die Tuscheteilchen vor sich hertreibt, den Zwischenraum zwischen Objektträger und Deckglas an dieser Stelle ausfüllt, entsteht so ein lichtdurchlässiger Fleck im dunklen Präparat. Bei Querschnitten durch schleimhaltige Epidermen (Linum, Cydonia) sieht man einen hellen Streifen, der außen den Schnitt begrenzt. Man kann auch vorher die Schnitte in konzentriertes Glycerin legen, sich von dem transparenten Aussehen des ungequollenen Schleims überzeugen und dann erst die Tusche zusetzen und das Glycerin absaugen. Der Schleim quillt dann nach Maßgabe des Wasser- bzw. (Tuscheaufschwemmungs-) Zusatzes. Eine langsamere Quellung erreicht man durch Einlegen in eine Tuscheaufschwemmung mit 20% Glycerin. Objekte: Semen Lini, Cydoniae, Foenu graeci, Tubera Salep pulvis, Rad. Althaeae.

Diese Tuscheaufschwemmung ermöglicht auch die Unterscheidung von Weizen und Roggenmehl: Ein stecknadelkopfgroßes Teilchen Mehl bringt man in einem Tropfen der Tusche-Aufschwemmung, verteilt es darin mit einer Nadel und legt rasch ein Deckglas auf: Beim Weizenmehl (s. Abb. 379a) umschließt die Tusche die einzelnen Fragmente dicht, während beim Roggenmehl (s. Abb. 379b) um jedes Teilchen, das Zellen aus dem Endosperm enthält, ein heller Hof entsteht, da die Intercellularsubstanz der Endospermzellen so wie Schleim aufquillt.

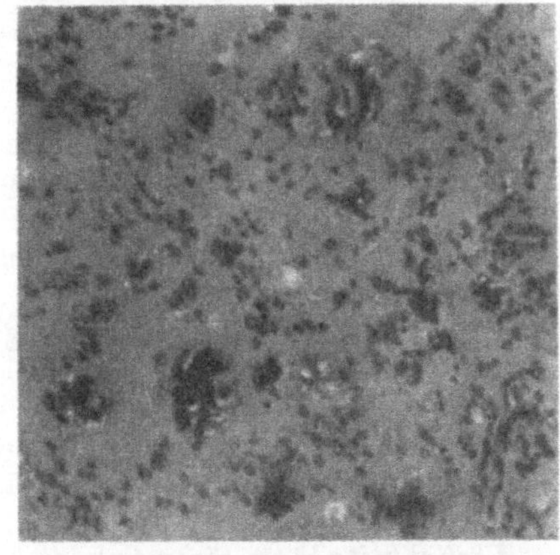

Abb. 379a. Weizenmehl in Tuscheaufschwemmung. (Vergr. 26fach.)

Färbbarkeit: Schnitte oder Pulver werden in Farbstofflösungen (Methylenblau), am besten Thionin (5%ig in 50%igem Aethanol) eingelegt und nach ¼ Stunde mit 50% Aethanol vorsichtig durchgewaschen; ist der Schnitt entfärbt, dann hält der Schleim noch den Farbstoff fest und wird auf diese Weise zur Ansicht gebracht. Auch Toluidinblau (1% in Wasser) färbt violett; differenzieren mit Wasser.

In pentosenhaltigen Schleimen kann der Nachweis von *Pentosen* mit Orcin-Salzsäure erfolgen. Man befeuchtet einen Schnitt durch Radix Althaeae mit einer 5%igen alkoholischen Orcinlösung und setzt nach ein paar Minuten konzentrierte Salzsäure zu: Zarte Blau-Violettfärbung zeigt vorhandene Pentosen an.

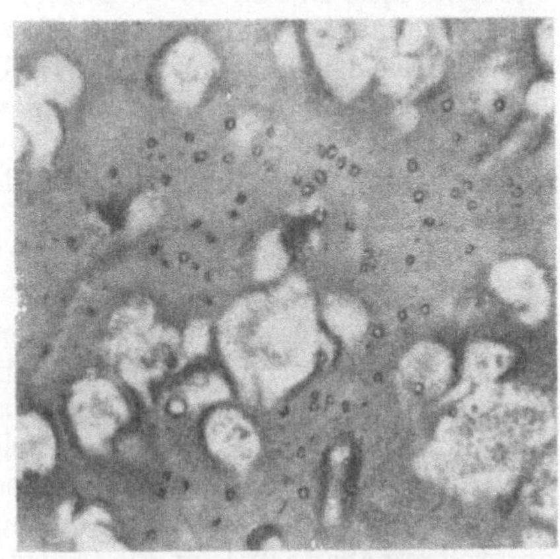

Abb. 379b. Roggenmehl in Tuscheaufschwemmung. (Vergr. 26fach.)

Salep, dessen Schleim ein Holohexosan (Mannan) darstellt, gibt diese Reaktion selbstverständlich nicht!

Gummi sind Kohlehydrate, in denen Uronsäure (Aldobionsäuren), ferner Arabinose, Methylpentosen- und Hexosen unter Wasseraustritt zu hochmolekularen Stoffen verbunden sind, die sich in Wasser mit saurer Reaktion lösen. Besonders häufig kommt ein Araban und Arabinsäure vor. Sie lassen sich ebenso wie die Pektine mit Farbstoffen wie Methylenblau und Neutralrot färben, doch sind diese Färbungen wenig charakteristisch.

Pentosen und Methylpentosen lassen sich auch nachweisen, indem man mit Salzsäure (12,5%ig) erhitzt und das entstehende Furfurol (Methylfurfurol) mit Barbitursäure im Hängetropfen (Abb. 368) nachweist: 1 g Gummi arabicum erhitzt man mit 2—3 ml verd. HCl in einer Eprouvette bis zur Dunkelfärbung der Flüssigkeit, spannt jene senkrecht ein (ein verlängerter Mikrobecher!) und legt über die Öffnung einen Objektträger, der unterseits einen Tropfen gesättigter wässeriger Barbitursäurelösung trägt. Man erhitzt vorsichtig und erhält nach einiger Zeit eine gelbliche Trübung von amorpher Furalbarbitursäure (Oxymethylfurfurol aus Hexosen gibt bei dieser Anordnung noch keine Fällung). Eine Fällung geben auch die üblichen Aldehydreagenzien, z. B. p-nitro-Phenylhydracin.

Fette, Öle. Fette sind Ester, Triglyceride von Fettsäuren und finden sich besonders in Samen, jedoch auch in geringerer Menge in allen Pflanzenzellen. Fette lassen sich im mikroskopischen Bild an ihrer Form (stark lichtbrechende Tropfen) und Löslichkeit und Nichtflüchtigkeit erkennen und durch Färbungen und durch die Verseifung nachweisen.

Löslichkeit: Fette lösen sich leicht in Äther, Chloroform, Petroläther, Pentan, Aceton. In Alkohol sind die Fette schwerlöslich (in 90% Alkohol sind sie durchschnittlich zu ½% löslich). (Ausnahme: Ricinusöl und Crotonöl sind in Alkohol sehr leicht löslich, jedoch unlöslich in Petroläther, Benzin!). Unlöslich sind Fette in wässeriger Chlorhalydratlösung (2 + 1), Eisessig (s. ätherische Öle S. 359).

Objekte: Semen Myristicae, Coffeae, Fungus Secalis. Durchwaschen des Präparats mit einer der genannten Substanzen. Bei Schnitten durch Ricinussamen wird die Löslichkeit des Öles in Alkohol und Unlöslichkeit in Petroläther beobachtet.

Färbung: Diese erfolgt mit Fettfarbstoffen in gleicher Weise wie beim Kork: Schnitte durch Semen Myristicae, Coffeae, Fructus Anisi, Fungus Secalis werden in ½% Scharlachrot-Chloralhydrat eingelegt und unter Erwärmen einige Zeit liegen gelassen. Die Fettropfen erscheinen als rote Kugeln im Präparat. Auch nach Behandlung mit Sudan III in Glycerin (s. vorhergehendes Kapitel) in der Wärme und Waschen mit 50%igem Alkohol erscheinen die Fettropfen rot gefärbt.

Verseifung: Fette werden durch Behandeln mit Laugen verseift, es entstehen neben Glycerin die (Natrium-, Kalium-) Salze der Fettsäuren, die Seifen, die kristallisiert sind. Es kommen also nach der Verseifung die *Seifen-Kristalle* zur Beobachtung. Die Verseifung kann mit wässeriger Natronlauge oder Natronlauge-Ammoniak durchgeführt werden. Man erhält jedoch erst nach ein bis zwei Tagen die Seifenkristalle, d. h. die Fettropfen haben sich in Nadelbüschel aus Natrium-Ammoniumsalzen der Fettsäuren umgewandelt. Viel geeigneter für mikrochemische Zwecke (zur Demonstration der Verseifung) ist jedoch benzylalkoholische, gesättigte Natronlauge. Man macht den Versuch vorerst mit dem reinen Öl, z. B. Oleum Ricini, Arachidis, indem man ein kleinstes Tröpfchen auf die Unterseite des Deckglases bringt und dieses dann rasch auf die am Objektträger befindliche bencylalkoholische Lauge auflegt. Auf diese Weise ist im Präparat der flachgedrückte Öltropfen von Lauge umgeben. Schon nach kurzer Zeit (etwa 5 Minuten) sieht man makroskopisch eine Trübung und an der Grenze zwischen Öl und Lauge eine Menge feinster zarter Nadelbüschel, die aus Seifen bestehen. Schnitte durch Ricinussamen werden mit einem Tropfen der benzylalkoholischen Lauge bedeckt, etwas erwärmt und in der Nähe der Fetttropfen das Auftreten der Seifenkristalle beobachtet. Auch gesättigte absolutalkoholische Kalilauge kann zur Verseifung verwendet werden. Bei Oleum und Semen Arachidis fallen feinste Nädelchen. Möglich ist auch Verseifung der Fette auf fermentativem Wege mittels fettspaltenden Fermenten, den Lipasen, wobei nach längerer Zeit die Fettsäuren selbst in Nadeln auskristallisieren.

Vergesellschaftet mit den Fetten kommen in allen Pflanzen die *Sterine* vor. Sie finden sich im Unverseifbaren der Fette bei Pflanzen und Tieren, spielen eine wichtige Rolle in der Zellmembran beim Stoffwechsel, besitzen als Grundskelett das Cyclopentanoperhydrophenanthren und geben bestimmte Farbenreaktionen, wie z.B. die Liebermann-Burchardtsche und die Hager-Salkowski-Reaktion: Eine Lösung des Sterins in Chloroform oder Essigsäureanhydrid gibt beim Zusatz von konzentrierter Schwefelsäure an der Berührungsstelle eine rotviolette Zone. Die Sterine sind unlöslich in Wasser und leichtlöslich in Chloroform, Äther, Petroläther, etwas schwerer in Alkohol.

Bei den pflanzlichen Sterinen unterscheiden wir zwei Gruppen:

1. Die echten Sterine, z.B. das Phytosterin, Ergosterin, Sitosterin, die (ebenso wie das tierische Cholesterin) mit Digitoninlösung eine kristallisierte, unlösliche Verbindung bilden. Die Objekte befeuchtet man unter dem Deckglas mit 0,5%iger Digitoninlösung und erwärmt kurz. Es entstehen dann feinste Nädelchen. Der Nachweis gelingt mit Schnitten durch Secale cornutum, Semen Arachidis, ferner mit einer Spur Adeps Lanae und auch mit Oleum Jecoris und Milchsäften. Die Empfindlichkeit der Probe ist so hoch, daß selbst mit der geringen Menge cholesterinhaltigen Hautfettes, die von einem Fingerabdruck auf dem Objektträger bleibt, die Reaktion positiv ausfällt, nachdem man ein Deckglas aufgelegt und ein kleines Tröpfchen Digitoninlösung zugesetzt hat.

2. Die sterinartigen Körper (Triterpenderivate), die wohl die oben genannten Farbenreaktionen (Cholestol-Proben) geben, jedoch nicht mit Digitonin fallen. Sie sind besonders leicht in schönen Kristallen sublimierbar und auf S. 334 in der Tabelle der sublimierbaren Stoffe angeführt. Es gehören hierher: Caryophyllin, Ursolsäure, Betulin, Onocol; ferner Euphorbon in Resina Euphorbii und Amyrin in Resina Elemi, die schön kristallisieren.

Kork und Cutin. Beide sind wieder Bestandteile der Zellmembran und kommen einmal als Kork- (= Suberin-) Lamellen in verkorkten Zellen (Periderm, Zellen mit ätherischem Öl, Endodermiszellen usw.) vor, ferner als Cuticula (Cutin) auf der Epidermis. Diese Substanzen bestehen hauptsächlich aus polymerisierten Fettsäuren.

Im Gegensatz zur Cellulose sind sie in Cuoxam, konzentrierter Schwefelsäure und 50%iger Chromsäure unlöslich, lassen sich durch Fettfarbstoffe färben und sind verseifbar.

Färbung: Einlegen eines Schnittes in Sudan III (eine 6%ige Lösung des roten Fettfarbstoffes Sudan III in Glycerin-Alkohol $\overline{aa}$) durch eine halbe Stunde unter zeitweisem Erwärmen, Waschen unter mikroskopischer Kontrolle mit 50%igem Alkohol, bis aller überschüssiger Farbstoff entfernt und nur der im Kork gespeicherte Farbstoff noch sichtbar ist. Zur Färbung kann auch Scharlachrot (½%ig in Chloralhydratlösung mit Zusatz von Ammoniak, so daß alkalische Reaktion besteht) verwendet werden. Man erwärmt einige Male und betrachtet nach 10 Minuten. Die verkorkten Zellwände färben sich rot.

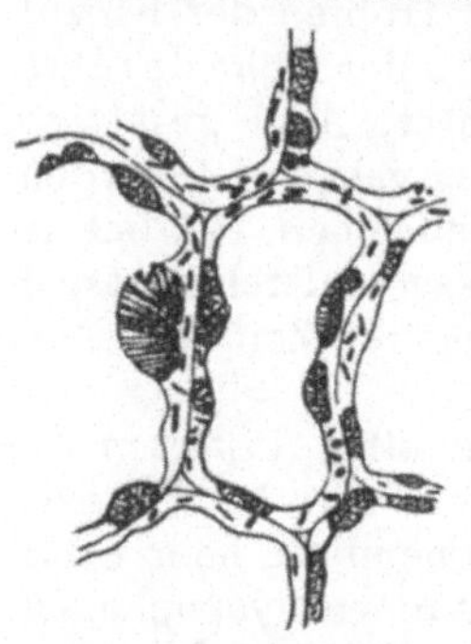

Objekte: Ölzellen von Rhizoma Calami, Zigiberis, Epidermoidalkork von Caules Dulcamarae, Cuticula von Folia Uvae ursi. Mit diesen Farbstoffen werden auch fette und ätherische Öle gefärbt.

Abb. 380. Die nach der Behandlung mit konz. Kalilauge an verkorkten Zellen entstandenen Verseifungsprodukte.

Verseifung: Einlegen von Flaschenkork in 40%ige Kalilauge und vorsichtiges Erwärmen (unter Beobachtung): Gelbfärbung und Quellung der verkorkten Membran, bei stärkerem Erhitzen Austritt gekörnter Massen und Auflösung der Membran (Abb. 380).

Eiweiß. Eiweiß findet sich vor allem in Plasma und Kern in ungeformtem Zustand. Geformtes Eiweiß sind die Aleuronkörner, die in verschiedener Form in vielen Samen vorkommen. Der Nachweis von Eiweiß — geformtem als auch ungeformtem — erfolgt durch eine Anzahl von Farbenreaktionen, wobei jedoch zu beachten ist, daß die einzelnen Reaktionen nur eine bestimmte Gruppe im Eiweißmolekül anzeigen, d. h. nur bei Vorhandensein dieser positiv ausfallen.

Allgemeine Reaktionen: 1. Millons Reaktion. Millons Reagens (eine Lösung von metallischem Quecksilber in Salpetersäure, mit Wasser $\overline{aa}$ verdünnt) gibt beim Erwärmen mit dem Schnitt z. B. von Semen Foenugraeci, eine diffuse Rotfärbung und zeigt die Tyrosingruppe im Eiweißmolekül an.

2. Biuretreaktion. Man legt einen Schnitt durch Semen Strychni in eine gesättigte Kupfersulfatlösung (½ Stunde lang), dann wird mit Wasser gewaschen und mit Kalilauge (40%) behandelt: es entsteht eine Violettfärbung, die auf zwei $CONH_2$-Gruppen im Eiweiß hinweist (Peptidbindung).

3. Xanthoproteinreaktion. Konzentrierte Salpetersäure färbt Eiweiß (beim Erwärmen) gelb, beim Übersättigen mit Ammoniak wird die Farbe gelbbraun. Reaktion nicht ganz spezifisch, da auch Harze Gelbfärbung geben. *Objekte:* Aleuronkörner und Seide und Wolle werden durch Sal-

petersäure gelb gefärbt. Diese Reaktion wird durch die Tryptophan- und Phenylalaningruppe verursacht.

Eine wenig eindeutige Reaktion ist die Raspailsche, die Rotfärbung zeigt, wenn Eiweiß, Rohrzucker und konzentrierte Schwefelsäure zusammentreffen. Sie wird wahrscheinlich durch Furfurol verursacht, das durch die konzentrierte Schwefelsäure vom Rohrzucker abgespalten wird. Furfurol-Schwefelsäure gibt nämlich mit phenolischen Substanzen eine Rotfärbung.

Die *Aleuronkörner*, die geformtes Eiweiß darstellen, sind in Chloralhydrat- und Wasserpräparaten praktisch nicht sichtbar, da sie durch beide Flüssigkeiten zum Großteil gelöst werden. Um die Aleuronkörner sichtbar zu machen, legt man die Präparate in Mandelöl, konzentriertes Glycerin oder konzentrierte Rohrzuckerlösung. Sie erscheinen als kleine Kügelchen, an denen Details nicht zu erkennen sind. Ein Aleuronkorn besteht in der Regel aus einer Grundmasse (Globuline, wenig Albumosen), die von einem Häutchen umschlossen ist. Im Innern der Grundmasse findet sich ein recht großes Kristalloid (ein kristallisierter Eiweißkörper, ein Globulin) und außerdem ein kleines kugeliges Gebilde, das sich am Rande knapp unter dem Häutchen findet: das Globoid (dieses ist kein Eiweißkörper, sondern besteht aus Calcium- und Magnesiumsalzen einer Inosit-Phosphorsäure und ist in Säuren löslich). Diese drei Bestandteile lassen sich leicht erkennen, wenn man sie anfärbt: Man legt einen Schnitt durch Ricinussamen (der evtl. zur besseren Übersicht vorher durch Äther entfettet wurde) in eine konzentrierte, jodhaltige Rohrzuckerlösung, oder besser in eine Jodglycerinlösung, (s. Reagenzienverzeichnis S. 370). Nach einigen Minuten sieht man das dunkelgelb gefärbte Kristalloid in der hellen Grundmasse und als ungefärbtes Kügelchen das Globoid (s. Abb. 143, S. 118). Auch bei anderen Samen lassen sich die Aleuronkörner auf diese Weise sichtbar machen.

Bei den Umbelliferenfrüchten enthalten die im Endosperm des Samens vorhandenen Aleuronkörner als besonderen Bestandteil noch eine Druse aus Calciumoxalat (Fructus Coriandri zeigt besonders große). In Chloralhydratpräparaten sind infolge der Löslichkeit des Aleuronkorns nur mehr noch die Oxalatdrusen sichtbar (zuweilen noch die Reste des relativ widerstandsfähigen Häutchens) und man kann aus der Zahl der vorgefundenen Drusen auf die Zahl der Aleuronkörner schließen. Die Drusen stammen also aus den Aleuronkörnern.

Sekrete und flüchtige Stoffe. (Ätherische Öle.) Es sind flüchtige, mit Wasserdämpfen aus Pflanzen austreibbare, meist komplizierte Stoffgemische. Von allgemeinen Eigenschaften ist die Flüchtigkeit gegenüber den fetten Ölen, mit denen sie die Färbbarkeit mit Fettfarbstoffen gemeinsam haben, hervorzuheben. Ätherische Öle sind löslich in: Äther, Chloroform, Petroläther, Pentan *und im Gegensatz zu den fetten Ölen in Alkohol* (90%), *Eisessig und Chloralhydratlösung.* Aus diesem Grunde sieht man auch in Chloralhydrat-Präparaten keine frei umherschwimmenden Tropfen von äther. Öl, während Fettropfen gut sichtbar sind! In *intakten Ölbehältern* befindliches ätherisches Öl ist natürlich auch im Chloralpräparat noch sichtbar, da die verkorkte Wand eine Lösung verhindert (Rhizoma Calami). Als weiterer Unterschied gegenüber den fetten Ölen ist das Fehlen der Verseifbarkeit zu erwähnen, die im eigentlichen Sinn (Herstellung von Seifenkristallen) selbstredend nur den fetten Ölen zukommt. Alkalilauge kann allerdings auch auf ätherische Öle — volumvermindernd — einwirken, wenn ein Phenol (Thymol, Eugenol) in die wässerige Phase übergeführt wird (s. Eugenolkalium, S. 78).

Bei spezieller Untersuchung ätherischer Öle und ölhaltiger Drogen handelt es sich immer um den Nachweis chemisch einheitlicher, flüchtiger Substanzen im Öl, die mit einem Reagens im Hängetropfen (Gaskammer oder Mikrobecher) nachgewiesen werden. Reagenzien mit der nötigen Empfindlichkeit sind die substituierten Hydracine auf Aldehyde und Ketone. Man verwendet dabei Nitrophenylhydracine, Nitrobenzoylhydracine, Semicarbacid u. a., diese werden in 15—30%iger Essigsäure gelöst und als Hängetropfen verwendet, wobei die zu untersuchende Droge im Mikrobecher mit oder ohne Wasser erwärmt wird. Die aufsteigenden Dämpfe des den Aldehyd enthaltenden Öls kommen mit dem Reagens im Hängetropfen in Berührung und reagieren sofort unter Abscheidung von Kristallen, die gewaschen, getrocknet und geschmolzen werden (Mikro-F_p). Der Schmelzpunkt dient zur Identifizierung des flüchtigen Körpers. Erweitert kann dieses einfache und elegante Verfahren dadurch werden, daß man ursprünglich mit den Reagenzien nicht reagierende Substanzen (wie z. B. Alkohole, Menthol) durch Oxydation in Ketone oder Aldehyde überführt und auf diese Weise nachweist. Menthol wird durch Chromsäure in Menthon umgewandelt, Zimtsäure in Benzaldehyd. Umgekehrt wird Benzoesäure durch Behandeln mit Natriumamalgam (im Mikrobecher) in Benzaldehyd umgewandelt. Auf diese Weise ist ein Gemisch von beiden Säuren leicht erkennbar. In einzelnen Fällen ist es zweckmäßig, einen verlängerten Mikrobecher (eine kürzere oder längere Eprouvette) zu verwenden, um die Verdünnung des Hängetropfens durch kondensierende Wasserdämpfe oder eine Verunreinigung desselben durch emporgeschleuderte Flüssigkeitstropfen zu vermeiden. In folgender Aufstellung sind einige häufig vorkommende flüchtige Körper, die benötigten Reagenzien und die Schmelzpunkte angegeben (s. S. 361).

Anschließend seien noch *Harze und Milchsäfte* erwähnt. Erstere sind in Wasserpräparaten als braune Tropfen und Klumpen sichtbar, da wasserunlöslich. Im Chloralhydratpräparat sind sie infolge Löslichkeit verschwunden; sie lösen sich außerdem in Alkohol, Äther, Chloroform, geben Sterinreaktionen. Letztere stellen im Wasserpräparat dunkelbraune Emulsionskugeln dar, in denen in der wässerigen Phase Eiweiß, Gummi, Salze (Alkaloide!) und in der lipoiden Kautschuk, Harz, Sterine, Öl vorkommen. Im Chloralpräparat ist das Harz z. T. herausgelöst, der Emulsionstropfen ist zwar noch vorhanden, erscheint jedoch wesentlich durchsichtiger. Solche Milchsäfte sind durch Scharlachrot färbbar (siehe Fette). Kautschuktropfen lassen sich durch Bromdämpfe tief orangerot färben. Die ölige Phase wird durch Scharlachrot (s. Fette) gefärbt.

Flüchtige Substanz	Reagens gelöst in:	Kristalle, Mi-F_p
Acetaldehyd (in vielen ätherischen Ölen).	p-Nitrophenylhydracin gesättigt in 15% Essigsäure.	sublimierbare gelbe Nadeln $F_p = 127$—$128°$.
Benzaldehyd im Bittermandelöl oder aus Bencylalkohol + Permanganat.	p-Nitrophenylhydracin gesättigt in 15% Essigsäure.	feinste sublimierbare Nadeln $F_p = 190°$.
	p-Nitrobenzhydracid gesättigt in 30% Essigsäure.	feinste sublimierbare Nadeln $F_p = 262$—$3°$.
Zimtaldehyd in Cortex Cinnamomi.	1. p-Nitrobenzhydracid gesättigt in 30% Essigsäure	sublimierbare Nadeln u. Drusen $F_p = 222°$.
	2. Semioxamazid gesättigt in Wasser.	feine, verfilzte Nadeln, $F_p = 274°$.
Anisaldehyd in Fructus Anisi.	p-Nitrobenzhydracid gesättigt in 30% Essigsäure.	sublimierbare, oft verwachsene Prismen $F_p = 202°$.
Vanillin aus Fruct. Vanillae (aus Eugenol läßt sich durch Oxydation auch Vanillin gewinnen).	1. p-Nitrobenzhydracid gesättigt in 30% Essigsäure	lange, gelbe Nadeln $F_p = 230°$.
	2. Semicarbacid gesättigt in Wasser.	rechteckige und schiefwinklige Kristalle $F_p = 232°$.
Aceton.	p-Nitrophenylhydracin gesättigt in 15% Essigsäure.	sublimierbar, gelbe Nadeln $F_p = 148°$.
Carvon in Fructus Carvi.	Semicarbacidhydrochlorid gesättigt in Wasser.	derbe Prismen mit eingekerbten Enden $F_p = 141°$.
Menthon in Folia Menthae (auch durch Oxydation von Menthol).	Semicarbacidhydrochlorid gesättigt in Wasser.	Nadeln und Spieße $F_p = 184°$.

Glykoside. Wir verstehen darunter Äther zwischen Zuckern und alkoholischen oder phenolischen organischen Verbindungen. Glykoside sind durch Säuren, Alkalien und Enzyme spaltbar. Der zuckerfreie Spaltling wird als Aglukon bezeichnet und kann den verschiedensten Körperklassen angehören. Zum Nachweis wird in den seltensten Fällen das unveränderte Glykosid selbst verwendet, z. B. bei der Fällung der Digitalisglykoside mit Gerbstoff oder bei der Gruppe der Saponine (s. nächstes Kapitel). Meist dient dazu einer der beiden Spaltlinge: *Zucker* werden bei der Spaltung durch Emulsin (bekanntlich sind die meisten natürlich vorkommenden β-Glykoside, die im Gegensatz zu den Disacchariden durch Emulsin gespalten werden) gebildet und können nachgewiesen werden; es ist jedoch zu berücksichtigen, daß auch in den Drogen Zucker vorhanden sein können, so daß der qualitative Nachweis des Zuckers kaum genügt und hierfür quantitative Proben angewandt werden müssen. Es kommt daher dieser Nachweis für mikrochemische Zwecke nicht in Frage. (Glykosidbestimmung s. S. 388 ff.)

Das *Aglukon* wird in den meisten Fällen zum Glykosidnachweis herangezogen, wobei meist die Sublimierbarkeit, seltener die Flüchtigkeit zur Isolierung verwendet wird. Auch Farbenreaktionen und Fluorescenzerscheinungen finden Verwendung. Durch Mikrosublimation mit oder ohne vorherige Spaltung (Salzsäure oder Fermentzusatz) sind folgende Glykoside nachweisbar: (s. auch S. 334.).

Aesculin: Nach Befeuchten des Rindenpulvers der Roßkastanie mit wenig verd. Salzsäure sublimieren bei 230° (im Vakuum) Prismen und Körner von Aesculetin, dem Aglukon des Glykosids. Nachweis des Aesculins mittels Fluorescenz s. S. 404.

Anthraglykoside bzw. die bereits in den Drogen vorliegenden Emodine bei Rheum, Frangula, Rhamnus Purshiana in kristallisierten, bei Senna in tropfenförmigen Mikrosublimaten (s. Mikrosublimation). Sublimationstemperatur 160—180°.

Arbutin spaltet nach Säurebehandlung sublimierbares (ST 130°) Hydrochinon ab, $F_p = 172°$. Mit Chinonlösung entstehen Kristalle von Chinhydron, mit Bencidinacetatlösung Rauten und fiederige Kristalle, die sublimierbar sind. ST um 180° (Fol. Uvae ursi, Vaccinium vitis idaea).

Solanin (aus Kartoffelschößlingen) spaltet mit Salzsäure Solanidinhydrochlorid ab, das sublimierbar ist. ST etwa 220°. Mi-F_p gegen 300°.

Mit Hilfe von Farbenreaktionen (Selenschwefelsäure) kann das Solanin in der Kartoffel nachgewiesen werden, jedoch auch durch Hämolyse (s. Saponine). Ferner wird Helleborein durch Rotfärbung mit Wasickys Reagens erkannt (Rhizoma Hellebori).

Salicin spaltet nach Emulsin-Behandlung von Cortex Salicis (24 Stunden) Saligenin (= Salicylalkohol) ab, das bei etwa 80—90° und Kühlung sublimiert (besser im Vacuum). Mikro-$F_p = 86°$.

Daphnin: nach Hydrolyse mit Säure oder durch bloßes Erhitzen sublimieren aus Cortex Mecerei am besten im Vakuum rhomboidische und prismatische Kristalle von Daphnetin $F_p = 254°$, ST 240—250°.

Amygdalin wird an der Abspaltung von Blausäure und Benzaldehyd nach Emulsinbehandlung bzw. Zerreiben der bitteren Mandeln mit Wasser erkannt. Der Nachweis beider Substanzen läßt sich neben- oder nacheinander im Mikrobecher (Hängetropfen) durchführen (s. Semen Amygdalae, S. 104).

Sinigrin wird an der Abspaltung von Isothiocyanallyl (Oleum Sinapis aethereum) erkannt (s. S. 121).

In Kristallen in den Zellen abgeschieden werden Hesperidin und Diosmin. Sie werden an der Unlöslichkeit und an der Abscheidung in Form von Sphärokristallen (s. Folia Bucco, Aurantii) erkannt.

Saponine. Saponine sind Glykoside, die durch Hydrolyse in Zucker (oft mehrere) und Triterpene oder sterinartige Körper spaltbar sind. Ihre auffälligste Eigenschaft ist die Hämolysewirkung, die auch zum mikrochemischen Nachweis in erster Linie herangezogen wird.

Die Untersuchung der Drogenschnitte erfolgt in Blutaufschwemmung; da jedoch Blutkörperchen in wässerigem Medium (0,85%ige Kochsalzlösung) Strömungen zeigen, läßt sich keine genaue Ablesung des Versuches durchführen. Aus diesem Grunde wurde die Blutaufschwemmung mit gelatinehaltiger, beim Erkalten erstarrender Flüssigkeit bereitet, die nach Bedarf gepuffert wird:

Die Blutgelatine: Zur Bereitung der Gelatinegallerte mit meist verwendeten $p_H = 7,4$ löst man 3—3,5 g käufliche Gelatine (in der warmen Jahreszeit 4 g) bei etwa 60° in 100 ml 0,7% Kochsalzlösung und setzt zwecks Pufferung 0,6 g sec. Natriumphosphat zu. Wird Pufferung nicht gewünscht, dann löst man die Gelatine einfach in 0,85%iger Kochsalzlösung. Man konserviert hierauf durch Zusatz von 0,05 g Nipakombin und 0,02 g KCN. In beiden Fällen kontrolliert man den pH bzw. stellt

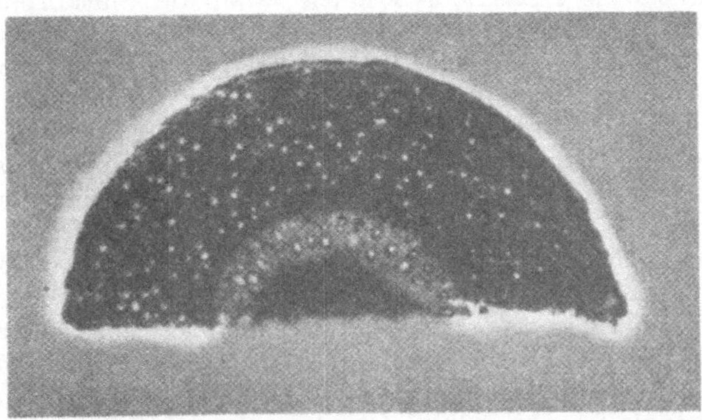

Abb. 381. Halbierter Querschnitt von Radix Sarsaparillae in Blutgelatine. Der hämolytische Hof (die helle Zone) deutet auf Anwesenheit von Saponin nur in der Rinde (Grundgewebe). Der Zentralzylinder (das Gefäßbündel) erscheint frei von Saponin. (Vergr. 7 fach.)

mit Hilfe des Folienkolorimeters (s. S. 413) und 0,1n NaOH auf pH = 7,4 ein. Saure Gelatinegallerte, gepuffert oder ungepuffert, konserviert man durch 0,05% Nipakombin und 0,01% KCN und stellt durch Phosphorsäurezusatz auf pH = 6 ein. Alkalische Gelatinegallerte konserviert man durch 0,05% Nipakombin und 0,03% KCN und stellt durch NaOH-Zusatz auf pH = 9 ein. Da die einzelnen Handelsgelatinen verschiedene Säuregrade aufweisen, kann die nötige Menge der n/10-Lösungen nicht angegeben werden. Die fertige Gelatinegallerte wird in saubere, 30—50 g Weithalsflaschen mit Glasstopfen eingefüllt. Nach der Entnahme von Gallerte ist die Flasche rasch wieder zu verschließen.

Zur Herstellung der Blutgelatine entnimmt man etwa 5 g Gallerte, verflüssigt diese in einem kleinen Becherglas bei 30—40° und setzt 4—6 Tropfen (0,2 ml) Blut (Rinderblut) zu und rührt

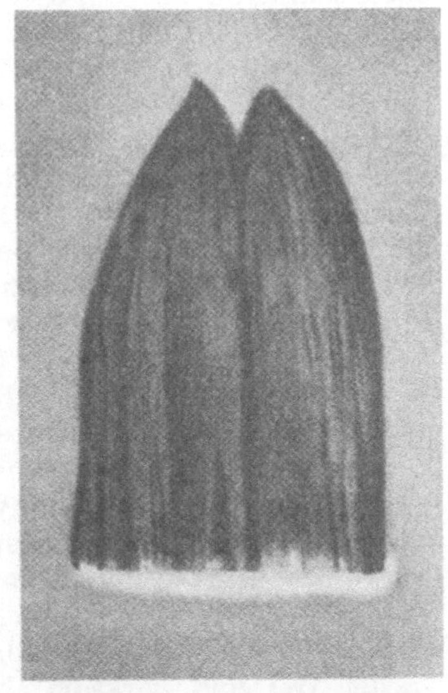

Abb. 382. Oberer Teil einer Zungenblüte von Calendula mit zwei Korollzipfeln in Blutgelatine. Der helle Streifen ist der hämolytische Hof, der durch das nur an der Schnittfläche austretende Saponin hervorgerufen wurde. (Vergr. 7 fach.)

um. Das defibrinierte Blut als solches kann, falls ein Eisschrank fehlt, durch Zusatz von 2—3 mg % Rivanol eine Woche lang verwendungsfähig gehalten werden. Den Drogenschnitt legt man auf den Objektträger in einen Tropfen dieser flüssigen Blutgelatine ein, bedeckt mit einem Deckglas, sodaß der Schnitt allseits und womöglich luftblasenfrei von der Blutgelatine umgeben ist und bringt den Objektträger auf eine Kühlplatte oder legt ihn über eine mit kaltem (Eis)-Wasser übervoll gefüllte Schale! Die Blutgelatine erstarrt, es können daher die Blutkörperchen nicht mehr fortschwimmen, sie sind fixiert. Bei Gegenwart von Saponin beobachtet man anschließend an das betreffende Gewebe der Pflanze in der Gelatine eine blutkörperchenfreie Zone, den hämolytischen Hof, der dadurch zustande kommt, daß das Saponin in die Gelatine diffundiert und dabei eine Menge von Blutkörperchen auflöst. Es wird das Präparat an dieser Stelle klar durchsichtig, während es im übrigen trübe undurchsichtig bleibt. Durch entsprechende Schnittführung kann die Lokalisation des Saponins bestimmt werden, man wird z. B. von einer Wurzel (Sarsaparilla) nicht den ganzen Querschnitt einlegen, sondern ihn halbieren, damit das Verhalten von Grundgewebe (Rinde) und Zentralzylinder beobachtet werden kann (s. Abb. 381). Bei Pflanzenorganen, die mit Epidermis überzogen sind (z. B. ganze Zungenblüten von Calendula [s. Abb. 382]) ist zu beachten, daß Saponine durch die intakte Zellwand nicht diffundieren, beim Einlegen eines Organs in toto daher keine Hämolyse beobachtet wird. Solche Organe müssen daher durchschnitten werden, die Hämolyse tritt dann nur an den Schnittflächen auf. Als Beispiel für Saponindrogen mit deutlicher Hämolysewirkung in Blutgelatine seien genannt: Radix Sarsaparillae, Saponariae rubrae, Caricis, Senegae, Primulae, Cortex Quillajae, Folia Trifolii fibrini, Flores Calendulae, Herba Herniariae. Da es eine Anzahl von Stoffen gibt, die hämolytisch wirken, ohne Saponine zu sein, wie z. B. ätherische Öle, Amine, Agaricinsäure, Seifen, ranzige Fette usw. kann die Hämolyseprobe durch den *Cholesterin-Bindungs-Versuch* noch eindeutiger gestaltet werden. Zu diesem Zweck kocht man eine Anzahl von Pflanzenschnitten mit einer gesättigten Lösung von Cholesterin in Aceton, Äther, Alkohol (Äthyl-Methyl-Propyl-A.) am Rückfluß $1/2$—2 Stunden. Dadurch wird das Saponin im Schnitt in hämolytisch unwirksames Saponincholesterid übergeführt. In Blutgelatine ist nach kurzem Abwaschen mit Äther oder Pentan keine Hämolyse mehr zu beobachten. (Andere hämolytisch wirkende Stoffe würden entweder herausgelöst, z. B. die ätherischen Öle oder ihre Hämolysewirkung würde, da keine Bindung an Cholesterin eintritt, nicht beeinträchtigt werden.) Diese entgifteten Schnitte werden mit Xylol oder CCl_4 gekocht (2 Stunden), dadurch wird das Cholesterid gespalten und das Saponin wieder frei und wirksam. Nach kurzem Waschen mit Äther und Trocknen wird wiederum in Blutgelatine geprüft: Die Hämolyse tritt wieder auf, wenn es sich um ein Saponin gehandelt hat. Zu beachten ist, daß geringste Mengen organischer Lösungsmittel, besonders Xylol hämolytisch wirken. Die Schnitte müssen daher durch Erwärmen, evtl. im Vakuum davon befreit werden.

Der Nachweis geringer Saponinmengen in verunreinigten Flüssigkeiten läßt sich mit Hilfe der *Kapillaranalyse* und der Cholesterinbindung durchführen: Man tränkt einen 2 cm breiten und etwa 20 cm langen Filterpapierstreifen (SCHLEICHER und SCHÜLL Nr. 598) am unteren Ende (an der Stelle des Einschnittes s. Abb. 383) in einer Breite von 7—10 mm mit einer alkoholischen Cholesterinlösung (1%) und verdampft den Alkohol durch schwaches Erwärmen. Diesen Streifen hängt man nun mit dem imprägnierten Teil nach unten in die zu untersuchende Lösung, die sich in einem Becherglas oder einem etwas höheren zylindrischen Gefäß (einem 100 ml Meßzylinder) befindet. Eintauchtiefe etwa 1 cm, Menge der Untersuchungsflüssigkeit nicht viel mehr als 5 ml, die auf diese Weise in etwa ein bis zwei Tagen völlig aufgesaugt ist. Die gesamte Flüssigkeit mußte bei dieser Versuchsanordnung die Cholesterinschranke durchlaufen und es wurde darin das Saponin als Cholesterid gebunden. Nach dem Waschen und Trocknen wird die Chol. Schr. (s. Abb. 383) herausgeschnitten und mit Xylol gekocht (2 Stunden), wobei das Cholesterid wieder gespalten und das Saponin im Streifen frei wird. Diesen legt man nach dem Waschen mit Äther und sorgfältigem Trocknen (Xylol und Äther wirken hämolytisch!) in Blutgelatine genau so wie die Pflanzenschnitte, nur verwendet man zum Bedecken kein Deckglas, sondern einen Objektträger und beobachtet die Hämolyse. Auf diese Weise lassen sich Saponine noch in hohen Verdünnungen nachweisen.

Nach einem ähnlichen Prinzip, aber rascher und empfindlicher erfolgt der Saponinnachweis durch Verwendung eines mittels Korkbohrers ausgestanzten Asbestscheibchens (von 6—7 mm ⌀ und 1,5 mm Dicke), das mit 2—3 gtt einer 1%igen ätherischen Cholesterinlösung befeuchtet, am unteren Ende eines Glasrohres (6 mm Lumen und etwa 20 cm Länge) wie ein Filter angebracht wird. Fixiert wird dieses durch ein von unten eingeschobenes, kurzes, mittels eines überzogenen Schlauchstückes gehaltenen Röhrchens von 5,5—5,8 mm ⌀. Nach dem Befeuchten des Scheibchens läßt man den Äther verdunsten und entfernt mit einem Pinselchen die äußerlich am Scheibchen haftenden Cholesterinkristalle. Von der auf Saponin

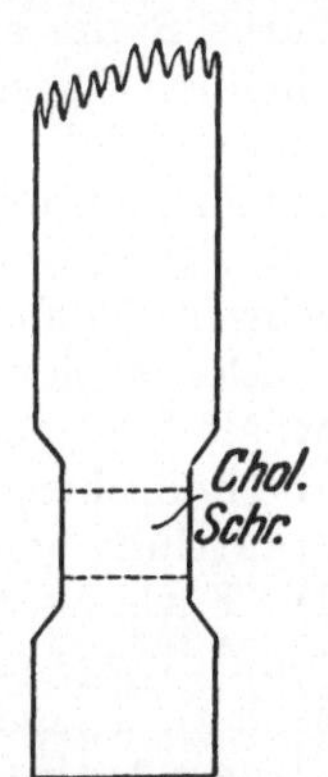

Abb. 383. Filterpapierstreifen mit Cholesterinschranke zum Saponinnachweis.

zu prüfenden Flüssigkeit läßt man 2—5 ml durchlaufen, wobei etwa 3 Stunden benötigt werden sollen (zu rasches Durchlaufen ist ungünstig). Man wäscht hernach kurz mit 0,5 ml Destillata durch, entnimmt das Scheibchen, trocknet es und kocht wie oben mit Xylol oder erhitzt mit Benzol oder Ligroin durch 2 Stunden im Einschlußrohr auf etwa 150°. Nach dem Waschen mit Äther und Trocknen wird das Scheibchen halbiert und in Blutgelatine eingelegt. Die Empfindlichkeit des Nachweises ist etwa 3—4mal so hoch wie bei der Kapillaranalyse. Wesentlich ist aber die Zeitersparnis, da diese Probe an *einem* Tag leicht durchgeführt werden kann.

Chemische Reaktionen auf Saponine sind unzuverlässig. Lafon's Reagens, ein Gemisch gleicher Teile Alkohol und Schwefelsäure, färbt rotviolett. Barytwasser erzeugt in Saponinzellen eine Fällung von Saponinbaryt. Das Barium kann darin nach dem Waschen mit Kalkwasser mit Kaliumchromat als gelbe Masse von Bariumchromat nachgewiesen werden. Diese Reaktionen sind jedoch nur bei Vorhandensein großer Mengen Saponin anwendbar.

Von den Saponinen seien besonders erwähnt: Das Digitonin, es wirkt sehr stark hämolytisch und gibt mit Cholesterin eine kristallisierte, sehr schwer lösliche Verbindung. Das Digitogenin (Aglukon, Sapogenin) ist als Sterinabkömmling sublimierbar, ST 240°, Mikro-F_p 252°. Auch andere Saponine liefern sublimierbare Sapogenine. Das Solanin, ein Glukoalkaloid, bei dem das Aglukon ein Alkaloid darstellt, zeigt im Gegensatz zu den übrigen Saponinen besonders starke Hämolysewirkung im alkalischen, eine verschwindend kleine im sauren Medium. Das Aglukon (Solanidin) und besonders dessen Hydrochlorid ist leicht sublimierbar (s. S. 362).

Gerbstoffe. Gerbstoffe sind teils Verbindungen von Zucker mit Phenolcarbonsäuren (Ester) oder seltener Phenolen (Äther, Glykoside), (diese beiden werden als hydrolysierbare Gerbstoffe bezeichnet, da sie durch Säure spaltbar sind), teils Derivate des Katechins und Phloroglucins. Diese werden als kondensierte Gerbstoffe bezeichnet. Sie finden sich in Gerbstoffzellen als Klumpen, in Idioblasten und Schläuchen und in vielen Drogen an die Zellwand adsorbiert (in lebenden Zellen in Vakuolen). Sie sind löslich in Wasser, Alkohol, Aceton, schwer löslich und unlöslich in Äther, Chloroform und Petroläther.

Der Nachweis erfolgt durch Farbenreaktionen mit Eisensalzen. Man erhält Blauschwarzfärbung oder Fällung mit Eisenchlorid in wässeriger, alkoholischer, ätherischer Lösung. Letztere ist bei Lokalisationsermittlung von Vorteil, da das Reaktionsprodukt nicht leicht löslich ist. Die Färbung wechselt ins Grünliche je nach Gerbstoff und herrschender p_H. Fällungsreaktionen treten ein mit Kaliumbichromat (brauner Niederschlag), 1%iger Strychnin-Kochsalzlösung, ferner 5%iger Coffein- und 2%iger Antipyrinlösung (amorphe weiße Fällung).

Objekte: Gallae, Folia Hamamelidis, Cortex Quercus. Beim Mikroskopieren gerbstoffhaltiger Drogen fallen häufig dunkelbraune bis rötliche Inhaltsmassen auf, die *Phlobaphene und Inklusen,* beide stammen von Katechingerbstoffen und sind als deren Oxydations- und Kondensations(Polymerisations)-Produkte anzusehen, beide enthalten z. T. noch unveränderten, mit Eisensalzen nachweisbaren Gerbstoff. Die Löslichkeit in Wasser ist stark herabgesetzt. Nur in konzentrierter Gerbstofflösung sind die Phlobaphene noch teilweise löslich. Die Phlobaphene geben keine besonderen Reaktionen, lösen sich in Chloralhydrat und werden in den Drogen als „Rote" bezeichnet (Kakao-Cola-Tormentill-Eichenrot). Die Inklusen sind Zelleinschlüsse, oft geschichtete, unlösliche Klumpen, enthalten gummiartige Substanzen (Gerbstoff-Kolloide?) und Umwandlungsprodukte von Gerbstoffen und sind im Gegensatz zu den Phlobaphenen ausgestattet mit zwei charakteristischen Reaktionen, die man auf die Gegenwart von Phloroglucin und ähnlicher Körper zurückführt: 1. Vanillin-Salzsäure-Reaktion: Man befeuchtet mit alkoholischer (1%iger) Vanillinlösung und setzt dann konzentrierte Salzsäure zu: leuchtende Rotfärbung. *Objekte:* Ein Teil der

Sekretzellen bei Rhizoma Calami, deutlich geschichtete Inklusen bei Ceratonia Siliqua (s. S. 143).

2. 3% p-Dimethylamidobenzaldehyd in 60%iger Schwefelsäure: Befeuchten der trockenen Schnitte: Rotfärbung. *Objekte:* Radix Primulae, Ceratonia Siliqua. In letzterer Droge sind die geschichteten Inklusen als längliche Klumpen bereits im Wasser- und Glycerinpräparat sichtbar. Sie färben sich mit dem Reagens dann leuchtend rot. Nicht alle Inklusen ergeben mit beiden Reagenzien gleich gute Resultate.

Alkaloide. Alkaloide sind basische, stickstoffhaltige Verbindungen und kommen in der Pflanze sowohl frei (als Basen) oder gebunden an Säuren (als Salze) vor. Die Extraktion der Alkaloide aus der Droge zwecks Nachweis erfolgt unter Berücksichtigung ihrer Löslichkeit. Die freien Alkaloide sind in der Regel löslich in organischen Lösungsmitteln wie Äther, Chloroform und auch in konzentriertem Alkohol, ferner in angesäuertem Wasser. Unlöslich sind sie in destilliertem Wasser und besonders in alkalischem Wasser. Die Alkaloidsalze sind löslich in destilliertem Wasser, besonders gut in saurem Wasser, ferner in Alkohol. Sie sind unlöslich in organischen Lösungsmitteln wie Äther, Chloroform. Auf Grund dieser Löslichkeit und unter der Annahme, daß die Alkaloide teils als Basen, teils als Salze in der Droge vorkommen, kann die Extraktion erfolgen: 1. mit saurem Wasser; dieses löst die Alkaloidsalze samt den Basen; 2. mit Chloroform, Äther, wobei jedoch die Droge *vorher* mit einem *Alkali* durchfeuchtet und dadurch die Alkaloidbasen aus den Salzen in Freiheit gesetzt und vom Chloroform oder Äther aufgenommen werden; die von vornherein vorhandenen Basen werden vom Äther sowieso gelöst. Nach dem Verdunsten erhält man einen mehr oder weniger festen Rückstand, der die Alkaloide als Basen enthält (nebenbei auch Fett und Wachs). Einzelne Alkaloide zeigen abweichendes Verhalten, z. B. Morphin, Berberin.

Alkaloidreagenzien gibt es eine große Anzahl, wir unterscheiden vor allem Fällungs- und Farbenreagenzien. Als *Fällungsreagenzien* finden Verwendung: Phosphorwolframsäure (man löst phosphorwolframsaures Natrium zu 30% in Salpeterssäure und Wasser), Mayers Reagens, Kaliumquecksilberjodid (enthält 5% Jodkali und 1,36% Quecksilberchlorid in Wasser). Lugolsche Lösung, (Jod-Jodkalium 1,6% Jod und 2% Jodkali in Wasser, wobei die 2 Bestandteile vorerst in 3% der Wassermenge zu lösen sind), Brom-Bromkalium (eine gesättigte Lösung von Brom in 20%iger wässeriger Bromkalilösung), Ferrocyankalium (5%ig in Wasser), Goldchloridlösung (5%ig in Wasser oder als Goldchloridnatriumbromid in 5%iger Natriumbromidlösung). Die Fällung soll bei diesen Reagenzien in neutraler oder schwach saurer Lösung erfolgen. Ferner können noch Nitrokörper wie Pikrinsäure, Pikrolonsäure und Trinitroresorcin, alle in gesättigter, wässeriger Lösung Verwendung finden. Doch ist hier an Stelle von Mineralsäuren Weinsäure zur Lösung der Alkaloide aus dem Verdunstungsrückstand zu verwenden, da sonst eine Fällung, bestehend aus dem Reagens selbst, entsteht. Es können jedoch diese Reagenzien zur Behandlung des Rückstands vom Äther- oder Chloroformauszug, der allerdings frei vom

Alkalisierungsmittel, z. B. Ammoniak sein muß, direkt Verwendung finden. Man setzt einen Tropfen des Reagens zu, erhitzt und beim Erkalten fallen dann die Niederschläge aus.

Ein Teil der Reagenzien, die genannt wurden, geben kristallisierte Fällungen. In Drogen oder wenig gereinigten Drogenauszügen sind sie zuweilen amorph. Verwendung finden die Fällungsreagenzien entweder beim Vorliegen eines wässerigen, sauren Extraktes aus der Droge oder man setzt das Reagens direkt dem trockenen Schnitt zu und erhält dann in den Zellen Niederschläge. Es kann natürlich auch der nach der Extraktion mit Äther oder Chloroform erhaltene Rückstand in angesäuertem Wasser gelöst (Vorsicht bei Nitrokörpern, s. oben) und damit die Fällung durchgeführt werden.

Von *Farbenreagenzien*, die meist aus konzentrierter Schwefelsäure mit irgendeinem Zusatz bestehen, seien genannt: Selenschwefelsäure (enthält ½% selenige Säure), Vanadinschwefelsäure (enthält 1,0% Ammonvanadat), Formalinschwefelsäure (enthält 5% offizinelle Formalinlösung) Wasickys Reagens (enthält 24% Paradimethylamidobenzaldehyd in 90%iger Schwefelsäure). Außer diesen wird noch Salpetersäure allein und mit Schwefelsäure gemischt verwendet. Farbenreaktionen wendet man meist bei Rückständen von Chloroform- oder Ätherextrakten an, die bereits das Alkaloid in fester Form enthalten oder auch direkt an trockenen Schnitten von Drogen. Im letzteren Fall erhält man nicht immer einwandfreie Resultate, da schon konzentrierte Schwefelsäure allein mit Zellinhaltstoffen wie Eiweiß und Zucker Rotfärbung hervorruft (Raspailsche Reaktion s. unter Eiweißstoffe). Schließlich können Alkaloide auch durch Mikrosublimation nachgewiesen werden, speziell die Purinkörper Coffein und Theobromin sind direkt aus den Drogen sublimierbar (s. S. 334, Mikrosublimation). Zuweilen gelingt es, Spaltprodukte der Alkaloide, die leicht sublimierbar sind, auf diese Weise zu fassen. Aus Folia Coca läßt sich nach Behandlung mit konzentrierter Schwefelsäure die aus dem Cocain abgespaltene Benzoesäure durch Sublimation nachweisen. Der Nachweis von Alkaloiden ist bei folgenden Drogen durchführbar (Seitenzahlen in Klammern): Belladonna (34) und (211), Coca (38), Hyoscyamus (45) Stramonium (61), Colchicum (108), Strychnos (127), Guarana (129), Cubeba (148), Piper (158), China (177), Hydrastis (227), Ipecacuanha (230), Veratrum (263), Chelidonium (278), Conium (279), Lobelia (286), Opium (302).

Reagenzienverzeichnis zum Abschnitt Mikrochemie.

Aceton.

Äther.

Alkohol 96%, 90%, 50%, 20%.

Ammoniak 25%, 10%.

Ammonmolybdat: zu 10% in 25%iger Salzsäure lösen und mit dem halben Volumen Wasser verdünnen.

Anilinsulfatlösung: 2% Anilinsulfat in 0,5%iger Schwefelsäure.

Pro-Azulen-Reagenz: 0,25 g Dimethylamidobenzaldehyd
50 ml Eisessig 5 ml H_3PO_4 conc. Aqua dest. ad 100.

Barytwasser gesättigt.

Bariumchlorid: 1%ig in Wasser.

Benzidin: 5% in Alkohol und gesätt. in 5% CH_3COOH.

Benzidin-Kupferacetat-Reagens (auf Blausäure): 1 ml 3% Kupferacetat + 10 ml gesättigter wässeriger Benzidinacetatlösung.

Benzol.

Bismarckbraun: 0,5%ig in 10% Essigsäure.

Blutgelatine: 3% Gelatine in 0,7% Kochsalzlösung unter Zusatz von 0,6 g Natriumphosphat ergibt $\approx$ p_H 7,4 (Kontrolle!). Zur Konservierung der Gelatine allein: Zusatz von 0,05% Nipacombin und 0,02% Kaliumcyanid (Sterilisation unnötig). Nach Erwärmen auf 35° Zusatz von 4—5% defibriniertem Blut. (Kleine Menge herstellen, da mit Blut nur etwa zwei Tage haltbar!)

Brombromkaliumlösung: 20% Bromkali in Wasser mit Brom gesättigt.

Cadmiumsulfat.

Calciumacetatlösung: 10%ig.

Calciumchloridlösung: 1%ig.

Chinon.

Chloralhydratlösung: 66%ig in Wasser.

Chloramin.

Chlorammonium.

Chloranil (= Tetrachlorchinon) in Benzol (5%).

Chloroform.

Chlorzinkjodlösung: 30 g Chlorzink, 5 g Jodkali, 1 g Jod lösen in 14 ml Wasser. Aufbewahren in brauner Flasche.

Chromsäure: 50%ige Lösung.

Cholesterin: gesättigt in Aceton, Aethanol, Methanol.

Cuoxam (Kupferoxydammoniak): Man löst selbst hergestelltes oder käufliches Kupferhydroxyd in 25%igem Ammoniak und verwendet nach dem Umschütteln die klare überstehende Flüssigkeit (zentrifugieren, oder durch Glaswollefiltrieren, cave Papierfilter). Haltbarkeit begrenzt.

Digitonin: 0,5%ig in 85%igem Alkohol.

Dimedon (Dimethyldihydroresorzin) in Substanz und gesättigt in 20%igem Aethanol.

Dinitro-α-Naphthol.

Diphenylamin-Schwefelsäure: 1% Diphenylamin in konz. Schwefelsäure gelöst.

Dipikrylaminnatriumlösung: Man kocht 0,5 g Hexanitrodiphenylamin mit 20 ml 2%iger Natriumcarbonatlösung und filtriert nach dem Erkalten. Reagens auf Kalium.

Eisenammoniumalaun. (Mohrsches Salz).

Eisenchloridlösung: 1% in Wasser und in Äther, beschränkt haltbar.

Eisessig und Essigsäure: 30 und 15%ig.

Essigsäureanhydrid.

Fehlingsche Lösung: An die Stelle der 2 Lösungen tritt eine einzige: 2 g Cupfersulfat, 10 g Triaethanolamin, 5 g KOH Aqua dest. ad 100 g

Formalin-Schwefelsäure: 5% offizinelle Formalinlösung in konzentrierter Schwefelsäure (Marquis-Reagens). auch Paraform verwendbar.

Gerbstofflösung: Acidum tannicum in 10%iger wässeriger Lösung (nicht haltbar).

Glycerin: konzentriert und 50%ig.

Glyceringelatine: 10% Gelatine in 50% Glycerin mit 1% Phenol konserviert.

Goldchloridlösung: 5%ig in gesättigter Natriumbromidlösung (Coffein), 5%ig in 5%iger Kaliumbromidlösung (Cocain).

Guajaklösung: Ein größeres Stück Guajakharz wird fein gepulvert, mit 96%igem Alkohol verrieben und filtriert (nicht haltbar).

Jodacidlösung: 5% Natriumacid in n/10-Jodlösung.

Jodchloral: die 66%ige Chloralhydratlösung mit Jod gesättigt.

Jodlösung (Lugol): 1% Jod und 2% Jodkali (beide Substanzen vorher in 3% des Wassers lösen!).

Jodglycerin: 3% Jod und 10% Jodkali in 40—50%igem Glycerin.

Jodkaliumlösung: 1%ig.

Jodphenol: 5% Jod in Phenolum liquefactum.

Jodwasserstoffsäure: d = 1,5.

Kalilauge: gesättigt in absolutem Alkohol; gesättigt, 30 und 3%ig in Wasser.

Kaliumferrocyanid (gelbes Blutlaugensalz): 5%ige Lösung.

Kaliumpermanganat: 1%ige Lösung.

Kupfersulfat: gesättigt in Wasser.

Kupferbleinitrit-Reagens: In 7 ml einer Lösung, die 3% Bleiacetat und 3% Kupferacetat enthält, löst man 1 g Natriumnitrit (nur beschränkt haltbar!).

Magnesiamixtur: 1 g Magnesiumchlorid ($MgCl_2 + 6\,H_2O$) und 14 g Chlorammonium werden in 130 g Wasser gelöst und 70 g 10%iger Ammoniak zugefügt.

Magnesiumsulfat: $1^o/_{00}$ in Wasser.

Mayers Reagens auf Alkaloide: Kaliumquecksilberjodid. 1,355 g Sublimat löst man in 100 ml 5%iger Jodkalilösung.

Mercurisulfatlösung: 1%ig.

Methylalkohol.

Methylenblau: 1% in 50%igem Alkohol; auch 0,1%ig in Wasser (für Hefe).

Millons Reagens: 1 ml Quecksilber lösen in 9 ml konz. Salpetersäure und verdünnen mit Wasser $\overline{\overline{aa}}$.

Molisch Reagens: I: 20% α-Naphthol in konz. Alkohol (oder 20% Thymol); II: konz. Schwefelsäure.

Natriumamalgam 10%ig: Kleine Stückchen Natrium werden vorsichtig (Feuererscheinung!) in Quecksilber untergetaucht.

Natriummethylat: 10%ig in Methanol.

Natriumphosphat: in Substanz und $1^o/_{00}$ in Wasser.

Natronlauge: gesättigt in Benzylalkohol oder in Butylalkohol (zur Fettverseifung); 40%ig in Wasser.

Neutralrot: 1%ig in Wasser.

Nitron: 10%ige Lösung in 5%iger Essigsäure.

Nickeloxydammoniak: Auflösung von frisch gefälltem Nickelhydroxyd in konz. Ammoniak.

Nitrophenylhydracin (para): gesättigt in 15%iger Essigsäure (nicht haltbar).

Nitrobenzhydracin(para): gesättigt in 30%igerEssigsäure(nicht haltbar).

Öl (pflanzliches): Oliven- oder Mandelöl.

Orcin: 5%ig in Alkohol.

Petroläther.

Phenylhydracin-Reagens: Phenylhydracinchlorhydrat 10%ig in 15%iger Natriumacetatlösung (beschränkt haltbar).

Phloroglucinlösung: 5% in Alkohol.

Pikrolonsäure: gesättigte Lösung in 20%igem Alkohol oder Wasser.

Pikrinsäure: gesättigt in Wasser; gesättigt in 20%igem Alkohol; 1% in Wasser.

Pikrinsäurelösung angesäuert: die gesättigte wässerige Lösung wird mit dem vierfachen Volumen 3%iger Salzsäure versetzt.

Rohrzuckerlösung: konzentriert; ferner gesättigt mit Jod.

Salpetersäure: konzentriert (25%ig); ferner 12,5 und 3%ig.

Salzsäure: konzentriert, 12,5%, 3%ig.

Scharlachrot: 0,5%ige Lösung in 66%iger Chloralhydratlösung (mit wenigen Tropfen Ammoniak versetzt).

Schwefelsäure: konzentriert, 75%, 5%, 3% in Wasser und 3%ig in 96%igem Alkohol.

Selenschwefelsäure: konz. Schwefelsäure mit 0,5% seleniger Säure, (Meckes Reagens), ferner: 2%Natriumselenat in einemGemisch von 8 Teilen Wasser und 6 Teilen konz. Schwefelsäure.

Seliwanoffs-Reagens auf Ketosen; Salzsäure mit etwa 0,5% Resorcin (nicht haltbar).

Semicarbazidhydrochlorid: gesättigt inWasser oder in 15%CH_3COONa.

Silbernitratlösung: 10%, 5%, erstere auch mit 10% Salpetersäure; ferner 5%ige Lösung mit Methylenblau schwach angefärbt.

Strychninnitrat-Kochsalzlösung: je 1% in Wasser.

Sudan III: 6%ig in Alkohol-Glycerin āā.

Thionin: 5%ig in 50%igem Alkohol.

Toluidinblau: 1%ig in Wasser.

Tetrachlorkohlenstoff: rein; ferner mit 3% Brom.

Trinitroresorcin (Styphninsäure): gesättigt in Wasser oder 20%igem Alkohol.

Tusche: Aufschwemmung in Wasser etwa 10—14%ig.

Vanadinschwefelsäure: ½% Ammonvanadat in konz. H_2SO_4(Mandelin).

Vanillinlösung: 1%ig in Alkohol.

Vanillinsalzsäure: gleiche Teile 1%iger alkoholischer Vanillinlösung und verdünnte 12,5%ige Salzsäure (nicht haltbar).

Wasickys Reagens für Alkaloide: 24% p-Dimethylamidobenzaldehyd in ca. 90%iger Schwefelsäure; für Inklusen: 0,5g p-Dimethylamido-benzaldehyd in einem Gemisch von je 8,5 ml konz. Schwefelsäure und Wasser gelöst. (Reagens nach Joachimovitsch.)

Wasserstoffsuperoxyd: 30 und 3%.

Wismuttrichloridreagens (auf Coffein): 5%ig. Man versetzt die Substanz mit Wasser und sie bringt durch tropfenweisen Zusatz von Salzsäure in Lösung.

Xylol.

Zinkuranylacetatlösung (zum Nachweis von Natrium): Darstellung: 10 g Uranylacetat werden in 6 g 30%iger Essigsäure unter Erwärmen gelöst und auf 50 ml mit Wasser aufgefüllt (Lösung A). 30 g Zinkacetat werden mit 3 g 30%iger Essigsäure angerührt und mit Wasser auf 50 ml verdünnt (Lösung B). Die warmen Suspensionen A und B werden vereinigt, wobei eine klare Lösung entsteht, dann eine Spur Kochsalz zugesetzt und nach 24stündigem Stehen vom abgeschiedenen Natriumzinkuranylacetat abfiltriert.

16. Wertbestimmung von Drogen.

In diesem Kapitel sind die quantitativen Bestimmungsmethoden der wichtigsten Gruppen von Drogeninhaltsstoffen im Prinzip beschrieben. Geordnet sind sie deshalb in erster Linie nach Inhaltsstoffen, wobei je nach Bedarf physikalische, chemische und biologische Methoden Verwendung finden. Die einzelnen Gruppen: Alkaloide, Ätherische Öle (einschließlich Refraktometrie), Bitterstoffe, Gerbstoffe, Glykoside (und Zucker samt Polarimetrie), Saponine, Schleime.

Außerdem werden noch einige vorwiegend physikalische Methoden behandelt, die für die Wertbestimmung, jedoch auch zur Charakterisierung und Reinheitsprüfung verwendet werden wie: Aschenbestimmung, Extraktbestimmung, Fluorescenzanalyse, Feuchtigkeitsbestimmung, Colorimetrie, Wasserstoffionenkonzentrations-Bestimmung.

Biologische Methoden, die besonderer Hilfsmittel bedürfen, wurden nicht aufgenommen, da sie den Rahmen eines Praktikum überschreiten.

Bestimmungsmethoden für einzelne Drogeninhaltsstoffe, die keine allgemeine Anwendungsmöglichkeit besitzen, sind an dieser Stelle nicht behandelt und werden bei den einzelnen Drogen beschrieben.

a) Alkaloide.

Die für die Praxis ausgearbeiteten Alkaloidbestimmungsmethoden sind meist sehr einfach. Es sind Konventionsmethoden, bei denen nur bei peinlicher Einhaltung der angegebenen Vorschrift richtige, d. h. vergleichbare Resultate erhalten werden. Die Bestimmung beschränkt sich meist auf die Erfassung des Hauptalkaloides oder der Gesamtalkaloide. Infolge der charakteristischen Eigenschaften der Alkaloide — Löslichkeit der Base in organischen Lösungsmitteln wie Chloroform, Äther und des Alkaloidsalzes in Wasser, Unlöslichkeit der Base in Wasser und des Salzes in organischen Lösungsmitteln — ist die Ausarbeitung von Bestimmungsmethoden erleichtert, besonders deshalb, weil bei vielen Alkaloiden am Schluß der Methode die Titration der Base die Bestimmung sehr vereinfacht.

Bei einer Alkaloidbestimmung unterscheidet man die Isolierung, die Reinigung und die eigentliche Bestimmung durch Titration (oder seltener Wägung).

1. *Die Isolierung* erfolgt meist durch Behandeln mit einem organischen Lösungsmittel (Äther, Chloroform) bei gleichzeitiger Alkalisierung, um die in der Droge etwa als Salze vorliegenden Teile der Base in Freiheit zu setzen. (In seltenen Fällen z. B. bei Colchicum wird das Alkaloid infolge seiner Wasserlöslichkeit mit Wasser extrahiert und dann gravimetrisch bestimmt.) Die Wahl des Ammoniaks als Alkalisierungsmittel hat sich sehr bewährt, da es einerseits sämtliche Alkaloide aus ihren Salzen befreit, andererseits Seifen aus den in den Drogen vorkommenden Fetten in *erheblichem Maße* nicht gebildet werden (was z. B. bei Natronlauge der Fall ist). In einem Falle (Strychnos) wird Natriumcarbonat zum Alkalisieren verwendet, da dieses besser als der Ammoniak das harte Endosperm durchdringt und rascher die zur Klärung der Alkaloidlösung (s. Punkt 2) nötigen quellenden Stoffe liefert. Bei Verwendung von Natriumcarbonat, das, die Alkalisierung betreffend, ebenso gute Resultate liefert als Ammoniak, ist nur darauf zu sehen, daß die Flüssigkeit mit der Droge tüchtig geschüttelt wird, um die Umwandlung der Alkaloidcarbonate in Alkaloide und Kohlensäure durch Austreibung von Kohlensäure aus der Flüssigkeit zu bewerkstelligen.

Eine Ausnahmestellung nehmen Chinarinde und Granatrinde ein. Hier wird die Droge vorher mit 1 ml konzentrierter 25%iger Salzsäure oder Ameisensäure erwärmt, um die Alkaloidtannate zu spalten. In Lösung befinden sich dann die Alkaloidhydrochloride und die Gerbsäuren. Durch Zusatz von 5 g Natronlauge — Fett, das Seifen bilden könnte, ist praktisch in diesen Rinden keines vorhanden — werden zwar die Alkaloidtannate zurückgebildet, sie liegen aber in so feiner Verteilung vor, daß die Zerlegung durch überschüssiges Alkali vollständig ist. Die Extraktion der Basen erfolgt durch Chloroform. Auch bei Granatum wird zur Spaltung der Alkaloidtannate Natronlauge verwendet, und zwar in größerer Menge, um die Wasserlöslichkeit des Alkaloids zugunsten der Löslichkeit in Äther zurückzudrängen.

Morphin, eine Phenolbase, extrahiert man mit Kalkwasser oder mit Wasser allein, da sie als mekonsaures Salz im Opium vorliegt (s. S. 302). Secale-Alkaloide lassen sich der Droge schon nach Zusatz von Magnesiumoxyd mit Äther entziehen, doch kann auch hier Ammoniak zur Alkalisierung Verwendung finden.

2. *Reinigung.* Die primär erhaltenen Alkaloidlösungen in Äther oder Chloroform enthalten außer dem Alkaloid noch für die spätere Titration unschädliche Extraktivstoffe, häufig jedoch noch fremdes Alkali, das die Titration stört.

a) feinste Trübungen, die Spuren von Seifen und Drogenpartikelchen in Suspension enthalten, die ihrerseits Alkali adsorbiert haben und bei der Titration starke Überwerte hervorrufen würden. Um diese zu entfernen, wird die organische Flüssigkeit mit Verklebungsmitteln (Traganth+Wasser oder Talcum+Wasser) geschüttelt, um die suspendierten Teilchen völlig zu entfernen. Die Lösung des Alkaloids muß vollkommen klar sein, sonst sind Fehler unvermeidlich! Einige Drogen wie Strychnos und Ipecacuanha enthalten selbst so viele quellende und verklebende Substanzen, daß zur Klärung der Alkaloidlösung nur ein Zusatz von Wasser nötig ist, die Alkaloidlösung zur Reinigung nicht einmal von dem Drogenpulver abgegossen werden darf und bloßes Schütteln mit Wasser genügt, um eine blanke Alkaloidlösung, die frei von fremdem Alkali ist, zu erzielen. Bei der Mehrzahl der Drogen benötigt man Traganth und Wasser. Die entstehende Gallerte entzieht beim Schütteln alle Trübungsstoffe und damit das fremde Alkali. Bei anderen Alkaloiden wird die Flüssigkeit abgegossen, die Reinigung erfolgt durch Wasserzusatz. Bei Granatum muß jedoch infolge der Wasserlöslichkeit der Alkaloide hernach trockenes Natriumsulfat zugesetzt werden, das das Wasser aufnimmt. Schließlich muß bei den Blätterdrogen der von der Droge abgegossene Äther mit Talcum und Wasser versetzt und tüchtig geschüttelt werden, um nach einigem Stehen eine Klärung zu gewährleisten. Auch Asbestfiltermaterial leistet gute Dienste.

b) Ammoniak, der sich im Äther oder Chloroform gelöst hat, jedoch leicht zu entfernen ist, indem man einen Teil ($^2/_3$) oder die ganze Flüssigkeit abdestilliert; Ammoniak und evtl. gebildete Amine verflüchtigen sich meist (s. Fol. Belladonnae!) und schaden bei der Titration nicht mehr.

Bei allen Alkaloidbestimmungen arbeitet man mit dem aliquoten Teil, d. h. man wiegt nach der Klärung (durch Filtration in einen tarierten Kolben, wobei Verluste durch Verdunsten zu vermeiden sind) eine entsprechende Menge des Äthers ab und berechnet unter Annahme der quantitativen Extraktion der Droge die der Äthermenge entsprechenden Gramm Droge. Z. B., es wurden 6 g Droge mit 100 g Äther übergossen, nach erfolgter Reinigung werden 50 g Äther abgewogen und der Titration unterworfen, diese entsprechen daher 3 g Droge. Die zur Bestimmung der Alkaloide vorgesehene Äthermenge ist nicht immer gerade reichlich, es kann vorkommen, daß der für die Weiterverarbeitung vorgesehene aliquote Teil nicht ganz erhalten wird. Man hilft sich in diesem Falle, indem man nach dem Ablaufen des Äthers auf die Droge im Trichter Wasser aufgießt, wodurch die wenigen noch nötigen ml Äther aus der Droge ausgepreßt werden. Bei einigen Drogen (Folia Belladonnae, Coca, Herba Ephedrae und Lobeliae) erhält man infolge ungenügender Klärung des Äthers Überwerte und es ergibt sich die Notwendigkeit, die Reinigung der Alkaloide über die wässerige Phase vorzunehmen, indem man einfach mit einer etwa 1%igen Salzsäure schüttelt, so daß die Alkaloide in die wässerige Phase gehen, oder indem man den Verdampfungsrückstand des Äthers mit der Salzsäure aufnimmt und diese dann eventuell filtriert. Nach dem Alkalisieren wird dann wieder mit Äther extrahiert und die darin befindlichen Basen in üblicher Weise bestimmt.

Die Reinigung des Alkaloids bei den Purindrogen (Coffein) erfolgt durch Lösen des Rückstandes des mit Talcum geklärten Chloroformextrakts in Wasser und Filtration der wässerigen Lösung oder besser durch Behandlung des Chloroformauszuges mit Adsorbentien.

3a) Zur *titrimetrischen Bestimmung* wird die gereinigte Alkaloidlösung im Scheidetrichter mit n/10 Säure geschüttelt und nach Abtrennen
und Nachwaschen durch Rücktitration der wässerigen Lösung mit Lauge
die Menge verbrauchter Säure berechnet (indirekte Titration). Nur bei
Cortex Chinae und Granati, neuerdings auch bei Fol. Coca und Belladonnae wird der ganze Äther-Chloroformextrakt völlig verdunstet und nach
Lösen in Alkohol direkt mit Salzsäure titriert. Als Indikator hat sich
für die meisten Alkaloide Methylrot bewährt, dessen Umschlagspunkt
bei p_H 4,4—6,2 liegt. Nur Narcotin und Hydrastin benötigen Methylorange, das bei p_H 3,1—4,4 umschlägt. Der Umschlagspunkt des verwendeten Indikators soll mit der p_H der jeweiligen Alkaloidsalzlösung
übereinstimmen.

Am besten lassen sich diese Verhältnisse an Hand einer Titrations-
kurve erläutern (siehe Abb. 384). Es wird hierbei die Titration von

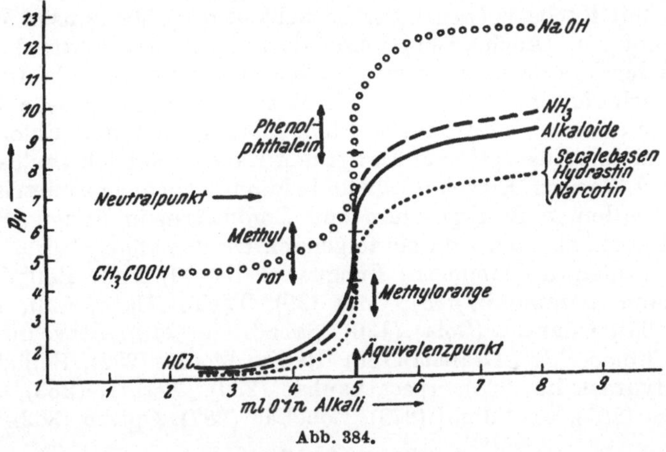

Abb. 384.

5 ml einer 0,1n Säure mit Alkali im Hinblick auf die dabei herrschende,
bzw. sich verändernde p_H graphisch wiedergegeben. Man erkennt, daß
der p_H-Sprung, d. i. der senkrechte Teil der Kurven, im Äquivalenz-
punkt, je nach der Stärke der beiden Komponenten (Säure und Base)
bei verschiedener p_H liegt. Bei einer starken Säure und einer schwäche-
ren Base findet sich der p_H-Sprung mehr oder weniger tief im sauren
Milieu. Aus diesem Grunde reagiert auch eine wässerige Lösung von
Ammonchlorid ebenso wie eine von Strychnin–HCl sauer! Beim Zusammentreffen einer starken Base und einer schwachen Säure (NaOH und
CH₃COOH) rückt der p_H-Sprung ins alkalische Gebiet. Auch Natriumacetat, in Wasser gelöst, reagiert alkalisch. Für eine Titration sind
daher nur solche Indikatoren brauchbar, deren Umschlagsintervall
mit dem p_H-Sprung d. h. dem senkrechten, geraden Teil, der Kurve
übereinstimmt. In dem uns interessierenden Falle wird man daher die
schwachen Basen (Hydrastin, Secalebasen und Narcotin siehe die
punktierte Kurve) mit Methylorange, die meisten anderen Alkaloide

(siehe die ausgezogene Kurve), die in ihren Eigenschaften dem Ammoniak (gestrichelte Kurve) nahe stehen, mit Methylrot titrieren. Und so wie die Essigsäure sich nicht gut mit Ammoniak titrieren läßt — es fehlt der ausgeprägte p_H-Sprung — ist für das Paar Essigsäure–Natronlauge nur Phenolphthalein brauchbar, für die Titration von HCl mit NaOH könnten jedoch alle 3 Indikatoren Verwendung finden!

Die Berechnung der Titration erfolgt unter Berücksichtigung des Molekulargewichtes. 1 ml 0,1 n Salzsäure entspricht bei einer einsäurigen Base dem Molekulargewicht in mg. Liegen mehrere Alkaloide vor, dann wird der Mittelwert aus den Molekulargewichten unter Berücksichtigung des Mengenverhältnisses der durchschnittlich in der Droge enthaltenen Alkaloide berechnet. (s. Strychnin-Brucin S. 128.)

3b) Die *gravimetrische Bestimmung* erfolgt beim Colchizin, das sich infolge seiner geringen Basizität nicht titrieren läßt, durch Extraktion des Wasserextraktes, der vorher mit Bleiessig gereinigt wurde, nach dem Sättigen mit Kochsalz (wegen der Löslichkeit des Colchizins in Wasser) mit Chloroform. (Auch adsorptionsanalytisch [Heißextraktion] mit anschließender GORDINscher Titration läßt sich das Colchizin bestimmen.)

Die Purinkörper sind ebenfalls nicht titrierbar und müssen deshalb auch gravimetrisch bestimmt werden. Man reinigt den Chloroformextrakt mittels Adsorption und wägt den Rückstand nach Umlösen mit siedendem Wasser. Einzelne Alkaloide können auch colorimetrisch bestimmt werden, z. B. Ergotamin und Ergometrin in Fungus Secalis. Alkaloidbestimmungen sind bei folgenden Drogen angegeben:

Seitenzahlen in Klammern: Fungus secalis (19), Folia Belladonnae, (Hyoscyami, Stramonii) (35), Coca (39), Theae (Mate) (63), Semen Areca (105), Guarana (Cola) (130), Sabadillae (119), Strychni (128), Cortex Chinae (177), Granati (185), Radix Aconiti (202), Belladonnae (211), Hydrastidis (228), Ipecacuanhae (230), Veratri (263), Herba Ephedrae (281), Chelidonii (278), Lobeliae (287), Opium (302).

b) Ätherische Öle.

α) Bestimmung des ätherischen Öles in Drogen.

Die Bestimmung des Gehaltes von Drogen an ätherischem Öl erfolgt analog der Darstellung der Öle durch Destillation. Es ist vorauszuschicken, daß alle zur Bestimmung des ätherischen Öles bisher verwendeten Methoden Konventionsmethoden sind und dabei nicht der wahre Gehalt an ätherischem Öl, sondern vielmehr die Ausbeuten an Öl mehr oder minder genau bestimmt werden. Da die ätherischen Öle komplizierte Stoffgemische darstellen, die häufig nur eine gemeinsame Eigenschaft — die Flüchtigkeit — besitzen, ist es nicht verwunderlich, daß mit ein und derselben Vorrichtung nur ein Teil der Drogen leicht bestimmt werden kann, bei anderen wieder Schwierigkeiten auftreten. Man unterscheidet prinzipiell zwei Arten der Destillation:

1. Wasserdestillation: Es wird hierbei die Droge mit Wasser in einen Kolben gebracht und erhitzt, die Droge liegt im kochenden Wasser. Das Öl entweicht mit den Wasserdämpfen. Es wird eine große Menge Destillat zur quantitativen Austreibung des Öls benötigt.

2. Dampfdestillation: Bei dieser Art streicht der Dampf durch die Droge und reißt das Öl mit. Die Droge befindet sich daher nicht im kochenden Wasser und bleibt — eine entsprechend konstruierte Apparatur vorausgesetzt — trocken. Die Menge des zur quantitativen Austreibung des Öles nötigen Destillats ist hier geringer, was allerdings bei der jetzt üblichen Rücklaufdestillation nicht mehr ins Gewicht fällt. Wichtiger ist jedoch, daß bei der Dampfdestillation die Verseifung von Estern im Öl, die beim Kochen der Droge mit Wasser leicht eintritt, weitgehend vermieden wird.

Die Erfassung des Öles im Destillat kann erfolgen: 1. durch gravimetrische Bestimmung. *Arzneibuchmethode:* Das durch Wasserdestillation erhaltene Destillat wird zur Herabsetzung der Löslichkeit des Öles mit Kochsalz gesättigt und mit Pentan (K_p 32°) ausgeschüttelt, das alles ätherische Öl dem Wasser entzieht, jedoch selbst kein Wasser löst. Nach dem Abdunsten des Pentans — wobei die letzten Reste durch Lufteinblasen entfernt werden sollen — erhält man als Rückstand das ätherische Öl, das nach Trocknen im Exikkator gewogen wird. Die Verläßlichkeit der Methode läßt zu wünschen übrig, zumal es schwer gelingt, die letzten Reste des Pentans zu vertreiben, ohne daß leichtflüchtige Anteile des ätherischen Öles verdunsten und verlorengehen.

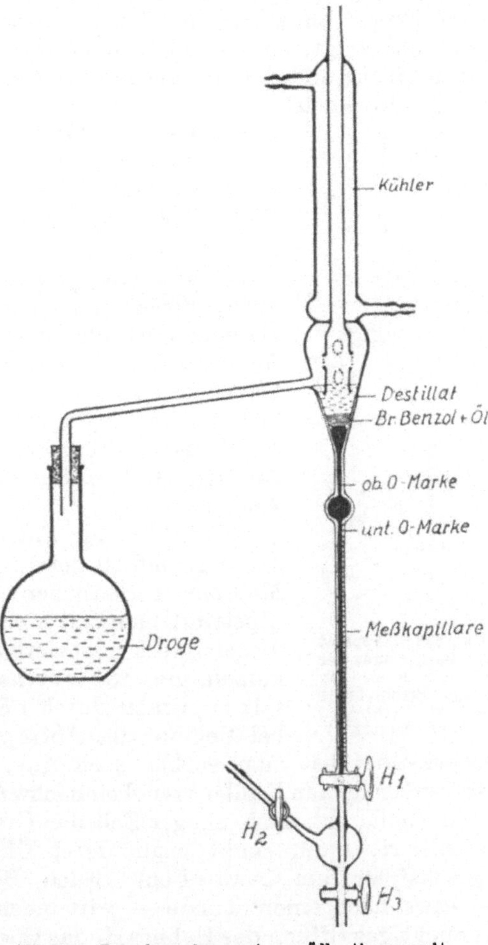

Abb. 385. Brombenzolapparat zur Ölbestimmung ¹/₇.

Die zur volumetrischen Messung des ätherischen Öles verwendeten Auffangvorrichtungen sind bei den meisten Apparaten so konstruiert, daß ein Rücklauf (bzw. Kreislauf) des Kondensats während der Destillation vor sich geht, wobei die Dauer der Destillation beliebig verlängert werden kann (s. Abb. 385, 386 und 388).

Im folgenden sei die sogenannte Brombenzolapparatur (Panzer) beschrieben, die mit Kondensat-Rücklauf arbeitet. Prinzip (s. Abb. 385): Die das ätherische Öl enthaltende Droge wird zusammen mit einer gemessenen Menge Brombenzol destilliert und die Vermehrung des Volumens gegenüber dem Leerversuch (Destillation von Brombenzol *ohne* Droge) als ätherisches Öl registriert. Der Apparat besteht, wie Abb. 385 zeigt, aus einem Siedekolben, einem Rückflußkühler samt Abtropfrohr und der Auffangevorrichtung, an die die Meßvorrichtung angeschlossen ist. Der mit Brombenzol $K_p = 156°$ und dem Öl der

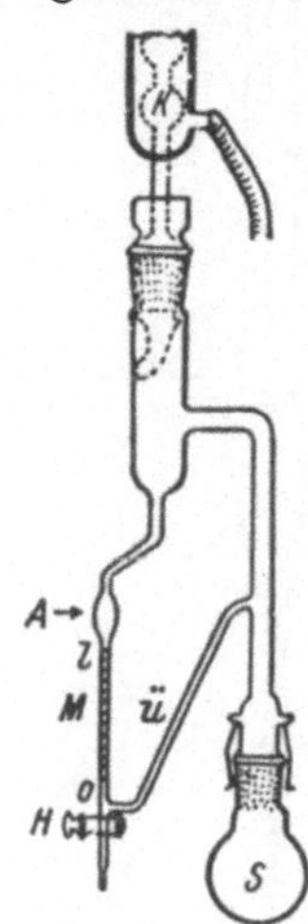

Droge beladene Wasserdampf steigt durch das Rohr in den Kühler. Das Kondensat tropft in das konisch verjüngte Auffanggefäß, das bis etwa 2 cm ober dem Ende der Kugel mit Quecksilber gefüllt ist. Das schwere Brombenzol $(d = 1,4)$, das das ätherische Öl gelöst enthält, scheidet sich unten ab, das Wasser oben, dieses steigt nun bis zur Einmündung des Dampfrohres und fließt dann in den Kolben zurück. Auf diese Weise verschließt das Wasser das unterste Ende des Zylinders und jeder Kondensattropfen bringt neue Mengen Brombenzol $+$ Öl, die als Tropfen im Wasser herabsinken und sich mit der bereits im Auffanggefäß vorhandenen Menge vereinigen (s. Abb. 386).

Methodik: Zur Eichung des mit Chromschwefelsäure gründlich gereinigten Apparates, d. h. der im Meßrohr befindlichen kugelförmigen Erweiterung, pipettiert man mit einer gereinigten Pipette, die für diesen Zweck reserviert werden soll, 2 ml in den Siedekolben, gibt 250 ml Wasser und etwa 60—80 g Kochsalz zu, erhält durch 1 Stunde im Sieden, wobei man bei Beginn des Abtropfens des Kondensats — das

Abb. 386. Apparat zur Bestimmung der ätherischen Öle in Drogen Beschreibung im Text (Verkl. $^1/_{10}$.) (Nach Wasicky.)

Quecksilber hat man vorher nach Abb. 385 eingestellt — mit einer Spritzflasche den Kühler von oben nachwäscht und dies später 3—4 mal wiederholt. Ist nach einiger Zeit der Großteil des Brombenzols überdestilliert, dann senkt man durch Öffnen des Hahnes unten das Quecksilber um etwa 1 cm. Nach Beendigung der Destillation — etwa nach einer Stunde — wird nochmals nachgewaschen, durch vorsichtiges Öffnen des Hahnes H_1 das Quecksilber langsam abgelassen, bis das abgeschiedene Brombenzol die kugelige Erweiterung erfüllt hat und das Quecksilber an der unteren Nullmarke angelangt ist. Man liest nach Eintritt der Temperaturkonstanz (etwa 10 Min.) den Stand des Brombenzols in der oberhalb der Kugel befindlichen engen Röhre ab und markiert sich den betreffenden Strich ein für allemal als Konstante des Apparates. Der Strich wird nun als „obere Nullmarke“ bezeichnet. Zur Ölbestimmung in der Droge bringt man diese samt Brombenzol und 250 ml Wasser in den Kolben, erhitzt, wie oben beschrieben, durch 1 Stunde zum Sieden, wäscht, wie erwähnt, den Kühler öfter durch und stellt 10 Minuten nach Beendigung der Destillation durch

Senken des Quecksilberspiegels den oberen Meniskus des Brombenzol-Ölgemisches auf die „obere Nullmarke" und liest dann die Flüssigkeit, die sich zwischen Quecksilbermeniskus und *unterer* Nullmarke befindet, als ätherisches Öl ab. Das im Leerversuch abgeschiedene und genau in der Kugel gemessene Volumen Brombenzol (2 ml) wurde bei der Destillation um das ätherische Öl vermehrt. Diese Vermehrung wird als ätherisches Öl abgelesen. Auf diese Weise werden etwaige Apparaturfehler kompensiert; bei schwerflüchtigen Ölen wird zweckmäßig ein Gemisch gleicher Teile von Brombenzol und o-Dichlorbenzol oder noch besser ersteres + o-Dibrombenzol verwendet.

Mit Wasserdestillation und Kondensatrücklauf ohne Zusatz eines „Beschwerungsmittels" für das ätherische Öl arbeiten die wiederum anders konstruierten Apparate (CLEVENGER-UNGER-WASICKY, s. Abb. 386). Das im Siedekolben S mit den Wasserdämpfen sich verflüchtigende Öl steigt in einen Rückflußkühler K (Kugel- oder Normannkühler), von dem das Kondensat (Öl + Wasser) in ein Abscheidegefäß A abtropft. Dieses geht über in die Meßröhre M, durch

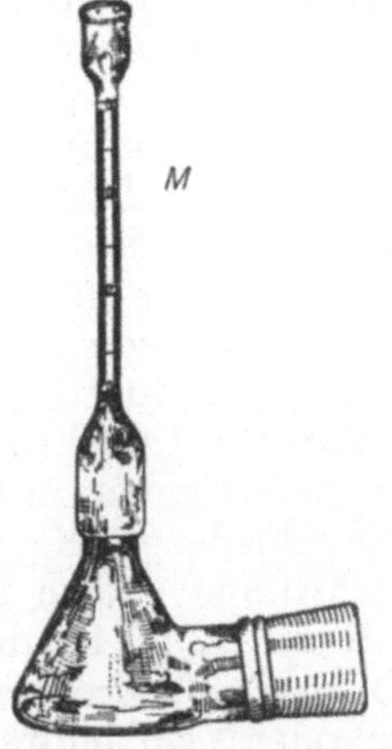

Abb. 387. Auffanggefäß für das ätherische Öl (KOFLER). Die mit dem Kolben durch Schliff verbundene Kappe K trägt die angeschmolzene Meßkapillare M (Verkl. ¹/₄,₃).

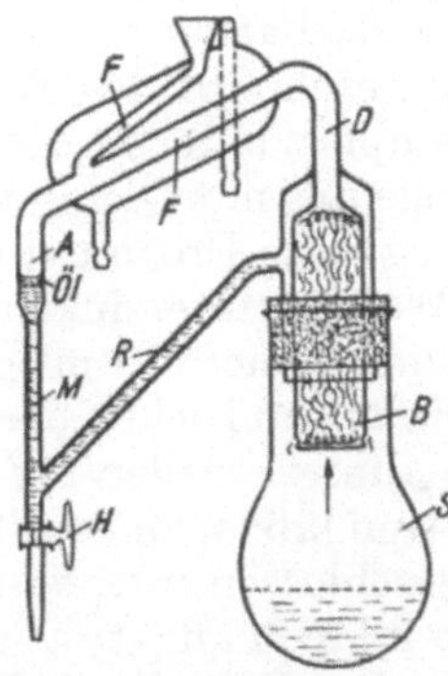

Abb. 388. Apparat zur Bestimmung des ätherischen Öls. Beschreibung im Text (Verkl. ¹/₈). (Nach MORITZ.)

die die wässerige Flüssigkeit vermittels eines Überlaufrohrs $Ü$ wieder in den Kolben zurückgelangt. Das Öl reichert sich durch den ständigen Kreislauf des Wassers, im Abscheidegefäß auf dem Wasser schwimmend, an und wird nach Beendigung der Destillation (diese kann unbeaufsichtigt längere Zeit laufen) durch Öffnen des Hahnes H in der Meßröhre gemessen. Öle, die schwerer als Wasser sind, lassen sich nach Zusatz einer gemessenen Menge (etwa 0,3 ml) Pinen oder Cymol bestimmen. Die Dichte des abgeschiedenen Ölgemisches ist dann wieder < 1, dieses schwimmt daher auf dem Wasser und kann gemessen werden.

Mit Dampfdestillation, jedoch *ohne* Rückfluß arbeitet der Apparat von KOFLER. Die Droge befindet sich in einem zylindrischen Metallgefäß und dieses in einem Blechkübel (mit Steigrohr), in dem der Wasserdampf entwickelt wird — die Droge bleibt während der Destillation trocken. Das Destillat tropft in das mit Kochsalz beschickte Gefäß bei abgenommener Kappe. Das Öl wird nach dem Aufsetzen der Kappe durch Eindrücken des Stopfens in die Kapillare gedrückt.

Eine Apparatur, die mit Dampfdestillation *und* nach dem Rücklauf-Prinzip arbeitet, bei der jedoch das Öl auf dem Wasser schwimmend volumetrisch bestimmt wird, zeigt Abb. 388 (MORITZ). Der Kolben S wird zwecks Erhöhung der Siedetemperatur mit kochsalzgesättigtem Wasser beschickt. Die beim Erhitzen entstehenden Wasserdämpfe streichen durch das zylindrische Gefäß B, in dem sich die Droge, in Mull verpackt, befindet; die Öffnung ist unterseits mit einem Mullfleckchen (nach Art eines Einsiedeglases) zugebunden. Dieses die Droge enthaltende Gefäß ist seitlich von Dampf umspült, es soll dadurch erreicht werden, daß der die Droge durchsetzende Dampf sich nicht kondensiert und diese trocken bleibt; der mit Öl beladene Dampf steigt durch das Dampfrohr D und wird im Kühler kondensiert. Das ölhaltige Kondensat sammelt sich im Rohr A am Ende des Kühlers F, wobei die Öltropfen oben schwimmen, das Wasser jedoch durch die Meßkapillare M und das Überlaufrohr R in den Kolben zurückfließt. M und R wurden vor der Destillation mit destilliertem Wasser gefüllt. Durch diese Anordnung beschreibt das Wasser einen Kreislauf und das gesamte mit dem Dampf aus der Droge austreibbare Öl sammelt sich im Rohr A. Die Menge des mit Öl gesättigten (aromatischen) Wassers ist somit gering. Liegt eine Droge mit Öl von hoher Dichte vor (Zimtöl, Nelkenöl), das in Wasser untersinken würde, setzt man der Droge in B Xylol, Pinen oder Cymol (0,1 ml oder auch mehr, genau gemessen!) zu; dadurch sinkt die Dichte des im Rohr A abgeschiedenen öligen Anteils, so daß dieser wieder auf dem Wasser schwimmt. Nach beendeter Destillation läßt man erkalten, öffnet den Hahn H, der bei der Destillation geschlossen war, so weit, daß das Öl in das Meßrohr sinkt und liest die ml in M ab (etwa zugesetztes Cymol oder Xylol muß abgezogen werden). Das Rohr F mit Trichter dient zur Durchspülung des unteren Kühlerteiles, falls dort Öltropfen hängen geblieben sein sollten. Eine nach demselben Prinzip arbeitende Apparatur stammt von KOCH.

Im ÖAB 9 wird ein ebenfalls mit Destillat-Rücklauf arbeitender Apparat beschrieben. Es wird jedoch die Droge vom Dampf nicht durchströmt, sondern einfach im Kolben mit Wasser erhitzt, außerdem steht der Kugel-Kühler senkrecht, nicht schief wie in Abb. 388, wodurch ein besseres Abrinnen der Öltropfen gewährleistet wird. An die Stelle des Rohres F tritt ein kurzer, oberhalb des Ölspiegels (etwa bei A) eingesetzter Tubus, der mit einem Stopfen (mit Loch) zur Entlüftung versehen ist. Das Dampfrohr D (Abb. 388) ist beim ÖAB 9 Apparat naturgemäß viel länger und wird mit Asbest umwickelt, um eine Kondensation zu unterbinden.

Auf die allen beschriebenen Apparaten anhaftenden Fehler kann nicht eingegangen werden, da es sich hier lediglich um die Darstellung des Arbeitsprinzips handelt.

Bei der Bestimmung des ätherischen Öles in Drogen ist der Zerkleinerungsgrad der Drogen von großer Bedeutung. Bei einem Teil ist das Pulverisieren vor der Bestimmung unbedingt nötig, wenn sich nämlich das ätherische Öl im Innern der Pflanze (in Ölräumen) vorfindet (Umbelliferenfrüchte, Flores Caryophylli, Rhizoma Calami, Folia Eucalypti usw.). Ist jedoch das Öl in Hautdrüsen abgelagert (Labiaten- und Compositendrüsen), dann wirkt sich das Pulvern ungünstig aus und man erhält zu niedrige Resultate, da die Drüsenhaare zerstört und das Öl vom Drogenpulver aufgesaugt wird. Solche Drogen (Folia Menthae, Melissae, Salviae, Flores Chamomillae, Lavendulae) sollen daher im ganzen oder nur (mit Rücksicht auf das Einfüllen) ein wenig zerschnitten der Destillation unterworfen werden. Bei einer Anzahl von Drogen, besonders solchen, die als Ölbehälter Ölzellen enthalten (Calamus), kann es von Vorteil sein, die Droge vorher mit Wasser am Rückfluß zu kochen, um sie aufzuschließen, und dann erst die Wasserdestillation einzuleiten.

β) Wertbestimmung und Untersuchung ätherischer Öle.

Ein Teil der in den ätherischen Ölen vorhandenen Stoffe kann auf chemischem Wege bestimmt werden. Gern bedient man sich hierbei des *Cassiakolbens* mit etwa 100 ml Inhalt. Dieser ist einem Maßkolben ähnlich, besitzt einen langen Hals und eine in $^1/_{10}$ ml geteilte 10 ml fassende Skala. Der Cassiakolben findet dort Verwendung, wo dem ätherischen Öl durch Schütteln mit wässeriger Flüssigkeit bestimmte Stoffe entzogen werden, diese also in die wässerige Phase gehen. Die Ölphase wird um diese Stoffe vermindert. Es kann daher nach dem Auffüllen des Kölbchens der Rest des Öls im Hals gemessen werden. Zur Berechnung verwendet man die Differenz zwischen dem vorher einpipettierten und nachher im Hals gemessenen Volumen des Öles. Diese Methode findet Verwendung z. B. bei Bestimmung des Thymols und Eugenols, die durch Schütteln mit ca. 5%iger Lauge den Ölen entzogen werden. Der Gesamt-Phenol-Gehalt läßt sich auch (in 5—20 mg Öl) durch Kupplung mit diazotierter Sulfanilsäure — siehe Herba Thymi — ermitteln. Der Zimtaldehyd wird durch Erhitzen mit 30%iger Lösung von Natriumbisulfit gebunden und dem Öl entzogen. Es entsteht hierbei zuerst eine kristallisierte Verbindung des Aldehyds mit einem Mol. Bisulfit (I). Erst durch Zusatz eines Bisulfit-Überschusses wird ein zweites (II) Mol. Bisulfit angelagert. Die resultierende Verbindung ist nun wasserlöslich:

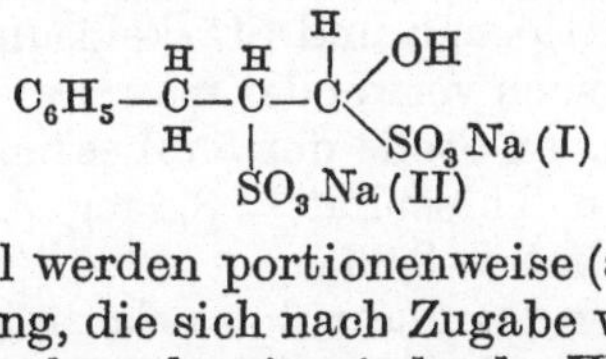

$$C_6H_5-\overset{\overset{\text{H}}{|}}{\underset{\underset{\text{H}}{|}}{C}}-\overset{\overset{\text{H}}{|}}{\underset{\underset{SO_3Na\,(II)}{|}}{C}}-\overset{\overset{\text{H}}{|}}{C}\Big\langle\begin{matrix}OH\\SO_3Na\,(I)\end{matrix}$$

Methodik: 5 ml Zimtöl werden portionenweise (anfänglich entsteht eine kristalline Ausscheidung, die sich nach Zugabe weiterer Bisulfitmengen wieder löst!) unter Umschwenken im siedenden Wasserbad mit insgesamt 60 ml Bisulfitlösung versetzt, dann in Portionen 30 ml Wasser zugeben, bis eventuelle kristallinische Ausscheidungen gelöst sind. Nach dem Erkalten wird das nicht gebundene klare Öl durch Zusatz von gesättigter Kochsalzlösung in den Hals des Kölbchens getrieben. Berechnung: (5 — abgelesene ml Öl) × 20 ergibt Volumprozente Zimtaldehyd. Beim Carvon verwendet man Natriumsulfit, wobei während des Erwärmens das bei der Reaktion freiwerdende Alkali durch tropfenweisen Zusatz von Essigsäure beseitigt werden muß (Phenolphthalein als Indikator).

Bei der Bestimmung des Cineolgehalts wird jedoch das aus der kristallisierten Additionsverbindung mit Resorcin durch Erwärmen mit Lauge abgeschiedene Öl direkt gemessen. Methodik:

5 ml Öl werden mit 10 ml 50%iger Resorcinlösung vermischt und die nach einigem Rühren entstandene Kristallmasse zu einem gleichförmigen Brei verrührt. Sodann wird scharf abgesaugt und zur Entfernung der letzten Ölspuren zwischen Filterpapier abgepreßt. Der Preßkuchen wird in einem Becherglase unter gelindem Erwärmen mit Alkalilauge (15%) zersetzt und die Flüssigkeit schließlich quantitativ in ein Cassiakölbchen gebracht und mit Wasser aufgefüllt. Nach Ablesen des abgeschiedenen Cineols ergibt die Multiplikation mit 20 den Gehalt des Öles an Cineol in Volumprozenten.

Bei einem Cineolgehalt von weniger als 50% ist das Öl vor der Bestimmung mit der gleichen Menge Cineol zu vermischen, da sonst die Resultate infolge der Löslichkeit der Cineol-Resorcinverbindung in viel überschüssiger Resorcinlösung zu niedrig ausfallen.

In einfacher Weise läßt sich das Ascaridol im Chenopodiumöl bestimmen, wobei man das durch das Peroxyd Ascaridol aus dem Jodkali in Freiheit gesetzte Jod mit Thiosulfat titriert.

Methodik: 2,5 g Öl werden in einem Meßkölbchen von 50 ml genau gewogen und in Eisessig, den man bis zur Marke einfüllt, bei Zimmertemperatur gelöst. Aus einer Bürette läßt man genau 5 ml dieser Lösung in einen Erlenmeyerkolben von 150 ml mit eingeschliffenem Glasstopfen zufließen, verschließt das Kölbchen und bringt dieses in ein auf —3° C gehaltenes Bad. Nach etwa 10 Min. hat die essigsaure Öllösung die Badtemperatur angenommen. In einem 50 ml fassenden Erlenmeyerkolben mit Glasstopfen mischt man 3 ml einer frisch zu bereitenden 50%igen Jodkalilösung mit 5 ml 32%iger Salzsäure und 10 ml Eisessig. Dieses Gemenge wird in einer Kältemischung ebenfalls auf —3° C gebracht. Nun gießt man das Reagens in die essigsaure Öllösung, verschließt das Kölbchen sofort, läßt 15 Min. weiter bei 0° C unter gelegentlichem, sorgfältigen Umschwenken stehen und titriert dann mit 0,1n Thiosulfatlösung und Stärkelösung das ausgeschiedene Jod. In einem Blindversuch verwendet man, um sich von der Güte des Jodkalis zu überzeugen, an Stelle der 5 ml essigsauren Öllösung 20 ml dest. Wasser. 1 ml 0,1 n Thiosulfat = 8,4 mg Ascaridol, % Ascaridol im Öl = ml 0,1 n Thiosulfat × 3,36.

Der Peroxydcharakter des Ascaridols erlaubt auch die Bestimmung desselben mit Titantrichlorid. Etwa 50 ml der käuflichen 10—15%igen Titantrichloridlösung wird mit 100 ml konzentrierter Salzsäure versetzt, gekocht und etwa ad 500 ml aufgefüllt und unter Kohlendioxydatmosphäre aufgehoben. Der Titer derselben wird mit einer 0,1n Ferriammoniumalaunlösung gestellt, wobei 15,44 g $TiCl_3$ 5,585 g Fe entsprechen; als Indikator wird am Ende der Titration Rhodankali zugesetzt und bis zur schwachen Rotfärbung titriert. Zur Bestimmung wird 1 g Öl ad 100 ml Alkohol gelöst und nach Zusatz von überschüssiger Titanlösung ein bis zwei Minuten unter Einleiten von Kohlensäure am Rückfluß gekocht. Ti··· wird hiedurch zu Ti···· oxydiert. Hernach wird das nicht verbrauchte Ti··· mit der Ferrieisenlösung unter Rhodanzusatz zurücktitriert: Fe··· + Ti··· = Fe·· + Ti····. Ist alles Ti··· verbraucht, verursacht der nächste einfallende Tropfen von Fe··· mit Rhodan eine Rotfärbung, die das Ende der Titration anzeigt. Da das Chenopodiumöl mindestens 65% Ascaridol enthalten soll, müssen für 1 g Chenopodiumöl 0,83 g Titantrichlorid verbraucht werden. (1 g Ascaridol verbraucht 1,277 g Titantrichlorid.)

Auf chemischem Wege werden auch Alkohole wie Menthol, Geraniol, Santalol in Oleum Menthae, Citronellae, Santali bestimmt. Die Öle werden acetyliert und die Acetate verseift, woraus sich der Alkoholgehalt berechnen läßt. Die Acetylierung wird durch zweistündiges Kochen von 5 g Öl mit 5 g Essigsäureanhydrid und 1 g Natriumacetat im Acetylierungskolben durchgeführt (Asbestnetz mit offener Flamme!). Hernach wird dem Gemisch 20 ml H_2O zugefügt und noch 15 Minuten am siedenden Wasserbad erhitzt, um das überschüssige Essigsäureanhydrid zu verseifen, dann wird das acetylierte Öl im Scheidetrichter mehrmals mit Wasser gewaschen, bis dieses gegen Lakmus nicht mehr sauer reagiert. Das sauber abgetrennte, in ein Röhrchen gebrachte Öl wird zwecks Trocknung mit trockenem Natriumsulfat versetzt, nach einigem Stehen 1,5 g Öl genau in ein Kölbchen von 100 ml eingewogen und nach Zusatz von 3 ml konzentriertem Alkohol und Phenolphthalein durch vorsichtiges Zutropfen von n/2 alkoholischer Kalilauge genau neutralisiert (bis zur bleibenden Rötung), d. h., es genügt, wenn die rote Farbe nach kurzem Umschwenken ein bis zwei Sekunden bestehen bleibt. Bei längerem Stehen verschwindet die Rotfärbung, da bereits die Verseifung des Esters beginnt. Ein weiterer Zusatz von Lauge würde daher einen Fehler verursachen. Dann wird nach Zusatz von 20 ml n/2 alkoholischer Kalilauge eine Stunde am Rückflußkühler gekocht und auf diese Weise der Ester verseift. Die Rücktitration mit n/2 Salzsäure gibt die zur Verseifung benötigten ml der n/2 Lauge. Berechnung nach der bekannten Formel im Arzneibuch:

$$\text{Alkohol in } \% = \frac{\text{Verbrauchte ml Lauge} \times \text{Molekulargewicht des Alkohols}}{20 \times (\text{Menge des verwendeten acetylierten Öls} - \text{verbrauchte ml Lauge} \times 0{,}021)}$$

Außer den Wertbestimmungen von Ölen durch quantitative Ermittlung irgendeines leicht faßlichen Bestandteiles sind noch andere Methoden im Gebrauch, die Reinheit von Ölen zu erkennen; abgesehen vom spezifischen Gewicht und vom Drehungsvermögen (dieses siehe unter Glykoside) dient zur Kontrolle der Reinheit noch die Bestimmung des *Brechungsindex*. Dieser stellt den Quotienten aus dem Sinus des Einfallswinkels in Luft und dem Sinus des Brechungswinkels in der Substanz dar und wird mit Refraktometern bestimmt. Unter den gebräuch-

lichen Apparaten — es gibt einfache Eintauchrefraktometer mit aus-
wechselbaren Prismen für verschiedene Meßbereiche und dann große

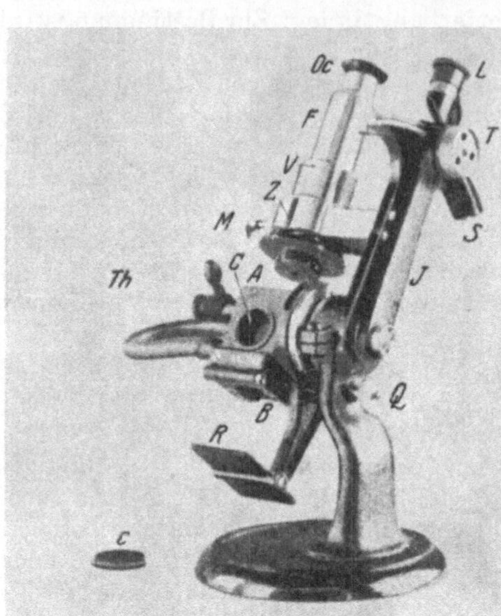

Abb. 389. Das Refraktometer mit heizbaren Prismen. (Nach ABBE.)

Universalinstrumente (Zeiß-Pulfrich) zur Messung der Refraktion und Dispersion fester und flüssiger Körper— genügt für die Bedürfnisse der Praxis das Abbe-Refraktometer (s. Abb. 389) bei einfachster Handhabung und einem Meßbereich von 1,3 bis 1,7. Da der Brechungsindex stark von der Temperatur abhängig ist, besteht bei diesem Instrument auch die Möglichkeit, die Prismen mit Flüssigkeit entsprechend zu temperieren. Zahlenangaben beziehen sich, wenn keine Temperatur besonders vermerkt ist, auf 20°. Zur Messung werden nach Einstellung des Spiegels R zwei bis drei Tropfen der Flüssigkeit — des Öles — zwischen die beiden aufklappbaren Prismen A,B gebracht und im Fernrohr F die entstehende Grenzlinie der Totalreflexion durch Drehen der Schraube T auf den Schnittpunkt des Fadenkreuzes im Ocular bei Oc eingestellt. Ein an der Trennungslinie auftretender farbiger Rand wird durch Drehen des Kompensators Z beseitigt. Die Ablesung an der Teilung des Sektors S liefert direkt, ohne Rechnung, den n_D-Wert. Der Brechungsindex eines ätherischen Öls bewegt sich innerhalb bestimmter Grenzen. Im folgenden sind die Grenzwerte einiger Öle bei 20° angegeben:

Mit Hilfe des Abbe-Refraktometers (Zeiß) oder eines billigeren Instrumentes, (Jelly-Refraktometer, Leitz) kann der Aethanolgehalt in Tinkturen rasch und ohne Destillation bestimmt werden:

Prinzip: Die Tinktur (5 ml) wird mit einem Fällungsmittel (meist Bleiacetat) gereinigt. Das klare Filtrat wird in einem Zentrifugenglas mit K_2CO_3 gesättigt — der Alkohol scheidet sich z. T. auf der Oberfläche ab, da er in gesättigter K_2CO_3-Lösung nicht löslich ist. Man setzt hierauf 1—2 ml Benzol reinst zu, schüttelt kräftig durch und zentrifugiert. Der Alkohol geht in das Benzol über und setzt dessen n_D (= 1.5004) herab. Diese n_D-Depression entspricht dem Alkoholgehalt der ursprünglichen Tinktur. Den Prozentsatz liest man auf einer empirisch erhaltenen Eichkurve ab. Fehlergrenzen der Schnellmethode 0,5—1%. (Ausführliche Beschreibung der Methode samt Eichkurve siehe FISCHER u. MÜHLBERGER, Scientia Pharmac. *24*, 17 (1956.)

c) Bitterstoffe.

Eine Anzahl von Drogen enthalten als Wirkstoffe stark bitter schmeckende Substanzen, die wegen ihres bitteren Geschmackes allein (Hervorrufung starker Magensaftsekretion durch Einwirkung auf die Geschmacksnerven auf reflektorischem Wege) verwendet werden (Gentiana, Trifolium, Quassia, Condurango), und sich auf chemischem Wege kaum bestimmen lassen und deshalb auf physiologischem Wege durch Bestimmung der Bitterkeit erfaßt werden können (Lactuca). Man hat nämlich starke Schwankungen im Gehalt festgestellt.

Eine solche Bitterkeitsbestimmung — es wäre richtiger, diese als Schätzung zu bezeichnen — ist im Prinzip sehr einfach durchzuführen: Man stellt einen Auszug aus der zu bestimmenden Droge her und bestimmt die Verdünnung, bei der eben ein bitterer Geschmack erkennbar ist, wobei man natürlich mit sicher *nicht* mehr bitteren, niederen Konzentrationen beginnt und langsam zu höheren fortschreitet, wobei man zwischen den Versuchen entsprechende Pausen einschaltet. Das Kosten einer stark bitteren Lösung setzt die Empfindlichkeit der den Geschmack percipierenden Organe stark herab und macht die Versuchsperson durch Stunden für einen Versuch unbrauchbar! Zur Herstellung der Extrakte wird die feingepulverte Droge eine Stunde im Wasserbad extrahiert. Der Prozentsatz richtet sich nach der Löslichkeit des Bitterstoffes, doch wird ein $1^0/_{00}$iger Auszug bei allen Drogen brauchbar sein. Es hat sich nun gezeigt, daß die Empfindlichkeit der einzelnen Menschen *sehr* schwankt, man muß daher die Versuchsperson erst eichen, d.h. auf ihre Fähigkeit, bitteren Geschmack zu erkennen, prüfen, indem man Vorversuche mit reinen Substanzen, z.B. Brucinlösungen, anstellt. Man beginnt mit Verdünnungen von 1:5 Mill (in Brunnenwasser), geht dann stufenweise über auf 4,8 Mill, 4,6 Mill usw. bis die eben bitter schmeckende Verdünnung erkannt ist. Man spült hierzu den Mund mit Wasser aus und kostet 5 ml der betreffenden Lösung, indem man sie eine Minute im Munde beläßt und hin- und herbewegt, daß die ganze Schleimhaut des Mundes damit bespült wird. Dann spült man den Mund gründlich mit Wasser aus und versucht die nächst höhere Konzentration nach einer Pause von $^1/_4$ bis $^1/_2$ Stunde. Hat man nun den Bitterwert des Brucins B gefunden und sich so geeicht, beginnt man mit dem Drogenauszug, von dem man einen Teil vorher so stark verdünnt hat, daß er nicht mehr bitter schmeckt. Man erhält schließlich den Wert D. Die Berechnung der Bitterzahl erfolgt unter der willkürlichen Voraussetzung, daß das Brucin einen Bitterwert von 100 000 besitzt in der Weise, daß der Quotient der beiden Bitterwerte D/B mit 100 000 multipliziert wird. Z. B. Brucin 1:4 000 000, Droge 1:40 000, Bitterwert = 1000. Zur Eichung der Versuchsperson kann auch Chininhydrochlorid verwendet werden, das etwa in Verdünnungen von 1:200 000 noch eben bitter schmeckt und bei dem die Berechnung nach willkürlicher Festsetzung eines Bitterkeitswertes wie oben erfolgt.

d) Gerbstoffe.

Für Gerbstoffe gibt es eine Menge chemischer Wertbestimmungsmethoden, die jedoch meist in der Technik Verwendung finden. Besonders bekannt ist die Hautpulvermethode. Bei dieser wird die Menge des aus wässeriger Gerbstofflösung vom Hautpulver aufgenommenen Gerbstoffs dadurch ermittelt, daß man den Trockenrückstand der Gerbstofflösung *vor und nach* der Behandlung mit Hautpulver bestimmt. Die Differenz der beiden Trockenrückstände zeigt den vom Hautpulver adsorbierten Gerbstoff an. Außerdem wird noch der Aschengehalt bestimmt.

Methodik des *Hautpulververfahrens:* Man stellt sich durch dreimaliges Auskochen von 3 g Droge mit je 100 ml Wasser und Filtrieren durch dasselbe Filter einen wässerigen Auszug her, der genau auf 300 ccm durch Nachwaschen des Filters ergänzt wird. 100 ml dieser Lösung dampft man in einer Schale auf dem Wasserbade zur Trockene ein, trocknet den Rückstand bei 100° (am besten im Vakuum) bis zum konstanten Gewicht und wägt: Gesamtmenge der löslichen Stoffe (G). Hierauf verascht man diesen Verdampfungsrückstand und ermittelt die Aschenmenge (A). G—A ergibt die Menge der gelösten organischen Stoffe O in 100 ml Gerbstofflösung (= 1 g Droge). Hierauf digeriert man 200 ml der Gerbstofflösung eine Stunde lang mit 10 g Hautpulver unter häufigem Umschwenken, preßt die Masse durch ein Leinentuch ab und behandelt das Filtrat noch 24 Stunden lang mit 4 g Hautpulver. Von der filtrierten Flüssigkeit werden hierauf 100 ml auf dem Wasserbade eingedampft, der Rückstand wird bei 100° bis zum konstanten Gewicht getrocknet und gewogen (g). Alsdann äschert man denselben ein und zieht das Gewicht der Asche a davon ab. Auf diese Weise ergibt sich die Menge der in 100 ml Gerbstofflösung enthaltenen Nichtgerbstoffe N = g—a. Hiervon ist jedoch noch die geringe Menge der aus dem Hautpulver gelösten organischen Stoffe, die durch einen direkten, unter den gleichen Bedingungen auszuführenden Versuch zu ermitteln ist, in Abzug zu bringen. Die Menge dies in 100 ml Gerbstofflösung enthaltenen wirklichen Gerbstoffes ergibt sich schließlich als O—N. Nach der Multiplikation mit 100 erhält man den Gerbstoff in %, da 100 ml 1 g Droge entsprechen. Andere Bestimmungsmethoden arbeiten mit Fällungsmitteln. Man fällt z.B. mit Zinnchlorür-Kochsalzlösung den Gerbstoff als Zinntannat s. S. 245 Rad. Ratanhiae. In analoger Weise kann man mit Kupferacetat fällen. Oder man colorimetriert die gesamten Phenolkörper mit Phosphorwolframsäure (blau!) = I, fällt die Gerbstoffe mit Milcheiweiß und colorimetriert das gerbstofffreie Filtrat = II. Gerbstoffe: I—II.

Gerbstoffgehalt.

Alle diese Methoden sind für die Gerbstoffbestimmung in Drogen nicht so gut geeignet, da die Anwendung der Gerbstoffe auf Schleimhäute eher die biologische Methode rechtfertigt: Die *Bestimmung der Agglutination:* Blutkörperchen werden durch Gerbstoff agglutiniert, sie überziehen sich mit einer Niederschlagsmembran (Gerbstoff fällt bekanntlich Eiweiß!); die sonst einzeln herumschwimmenden Blutkörperchen kleben daher zu größeren Klumpen zusammen, sinken rasch zu Boden und lassen sich durch Filtration durch Papierfilter leicht von der Flüssigkeit trennen, während eine intakte Blutaufschwemmung durch das Filter läuft, d. h. Blutkörperchen im Filtrat aufscheinen. Ein Austritt von Hämoglobin tritt nicht ein; die über den agglutinierten Blutkörperchen stehende Flüssigkeit ist daher farblos.

Da eine bestimmte Menge Blut immer dieselbe Menge Gerbstoff bindet, läßt sich auf dieser Basis eine quantitative Bestimmung aufbauen, wobei die wechselnde Empfindlichkeit des Blutes durch einen Parallelversuch mit Tannin kompensiert wird. Auch hier gilt, wie bei der Hämolyseprobe (s. „Saponine") die Regel, daß alle Lösungen, die mit Blut zusammengebracht werden, isotonisch sein, d. h. 0,85% NaCl enthalten müssen. Bestimmung des Adstriktionswertes:

Arbeitsvorschrift: 0,5 g Drogenpulver werden mit 100 ml physiologischer Kochsalzlösung im siedenden Wasserbad ½ Stunde erhitzt, das verdunstete Wasser ergänzt, filtriert und damit der Vorversuch in folgender Weise angesetzt: In Eprouvetten mit 16mm Durchmesser füllt man der Reihe nach 5, 4, 3, 2,5, 1, 0,7, 0,5 0,3, 0,2 ml des Auszugs, füllt mit physiologischer Kochsalzlösung auf 5 ccm auf und setzt mit einer Tropfpipette zu jedem Glas 2 Tropfen Blut zu, schwenkt um und wiederholt das Umschwenken nach 15 Minuten. Nach 12—16 Stunden erfolgt die Ablesung der Filtergrenze, indem man die Eprouvetten nach schwachem Umschwenken — die z. T. agglutinierten Blutkörperchen haben sich am Boden abgesetzt — durch ein gehärtetes, mit NaCl-Lösg. angefeuchtetes Filter von 8 cm Durchmesser filtriert. Totale Agglutination ist eingetreten, wenn das Filtrat völlig klar abläuft, d. h. alle vorhandenen Blutkörperchen zusammengeballt sind und nicht durch die Filterporen treten. Zur Berechnung wird *die* Eprouvette mit totaler Agglutination verwendet, die den geringsten Gerbstoffgehalt aufweist. Die Verdünnung V berechnet sich aus: (5 : ml des Decoct) · 200. Zum Ansetzen der endgültigen Reihe (Hauptversuch) — die Sprünge zwischen einzelnen Eprouvetten waren im Vorversuch zu groß — stellt man sich eine passende Menge der Verdünnung V (nach unten auf 100 abgerundeter Wert) her. Bei Verwendung von a ml ursprünglichen Decocts berechnet sich das Volumen x, auf das a aufgefüllt werden muß, nach der Proportion 200 : a = V : x mit $\frac{a \cdot V}{200}$. Damit wird die endgültige Reihe beginnend mit 5 ml (mit Intervallen von 0,25 ml) bis 2 ml herunter, wie oben beschrieben, angesetzt. Gleichzeitig — mit dem gleichen Blut — wird in derselben Weise eine 1⁰/₀₀ige Lösung von Tannin in physiologischer Kochsalzlösung angesetzt und damit etwaige verschiedene Empfindlichkeit des Blutes ausgeglichen. Nach Bestimmung der in beiden Versuchen für die Berechnung in Betracht kommenden Eprouvette werden die beiden Agglutinationswerte D für Droge: D = (5 : zugesetzte ml) · V; T für Tannin: T = (5 : zugesetzte ccm) · 1000 ausgerechnet. Die Berechnung des Adstriktionswerts ergibt sich aus dem Wirkungswert der Droge — bezogen auf Tannin — wobei letzteres als 100%ig angenommen wird, mit $\frac{D}{T}$ · 100. Man erhält so den Prozentsatz der Wirksamkeit des Gerbstoffs in der Droge, bezogen auf Tannin.

Beispiel: Vorprobe: Totale Agglutination bei 2 ml Dekokt. V = (5 : 2) · 200 = 500. Zum Ansetzen des Hauptversuchs werden 20 ml (a ml des ursprünglichen Decocts) verwendet, die laut Formel

$$\frac{a \cdot V}{200} = \frac{20 \cdot 500}{200} = 50,$$

auf 50 ml aufgefüllt werden müssen. Im Hauptversuch wird beim Drogenauszug der Verdünnung V die totale Agglutination bei 4,5 ml festgestellt. Die Berechnung ergibt für D = (5:4,5) · 500 = 555. Beim Versuch mit Tannin tritt Agglutination in der Eprouvette mit 3,5 ml der einpromilligen Gerbstofflösung ein. Berechnung: T = (5:3,5)·1000 = 1428. Der *Adstriktionswert* berechnet sich daher zu:

$$\frac{D}{T} \cdot 100 = \frac{555 \cdot 100}{1428} = 38,9 \,.$$

e) Glykoside und Zucker.

Allgemeine Vorschriften für die Wertbestimmung von Glykosiden auf chemischem Wege können nicht gegeben werden. Die Isolierung des ganzen Glykosidmoleküles in Substanz kommt wegen der analytischen Schwierigkeiten selten in Frage (z. B. Strophanthus), eher noch die Bestimmung durch Polarisation in gereinigten Extrakten (Arbutin). Es wird sich meist nur darum handeln, eines der beiden Spaltprodukte, den Zucker oder das Aglukon zu bestimmen.

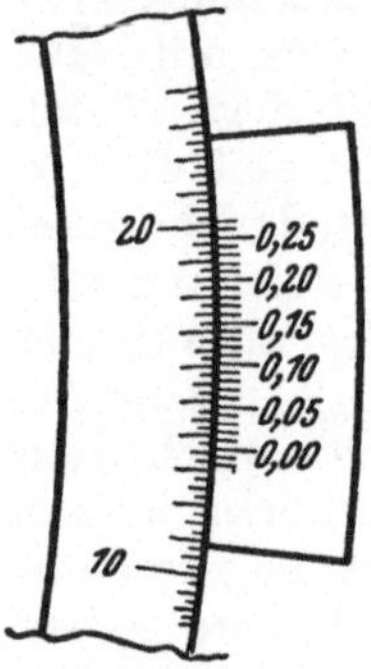

Die Bestimmung des Aglukons ist dann zweckmäßig, wenn nämlich dieses für die Bestimmung verwertbare Reaktionen gibt. Es geben z. B. die aus Emodinen abspaltbaren Oxymethylanthrachinone Rotfärbung mit Kalilauge, das Hydrochinon aus dem Arbutin oder das Senföl aus dem Sinigrin sind titrierbar. Es sind daher zur Bestimmung des Aglukons jeweils besondere Verfahren nötig, die bei den einzelnen Drogen erwähnt werden.

Die Bestimmung des Zuckers als Spaltling und damit des Glykosids ist prinzipiell leicht durchführbar, wenn das Glykosid in einer Lösung vorliegt, die frei von Mono- und Disacchariden ist. Es braucht dann nur das Glykosid durch Spaltung mit Säure oder durch ein Enzym gespalten (die meisten Glykoside sind als β-Glykoside durch Emulsin spaltbar) und der Zucker bestimmt werden.

Die Bestimmung des Zuckers kann erfolgen:
1. durch Polarisation: Zuckerlösungen sind optisch aktiv, sie drehen die Ebene des polarisierten Lichtes und diese Drehung wird im Polarisationsapparat dadurch gemessen, daß die zu untersuchende Lösung zwischen zwei Nicol'sche Prismen, den Polarisator und den Analysator, gebracht wird. Als Lichtquelle dient für genaue Untersuchungen monochromatisches Licht, das in hoher Lichtstärke von einer Natriumdampflampe geliefert wird.

Abb. 390. Ablesung des Lippichschen Polarisationsapparates. Die für die Ablesung entscheidende Nullmarke 0,00 liegt zwischen 13,5 und 13,75 (24 kleine Teilstriche der Skala [24 Viertelgrade] entsprechen 25 Teilstrichen der äußeren Noniusskala), an der Noniusteilung rechts zeigt der Strich bei 0,18 Übereinstimmung mit einem Striche der Hauptskala. Der abzulesende Wert beträgt demnach 13,5° + 0,18° = 13,68°.

Die Flüssigkeit füllt man in ein beiderseits mit Glasplättchen ab-
schließbares Rohr (den Apparaten sind Rohre verschiedener Länge von
50—220 mm beigegeben) luftblasenfrei ein. Die Ablesung der Drehung
erfolgt an der großen, in Winkelgrade eingeteilten, drehbaren Metallscheibe, die mit Nonius versehen ist (Ablesung des Nonius s. Abb. 390).
Im Ocular des Apparates sind bei den gebräuchlichen Halbschatten-
apparaten zwei halbkreisförmige Felder, die durch eine feine Linie getrennt sind, sichtbar; diese ist durch Verschieben des Oculars scharf
einzustellen. Zur Ablesung dreht man so lange an der Scheibe, bis die
Helligkeit der beiden Hälften im Gesichtsfeld gleich und zwar nicht hell,
sondern grau ist. Benötigt man dazu eine Drehung der Metallscheibe
im Sinne des Uhrzeigers, dreht die Flüssigkeit rechts, im anderen Falle

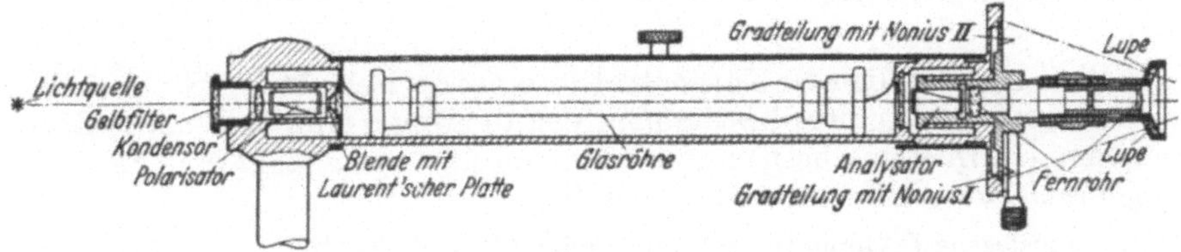

Abb. 391. Polarimeter nach Zeiß zur Zuckerbestimmung.

links. Bei andern Apparaten ist die Fläche im Ocular durch eine Kreislinie in einen Ring und einen Kreis geteilt oder ein breiter Streifen läuft
durch das Gesichtsfeld, auf beiden Seiten sichelförmige Flächen übrig
lassend. In beiden Fällen ist die Ablesung recht empfindlich und es
beträgt der subjektive Fehler etwa 0,01 bis 0,02 Winkelgrade. Für besondere Zwecke, z. B. zur Bestimmung des Harnzuckers, gibt es Polarimeter, die etwas weniger empfindlich sind, ein Gelbfilter besitzen und
nur eine gewöhnliche Glühlampe an Stelle der Natriumdampflampe
benötigen. Den Bau eines solchen Polarimeters zeigt Abb. 391. Das
Licht durchsetzt das Gelbfilter, einen Kondensor und trifft auf den
Polarisator, der den Lichtstrahl polarisiert. Die folgende Laurentsche
Platte (oder ein kleines Nicolsches Prisma) dient zur Erzielung des
Halbschattens. Weiter durchsetzt das Licht die zu messende Flüssigkeit,
wird in seiner Schwingungsebene gedreht, gelangt in den Anaylsator,
der in der Achse des Apparates drehbar angeordnet und mit einer Gradeinteilung samt Nonius versehen ist und wird im Fernrohr beobachtet.
Eine andere Type enthält als Analysator eine Doppelquarzplatte oder
einen Quarzkeil-Kompensator. Beim Einschieben des Keils wächst mit
der Dicke des durchstrahlten Quarzes seine Linksdrehung und diese
dient zur Kompensation der durch den Rohrzucker in der Lösung hervor-
gerufenen Rechtsdrehung. Mit Hilfe eines Nonius wird der Zucker an
linearer Teilung meist direkt in % auf 0,1% genau abgelesen. Zur Entfärbung stark gefärbter Lösungen, z. B. Harn, verwendet man bei
Zucker Bleiacetat. Aktive Kohle, die kräftig entfärbt, adsorbiert geringe
Mengen Zucker. Durch Zusatz von konz. Alkohol (etwa 10%) sind
jedoch praktisch keine Fehler durch Adsorption zu befürchten.

Die Konzentration, d. h. die Menge Substanz, die in 100 ml gelöst ist, berechnet man mit einer Formel, wobei die spezifische Drehung von 1 g Substanz in 1 ml im 100 mm-Rohr bei 20° bekannt sein muß. Für Glucose beträgt die spezifische Drehung 52,8°, für Rohrzucker 66,5°. Die Formel lautet:

$$c = \text{Konz. d. Lösung} = \frac{\text{abgelesene Drehung in }° \cdot 100}{\text{spezifische Drehung} \times \text{Länge des Rohres}} = \alpha \cdot \frac{100}{\left[\alpha_D^{20}\right] \cdot 1}.$$

Für Glucose vereinfacht sich die Formel auf $c = \alpha$, 1,894. Verwendet man nun ein 1,894 cm langes Rohr, dann sind die abgelesenen Grade gleich den g-Zucker in 100 ml Flüssigkeit. Zur Berechnung der Gewichtsprozente muß man im Nenner des Bruches noch die Dichte d der Lösung anführen, so daß die Formel dann lautet

$$\% = \alpha \cdot \frac{100}{\left[\alpha_D^{20}\right] \cdot 1 \cdot d}.$$

Will man schließlich die Konzentration eines optisch aktiven Stoffes z. B. in einem Drogenpulver bestimmen, von dem man eine bestimmte Einwaage (E) in einem bestimmten Volumen Lösungsmittel (V) in Lösung gebracht hat, dann verwendet man folgende Formel:

$$\% = \frac{\text{abgelesene Drehung in }° \times \text{Volumen der Flüssigkeit} \times 100}{\text{Länge des Rohres} \times \text{spez. Drehung} \times \text{Einwaage der Droge}} = \alpha \cdot \frac{100}{\left[\alpha_D^{20°}\right] 1.} \cdot \frac{V}{E}.$$

Die Bestimmung des Zuckers kann erfolgen: 2. durch Titration mit Fehlingscher Lösung:

Prinzip: Der Cu-Gehalt der Fehling'schen Lösung — neue Vorschrift in einer Lösung 35 g Cu SO_4, 100 g Triäthanolamin, 50 g NaOH-Lösung ad 1000 H_2O — wird laut folgender Gleichung:

$$2\,Cu\,SO_4 + 2\,KJ + 4\,KCNS = Cu_2(CNS)_2 + 2\,KCNS + J_2 + 2\,K_2\,SO_4$$

mit n/10 Thiosulfat bestimmt, wobei pro Mol Cü 1 Mol Jod frei wird und das Kupfer als unlösliches Rhodanid ausfällt. Der Versuch wird einmal *mit* und einmal *ohne* den reduzierenden zuckerhältigen Drogenauszug durchgeführt, die bei diesen Versuch erhaltene Differenz im Thiosulfatverbrauch entspricht dem vom Zucker reduzierten Kupfer. Hieraus kann an Hand der Tabelle der Glucosegehalt in mg abgelesen werden.

Methodik: Man erhitzt 20 ml Fehling'sche Lösung mit 20 ml Wasser bis zum Sieden, hält 3 Min. im Sieden, kühlt ab, setzt 20 ml 12,5 %ige Salzsäure 0,5 g Jodkalium und 0,5 g Rhodankalium in 10 ml Wasser zu und titriert sofort das ausgeschiedene Jod mit n/10 Thiosulfat. (Indikator-Stärkelösung). In derselben Weise wird der Versuch mit 20 ml des Drogenauszuges an Stelle der 20 ml H_2O durchgeführt. Dieser Drogenauszug, der zwischen 0,1 % und 1 % Glucose enthalten soll, wird durch halbstündiges Erhitzen von 0,5 g Droge mit 50 ml Wasser (tarierter Kolben) im Wasserbad, Filtration und Ersatz des verdunsteten Wassers bereitet. Die Differenz an n/10 ml Thiosulfatlösung, wird zur Berechnung verwendet; 1 ml = 6.357 mg Cu ··. In der BERTRANDSCHEN Tabelle liest man anhand des Cu die mg Clucose ab. (Die Berechnung mittels eines Faktors der sich innerhalb der Tabelle von

Tabelle für Glucosebestimmung nach BERTRAND.

Glucose in mg	Cu in mg	Glucose in mg	Cu in mg	Glucose in mg	Cu in mg	Glucose in mg	Cu in mg	Glucose in mg	Cu in mg
10	20,4	30	59,1	50	95,4	70	129,8	90	162,0
11	22,4	31	60,9	51	97,1	71	131,4	91	163,6
12	24,3	32	62,8	52	98,9	72	133,1	92	165,2
13	26,3	33	64,6	53	100,6	73	134,7	93	166,7
14	28,3	34	66,5	54	102,3	74	136,3	94	168,3
15	30,2	35	68,3	55	104,1	75	137,9	95	169,8
16	32,2	36	70,1	56	105,8	76	139,6	96	171,4
17	34,2	37	72,0	57	107,6	77	141,2	97	173,1
18	36,2	38	73,8	58	109,3	78	142,8	98	174,6
19	38,1	39	75,7	59	111,1	79	144,5	99	176,2
20	40,1	40	77,5	60	112,8	80	146,1	100	177,8
21	42,0	41	79,3	61	114,5	81	147,7		
22	43,9	42	81,1	62	116,2	82	149,3		
23	45,8	43	82,9	63	117,9	83	150,9		
24	47,7	44	84,7	64	119,6	84	152,5		
25	49,6	45	86,4	65	121,3	85	154,0		
26	51,5	46	88,2	66	123,0	86	155,6		
27	53,4	47	90,0	67	124,7	87	157,2		
28	55,3	48	91,8	68	126,4	88	158,8		
29	57,2	49	93,6	69	128,1	89	160,4		

3,2—3,5 ändert, wäre nur in einem ganz engen Konzentrationsbereich möglich.)

Diese Methode kann auch als Halbmikromethode durchgeführt werden. (2 Min. kochen, 5 ml Flüssigkeit insgesamt). Hiebei gelingt es, unter genauer Beachtung der Vorschrift und Abgrenzung des Glucosegehaltes einen Faktor 1 ml Thiosulfat = 4,4 mg Glucose an Stelle der Tabelle zu verwenden.

Kehren wir nun zur Analyse der Glykoside zurück. Selbst in alkoholischen Pflanzenauszügen finden sich häufig außer Glykosiden (die durch Emulsin spaltbar und linksdrehend sind) noch Disaccharide, die durch Hefeenzym (Saccharase) gespalten werden und außerdem noch Monosaccharide. Die Gegenwart ersterer kann nach hydrolytischer Spaltung durch die Zunahme der Drehung und Erhöhung der Reduktionswirkung leicht nachgewiesen werden. Ist dies der Fall, dann werden die Disaccharide zuerst durch Hefeenzym (Saccharase) gespalten (β-Glykoside werden hierbei nicht gespalten!) und hernach Reduktion r und Drehung d festgestellt. Dann behandelt man mit Emulsin, wodurch das Glykosid, falls es (was häufig der Fall ist) ein β-Glykosid ist, gespalten wird. Hernach bestimmt man wieder Reduktion r' und Drehung d'. Die Menge Glucose (g mg) in 100 ml Flüssigkeit, die vom Glykosid stammt, wird aus r' — r und d' — d berechnet, wobei die Bertrandsche Tabelle (s. oben) und die Formel: Glucose-Konzentration c = $\alpha \cdot$ 1,894 (100 mm Rohr) Verwendung finden. Es müssen beide Werte übereinstimmen. Da die gefundene Menge Zucker (in 100 ml) zur Menge des Glykosids sich verhält wie die theoretisch abspaltbare Glucose zum Molekulargewicht des Glykosids, läßt sich daraus der Prozentsatz des

Glykosids (in 100 ccm) wie folgt berechnen:

$$\% = \frac{\text{Glucose in mg} \times \text{Molekulargewicht des Glykosids}}{\text{aus dem Glykosid abspaltbare Mole Glucose}}.$$

Für Arbutin wasserfrei lautet die Formel $\% = $ mg Glucose $\cdot \dfrac{272}{180}$ $= $ mg Glucose $\cdot$ 1,512.

Aus $r' - r$ und $d' - d$ kann der enzymolytische Reduktionsindex K, eine für (durch Emulsin spaltbare) β-Glykoside charakteristische Konstante, berechnet werden: $K = \dfrac{r' - r}{d' - d}$. Es ist K das Verhältnis des als Glucose (in mg) berechneten Zuckers zu 1° Drehungsänderung (2 dm Rohr). Angenommen, es werden bei einem Versuch nach der Emulsinbehandlung eine Reduktionsvermehrung, entsprechend 870 mg Glucose und eine Drehungsänderung von — 50' auf + 42' gefunden, letztere beläuft sich auf $+$ 92' $=$ 1,53°; 870 : 1,53 $=$ 568,6 das ist nun der enzymolytische Reduktionsindex, der in diesem Fall auf Syringin paßt. Im folgenden seien einige Indices von bekannteren Glykosiden angegeben:

Gentiopikrin	112	Methylarbutin	325
Coniferin	278	Amygdalin	490
Salicin	321	Syringin	570

f) Saponine.

Die Wertbestimmung der Saponine kann wegen der methodischen Schwierigkeiten nicht durch Darstellung derselben aus der Droge erfolgen — Versuche zur Bestimmung des Sapogenins wurden zwar unternommen —, sondern man benützt die allen Saponinen in größerem oder geringerem Maße eigene Hämolysewirkung. Die Einwirkung von Saponin auf Blut, ein an sich komplizierter Vorgang, bei dem die Bindung des im Blutkörperchen vorhandenen Cholesterins an das Saponin eine entscheidende Rolle spielt, äußert sich im Austritt von Hämoglobin aus den Blutkörperchen in die umgebende Flüssigkeit, wobei diese rot gefärbt wird und das Blutkörperchen selbst praktisch verschwindet. Sein Gerüst (das Stroma) sinkt zu Boden, tritt aber kaum in Erscheinung. Die Blutaufschwemmung, eine Suspension von Blutkörperchen ist *trübe* und *rot*, deckfarben, durch Saponin wird sie *klar* und *rot*, lackfarben; man kann nunmehr eine hinter dem Glase angebrachte Schrift lesen, während vorher dies nicht möglich war. Läßt man eine Blutaufschwemmung in zwei Gläsern, 1. mit und 2. ohne Saponin einige Stunden stehen, dann ist die 1. klar und rot, die 2. klar und farblos, nur am Grunde sieht man hier einen roten Fleck, die sedimentierten Blutkörperchen. Außer den Saponinen haben noch andere Stoffe wie viele Chemikalien (Kaliumpermanganat, Seifen usw.), jedoch auch destilliertes Wasser die Fähigkeit, Blut zu hämolysieren, da in diesem Fall das Blutkörperchen infolge des im Innern immer stärker werdenden osmotischen Druckes endlich platzt, d. h. hämolysiert wird. Wir müssen daher alle Flüssigkeiten, die beim Ansetzen des Hämolyseversuchs Verwendung finden, isotonisch machen, d. h. mit 0,85% Kochsalz versetzen.

In einer solchen Lösung bleiben die Blutkörperchen unverändert, da kein osmotisches Gefälle entstehen kann. Die quantitative Auswertung des Hämolysevorgangs erfolgt in der Weise, daß fallende Saponin-Konzentrationen, d. h. fallende Mengen eines aus der zu bestimmenden Droge hergestellten Auszuges (Decocts) mit jeweils der gleichen Menge Blutkörperchenaufschwemmung zusammengebracht werden und man so den hämolytischen Index bestimmt. Es sind von vornherein noch drei Punkte zu berücksichtigen:

1. Die Wahl des Blutes. Man hat gefunden, daß die Resistenz verschiedener Blutsorten (Hammel, Ratte, Kaninchen, Rind) nicht dieselbe ist und auch jahreszeitlich schwankt. Zur Erzielung vergleichbarer Werte ist die Angabe der Blutsorte nötig, in der Regel arbeitet man mit Rinderblut. Zur Herstellung der Blutaufschwemmung wird ein Teil (durch Schütteln mit Glaskugeln) defibriniertes Rinderblut mit 39 Teilen 0,85%iger Kochsalzlösung verdünnt.

2. Die Wasserstoffionenkonzentration. Saponinhämolyse ist abhängig von der p_H und zwar nicht bei allen Saponinen in gleicher Weise. Aus diesem Grunde empfiehlt es sich, bei gleichbleibender p_H zu arbeiten, d. h. die beim Ansetzen des Hämolyseversuches verwendeten Lösungen zu puffern. Dies geschieht durch m/30 Phosphatpuffer, Herstellung s. S. 416. Man mischt 80,6 ml m/15 Na_2HPO_4 mit 19,4 ml m/15 KH_2PO_4 und setzt 100 ml einer 1,3—1,4%igen Kochsalzlösung zu. Man kommt damit auf eine 0,65—0,7%ige Kochsalzlösung. Zusammen mit dem Phosphat wird Isotonie erreicht.

3. Extraktion der Droge. Sie erfolgt in den meisten Fällen durch Erhitzen des feinen Drogenpulvers mit der physiologischen Kochsalzlösung (der noch nach Bedarf Phosphatpuffer zugesetzt ist). Da man weiß, daß aus der intakten Pflanzenzelle das Saponin nur schwer herauszulösen ist, soll daher das Pulver möglichst fein sein. Aus grobem Pulver werden durch Wasser geringere Mengen Saponin herausgelöst als aus feinem. Zum Vergleich von Drogen sind allerdings Pulver gleichen Feinheitsgrades am geeignetsten.

Zur *Bestimmung des hämolytischen Index* stellt man sich ein Decoct der Droge (0,25 g auf 100 ml) durch halbstündiges Erhitzen im kochenden Wasserbad unter Verwendung von (eventuell gepufferter) physiologischer Kochsalzlösung (8,5 g NaCl im Liter gelöst) her. Das beim Kochen verdunstete Wasser wird ergänzt (vorher austarieren!) und durch Watte oder Filter filtriert. Vor dem Hauptversuch wird der Vorversuch angesetzt. Man füllt in Eprouvetten von 13 mm Durchmesser der Reihe nach 1,0, 0,7, 0,5, 0,35, 0,25, 0,15, 0,1, 0,07, 0,05 ccm des Decoctes ein, füllt mit Kochsalzlösung alle auf 1 ml auf, gibt zu jeder Eprouvette 1 ml Blutaufschwemmung (1 + 39) und schwenkt um; nach 15 Min. wird das Umschwenken wiederholt. Nach etwa 16 Stunden wird abgelesen und *die* Eprouvette aufgesucht, die bei geringstem Saponingehalt totale Hämolyse aufweist, d. h. bei der die Lösung klar und rot ist und am Boden keine sedimentierten Blutkörperchen mehr sichtbar sind. Hierzu blickt man senkrecht von oben in die Eprouvette und legt ein weißes Blatt Papier darunter, beim Schütteln bleibt dann die Lösung klar bis auf einige wenige, feinste, durchsichtige Flocken (die Stromata). Man berechnet nun vorerst die Verdünnung V des Drogenauszuges in dieser Eprouvette nach erfolgter Auffüllung auf 1 ml, wobei man den einen ml der zugesetzten Blutaufschwemmung *unberücksichtigt* läßt. Man geht daher von 1 ml aus und rechnet wie folgt: Fällt 1 ml : (zugesetzte ml Drogenauszug) $\times$ 400 = V. Der so bestimmbare hämolytische Index (I = 2 V) wäre nun zu ungenau, da zu große Sprünge zwischen den einzelnen Eprouvetten bestanden. Um genauere Werte zu erhalten, setzt man die gefundene Verdünnung V des Drogenauszugs (nach *oben* abgerundet) im sog. Hauptversuch an den Anfang dieser neuen Reihe, so daß die hier für die Ablesung in Betracht kommende Eprouvette in die Nähe von 1,0 ml (zum mindesten jedoch zwischen 1,0 und 0,5 ml) fällt. Man stellt von dieser errechneten Verdünnung V, abgerundet, aus dem ursprünglichen Decoct ein genügendes Volumen her, wobei das Volumen, auf das a ml des Decocts aufgefüllt werden müssen, sich zu $\frac{a \cdot V}{400}$ berechnet (s. Beispiel weiter unten) und setzt eine neue Hämolysereihe an, wie folgt: 1,0, 0,95, 0,85 ml usw. mit jeweils 0,05 ml Intervall herab bis 0,45 ml, füllt wie oben auf 1 ml auf und versetzt mit 1 ml einer aus demselben Blut hergestellten Blutaufschwemmung. Nach etwa 16 Stunden wird in vorher beschriebener Weise abgelesen und der Index berechnet, indem man in der betreffenden Eprouvette die Konzentration des Drogenauszugs bestimmt: (2 : zugesetzte ml) $\times$ V, wobei V die zum Ansetzen des Hauptversuchs verwendete, eventuell abgerundete Drogenverdünnung darstellt.

Beispiel: Im Vorversuch zeigt die Eprouvette mit 0,3 ml totale Hämolyse: (1:0,3) 400 = 1333, abgerundet 1400 = V. Da vom ursprünglichen Decoct z.B. 20 ml verwendet werden sollen, berechnet sich x aus der Proportion: 400:20 = 1400 : x mit 70 ml, auf diese Zahl x sind die 20 ml Decoct aufzufüllen. Bei der endgültigen Hämolysereihe lautet bei Berücksichtigung der Eprouvette mit 0,95 ml die Rechnung: (2: 0,95) · 1400, wobei als hämolytischer Index 2940 erhalten wird.

Die Rechnung für den Hauptversuch kann auch anders durchgeführt werden: Falls das Decoct, welches im Vorversuch bei 0,3 ml totale Hämolyse hervorruft, z. B. dreifach verdünnt wird (20 ml ad 60 ccm), dann würde die Eprouvette mit totaler Hämolyse beim Hauptversuch um etwa 0,9 ml liegen, also im erlaubten Bereich von 1,0—0,5. Nehmen wir nun an, sie werde bei 0,80 ml gefunden, so lautet die Berechnung (unter Berücksichtigung der hergestellten Verdünnung: 20 ml ad 60 ml, ist der Drogenauszug nunmehr 1:1200 verdünnt) also (2:0,80) $\times$ 1200 = 3000. Wesentlich ist hierbei, daß man derart verdünnt, daß die totale Hämolyse im Hauptversuch zwischen die Eprouvetten mit 1,0 und 0,5 ml trifft, wobei es natürlich ungünstig ist, wenn die in Betracht kommende Verdünnung genau auf 1,0 ml trifft, da es bei der Ungenauigkeit des Vorversuchs möglich ist, daß trotzdem die Eprouvette im Hauptversuch bei 1,0 ml noch keine totale Hämolyse zeigt und daher keine Ablesung möglich ist. Man stellt deshalb eine Verdünnung her, bei der der im Hauptversuch zu erwartende Index etwas unter

1,0 ml liegt, sowie es bei den beiden oben erwähnten Beispielen der
Fall war. Um die oft wechselnde Empfindlichkeit des Blutes auszu-
gleichen (Jahreszeit, Alter der Tiere usw.) kann in analoger Weise wie
beim Adstrictionswert (s. S. 386) eine Standardsubstanz Verwendung
finden. Als solche kann entweder ein Saponin, etwa das Mercksche
dienen (wobei allerdings Voraussetzung ist, daß ein und dieselbe Charge
überall als Standard zur Verfügung steht), oder man benützt synthe-
tische Verbindungen, deren Wirksamkeit konstant ist, wie z. B. Des-
oxycholsäure, Myristinsäuremethyltaurid oder Natriumoleat. Bei der
Umrechnung wird auf eine runde Zahl Bezug genommen, die an sich will-
kürlich, aber meist ungefähr dem durchschnittlichen HJ des Testes T
entspricht, z.B. beim Saponin Merck mit 25000 angenommen wird. Diese
Zahl T multipliziert man mit dem Quotienten aus dem HJ der zu prüfenden Droge DHJ und dem gefundenen HJ des Standards StHJ. Der

umgerechnete HJ ist daher $= T \times \dfrac{DHJ}{StHJ}$.

Auch das Schaumvermögen der Saponine kann zu approximativen
Bestimmungen herangezogen werden. Man stellt sich zur *Bestimmung
der Schaumzahl*, wie oben bei der Hämolyse beschrieben, einen Auszug
1:400 aus der Droge her und füllt nun in Eprouvetten, beginnend bei
10 ml, eine Reihe mit fallenden Konzentrationen (10, 7, 5, 3, 2, 1, 1,5,
0,5 ml und füllt alle auf 10 ml auf, als Vorprobe). Man schüttelt
dann 15 Sekunden je zwei Eprouvetten gleichmäßig und beobachtet nach
15 Minuten die Höhe des Schaumes:
Die Eprouvette mit genau 1 cm Schaumhöhe wird zur Berechnung
verwendet. Da aber die Sprünge zwischen den einzelnen Eprouvetten
zu große sind, setzt man eine neue Reihe an, indem man die Konzentration der Eprouvette berechnet, die etwas mehr als 1 cm Schaumhöhe besitzt. Ausrechnung: $V = (10:ml$ zugegebener Auszug$) \times 400$.
Von dieser Konzentration V (abgerundet) stellt man sich analog wie bei
der Hämolyse unter Verwendung von 40 ml ursprünglichen Dececots
ein entsprechendes Volumen her, indem man aus der Proportion 400:40
$= V:x$ das Volumen $x = 0,1$ V berechnet, auf das man 40 ml auffüllen muß. Sodann wird damit eine neue Reihe, beginnend mit 10 ml,
9,5, 8,5 usw. angesetzt, auf 10 ml aufgefüllt, geschüttelt und nach
15 Minuten die Eprouvette mit 1 cm Schaumhöhe ausgewählt. Berechnung der Konzentration: (10 ml zugesetzte Verdünnung). V.
Die Schaumzahl fordert reines Arbeiten, da schon geringe Verunreinigungen (Spuren von Speichel beim Pipettieren!) völlig verschiedene
Werte liefern. Die Eprouvetten müssen alle gleiches Lumen (16 mm)
haben und sollen oben am Rande glatt abgeschnitten sein und keinen
Rand besitzen, um das Verschließen mit dem Finger beim Schütteln zu
ermöglichen.
Bestimmung der Oberflächenspannung. Die Oberflächenspannung ist
ein charakteristisches Kennzeichen aller oberflächenaktiven Körper, so
auch der Saponine. Die Bestimmung der Oberflächenspannung ist daher
von Interesse und erfolgt durch Zählung der Tropfen, die beim Auslau-
fen aus einem Glasapparat — dem Stalagmometer — entstehen. Es

handelt sich um ein pipettenartiges Rohr mit einer Erweiterung in der Mitte, s. Abb. 392. Am unteren Ende der Capillare befindet sich die peinlichst sauber zu haltende, kreisförmig geschliffene Abtropffläche d. Der mit Chromsäure gereinigte Apparat wird vorerst mit Wasser gefüllt und die Tropfenzahl der zwischen den Marken a und b ober- und unterhalb der Erweiterung ablaufenden Flüssigkeit bestimmt, wobei das Abfließen langsam (etwa 15 Tropfen je Minute) erfolgen soll. Man erhält den Wasserwert (W) des Stalagmometers. In derselben Weise wird dann die zu untersuchende Flüssigkeit (F) geprüft. Gleiche Temperatur 20° ist Voraussetzung. Der Quotient der Tropfenzahl $F/W \cdot 100$ ergibt die sog. Normaltropfenzahl. Die Umrechnung erfolgt, um die Angaben verschiedener Stalagmometer vergleichen zu können. Die verschiedene Oberflächenspannung von Flüssigkeiten spielt beim Gebrauch der Tropfflaschen neben dem spezifischen Gewicht auch eine Rolle. Das Tropfengewicht der gebräuchlichen Tropfflaschen beträgt 0,05 g, es fallen also je 1 ml 20 Tropfen. Für wässerige Lösungen, organische Lösungsmittel und auch verdünnte Alkohole gibt es Tabellen, in denen die Anzahl Tropfen je ml und auch das Tropfengewicht angegeben sind.

g) Schleime (Viscosimetrie).

Die charakteristischen Eigenschaften von Auszügen der Schleimdrogen ist ihre Zähigkeit und es wird daher die Güte der Droge nach der in Lösung gegangenen Schleimmenge beurteilt. Da jedoch die Schleime Alterungserscheinungen zeigen und die Viscosität der erhaltenen Lösungen von der Ernte und Herkunft abhängt, ist eine Prüfung der Schleimdrogen in dieser Hinsicht nötig. Prinzipiell kann die Messung der Viscosität mit verschiedenen Apparaten erfolgen. Viel gebraucht ist das Ostwaldsche Viscosimeter (s. Abb. 393). Die zu untersuchende Flüssigkeit — etwa 5 ml — füllt man in das Rohr f, bis die Erweiterung e gefüllt ist, hängt dann das Viscosimeter senkrecht in ein Wasserbad von 20°C und saugt am Rohr a, bis die Flüssigkeit über die Marke c (oberhalb der kugelförmigen Erweiterung k der Capillare h) gestiegen ist. Mit einer Stoppuhr mißt man die Zeit, die die Flüssigkeit zum Ablaufen von Marke c zur Marke d benötigt (Zeit t).

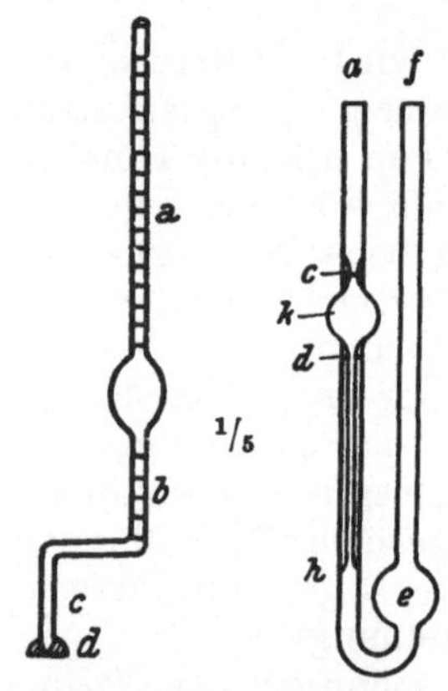

Abb. 392.   Abb. 393.
Stalagmometer.   Viscosimeter.
(Nach Traube.) (Nach Ostwald.)

In gleicher Weise führt man den Versuch mit destilliertem Wasser durch und erhält die Zahl t_1. Die relative Viscosität berechnet sich zu t/t_1. Zur Berechnung der absoluten Viscosität muß t/t_1 noch mit der Viscosität des Wassers multipliziert werden, die bei 20° 0,0102 beträgt; ferner soll für genaue Messungen die Dichte der zu untersuchenden Flüssigkeit (d) berücksichtigt werden, da das Ausfließen einer Flüssigkeit von der Dichte $>1,0$ unter höherem Druck als beim Wasser erfolgt, wodurch ein Fehler entsteht. Die Formel würde lauten:

$$\text{Viscosität} = \frac{1 \cdot 0{,}0102}{t_1 \cdot d}.$$

In einfacher Weise kann ferner die Viscosität bestimmt werden, indem die Ausflußzeit (in Sekunden) zwischen zwei Marken einer Vollpipette gemessen wird. Verwendung findet eine Präzisionspipette von 25 ml Fassungsraum[1], deren Auslaufzeit für destilliertes Wasser bei 20° C 17—20 Sekunden beträgt. Die Ablesung erfolgt zwischen zwei Marken, die jeweils 1 cm oberhalb und unterhalb der Erweiterung der Pipette sich befinden. Außerdem muß die Ausflußzeit der Pipette noch gegenüber einer 40%igen Rohrzuckerlösung geprüft werden. Diese beiden, für destilliertes Wasser und Zuckerlösung erhaltenen Werte t_w bzw. t_z wer-

den in folgender Formel eingesetzt (Erläuterung s. unten): $\dfrac{\left(\dfrac{t_z}{t_w} - 1\right) \cdot 100}{40}$.

Die erhaltene Zahl soll zwischen 3 und 3,2 liegen. Nur Pipetten, die dieser Anforderung entsprechen, sind für die Bestimmung brauchbar und werden zur Verwendung mit dem Wasserwert signiert.

Zur *Wertbestimmung* wird ein aus der Droge hergestellter, filtrierter, wässeriger Auszug (für die einzelnen Drogen sind verschiedene Konzentrationen nötig, da die Zähigkeit der zum Versuch verwendeten Lösung ein bestimmtes Intervall weder über- noch unterschreiten darf, weil dann keine Proportionalität mehr zwischen Auslaufzeit und Zähigkeit besteht) bei genau 20° C in die Pipette aufgesaugt und die Auslaufzeit mit der Stoppuhr bestimmt, indem man die Pipette beim Ablaufen genau senkrecht lose zwischen zwei Fingern hält und zwischen der Ausflußöffnung und dem untergestellten Gefäß ein Zwischenraum von 10 cm sich befindet (um Bremswirkung zu vermeiden.) Die Proportionalität ist gewahrt,

wenn die erhaltenen Werte $\dfrac{\text{Ausflußzeiten des Drogenauszugs}}{\text{Ausflußzeit des Wassers}} = \dfrac{t_D}{t_w}$ zwischen

1,2 und 1,8 liegen; bei Werten über 1,8 muß die Lösung verdünnt oder der Auszug verdünnter bereitet werden, bei Werten unter 1,2 ein konzentrierterer Auszug Verwendung finden, da nur innerhalb dieser Grenzen proportionale Verhältnisse zwischen der Konzentration der Schleimlösung und den t_D/t_w-Werten gegeben sind. Es hat sich ferner als zweck-

mäßig erwiesen, an Stelle von $\dfrac{t_D}{t_w}$ die Formel $\left(\dfrac{t_D}{t_w} - 1\right)$ zu verwenden. Da-

durch beginnt die Kurve, die man durch Eintragung von $(t_D/t_w - 1)$ und des Prozentgehaltes des Drogenauszugs in ein Koordinatensystem erhält, am Nullpunkt und nicht bei 1 (Wert für Wasser). Ferner erhält man bei der Multiplikation des Ausdrucks $(t_D/t_w - 1)$ mit 100 ganze Zahlen. Schließlich muß noch der Prozentgehalt p in die Formel ein-

gehen, so daß die relative Zähigkeitszahl $[ZZ] = \dfrac{100 \left(\dfrac{t_D}{t_w} - 1\right)}{p}$. Die Aus-

---

[1] Die Pipette besitzt am Auslauf eine etwa 3 cm lange Kapillare.

züge werden je nach den besonderen Eigenschaften der Drogen und gemäß ihrem Schleimgehalt in verschiedenen Prozentsätzen hergestellt. Einfacher ist die Bestimmung des Quellungsfaktors nach ÖAB 9.

h) Asche.

Die Bestimmung der Drogenasche stellt eine Kennzahl des Drogenpulvers dar, die über dessen Reinheit Aufschluß geben soll. Da ein erhöhter Aschengehalt entweder auf mangelnde Reinigung (bei einem dicht bewurzelten Rhizom) oder auf absichtlichen Zusatz von Mineralstoffen, meist Sand, zurückzuführen ist, sind für die meisten Drogen, insbesondere die Pulver, Aschenzahlen vorgeschrieben. So einfach eine Aschenbestimmung auch aussieht — Verbrennung einer gewogenen Menge Droge im Prozellantiegel mit Bunsenbrenner. glühen bis die Asche annähernd weiß geworden ist und rückwägen—ergeben sich doch bei der Ausführung oft unsichere Werte, da einerseits die Temperatur beim Veraschen nicht genau reproduziert ist, wobei Fehler durch Entweichen von Kohlensäure aus Carbonaten und durch teilweise Flüchtigkeit von Salzen entstehen, andererseits die Mineralstoffablagerung auch in ein und derselben Pflanzensorte wechselt. Bei der Veraschung der Droge ohne Zusatz von Sand passiert es, daß trotz schiefgestellten Tiegels und Abbrennenlassen des Pulvers bei geringer Hitzezufuhr beim weiteren Erhitzen die Asche Kohleteilchen einschließt, die sich infolge des Überschusses an Mineralsalzen unmittelbar nicht weiterverbrennen lassen. Die eingeschlossene Kohle kann auch durch Reduktion von Phosphaten Fehler verursachen. Man hilft sich durch Befeuchten des erkalteten Tiegelinhaltes mit Wasser oder Lösungen von Ammonitrat oder Ammoncarbonat. Nach dem Verdunsten des Wassers erhitzt man wieder, glüht und erhält meist eine helle Asche.

Um sich ein Bild zu machen, ob die gefundene Asche von der Pflanze selbst stammt oder durch Sand bedingt ist, der in jedem Fall als Verunreinigung gilt, bestimmt man den in Säure unlöslichen Teil der Asche, indem man diese mit einigen ml verdünnter Salzsäure am Wasserbad erwärmt, den ungelösten Rest nach dem Verdünnen mit Wasser durch ein quantitatives Filter gießt, mit Wasser nachwäscht, bis die saure Reaktion verschwunden ist und dann Filter samt Inhalt verascht. Das erhaltene Gewicht ist nach Abzug der Filterasche als Sand zu bezeichnen. Kieselsäure, die ebenfalls in Salzsäure unlöslich ist, kommt in größerer Menge nur in einzelnen Drogen, z. B. Equisetum vor. Daß der wahre Aschengehalt der Drogen verhältnismäßig nicht sehr hoch ist, zeigt die Aufstellung: S. 399.

Rubrik 1 enthält Aschenwerte von Drogen, die in ganzen Stücken sauber geputzt vorlagen und die nach dem Zerkleinern verascht wurden. Diese Zahlen stellen den der jeweiligen Droge wirklich zukommenden Mineralgehalt dar. Daß eine aus dem Handel entnommene, bereits gepulverte Droge einen etwas höheren Wert zeigen würde, wäre vollkommen begreiflich. Es zeigt sich jedoch, daß (in der Rubrik 2) die Zahlen sich wenig über den Mittelwert der Rubrik 1 erheben, daß also

Droge	1 Asche der gereinigten Droge in toto %	2 Asche eines käufl. guten Pulvers %	3 Das DAB VI toleriert %
Folia Sennae	8—9	8,5	12
Cortex Cinnamomi Cassiae.	2—3	2	5
Radix Angelicae	6—7	10	14
Radix Iridis	1,5—2,5	2,7	3
Tubera Jalapae	3—5	6,4	6,5
Rhizoma Rhei	7—11	8,2	14
Tubera Salep	1—2	2,6	6,5

Pulverdrogen guter Firmen einwandfrei zu sein pflegen. Als Vergleich zeigt Rubrik 3 die vom Arzneibuch tolerierten Höchstwerte.

Das DAB VI schreibt zur Aschenbestimmung Vermischen der Droge mit Seesand vor, der mit konzentrierter Salzsäure gewaschen und geglüht wurde. Es wird hierbei der Tiegel zu ein Drittel mit Sand gefüllt, die Droge eingewogen und mit einem Eisendraht vermischt. Nach vorsichtigem Erwärmen bei schräg gestelltem Tiegel steigert man die Hitze bis zur dunklen Rotglut. Um zu kontrollieren, ob die Veraschung beendet ist, neigt man den Tiegel und sieht nach, ob sich im Innern noch Kohleteilchen finden. Ist dies der Fall, dann befeuchtet man nach dem Abkühlen mit Salpetersäure, verdampft diese, glüht und fügt dann noch Oxalsäure zu, um die gebildeten Nitrate in Carbonate umzuwandeln. Hernach wird nochmals geglüht. Der Zusatz von Oxalsäure scheint jedoch wiederum Fehler durch zurückbleibende Kohle in die Analyse zu bringen. Bei diesem Verfahren ist es nicht möglich, den säureunlöslichen Teil der Asche festzustellen, außerdem begünstigt der Sand die Reduktion durch Kohlepartikelchen.

i) Extrakte und Extraktion.

Die Bestimmung des Extraktgehalts ist bei einigen Drogen vorgeschrieben, insbesondere bei solchen, die keine mit genauen analytischen Methoden bestimmbare Inhaltsstoffe beinhalten. Der Extraktgehalt gilt dann als Wertmesser, wobei man von der Erfahrung ausgeht, daß unrichtig gesammelte oder unzweckmäßig gelagerte oder getrocknete Droge nicht den geforderten Gehalt an Extraktivstoffen aufweist. Extrahiert kann werden: mit Wasser, Alkohol, Äther. Alle Extraktbestimmungen sind konventionelle Methoden und müssen genau nach Vorschrift ausgeführt werden, da es kaum möglich sein dürfte, in der Praxis eine absolute Extraktion einer Droge und völlige Übereinstimmung der Werte zu bewerkstelligen und diese auch mit Rücksicht auf Arbeitszeit und Lösungsmittel unrationell wären. Abgesehen von der Extraktion ist auch das „Zur Trockene bringen" des Auszugs wichtig: Nach dem Einengen wird der Auszug in ein Wägegläschen überführt. Beim völligen Eindampfen am Wasserbad tritt zuweilen, besonders wenn es sich um Fluidextrakte handelt, deren Trockenrückstand bestimmt werden soll, eine Hautbildung auf der Oberfläche auf, die das Eintrocknen stark verzögert. Man hilft sich in diesem Falle, in dem man einige Scheiben dickes, gewogenes Filterpapier in das Wägeglas legt und sie mit dem Extrakt, der schon ziemlich stark eingedunstet ist, vollsaugen läßt. Es wird dadurch die Hautbildung beim Eindampfen vermieden. Für die Extraktbestimmung, d. h. für die Extraktion bestehen mehrere Möglichkeiten:

1. Erhitzen von z. B. 2 g Droge mit 100 ml Wasser im siedenden Wasserbad durch ½ Stunde (wobei Kolben samt Inhalt vorher austariert und dieser nach dem Erhitzen und Erkalten durch Zusatz von destilliertem Wasser wieder auf das ursprüngliche Gewicht gebracht wurde). Filtration und Eindampfen von 50 ml des Filtrats ($=$1g Droge) in einer Schale. Zweckmäßig ist die Verwendung von Wägegläsern mit 5 cm Durchmesser. Der Rückstand, der über die Bodenfläche des Glases gleichmäßig verteilt sein soll — beim Abdampfen schief stehende Wägegläser ergeben eine ungleichmäßige Verteilung, die Fehler bedingt — wird bei 105° bis zur Gewichtskonstanz getrocknet. Das erhaltene Gewicht in g $\times$ 100 gibt den Prozentsatz an Extraktgehalt an. Es wurde in diesem Fall mit einem aliquoten Teil gearbeitet.

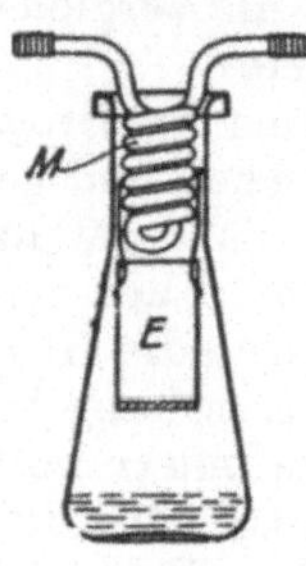

Abb. 394.
Extraktionsapparat für kontinuierlichen Durchfluß. (Schott u. Gen. Landshut u. Jena.) ¹/₃
E Einhängetiegel mit Glasfrittenboden für das Extraktionsgut.
M Metallkühler.

2. Erhitzen von 1 g Droge mit z. B. 25 ml Alkohol ½ Stunde am Rückfluß zum Sieden, Filtration und nochmaliges Kochen der am Filter befindlichen Droge mit einer frischen Portion (25 ml) Alkohol ebenfalls ½ Stunde, dann wird durch dasselbe Filter filtriert und die vereinigten Filtrate abgedampft und gewogen, wie unter 1. erwähnt. In dieser Art wird bei Radix Gentianae der Extraktgehalt nach dem Arzneibuch bestimmt. Nur ist zu betonen, daß beim Abdampfen alkoholischer Lösungen die Flüssigkeit gerne über den Rand des Gefäßes kriecht; man setzt daher Wasser zu, daß die Alkoholkonzentration nicht mehr als 50% beträgt. Prinzipiell kann Methode 1 und 2 mit Alkohol oder Wasser durchgeführt werden. Bei solcher Extraktbestimmung ist es natürlich nicht angängig, die Drogen-(Extrakt-)Menge bei gleichbleibender Grundfläche des Wägeglases zu ändern, da dann nicht mehr vergleichbare Werte erhalten werden.

3. Extraktbestimmung durch Perkolation mit flüchtigen Lösungsmitteln, z. B. Äther oder Petroläther. Man füllt in einen zylindrischen oder konisch zulaufenden, passenden Scheidetrichter, der an der Verjüngung am Hahn einen Wattebauschen trägt, fein gepulverte Droge, tränkt mit Flüssigkeit und verdrängt nach zwölfstündigem Stehen durch Aufgießen frischen Lösungsmittels, indem man die Flüssigkeit tropfenweise (in der Minute 20 Tropfen) abrinnen läßt. Man perkoliert bis die Droge erschöpft ist, d. h. die ablaufende Flüssigkeit nicht mehr gefärbt erscheint. Zu dieser Perkolation sind, wenn annähernd erschöpfend extrahiert werden soll, recht beträchtliche Mengen Äther notwendig. Der Ablauf wird vom Äther befreit und gewogen, wie oben beschrieben (Methode bei Rhizoma Filicis maris).

Zur quantitativen Extraktion von Drogen mit flüchtigen organischen Lösungsmitteln ist es nötig, mit Apparaten zu arbeiten, die einen kontinuierlichen Durchfluß von frischem Lösungsmittel erlauben, so wie der Extraktionsapparat von Schott u. Gen. mit Einhängetiegel (Abb. 394). Die fein gepulverte Droge, etwa 5 g, befindet sich im Tiegel mit Glasfrittenboden. Die Flüssigkeit am Boden des Kolbens siedet, die Dämpfe kondensieren sich am Metallkühler, das Kondensat tropft ab und rinnt durch die Droge, diese extrahierend. Schließlich hat sich der gesamte Extrakt in der Flüssigkeit am Boden angereichert und die Droge ist völlig extrahiert. Auf diese Weise gelingt die quantitative Extraktion der Droge mit etwa 40 ml Flüssigkeit und die Droge wird mit dem Lösungsmittel in der *Wärme* ausgezogen. Es gibt natürlich auch ähnlich arbeitende Apparate für größere Drogenmengen. Diese Apparate bedürfen, einmal auf optimalen Durchfluß eingestellt, keiner weiteren Beaufsichtigung.

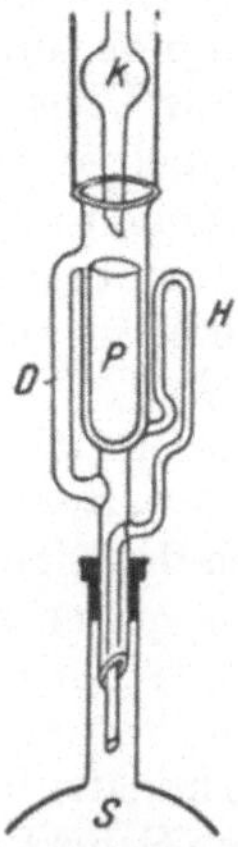

Ebenfalls zur quantitativen Extraktion dienen die sog. Soxhlet-Apparate (s. Abb. 395). Bei diesen handelt es sich um diskontinuierliche Extraktion. Es wird hierbei ein zylindrisches Glasgefäß (Extraktionsgefäß), in dem sich die Droge (in einer Hülse aus Filterpapier) befindet, mit frischem, aus dem Kühler herabtropfenden Lösungsmittel gefüllt und bei Erreichen eines bestimmten Flüssigkeitsspiegels durch eine Hebevorrichtung automatisch in den darunter befindlichen Kolben entleert, dann beginnt der Füllungsprozeß von neuem. (s. Abb. 395). Auch hier ist der Verbrauch von Lösungsmittel gering und der Apparat arbeitet vollautomatisch ohne Wartung.

Die quantitative Extraktion braucht jedoch infolge des bei jedesmaliger Füllung — deren Zahl in einer gewissen Zeitspanne sich leicht aus der für eine Füllung benötigten Minuten berechnen läßt — zurückbleibenden, nicht abgesaugten Restes längere Zeit als die oben beschriebenen Apparate mit kontinuierlichem Durchfluß; dazu kommt noch, daß die Soxhlet-Apparate meist mit kühlem Lösungsmittel, also nicht in der Hitze arbeiten. Es gibt zwar auch Soxhlet-Apparate mit Heizmantel.

An dieser Stelle seien noch Vorrichtungen erwähnt, die die Extraktion einer wässerigen Flüssigkeit mit einem mit ihr nicht mischbaren,

Abb. 395.
S Siedekolben für das Lösungsmittel, D Dampfrohr, darin steigen die in S gebildeten Dämpfe der Flüssigkeit nach K; K Rückflußkühler; aus diesem tropft das frische Lösungsmittel in die P Papierhülse mit dem zu extrahierenden Drogenpulver; H Heber, er besorgt den Abfluß der extrakthaltigen Flüssigkeiten aus P, wenn diese das Niveau des Hebers erreicht hat. (SOXHLET.)

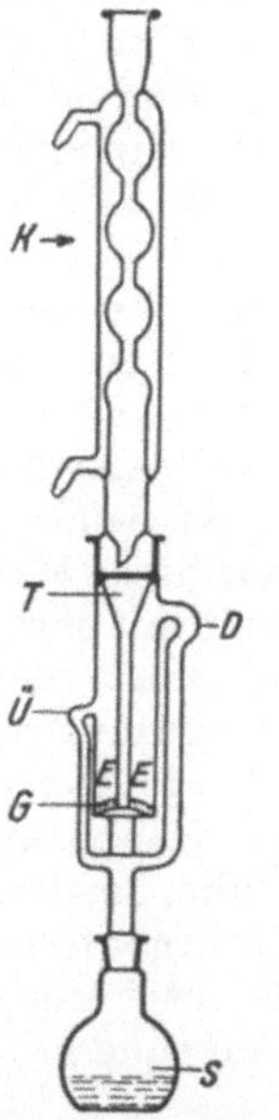

Abb. 396. Perforator für leichte Flüssigkeiten. K Rückflußkühler. T Trichterrohr. D Dampfrohr. Ü Überlaufrohr. E Extraktionsgefäß mit wässeriger Flüssigkeit, die zu extrahieren ist. G Glasfrittenplatte. S Siedekolben mit Extraktionsflüssigkeit.

flüchtigen Lösungsmittel erlauben, die sog. Perforatoren. Diese sollen das übliche Ausschütteln in Schütteltrichtern, dem viele Nachteile anhaften, beim quantitativen und qualitativen Arbeiten ersetzen.

Bei den Perforatoren für leichte Flüssigkeiten, z. B. Äther (s. Abb. 396) perlt der im Kühler kondensierte und sich in einem trichterartigen Glasrohr (Trichterrohr) sich sammelnde Äther durch eine grobe Glasfrittenplatte in feinsten Tropfen von unten durch die zu extrahierende wässerige Flüssigkeit, wobei zur Überwindung des Wasserdruckes der Flüssigkeit eine mindestens doppelt so hohe Säule von Äther im Trichterrohr benötigt wird. Der Äther sammelt sich über der wässerigen Flüssigkeit und läuft durch ein seitlich angebrachtes Rohr (Überlaufrohr) in den den Äther enthaltenden Siedekolben zurück, der seinerseits wieder mit dem Kühler durch ein Dampfrohr in Verbindung steht. Die Dämpfe steigen also darin auf, kondensieren sich im Kühler, der Äther tropft in das Trichterrohr, perlt durch die wässerige Flüssigkeit nach oben und rinnt mit Extrakt beladen durch das Überlaufrohr in den Kolben zurück. Es gelingt auf diese Weise eine quantitative Extraktion einer wässerigen Flüssigkeit mit sehr geringen Mengen flüchtiger, leichter Lösungsmittel. Auch für schwerere Flüssigkeiten wie Chloroform oder Methylenchlorid sind derartige Apparate konstruiert worden, die im Prinzip ähnlich arbeiten. (Beide Apparate von Schott u. Gen., Landshut und Jena.)

Hauptanwendungsgebiet für die Perforatoren sind besonders solche Fälle, bei denen die Differenz der Löslichkeit der Substanz in Wasser und im organischen Lösungsmittel nicht sehr groß ist und daher im Scheidetrichter eine Extraktion kaum oder nur mit unverhältnismäßig großem Aufwand an Lösungsmittel und Arbeitszeit möglich wäre.

k) Feuchtigkeitsbestimmung in Drogen.

Die Bestimmung der Feuchtigkeit kann indirekt durch Trocknen im Trockenschrank bei 105° bis zur Gewichtskonstanz in der üblichen Weise oder direkt durch Bestimmung des enthaltenen Wassers erfolgen. Das Prinzip beruht in diesem Falle auf der Austreibung des Wassers mit Hilfe einer hochsiedenden Flüssigkeit, die schwerer oder leichter als Wasser und damit nicht mischbar ist und die kein Wasser löst. Es sind hierzu eine Anzahl mehr oder weniger brauchbarer Apparate vorgeschlagen worden. In einfacher Weise läßt sich die direkte volumetrische Bestimmung des Wassers durch Destillation mit Tetrachloracetylen (Kp 140°, $d > 1$) ermöglichen (Vorrichtung s. Abb. 397). Das abdestillierte Wasser wird in einem in $^1/_{100}$ ml geteilten, kalibrierten Auffangtrichter gesammelt und gemessen.

Methodik: 4—5 g gepulverte Droge (womöglich eine Drogenmenge, die mindestens 0,2 ml Wasser liefert) und 40 ml reines Tetrachloracetylen (Siedepunkt 140°) werden in einen 100 ml fassenden Kolben *K* gebracht, an den ein senkrecht absteigender, gründlich mit alkalischer Permanganatlösung gereinigter Kühler angeschlossen ist. Der Kühler ist 30 cm lang, das Kühlrohr hat ein Lumen von 7 mm (s. Abb. 397). Dann werden Siedesteinchen zugegeben und mit kräftiger Flamme erhitzt: Der ebenfalls mit alkalischer Permanganatlösung gereinigte Auffangtrichter A (hergestellt durch Anschmelzen eines spitz zulaufenden Gefäßes an eine in $^1/_{100}$ ml geteilte, 0,6—1 ml fassende Pipette mit einem Glashahn, die als Meßrohr M dient), wird bis etwa 1 cm oberhalb der Nullmarke mit Tetrachloracetylen gefüllt und dann das Kondensat aufgefangen. Sobald sich am oberen Ende des Kühlers die ersten Kondensationströpfchen zeigen, wird die Flamme vorübergehend kleiner gedreht, so daß das Kondensat langsam abtropft. Wenn ein Drittel des Auffangtrichters gefüllt ist, erhitzt man kräftiger, so daß das absteigende Kühlrohr sich innen mit einem Mantel von Kondensat, der rasch abrinnt und anfangs trübe ist, überzieht. Dadurch wird das Kühlrohr kräftig durchspült. Man destilliert so lange, bis das im obersten Teil des Kühlers sich kondensierende Tetrachloracetylen klar abläuft; bei den Drogen wird man mit etwa 30 ml Destillat das Auslangen finden. Am Ende, d. h. an der schief abgeschliffenen, verschmolzenen (nicht rauhen) Spitze des Kühlrohrs etwa anhaftende Wassertropfen werden mit Hilfe eines Augentropfers und wenig Tetrachloracetylen leicht in den Auffangtrichter gespült. Hat das Destillat etwa 30 ml, d. h. die obere Marke am Auffangtrichter erreicht, beendet man die Destillation und spritzt auch das Kühlerrohr ab. Durch vorsichtiges Öffnen des am Ende der Meßkapillare befindlichen Hahnes läßt man langsam die Flüssigkeit ab, wobei die innere Wandung des Trichters nach Bedarf (anhängende Tropfen!) mit Tetrachloracetylen (Augentropfer) abgespült wird, bringt das obenschwimmende Wasser langsam in die kalibrierte Röhre und liest nach Einstellen in Waser von 20° Temperatur die ml Wasser ab.

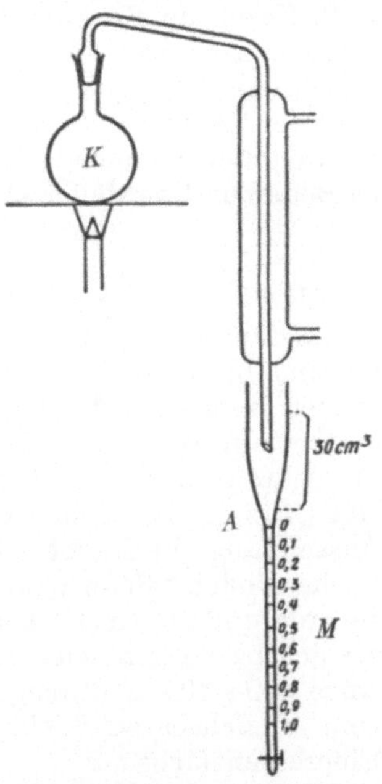

Abb. 397. Vorrichtung zur direkten Wasserbestimmung mit hochsiedenden Flüssigkeiten. Beschreibung im Text. (Verkl. $^1/_{10}$.)

Zum Resultat zählt man 0,015 ml zu (Apparatfehler) und berechnet den Prozentsatz Wasser in der Droge. Das opalisierend getrübte, abdestillierte Tetrachloracetylen wird mit Wasser gewaschen, mit trockenem Chlorcalcium versetzt und nach einigem Stehen filtriert. Den Destillationsrückstand unterwirft man der Wasserdampfdestillation, trennt die Flüssigkeit ab und fraktioniert nach dem Trocknen zusammen mit der ersten Portion bei 140°. Es ist dann wieder zur Wasserbestimmung verwendungsfähig. Mit dieser Methode ermittelt man bei äußerst einfacher Apparatur nicht nur in kürzester Zeit — eine Bestimmung dauert etwa 10 Minuten — den Feuchtigkeitsgehalt, sondern es kann, weil es sich um direkte Wasserbestimmung handelt, die Feuchtigkeit von ätherisches Öl oder andere flüchtige, nicht aus Wasser bestehenden Substanzen enthaltenden Drogen bestimmt werden.

MitTetrachloracetylen (prinzipiell mit jedem hochsiedenden Lösungsmittel, das schwerer als Wasser ist) läßt sich die Feuchtigkeit auch mit Hilfe des Apparates (Abb. 386 u. 388) für ätherische Ölbestimmung leicht ermitteln. Als Füllmittel für den Siedekolben, Meßrohr und Rohr R dient Tetrachloracetylen. Die Droge bringt man entweder in den Kolben S oder in den Behälter B (wie bei der Bestimmung des ätherischen Öles). Das Wasser scheidet sich (wie ehemals das Öl) im Rohr A ab und wird, nachdem der Apparat ½ Stunde in Betrieb war, nach dem Erkalten in das Meßrohr abgelassen und gemessen.

Wählt man als Übertreibmittel eine Flüssigkeit mit einer Dichte <1, z. B. Xylol mit K_p 140°, dann verwendet man eine Apparatur, die dem Prinzip nach wie die in Abb. 385 abgebildete (zur Bestimmung des ätherischen Öles) gebaut ist, nur daß die kugelförmige Erweiterung oberhalb der Meßkapillare in Wegfall kommt. Die Wassertropfen in dem aus dem Kühler kommenden Kondensat sinken im konischen Auffanggefäß zu Boden und werden nach Absenken des Quecksilberspiegels gemessen.

l) Fluorescenz.

Als fluorescierend bezeichnet man Substanzen (feste und flüssige), die imstande sind, auf sie einfallendes Licht in Licht anderer Farben umzuwandeln. Fluorescenzanregend wirken alle Strahlen des Spektrums, jedoch besonders die kurzwelligen (ultravioletten) Strahlen. Es wird hierbei ein Teil der einfallenden Strahlung (die kurzwellige) von der Substanz absorbiert und es gelangt eine Strahlung mit größerer Wellenlänge, die bereits im sichtbaren Gebiet liegt (Fluorescenzstrahlung), zur Aussendung. Es findet also eine Umwandlung von Wellen höherer in solche niederer Schwingungszahl statt. Als Lichtquellen dienen Quecksilberdampflampen (Hanauer Analysenlampe). Schwarzglasfilter halten die sichtbaren Strahlen zurück, so daß praktisch nur Strahlen der Wellenlänge 300—400 $\mu\mu$ durchgelassen werden. Die Objekte leuchten dann, vom unsichtbaren Lichte getroffen, in der ihr charakteristischen Fluorescenzfarbe auf.

Die Untersuchung von Ganzdrogen erfolgt unmittelbar unter der Quarzlampe bei vorgeschaltetem Schwarzglasfilter. Drogenpulver werden auf schwarzes Papier ausgebreitet, Flüssigkeiten in Eprouvetten oder Glasschalen beobachtet, wobei das betreffende Glas nicht fluorescieren darf. Quarzgefäße sind meist nicht notwendig, da die fluorescenzanregenden Strahlen vom gewöhnlichen Glas in genügender Menge durchgelassen werden.

Von Pflanzenstoffen fluoresciert eine Anzahl von Alkaloidsalzen in wässeriger Lösung, meist stärker nach Zusatz von Säure, ferner einzelne Glykoside, besonders stark solche, deren Aglykon sich vom Umbelliferon ableitet, z. B. Aeskulin und Fraxin. Auch Harze und Catechine fluorescieren, ebenso der alkaloidhaltige Milchsaft von Chelidonium hellgelborange infolge Gegenwart von Berberin. In manchen Fällen entsteht die Fluorescenz erst oder wird verstärkt durch den Zusatz bestimmter Reagenzien; Chinin fluoresciert erst stark nach Zusatz von Schwefelsäure, Salzsäure schwächt die Fluorescenz. Umbelliferon fluoresciert besonders stark nach Zusatz von Alkalien (Nachweis von Asa foetida).

Dasselbe Verhalten zeigen die als Schillerstoffe bekannten Verbindungen wie das Scopoletin in Radix Belladonnae und Radix Gelsemii. Im mikroskopischen Präparat lassen sich diese Schillerstoffe und allgemein fluorescierende Stoffe eindrucksvoll nachweisen, indem man die Drogenschnitte (Belladonna, Gelsemium, Fraxinus, Aesculus, Chelidonium usw.) in eine 5%ige, kalilaugehaltige, verflüssigte Gelatinegallerte einlegt und diese durch Abkühlen rasch zum Erstarren bringt. Die in die Gallerte diffundierten Substanzen fluorescieren im UV-Licht prachtvoll (Localisation!). An die Stelle der Kalilauge kann in anderen Fällen Schwefelsäure (Chinin) treten. Aloe fluoresciert erst nach Boraxzusatz. Hydrastin wird durch Oxydationsmittel in Hydrastinin übergeführt, das in schwefelsaurer Lösung besonders stark fluoresciert. Auch Löschung der Fluorescenz kommt vor. Die Fluorescenz von Uranylnitrat in schwefelsaurer Lösung wird z. B. durch Chlor, Brom, Jod und Arsenionen gelöscht. Von Reinheitsproben sind folgende zu erwähnen: Paraffinum liquidum pro injektione fluoresciert kaum, während weniger gereinigte Öle (speziell Petroleum) stark fluorescieren (pflanzliche Öle sind frei von Fluorescenz), Safran fluoresciert, während dessen häufigste Verfälschungen dies nicht tun. Das sehr giftige Trikresylphosphat läßt sich in Apiolpräparaten durch seine intensiv bläuliche Fluorescenz leicht nachweisen. Im offizinellen Rhabarber weist man Rhapontik (bezw. das darin fluorescierende Glykosid Rhaponticin) nach, indem man etwa 0,03 g des Pulvers auf Filterpapier zuerst mit wenig Aceton, hernach mit 10%iger Salzsäure befeuchtet (antüpfelt): Im UV-Licht ringförmige, intensiv blauviolette Fluorescenz des befeuchteten Fleckes. Nachweis von 1% Rhapontik möglich! Cassiaöl läßt sich im Ceylonzimtöl an seiner gelbgrünen Fluorescenz nach dem Lösen in Aceton (zu 1%) und Zusatz von einigen Tropfen Barytwasser erkennen.

Zur mikroskopischen Pulveruntersuchung verwendet man eine Mikrofluorescenzeinrichtung. Diese besteht aus einem in einem Glaskolben montierten Quarzbrenner mit Kondensor und Filterküvetten aus ultraviolett durchlässigem Glas und Schwarzglasfilter. Außerdem sorgt ein vorgeschaltetes Blauglas für die Absorption der restlichen roten Strahlen, die das Schwarzglasfilter vielleicht noch durchläßt. Der Mikroskopspiegel und Mikroskopkondensor samt dem Objektträger besteht ebenfalls aus UV-Glas, die übrige Optik des Mikroskops ist aus gewöhnlichem Glas, denn zur Beobachtung gelangt ja nicht ultraviolettes, sondern sichtbares Fluorescenzlicht. Rhapontik kann im Rheum-Pulver so gefunden werden.

Anschließend sei kurz die *Kapillaranalyse* erwähnt, die gerade hier bei der Besprechung fluorescierender Substanzen in vielen Fällen von Bedeutung ist. Hängt man einen Filterpapierstreifen in eine Flüssigkeit, in der sich mehrere verschieden gefärbte Substanzen befinden (z.B. ein Pflanzenauszug) und läßt etwa 24 Stunden aufsaugen, dann erhält man ein sog. Kapillarbild mit verschieden gefärbten Zonen, da die einzelnen Substanzen sich durch verschiedene Steighöhe infolge wechselnder Adsorption an das Papier voneinander unterscheiden. Die Inhaltsstoffe eines Pflanzenauszuges werden so auf dem Papierstreifen getrennt. Siehe S. 362: Saponinnachweis.

Seit etwa 15 Jahren hat sich zum Nachweis organischer und anorganischer Stoffe die sog. *Papierchromatographie** — eine Art auf Filterpapier übertragene Adsorptionsanalyse — gut bewährt. Man arbeitet mit Filterpapierstreifen oder Bögen, trägt die zu prüfenden oder zu trennenden Stoffe gelöst in einzelnen Tropfen auf einen oder mehrere Punkte des Papiers auf, trocknet und läßt über das gesamte Papier ein mit Wasser gesättigtes, jedoch mit Wasser nur begrenzt mischbares Lösungsmittel (die bewegliche Phase z. B. Phenol-Wasser oder Butanol-Eisessig) wandern. Der aufgebrachte, zu prüfende Stoff wandert nun im Flüssigkeitsstrom des Lösungsmittels (im Papier) dahin, wobei letzteres meist eine höhere Geschwindigkeit besitzt. Das Verhältnis der Weglänge des zu prüfenden Stoffes zum Weg des Lösungsmittels allein ist für jeden Stoff eine Konstante (Rf) und immer kleiner als Eins. Voraussetzung für die Reproduzierbarkeit ist peinliche Einhaltung der Versuchsbedingungen wie Luftfeuchtigkeit, Temperatur, Papiersorte usw. Der Ort, an dem sich der Stoff befindet, erkennt man nach dem Besprühen des Papiers mit einem Farbreagenz (z. B. Ninhydrin bei Aminosäuren und Metallsalze bei Fettsäuren): Man erhält an den betreffenden Stellen runde oder ovale Flecke. (Auch durch Betrachten im UV-Licht sind einzelne Substanzen zu lokalisieren). Auf diesen Wege lassen sich Trennungen ausführen, wenn nur die Rf-Werte der Stoffe sich genügend unterscheiden. Auch quantitative Bestimmungen sind möglich durch Ausschneiden und eluieren der Flecke oder durch Planimetrieren derselben.

In neuerer Zeit hat ein weiteres chromatographisches Verfahren seinen Siegeszug in der Analytik angetreten: Die Dünnschicht-chromatographie*) (DC): Durch Streichen oder Gießen werden zirka 0,25 mm dicke Schichten eines feinen, pulverförmigen Adsorbens auf Glasplatten 20 × 20 cm oder 5 × 20 cm aufgebracht. Die benützten Adsorbentien entsprechen denen der Säulenchromatographie: Kieselgel, $Al_2 O_3$, Polyamid, Zellulosepulver (Man spricht auch von „offener Säulen-Chromatographie", siehe folgendes Kapitel). Die Proben werden mittels Kapillare 2 cm vom unteren Rande angebracht (Abstand der einzelnen Substanzflecken ca. 2 cm). Die Platten werden in Küvetten gebracht, die das Laufmittel ca. 1 cm hoch enthalten. Dieses steigt auf und erreicht in relativ kurzer Zeit die 10 cm Grenze, bei der die Chromatographie beendet wird. Die Berechnung des Rf-Wertes ist einfach, da der Abstand des Fleckes vom Startpunkt in cm durch 10 dividiert zu werden braucht. Als Sprühmittel können neben den bei der PC üblichen auch aggressive Reagenzien verwendet werden. Als Laufmittel (L) — Beschichtung mit Kieselgel — können u. a. folgende Gemische und Detektionsmittel verwendet werden:

1. *Zucker:*   (L) Isopropanol + Äthylacetat + H_2O = 27 + 3,5 + + 1,0.
                  (D): Bleitetraacetat (3%) in Eisessig; dunkel.

---

*) **Literatur:** Dünnschichtchromatographie von E. STAHL, II. Auflage 1967, Springer-Verlag
Papierchromatographie F. CRAMER, Verlag Chemie, Weinheim 1962

2. *Emodine:*   (L) Äthylacetat + Methanol + H_2O = 100 + 16,5 +
                  + 13,5.
              (D): 3% methanolisches KOH, rot. Im UV —
              Fluoreszenz.
3. *Alkaloide:* (L) Chloroform mit (5—20%) Äthanol.
              (D) Dragendorf's Reagenz: rotbraun

m) Säulenchromatographie

Wir wollen uns hier hauptsächlich mit der Phase — fest — flüssig (Adsorptionschromatographie) beschäftigen. Es wird ein Glasrohr mit unten angebrachtem Hahn mit einer pulverförmigen Substanz, dem Adsorbens (stationäre Phase) z. B. Aloxid, Aluminiumhydroxyd, Kieselgel, Calziumoxyd als hydrophile Substanzen, ferner Kohle, Polyamid, Zellulosepulver etc. gefüllt und die zu reinigende Substanz (oder das zu trennende Substanzgemisch) gelöst in einer passenden Flüssigkeit (= mobile Phase) durch die Säule geschickt. Bei diesem Durchlaufen treten die einzelnen Komponenten (Substanz- und Lösungsmittel) in Konkurrenz um den Platz an bestimmten Stellen der Oberfläche, den sogenannten aktiven Zentren des Adsorbens. Dabei werden in einem polaren Lösungsmittel z. B. CH_3OH gelöste organische Verbindungen nicht festgehalten und laufen durch, da der CH_3OH z. B. von einem hydrophilen Adsorbens selbst stärker adsorbiert wird und damit die gelöste Substanz verdrängt; umgekehrt wird aus einem apolaren Lösungsmittel z. B. Petroläther oder reinem $C Cl_4$ die darin gelöste Substanz am Adsorbens festgehalten. Zwischen diesen beiden Extremen (die sogenannte eluotrope Reihe der Flüssigkeiten beginnt mit Petroläther und endet mit Pyridin) liegen Flüssigkeiten mit steigender Elutionswirkung. Es läßt sich daher durch diese Lösungsmittel (etwa 20) und deren Gemisch die Elutionskraft fein abstimmen und für die Trennung von Substanzen verwenden. Dazu kommt noch, daß die Aktivität der Adsorbentien in weiten Grenzen verändert werden kann. Bei der Reinigung organ. Verbindungen handelt es sich häufig um eine adsorptive Filtration, bei der die meist hochmolekularen Verunreinigungen am Adsorbens hängen bleibt. Auch der umgekehrte Vorgang, z. B. Adsorption der Wirkstoffe aus Rad. Rhei an $Ca (OH)_2$ und Elution der Verunreinigungen (s. Seite 248), kann zur Bestimmung der Emodine verwendet werden. Wir gelangen damit in das Gebiet der Austauschadsorption, wobei pH — abhängige Kräfte ausgenutzt werden. Heute verwendet man für diese Zwecke Ionenaustauscher, die meist Kunstharze darstellen. Es tritt ein Austausch von Kationen oder Anionen der Lösung mit dem Träger ein.

Bei der Verteilungschromatographie wird mit der stationären (flüssigen) Phase getränkt, Trägerstoff (z. B. Zellulosepulver, Kieselgur etc.) in einer Säule gefüllt. Man gießt eine organische Flüssigkeit, in der die zu trennenden Substanzen gelöst sind, durch die Säule. Die Stofftrennung erfolgt durch die dauernde Verteilung zwischen stationärer und beweglicher Phase, etwa analog der Craig'schen Verteilung zwischen den Phasen flüssig — flüssig. Auf diesem Prinzip beruht auch die Papierchromatographie, siehe oben, wobei das stark hydrophile Filterpapier als Träger der stationären Phase dient.

Colorimetrie: Es wird hiebei die Farbintensität einer unbekannten mit
einer bekannten Lösung verglichen und daraus auf die Konzentration
geschlossen: 1. Durch Messung der Schichtdicke, da nach dem Beer'schen
Gesetz die Schichtdicke der Konzentration umgekehrt proportional ist,
läßt sich aus jener diese berechnen, da, je tiefer die Farbe, desto kleiner
die Schichtdicke ist. Die Messung erfolgt in Colorimetern (Prinzip nach
DUBOSQ) (s. Abb. 399). Die zu vergleichenden Flüssigkeiten befinden
sich in zwei Glasbechern, in die zwei durch Trieb (Tr) bewegliche Glasstäbe oder Glaszylinder eintauchen. Von unten dringt gleichmäßiges
Licht (evtl. Milchglasscheibe) durch beide Becher durch die Glasstäbe
und wird mittels eines (hier nicht gezeichneten Prismas) im Ocular
vereinigt, so daß darin zwei halbkreisförmige Felder (wie im Halb-
schattenpolarimeter) sichtbar sind, die einen Vergleich der Farbtiefen
bequem gestatten. Eine Skala mit Nonius, ablesbar auf $1/_{10}$ mm, erlaubt

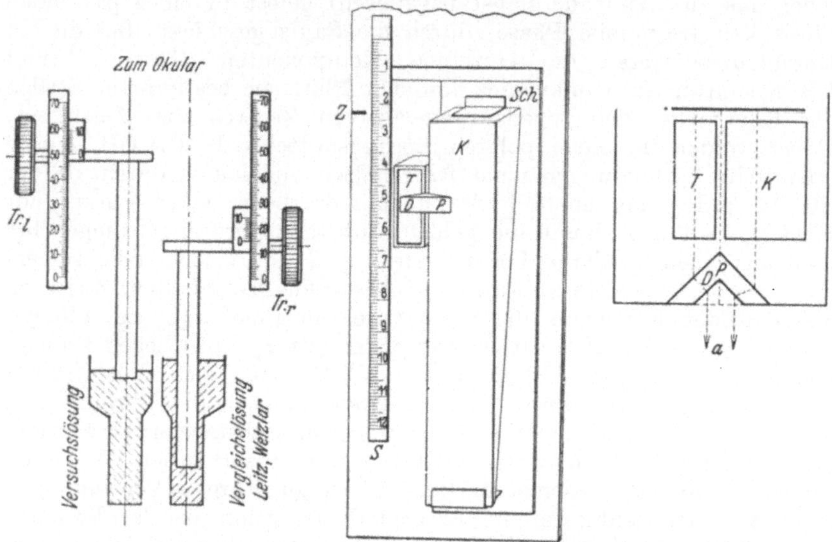

Abb. 399. Colorimeter nach DUBOSQ,
schematisch.

Abb. 400. Colorimeter nach AUTENRIETH mit Vergleichs-
keil. *a* schematischer Querschnitt bei *D P*.

die Ablesung der jeweiligen vom Licht durchstrahlten Flüssigkeits-
schichte (in Betracht kommt der Abstand zwischen dem Boden des
Bechers und der unteren Fläche des Tauchstabes). Bei Berechnung des
Beispieles auf Abb. 399 ergibt sich (unter der Annahme einer 1%igen
Vergleichslösung C_1) für die Konzentration der Versuchslösung C_2 folgende Proportion, wobei d_1 u. d_2 die Schichtdicken darstellen: $C_1 : C_2$
$= d_2 : d_1$, es ist daher: $C_2 = \dfrac{C_1 d_1}{d_2} = \dfrac{1\% \cdot 15}{50} = 0{,}3\%$. Ist hierbei einDrogen-
inhaltsstoff auf colorimetrischem Wege zu bestimmen, dann lautet
hier die Formel für die Berechnung des %-Gehaltes: $\% = \dfrac{C_V \cdot d_V}{C_D \cdot d_D} \cdot 100$,
wobei d die Eintauchtiefe (d_D-bei der Droge und d_V bei der Vergleichs-
lösung) darstellt. C_D und C_V sind die entsprechenden Konzentrationen.
Die Colorimetrie mit veränderlicher Schichtdicke läßt sich auch mit

einfachen Apparaten (Autenrieth, Königsberger, Hellige) durchführen (s. Abb. 400), wobei ein beweglicher Glaskeil K mit der Vergleichsflüssigkeit und die Küvette T mit der Versuchslösung gefüllt wird. Der Vergleich erfolgt in der Optik TP (s. Abb. 400a). Durch Verschieben des Keils kann jeder Teil desselben mit der Küvette verglichen und bei erreichter Farbgleichheit die Stellung des Keils an der Marke Z abgelesen werden, woraus man die gesuchte Konzentration errechnet.

Bei der Colorimetrie kommt es häufig vor, daß die Farbtöne der zu vergleichenden Flüssigkeit nicht ganz genau übereinstimmen. In diesen Fällen hilft man sich durch Farbfilter, die vor dem Ocular eingeschaltet werden und die womöglich monochromatisch sein müssen, d. h. die nur Lichtstrahlen bestimmter Wellenlänge durchlassen. Auf diese Weise werden Unterschiede im Farbton kompensiert. Arbeitet man mit Lösungen, bei denen die Versuchslösung Eigenfarbe besitzt oder die von vornherein gefärbt sind, dann bedient man sich des Kompensationscolorimeters (auch zweistufiges Colorimeter), bei dem sich zwei Becher-

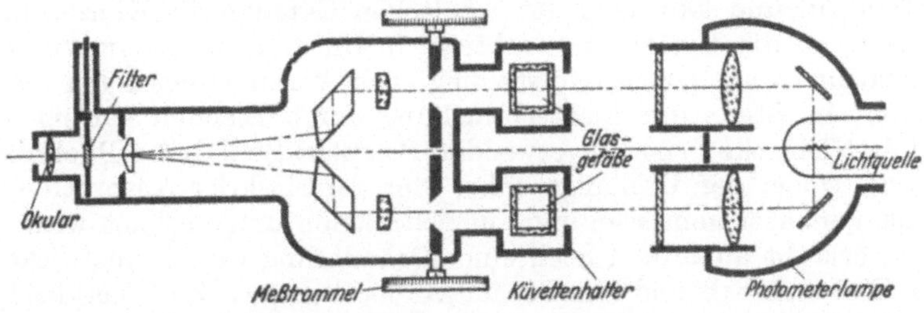

Abb. 401. Stufenphotometer nach Zeiß, Jena.

systeme übereinander befinden. Für alle colorimetrischen Bestimmungen sei festgehalten, daß die Schichthöhen annähernd gleich groß sein sollen (wegen der Lichtabsoption des wenn auch farblosen Lösungsmittels) und die Relation 1:3 keinesfalls übersteigen dürfen, daß beide Lösungen gleiche Temperatur besitzen sollen und daß bei Änderung der Konzentration der Lösung keine chemische Veränderung des gelösten Stoffs (z. B. Dissoziation) erfolgt.

Eine Colorimetrie ohne Vergleichs(= Standard)lösungen kann mit sog. Photometern betrieben werden. Prinzipiell arbeitet man hier mit monochromatischem Licht und kompensiert die Lichtschwächung, die durch eine gefärbte Lösung entsteht, durch eine meßbare Abblendung. Als Beispiel sei das Stufenphotometer (Zeiß) genannt (s. Abb. 401). Die Photometerlampe liefert zwei völlig gleiche Lichtmengen, die die beiden Glasgefäße und die durch die Meßtrommel regulierbaren Blenden durchsetzen und im Gesichtsfeld des Oculars als zwei halbkreisförmige Felder erscheinen. Zur einmaligen Eichung für eine bestimmte Aufgabe stellt man sich etwa acht verschiedene Konzentrationen her, die im Bereich der im Versuch zu erwartenden liegen, füllt ein Glasgefäß mit Konzentration Nr. 1, das zweite mit dem Lösungsmittel und schaltet in das Ocular das passende (komplementäre) Farbfilter, wobei man zwei Gesichtshälften mit praktisch gleichem Farbton (womöglich grau), jedoch verschiedener Helligkeit erhält. Durch Drehen an der Meßtrommel wird das Licht, welches das Glasgefäß mit dem Lösungsmittel allein durchsetzt, so lange geschwächt, bis im Ocular Helligkeitsgleichheit eingetreten ist. Man wählt hierbei jenes Filter, bei dem die auf der Trommel ablesbare Absorption (= Maßzahl der Lichtschwächung) am größten ist, d. h. bei dem man am stärksten abblenden muß, um Helligkeitsgleichheit zu erreichen. In gleicher Weise mißt man die übrigen Verdünnungen durch und erhält so acht Meßtrommelwerte. Diese werden in einer Eichkurve für die späteren Versuche festgehalten, indem man die Konzentration auf der Abszisse und den Meßtrommelwert A hier die (perzentuelle Absorption) auf der Ordinate aufträgt. Bei der Analyse liest man auf Grund der mit der unbekannten Lösung + Filter gefundenen Ablesung bei Helligkeitsgleichheit auf der Kurve den %-Satz ab. An Stelle einer Kurve erhält man eine annähernde Gerade, wenn man nach folgender Formel die Extinktion E berechnet, $E = \log \dfrac{1}{1 - \dfrac{A}{100}}$.

Man trägt nun die Extinktion und die Konzentration in ein Ordinatensystem ein und kann aus der erhaltenen Geraden die Konzentration ablesen, da die Extinktion praktisch in linearer Beziehung zur Konzentration steht. Eine Herstellung von Vergleichslösungen entfällt somit. An Stelle der Lichtschwächung durch Blenden hat man mit Erfolg Nicolsche Prismen verwendet (Polaphot-Zeiß, Leitz-Photometer, Leifo), wobei der Drehungswinkel, der das Maß der Absorption darstellt, genauest gemessen und auf Extinktion umgerechnet wird. Das Leifo erlaubt außerdem noch eine Veränderung der Schichtdicke, da ein Eintauchstab und ein Becher vorgesehen ist. Zum Vergleich getrübter Lösungen, wie sie z. B. durch Zusatz von Fällungsreagenzien (Phosphormolybdänsäure u. a. m.) zu verdünnten Alkaloidlösungen erhalten werden, dient das Nephelometer, in dem die Intensität des abgebeugten Lichts (kolloidale Trübung, Tyndall-Phänomen) gemessen wird. Apparativ läßt sich hierfür z. B. das Stufo verwenden, das mit einer entsprechenden Zusatzvorrichtung versehen ist, in der sich eine Mattscheibe, die Lichtquelle und das Glas mit der trüben Lösung befindet. Mit Hilfe von Glaskeilen aus trübem Glas erhält man auch absolute Werte.

Die elektrischen Photometer ersetzen die bisher geübte subjektive Beobachtung mit ihren unvermeidlichen Fehlern durch objektive Messung des Lichtes mit Hilfe von Photozellen. Der erzeugte Strom wird in einem empfindlichen Galvanometer gemessen. Als Beispiel sei das Colorimeter nach Dr. Lange genannt (s. Abb. 402). Eine Glühlampe 1 befindet sich zwischen zwei Irisblenden ($6,7$), außerhalb derselben sind die beiden Küvetten ($11,12$) und außerhalb dieser die zwei Photozellen ($4,5$) angebracht, so daß bei gleicher Öffnung der Irisblende und leeren oder mit denselben Flüssigkeiten gefüllten Küvetten die beiden Photozellen gleichen Strom liefern und das Galvanometer keinen Ausschlag zeigt (Prinzip der Wheatstoneschen Brücke). Verschiedene Lichtdurchlässigkeit der Flüssigkeiten bei gleicher Blendenstellung ergibt Ausschläge am Instrument (17), das eine Skala mit perzentueller Absorption und eine (logarithmische) Extinktionsskala besitzt. Auf diese Weise können die für die Eichkurven benötigten Werte sofort abgelesen werden (Ausschlagmethode). Anderseits läßt sich durch Verändern der Blenden-öffnung auf der einen Seite Licht-bezw. Stromgleichheit bewirken, so daß das Instrument keinen Ausschlag zeigt und das Blendenöffnungsverhältnis, d. h. die Ablesung der Meßtrommel (*8*) als Grundlage der Berechnung (Kompensationsmethode) dient. Diese Meßtrommelwerte stellen hier nicht die percentuelle Absorption dar und können daher nicht unmittelbar in Extinktionswerte umgerechnet werden! Es kann auch nach der Vergleichsmethode wie bei den optischen Colorimetern ge-

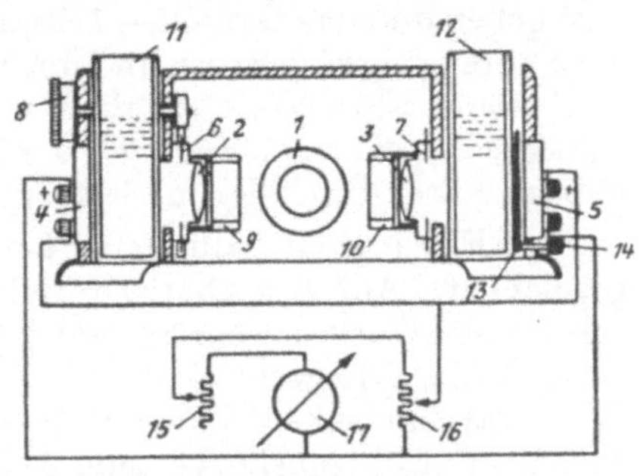

Abb. 402.   Lichtelektrisches Colorimeter nach Dr. LANGE. (Aufbau, schematisch.)
1 Glühlampe,   *6, 7* Irisblenden,   *11, 12* Küvetten, *4, 5* Photoelemente,   *15, 16* Drehwiderstände, *17* Meßinstrument.

arbeitet werden, wobei die konzentriertere Lösung verdünnt wird, bis man den gleichen Ausschlag am Galvanometer erreicht. Im Prinzip arbeitet man also in derselben Weise wie bei den vorher beschriebenen Photo-metern; von Vorteil ist jedoch die objektive Ablesung, die universelle Anwendbarkeit (Ausschlag-, Kompensations- und Substitutionsmethode) und die Schnelligkeit der Messung. Auch hier arbeitet man zur Erhöhung der Empfindlichkeit mit Farbfiltern, wobei man die Farbe wählt, die von der zu untersuchenden Lösung absorbiert wird, also die komplementäre. Auf diese Weise schaltet man das von der Lösung durchgelassene Licht aus und erhöht dadurch die Meßgenauigkeit. Die Selenphotozelle zeigt wie das Auge bei Grün ihr Maximum der Empfindlichkeit. Es besteht ferner die Möglichkeit, Messungen auf ein größeres Spektralbereich auszudehnen als es dem Auge möglich ist (ultraviolettes Licht, Hg-Lampen).

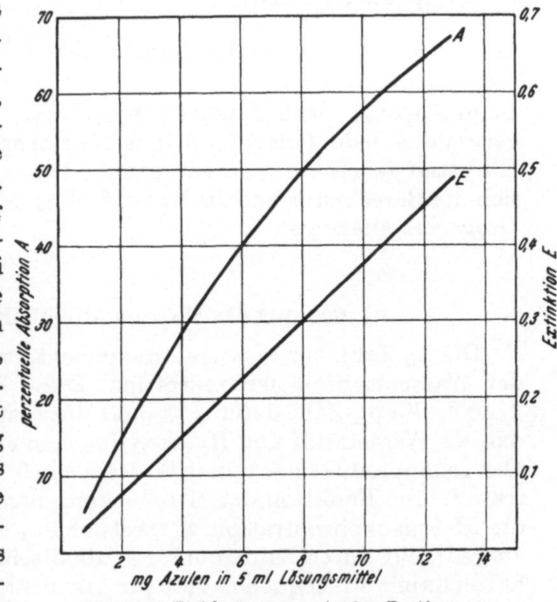

Abb. 403. Eichkurven zur Azulen-Bestimmung in der Kamille (Text s. S. 412).

Als Beispiel für eine kolorimetrische Analyse sei die Bestimmung des Azulens in der Kamille genannt: Im Apparat nach Panzer oder Wasicky

(s. S. 377—8) werden 50—100 g Kamillenblüten (unzerkleinert) mit 700 bis 1000 ml einer nahezu gesättigten Kochsalzlösung versetzt, das Beschwerungsmittel (Brombenzol + o-Dibrombenzol beim Panzer-App.) zugegeben und das Ganze 5—7 Stunden destilliert. Das abgeschiedene Öl wird vorsichtig abgelassen und mit Brombenzol nachgewaschen bis genau 5 ml blaue Flüssigkeit erhalten werden. Diese kolorimetriert man im LANGEschen Kolorimeter nach der Ausschlagmethode: 0,1 cm Küvette, Gibson-Filter (dunkelgrün, Schwerpunkt 560 mμ), s. Abb. 403.

Der Einfachheit halber sind beide Kurven in *ein* Koordinatensystem gezeichnet. Auf der Abszisse finden sich die %-Zahlen an Azulen. Die gekrümmte Kurve entspricht der perzentuellen Absorption A auf der Ordinate links. Die gestreckte Kurve, die eine Gerade darstellt, entspricht der (logarithmischen) Extinktion E auf der Ordinate rechts. Wir sehen, daß die Extinktionskurve zum Arbeiten praktischer ist, weniger Eichpunkte benötigt und beweist, wenn sie gerade ist, daß die Farbverdünnung dem LAMBERT-BEERschen Gesetz entspricht. Außerdem ermöglicht die Gerade eine Berechnung des Prozentsatzes Azulen: $\% = E_{0,1\,cm} \times \cot \varphi$. Bei Verwendung von 100 g Droge geben die Zahlen auf der Abzisse die mg% Azulen an. Zur Berechnung der Azulenprozente im Öl multipliziert man die gefundenen ml Öl mit dem spezif. Gew. und berechnet nach folgender Formel:

$$\% \text{ Azulen im Öl} = \frac{mg\ Azulen \times 100}{ml\ Öl \times 0,9}.$$

Beim Apparat nach WASICKY kann man als Übertreibmittel Xylol verwenden; jedenfalls spült man mit Xylol nach. Es kann auch mit 5 mm Küvetten gearbeitet werden, man muß aber auf 6 ml auffüllen, wodurch sich die Berechnung und die Kurve ändert. Man findet dann mit 10—20 g Droge das Auslangen.

n) Messung der Wasserstoffionenkonzentration.

Die p_H-Zahl, der Wasserstoffexponent, ist der negative Logarithmus der Wasserstoffionenkonzentration. Diese beträgt bei reinem Wasser $1 \cdot 10^{-7}$, die p_H-Zahl dafür $= 7$, und diese stellt die neutrale Reaktion dar, da Wasserstoff und Hydroxylionen sich das Gleichgewicht halten. Das Ionenprodukt des reinen Wassers $= 10^{-14}$ (da die OH-Ionenkonzentration eine Funktion der H-Ionenkonzentration ist, so genügt es, nur die H-Ionenkonzentration zu bestimmen). Saure Reaktion ist daher ausgedrückt durch Zahlen unter 7, alkalische durch Zahlen über 7. Wir haben damit ein bequemes Maß für Alkalität und Acidität. Die Wasserstoffionenkonzentration wird auch aktuelle Reaktion genannt und gibt die Menge der H$^\cdot$ an, die tatsächlich als Ionen vorliegen, während die titrierbare Menge einer Säure angibt, wieviel verfügbare H$^\cdot$ überhaupt vorhanden sind. Starke Säuren in stark verdünnten Lösungen sind völlig dissoziiert, d. h. der durch Messung erhaltene p_H-Wert stimmt fast überein mit der theoretisch errechneten Menge der H$^\cdot$-Ionen.

Beispiele für eine starke Säure und eine starke Lauge:

Lösungen	n/1 HCl	n/10 HCl	n/100 HCl	n/1000 HCl	1/1000 NaOH	n/100 NaOH	n/10 NaOH	n/1 NaOH
gemessene p_H . . .	0,11	1,08	2,02	3,00	11,00	12,00	12,98	13,94
theor. berech. p_H . .	0,00	1,00	2,00	3,00	11,00	12,00	13,00	14,00

Die p_H-Messung erfolgt in einfachsterWeise durch Farbstoffe (Indikatoren), die bei wechselnder p_H verschiedene Farbtöne annehmen. Zur raschen orientierenden Messung dienen mit solchen Farbstoffen imprägnierte Papiere oder Folien, z.B. das Mercksche Universal-Indikatorpapier. Das mit einem Farbstoffgemisch getränkte Reagenspapier taucht man in die zu prüfende Lösung und vergleicht an einer beigegebenen Skala die erhaltene Farbe. Genauigkeit 1,0 p_H-Einheiten. Der Universalindikator kommt auch in flüssiger Form in den Handel und wird der zu untersuchenden Lösung zugetropft. Eine Vergleichsskala ist auch hier beigegeben. Diese flüssige Form liefert etwas genauereWerte als dasReagenspapier.DasUniversal-Indikatorpapier ist berufen, das Lackmuspapier zu verdrängen, da es ebenso einfach zu handhaben ist wie dieses, jedoch viel besseren

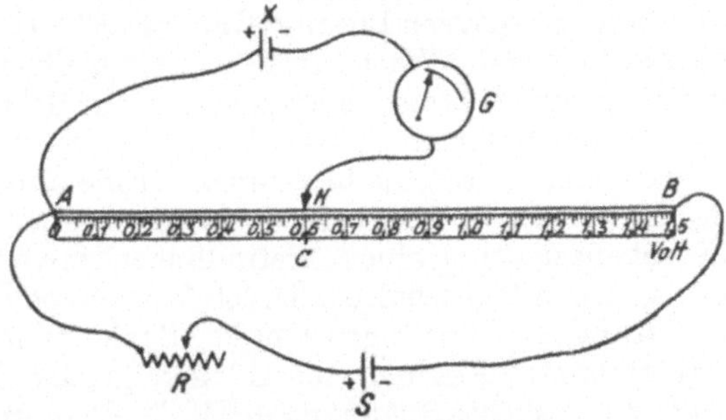

Abb. 404. Schaltbild eines Potentiometers.
(POGGENDORFs Prinzip.)

Aufschluß gibt. Genauer arbeitet z.B. das *Foliencolorimeter* nach WULFF oder die Lyphan-Folien, bei dem die einzelnen Farbstoffe auf Folien fixiert sind und für bestimmte p_H-Gebiete gelten z.B. von $p_H = 5,0—7,2$ oder $7,0—9,0$. Die Farbe der Folie wird nach einminütigem Verweilen in der Prüflösung mit einer Farbenskala aus gefärbten Gelatinefolien verglichen (mit Hilfe einer Gleitvorrichtung) und der p_H-Wert auf 0,2 p_H-Einheiten abgelesen, eine Schätzung erfolgt auf 0,1 p_H genau. Mit fünf solchen Folien (samt Farbenskalen) wird ein Bereich von p_H 1,4 bis p_H 12,6 umspannt. Als Vorprobe verwendet man zweckmäßig den Merckschen Universalindikator. Ungenauigkeiten ergeben sich bei Messungen mit Indikatoren durch den Salzfehler, der bei Lösungen mit zu geringer Pufferung auftritt und etwas zu alkalische Werte ergibt. Teilweise abgeholfen kann durch Zusatz von konzentrierter Kochsalzlösung werden. Für schwach gepufferte Lösungen (Trinkwasser) gibt es Spezialfolien mit geringen Farbstoffkonzentrationen. Ferner muß bei Gegenwart von Kolloiden und Eiweiß mit Abweichungen gerechnet werden, auch höhere Alkoholkonzentrationen (über 10%) verursachen infolge der Änderung der Dissoziationskonstanten Fehler. Wegen ihrer Einfachheit ist die Folien-Methode in der Pharmacie beliebt und kann auch zur Messung kolloider Lösungen und trüber Aufschwemmungen verwendet werden.

Genauere p_H-Messungen werden mit Hilfe elektrischer Methoden durchgeführt. Die Apparate werden als Ionometer (Potentiometer) bezeichnet. Taucht ein mit Wasserstoff gesättigtes Platinblech (es ist mit Platinmoor überzogen) in eine wässerige Flüssigkeit, so entsteht ein Potential, das quantitative Abhängigkeit von der Wasserstoffionenkonzentration zeigt. (Eine solche Wasserstoff-Elektrode wird im Gegensatz zu einer gewöhnlichen Metallelektrode als reversibel bezeichnet.) Da jedoch die Bestimmung dieses (Einzelpotentials) wegen der Störung der Stromableitung aus der Flüssigkeit unmöglich ist, kombiniert man dieses Halbelement mit einem zweiten Halbelement (Bezugselektrode), das ein konstantes Potential besitzt. Dann erst ist eine Messung möglich. Man erhält so eine Meßkette, wobei die Wasserstoffelektrode mit Hilfe einer gesättigten Kaliumchloridlösung unter Zwischenschaltung von Diaphragmen aus Ton mit der Bezugselektrode leitend verbunden ist. Diese besteht aus metallischem Hg und einer mit Kalomel und Kaliumchlorid gesättigten wässerigen Lösung (Kalomel-Elektrode). Das Potential dieser Meßkette, das der Wasserstoffionenkonzentration proportional ist, wird mit Hilfe eines Potentiometers gemessen. Schaltbild s. Abb. 404. Das Potential des Meßdrahtes A—B wird durch die Stromquelle S und den Widerstand R auf eine bestimmte Größe eingestellt. Dadurch läßt sich der Meßdraht in Millivolt einteilen. Die Meßkette x wird nun unter Zwischenschaltung eines empfindlichen Galvanometers G (ein Nullinstrument) gegen S geschaltet. Durch Verschieben des Kontakts K auf dem Meßdraht A—B gelingt es, einen Punkt zu erreichen (C), bei dem das Galvanometer G keinen Ausschlag zeigt, das System stromlos ist. A—C zeigt die gesuchte Spannung der Meßkette x und daraus wird die p_H berechnet. Die Meßelektrode kann nun aus einem platinierten Platinblech (wie oben erwähnt) bestehen, wobei in die Flüssigkeit chemisch reiner Wasserstoff eingeleitet wird (Wasserstoffelektrode, Reichweite von $p_H = 1$—14) oder man versetzt die Lösung mit einer geringen Menge Chinhydron in Substanz (Chinhydronelektrode). Dadurch entsteht in der Lösung infolge der reduzierenden Wirkung des Chinhydrons an dem gleichzeitig eingetauchten blanken Platinblech ein der H·-Elektrode entsprechendes Potential, das gemessen und in p_H-Werte umgerechnet wird. Bei oxydierenden oder reduzierenden Substanzen und über p_H 8 ist diese Elektrode unbrauchbar. Meßgenauigkeit 0,01—0,02 p_H-Einheiten.

Praktisch über das ganze p_H-Bereich verwendbar ist die Glaselektrode. Sie besteht aus einer äußerst dünnen Glasmembran, die bei der Messung Wasserstoffionen aus der sie umgebenden Flüssigkeit aufnimmt und dadurch die Funktion einer Wasserstoffelektrode annimmt. Sie kann verschiedene äußere Formen besitzen, kugelige oder nadelförmige. Man taucht sie in die zu untersuchende Lösung, schließt die Elektrodenkette mit der Kalomel-Bezugselektrode und mißt mit dem Instrument die p_H. Die Glaselektrode verändert im Gegensatz zur Chinhydronelektrode die Flüssigkeit nicht, besitzt jedoch einen hohen inneren Widerstand, so daß man mit Röhrenverstärkern arbeiten muß.

Außer zur Messung der p_H dienen die Ionometer (Potentiometer) zur elektrometrischen Titration, wobei der hierbei auftretende p_H-Sprung

— siehe die Kurve Abb. 384 — registriert wird, ferner zur Leitfähigkeitsmessung und schließlich zur Bestimmung des Oxydations-Reduktions-Potentials (Redoxpotentials).

Redoxprozesse lassen sich auf einen Elektronentransport zurückführen: Reduktion ist im Prinzip ein Elektronen-Gewinn, Oxydation dagegen ein Elektronen-Verlust z. B.:

$$\text{Chinon} + 2\underline{e} \rightarrow \text{Hydrochinon-Ion} + 2\,H' \rightarrow \text{Hydrochinon}$$

Die weitere Anlagerung von Protonen hat eigentlich mit der Reduktion als solcher nichts mehr zu tun. Eine wässerige Chinhydronlösung stellt deshalb ein Redoxsystem dar.

Dieses Redoxsystem ist lediglich von der p_H abhängig und es wird daher dieses System zur p_H Messung (zwischen p_H 2—8) verwendet, siehe oben. Die Meßkette für das Redoxpotential besteht aus einer blanken Platinelektrode, die in das Redoxsystem taucht und einem durch Kaliumchlorid verbundenen Kalomel-Halbelement. Es entsteht hierbei ein P_{H_2}-abhängiges Potential, wobei man am besten auf $p_H = 7$ bezieht. Der Potentialwert des Redoxystems ändert sich um 0,06 Volt je p_H-Einheit bei 30°. Analog wie beim p_H-Begriff wird der r_H-Begriff eingeführt, der den negativen Logarithmus des Wasserstoffdruckes darstellt, mit dem das Platin der Elektrode beladen sein kann $r_H = -\log p_{H_2}$. Dem Anfangspunkt der Skala entspricht eine Platinwasserstoffelektrode, hergestellt durch Berühren aktivierten Wasserstoffs mit einem platinierten Platindraht (Pt-Schwamm). Hier ist $r_H = 0$ entsprechend einer stark reduzierenden Lösung (etwa Titantrichlorid). Mit steigenden rH-Werten sinkt die reduzierende Kraft, die dann bei $r_H = 41$ (das ist ein Wasserstoffdruck von 10^{-41}) praktisch 0 ist, d. h. man hat es mit einer starken Oxydation zu tun, wie sie etwa einer Permanganatlösung entspricht. Zwischen beiden Grenzwerten bestehen Gebiete stärkerer und schwächerer Reduktion. Es wird zwar ein Neutralpunkt bei $r_H = 27,3$ (auch bei 20,5) angenommen, wobei laut $p_H = 2 p_0$ die O_2- und H_2-Potentiale gleich sind. Im allgemeinen kommt jedoch der Oxydation und der Reduktion mehr relative Bedeutung zu, da eine Lösung von $r_H = 38$ gegenüber einer Lösung von $r_H = 40$ als Reduktionsmittel auftritt. Praktisch werden Lösungen von $r_H > 30$ als deutlich oxydierend und solche mit $r_H < 20$ als deutlich reduzierend bezeichnet.

Einer r_H-Einheit entspricht ein Redoxpotential von 0,03 Volt (genau 0,02905 Volt) so daß sich durch Division der Potendialdifferenz (Redoxsystem-E an der blanken und redoxfreien Lösung an der platinierten Platinelektrode-p_H) durch 0,03 der r_H-Wert ergibt.

$$r_H = \frac{E + 0,06\,p_H}{0,03}$$

Das r_H läßt sich — analog wie die p_H — auch mittels Indikatoren bestimmen, die innerhalb bestimmter r_H-Gebiete umschlagen, z. B. Methylenblau zwischen $r_H = 13,5$ und 15,5, ferner Dichlorphenolindophenol (Tillmanns-Reagens) zwischen $r_H = 20$ und 22,5. In beiden Fällen ist der reduzierte Zustand farblos, der oxydierte blau, beim Dichlorphenolindophenol unter $p_H = 6$ jedoch rot! Diese Indikatoren — es gibt noch eine Reihe anderer, über das ganze r_H-Gebiet verteilt — werden z. B. zur Titration von Ascorbinsäure, die ein starkes Redoxsystem darstellt, verwendet. Siehe Fructus Cynosbati S. 149.

Beobachtet man z. B. bei einer Probe nach dem Zutropfen von Methylenblaulösung (0,005%ig) Entfärbung, so liegt das r_H der Lösung unter 13,5. Benützt man dann noch das Indigotetrasulfonat (Umschlagsintervall $r_H = 11,5 — 13,5$) und findet hierbei nur teilweise Entfärbung, dann ist der gesuchte r_H-Wert mit etwa 12,5 anzunehmen. Die Genauigkeit beträgt etwa $\pm 0,5$ r_H-Einheiten.

Pufferlösungen: Lösungen von Substanzen, die der Änderung ihrer p_H beim Verdünnen und beim Zusatz von Alkalien und Säuren einen erheblichen Widerstand entgegensetzen, nennt man Pufferlösungen. Man verwendet sie, um bei Versuchen, besonders bei biologischen, die benötigte p_H-Zahl zu garantieren. Sie bestehen meist aus schwachen Säuren und starken Basen, z. B. aus Borsäure oder Citronensäure, Essigsäure, Phosphorsäure, Veronal und Natronlauge oder Kalilauge. Am bekanntesten sind Phosphatpufferlösungen. Man löst hierzu entsprechende Mengen kristallisiertes, primäres und sekundäres Phosphat in je 1 Liter kohlensäurefreiem (abgekochtem) Wasser und gewinnt durch Mischen der beiden Lösungen laut folgender Tabelle die angegebenen p_H-Werte:

11,876g $Na_2HPO_4 \cdot 2 H_2O$ in 1000 ml Wasser 1/15 molare Lösung ml	9,078 g KH_2PO_4 in 1000 ml Wasser 1/15 molare Lösung ml	Die nunmehr erhaltene Phosphatpufferlösung hat eine p_H von:
100	0,0	9,18
99	1	8,67
97,5	2,5	8,338
95	5	8,04
90	10	7,73
80	20	7,38
70	30	7,168
60	40	6,97
50	50	6,81
40	60	6,64
30	70	6,468
20	80	6,24
10	90	5,906
5	95	5,59
2,5	97,5	5,29
1	99	4,94
0	100	4,49

Eine m/15 primäre Phosphatlösung erhält man durch Mischen von 50 ml n/1-NaOH und 150 ml n/1-H_3PO_4 und Auffüllen auf 750 ml mit CO_2-freiem Wasser. Eine m/15-sekundäre Phosphatlösung aus 100 ml n/1-NaOH und 150 ml n/1-H_3PO_4 und Auffüllen auf 750 ml. Eine Standard-Acetatlösung von p_H 4,62 erhält man aus 50 ml n/1-NaOH $+ 100$ ml n/1-CH_3COOH und Auffüllen mit Wasser auf 500 ml. Eine Kontrolle der p_H der erhaltenen Lösungen ist nötig.

Teeanalyse mit Hilfe der binocularen Prismenlupe
Vergr. 20—120 für Auflicht u. Durchlicht.

Zu Folium und Herba:

I. Drüsenhaare:

A. Labiatentyp:

Fol. Menthae pip., viele Drüsen
Fol. Melissae, wenige Drüsen
Herba Hyssopi, viele Drüsen
Herba Majoranae, wenige Drüsen
Herba Thymi und Serpylli
Herba Basilici, viele Drüsen, vereinzelt Stachelhaare — bes. auf den Nerven und Stengeln
Herba Mari veri, 5-zählige, glockige Kelche, wenige bräunliche Drüsen, spärlich behaart
Herba Marrubii, wenige Drüsen, Haarfilz!
Herba Saturejae, lange eingerollte Blätter
Herba Hederae terrestris, viele Drüsen, Oberseite Haarspuren (Erhebungen)
Herba Origani, rotgelbe Drüsen

B. Kein Labiatentyp:

Fol. Betulae (schildförmig)
Fol. Juglandis, selten (Ribes nigr.!)
Sohlenhaare: Chenopodium
Keulenhaare (Zottenhaare): Fol. Vitis idaeae, braune Haare.
Fol. Myrtilli: Haare auf Blattzähnen

Rötliche Drüsen und schwärzliche Streifen auf der Corolle:
Herba Hyperici

II. Sonstige Haare:

Stark verfilzte Droge: Fol. Salvia, Althaea, Malva, Artemisia, Absinth (Marrubium)

1. *Stern- bzw. Büschelhaare:*

Fol. Althaeae, Malvae
Herba Marrubii, Knäuel, filzige Stengel
Veronica: Gliederhaare wie Digitalis!

2. *Rosaceen — Einzelhaare:*

Fol. Rubi frut., siehe oben
Herba Agrimoniae, Scheinfrüchte mit Borsten, hackig gekrümmt
Herba Anserinae, einseitig behaart
Herba Alchemillae, wenig Haare, Knäuel von Blättern in Schichten
Herba Fragariae, makroskopisch fast kahl

Fischer, Pharmakognosie. 4. Aufl.　　　　　　**27**

3. *Große Borstenhaare mit aufgetriebener Basis:*

Herba Pulmonariae Cannabis, (kurz gedrungen, Cystolithen) vide 4.
Herba Urticae (Brennhaare) (Verbena: ohne deutliche Auftrei-
bung)

4. *Emergenzen:* Fol. Taraxaci (selten) Cannabis: vielzellige, daumen-
förmige Stiele der Drüsenhaare.

5. *Gliederhaare:* häufig bei Labiaten außer bei Herba Marrubii und
Hyssopi

6. *T-Haare:* Herba Artemisiae und Absinthii, schwierig zu erkennen

7. *Gewarzte Einzelhaare:* Senna kurz, Melilotus länger

III. Weitere Merkmale auf der Epidermis:

1. *Korkwarzen:* Fol. Eucalypti

2. *Erhebungen groß mit Haaren:* Fol. Boldo
Erhebungen klein, spitz: Fol. Hamamelidis Idioblasten im Mesophyll.
Erhebungen klein, Hederaterrest.: Haarspuren

3. *Hohlräume behaart:* Fol. Nerii

4. *Durchscheinende Ölräume* (Vertiefungen), im Durchlicht betrachten!

Fol. Aurantii, Bucco, Eucalypti, dazu Korkwarzen, Jaborandi
Herba Rutae, Hyperici, dazu rote Drüsen, s. oben I B

5. *Helle durchscheinende Flecke unterseits:*

Fol. Belladonnae, beim Zerschneiden weißer Inhalt der Zellen:
Kristallsand

6. *Stark grubige Oberfläche, nackt,* dazu Unterseite stark filzig behaart:

Fol. Farfarae

Kein typisches Lupenbild:

Fol. Menyanthidis, Digitalis lanata Mi: Epid. getüpfelt
Herba Plantaginis Mi: Gelenkshaare
Herba Asperulae Mi: Raphidenbündel
Herba Convallariae: enge parallele Nerven
Herba Meliloti: Rand gesägt, Lupe gewarzte Einzelhaare wie
Senna
Fol. Juglandis: parallel Tertiärnerv

Fol. Belladonnae } Mikroskopisch typische Kristalle.
Fol. Hyoscyami } Zu Belladonna siehe III, 5
Fol. Stramonii }

Sachverzeichnis

Offsetdruck: Paul Gerin, A-1021 Wien

Berichtigung

S. 75: Die Überschrift des 2. Absatzes lautet:
Flores Calendulae (*sine calycibus*), Ringelblume (*Calendula officinalis*), Compositen.

S. 75: Die Überschrift des 3. Absatzes lautet:
Flores Caryophylli, Gewürznelken (*Eugenia caryophyllata*), Myrtaceen.